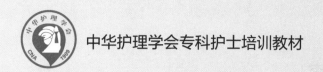

中华护理学会专科护士培训教材

骨科专科护理

总主编　吴欣娟

主　编　高　远　王　洁

副主编　宁　宁　胡三莲　鲁雪梅　许蕊凤

U0284739

人民卫生出版社

·北　京·

图书在版编目（CIP）数据

骨科专科护理 / 高远，王洁主编 . -- 北京 ： 人民
卫生出版社，2024. 11. --（中华护理学会专科护士培训
教材）. -- ISBN 978-7-117-36944-2

Ⅰ. R473.6

中国国家版本馆 CIP 数据核字第 2024QV2331 号

| 人卫智网 | www.ipmph.com | 医学教育、学术、考试、健康，购书智慧智能综合服务平台 |
| 人卫官网 | www.pmph.com | 人卫官方资讯发布平台 |

中华护理学会专科护士培训教材
——骨科专科护理
Zhonghua Huli Xuehui Zhuanke Hushi Peixun Jiaocai
——Guke Zhuanke Huli

主　　编：高　远　王　洁
出版发行：人民卫生出版社（中继线 010-59780011）
地　　址：北京市朝阳区潘家园南里 19 号
邮　　编：100021
E - mail：pmph @ pmph.com
购书热线：010-59787592　010-59787584　010-65264830
印　　刷：三河市国英印务有限公司
经　　销：新华书店
开　　本：787×1092　1/16　印张：39
字　　数：949 千字
版　　次：2024 年 11 月第 1 版
印　　次：2024 年 11 月第 1 次印刷
标准书号：ISBN 978-7-117-36944-2
定　　价：118.00 元

打击盗版举报电话：010-59787491　E-mail：WQ @ pmph.com
质量问题联系电话：010-59787234　E-mail：zhiliang @ pmph.com
数字融合服务电话：4001118166　E-mail：zengzhi @ pmph.com

编 委

序 言

　　健康是促进人类全面发展的必然要求，是社会经济发展的基础条件。中共中央、国务院印发的《"健康中国2030"规划纲要》中指出，要把健康融入所有政策，全方位、全周期保障人民健康，大幅提高健康水平。近年来，我国健康领域成就显著，人民健康水平不断提高，在"共建共享、全民健康"的背景下，护理学科发展面临着前所未有的机遇与挑战。

　　护理工作是医疗卫生事业的重要组成部分。护士作为呵护人民群众全生命周期健康的主力军，在协助诊疗、救治生命、减轻痛苦、促进康复等方面，发挥着不可替代的作用。随着医药卫生体制改革的不断深化和人民群众对健康服务需求的日益提高，护理专科化已成为临床护理实践发展的必然方向，专科护士在适应医学发展、满足人类健康需求等方面起到举足轻重的作用。《全国护理事业发展规划（2016—2020年）》中明确指出，要加强护士队伍建设，建立护士培训机制，发展专科护士队伍，提高专科护理水平，提升专业素质能力。2022年，国家卫生健康委员会印发了《全国护理事业发展规划（2021—2025年）》，进一步明确要结合群众护理需求和护理学科发展，有针对性地开展老年、儿科、传染病等紧缺护理专业护士的培训。国家层面一系列护理政策的颁布，为我国专科护士的培训与发展提供了有力的政策支持。

　　中华护理学会在国家卫生健康委员会的领导下，始终致力于推进中国护理领域专科知识的传播与实践，加强和推动护理学科高质量发展，为国家和人民群众培养高素质的专科护理人才，提升护理人员专业水平和服务能力。专科护士培训教材体系建设，是专科护理人才同质化培养的重要保证。本套教材由我国护理专业领域多位知名专家共同编写，内容紧密结合护理专业发展的需要，涵盖了各专科护理领域新理念、新知识、新技能，突出实用性、系统性和可操作性。教材编写过程中得到了各级领导和专家的高度重视和鼎力支持，在此表示诚挚的感谢！

　　功以才成，业由才广。我们衷心期望本套培训教材能为我国专科护士培养提供有力的指导，为切实加强护理人才队伍建设和提升专科护理质量作出积极的贡献。

中华护理学会理事长　吴欣娟

2024年7月

前　言

随着医学技术的发展和疾病管理模式的改变,护理工作在维护和促进人类健康的事业中发挥着越来越重要的作用。这对护理队伍的综合素质提出了更高的要求:不仅要加强护理队伍的在职继续教育,还要加强专科护士的培养。近年来我国大力培养专科护士,显著提升了临床护理质量,使护理服务日臻完善,有效促进了护理事业的蓬勃发展。

骨科专科护士经过骨科专业的系统化培训、考核,掌握更高水平的理论知识及实践技能,在骨科疾病发生至康复过程中为患者提供更优质的骨科护理服务,能有效解决骨科患者面临的疑难问题,并对其潜在的危险因素进行预测和防护。提高骨科专科护士的专业水平,最重要的是强化护理人员与时俱进的专科化培训。为了让骨科专科护士的培训更标准化、规范化、同质化,中华护理学会骨科护理专业委员会组织多家医院的骨科护理专家共同撰写此书,以期为广大骨科护理工作者提供知识内容更深、知识范围更广的骨科专科护理培训教材。

本书在编写过程中,参阅大量指南、专家共识及相关文献,综合新技术、新理念、新进展,全书分基础篇、临床篇、应急篇、提升篇四部分,共二十六章,囊括骨科专科领域专业的理论知识、技术操作及标准,由浅入深,详细、全面地讲解各类型骨科专科疾病的护理。每节内容均列有学习目标突出培训重点,设有知识拓展进行专科知识延伸学习,并附有自测题。全书图文并茂,易于阅读理解,集科学性、先进性、实用性于一体。本书可供各层级骨科专科护士培训及骨科护理工作者阅读学习。

在此,我们衷心感谢参与本书编写的所有人员。因专业能力及学术水平有限,本书难免会有疏漏之处,恳请各位专家及读者给予批评指正。

高　远　王　洁

2024 年 4 月

目　录 》》

第二篇 临 床 篇

第三篇　应　急　篇

第四篇 提 升 篇

第一篇

基 础 篇

第一章 运动系统解剖

第一节 骨科解剖基本术语

学习目标

1. 了解解剖学姿势的定义。
2. 熟悉解剖学中的人体轴和面。
3. 掌握解剖学方位术语。

一、解剖学姿势

解剖学姿势也称为标准姿势,即身体直立面、向前方、两眼平视正前方、双足并立、足尖向前、双上肢下垂于躯干两侧,掌心朝前。在描述任何解剖结构或位置时都应以此标准姿势进行描述。无论被观察的对象是完整人体、部分标本还是局部模型,且无论在任何体位下,都应该按照此姿势进行描述。

二、人体的轴和面

在解剖学姿势的基础上,为了更好地描述分析关节的运动和某些解剖结构的三维位置,解剖学家设置了3条和3个面(图1-1-1)。

(一)轴

轴包括垂直轴、矢状轴和冠状轴。其中,垂直轴为上下方向,与水平面相垂直;矢状轴为前后方向的轴,与垂直轴相交成直角;冠状轴也称额状轴,为左右方向的水平轴,与上述两轴相互垂直。关节沿冠状轴进行的运动叫屈或伸,两骨间角度减小的运动

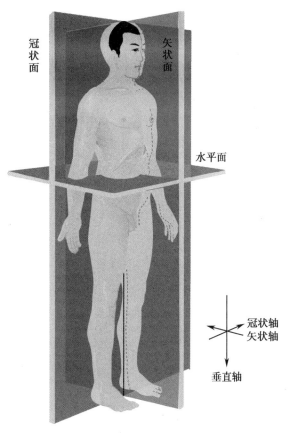

图 1-1-1 人体的轴和面

3

为屈,反之为伸。关节沿垂直轴进行的运动叫旋转,骨朝前内的运动为内旋,反之为外旋。

（二）面

面包括水平面、矢状面和冠状面。水平面也称为横切面,将人体分为上下两部分;矢状面将人体分为左右两部分,将人体对等分为左右两部分的矢状面称之为正中矢状面;冠状面也称为额状面,将人体分为前后两部分。以上3个面相互垂直。需要注意的是,在描述内脏器官时,并非以上述轴和面进行描述,而是以该器官自身的长轴为参照,与长轴平行或垂直的称为纵切面和横切面。关节沿矢状面进行的运动叫外展和内收,远离矢状面的运动为外展,反之为内收。

三、方位术语

（一）上和下

近颅者为上,近足者为下。在描述具体的局部结构时,上和下的描述又会出现一些细小变化。如描述脑组织时,通常用颅侧和尾侧代替上和下。在四肢解剖的描述中,通常又将上和下称为近侧（端）和远侧（端）。

（二）前和后

凡是离身体腹部平面比较近的称之为前侧,反之后侧。同时,前侧和后侧又被描述为腹侧和背侧。

（三）内侧和外侧

以正中矢状面为参照,距离其远者为外侧,近者为内侧。在四肢解剖的描述中,通常又将外侧和内侧称为桡侧/腓侧和尺侧/胫侧。需要注意的是,外侧和内侧与外和内不同,后者是针对空腔器官中距离内腔的远近而言。

（四）其他术语

浅和深是以体表为参照,靠近体表者为浅,反之为深。其他还有左右,垂直水平等,这些与它们一般概念的理解没有差异。

知识拓展

特殊的轴线

1. 下肢机械轴称为下肢力（轴）线,是通过股骨头中心、膝关节中心和踝关节中心的轴线。

2. 下肢解剖轴是长骨骨干的轴线。下肢机械轴和股骨解剖轴的夹角平均约为 6°,该夹角是行人工膝关节置换术时股骨截骨的常规参考。

自 测 题

一、单选题

1. 人体轴**不包括**下面哪一项（C）

A. 垂直轴　　　　B. 矢状轴　　　　C. 中枢轴　　　　D. 冠状轴

2. 内收和外展是以哪一个面为参照的（D）

A. 冠状面　　　　　B. 水平面　　　　　C. 横切面　　　　　D. 矢状面

3. 描述任何解剖结构或位置时都应参照的姿势叫作（A）

A. 解剖学姿势　　　B. 金标准　　　　　C. 固定姿势　　　　D. 标准模型

4. 关节旋转是以（B）为参照的

A. 矢状轴　　　　　B. 垂直轴　　　　　C. 冠状轴　　　　　D. 水平轴

5. 常见解剖方位术语**不包括**（D）

A. 上下　　　　　　B. 前后　　　　　　C. 内外侧　　　　　D. 左右

二、多选题

1. 人体的面包括（ABCDE）

A. 矢状面　　　　　　　　　　　B. 水平面

C. 冠状面　　　　　　　　　　　D. 横切面

E. 正中矢状面

2. 人体的轴包括（BCD）

A. 水平轴　　　　　　　　　　　B. 垂直轴

C. 冠状轴　　　　　　　　　　　D. 矢状轴

E. 中央轴

第二节　脊柱解剖

学习目标

1. 了解脊柱大体解剖。
2. 熟悉脊柱的主要肌肉与血管神经。
3. 掌握脊柱各节段骨解剖及关节与连结。

一、脊柱大体解剖

脊柱共含 26 个椎骨（33 节脊椎），其中颈椎（cervical vertebrae）7 节（C_1~C_7）、胸椎（thoracic vertebrae）12 节（T_1~T_{12}）、腰椎（lumbar vertebrae）5 节（L_1~L_5）、骶骨（sacrum）1 块和尾骨（coccyx）1 块。骶骨和尾骨分别由 5 节骶椎和 4 节尾椎融合而成。

脊椎的一般骨性结构包括椎体、椎弓（椎弓根和椎板）、各种骨性突起（横突、棘突、肋突、乳突）及脊椎孔（椎孔、椎间孔、横突孔）。脊柱侧面观是一个 S 形曲线，其中颈、腰段为前凸，胸、骶尾段为后凸。正常人脊柱的正后面观呈一条直线，且躯干的两侧较为对称。

脊柱的椎管由椎体和椎弓间的椎孔串联构成，内纳脊髓。脊柱各节段一些部位对应脊髓和其他解剖系统很多重要的结构,这对于手术、治疗和护理都具有重要参考价值。脊柱各节段与其他解剖结构的对应关系(表1-1-1)。

表 1-1-1　脊柱各节段与其他解剖结构的对应关系

脊柱节段名称	相应结构	脊柱节段名称	相应结构
$C_2 \sim C_3$	下颌	T_7	剑突
C_3	舌软骨	T_{10}	脐部
$C_4 \sim C_5$	甲状软骨	L_1	脊髓末端
C_6	环状软骨	L_3	主动脉分叉处
C_7	隆椎	L_4	髂嵴
T_3	肩胛冈		

(一)脊髓大体形态

脊髓位于脊柱的椎管内,分为颈、胸和骶尾段三个功能区。颈膨大处发出臂丛,腰骶膨大发出腰骶丛。成年人脊髓全长为40~45cm,男女平均长度约为45cm和42cm。脊髓自T_{12}向下逐渐变细,其末端为脊髓圆锥,平对L_1下端或L_2上端。脊髓圆锥向下移行为终丝。与脊髓相连的前后神经根汇合形成脊神经,经由相应的椎间孔出椎管。脊神经根在椎管内的走向越到下方斜度越大,腰骶膨大部的神经根纵行向下,包绕终丝形成马尾(图1-1-2)。

脊髓的基本组成为神经元(神经细胞)和神经胶质细胞,其中神经元是脊髓的形态和功能单位,起着传导、分析、贮存信息的作用。

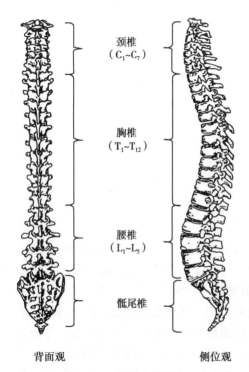

颈椎
($C_1 \sim C_7$)

胸椎
($T_1 \sim T_{12}$)

腰椎
($L_1 \sim L_5$)

骶尾椎

背面观　　　　侧位观

图 1-1-2　脊髓大体形态

(二)脊髓内部结构

脊髓由灰质和白质构成。脊髓横切面中央有一细小的中央管,外绕呈H状的灰质。灰质前部较大,称之为前角;后部狭小,称之为后角。灰质前后部位于中央管周围,称之为中央灰质。灰质按脊髓神经元的形态、大小、密度及细胞学特征可分为10个板层结构。白质被脊髓的纵沟分为前索、外侧索和后索。白质由众多纤维束构成,包括上行和下行纤维束,白质纤维束是脊髓与大脑间以及脊髓各节段间的联络纤维。

1. 灰质前角　脊髓灰质前角运动神经元细胞群可分为前角内侧核和前角外侧核。前角内侧核支配颈部和躯干的固有肌,见于整个全长脊髓。前角外侧核仅见于颈膨大和腰骶膨大节段,支配四肢肌肉。前角运动神经元损伤和支配其工作的上运动神经元(如皮质脊髓束)损伤可呈现不同体征、症状:前者可出现随意运动或反射活动丧失,如肌张力降低、肌萎缩等;后者可呈现肌张力增高、深反射亢进等痉挛性瘫痪表现。

2. 灰质中间带和后角　脊髓胸段和腰段 L_1~L_3 可见明显中间外侧核即侧角，由交感神经节前神经元的细胞体组成。后角尖部有贯穿脊髓的胶状质，其腹侧有大中型神经元细胞体组成的后角固有核，主要接受来自躯干、四肢的浅感觉运动。

3. 白质纤维束

（1）上行纤维束：即感觉传导束，主要包括：①薄束和楔束，位于后索内侧，如后索发生损伤，患者闭目时可导致身体摇晃倾斜，易跌倒；②脊髓小脑束，包括后束和前束，均位于外侧索，主要传导来自下肢和躯干下部的本体觉；③脊髓丘脑束，包括位于前索和外侧索前部的前束和侧束，主要传导粗触觉、痛觉、温觉。

（2）下行纤维束：即运动传导束，主要包括：①皮质脊髓束损伤时，由于前角运动神经元失去上运动神经元控制而呈现释放状态，表现为痉挛性瘫痪；②红核脊髓束与皮质脊髓束一起对肢体远端骨骼肌的运动发挥重要作用；③前庭脊髓束主要兴奋躯干和肢体的伸肌，并且参与身体平衡的调节。

二、脊柱的骨性结构

（一）颈椎骨解剖

颈椎各椎骨基本上都含有椎体、椎弓、横突、关节突、椎孔等结构。颈椎的椎孔呈三角形，上下 7 个椎孔连接构成颈段椎管，内纳颈髓。正常情况下，C_1 处的椎孔最大，C_3 最小，C_4~C_7 又逐渐增大。相邻颈椎椎骨的椎间切迹组成椎间孔，内有神经根通过，神经根与椎间孔的大小比为 1∶8~1∶2。

颈椎是头部活动的平台，是整个脊柱中最为灵活的部分。颈椎的运动包括前屈、后伸、左右侧屈和左右旋转。正常成年人的颈椎最大活动度一般为：前屈或后伸 70°，左右侧屈均各 50°，左右旋转各 90°。人体的七个颈椎中，除 C_1 和 C_2 外，其余颈椎形状大抵相近。

1. 寰椎无椎体无棘突，包括 C_1 在内的 7 个颈椎均有横突孔，其内通过椎动脉、椎静脉和神经。横突孔周围结构的病变如钩突增生等，易压迫椎动脉产生相应症状（图 1-1-3）。

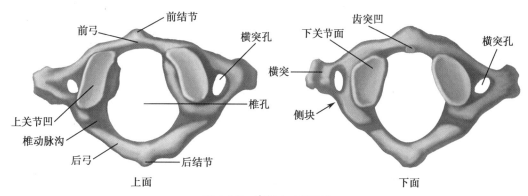

图 1-1-3　寰椎上、下面观

2. 枢椎其下部与其余颈椎椎体基本相同，然而上部则具有独特形状和结构，其中最为重要的结构之一就是齿突（图 1-1-4）。齿突为寰椎椎体在人体生长发育过程中生长而来（一般 6 岁定形），从 C_2 开始出现棘突（C_1 为后结节），一般而言除 C_7 外，其他颈椎棘突呈分叉状。枢椎是颈部活动的枢纽位置,但其骨折发生率较高,且多为齿突骨折,临床统计占全部颈椎骨折的 10%~15%。

3. C_3~C_7 颈椎椎体的横径大约为矢径的 2 倍(图 1-1-5),椎体上面两侧缘有嵴样隆起,称为钩突,其与上位椎体上面的侧缘形成钩椎关节。与其他颈椎横突孔不一样的是,C_7 横突孔内只有椎静脉通过。

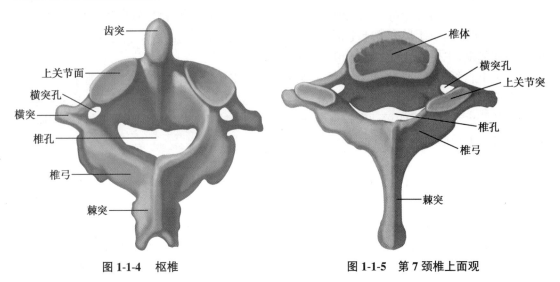

图 1-1-4　枢椎

图 1-1-5　第 7 颈椎上面观

（二）胸椎骨解剖

胸椎总共 12 个,T_1~T_{12} 的主要特点包括椎体横切面呈心形;椎孔较小、呈近似圆形;椎弓根较短且细;关节突接近额状位,不易发生脱位;棘突细长,向后下方伸出,上下呈叠瓦状;横突呈圆柱状,其末端有肋凹,与肋骨结节构成关节(图 1-1-6)。

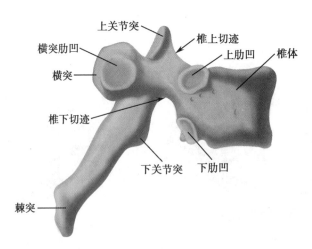

图 1-1-6　胸椎侧面观

（三）腰椎骨解剖

腰椎由于负重较大,其在脊柱的所有节段中,其椎骨的体积最大,椎体为肾形。腰椎椎体的横径和矢径自 L_1~L_5 基本上为逐渐增大趋势,这也与椎体自上向下逐渐增大的负重有关。腰椎上关节突和横突常作为椎弓根螺钉内固定术的定位标志。

（四）骶尾椎骨解剖

骶骨原由 5 个骶椎构成，成年后才长成 1 块骶骨。骶骨呈三角形状，正中线两侧有两排骶孔，骶段椎管的骶神经由此孔穿出。尾骨也呈三角形状，尾骨最初也是由 4~5 块尾椎融合而成（图 1-1-7）。当人体处于中正坐位时，尾骨并不受力，主要由坐骨结节负重。骶尾骨组成人体骨盆的后正中部。

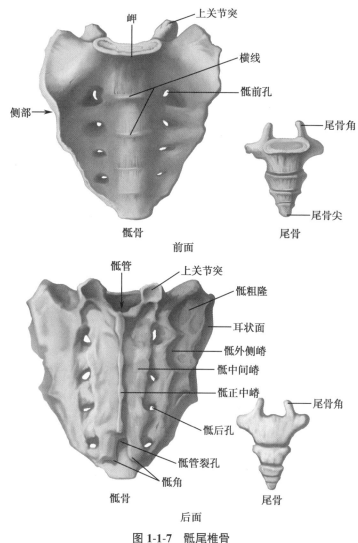

图 1-1-7 骶尾椎骨

三、脊柱的关节与连结

（一）颈椎关节与连结

颈椎的关节主要包括寰枕关节、寰枢关节、钩椎关节、椎间盘等。各关节均由韧带连接稳固。

1. **寰枕关节** 由寰椎侧块上的关节面和枕骨髁构成,属于两个关节组成的复合关节(图 1-1-8)。寰枕关节有两个相互垂直的运动轴,在横轴上可做头的屈伸运动,范围约为45°,但矢状轴上的侧屈运动范围很小。

2. **寰枢关节** 由位于中间位置的两个车轴关节和侧方的两个摩动关节构成,前者包括寰椎与齿突前关节面形成的关节和寰椎横韧带与齿突后关节面形成的关节,后者为寰枢椎两侧关节突构成的关节(图 1-1-8)。寰椎横韧带是寰枢椎稳定的主要韧带,同时也是枕颈部最强硬、最大的韧带。寰枢关节主要负责枕颈部的旋转。

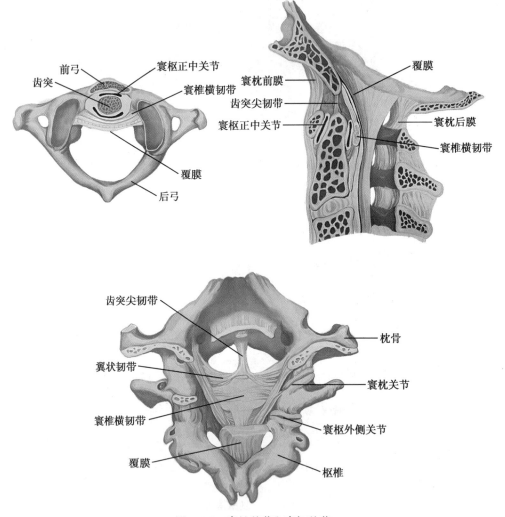

图 1-1-8 寰枕关节和寰枢关节

3. **钩椎关节** 由颈椎椎体侧缘的钩突与相邻上椎体下关节面侧方的凹面构成。钩椎关节的功能在于限制颈椎侧屈,防止上位椎体向后外侧脱位,并能在一定程度上阻止颈椎间盘髓核的脱出。

4. **颈椎间盘** 是相邻两个椎体间的连结,由外周的纤维软骨环和内部的髓核构成。C_1和 C_2 间的椎间盘缺如。颈椎椎间盘的高度与邻近椎体高度之比为 1∶4~1∶2。椎间盘发生退变时,其高度降低,可导致钩椎关节等相应关节关系紊乱而致骨质增生,椎体后缘可出现骨嵴,神经根乃至脊髓可受到压迫。另外,椎间盘髓核若突出,其并不能从侧方压迫神经根,突出的髓核可能向侧方游离至钩锥关节的后方,对神经根产生压迫、牵拉和炎性刺激,少数甚至进入硬脊膜囊内。

5. 颈椎的韧带　脊柱主要的三条纵长连续的韧带为前纵韧带、后纵韧带、棘上韧带,另外还有短韧带、黄韧带。其中椎体间的连结包括前纵韧带和后纵韧带,负责牵制脊柱过伸和过屈。颈椎的前纵韧带附着于椎体前侧,为一层纤维带。后纵韧带位于椎体椎管前壁,起于枢椎。黄韧带附着于上位椎板前下缘,下附着于下位椎板后上缘。颈部黄韧带薄而宽,可协助维持头颈部的直挺状态。项韧带为人类的退化结构,略有支持颈部肌肉的作用。

（二）胸椎关节与连结

相邻胸椎之间有椎间盘相连接,胸椎间盘较薄,其高度为 2~4mm,与颈椎一样,胸椎椎体前后有纵长的前纵韧带、后纵韧带,椎板间有黄韧带,其他附件还存在棘上韧带、棘间韧带和横突间韧带,相邻关节突之间组成关节突关节。此外,胸椎还与肋骨形成了肋头关节和肋横突关节。

（三）腰椎关节与连结

1. 腰椎间盘　是相邻两个腰椎椎体间的连结,其形状与相邻椎体一致。整个脊柱除了 C_1~C_2 外,包括 L_5~S_1 等在内的其他椎体间均有椎间盘。成年人的椎间盘共有 23 个。

椎间盘主要由软骨终板、髓核以及纤维环构成。髓核一般位于纤维环的中后部,但颈椎间盘的髓核则多在中部稍前位置。人体脊柱运动时,髓核起类似于轴承的作用。在椎间盘受压的情况下,髓核能变形以起到缓冲和吸收震荡的作用。纤维环是椎间盘负重最主要的结构,脊柱活动时,分层排列的纤维环可使其保持良好的稳定性,而纤维环长度和方向的变化也能一定程度上吸收活动时产生的震荡。此外,纤维环可维持髓核的水分,从而保持其位置和形状的稳定性。

2. 前纵韧带、后纵韧带　与椎间盘一样,也是椎体间的连结。前纵韧带是人体最长的韧带,自上起源于枕骨的咽结节和寰椎前结节,下行止于 S_1~S_2,走行过程中紧密贴合于椎体前缘。前纵韧带较宽厚,坚韧有力,不易断裂。后纵韧带位于椎体后部,起自枢椎,较前纵韧带薄弱,而且宽窄不齐。

3. 腰椎椎弓间的连结

（1）黄韧带:由薄而坚韧的黄色弹力组织组成,其弹性纤维组织在人体所有韧带中的含量最高,可达 60%~80%。人体处于自身最大屈曲位和过伸位时,黄韧带可比中立位延长或缩短约 35% 和 10%。黄韧带能在极大外力作用下对能量起到吸收作用,起着稳定脊柱和保护脊髓的作用。

（2）棘上韧带:附着于棘突末端的后方和两侧,呈连续细索状突起,可控制脊柱过度前屈,颈椎的棘上韧带增厚成为项韧带。

（3）棘间韧带:位于上下棘突间,向下附着于下一椎骨棘突上缘和棘突的基底,向后上方附着于上一椎骨棘突。棘间韧带不如棘上韧带坚韧,相对较薄且无力。棘间韧带可防止腰部屈曲或后伸时椎骨的前移或后移。

四、脊柱的主要肌肉与血管神经

（一）颈部的肌肉与血管神经

1. 胸锁乳突肌 是颈部的重要标志，是颈前三角和颈后三角的分界线。其前缘起自乳突尖至胸骨头起点的内侧，后缘起自乳突尖至锁骨头起点外侧。其中，胸骨头侧较窄，呈腱性；锁骨头侧较宽，呈肌性。两侧胸锁乳突肌同时收缩时，可使颈部后伸即仰头；一侧收缩时，则屈头至同侧，面部转向对侧。因此，若一侧胸锁乳突肌出现挛缩，则可引起斜颈。胸锁乳突肌受副神经（运动纤维）和第2~4颈神经的前支（主要为感觉纤维）支配。

2. 斜角肌 位于胸锁乳突肌深层，包括前中后三部分斜角肌。三部分斜角肌均起自于横突结节，止于肋骨侧缘。三部分斜角肌以前斜角肌最为重要，其浅表有膈神经通过。斜角肌由第4~6颈神经支配，可上提第1、2肋骨，并能协助屈头至同侧。斜角肌间隙有臂丛神经穿出。

3. 颈部血管与神经

（1）颈部动脉：颈部的动脉主干包括颈总动脉和锁骨下动脉，左侧来自主动脉弓，右侧发自头臂干。颈总动脉行至甲状软骨上缘时即分为颈外动脉、颈内动脉。颈外动脉自下而上有6个分支，分别为甲状腺上动脉、舌动脉、咽升动脉、枕动脉、面动脉和耳后动脉。颈内动脉可以看作是颈总动脉的延续，全程无分支，与颈内静脉伴行，负责脑部60%左右的血液供给。

锁骨下动脉可按其与前斜角肌之间的关系分为3段。第1段位于前斜角肌内侧，此段发出椎动脉，椎动脉经枕骨大孔进入颅内，在脑桥下缘汇合成为基底动脉，与颈内动脉一起构成大脑动脉环，供应大脑后部和脊髓血运。锁骨下动脉第2段在前斜角肌之后，其下为第1肋骨。第3段锁骨下动脉则位于前斜角肌外侧，并向外下走行；经锁骨之后的第1肋骨外缘，移行为腋动脉。

（2）颈部静脉（图1-1-9）：主要有颈内静脉和锁骨下静脉，均汇入头臂静脉。两静脉均与同名动脉伴行。颈内静脉全程位于胸锁乳突肌的覆盖之下，上下段分别接近颈前和颈后三角，下行至颈根处与锁骨下静脉汇合成头臂静脉。锁骨下静脉是腋静脉的延续，在锁骨下动脉的下方，该静脉多是临床行中心静脉导管置管穿刺的首选血管。

（3）颈部神经：主要来自颈丛分支（图1-1-10）。颈丛皮支包括枕小神经、耳大神经、颈横神经、锁骨上神经，肌支包括膈神经和副膈神经。另外，颈部还存在颈襻等交通支。尽管膈神经支配的是膈肌，直接影响的是腹式呼吸，但膈神经是颈丛最重要的分支，其走行经过前斜角肌等颈部重要解剖结构。

（二）腰背部的肌肉与血管神经

1. 腰背部浅层肌肉 主要包括斜方肌、背阔肌、肩胛提肌、菱形肌、上后锯肌、下后锯肌等（图1-1-11）。浅层肌肉群均起自于脊柱的棘突，止于上肢带骨或肱骨，但上后锯肌、下后锯肌止于肋骨。浅层肌肉包括以下3层：

（1）第1层：包括斜方肌和背阔肌。斜方肌受副神经和第3~4颈神经支配，收缩可使肩胛骨向脊柱靠拢；背阔肌呈扁平三角形，受胸背神经支配，可内收内旋和后伸肱骨。

（2）第2层：包括肩胛提肌和大小菱形肌。前者可上提肩胛骨，后者能协助内收内旋肩胛骨。

（3）第3层：包括上后锯肌和下后锯肌，前者可上提肋骨，后者则可使肋骨下降。

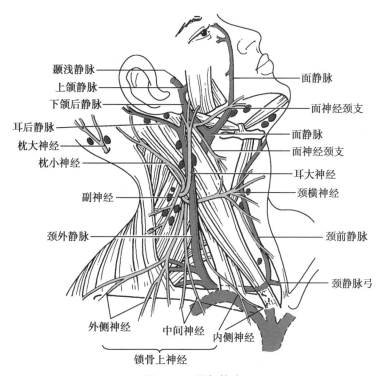

颞浅静脉
上颌静脉
下颌后静脉
耳后静脉
枕大神经
枕小神经
副神经
颈外静脉
外侧神经
中间神经
内侧神经
锁骨上神经

面静脉
面神经颈支
面静脉
面神经颈支
耳大神经
颈横神经
颈前静脉
颈静脉弓

图 1-1-9 颈部静脉

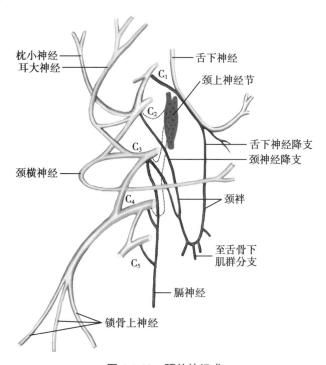

枕小神经
耳大神经
颈横神经

舌下神经
颈上神经节
舌下神经降支
颈神经降支
颈袢
至舌骨下肌群分支
膈神经
锁骨上神经

C_1
C_2
C_3
C_4
C_5

图 1-1-10 颈丛的组成

13

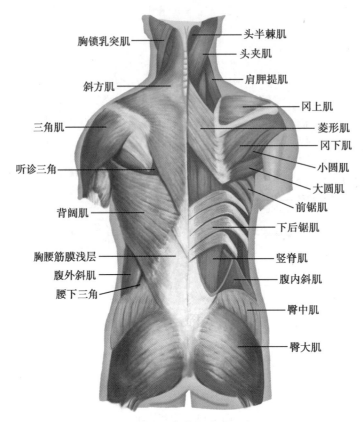

胸锁乳突肌　　　　　头半棘肌
　　　　　　　　　头夹肌
斜方肌　　　　　　　肩胛提肌
　　　　　　　　　冈上肌
三角肌　　　　　　　菱形肌
　　　　　　　　　冈下肌
　　　　　　　　　小圆肌
听诊三角　　　　　　大圆肌
　　　　　　　　　前锯肌
背阔肌　　　　　　　下后锯肌
胸腰筋膜浅层　　　　竖脊肌
腹外斜肌　　　　　　腹内斜肌
腰下三角
　　　　　　　　　臀中肌
　　　　　　　　　臀大肌

图 1-1-11　腰背部浅层肌肉

2. 腰背部深层肌肉　同样分为以下 3 层：

（1）第 1 层：包括夹肌和竖脊肌。夹肌起于 C_7 棘突、项韧带下部等处，由第 2~5 颈神经支配。一侧夹肌收缩可使同向转头，双侧收缩则后仰头颈。竖脊肌的肌束由内向外逐渐分为并列的三个肌柱，分别为棘肌、最长肌和髂肋肌，受颈、胸、腰脊神经后支支配。

（2）第 2 层：为横突棘肌。

（3）第 3 层：包括枕下肌群、棘间肌、横突间肌等。

3. 腰椎的血管　腰椎的动脉血供来自腹主动脉后壁发出的腰动脉，其前支、中间支和后支分别负责椎体、脊神经根和椎弓根、椎弓板、棘突、横突等的血液供给。

4. 腰背部神经　脊神经后支支配着脊柱后侧的肌肉、韧带和关节突关节等，分为后内侧支和后外侧支。

|| 自 测 题

一、单选题

1. 全脊柱 X 线片，若显示脊柱存在大于（A）的侧方弯曲，即可诊断为脊柱侧凸

A. 10°　　　　　B. 15°　　　　　C. 20°　　　　　D. 30°

2. 脊柱共含（C）个椎骨

A. 22　　　　　B. 24　　　　　C. 26　　　　　D. 28

3. 脊髓灰质运动神经元细胞群中,支配四肢肌肉的为(D)

A. 前角内侧核　　　B. 后角内侧核　　　C. 后角外侧核　　　D. 前角外侧核

4. 枢椎常见骨折发生部位多为(B)

A. 横突　　　B. 齿突　　　C. 棘突　　　D. 椎弓

5. 负责牵制脊柱过伸和过屈的主要韧带分别是(D)

A. 黄韧带和前纵韧带　　　　　　　B. 棘上韧带和前纵韧带

C. 后纵韧带和前纵韧带　　　　　　D. 前纵韧带和后纵韧带

二、多选题

1. 腰椎椎弓间连结的韧带连结有(BD)

A. 黄韧带　　　　　　　　　　　　B. 棘上韧带

C. 前纵韧带　　　　　　　　　　　D. 棘间韧带

E. 后纵韧带

2. 以下属于腰背部浅层肌肉的为(ABCDE)

A. 斜方肌　　　　　　　　　　　　B. 背阔肌

C. 肩胛提肌　　　　　　　　　　　D. 上下后锯肌

E. 菱形肌

第三节　骨盆解剖

学习目标

1. 了解骨盆骨解剖。
2. 熟悉骨盆的关节和软组织。
3. 掌握骨盆主要的血管和神经分布。

一、骨盆的骨性结构

骨盆的构成有三部分。其正后方为骶尾椎,前方为耻骨联合及耻骨升支,两侧为髂骨的内侧面。骨盆上接腰椎,下方则通过髋臼和双下肢相连。

（一）骶尾椎和髋骨

骶尾椎的骨解剖具体见本章第二节脊柱解剖。需要注意的是,尽管骶骨的形状与骨盆入口的形状直接相关,但即便是完全相同的两块骶骨组成的骨盆也会不同型,因为骶骨倾斜度的差异可导致骨盆入口的不同。

（二）第5腰椎

L_5 并不直接参与骨盆组成,但与骨盆密切相关。L_5 椎体粗大,在其发育生长过程中可能会发生骶骨化,其一侧或双侧横突将与骶翼融合,乃至髂腰韧带骨化或使其与髂嵴相融合。

（三）大小骨盆

以人体两侧髋骨的弓状线和骶骨上缘构成的圆周为界,其上为大骨盆,其下为小骨盆。大骨盆内容部分消化器官,小骨盆内则有直肠和泌尿生殖器官。

骨盆可以看作一个完整的环结构,该环可以分为前弓和后弓,前者主要包括髂骨至耻骨部分,后弓则由 S_1~S_3、骶髂关节及其至髋臼部分组成。骨盆环最坚强部位为骶骨两侧,最薄弱部位是坐骨支、耻骨支以及骶骨翼,尤其是耻骨支容易发生骨折。人从高处跳下时,可因冲击力导致耻骨部分骨折,股骨头可穿破髋臼进入骨盆腔,骨盆碎片亦可刺伤盆腔内脏器,同时也应密切关注神经血管的损伤。摔倒呈坐位时,可发生尾骨骨折或骶尾关节脱位。若骨盆前后同时受到挤压,耻骨支可首先发生骨折,若挤压力进一步加大,骶髂关节邻近位置亦可累及。若骨盆压力为横向,则前弓软弱部位最容易骨折。

二、骨盆的关节与连结

骨盆的关节主要包括一个耻骨联合和两个骶髂关节,这些连结具有很好的弹性,既可减少吸收震荡,也能在剧烈运动中维持骨盆的稳定。

三、骨盆的软组织

骨盆肌肉可按侧壁、后壁和骨盆底进行区分。侧壁包括闭孔内肌和梨状肌,前者可协助大腿外旋,后者可协助外旋和外展大腿。后壁含髂肌和腰大肌,两者向下汇为髂腰肌,它是大腿的一个重要屈曲肌肉。骨盆底则是由肛提肌和尾骨肌支持。骶尾骨前部覆盖有胸腰筋膜的延续,是维持腰部稳定的重要结构。骶尾后部表层的皮肤组织在正常情况下比较坚厚,但存在长期卧床伴营养不良、恶病质等软组织丢失情况的患者,容易产生压力性损伤。

另外骨盆还有一些重要的韧带,如髂腰韧带、骶结节韧带和骶棘韧带。

四、骨盆的血管和神经

（一）骨盆附近的血管

骨盆血供主要来自髂总动脉及其分支。而骨盆壁的静脉丛多吻合形成网状,血管壁薄、弹性差,损伤后容易造成大量渗血。

1. **骨盆前段** 包括骨盆的坐骨支、耻骨支和耻骨联合。大部分骨盆骨折（70% 左右）发生于这几个部位,尤其是耻骨支,其附近存在髂外动脉和静脉、闭孔动脉和静脉,这些血管贴近骨面,容易损伤。

2. **骨盆中段** 髋臼窝底部较薄,内有闭孔动脉和静脉穿行,髋臼骨折或发生髋关节中心脱位时,可能会损伤上述血管,但总体发生率较低。

3. **骨盆后段** 骨折发生率约为17%,包括骶髂关节、骶骨及髂骨翼后部,附近有髂内动脉和静脉及其主要分支。髂腰动脉和静脉越过骶髂关节行至髂骨前方,排列紧密,骨折时也容易损伤。在骶髂关节脱位时,髂腰动静脉的分支也最易撕裂。

（二）骨盆的神经

骨盆的神经主要来自脊神经的骶丛和自主神经系统的骶骨部分。骶丛贴骨盆后壁,发出坐骨神经和阴部神经等分支。坐骨神经为全身最大外周神经,其起始处横径可达2cm。坐骨神经含有腓总神经和胫神经两个组成部分,其分叉点一般位于大腿后侧中下1/3处。

知识拓展

骨盆 X 线片

1. X 线片可了解骨盆的损伤情况,主要包括正位片、头倾 40° 片（入口位）、尾倾 40° 片（出口位）。

2. 倾斜位片可进一步显示骨折线和移位;入口位使骨盆呈现环状,能更好地显示后环的损伤和移位,也可显示骶髂关节或骶骨骨折的移位。出口位投射线垂直于骶骨平面,可显示前环和后环骨折的头向或尾向移位。

自 测 题

一、单选题

1. 骨盆后壁含大腿的一个重要屈曲肌肉叫作（D）

A. 髂腰筋膜　　　　B. 闭孔内肌　　　　C. 梨状肌　　　　D. 髂腰肌

2. 骨盆环结构可分为（C）

A. 上下弓　　　　B. 左右弓　　　　C. 前后弓　　　　D. 深浅弓

3. 骨盆一般最容易发生骨折的部位是（A）

A. 耻骨支　　　　B. 骶骨两侧　　　　C. 坐骨支　　　　D. 髂骨翼

4. 骨盆肌肉的分区**不包括**（A）

A. 前壁　　　　B. 侧壁　　　　C. 后壁　　　　D. 骨盆底

5. 骶丛发出的全身最大外周神经叫作（D）

A. 阴部神经　　　　B. 腓总神经　　　　C. 胫神经　　　　D. 坐骨神经

二、多选题

1. 组成骨盆的结构包括（ABCDE）

A. 骶尾椎　　　　　　　　　　　　B. 髋骨

C. 第 5 腰椎　　　　　　　　　　　D. 大骨盆

E. 小骨盆

2. 骨盆骨折可能会引起大量出血的原因包括（ABCE）

A. 髂腰动静脉骨折时易受损　　　　B. 松质骨易大量渗血

C. 盆腔脏器血管易受波及　　　　　D. 骨盆骨折发生率较高

E. 盆壁静脉丛吻合成网状,管壁薄、弹性差

第四节 四肢骨关节解剖

一、概述

关节是骨与骨之间靠纤维结缔组织、软骨或骨形成连结,又称为骨连结。骨连结分为直接连结和间接连结。

(一)直接连结

直接连结包括纤维连结、软骨连结和骨性结合三种。

1. 纤维连结 这种连结中的纤维结缔组织较长,若连结中只含少量纤维结缔组织,则称之为缝,如颅骨骨块间的缝。

2. 软骨连结 典型的软骨连结如椎体间的椎间盘和耻骨联合等。

3. 骨性结合 属于骨组织形成的连结,如前所述的骶椎骨间的骨性结合。

(二)间接连结

间接连结是骨连结的最高分化形式,也被广称为关节或滑膜关节。

1. 基本结构 滑膜关节(以下称关节)包括关节面、关节腔和关节囊三部分(图 1-1-12)。

(1)关节面:每个关节至少有两个关节面,相对的两个关节面的形状相互适应,一般为一凹一凸,其中凸面为关节头,凹面为关节窝。关节面上均附着有关节软骨,软骨表面光滑且富有弹性,可承受负荷、减轻和吸收震荡,减少关节活动时的摩擦。但关节软骨不含血管、神经、淋巴,仅靠关节腔内的滑液和滑膜血管渗透供给营养。

(2)关节腔:由关节软骨和关节囊滑膜共同构成的密闭腔隙。正常情况下腔内呈负

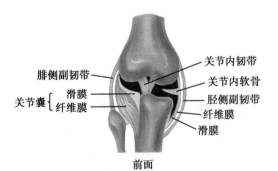

腓侧副韧带
关节囊 { 滑膜 纤维膜
关节内韧带
关节内软骨
胫侧副韧带
纤维膜
滑膜

前面

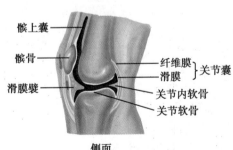

髌上囊
髌骨
滑膜襞
纤维膜 } 关节囊
滑膜
关节内软骨
关节软骨

侧面

图 1-1-12 滑膜关节的基本结构

压,以维持关节的稳固。

（3）关节囊:由内层的滑膜和外层的纤维膜组成。滑膜位于纤维膜内层,同样富含血管、神经、淋巴组织,可产生滑液以营养关节。滑膜表面积大于纤维膜时,可产生卷折突入关节腔内形成滑膜襞,若通过纤维膜薄弱或缺如处向外突出,则形成滑膜囊。滑膜襞和滑膜囊均可以缓冲关节活动时的震荡、摩擦。

2. 辅助结构　主要包括韧带、关节内软骨,另外上述的滑膜襞和滑膜囊也可认为是关节的辅助结构。

（1）韧带:是两骨间相连的致密结缔组织束,可使关节更加稳固,并且能限制关节的过度运动。

（2）关节内软骨:位于关节腔内,分为关节盘和关节唇。关节盘多呈圆盘状,如膝关节内半月板。关节唇是关节窝缘附着的纤维软骨环,如髋臼唇。关节内软骨可使关节面相互间更为适应,同时还可减少关节活动时的冲击和震荡。

二、肩关节解剖

（一）肩关节的骨解剖

肩关节一般指由肱骨头和肩胛骨关节盂所构成的球窝关节—盂肱关节。然而,平日肩部活动并不是单纯地仅仅由盂肱关节独立完成,还包括胸锁关节、肩锁关节、肩胛骨与胸壁间连结等予以协助。本部分主要叙述盂肱关节。

组成盂肱关节的两骨分别为肩胛骨和肱骨。肩胛骨属于三角形扁骨,介于第2~7肋之间。肩胛骨的外侧角有朝外的浅窝,即肩关节盂。肩关节盂有致密纤维束组成的盂唇予以加深关节窝。盂肱关节另一组成骨肱骨为长骨,上端为朝向后方约30°的肱骨头,与肩胛骨的关节盂组成关节。肱骨上端与肱骨干（体）交界处为外科颈,是骨折的易发部位（图 1-1-13）。

（二）肩关节周围的软组织

1. 肩关节的关节囊、韧带　盂肱关节的关节囊纤维层由斜行、纵行和环形纤维构成,附着于肱骨解剖颈和关节盂周缘。肩关节囊薄而松弛,尤其下壁最为明显。关节盂的关节面只有肱骨头的 25% 左右,肱骨头容纳于关节盂内的体积较少。因此,盂肱关节有很大灵活性,是全身最为灵活的关节,但是稳定性较差,容易脱位。

关节囊上壁有喙肱韧带,自喙突连于肱骨大结节。喙肱韧带的部分纤维融入了关节囊的纤维层,增加了关节的稳定性。此外,肩关节还有喙肩韧带、盂肱韧带,均具有约束盂肱关节外旋的作用。肱骨头前方的肩胛下肌腱,上方冈上肌腱,后方冈下和小圆肌腱,组成的肌腱复合体即肩袖,可使肩关节旋内,旋外和上举,同时对维持肩关节的稳定也起重要作用。

2. 肩关节的肌肉　盂肱关节相关肌肉,可分为 3 类:

（1）提供动力:如胸大肌、斜方肌等,此类肌肉萎缩或瘫痪时,盂肱关节尚不至于脱位。

（2）稳定作用:如冈上、冈下肌,小圆肌、肩胛下肌等,此类肌肉的肌腱与纤维性关节囊相连紧密。若这些肌肉发生萎缩或瘫痪,盂肱关节脱位的风险将大大提升。

（3）提供动力和稳定作用并重:如三角肌（图 1-1-14）。

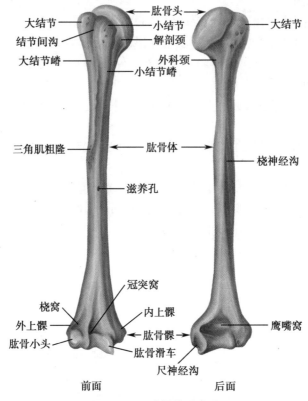

前面　　　　　　　　后面

图 1-1-13　肱骨前后面观

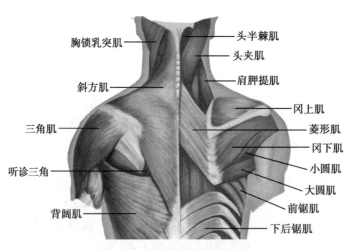

图 1-1-14　肩部周围的肌肉群

3. 肩关节的血管神经　盂肱关节的血供丰富,主要由旋肱前动脉、肩胛上动脉和旋肱后动脉供给。肩关节附近的腋窝内部腋动脉也非常重要,其来源于锁骨下动脉,在盂肱关节前脱位或肱骨外科颈骨折时容易受到波及。

与动脉血供一样,盂肱关节的神经分布也十分丰富。其神经支配主要来自臂丛中的第4~7颈神经,尤其是第5~6颈神经。来源于臂丛后束的腋神经位于腋动脉后方,其主要支配三角肌和小圆肌,当肩关节附近受到损伤累及或持久压迫腋神经,如长时间用腋窝挂拐等情况可能会导致上臂外展和旋外功能受限。

三、肘关节解剖

(一)肘关节的骨解剖

肘关节由肱骨下端、尺桡骨上端构成,包括肱尺关节、肱桡关节和桡尺近端关节(图 1-1-15)。这三个关节被一个关节囊包裹,但是该关节囊后壁较薄弱,若发生尺桡骨脱位,一般都为后脱位。肘关节以屈伸运动为主,其中肱尺关节占主要地位。肱骨内、外上髁和尺骨鹰嘴可在体表触及,此三点在肘关节伸直时位于一条直线上,屈曲 90° 时则构成一个尖端向下的等腰三角形,称为肘后三角。

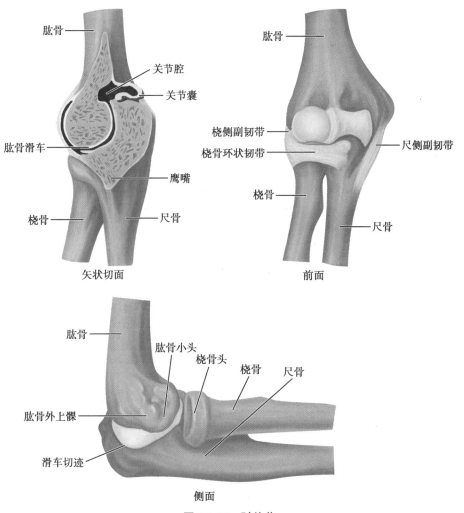

矢状切面 — 肱骨、关节腔、关节囊、肱骨滑车、鹰嘴、桡骨、尺骨

前面 — 肱骨、桡侧副韧带、桡骨环状韧带、桡骨、尺侧副韧带、尺骨

侧面 — 肱骨、肱骨小头、桡骨头、桡骨、尺骨、肱骨外上髁、滑车切迹

图 1-1-15 肘关节

(二)肘关节周围的软组织

1. 肘前部肌肉 肘前部有一个三角形凹陷,称为肘窝。该三角形底为肱骨髁连线,外

侧为肱桡肌,内侧为旋前圆肌。肘窝底部上内侧为肱肌,其上大部分被肱二头肌所覆盖。两肌肉的主要作用为协同屈肘。肘窝两侧边缘肱桡肌和旋前圆肌也有屈肘作用,但旋前圆肌同时也可使前臂旋前。

　　2. 肘后部肌肉　肘后部近端为肱三头肌移行肌腱。肱三头肌与肱二头肌相反,其主要运动作用为伸肘。覆盖于肱桡关节之后的肘肌是一块完全属于肘部的肌肉,形状呈三角形。肘肌可稳定肘关节,还能在桡神经的支配下协助伸肘。

　　3. 肘关节韧带　肘关节的韧带包括尺桡侧副韧带和桡骨环韧带。尺桡侧副韧带由肱骨内、外上髁向下延伸扩展,桡骨环韧带则位于桡骨环状关节面的周围。

　　（三）肘关节的血管神经

　　肘窝浅层位于内侧为贵要静脉,外侧为头静脉,正中为连接两侧静脉的肘正中静脉。肘关节附近的动脉主要为肱动脉及其分支。肱动脉行经肘窝时,一般在平桡骨颈和尺骨冠突处分为桡动脉和尺动脉。肘关节脱位时可引起肱动脉及其分支损伤,肱骨中下段1/3骨折时,亦可引起肱动脉损伤。

　　桡神经、尺神经和正中神经是肘关节前侧最为重要的三个神经。

四、腕关节解剖

　　（一）腕关节的骨解剖

　　腕关节实质是桡腕关节(图 1-1-16),该关节面一侧是由桡骨的腕关节面和尺骨头下方关节盘共同组成的关节窝,另一侧为手舟骨、月骨和三角骨近侧关节面共同组成的关节头。但平日所称腕关节除桡腕关节外,还应包括手腕部附近的腕骨间关节和腕掌关节。

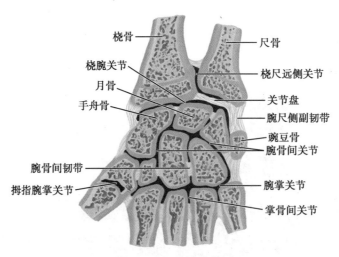

图 1-1-16　桡腕关节

　　（二）腕关节周围的软组织

　　屈肌支持带和腕骨沟共同构成腕管。屈肌支持带为前臂深筋膜增厚形成。屈肌支持带可有效保护位于腕管内部的正中神经。然而若该支持带增厚,则可压迫正中神经而发生腕管综合征。

（三）腕关节的血管神经

腕部桡动脉下行于肱桡肌和桡侧腕屈肌之间,尺动脉则下行于指浅屈肌和尺侧腕屈肌之间,与尺神经伴行。腕部的血管吻合十分丰富,必要时的桡动脉或尺动脉结扎,尚不会导致肢体坏死。

腕掌部神经除了含有上述正中神经的分支外,还有尺、桡神经的肌支和皮支的支配。

五、髋关节解剖

（一）髋关节的骨解剖

髋关节由髋骨的髋臼和股骨的股骨头所构成,属于多轴球窝关节(图 1-1-17)。髋关节既坚固又灵活,较深的髋臼结合其周围韧带和髋臼唇等加强结构,使之不易脱位。髋臼成倒置环形,约占完整球面的 60%,周围关节面称为月状面,呈马蹄形,其上有关节软骨覆盖。股骨头除其头凹处外,均有软骨覆盖,但厚度并不均匀。

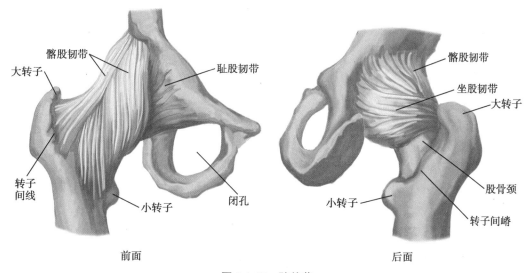

图 1-1-17　髋关节

组成髋关节的髋骨是不规则骨,髋臼位于髋骨中部,朝向外下方,髋骨的髂骨、耻骨、坐骨 3 部分会合于髋臼。髋臼其下有一大孔,称之为闭孔。髋骨与骶尾骨组成骨盆。另外组成髋关节的股骨是人体最长最粗的长骨。股骨上端有朝向内上方的股骨头,股骨头顶端中部的股骨头凹是股骨头韧带的附着处,股骨头下部细缩的部分叫作股骨颈,其与下面股骨干(体)相连处上外侧的隆起称为大转子,内下方的隆起则称为小转子。股骨的大、小转子间前有转子间线。

（二）髋关节周围的软组织

1. 髋关节的关节囊、韧带　髋关节的关节囊附着于髋臼缘、髋臼唇等处,前侧远端最终止于转子间线,后侧在股骨颈外中 1/3 交界处止于转子间嵴内侧。股骨颈的前面全部在关节囊内,而后面有 1/3 位于关节囊外。髋关节的关节囊前后均有韧带加强,其中以髂股韧带最为强韧。髋关节的韧带还包括坐股韧带、耻股韧带、轮匝带、股骨头韧带(圆韧带)。

2. **髋关节的肌肉** 髋关节周围肌肉主要有臀小肌,位于关节囊上面,闭孔外肌、髂腰肌位于关节囊下面。关节囊前面由内向外分别为耻骨肌、腰大肌和髂肌,髂肌外侧为股直肌,再向外层为阔筋膜张肌。髋关节外侧的臀中肌、臀小肌和阔筋膜张肌是十分有力的外展肌,这些肌肉的前侧肌束可同时帮助髋关节内旋。髋关节关节囊的后部还有梨状肌、闭孔内肌、股方肌等小外旋肌。

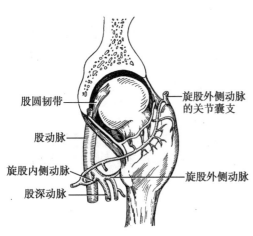

股圆韧带
旋股外侧动脉的关节囊支
股动脉
旋股内侧动脉
旋股外侧动脉
股深动脉

图 1-1-18 股骨头和股骨颈的血供

3. **髋关节的血管神经** 髋关节血供的来源主要包括臀上动脉、臀下动脉,旋股外侧动脉和内侧动脉。其中供应股骨头、股骨颈血液的动脉包括闭孔动脉、旋股外侧动脉和内侧动脉发出的相应分支,以及股骨头滋养动脉(图 1-1-18)。

髋关节的神经支配主要有来自前方的股神经和闭孔神经和来自后方的臀上神经和坐骨神经。

六、膝关节解剖

(一)膝关节的骨解剖

膝关节是人体最大最复杂的关节。构成膝关节的骨骼包括股骨下端、胫腓骨上端和髌骨,另外膝关节还有重要的附属软骨。

1. **股骨下端** 股骨下端向两端延伸为股骨内、外侧髁,外侧髁较内侧髁宽大,但狭长程度不及内侧髁。在内、外侧髁之间有一个骨凹,称为髁间窝,膝关节前后交叉韧带的股骨附着点就位于此。

2. **胫骨上端** 胫骨上端平面也被称为胫骨平台,横切面为三角形。胫骨上端的内、外侧髁与股骨远端的内、外侧髁相接连,相互并不完全相称,其间有内、外侧半月板间接连结。

3. **腓骨上端** 腓骨上端为腓骨头,临床常用带血管的游离腓骨头代替桡骨远端以进行桡腕关节的重建。腓骨头后方有腓总神经绕行,当腓骨头下方骨折时,可引起腓总神经损伤。

4. **髌骨** 是全身最大的籽骨,其本身并无骨膜,前面为股四头肌肌腱膜所覆盖(髌韧带),后面则完全为软骨所覆盖,且与股骨的髌面组成髌股关节。

5. **半月板** 内、外侧半月板分别位于股骨内、外侧髁与胫骨内、外侧髁的关节面之间,为纤维软骨成分。半月板边缘厚,中间薄,内缘与胫骨髁间隆起相连,外缘与关节囊相连。内侧半月板相对较大,呈"C"形。外侧半月板相对较小,呈"O"形(图 1-1-19)。

(二)膝关节周围的软组织

膝关节的支持结构分为静力稳定结构和动力稳定结构。韧带、关节囊与半月板、骨骼一起组成静力稳定结构,肌肉及其肌腱组成动力稳定结构。其中,按韧带是否位于关节囊内,分为关节囊内韧带和关节囊外韧带。

1. **膝关节的关节囊、韧带** 膝关节周围主要有 5 大韧带:髌韧带、胫侧副韧带、腓侧副韧带、腘斜韧带、交叉韧带(图 1-1-20)。

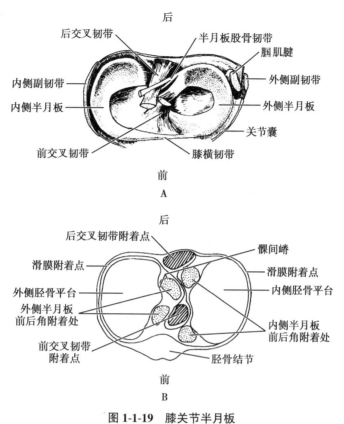

图 1-1-19　膝关节半月板

A. 膝关节半月板的上面观；B. 内、外侧半月板的前、后角和前、后交叉韧带的止点。

25

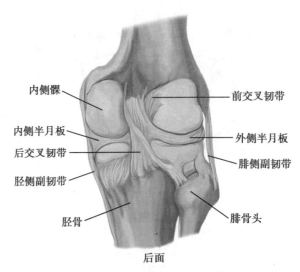

内侧髁

前交叉韧带

内侧半月板

外侧半月板

后交叉韧带

腓侧副韧带

胫侧副韧带

胫骨

腓骨头

后面

图 1-1-20　膝关节周围的韧带

2. **膝关节的滑膜**　膝关节滑膜面积是全身关节中最大的,这与该关节活动量大相关。正常情况下,膝关节滑膜形成诸多滑膜襞,以适应膝关节的各种运动形式。

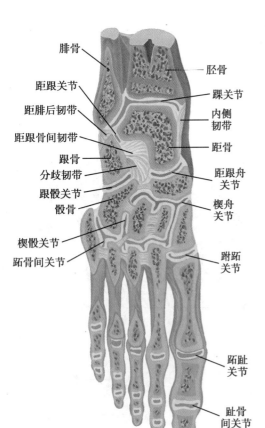

腓骨

胫骨

距跟关节

踝关节

距腓后韧带

内侧韧带

距跟骨间韧带

距骨

跟骨

分歧韧带

距跟舟关节

跟骰关节

楔舟关节

骰骨

楔骰关节

跗跖关节

跖骨间关节

跖趾关节

趾骨间关节

图 1-1-21　足踝关节

3. **膝关节的肌肉**　主要是股骨和胫腓骨所附肌肉的肌腱延续。

（三）膝关节的血管神经

膝关节的血供主要由股动脉、腘动脉、胫前动脉和股深动脉发出的相应分支所构成的动脉网进行供给。

膝关节前后侧神经分支较为复杂。前侧主要神经来源有股神经、闭孔神经前支和隐神经,后侧主要由坐骨神经及其胫神经分支,以及闭孔神经后支支配。

七、踝关节解剖

（一）踝关节的骨解剖

平日所称踝关节实际上为距小腿关节。距小腿关节属于足关节的一部分,其他足关节还包括跗骨间关节、跗跖关节、跖趾关节、趾骨间关节（图 1-1-21）。踝关节由胫腓骨下端和距骨滑车（距骨上部）构成,其关节囊两侧有韧带加强,但前后部薄弱。

（二）踝关节周围的软组织

在踝关节的前侧、内侧和外侧均有深筋膜加厚,可保护其下的肌腱、血管和神经。

（三）踝关节的血管神经

踝关节血供主要来自胫前动脉,胫后动脉的分支腓动脉。其中胫前动脉来自腘动脉,其向前延续为足背动脉,这是判断下肢血液循环是否良好的重要血管。

知识拓展

髋关节特殊解剖结构

1. 颈干角　是股骨颈与股骨干间形成的角度,成人该角度大于140°为髋外翻,小于110°为髋内翻。

2. 前倾角　是在矢状面上股骨颈的长轴与股骨干的冠状面形成的锐角,也就是股骨颈轴线和股骨髁间形成的角度。女性该角度普遍大于男性。

3. 股骨距　是股骨上段髓腔内大小转子间的一块纵行骨板,是股骨上段负重结构的重要组成,一旦外伤导致股骨距破坏,骨折就难以复位,且不稳定,内固定易失效。术中重建股骨距有重要意义。

自 测 题

一、单选题

1. 全身最为灵活的关节为（A）

A. 盂肱关节　　　　B. 髋关节　　　　C. 腕关节　　　　D. 颈部关节

2. 膝关节内部的半月板中,(A)的损伤机会相对更大

A. 内侧半月板　　　B. 近侧半月板　　C. 远侧半月板　　D. 外侧半月板

3. 组成肩袖的结构**不包括**（B）

A. 小圆肌腱　　　　B. 盂肱韧带　　　C. 冈上冈下肌腱　　D. 肩胛下肌腱

4. 肘关节囊哪些部位最薄弱（C）

A. 前壁　　　　　　B. 侧壁　　　　　C. 后壁　　　　　D. 肘关节窝

5. 髋关节囊哪些部位较薄弱（D）

A. 外下和前下侧　　B. 内下和前下侧　C. 外下和后下侧　D. 内下和后下侧

二、多选题

1. 膝关节的主要韧带有（ABCDE）

A. 腘斜韧带　　　　　　　　　　　　B. 胫侧副韧带

C. 腓侧副韧带　　　　　　　　　　　D. 交叉韧带

E. 髌韧带

2. 股四头肌腱是膝关节伸直装置的重要组成成分,包括（ACDE）

A. 股直肌腱　　　　　　　　　　　　B. 髌腱

C. 股内侧肌腱　　　　　　　　　　　D. 股中间肌腱

E. 股外侧肌腱

（张玉梅　孔丹　高远）

第二章　骨的结构与生物力学

第一节　骨组织的形成与结构

一、骨的结构

骨是一种器官,可不断进行新陈代谢和生长发育,并有修复、再生和改建的能力。骨由骨质、骨膜和骨髓构成,具有运动、保护和支持作用(图1-2-1)。

骨质是骨的主要成分,由骨组织构成,分为骨密质和骨松质。骨密质,质地致密,耐压性较大,配布于骨的表层。骨松质,呈海绵状,由大量骨小梁交织排列而成,配布于骨的内部,骨小梁的排列方向与骨所承受的压力及相应的张力方向一致,能承受较大的重量。

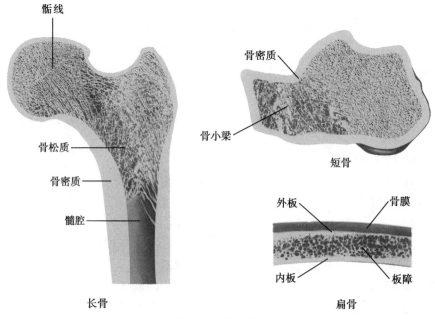

图 1-2-1　骨结构

二、骨组织的形成过程

（一）骨组织形成

骨组织的形成经历两个步骤：第一步是形成类骨质，即骨原细胞增殖分化为成骨细胞，成骨细胞分泌类骨质，成骨细胞被类骨质包埋后转化变为骨细胞；第二步是类骨质钙化为骨组织。因此，骨组织形成的关键在于类骨质的形成和类骨质的钙化。

（二）骨组织吸收

骨组织形成的同时，原有骨组织的某些部位也可被吸收，即骨组织被侵蚀溶解，在此过程中破骨细胞起主要作用。

在骨组织的发生和生长过程中，既有骨组织的形成，也有骨组织的吸收，两者同时存在，处于动态平衡。成骨细胞与破骨细胞通过相互调控，共同完成骨组织的形成和吸收，保证骨的生长发育与个体的生长发育相适应。

三、骨组织的发生方式

由于骨的类型不同，骨组织的发生方式有两种：膜内成骨和软骨内成骨。膜内成骨是胚胎性结缔组织不经过软骨阶段直接骨化形成骨组织，也称为膜性骨发生。软骨内成骨是先由间充质形成软骨雏形，在此基础上再进一步骨化形成骨组织，又称为软骨性骨发生。

（一）膜内成骨

膜内成骨，即在原始的结缔组织内直接成骨。膜内成骨主要见于扁骨胚胎期的骨生成，如顶骨、额骨、枕骨、颞骨及上、下颌骨和锁骨的一部分等。在将要成骨的部位，间充质首先分化为原始结缔组织膜，然后间充质细胞分化为骨原细胞，骨原细胞进一步分化为成骨细胞，成骨细胞生成骨组织。

（二）软骨内成骨

人体中大多数骨骼，如躯干骨、四肢骨及部分颅底骨等都是由软骨内成骨方式形成，但在骨外膜的内层又有膜内成骨。在软骨内成骨过程中，先由间充质形成透明软骨，当发育到一定程度时，透明软骨逐渐退化，随着血管的侵入，前成骨细胞自软骨膜进入软骨组织，在退化的软骨组织中造骨并逐渐取代软骨组织（图1-2-2）。

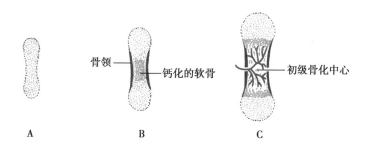

骨领　　钙化的软骨　　初级骨化中心

A　　　　B　　　　C

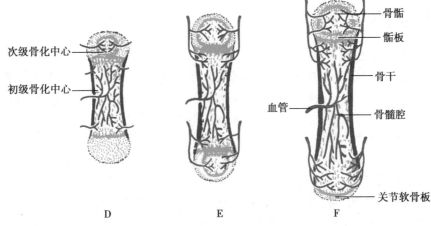

图 1-2-2 软骨内成骨

A. 软骨雏形；B. 初级骨化中心出现，骨领形成；C. 血管入侵，骨髓腔形成；D. 次级骨化中心出现；E. 长骨生长，不断加长；F. 成骨。

四、骨组织的结构

骨组织由细胞和细胞间质组成。骨组织的细胞间质含有大量骨盐，因此骨组织是一种坚硬而又有一定韧性的结缔组织。骨组织不仅有年龄性变化，并且可随所承受的压力进行改建，从而保证骨骼对机体的支持、负荷及保护内脏器官等功能的正常。此外，骨组织中钙和磷不断更新，与机体的钙磷代谢密切相关，当机体需要时可以通过动员大量钙、磷离子入血或将血中过量的钙、磷离子贮存于骨，从而维持血钙的稳定。

（一）骨组织的细胞结构

骨组织细胞包括骨细胞、成骨细胞、骨原细胞和破骨细胞，其中骨细胞最多，位于骨质内，其余三种细胞均位于骨质边缘。

（二）骨细胞间质

骨细胞间质称为骨基质。骨基质分为有机质和无机质两种成分。骨基质中含水极少，仅占骨湿重的 8%~9%，这与骨组织的营养由骨陷窝和骨小管系统输送而不靠基质渗透有关。

知识拓展

骨 单 位

1. 骨单位又称哈弗斯系统，为厚壁的圆筒状结构，与骨干的长轴成平行状排列，中央有一条细管称中央管，内含血液、神经和组织液。围绕中央管有 5~20 层骨板呈同心圆排列，称为哈弗斯骨板。

2. 骨单位之间充填着间骨板，是部分吸收后的残留骨单位。

3. 骨单位是成熟的骨密质，有成人骨密质的显著特征，在初生时，仅在人的股骨中段出现，以后在所有长骨逐渐形成。

自 测 题

一、单选题

1. 参与骨组织形成过程的细胞包括（A）

A. 成骨细胞　　　　　B. 骨单位　　　　　C. 骨原细胞　　　　　D. 骨细胞

2. 骨的发生方式包括（B）

A. 膜内成骨和骨内成骨　　　　　B. 软骨内成骨和膜内成骨

C. 骨内成骨和软骨内成骨　　　　　D. 软骨膜内成骨和软骨膜外成骨

3. **不是**骨组织的组成成分的是（D）

A. 骨细胞　　　　　B. 有机纤维　　　　　C. 黏蛋白　　　　　D. 弹性纤维

4. 细胞内含大量溶酶体的细胞是（C）

A. 骨原细胞　　　　　B. 成骨细胞　　　　　C. 破骨细胞　　　　　D. 骨细胞

5. 关于软骨内成骨，描述**错误**的是（A）

A. 先由间充质构成未来骨的雏形　　　　　B. 先形成未来骨的透明软骨雏形

C. 骨领的形成实际上是膜内成骨　　　　　D. 软骨内成骨中存在破骨过程

二、多选题

1. 关于骨组织，描述正确的是（ABC）

A. 钙化的细胞间质称骨质　　　　　B. 无机质使骨坚硬

C. 有机质使骨具有韧性　　　　　D. 有机质主要指大量的骨胶纤维和大量基质

2. 骨组织的细胞种类有（ABCD）

A. 骨细胞　　　　　B. 成骨细胞

C. 破骨细胞　　　　　D. 骨原细胞

第二节　骨折的临床表现与治疗原则

学习目标

1. 了解骨折的病因、辅助检查。

2. 熟悉骨折的分类。

3. 掌握骨折的临床表现及治疗原则。

一、定义

骨折是骨的完整性和连续性中断。

二、病因与损伤机制

骨折是由创伤和骨骼疾病所致,后者如骨髓炎、骨肿瘤所致骨质破坏,受轻微外力即发生的骨折,称为病理性骨折。临床上以创伤性骨折多见。

1. **直接暴力** 暴力直接作用于局部骨骼使受伤部位发生骨折,常伴有不同程度的软组织损伤(图1-2-3)。

2. **间接暴力** 暴力通过传导、杠杆、旋转和肌肉收缩等方式使受力点以外的骨骼部位发生骨折。例如,跌倒时以手撑地,由于上肢与地面的角度不同,暴力向上传导可致桡骨远端骨折或肱骨髁上骨折;骤然跪地时,股四头肌猛烈收缩,可致髌骨骨折(图1-2-4)。

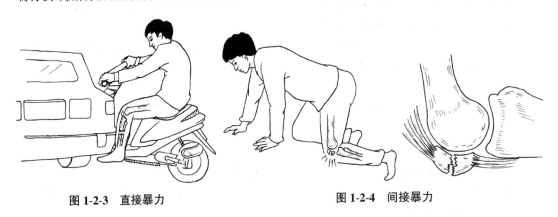

图 1-2-3 直接暴力　　　　　　图 1-2-4 间接暴力

3. **疲劳性骨折** 长期、反复、轻微的直接或间接损伤可致肢体某一特定部位骨折,又称应力性骨折。例如,长途行走致第2、3跖骨及腓骨干下1/3疲劳骨折,骨折无移位,但愈合较慢。

三、分类

(一)依据骨折是否与外界相通分类

1. **开放性骨折** 骨折处皮肤和黏膜破裂,骨折断端直接或间接与外界相通。如耻骨骨折伴膀胱或尿道破裂,尾骨骨折致直肠破裂,均为开放性骨折(图1-2-5)。

2. **闭合性骨折** 骨折处皮肤与黏膜完整,不与外界相通。

(二)依据骨折程度和形态分类

1. **不完全骨折** 骨的完整性和连续性部分中断,按其形态又可分为:

(1)裂缝骨折:骨折出现裂隙,无移位,多见于颅骨、肩胛骨等。

(2)青枝骨折:多发生于儿童,骨皮质和骨膜部分断裂,可有成角畸形,与青嫩树枝被折断相似而得名。

2. **完全骨折** 骨的完整性和连续性全部中断。按骨折线的

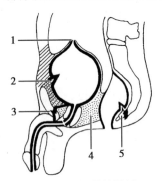

图 1-2-5 开放性骨折

方向和形态可分为(图 1-2-6)。

（1）横行骨折：骨折线与骨干纵轴接近垂直。

（2）斜形骨折：骨折线与骨干纵轴成一定角度。

（3）螺旋形骨折：骨折线呈螺旋状。

（4）粉碎性骨折：骨质碎裂成 3 块以上，骨折线呈 T 形或 Y 形者，又称 T 形骨折或 Y 形骨折。

（5）嵌插骨折：骨折线相互嵌插，多见于干骺端骨折，及骨干的密质骨嵌插入骨骺端的松质骨内。

（6）压缩性骨折：骨质因压缩而变形，如脊椎骨和跟骨。

（7）骨骺损伤：经过骨骺的骨折，骨骺的断面可带有数量不等的骨组织。

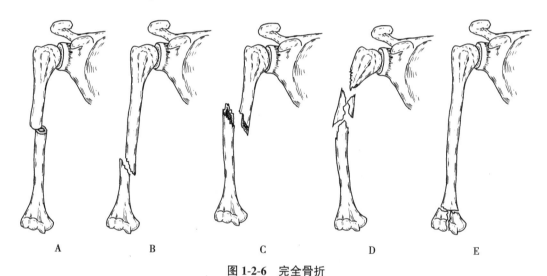

A   B   C   D   E

图 1-2-6 完全骨折

A. 横行骨折；B. 斜形骨折；C. 螺旋形骨折；D. 粉碎性骨折；E. T 形骨折。

（三）依据骨折端的稳定程度分类

1. 稳定骨折 在生理外力作用下，骨折端不易移位或复位后不再发生移位的骨折，如裂缝骨折、青枝骨折和嵌插骨折等。

2. 不稳定骨折 在生理外力作用下，骨折端易移位或复位后易再移位的骨折，如斜形骨折、螺旋形骨折和粉碎性骨折等。

四、骨折的临床表现

（一）全身表现

大多数骨折只会引起局部症状，但严重骨折和多发性骨折可导致全身反应。

1. 休克 因骨折部位大量出血、剧烈疼痛或合并内脏损伤引起失血性或创伤性休克，多见于骨盆骨折、股骨骨折、多发性骨折、严重的开放性骨折和合并内脏损伤者。

2. 发热 骨折后体温一般在正常范围。损伤严重或因血肿吸收，可出现吸收热，但一般不超过 38℃。开放性骨折出现高热，应考虑感染的可能。

（二）局部表现

1. 一般表现

（1）疼痛和压痛：骨折和合并伤处疼痛，移动患肢时疼痛加剧伴明显压痛。骨折处有直接压痛或间接叩击痛。

（2）肿胀及瘀斑：骨折处血管破裂出血形成血肿，软组织损伤导致水肿，这些都可使患肢严重肿胀，甚至出现张力性水疱和皮下瘀斑。

（3）功能障碍：局部肿胀和疼痛使患肢活动受限。完全骨折时受伤肢体活动功能可完全丧失。

2. 特有体征

（1）畸形：骨折端移位后，患部形状改变出现畸形，多表现为患肢缩短、成角或旋转畸形。

（2）反常活动：又称为假关节活动，骨折后在肢体无关节部位出现假关节活动，尤以四肢完全骨折明显。

（3）骨擦音或骨擦感：骨折断端互相摩擦而产生骨擦音或骨擦感。

以上三个特殊体征，只要有其中之一，即可确诊为骨折。但是，三者都不出现，不能排除骨折，如裂缝骨折和嵌插骨折。不能为了检查特有体征而刻意搬动患者，不可故意反复检查，以免加重周围组织特别是血管和神经的损伤。

（三）并发症

骨折常由较严重的创伤所致，有时骨折伴有或所致重要组织、器官的损伤比骨折本身更严重，甚至可以危及患者的生命，特别是重要的血管、神经损伤。

1. 早期并发症

（1）休克：严重创伤、骨折引起大出血或重要脏器损伤可致休克。

（2）脂肪栓塞综合征：成人多见，多发生于粗大的骨干骨折，如股骨干骨折。由于骨折部位的骨髓组织被破坏，血肿张力过大，使脂肪滴经破裂的静脉窦进入血液循环，引起肺、脑、肾等部位的脂肪栓塞。通常发生在骨折后48h内，典型表现有进行性呼吸困难、发绀，低氧血症可致烦躁不安、嗜睡甚至昏迷和死亡，胸部X线检查显示有广泛性肺实变。

（3）重要内脏器官损伤：骨折可导致肝、脾、肺、膀胱、尿道和直肠等损伤。

（4）重要周围组织损伤：骨折可导致血管、周围神经和脊髓等损伤，如脊柱骨折或脱位伴脊髓损伤。

（5）骨筋膜隔室综合征：引起骨筋膜隔室压力增高的因素包括骨折的血肿和组织的水肿使室内内容物体积增加，或包扎过紧、局部压迫使室内容积减小。当压力到达一定程度，供应肌肉血液的小动脉关闭，可形成缺血-水肿-缺血的恶性循环。根据缺血程度不同，可导致以下不同结果：濒临缺血性肌挛缩、缺血性肌挛缩、坏疽。

骨筋膜隔室综合征好发于前臂掌侧和小腿，出现以下4个体征即可确诊：患肢感觉异常、肌肉被动牵拉试验阳性、肌肉主动屈曲时出现疼痛、筋膜室有压痛。骨筋膜隔室综合征常并发肌红蛋白尿。

2. 晚期并发症

（1）坠积性肺炎：主要发生于因骨折长期卧床不起者，以老年、体弱和伴有慢性病者多见。

（2）压力性损伤：骨隆突处受压时，局部血液循环障碍易形成压力性损伤。

（3）下肢深静脉血栓形成：多见于骨盆骨折或下肢骨折患者。由于下肢长时间制动，静脉血液回流缓慢，以及创伤导致的血液高凝状态等，都容易导致下肢深静脉血栓形成。若血栓脱落阻塞肺动脉及其分支可引起肺血栓栓塞症。深静脉血栓形成和肺血栓栓塞症合称为静脉血栓栓塞症。

（4）感染：开放性骨折时，由于骨折断端与外界相通而存在感染的风险，严重者可能发生化脓性骨髓炎。

（5）损伤性骨化：又称骨化性肌炎。关节扭伤、脱位或关节附近骨折时，骨膜剥离形成骨膜下血肿，若血肿较大或处理不当使血肿扩大，血肿机化并在关节附近的软组织内广泛骨化，严重影响关节活动功能。

（6）创伤性关节炎：关节内骨折后若未能准确复位，骨折愈合后关节面不平整，长期磨损易引起活动后关节疼痛。多见于膝关节、踝关节等负重关节。

（7）关节僵硬：最常见。由于患肢长时间固定，导致静脉和淋巴回流不畅，关节周围组织发生纤维粘连，并伴有关节囊和周围肌肉挛缩，致使关节活动障碍。

（8）急性骨挛缩：是损伤所致关节附近的痛性骨质疏松，又称反射性交感神经性骨营养不良。

（9）缺血性骨坏死：骨折使某一断端的血液供应被破坏，导致该骨折端缺血坏死。

（10）缺血性肌挛缩：是骨折最严重的并发症之一，是骨筋膜隔室综合征的严重后果。常见原因是骨折处理不当，特别是外固定过紧，也可由骨折和软组织损伤直接导致。一旦发生，则难以治疗，可造成爪形手或爪形足（图1-2-7）。

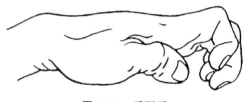

图 1-2-7 爪形手

五、辅助检查

（一）实验室检查

1. **血常规** 骨折致大量出血时可见血红蛋白和血细胞比容降低。

2. **血钙、血磷** 在骨折愈合阶段，血钙和血磷水平升高。

3. **尿常规** 脂肪栓塞综合征时尿液中可出现脂肪球。

（二）影像学检查

1. **X线检查** 对骨折的诊断和治疗具有重要价值，是最常用的检查方法。

2. **CT和MRI检查** 可发现结构复杂的骨折或常规X线检查难以发现的骨折及其他组织损伤。

六、治疗原则

（一）现场急救

现场急救时不仅要处理骨折，更要注意全身情况。骨折急救的目的是用最简单有效的方法抢救生命、保护患肢并迅速转移，以便尽快妥善处理。

（二）临床处理

骨折治疗有三大原则，即复位、固定和功能锻炼。

1. 复位 是将移位的骨折端恢复正常或接近正常的解剖关系，重建骨的支架作用，是骨折固定和功能锻炼的基础。临床可根据对位（两骨折端的接触面）和对线（两骨折端在纵轴上的关系）是否良好衡量复位程度。

（1）复位标准：①解剖复位，骨折端恢复正常的解剖关系，对位和对线完全良好。②功能复位，骨折端虽未恢复正常解剖关系，但骨折愈合后对肢体功能无明显影响。

（2）复位方法：①手法复位，又称闭合复位，适用于大多数骨折。步骤包括解除疼痛、松弛肌肉、对准方向和拔伸牵拉。复位时，应争取达到解剖复位或接近解剖复位，如不易达到，则功能恢复即可。不能为了追求解剖复位而反复进行多次复位，以免加重软组织损伤，影响骨折愈合。②切开复位，指手术切开骨折部位的软组织，暴露骨折端，在直视下将骨折复位。适用于手法复位失败、关节内骨折经手法复位无法达到解剖复位、手法复位未能达到功能复位、骨折并发主要血管或神经损伤、多处骨折等情况。

2. 固定 是将骨折断端维持在复位后的位置直至骨折愈合，是骨折愈合的关键，常用方法有外固定和内固定两类。

（1）外固定：常用方法有小夹板、石膏绷带、外展支具、持续牵引和外固定器等。

（2）内固定：切开复位后，将骨折端固定在解剖复位的位置。内固定物包括接骨板、螺钉、髓内钉和加压钢板等，但取出内固定器材多需要二次手术。

3. 功能锻炼 是在不影响固定的情况下，尽快恢复患者肌肉、肌腱、韧带、关节囊等软组织的舒缩功能。功能锻炼是尽早恢复患肢功能和预防并发症的重要保证，功能锻炼应在医务人员指导下，充分发挥患者积极性，遵循动静结合、主动与被动运动相结合、循序渐进的原则，鼓励患者早期进行功能锻炼，促进骨折愈合与功能恢复，防止并发症的发生。在锻炼过程中，可配合理疗、中医治疗等。骨折患者的功能锻炼通常分为 3 个阶段。

（1）早期阶段：术后 1~2 周，此期功能锻炼的目的是促进患肢血液循环，消除肿胀，防止肌萎缩，功能锻炼应以患肢肌肉主动舒缩为主。

（2）中期阶段：术后 2 周以后，患肢肿胀已消除，局部疼痛减轻，骨折处已有纤维固定，日趋稳定；逐渐增加活动强度和范围，并在医务人员指导和健肢的帮助下进行，以防肌萎缩和关节僵硬。

（3）晚期阶段：骨折已达临床愈合标准，外固定已拆除。此时是功能锻炼的关键时期，特别是早、中期康复治疗不足的患者，肢体部分肿胀和关节僵硬应通过锻炼并辅以物理治疗和外用药物熏洗，促进关节活动范围和肌力恢复。

知识拓展

骨质疏松性骨折

1. 骨质疏松性骨折（亦称脆性骨折），为低能量或非暴力骨折，是在日常生活中未受到明显外力或受到"通常不会引起骨折"外力而发生的骨折。

2. "通常不会引起骨折"外力指人体从站立高度或低于站立高度跌倒产生的作用力。

3. 骨质疏松性骨折的常见部位是椎体、髋部、前臂远端、肱骨近端和骨盆等，其中椎体骨折最常见，髋部骨折最严重。骨质疏松性骨折是骨质疏松的严重后果，女性多于男性。

自 测 题

一、单选题

1. **不是**骨折专有体征的是（D）

A. 畸形　　　　　　　B. 反常活动　　　　　　C. 骨擦音　　　　　　D. 疼痛

2. 骨折早期并发症是（D）

A. 压力性损伤　　　　　　　　　　　B. 感染

C. 缺血性骨坏死　　　　　　　　　　D. 神经损伤

3. X线检查对骨折的意义主要是（B）

A. 了解受伤机制　　　　　　　　　　B. 明确诊断

C. 判断骨折预后　　　　　　　　　　D. 了解骨质密度

4. 骨折的治疗原则是（A）

A. 复位、固定和功能锻炼　　　　　　B. 一般要求解剖复位

C. 坚持固定与活动相结合　　　　　　D. 骨与软组织并重

5. 属于骨折全身表现的是（A）

A. 休克　　　　　　　B. 肿胀　　　　　　C. 疼痛　　　　　　D. 畸形

二、多选题

1. 骨折急救固定的目的是（ABCD）

A. 止痛　　　　　　　　　　　　　　B. 防止骨折断端再发生移位

C. 防止再损伤　　　　　　　　　　　D. 便于伤员搬运

E. 快速转运

2. 符合骨折治疗原则的做法是（ABDE）

A. 手法复位小夹板固定　　　　　　　B. 手术复位钢板内固定

C. 药物治疗促进骨折愈合　　　　　　D. 指导肌肉舒缩锻炼

E. 骨折复位后石膏固定

第三节　骨折的愈合标准与时间

学习目标

1. 熟悉骨折的愈合过程。

2. 掌握骨折的愈合标准及时间。

一、骨折的愈合过程与时间

骨折是骨的力学连续性与完整性丧失,同时也包括周围软组织与血管的损伤。骨折愈合是骨折断端间的组织修复反应,是一个复杂而连续的过程,根据组织学和细胞学的变化,通常将其分为以下三个阶段。三者之间不可截然分开,而是相互交替演进。

(一)骨折愈合过程

组织学和细胞学上将骨折愈合过程分为血肿炎症机化期、原始骨痂形成期和骨痂改造塑形期。近年来的研究将骨折愈合过程分为一期愈合(直接愈合)和二期愈合(间接愈合)两种形式。

1. 一期愈合 当骨折复位和坚强内固定后,骨折断端可通过哈弗斯系统重建直接发生连接,X 线片上无明显外骨痂形成,而骨折线逐渐消失。其特征为愈合过程中无骨皮质区吸收,坏死骨在被吸收的同时由新的板层骨取代,而达到皮质骨间的直接愈合。

2. 二期愈合 是膜内成骨与软骨内成骨两种成骨方式的结合,有骨痂形成。临床上的骨折愈合过程多为二期愈合。

(二)骨折愈合时间

不同条件的骨折,即使在同一部位,愈合时间也可有很大差别,简单的闭合性骨折 3 个月尚未愈合,有可能是延迟愈合;复杂的开放性骨折,即使在半年愈合,也不一定是延迟愈合。同一部位、条件相近似的骨折,也可因个体差异和年龄的不同而有所差别。因此,判断骨折的愈合,主要根据临床体征和 X 线检查所见,愈合时间只能作为参考(表 1-2-1)。

表 1-2-1 常见骨折临床愈合时间

骨折部位	愈合时间 / 周	骨折部位	愈合时间 / 周
指骨(掌骨)	4~8	骨盆	6~10
趾骨(跖骨)	6~8	股骨颈	12~24
腕舟骨	<10	股骨粗隆间	6~10
尺骨骨干	8~12	股骨干	8~14
桡骨远端	3~4	股骨干(小儿)	3~5
肱骨髁上	3~4	胫骨上端	6~8
肱骨干	5~8	胫骨干	8~12
肱骨外科颈	4~6	跟骨	6
锁骨	5~7	脊柱	10~12

二、骨折的愈合标准

(一)临床愈合标准

1. 局部无压痛及纵向叩击痛。

2. 局部无反常活动。

3. X 线片显示骨折处有连续性骨痂通过,骨折线已模糊。

4. 拆除外固定后,上肢能向前平举 1kg 重物持续达 1min;下肢能连续步行 3min,且不少于 30 步。

5. 连续观察 2 周骨折处不变形。

（二）骨折的骨性愈合标准

1. 具备临床愈合标准的条件。

2. X 线片显示骨小梁通过骨折线。

自 测 题

一、单选题

1. **不属于**骨折愈合分期的是（A）

A. 炎症反应期 　　　　　　　　　B. 血肿炎症机化期

C. 原始骨痂形成期 　　　　　　　D. 骨痂改造塑形期

2. 胫骨上段骨折达到临床愈合阶段所需时间为（D）

A. 2~3 周 　　　　　　　　　　　B. 3~4 周

C. 5~7 周 　　　　　　　　　　　D. 6~8 周

3. 小儿股骨干骨折愈合时间为（B）

A. 5~8 周 　　　　　　　　　　　B. 3~5 周

C. 8~12 周 　　　　　　　　　　 D. 5~8 周

4. 骨痂改造塑形期的组织学特点（C）

A. 骨折处发生无菌性炎症反应

B. 肉芽组织内成纤维细胞合成和分泌大量胶原纤维,转化成纤维结缔组织

C. 应力轴线上的骨痂被板层骨替代

D. 内骨痂和外骨痂形成

二、多选题

1. 符合骨折临床愈合标准的是（ABCDE）

A. 局部无压痛及纵向叩击痛

B. 局部无反常活动

C. X 线片显示骨折处有连续性骨痂通过,骨折线已模糊

D. 拆除外固定后,上肢能向前平举 1kg 重物持续达 1min;下肢能连续步行 3min,且不少于 30 步

E. 连续观察 2 周骨折处不变形

2. 符合血肿炎症机化期的组织学特征（AD）

A. 骨折断端及其周围形成血肿

B. 骨内、外膜的成骨细胞开始增生

C. 骨外膜开始增生肥厚

D. 肉芽组织内成纤维细胞合成和分泌大量胶原纤维,转化成纤维结缔组织

E. 原始骨痂改建为板层骨

第四节　骨折的生物力学

学习目标

1. 了解骨的能量吸收机制。
2. 熟悉不同类型骨折的生物力学过程。

一、概述

骨折是骨小梁的连续性遭到破坏。从生物力学角度来看,骨折是由于应力和机械能分布不均造成的。骨受到外力时,骨组织会承受很大的应力,当骨的某一区域应力超过骨组织所能承受的形变极限强度时,可发生骨损伤。骨的空心结构可承受很强的弯曲和旋转应力,长骨在负荷下弯曲会引起张应力和压力,在张应力集中点可产生很大破坏性应力。

发生骨折与受力的大小和方向有关系,不同的应力可引起不同类型骨折。例如,牵拉骨骼引起的张应力通常可能会导致关节脱位,肌肉的收缩也往往会防止这些倾向。一般引起骨折的张应力,不是由拉力负荷(或牵引),而是由弯曲式扭转引起的。

二、骨折的发生

从生物力学的角度,骨受到不同类型负荷将会发生不同类型的骨折(图 1-2-8)。

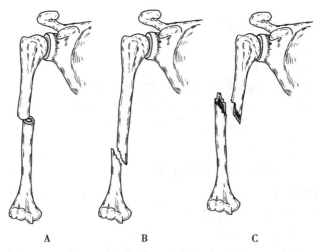

图 1-2-8　不同类型骨折
A. 横行骨折;B. 斜形骨折;C. 螺旋形骨折。

1. **横行骨折**　当骨受到拉应力时,拉应力与骨承受负荷方向相垂直,在骨平面拉应力最高的平面上发生骨折,一般为横行骨折。

2. **斜形骨折**　当骨受到压应力时,由于骨干本身的不垂直特性,以及骨平面抗压力不匀称性,可在骨干内出现斜面剪应力,在剪应力最高的斜面发生骨损伤,常见于斜形骨折。

3. **蝶形骨折**　在张应力侧出现横行骨折线,而在压应力侧出现斜形骨折线,但与单纯压应力骨折线不同,是发生两个小斜形骨折线,形成松动或游离的楔形骨块,临床常称为蝶形骨折。

弯曲暴力造成的骨折首先发生在弯曲的凸面,在最外层纤维最高张应力处开始,而在对侧则产生较高的压应力,骨折类型则是两种应力的综合。骨受到压力和弯曲联合应力时,骨折类型与弯曲应力致骨折类型相似,只是双斜形骨折程度加重,蝶块加大。

综上所述,骨折类型与骨所受到不同应力有关,一般同临床上观察到的基本一致。但是机体受伤时很少出现理想的负荷情况,往往是复杂的受力方式,从而出现更为复杂类型的骨折。如遇到高能性、应变率很快的损伤,常造成严重粉碎性骨折。

任何横截面的几何形状发生改变都可使应力集中,如在孔、槽、沟、裂缝等处都可能发生很大的应力集中,在尖锐的内角处,横截面的突变易使应力集中;应力集中在孔的侧分线部位及槽的底部,锐槽能使应力集中。

三、能量的吸收与骨折

临床遇到骨折或软组织损伤,都涉及人与周围物体的相对运动,或者是人体的自身运动,或者是一个移动的物体。肢体的加速度越快,它所具有的功率(单位时间内的功或能)就越大。根据牛顿第三定律,运动中引起的损伤正是其等值而反向的作用力,或者是发生在一个被撞击的肢体内,或者是由于肢体某一部位本身的加速度而产生反作用力。反作用力在身体内产生动能,这种能量衰减或分散的结果,决定了作用于解剖结构上的力和应力水平。

1. **减震**　减震不充分就会使应力集中发生损伤。减震的有效性,即分散能的机制,对于确定是否发生肌肉及骨骼的损伤很重要。

2. **结构变形**　另一分散能的机制是周围物体结构的变形,如跳高运动员跨过横杆后落在海绵垫,通过海绵垫的变形来缓冲身体对地面的撞击,使运动员安全着地。若没有海绵垫的变形,运动员以那么高的速度从 2m 高处跌落,其后果是不堪设想的。

3. **肌肉的主动收缩**　控制肢体某些部位的运动,也是一种重要的吸收能量的机制。如果异常的载荷条件使骨骼不能依靠自身组织结构的变形来吸收能量,或者冲击的总能量超过减震的能力,就会发生骨折。但是反复的冲击性负荷也可能产生损伤,尽管每次负荷都在关节、肌肉及骨骼组织能耐受的阈值之内。这种损伤常见于疲劳骨折。在疲劳骨折中,可见到损伤与修复的连续过程。这些骨折实质上吸收了一部分能量,使整个骨结构吸收了能量而无严重的损伤,并减轻了整个骨结构的这一部分应力。如果骨小梁部分发生显微骨折,则形成骨痂然后吸收。如为骨皮质,则显微骨折得靠重建而痊愈。这种负荷在低于临界负荷时似乎是稳定的,但是,反复负荷超过这个限度就会产生积聚的显微骨折,然后积累而成应力骨折。

知识拓展

骨 杠 杆

1. 骨杠杆 是人体内的骨在肌肉拉力的作用下,能够围绕关节运动轴转动并克服阻力做功。根据杠杆上的动力点、支点和阻力点的相互位置不同,骨杠杆可分为三类:平衡杠杆、省力杠杆和速度杠杆。

2. 平衡杠杆 是支点在动力点和阻力点之间的杠杆。

3. 省力杠杆 是阻力点在动力点和支点之间的杠杆。

4. 速度杠杆 是动力点在阻力点和支点之间的杠杆。

自 测 题

一、单选题

1. 从生物力学角度来看,骨折是由于(B)和机械能分布不均造成的

A. 机械力　　　B. 应力　　　　C. 压力　　　　D. 张力　　　　E. 拉力

2. 当骨受到拉应力时,拉应力与骨承受负荷方向相垂直,在骨平面出现拉应力最高的平面上发生骨折,一般为(D)

A. 斜形骨折　　　　　　　　B. 螺旋形骨折

C. 蝶形骨折　　　　　　　　D. 横行骨折

E. 双斜形骨折

3. 当骨的旋转轴成(D)角时的张应力可能最大,一般螺旋形骨折大多在此角度发生

A. 15°　　　B. 25°　　　C. 35°　　　D. 45°　　　E. 55°

4. 骨所受到的不同应力可造成不同的(A)

A. 骨折类型　　　　　　　　B. 严重程度

C. 骨折愈合时间　　　　　　D. 骨折部位

E. 骨折并发症

5. 着地时关节活动与之连接的肌肉被(C)以对抗某些阻力。

A. 舒张　　　B. 收缩　　　C. 拉长　　　D. 缩短　　　E. 变形

二、多选题

1. 下列哪些位置可能发生很大的应力集中(ABCDE)

A. 孔　　　　　　　　　　　B. 槽

C. 沟　　　　　　　　　　　D. 裂缝

E. 尖锐的内角处

2. 远距离行军易致(BE)骨折

A. 第1、2跖骨　　　　　　　B. 第2、3跖骨

C. 股骨干　　　　　　　　　D. 股骨颈

E. 腓骨干

（宋国敏 孔丹 高远）

第三章　骨科护理常用体检方法

第一节　肌力检查方法

学习目标

1. 了解肌力检查的内容。
2. 熟悉肌力测试的方法。
3. 掌握肌力分级的标准。

一、概述

肌力（muscle strength）是人体做随意运动时肌肉收缩的力量。肌力检查是测定受试者在主动运动时肌肉或肌群收缩力量，其主要目的是判断有无肌力下降及肌力下降的程度与范围。

肌力检查是骨科检查中常用的评定技术，目前临床上常用的肌力检查方法包括徒手肌力评定（manual muscle test, MMT）、等长肌力评定（isometric muscle test, IMMT）、等张肌力评定（isotonic muscle test, ITMT）、等速肌力评定（isokinetic muscle test, IKMT）。

二、徒手肌力评定

徒手肌力评定是根据受检肌肉肌群的功能，使受试者在一定的姿势体位下做标准的测试动作，按动作的活动范围和抗重力或抗阻力的情况进行分级。检查方法为受试者采取标准受试体位，对受试肌肉做标准的测试动作，观察该肌肉完成受试动作的能力，必要时由测试者施加阻力或助力，判断肌肉的收缩力量。此方法简便易行、科学实用，在临床中应用广泛。MMT的缺点是只能表明肌力的大小，不能定量反映肌肉力量的变化；分级标准缺乏明确定量界限，难以排除测试者主观评价的误差。

（一）徒手肌力评定的一般原则

1. 大脑支配的是运动模式，而不是一块或一组肌肉的收缩，因此，MMT是测试相关的主动肌和协同肌共同完成指定运动时所产生的最大力量。

2. 学习MMT须具备一定的解剖、生理知识，包括肌肉的起止点、作用、肌纤维的走向和关节运动的方向、角度及可能出现的代偿等。

3. MMT测试的是某块肌肉或某组肌群的随意收缩能力，神经系统损伤后，因上运动神经元损伤导致肌痉挛及异常运动模式,无法完成分离运动,故 MMT 不适用于中枢神经系统损伤还未出现分离动作的患者。

（二）判定标准

国际上普遍应用的徒手肌力评定方法是 1916 年美国哈佛大学 Lovett 教授的 6 级分级法（表 1-3-1）。1983 年,美国医学研究委员会（Medical Research Council, MRC）在 Lovett 的基础上根据运动幅度和施加的阻力进一步分级（表 1-3-2）。

表 1-3-1 MMT 肌力分级评定标准

分级	评级标准	正常肌力
0	没有肌肉收缩	0
1	肌肉有收缩,但无关节运动	10%
2	关节在减重力状态下关节全范围运动	25%
3	关节在抗重力状态下全范围运动	50%
4	关节抗部分阻力全范围运动	75%
5	关节抗充分阻力全范围运动	100%

表 1-3-2 MRC 肌力分级法评定标准

分级	评级标准
5	肌肉抗最大阻力时活动关节达到全范围
5–	肌肉抗最大阻力时活动关节未达到全范围,但 >50% 活动范围
4+	肌肉抗中等阻力时活动关节达到全范围,抗最大阻力时 <50% 活动范围
4	肌肉抗中等阻力时活动关节达到全范围
4–	肌肉抗中等阻力时活动关节未达到全范围,但 >50% 活动范围
3+	肌肉抗重力时活动关节达到全范围,但抗中等阻力时活动关节 <50% 范围
3	肌肉活动关节达到全范围
3–	肌肉抗重力时活动关节未达到全范围,但 >50% 活动范围
2+	肌肉去除重力后活动关节达到全范围,肌肉抗重力活动时 <50% 范围
2	肌肉去除重力后活动关节达到全范围
2–	肌肉去除重力后活动关节未达到全范围,但 >50% 范围
1+	肌肉去除重力后活动关节在全范围的 50% 以内
1	可触及肌肉收缩,但无关节运动
0	没有可以测到的肌肉收缩

（三）适应证和禁忌证

1. **适应证** 下运动神经元损伤、脊髓损伤、原发性肌病、骨关节疾病等。

2. **禁忌证** 严重疼痛、关节活动极度受限、严重的关节积液或滑膜炎、软组织损伤后刚刚愈合、骨关节不稳定、关节急性扭伤或拉伤等为绝对禁忌证;疼痛、关节活动受限、亚急性和慢性扭伤或拉伤、心血管系统疾病为相对禁忌证。

（四）检查注意事项

1. 若为单侧肢体病变,应先检查健侧对应肌肉的肌力,以便健患侧对比。

2. 当主动肌肌力减弱时,协同肌可能取代主动肌而引起代偿运动。避免代偿动作的方法是将受试肌肉或肌群摆放在正确的位置,检查者的固定方法要得当,触摸受试肌肉以确保测试动作精确完成且没有代偿运动。

3. 重复检查同一块肌肉的最大收缩力时,每次检查应间隔 2min 为宜。

4. 正常肌力受年龄、性别、身体形态及职业的影响,存在个体差异。因此,在进行 3 级以上的肌力检查时,给予阻力的大小要根据被检者的个体情况来决定。

5. 检查不同肌肉需要采取相应的检查体位,但为了方便患者,检查者应在同一体位下完成所有肌力检查的内容后,再让患者变换体位,即应根据体位来安排检查的顺序。

6. 检查者应尽量靠近被检者,便于固定、实施手法,但不应妨碍运动。

7. 施加阻力时,注意阻力的方向,应与肌肉或肌群的牵拉方向相反,阻力的施加点应在肌肉附着点的远端部位。肌力达 4 级以上时,所做抗阻须连续施加,且与运动方向相反。

8. 选择适合的检查时间,疲劳、运动后或饱餐后均不宜进行检查。

三、等长肌力评定

等长肌力评定是测定肌肉等长收缩的能力,适用于 3 级以上肌力的检查,可以取得较为精确的定量评定。等长肌力评定方法简便易行,在肌肉力量测试中应用较为广泛。但是等长力量是对于相关肌肉和关节角度而言的,从肌肉力量测试效果的描述来讲就受到了限制。等长肌力评定通常采用专门的器械进行测试,常用的方法有握力测试、捏力测试、背肌力测试、四肢肌群肌力测试等。

（一）握力测试

用握力计测试手握力大小,反映屈指肌肌力。握力计有多种型号,但用法和结果基本一致。握力大小以握力指数的形式体现,即

$$握力指数 = 手握力（kg）/ 体重（kg）× 100\%$$

一般成年女子的握力相当于自身体重的 40%~48%,男子相当于 47%~58%。测试时,将把手调至适当宽度,立位或坐位,上肢置于体侧自然下垂,屈肘 90°,前臂和腕处于中立位,用力握 2~3 次,取最大值。检查时避免用上肢其他肌群来代偿。

（二）捏力测试

用捏力计测试拇指与其他手指间的捏力大小,反映拇指对掌肌及四指屈肌的肌力。测试时调整好捏力计,用拇指分别与其他手指相对捏压捏力计 2~3 次,取最大值。正常值约为握力的 30%。

（三）背肌力测试

背肌力测试主要体现人体背部伸肌群的等长力量,测量的也是背部肌群的最大力量,常用拉力指数评定,即

$$拉力指数 = 拉力（kg）/ 体重（kg）× 100\%$$

一般男性的正常拉力指数为体重的 1.5~2 倍,女性为体重的 1~1.5 倍。测试时两膝伸直,将拉力计把手调至膝关节高度,两手抓住把手,然后腰部伸展用力上提把手。进行背肌

力测试时,腰椎应力大幅度增加,易引发腰痛,故不适用于腰痛患者及老年人。

（四）四肢肌群肌力测试

在标准姿势下通过测力计,可测试四肢各组肌群（如腕、肩、踝的屈伸肌群及肩外展肌群）的肌力。测力计一般由力学传感器及相应软硬件构成。根据传感器的敏感性,可测得的肌力范围从极微弱到数百牛顿不等。

四、等张肌力评定

等张肌力评定是测定肌肉克服阻力收缩做功的能力。测试时,被测肌肉收缩,完成全关节活动范围的运动,所克服的阻力值不变。测出一次全关节活动范围运动过程中所抵抗的最大阻力值称为该被测者该关节运动的最大负荷量（1RM）;完成 10 次规范的全关节活动范围运动所能抵抗的最大阻力值称为 10RM。

五、等速肌力评定

等速运动又称恒定速度运动,是在整个运动过程中运动速度（角速度）保持不变的一种肌肉收缩方式。它是利用等速设备,预先将受测肢体的运动速度强制恒定,运动过程中,等速设备为运动肢体提供与肌肉张力相匹配的阻力,阻力大小随着肌肉张力的大小改变。利用等速设备进行肌力训练,可以同时达到等长收缩和等张收缩的训练效果。等速肌力评定需要借助特定的等速测试仪来完成。等速肌力评定的优点是能提供肌力、肌肉做功量和功率输出、肌肉爆发力和耐力等多种数据;既同时完成一组拮抗肌的测试,也可以分别测定向心收缩、离心收缩及等长收缩等数据;测试参数全面、精确、客观。等速肌力评定是公认的肌肉功能评价及肌肉力学特性研究的最佳方法。但由于费用高、体积大和摆放体位费时等因素,限制了其临床应用。

▋▍自 测 题

一、单选题

1. 对患者进行肌力检查,膝关节可伸直抬高 10cm,但不能对抗阻力,股四头肌的肌力为（C）级

　A. 1 级　　　　B. 2 级　　　　C. 3 级　　　　D. 4 级　　　　E. 5 级

2. 徒手肌力评定（MMT）的用途是（A）

　A. 确定肌力的大小和记录获得或丧失肌力的大小

　B. 确定肌力的大小或记录获得或丧失肌力的大小

　C. 确定肌力的大小和记录获得肌力的大小

　D. 确定肌力的大小和强弱

　E. 记录、检查肌肉状态

3. **不属于**肌力检查注意事项的是（D）

　A. 保持正确的检查姿势　　　　　　B. 防止协同肌的替代作用

C. 左右对比检查　　　　　　D. 在运动后进行

E. 反复 2 次检查

4. 徒手肌力评定最适合（C）

A. 脑瘫患者　　　　　　　　B. 脑卒中患者

C. 周围神经损伤患者　　　　D. 帕金森病患者

E. 脑外伤后遗症患者

二、多选题

1. 关于徒手肌力评定的注意事项，正确的有（ABDE）

A. 给患者示范，让患者主动完成

B. 减少因疼痛、疲劳等因素对肌力检查的干扰

C. 充分固定肌肉附着处的远端关节

D. 检查前详细了解肌肉、肌腱的解剖位置

E. 检查时所加阻力必须为同一强度，并且始终以平稳的速度持续给予阻力

2. 常用的肌力检查方法包括（ABCDE）

A. 徒手肌力评定　　　　　　B. 等长肌力评定

C. 等张肌力评定　　　　　　D. 等速肌力评定

E. 握力测试

第二节　骨科检查基本方法

学习目标

1. 熟悉不同部位常用骨科检查的内容和方法。
2. 掌握不同部位常见检查的阳性体征。

一、颈部检查

（一）屈颈试验

屈颈试验是患者取仰卧位，双膝伸直状，检查者用手托于患者后枕部使其逐渐抬起，颈椎前屈，如患者主诉腰骶部疼痛即为阳性，主要见于腰椎椎管内有致压物使脊神经根或马尾神经受压。当屈颈时通过牵拉硬脊膜而加剧症状，多见于腰椎间盘脱出突出症、椎管内肿瘤及脊髓型颈椎病。有严重颈椎病者不宜做此试验。

（二）臂丛神经牵拉试验

臂丛神经牵拉试验是患者取坐位（亦可站位），头稍低并转向健侧。检查者立于患侧，一手抵于颞侧顶部，并将其推向健侧，另一只手握住患者手腕将其牵向相反方向，如患者肢

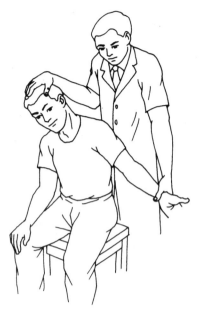

图 1-3-1　臂丛神经牵拉试验

体出现麻木或放射痛,则为阳性。但在判断上应注意,除神经根型颈椎病可为阳性外,臂丛损伤及前斜角肌综合征者均可呈现阳性结果(图 1-3-1)。

（三）旋颈试验

旋颈试验主要判定椎动脉状态,故又称椎动脉扭曲试验。患者头部略向上仰,嘱患者自主做向左、右旋颈动作,如患者出现头昏、头痛、视物模糊症状等椎基底动脉供血不足表现,即为阳性。此试验可引起呕吐或猝倒,检查者应密切观察以防意外。除椎动脉型颈椎病外,血管疾患者亦可出现阳性。

二、肩部检查

（一）搭肩试验

搭肩试验,又称杜加斯征(Dugas sign)。将患肢肘关节屈曲,患肢手搭在对侧肩部肘关节能贴近胸壁为正常。若肘关节不能靠近胸壁,或肘关节贴近胸壁时,患肢手不能搭在对侧肩部,或两者均不能,为阳性,表示肩关节脱位。

（二）落臂试验

落臂试验是患者取立位,先将患上肢伸直,被动外展至 90°,去除检查者的帮助,令其缓慢地放下上肢。如不能慢慢地放下上肢,出现突然直落到体侧,则为阳性,可用于检查肩袖破裂。

三、肘部检查

（一）肘三角

正常的肘关节在完全伸直时,肱骨外上髁、内上髁和尺骨鹰嘴在一条直线上。肘关节屈曲 90° 时,三个骨隆突形成一个等腰三角形,称为肘三角。肘关节脱位时,此三角点关系改变。用于肘关节脱位的检查,肘关节脱位与肱骨髁上骨折的鉴别。

（二）腕伸肌紧张试验

腕伸肌紧张试验(Mills sign)是患者肘关节伸直,前臂旋前位,做腕关节的被动屈曲,引起肱骨外上髁处疼痛者,为阳性,见于肱骨外上髁炎。

四、腕部检查

（一）握拳尺偏试验

握拳尺偏试验,又称芬克尔斯坦试验(Finkelstein test)。患者拇指屈曲握拳,将拇指握于掌心内,然后使腕关节被动尺偏,引起桡骨茎突处明显疼痛者,为阳性,见于桡骨茎突狭窄性腱鞘炎。

（二）屈腕试验

被检查者双肘放置于桌面上，前臂与桌面垂直，两腕自然掌屈，保持腕关节屈曲90°，1~2min，若患手麻、痛加重，并放射到中指、示指，为阳性，表示患有腕管综合征（图1-3-2）。

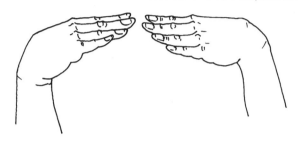

图1-3-2　屈腕试验

五、胸部检查

胸廓挤压试验是检查者两手分别置于被检查者胸骨和胸椎处，前后挤压胸廓，再将两手分别放置在胸廓两侧，向中间挤压，可引起被检查者骨折处剧烈疼痛，称胸廓挤压试验阳性。

六、腰部检查

（一）屈膝屈髋试验

屈膝屈髋试验是患者仰卧位，双腿靠拢，嘱其尽量屈曲髋、膝关节，检查者也可两手推膝使髋、膝关节尽量屈曲，使臀部离开床面，腰部被动前屈，若腰骶部疼痛，为阳性。若行单侧屈膝屈髋试验，患者一侧下肢伸直，检查者用同样方法，使另一侧髋、膝关节尽量屈曲，腰骶关节和骶髂关节可随之运动，若有疼痛，为阳性，表示有腰部扭伤、劳损，或者有腰椎椎间关节、腰骶关节或者骶髂关节等的病变。

（二）直腿抬高试验

直腿抬高试验是患者仰卧位，两下肢伸直靠拢，检查者用一手握患者踝部，一手扶膝保持下肢伸直，逐渐抬高患者下肢，正常者可以抬高70°~90°而无任何不适感觉；若小于以上角度即感该下肢有传导性疼痛或麻木者，为阳性。多见于坐骨神经痛和腰椎间盘突出症患者（图1-3-3）。

（三）直腿抬高加强试验

若将患者下肢直腿抬高到开始产生疼痛的高度，检查者用一手固定此下肢保持膝伸直，另一手背伸患者踝关节，放射痛加重者，为直腿抬高加强试验阳性。该试验用以鉴别是神经受压还是下肢肌肉等原因引起的抬腿疼痛。健侧直腿抬高试验：医生做健侧直腿抬高动作，如患侧下肢出现坐骨神经放射痛，为阳性，见于腰椎间盘突出症。

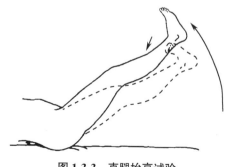

图1-3-3　直腿抬高试验

七、骨盆检查

（一）骨盆挤压分离试验

患者仰卧位，医生用两手分别压在骨盆两侧髂前上棘，向内相对挤压为挤压试验；两手分别压在骨盆两侧髂嵴内侧，向外下方做分离按压为分离试验。若引起损伤部位疼痛加剧，为阳性，常见于骨盆环的骨折。

（二）骶髂关节分离试验

骶髂关节分离试验，又称"4"字试验。患者仰卧位，患侧下肢屈膝屈髋，将患侧下肢外踝放于对侧膝上，做盘腿状。医生一手扶住对侧髂嵴部，另一手将患侧的膝部向外侧挤压，若骶髂关节有病变，则出现该处的疼痛，此为阳性征。同样的方法再检查对侧。做此试验应先排除髋关节的病变。

（三）床边试验

患者仰卧位，靠床边，臀部稍突出床沿，大腿下垂。健侧下肢屈膝屈髋，贴近腹壁，患者双手抱膝以固定腰椎。医生一手扶住髂嵴以固定骨盆，另一手用力下压于床边的大腿，使髋关节尽量后伸。若骶髂关节疼痛，则为阳性，说明骶髂关节病变。

八、髋部检查

（一）髋关节屈曲挛缩试验

髋关节屈曲挛缩试验，又称托马斯征（Thomas sign）。患者仰卧，将健侧髋膝关节尽量屈曲，大腿贴近腹壁，使腰部接触床面，以消除腰前凸增加的代偿作用。再让其伸直患侧下肢，若患肢随之跷起而不能伸直平放于床面，即为阳性，说明该髋关节有屈曲挛缩畸形，记录其屈曲畸形角度（图 1-3-4）。

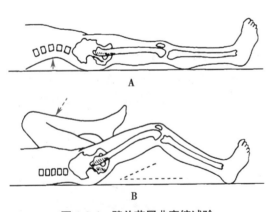

图 1-3-4　髋关节屈曲挛缩试验
A. 实验前，腰椎有代偿性前凸，因此患髋可伸直；
B. 把健髋屈曲后，腰椎代偿性前凸被纠正，患髋的屈曲畸形就出现了，虚线的角度即患髋屈曲畸形角度。

（二）单腿独立试验

单腿独立试验，又称特伦德伦堡试验（Trendelenburg test）。此试验可检查髋关节承重功能。先让患者健侧下肢单腿独立，患侧腿抬起，患侧臀皱襞（骨盆）上升为阴性。再让患侧下肢单腿独立，健侧腿抬高，可见健侧臀皱襞（骨盆）下降，为阳性，表明持重侧的髋关节不稳或臀中、小肌无力。任何使臀中肌无力的疾病均可出现阳性表现。

（三）下肢短缩试验

下肢短缩试验，又称膝高低征（Allis' sign）。患者仰卧，双侧髋、膝关节屈曲，足跟平放于床面上，正常两侧膝顶点等高，若一侧较另一侧低，即为阳性。表明股骨或胫腓骨短缩或髋关节脱位。

（四）望远镜试验

患者仰卧位，医生一手固定骨盆，另一手握患侧腘窝部，使髋关节稍屈曲，将大腿纵向上下推拉，若患肢有上下移动感，即为阳性。表明髋关节不稳或脱位，常用于小儿髋关节先天性脱位的检查。

（五）蛙式试验

蛙式试验是患儿仰卧，将双侧髋、膝关节屈曲90°，再做双髋外展外旋动作，呈蛙式位。若一侧或双侧大腿不能平落于床面，即为阳性，表明髋关节外展受限，用于小儿先天性髋关节脱位的检查。

九、膝部检查

（一）浮髌试验

患肢伸直，医生一手虎口对着髌骨上方，手掌压在髌上囊，使液体流入关节腔，另一手示指以垂直方向按压髌骨，若感觉髌骨浮动，并有撞击股骨髁部的感觉，即为阳性，表明关节内有积液。

（二）抽屉试验

抽屉试验，又称推拉试验。患者仰卧，屈膝90°，足平放于床上，医生坐于患肢足前方，双手握住小腿做前后推拉动作。向前活动度增大，表明前交叉韧带损伤，向后活动度增大，表明后交叉韧带损伤，可做两侧对比检查。

（三）半月板回旋挤压试验

半月板回旋挤压试验，又称麦氏征（McMurray sign）。患者仰卧，患腿屈曲，医生一手按在膝上部，另一手握住踝部，使膝关节极度屈曲，然后做小腿外展、内旋。同时伸直膝关节，若有弹响和疼痛，为阳性，表明外侧半月板损伤。反之，做小腿内收、外旋，同时伸直膝关节出现弹响和疼痛，表明内侧半月板损伤。

（四）侧副韧带损伤试验

侧副韧带损伤试验，又称为膝关节分离试验、侧位运动试验。患者伸膝，并固定大腿，检查者用一只手握踝部，另一手扶膝部，做侧位运动检查内侧或外侧副韧带，若有损伤，检查牵扯韧带时，可以引起疼痛或异常活动。

（五）髌骨研磨试验

挤压髌骨或者上下左右滑动髌骨时，有粗糙感和摩擦音，并伴有疼痛不适，或者一手尽量地将髌骨推向一侧，另一手直接按压髌骨，若髌骨后出现疼痛，均为阳性，常见于髌骨软化症。

（六）膝过伸试验

患者仰卧，膝关节伸直平放。医生一手握患肢踝部，另一手按压膝部，使膝关节过伸，髌下脂肪垫处有疼痛，为阳性，表示髌下脂肪垫损伤。

知识拓展

关节功能位

关节功能位是使关节固定在能发挥最大功能的位置。全身主要关节的功能位如下：

1. 上肢　肩关节为上臂外展 45°~60°，肘关节为屈曲 90°，腕关节约背伸 10°。拇指的功能位是它的对掌位，将示指指尖和拇指指尖做一圆圈形；其他手指的功能位是和拇指成对掌的位置。

2. 下肢　成人髋关节的功能位是屈曲 25° 左右，外展 5°~10°，外旋 5°~10°；膝关节屈曲 5°~10°；踝关节的功能位是它的中立位，不背屈、不跖屈，足底平面不向任何方向偏斜。

‖ 自 测 题

一、单选题

1. 患者，男性，20 岁，近半年来出现食欲缺乏、消瘦、盗汗、髋关节疼痛、发僵，并逐渐发生跛行，"4" 字试验和髋关节屈曲挛缩试验均为阳性，浮髌试验和拾物试验均为阴性，结核菌素试验阳性。该患者可能患有（D）

A. 颈椎结核
B. 胸椎结核
C. 腰椎结核
D. 髋关节结核
E. 膝关节结核

2. 最支持骨盆骨折诊断的征象是（B）

A. 下肢外旋、短缩
B. 骨盆挤压分离试验阳性
C. 局部肿胀、皮下瘀斑
D. 直腿抬高试验阳性
E. 髋部屈曲、内收、内旋畸形

3. 关于髋关节屈曲挛缩试验，说法**不正确**的是（A）

A. 又称杜加斯征（Dugas sign）

B. 嘱患者仰卧，将健侧髋、膝关节尽量屈曲，大腿贴近腹壁，使腰部接触床面，再让其伸直患侧下肢

C. 若患肢随之跷起而不能伸直平放于床面，即为阳性

D. 阳性说明该髋关节有屈曲挛缩畸形

E. 需要记录其屈曲畸形角度

二、多选题

1. 关于屈颈试验，说法正确的是（ABDE）

A. 多见于脊髓型颈椎病、椎管内肿瘤、腰椎间盘突出症

B. 检查时取仰卧位，双膝伸直

C. 屈颈时，硬脊膜下移，脊神经根被动牵扯

D. 检查时托起患者枕部使颈椎前屈，如主诉腰骶部疼痛，即为阳性

E. 有严重颈椎病者不宜做此试验

2. 关于搭肩试验，说法正确的是（ABCDE）

A. 又称杜加斯征（Dugas sign）

B. 肘关节屈曲，患肢手搭在对侧肩部肘关节能贴近胸壁为正常

C. 能搭于对侧肩部，但肘不能贴近胸壁，可判断 Dugas 征阳性

D. 肘部能贴近胸壁，但手不能搭于对侧肩部，可判断 Dugas 征阳性

E. 阳性者提示有肩关节脱位

第三节　神经系统检查方法

学习目标

1. 了解感觉、运动功能及神经反射的检查方法。
2. 熟悉感觉、运动功能及神经反射的阳性体征。
3. 掌握周围神经损伤的临床表现和体征。

一、感觉功能

（一）浅感觉

1. **触觉**　患者闭目，检查者以棉签轻触皮肤，询问触觉有无异常、减退、消失，对异常区域作出标记。触觉障碍见于脊髓后索病损。

2. **痛觉**　检查者用大头针的针尖轻刺患者的皮肤，询问有无痛感及疼痛程度。注意检查时应自上而下，从一侧到另一侧，从无痛区移向正常区，不应遗留空白区。做好相应记录。痛觉障碍见于脊髓丘脑侧束损害。

3. **温度觉**　分别用盛有冷（5~10℃）、热（40~50℃）水的试管轻触患者的皮肤，询问其温度变化。温度觉障碍见于脊髓丘脑侧束损害。

（二）深感觉（本体感觉）

1. **位置觉**　患者闭目，检查者将患者的末节指（趾）间关节被动背屈或掌（跖）屈，并询问其所在位置。位置觉障碍见于后索病损。

2. **振动觉**　将振动的音叉放在患者骨隆突部位（如内/外踝、手指、桡/尺骨茎突、胫骨、膝盖等），询问有无振动感，判断两侧有无差别。振动觉障碍见于后索病损。

3. **运动觉**　嘱患者闭目，检查者将患者的手指和足趾向上及向下轻移，让患者辨别移动方向。

二、运动功能

肌力（muscle power）是肌肉运动时的最大收缩力。检查时令患者做肢体伸屈动作，检

查者从相反方向给予阻力,测试被查者对阻力的克服力量,并注意两侧比较。

肌张力(muscle tension)是静息状态下的肌肉紧张度,其实质是一种牵张反射,即骨骼肌受到外力牵拉时产生的收缩反应,这种收缩是通过反射中枢控制的。

1. 肌张力增加　触摸患者肌肉时有坚实感,伸屈肢体时阻力增加。

(1)痉挛性肌张力增加:在被动运动开始时阻力较大,终末时减弱,也称为折刀现象,见于锥体束损害。

(2)强直性肌张力增加:指一组拮抗肌的张力增加,做被动运动时伸肌和屈肌肌力同等增加,称为铅管样强直(lead-pipe rigidity),见于锥体外系损害。如在强直性肌张力增加的基础上伴有震颤,被动运动时出现齿轮顿挫样感觉,称齿轮样强直(cogwheel rigidity)。

2. 肌张力减弱　触诊肌肉松弛,被动运动时肌张力减低,表现为关节过伸,见于周围神经损伤、周围神经病变、脊髓前角灰质炎和小脑病变等。

三、神经反射

神经反射是神经活动的基本形式。完成每个反射必须依靠反射弧,其包括感受器、传入神经、反射中枢、传出神经和效应器。

(一)浅反射

浅反射是刺激体表感受器(如皮肤、黏膜等)引起的反射。浅反射消失或减弱表示反射弧中断或抑制。

1. 腹壁反射　患者仰卧,下肢稍屈曲,放松腹部肌肉,检查者以钝头竹签分别沿肋缘下($T_7 \sim T_8$)、脐平($T_9 \sim T_{10}$)及腹股沟上($T_{11} \sim T_{12}$)的方向,由外向内轻划腹壁皮肤。正常反应是局部腹肌收缩。腹壁上、中、下部反射消失分别见于上述不同平面的胸髓病损。

2. 提睾反射　检查者以竹签由下而上轻划患者股内侧上方皮肤,可引起提睾肌收缩,睾丸上提。双侧提睾反射消失为$L_1 \sim L_2$病损,一侧反射减弱或消失见于锥体束损害。

3. 肛门反射　检查者以竹签轻划患者肛门周围皮肤,引起肛门外括约肌收缩。肛门反射减弱或消失,说明有双侧锥体束或马尾神经损伤。

(二)深反射

深反射是刺激肌肉、肌腱、骨膜和关节的本体感受器而引起的反射。深反射消失或减弱表示反射弧中断或抑制。深反射亢进通常是上运动神经元病变所致。

1. 肱二头肌反射　患者前臂置于旋前半屈位,检查者将左拇指置于其肱二头肌肌腱部位,右手持叩诊锤叩击左拇指,可使肱二头肌收缩,前臂快速屈曲,反射中枢为$C_5 \sim C_6$。

2. 肱三头肌反射　患者外展上臂,半屈肘关节,检查者用左手托住其上臂,右手用叩诊锤叩击鹰嘴上方的肱三头肌肌腱,肱三头肌收缩,引起前臂伸展,反射中枢为$C_6 \sim C_7$。

3. 膝反射　坐位检查时,患者小腿完全松弛下垂,卧位检查时被检查者仰卧,检查者以左手托住其腘窝,用右手持叩击锤叩击膝盖髌骨下方的髌韧带,引起伸膝动作,反射中枢为$L_2 \sim L_4$。

4. 跟腱反射　又称踝反射。被检者仰卧,膝关节半屈曲位,下肢外旋外展位,检查者左手将患者足部背屈成直角,以叩诊锤叩击跟腱,腓肠肌收缩,引起足向跖面屈曲,反射中枢为$S_1 \sim S_2$。

（三）病理反射

病理反射指当中枢神经系统损害,主要是锥体束受损时,对脊髓的抑制作用丧失而出现的异常反射。常见的病理反射有以下几种:

1. 霍夫曼征（Hoffmann sign） 为上肢的锥体束征,反射中枢为 $C_7\sim T_1$。检查者用左手托住患者腕部,然后用右手示、中两指夹住患者中指并稍向上提,使腕部处于轻度过伸位,以拇指迅速向下弹刮患者中指指甲,正常时无反应。如引起其余四指轻度掌屈反应,为阳性。部分正常人可出现双侧对称性阳性,并无诊断意义。

2. 巴宾斯基征（Babinski sign） 为下肢的锥体束征,患者仰卧,下肢伸直放松,检查者一手握住患者踝部,一手持竹签,自足底跟部沿足外侧缘,由后向前至小趾根部并转向内侧,正常足趾呈屈位;如出现踇趾背伸,其余四趾呈扇形外展,即为阳性。

3. 奥本海姆征（Oppenheim sign） 检查者以拇指、示指沿患者胫骨前缘自上而下推压,出现与巴宾斯基征相同的体征为阳性。

4. 戈登征（Gordon sign） 检查时用手以一定力量捏压腓肠肌,阳性表现同巴宾斯基征。

5. 阵挛 在锥体束以上病变,深反射亢进时,如突然强有力牵引肌腱可引起肌肉的节奏性收缩为阵挛。临床常见髌阵挛和踝阵挛,其临床意义同腱反射极度亢进。

（1）髌阵挛:患者仰卧,下肢伸直,检查者用拇指与示指夹住髌骨上缘,用力向两端快速连续推动数次后维持一定的推力,如出现股四头肌节律性收缩,髌骨呈上下持续性运动,即为阳性。

（2）踝阵挛:患者仰卧,髋、膝关节处于屈曲位,检查者一手托住下肢,另一手持其足掌前端,突然用力使踝关节背屈并保持一定推力,踝关节出现节律性屈伸运动,即为阳性。

四、周围神经损伤

（一）上肢神经损伤

1. 正中神经损伤 正中神经损伤,感觉障碍主要表现为桡侧三指半掌面感觉丧失。①肘以上损伤:表现为前臂旋前功能丧失,屈腕力量减弱,拇、示指屈指不能,拇对掌障碍。②前臂中段损伤:除拇指对掌障碍外,还可出现部分前臂屈肌功能障碍的表现。③前臂远段及腕部损伤:运动障碍主要表现为拇指对掌功能受限。

2. 尺神经损伤 ①肘以上损伤:感觉方面,累及手掌手背尺侧及尺侧一指半的感觉;运动方面,表现为屈腕力量减弱,环、小指末节屈曲障碍,环、小指爪形畸形,手指内收外展受限,精细动作不能完成。②腕部损伤:感觉异常表现为手掌尺侧和尺侧一指半感觉障碍。运动障碍主要表现为环、小指爪形畸形,手指内收外展受限,精细动作不能完成。③掌部损伤:浅支尺神经损伤仅表现为手掌尺侧和尺侧一指半感觉障碍。深支尺神经损伤表现为手指内收外展受限,精细动作不能完成。浅深支合并损伤表现与腕部损伤相似。④前臂部损伤:感觉方面,在手背支以近损伤,感觉障碍同肘以上损伤。在手背支以远损伤,感觉障碍同腕部损伤。运动方面,除有腕部损伤表现外,前臂中上段损伤时,还可表现为环、小指屈指肌屈腕力量减弱。

3. 桡神经损伤 肱骨中段或中下 1/3 交界处骨折造成桡神经损伤的主要运动障碍为

前臂伸肌瘫痪,表现为抬前臂时呈"垂腕"状态。感觉障碍以第1、2掌骨间隙背面"虎口区"皮肤最为明显,同时可出现上臂下半桡侧的后部及前臂后部感觉减退和消失。桡骨颈骨折造成的桡神经深支损伤的主要运动障碍为伸腕力弱和伸指不能。

4. 腋神经损伤 由于三角肌萎缩,表现为臂不能外展,臂外旋能力减弱,臂外侧皮肤感觉障碍。

（二）下肢神经损伤

1. 股神经损伤 股四头肌及缝匠肌虽然瘫痪,但患者依靠阔筋膜张肌的收缩,仍能保持下肢于伸直位置,可以步行,但步态特殊,患者为避免在膝部屈曲,步伐细小,先伸出健肢,然后患肢拖曳前进,不能奔跑和跳跃。膝反射消失,感觉障碍区在大腿前内面及小腿内侧。

2. 闭孔神经损伤 可有髋关节内收肌无力或瘫痪,大腿远端内侧面和膝关节内侧面感觉障碍。

3. 坐骨神经损伤 坐骨神经在高位完全断裂时,大腿外旋能力轻度减弱,膝关节不能屈曲,股四头肌的强大力量使膝关节强直过伸,行走时关节僵直曳行。此外还有胫神经和腓总神经损害的症状。

4. 腓总神经损伤 典型症状为垂足,患者不能伸足、提足、伸趾及足外翻,足呈马蹄内翻状,行走时足不能举起,足尖下垂。为用力提高下肢,使髋、膝关节过度屈曲,类似马步或鸡步,或称跨阈步态,感觉障碍区在小腿的前外侧和足背。

5. 胫神经损伤 表现为足不能跖屈和内翻,足呈仰趾外翻畸形,行走时足跟离地困难,不能走快。足内肌瘫痪引起弓状足和爪状趾畸形;胫神经完全性病损对足部的功能影响重要性可和正中神经、尺神经联合病损对手部功能相比;胫神经损伤有时可伴有灼性神经痛,胫神经绝对麻木区可包括足底、足跟外侧面和足趾跖面。

▮▮ 自 测 题

一、单选题

1. 患者浅感觉障碍,可出现的异常是（B）

A. 关节觉   B. 痛温觉

C. 振动觉   D. 位置觉

E. 两点辨别觉

2. 关于肌张力,描述正确的是（C）

A. 是肢体做某种主动运动时肌肉最大的收缩力

B. 除肌肉的收缩外,还可以用动作的幅度与速度来衡量

C. 是静息状态下的肌肉紧张度

D. 肌张力增加时可表现为关节过伸

E. 肌张力减弱见于锥体束损害

3. 锥体外系损害时肌张力改变为（D）

A. 折刀现象   B. 痉挛性增高

C. 齿轮样强直   D. 铅管样强直

E. "搓丸"样动作

4. 上肢锥体束征是（C）

A. 巴宾斯基征　　　　　　　　B. 奥本海姆征

C. 霍夫曼征　　　　　　　　　D. 墨菲征

E. 戈登征

5. 锥体束病变时不应出现（E）

A. 巴宾斯基征　　　　　　　　B. 奥本海姆征

C. 踝阵挛　　　　　　　　　　D. 戈登征

E. 克尼格征

二、多选题

1. 属于深反射的是（ABE）

A. 跟腱反射　　　　　　　　　B. 膝反射

C. 跖反射　　　　　　　　　　D. 提睾反射

E. 桡骨骨膜反射

2. 下列哪些体征与巴宾斯基征的临床意义相同（ABCE）

A. 查多克征　　　　　　　　　B. 奥本海姆征

C. 戈登征　　　　　　　　　　D. 霍夫曼征

E. 贡达征

（宋国敏　宁宁　高远）

第四章　骨科麻醉护理

第一节　概　述

学习目标

1. 了解麻醉的分类及概念。
2. 熟悉骨科手术麻醉方式的适应证和禁忌证。
3. 掌握麻醉药物的不良反应。

一、麻醉的分类

根据麻醉作用部位和所用药物的不同,临床将麻醉分为以下 5 种:

1. **全身麻醉**　麻醉药经呼吸道吸入或者经静脉、肌内注射进入体内,产生可逆性中枢神经系统的抑制,使患者意识消失、全身痛觉丧失、遗忘、反射抑制等,称为全身麻醉。

2. **椎管内麻醉**　将局麻药注入椎管内的某一腔隙,使部分脊神经的传导功能产生可逆性阻滞,称为椎管内麻醉。

3. **局部麻醉**　将局麻药应用于身体局部某一部位使其感觉神经传导功能暂时阻断,运动神经传导功能保持完好或有不同程度被阻滞,患者局部无痛而意识清醒,称为局部麻醉。

4. **复合麻醉**　合并或配合使用不同药物和 / 或方法施行麻醉的方法,称为复合麻醉。

5. **基础麻醉**　麻醉前使患者进入类似睡眠状态,以利于其后麻醉处理的方法,称为基础麻醉。

二、麻醉的适应证

通常根据患者的机体功能状态、术后并发症、麻醉医师对麻醉方法的掌握程度及手术需要来综合判断并选择合理麻醉方式。

1. **全身麻醉**

（1）适应证:①年龄较大、一般情况较差、复杂手术的患者;②区域麻醉失败或有区域组织禁忌证患者;③椎管内麻醉失败或有椎管内麻醉禁忌证者;④脊柱外科患者;⑤不能配合椎管内麻醉或者局部麻醉的患者,如伴有精神疾病或者小儿患者。

（2）禁忌证：无绝对禁忌证。

2. 蛛网膜下腔阻滞

（1）适应证：下肢骨折患者。

（2）禁忌证：①中枢神经系统疾病患者；②全身严重感染、败血症、穿刺部位皮肤感染或有炎症者。③严重低血容量者。④脊柱外伤、脊椎严重畸形者或有明显腰背痛病史者。⑤凝血功能障碍者。

3. 硬膜外阻滞

（1）适应证：①下肢骨折手术以及操作简单、出血较少，且手术时间较短的盆骨骨折；②手术时间不长，操作不复杂的椎间盘手术。

（2）禁忌证：①严重贫血，低血容量者；②全身严重感染、败血症、穿刺部位皮肤感染或有炎症者；③凝血功能障碍者；④脊柱外伤、脊椎严重畸形者或有明显腰背痛病史者。

4. 局部麻醉

（1）适应证：①上肢、下肢骨折患者；②椎体压缩性骨折患者。

（2）禁忌证：①全身严重感染、败血症、穿刺部位皮肤感染或有炎症者；②外周神经有严重疾病者；③凝血功能障碍者。

三、麻醉常用药物

（一）全身麻醉

1. 吸入麻醉药

（1）恩氟烷：又称安氟醚，具有镇静催眠、镇痛、顺行性遗忘作用，对肝肾功能无明显损害，适用于老年患者。严重心脏疾病、癫痫、颅内压过高者慎用。

（2）七氟烷：又称七氟醚，麻醉性能强，对心脏功能影响小。用于麻醉诱导和维持。

（3）地氟烷：又称地氟醚，麻醉性能较弱，对心肌、呼吸均有轻度抑制作用。用于麻醉诱导和维持。

2. 静脉麻醉药

（1）咪达唑仑：短效的苯二氮䓬类药物，具有镇静、遗忘、抗焦虑作用。有一定的呼吸抑制作用，老年患者应减少用量。

（2）丙泊酚：目前最常用的镇静催眠药之一，具有镇静、催眠及轻微镇痛作用，起效快，维持时间短，停药后苏醒快而完全。对心血管、呼吸有明显抑制作用。普遍用于全麻诱导和维持。

（3）依托咪酯：起效快，催眠效能强，持续时间短，无镇痛作用。可降低脑血流量、颅内压及代谢率。主要缺点是对静脉有刺激性，常发生肌痉挛，恢复期常发生恶心、呕吐。

3. 肌肉松弛药（肌松药）

（1）去极化肌松药：以琥珀胆碱为代表，起效快，肌肉松弛完全且短暂。主要用于麻醉时气管插管。

（2）非去极化肌松药：以筒箭毒碱为代表，常用药物维库溴铵、罗库溴铵、泮库溴铵、阿曲库铵等。临床用于全麻诱导插管和术中维持肌肉松弛。

（3）麻醉性镇痛药：①吗啡，主要用于镇痛，对呼吸中枢有明显抑制作用。可导致老年患者过度镇静，有呼吸抑制等不良反应。②哌替啶，具有镇静、催眠、解除平滑肌痉挛作用，对心肌、呼吸有抑制作用。效应对老年人更加明显。③芬太尼：是人工合成的强镇痛药，对呼吸有抑制作用。用于麻醉辅助用药或缓解插管时的心血管反应。④舒芬太尼：强效镇痛药，镇痛效果是芬太尼的 5~10 倍，作用时间是芬太尼的 2 倍左右。⑤瑞芬太尼：超短效强镇痛药，半衰期 9.5min，多用于在全麻中静脉输注。

（二）椎管内麻醉

1. **普鲁卡因**　最早应用于临床，对黏膜穿透力弱，常用于浸润麻醉、区域阻滞、蛛网膜下腔阻滞和硬膜外阻滞。

2. **利多卡因**　应用较广的局麻药，起效快，有良好的表面穿透力，毒性较小。

3. **布比卡因**　椎管内麻醉常用药物，有心脏毒性。

4. **罗哌卡因**　目前最常用的药物，作用时间长，常用于硬膜外阻滞和区域阻滞。

（三）局部麻醉

按分子结构中间链的不同分为酯类和酰胺类。

1. **酯类**　包括普鲁卡因、丁卡因等。

2. **酰胺类**　包括利多卡因、布比卡因等。

知识拓展

麻醉药品和精神药品管理

1. 药品基数固定、专柜保存、专用账册、专用处方、专用登记本。

2. 双人双柜双锁保管，双人同时在场打开保险柜。

3. 每日统计、核对麻醉药品和精神药品基数，登记空安瓿数量、批号与处方数据、批号相对应。

4. 用药后，将处方和相应数量的空安瓿交药房，双方确认登记数量，签字，按处方数领药。

5. 领回的麻醉药品和精神药品专册登记出入药品数量，按有效期先后顺序放入保险柜内。

自测题

一、单选题

1. 理想麻醉的条件最重要的是（C）

A. 有利于手术的进行　　　　　　　　B. 维持患者的舒适

C. 给患者提供最大的安全性　　　　　D. 肌肉松弛适当

E. 操作简单易行

2. 局麻药限量使用主要是为了防止（A）

A. 中毒反应　　　　　　　　　　　　B. 过敏反应

C. 发热反应 D. 特异反应

E. 虚脱

二、多选题

1. 椎管内麻醉主要包括（CDE）

A. 基础麻醉 B. 复合麻醉

C. 蛛网膜下腔阻滞 D. 硬膜外阻滞

E. 腰 - 硬联合阻滞

2. 骨科患者常用麻醉性镇痛药包括（ABC）

A. 吗啡 B. 哌替啶

C. 芬太尼 D. 依托咪酯

E. 罗库溴铵

第二节 麻 醉 方 法

学习目标

1. 了解不同麻醉方式的实施方法。

2. 熟悉不同麻醉方式的特点与注意事项。

3. 掌握不同麻醉方式的体位摆放。

一、全身麻醉

1. **吸入诱导法** 分为开放点滴法和面罩吸入诱导法。常用面罩吸入诱导法,即将麻醉面罩扣于患者口鼻部,开启氧气和麻醉药蒸发器,并逐渐增加吸入浓度,待患者意识消失并进入麻醉状态时,再静脉注射肌松药和其他辅助用药后行气管插管。

2. **静脉诱导法** 成人麻醉最为常用。开始诱导时,先以面罩吸入纯氧 2~3min,再根据病情选择合适的静脉麻醉药和剂量。患者意识消失后注入肌松药,待全身骨骼肌及下颌松弛,呼吸完全停止时,使用麻醉面罩进行人工呼吸,随后进行气管插管再与麻醉机连接并行机械通气。小儿骨折患者行静脉诱导法常通过肌内注射麻醉药完成诱导,然后建立静脉通路,追加麻醉药和肌松药,完成气管插管。

3. **全身麻醉的维持**

（1）吸入麻醉药维持:经呼吸道吸入一定浓度的吸入麻醉药,以维持适当的麻醉深度。

（2）静脉麻醉药维持:经静脉给药,维持适当麻醉深度。

（3）复合全身麻醉:指两种或两种以上的全身麻醉药复合应用,以达到最佳临床麻醉效果。根据给药的途径不同,复合麻醉分为全静脉复合麻醉及静-吸复合麻醉。

二、蛛网膜下腔阻滞

患者取侧卧位于手术台上,采取低头、弓腰、抱膝姿势,使腰椎间隙张开,两肩部及两髂部连线相互平行并与地面垂直。一般选择两髂前上棘连线与脊柱中线的交接点为穿刺点。穿刺点确定后,消毒穿刺点及周围15cm范围皮肤,铺无菌孔巾。

1. 直入穿刺法 用0.5%~1%利多卡因做逐层浸润,穿刺针依次垂直刺入皮肤、皮下组织、棘上及棘间韧带再继续穿刺入黄韧带、硬脊膜和蛛网膜。拔出针芯有脑脊液滴出,说明穿刺成功。随后将一定浓度和剂量的局麻药经腰椎穿刺注入蛛网膜下腔。

2. 侧入穿刺法 老年患者因棘上或棘间韧带钙化,垂直穿刺困难,可选用侧入穿刺法,即于棘突间隙中点旁开1.5cm处做局部浸润,然后取与皮肤成75°角穿刺,穿刺针刺入部分棘间韧带、黄韧带及硬脊膜后,进入蛛网膜下腔。

三、硬膜外阻滞

患者取侧卧位,取支配手术范围中央的脊神经相应棘突间隙为穿刺点,分为直入法及侧入法。

1. 直入法 在局麻下,针头穿过黄韧带时突然有落空感,测试有负压现象,回抽无脑脊液流出,证明在硬脊膜外间隙,即可将麻醉药注入。

2. 侧入法 避开棘上韧带和棘间韧带,经黄韧带进入硬脊膜外间隙。当穿刺针达到黄韧带后,根据阻力突然消失、负压现象且无脑脊液流出判断穿刺针已进入硬脊膜外间隙。

四、腰-硬联合阻滞

患者取侧卧位。选取L_2~L_3或L_3~L_4为穿刺点,先行硬脊膜外穿刺后,再经硬脊膜外穿刺针置入蛛网膜下腔穿刺针,穿破硬脊膜时有突破感,拔针后脑脊液缓慢流出。蛛网膜下腔给药,结束后拔出蛛网膜下腔穿刺针,随后置入硬膜外导管,留置导管3~4cm,退针并固定。当蛛网膜下腔阻滞作用开始消退,如手术需要,则经硬膜外导管注入局麻药行硬膜外阻滞。

五、局部麻醉

局部麻醉包括表面麻醉、局部浸润麻醉、区域阻滞等。目前常选用区域阻滞和局部浸润麻醉。

1. 区域麻醉 即根据手术位置超声下行区域阻滞,包括臂丛神经阻滞、颈丛神经阻滞、股神经阻滞、闭孔神经阻滞、股外侧皮神经阻滞、坐骨神经阻滞、腰丛阻滞、髂腹下-髂腹股沟神经阻滞、椎旁阻滞/肋间神经阻滞等。

2. 局部浸润麻醉 即沿手术切口线分层注射局麻药,以阻滞组织中的神经末梢。常用于膝关节置换手术。

┃┃ 自 测 题

一、单选题

1. 穿刺针进入蛛网膜下腔最确切的征象是(C)

A. 有负压现象　　　　　　　　B. 有突破感

C. 拔出针芯后可见脑脊液流出　　D. 拔出针芯后无血液流出

E. 注入生理盐水无阻力

2. 影响硬膜外阻滞平面最主要的因素是(B)

A. 局麻药容积　　　　　　　　B. 穿刺间隙

C. 导管方向　　　　　　　　　D. 注药方式

E. 体位

3. 硬膜外阻滞时使用试验剂量的主要目的是(C)

A. 判断是否有过敏

B. 判断患者对局麻药的耐受情况

C. 判断药物是否在硬脊膜外间隙

D. 判断是否误入血管

E. 判断用药量

4. 蛛网膜下腔阻滞时,患者一般采用哪种体位(C)

A. 仰卧位　　　　　　　　　　B. 俯卧位

C. 侧卧位　　　　　　　　　　D. 截石位

E. 膝胸卧位

5. 老年患者蛛网膜下腔阻滞时,常选用哪种穿刺方法(B)

A. 直入穿刺法　　　　　　　　B. 侧入穿刺法

C. 斜入穿刺法　　　　　　　　D. 直-侧入穿刺法

E. 垂直穿刺法

二、多选题

1. 腰-硬联合阻滞穿刺点为(BC)

A. L_1~L_2　　　　　　　　　　B. L_2~L_3

C. L_3~L_4　　　　　　　　　　D. L_4~L_5

E. L_5~L_6

2. 判断穿刺针进入硬脊膜外间隙的方法是(CD)

A. 直入法　　　　　　　　　　B. 阻力增加

C. 负压试验　　　　　　　　　D. 阻力骤减

E. 注射器试验

第三节　骨科麻醉术前护理

学习目标

1. 了解术前访视内容。
2. 熟悉麻醉前的准备。
3. 掌握麻醉前的各项护理要求。

一、麻醉前病情评估

（一）术前访视

术前访视是骨科患者麻醉实施前的重要环节,通过了解患者病情、解答患者对麻醉的疑问,可减轻患者对麻醉和手术的恐惧与焦虑心理。麻醉前根据患者的诊断、病史记录及相关的检查结果评估患者的病情;了解拟实施的手术部位、切口、手术难易程度、手术时间和危险程度;了解是否需要特殊的手术体位和麻醉技术;有效识别高风险患者,选择性实施实验室和心脏检查,改善和控制术前相关疾病,制订术后镇痛方案,同时与手术医师沟通,制订最佳麻醉方案。

（二）总体评估

患者术前风险评估可根据美国麻醉医师学会（American Society of Anesthesiologists, ASA）分级,ASA 分级是目前预测手术死亡率最可靠的方法之一（表 1-4-1）。

表 1-4-1　ASA 分级

病情分级	标准
Ⅰ	体格健康,发育营养良好,各器官功能正常
Ⅱ	除外科疾病外,有轻度并存疾病,功能代偿健全
Ⅲ	并存疾病较严重,体力活动受限,但尚能应付日常活动
Ⅳ	并存疾病严重,丧失日常活动能力,经常面临生命危险
Ⅴ	无论手术与否,生命难以维持 24h 的濒死患者
Ⅵ	确诊为脑死亡,其器官拟用于器官移植手术

（三）主要器官及系统评估

1. 心血管功能评估　了解患者以往心血管疾病史,包括高血压、脑血管意外、心脏病、冠心病、心肌梗死等;近期是否有心肌缺血或心、肺功能不全等症状;心血管药物使用及其用药后的效果和反应;日常活动能力、生活自理情况,能否胜任体力劳动和剧烈活动,可根据体力活动试验,评估心脏功能（表 1-4-2）。

表1-4-2 心脏功能临床分级

心功能	屏气试验	临床表现	心功能状况与麻醉耐受力
Ⅰ级	>30s	普通体力劳动、负重、快速步行、上下坡,均无心悸、气促	心功能正常 麻醉耐受力良好
Ⅱ级	20~30s	能胜任正常活动,但跑步或重体力工作时心悸、气促	心功能较差,麻醉处理恰当,麻醉耐受力仍好
Ⅲ级	10~20s	需要静坐或卧床休息,轻度体力活动后即出现心悸、气促	心功能不全,麻醉前充分准备,避免围手术期任何心脏负担的增加
Ⅳ级	<10s	端坐呼吸,不能平卧,肺底有啰音,任何轻微活动即出现心悸、气促	心力衰竭麻醉耐受力极差

2. **呼吸功能评估** 评估患者有无长期咳嗽、咳痰、气短史,哮喘病史,近期有无急性上呼吸道感染;有无吸烟史,每天吸烟量和持续时间;目前劳动能力能否胜任较重的体力劳动和剧烈活动,是否出现呼吸困难,但应与心脏病发生的心悸、气促加以鉴别(表1-4-3)。

表1-4-3 呼吸困难评级

呼吸困难评级	标准
1级	一般无呼吸困难症状,除非剧烈运动
2级	平路快走或上坡有呼吸困难
3级	因呼吸困难比同龄人步行缓慢,且需要停步休息
4级	平路走动几分钟即出现呼吸困难
5级	轻微活动如穿衣也出现呼吸困难

3. **肝功能评估** 询问患者输血史、肝炎病史、呕血史,注意肝功能不全患者常出现凝血机制异常。

4. **肾功能评估** 了解肾脏损害的病因,以及有无少尿、贫血、水肿症状;评估肾功能不全是否来自泌尿系统以外的其他器官疾病,如糖尿病、结缔组织疾病、高血压或周围血管病等。

5. **中枢神经功能评估** 评估患者有无中枢和周围神经系统疾病,脑缺血发作史、脑血管意外史、癫痫史。

6. **实验室检查结果评估** 查看患者实验室检查结果,如心电图、胸部X线检查、血清电解质、尿液分析、全血细胞计数、凝血检查、血型鉴定等。

7. **用药史评估** 麻醉前应常规评估患者的用药情况,特别是有长期服药史和复合用药治疗的患者。术前应指导患者提供详细的用药清单,并仔细询问患者用药的剂量、疗效等。

二、麻醉前准备与护理

(一)心理准备

患者对手术与麻醉常感到紧张、焦虑,甚至恐惧。麻醉护士可结合患者的病情,讲解麻醉方案和需要其配合的要点,耐心听取患者的顾虑和担忧,并解答其疑问,增强患者信心。

（二）输液输血准备

麻醉前常规检查患者血型,做好交叉配血试验,做好备血。对于水、电解质或酸碱平衡紊乱的患者,麻醉前应常规输液给予纠正。

（三）胃肠道准备

麻醉前应指导患者做好常规排空胃内容物的准备,防止术中或术后发生胃内容物反流、呕吐而致肺部感染或窒息。目前优化的术前禁食禁饮的方案:麻醉手术前 2h 可以喝清饮料,但总量要控制在 5ml/kg（或总量 300ml）以内。清饮料是清水（如白开水）、碳酸饮料、糖水、清茶和黑咖啡（不加奶）,也包括没有渣的果汁。婴幼儿最后一次进食母乳是手术麻醉前 4h,牛奶、配方奶则是 6h。易消化的固体食物,大多是面粉及谷类食物,如面包、面条、馒头、米饭等,需要在手术前至少 6h 禁食。不易消化的固体,主要是肉类和油炸类食物,它们含有的脂肪和蛋白质比较高,在胃内停留时间比较长,故应在手术前至少 8h 禁食。另外,在进行胃肠道手术时,为了保证手术顺利,一般都需要排空胃肠道,有的还需要灌肠,这需要禁食的时间还要更长。

（四）口腔准备

患者入院后,应嘱其早晚刷牙,保持口腔卫生,尽可能减少由于麻醉可能引起的肺部感染。嘱患者进入手术室前摘下活动义齿,防止麻醉时脱落,造成误吸入气管或嵌顿于食管。

（五）麻醉前用药

为减轻患者紧张、疼痛不适,保持呼吸道通畅,缓解或消除因手术或麻醉引起的不良反应,术前常遵医嘱给予头孢类抗生素、镇静催眠药、镇痛药、抗胆碱能药和抗组胺药。护士应询问患者过敏史,做好治疗药物的检查。重点考虑某些药物与麻醉药物治疗存在的相互作用,如洋地黄类药物、胰岛素、皮质激素和抗癫痫药一般持续使用至术前;服用抗凝血药物者,长期使用中枢神经抑制药者,术前应停止用药;服用苯二氮䓬类药物抗高血压药物、抗心绞痛药物者,根据患者病情遵医嘱予以继续使用、调整剂量或暂停使用。

（六）皮肤准备

手术区域若毛发细小,可不必剃毛;若毛发影响手术操作,手术前应予以剃除。手术区皮肤准备范围包括切口周围至少 15cm 的区域。

三、患者转运

正确搬运,避免给患者造成二次伤害,如骨折端的血管神经损伤、骨折再移位、石膏断裂、皮瓣转移患者的皮瓣撕脱等。

（一）转运前

手术室护士确认手术患者信息并通知病房。病房护士确认手术患者的术前准备已完成。转运人员与病房护士应使用两种及以上的方法共同确认患者信息、病情和需要带入手术室的物品。

（二）搬运

可根据患者病情,采用单人、二人、三人、四人搬运法,搬运患者时宜轻、稳、动作协调一致。专人牵引并固定骨折肢体的远端,避免生拉硬拽,运送途中尽量使患者肢体制动。

（三）转运中

转运中应确保患者安全、固定稳妥,转运人员在患者头侧,如有坡道应保持头部处于高位。注意患者的身体不可伸出轮椅或推车外,避免推车速度过快、转弯过急,造成意外伤害。

四、麻醉前后导尿时机

目前关于麻醉前后留置导尿管的时机与术后尿路刺激征、躁动、心率加快等关系的研究结论还未统一。不同麻醉方式患者导尿时机不同,研究发现,椎管内麻醉宜在麻醉后导尿,全身麻醉宜在麻醉前清醒状态下导尿。

知识拓展

手术安全核查内容及流程

1. 麻醉实施前　由麻醉医师主持,三方按《手术安全核查表》依次核对患者身份(姓名、性别、年龄、住院号)、手术方式、知情同意情况、手术部位与标识、麻醉安全检查、皮肤完整性、术野皮肤准备、静脉通道建立情况、患者过敏史、抗菌药物皮试结果、术前备血情况、假体、体内植入物、影像学资料等内容。

2. 手术开始前　手术暂停核查,由手术医师主持并叫停手术(切皮前),三方共同检查患者身份(姓名、性别、年龄)、手术部位与标识,并确认风险预警等内容。手术物品准备情况的核查由手术室护士执行并向手术医师和麻醉医师报告。

3. 患者离开手术室前　由手术室护士主持,三方共同核查患者身份(姓名、性别、年龄)、实际手术方式,术中用药、输血的核查,清点手术用物、确认手术标本,检查皮肤完整性、动静脉通路、引流管,确认患者去向等内容。

4. 三方确认后分别在《手术安全核查表》上签名。

自测题

一、单选题

1. 为预防全身麻醉时出现呕吐物误吸和窒息的最重要措施是(C)

A. 在气管插管条件下麻醉 　　　　　　B. 术前安置胃管

C. 术前禁食禁饮 　　　　　　　　　　D. 术前用药选用阿托品

E. 术前洗胃

2. 麻醉前禁食禁饮的主要目的是(E)

A. 便于手术操作 　　　　　　　　　　B. 防止术后腹胀

C. 防止胃肠吻合口破裂 　　　　　　　D. 防止术中排泄物污染

E. 防止术中呕吐引起误吸和窒息

3. 关于患者手术转运,描述**错误**的是(C)

A. 转运中应确保患者安全、固定稳妥

B. 搬运患者时宜轻、稳、动作协调一致

C. 转运人员确认患者信息后,即可转运患者

D. 搬运时可根据患者病情采用合适的搬运法

E. 转运前病房护士应确认手术患者的术前准备已完成

二、多选题

1. 麻醉前用药的目的有(ABCDE)

A. 抑制呼吸道腺体的分泌

B. 减轻患者的紧张、焦虑及恐惧情绪

C. 缓解或消除麻醉操作可能引起的疼痛或不适

D. 通过药敏试验结果指导术中、术后用药

E. 缓解或消除因手术或麻醉引起的不良反应

2. 术前常用实验室检查有(ABCDE)

A. 心电图   B. 胸部 X 线检查

C. 血清电解质   D. 尿液分析

E. 凝血检查

第四节 骨科麻醉术中护理

学习目标

1. 了解标准手术体位。

2. 熟悉麻醉术中常规护理。

3. 掌握麻醉患者术中并发症及护理。

一、麻醉术中常规护理

(一)控制低体温

骨折患者受气候、环境、感染、药物、低温麻醉、输血与补液、手术操作时间过长等因素的影响从而发生低体温。护士应积极采取预防低体温措施:

1. 维持手术室温度在 21~23℃,根据手术不同时段及时调节温度。

2. 患者体温应维持在 36℃以上,注意覆盖,尽可能减少皮肤暴露。可联合使用保温毯、加温垫和液体加温仪积极保温。

3. 用于静脉输注及体腔冲洗的液体宜给予加温至 37℃。

4. 高龄骨折、严重创伤等高危患者可在手术开始前适当调高室温,设定个性化的室温。

（二）控制性降压

控制性降压产生的低血压状态必须保证机体重要组织、器官的血流灌注维持在正常范围内,以满足代谢的最低需要,避免产生缺血、缺氧性损害。临床实施一般以患者基础血压的30%为降压标准。

1. 术前向患者及家属进行解释,消除患者及家属的紧张、焦虑情绪。

2. 术中监测患者血压变化并做好记录,如血压波动大,应及时向麻醉医师汇报,以调节用量和速度等。

3. 遵医嘱建立静脉通路,配制降压药,并备好升压药。

4. 降压前应调整体位,术野应稍高于身体其他部位水平,但保持头部与心脏在同一水平位。

（三）液体管理

术中液体管理的最终目标是避免输液不足引起的隐匿性低血容量、组织低灌注,以及输液过多引起的心功能不全和外周组织水肿,保证麻醉深度,对抗手术创伤可能引起的伤害,保证组织灌注和器官功能正常。老年骨折患者围手术期易导致液体输注过负荷,建议实施目标导向液体管理策略。

1. 护士评估患者、手术情况、输液产品,选择合适的部位开放静脉,提高穿刺成功率。

2. 保持术中静脉输注通路的有效性,妥善固定输液管路;随时观察穿刺部位,避免发生渗漏。

（四）输血与凝血管理

准确评估者出血量并及时给予补充,预防失血性休克发生,是骨科手术中麻醉管理的关键。原则上有条件的情况下,应监测血红蛋白浓度,尽量限制异体血的输注,可通过自体血液回收与输注降低异体血的输注所带来的风险。

1. 严格实行查对制度,确认无误方可输血,遵循先慢后快的原则,根据病情和年龄遵医嘱调节输血速度。

2. 严密观察患者有无输血不良反应,如有异常及时报告医生并做相应处理。

3. 术中大量输血时,应使用输血加温装置,确保输血安全。

4. 术中加压输血时,保证输血通道通畅,避免压力过大破坏血液有形成分。

（五）压力性损伤管理

骨科手术通常较复杂、难度大,手术时间较长,术中应保持患者受压部位皮肤干燥,根据患者不同手术类型、手术时间及手术床选用合适的体位垫,易发生压力性损伤的部位可选配置翻身垫、预防性敷料,正确使用预防压力性损伤设备。在术中允许的情况下,每2h适当调整体位,缩短局部组织受压的时间,并及时提醒术者注意操作姿势,防止患者局部组织受外力重压造成组织损伤。

（六）止血带管理

止血带下行四肢手术,视野清楚,并能减少组织损伤及出血。但应用不当时,可以发生止血带损伤,受累结构主要为肌肉及神经,现多采用气压止血带,止血带充气压根据患者手术部位、病情、手术时间、收缩压等决定。一般标准设定值为上肢200~250mmHg,时间<60min;下肢300~350mmHg,时间<90min。止血带的部位:上肢应置于上臂近端1/3处,下

肢应置于大腿中上 1/3 处,距离手术部位 10~15cm 以上。

1. 遵医嘱使用气压止血带并确认核对,记录时间。如继续使用,要放气 10~15min 后再充气并重新计时。结扎部位超过 2h 者,应更换比原来较高位置结扎。

2. 止血带缠绕应轻微加压,以容纳一指为宜,并加以内衬垫保护皮肤。一般以不能扪及远端动脉搏动和出血停止为加压终点。

3. 止血带放气时应注意速度,观察患者生命体征,遵医嘱调节输液速度。并检查患者止血带处的皮肤。

（七）深静脉血栓预防

深静脉血栓好发部位为下肢深静脉,常见于骨科大手术后,也是骨科围手术期的重要死亡原因之一。术中深静脉血栓的预防应由包括手术医生、麻醉医生、手术室护士等在内的手术团队共同制订。

1. 护士应了解骨折患者血栓相关病情,如高危因素,是否使用抗凝剂、放置血栓滤器,是否使用弹力袜等。

2. 适当摆放体位

（1）仰卧位:在不影响手术的前提下将患者的腿部适当抬高,利于双下肢静脉血液回流。

（2）俯卧位:注意避免腹部受压。

（3）侧卧位:注意避免腋窝受压。同时,腹侧用挡板支撑耻骨联合处,避免股静脉受压。

3. 遵医嘱适当补液,术中酌情使用间歇性充气加压泵。

4. 避免同一部位、同一静脉反复穿刺,尽量不选择下肢静脉穿刺,尤其避免下肢留置针。

（八）骨水泥反应综合征

骨水泥反应综合征是在骨水泥型假体置入过程中出现的急性低血压、低氧血症、心律失常、心搏骤停等并发症的总称,常发生在全髋、半髋关节置换术中。

1. 护士做好骨水泥反应综合征的预处理工作,提前备好各类血管活性药和其他抢救药品。

2. 协助麻醉医师做好血流动力学监测,及时通报监测数据,如发现异常,遵医嘱处理。

二、标准手术体位

标准手术体位（standardized patient position）由手术医生、麻醉医生、手术室护士共同确认和执行,其根据生理学和解剖学知识,选择正确的体位设备和用品,充分显露术野,确保患者安全与舒适。标准手术体位包括仰卧位、侧卧位、俯卧位。

（一）仰卧位

将患者头部放于枕上,两臂置于身体两侧或自然伸开,两腿自然伸直的一种体位。根据手术部位及手术方式的不同,摆放各种特殊的仰卧位,包括头（颈）后仰卧位、头高脚低仰卧位、头低脚高仰卧位、人字分腿仰卧位等。特殊仰卧位都是在标准仰卧位的基础上演变而来的。适用手术:头颈部、胸腹部、四肢等部位的手术。

（二）侧卧位

将患者向一侧自然侧卧,头部侧向健侧方向,双下肢自然屈曲,前后分开放置,双臂自然向前伸展,患者脊柱处于水平线上,保持生理弯曲的一种手术体位。在此基础上,根据手术部位及手术方式的不同,摆放各种特殊侧卧位。适用手术:侧胸壁、髋关节等部位的手术。

(三)俯卧位

保证胸腹部最大范围不受压、双下肢自然屈曲的手术体位。适用手术:头颈部、背部、脊柱后路、盆腔后路、四肢背侧等部位的手术。

三、麻醉期间常见并发症与护理

(一)全身麻醉

1. 反流与误吸　全麻诱导时由于意识消失、咽反射消失,一旦产生反流物,即会发生误吸,引起患者呼吸道梗阻,可导致窒息、缺氧甚至危及生命。为预防反流和误吸的发生,麻醉前应做好禁饮禁食、减少胃内容物的准备,促进胃排空,降低胃液 pH 及胃内压,同时加强对呼吸道的保护。如发生误吸,即刻将患者头偏向一侧,清除口腔分泌物,面罩吸氧,遵医嘱给予循环支持。

2. 呼吸抑制　由于麻醉药、麻醉性镇痛药、肌松药产生的中枢性或外周性呼吸抑制而诱发,表现为缺氧和二氧化碳潴留。处理方法:给予机械通气维持呼吸,并遵医嘱协助处理。

3. 低血压　由于麻醉过深、缺氧、失血过多、术中牵拉内脏或迷走神经反射、过敏反应而诱发,表现为收缩压下降超过基础值的 30%,并发代谢性酸中毒。处理方法:针对常见原因,做好预防和护理;遵医嘱补充血容量,排除缺氧,彻底外科止血,并对患者进行评估,调整体位,防止直立性低血压;必要时暂停手术操作,给予阿托品。

4. 高血压　由于麻醉过浅、通气不足、不能及时控制手术刺激引起的应激反应而诱发,表现为收缩压高于基础值的 30%。处理方法:术中密切观察患者血压变化,解除诱发高血压的因素,避免高血压危象;术中保持麻醉深度适宜,必要时行控制性降压,酌情给予血管舒张药治疗;术中合理控制输液量,防止补液过多;有高血压病史者,加强术前护理,遵医嘱有效控制血压。

5. 心律失常　由于麻醉过浅、心脏疾病、低血容量、麻醉、缺氧及心肌缺血而诱发,表现以窦性心动过速和房性期前收缩常见。处理方法:加强术中监护,出现心律失常及时告知麻醉医师,遵医嘱针对诱因对症处理,术中保持麻醉深度适宜,维持血流动力学稳定。

6. 低温　由于麻醉期间体温调节中枢受抑制、术中输入大量库存血而诱发,表现为机体中心温度低于 36℃,患者体温低于 32℃时出现心律失常、血压下降等症状,体温低于 28℃时患者易发生心室颤动。处理方法:重在预防,如果已发生低温,采用主动升温措施升高体温至目标水平。

(二)蛛网膜下腔阻滞

1. 血压下降和心率减慢　是蛛网膜下腔阻滞最常见的并发症。麻醉阻滞超过 T_4 后,易发生血压下降并伴有心律缓慢。血压下降时,可先考虑补充血容量,给予快速输液;必要时静脉注射麻黄碱以维持血压。心律过缓,可静脉注射阿托品。

2. 呼吸抑制　常见于胸段脊神经阻滞,表现为患者肋间肌麻痹、胸式呼吸微弱、腹式呼吸增强、气促、咳嗽无力、发绀等。全脊髓麻醉可引起患者呼吸停止、血压骤降,甚至心搏骤停。给予患者面罩辅助呼吸,一旦呼吸停止,立即行气管插管、机械通气。

3. **恶心、呕吐** 常见于血压骤降、麻醉平面过高、迷走神经功能亢进、术中牵拉腹腔内脏等。一旦发生恶心、呕吐,应针对诱因及时进行处理,采用药物预防和治疗。

（三）硬膜外阻滞

1. **全脊椎麻醉** 是硬膜外阻滞最危险的并发症。由于数倍量的局麻药全部或部分注入蛛网膜下腔,产生广泛阻滞所致,表现为患者迅速出现无痛觉、呼吸困难、低血压、意识丧失,甚至呼吸及心搏停止。处理方法:麻醉医生应严格遵守操作规范;一旦发生全脊椎麻醉,应立即停药,加快输液速度,遵医嘱给予升压药,严密观察患者生命体征,维持患者呼吸和循环功能稳定。

2. **局麻药毒性反应** 由于导管误入血管内或局麻药吸收过快导致,表现为中枢毒性和心血管毒性,患者出现舌或口唇麻木、语言不清、肌肉抽搐、意识模糊、惊厥、昏迷、血压下降、心律失常,甚至心搏骤停。处理方法:严密观察患者生命体征,及时发现症状,一旦发生应立即停药,尽早给予患者吸氧,保持呼吸道通畅。必要时行气管插管,一旦呼吸、心搏停止,应立即进行心肺复苏。

3. **血压下降** 由于交感神经被阻滞,阻力血管和容量血管扩张,回心血量减少所致。一旦发生,遵医嘱加快输液速度,补充血容量,必要时静脉注射血管活性药物,提升血压。

4. **恶心、呕吐** 参见蛛网膜下腔阻滞护理。

（四）腰 - 硬联合阻滞

1. **蛛网膜下腔阻滞或硬膜外阻滞失败** 蛛网膜下腔阻滞失败原因:穿刺针过长或过短;穿刺针未穿透硬脊膜;脑脊液回流困难;穿刺针损伤神经根。硬膜外阻滞失败原因:置管困难;硬膜外导管误入血管。处理方法:根据原因进行处理或改用其他麻醉方法。

2. **阻滞平面异常广泛** 由于硬膜外局麻药经硬脊膜破损处渗入蛛网膜下腔;硬脊膜外间隙压力变化促使脑脊液中局麻药扩散;脑脊液从硬膜外针孔流出。处理方法:加强麻醉管理,合理应用局麻药,同时密切观察患者生命体征,必要时加快血容量补充,并适当使用升压药。

3. **全脊椎麻醉** 参照硬膜外阻滞护理。

（五）局部麻醉

1. **局麻药中毒** 参照硬膜外阻滞护理。

2. **呼吸抑制** 多见于在颈丛阻滞、肌间沟入路行臂丛神经阻滞时阻滞了膈神经。应密切观察患者生命体征,给予患者面罩辅助呼吸,多数患者 1~2h 后症状消退,做好解释。

3. **血肿** 多见于穿刺中损伤血管,可以给予适当按压止血。

4. **气胸** 可进行 X 线检查,如果肺压缩超过 25%,行胸腔穿刺抽气,必要时行闭式引流。

知识拓展

手术患者十大安全目标

1. 正确识别患者身份。
2. 强化手术安全核查。

3. 确保用药安全。

4. 减少医院相关性感染。

5. 落实临床"危急值"管理制度。

6. 加强医务人员有效沟通。

7. 防范与减少意外伤害。

8. 鼓励患者参与患者安全。

9. 主动报告患者安全事件。

10. 加强医学装备及信息系统安全管理。

Ⅲ 自 测 题

一、单选题

1. 上肢手术使用充气止血带,充气压一般设定为(B)

A. 200~250mmHg,时间 >60min

B. 200~250mmHg,时间 <60min

C. 200~250mmHg,时间 <90min

D. 300~350mmHg,时间 <60min

E. 300~350mmHg,时间 >60min

2. **不属于**低体温保护措施的是(C)

A. 维持手术室温度在 21~23℃,根据手术不同时段及时调节温度

B. 可联合使用保温毯、加温垫和液体加温仪积极保温

C. 患者体温应维持在 30℃以上

D. 用于静脉输注及体腔冲洗的液体宜给予加温至 37℃

E. 高龄骨折、严重创伤等高危患者可在手术开始前适当调高室温,设定个性化的室温

3. 全麻患者术后完全清醒的标志是(B)

A. 眼球转动　　　　　　　　　　B. 能准确答问

C. 睫毛反射恢复　　　　　　　　D. 呻吟、转动

E. 呼吸加快

二、多选题

1. 术中预防压力性损伤的措施包括(ABCDE)

A. 术中保持患者受压部位皮肤干燥

B. 根据患者不同手术类型、手术时间及手术床选用合适的体位垫

C. 易发生压力性损伤的部位可选配置翻身垫、预防性敷料

D. 在允许的情况下,每 2h 适当调整体位,缩短局部组织受压的时间

E. 及时提醒术者注意操作姿势,防止患者局部组织受外力重压造成组织损伤

2. 全麻患者未清醒时的护理措施包括(ABCDE)

A. 去枕平卧头偏向一侧　　　　　B. 定时测脉搏、呼吸、血压

C. 床边放置吸痰器　　　　　　　D. 准备气管切开包

E. 适当约束患者肢体

第五节 骨科麻醉术后护理

学习目标

1. 了解麻醉患者出入麻醉恢复室的标准。
2. 熟悉麻醉恢复室患者常规护理。
3. 掌握麻醉患者术后并发症及护理。

一、麻醉恢复室患者的护理

麻醉早期恢复阶段是指患者从麻醉药物停止使用到保护性反射及运动功能恢复,一般待患者自然苏醒,不给予任何拮抗药。此阶段通常在麻醉恢复室(postanesthesia care unit, PACU)进行。

(一)出入麻醉恢复室的标准

1. 入室标准 麻醉后未清醒,自主呼吸未完全恢复,气管插管未拔除者;发生麻醉意外需要继续监测治疗者;有通气不足的症状和体征者。

2. 出室标准 麻醉医师根据麻醉后 PACU 评分表评估患者,评分为 9~12 分做出室准备(表 1-4-4)。

表 1-4-4 麻醉后 PACU 评分表

项目	分值	项目	分值
气道		能呼唤	1分
自主呼吸良好,气道通畅	2分	呼唤无应答	0分
需要通气支持	1分	循环(血压与麻醉前相比)	
需要并能耐受气管导管	0分	±20% 以下	2分
呼吸		±20%~49%	1分
通气量足够,不需要呼吸机支持	2分	±50% 以上	0分
通气量不足,考虑呼吸机支持	1分	心率/律	
有窒息,需要呼吸机支持	0分	与麻醉前相同	2分
肤色		有新变化,但不需要治疗	1分
皮肤颜色红润	2分	有新变化且需要进一步治疗	0分
苍白、灰暗、发黄、花斑	1分	SPO_2	
发绀	0分	与麻醉前吸空气相同	0分
意识		比麻醉前吸空气低 1%~2%	−1分
完全清醒	2分	比麻醉前吸空气低 3% 或以上	−2分

（二）麻醉恢复室患者常规护理

1. 常规监测患者生命体征、意识状态、心电图、氧合状态、尿量、皮肤颜色、手术部位情况等，检查静脉输液及各引流管是否通畅，并记录出入量，做好保温工作。发现异常及时报告医生，并遵医嘱给予相应处理。

2. 根据麻醉类型及手术方式安置患者体位。通常取去枕平卧位，如有呕吐，患者头偏向一侧。保持患者呼吸道通畅，常规给氧。

3. 妥善安置患者，约束好肢体，防止摔伤或者擅自拔出导管。

二、麻醉术后护理与并发症处理

（一）全身麻醉

1. 监测患者呼吸，给予患者常规吸氧。维持循环功能稳定，严密监测血压变化，出现异常及时报告医生，并协助查明原因，对症处理。

2. 保持呼吸道通畅，患者术后去枕平卧、头偏向一侧，及时清除口咽分泌物及异物，对于痰液黏稠、量多者，鼓励其有效咳嗽，并使用抗生素及雾化吸入等，协助患者排痰，预防感染。

3. 做好气管插管、各种引流管等的妥善固定，防止滑脱。

4. 患者苏醒过程中常出现躁动不安，甚至幻觉，容易发生意外伤害；给予患者适当防护，必要时加以约束，防止发生坠床、不自觉拔出管路等意外伤害。

（二）蛛网膜下腔阻滞

1. **头痛** 主要由于脑脊液经穿刺孔流失，颅内压下降，颅内血管扩张而致，是硬膜外阻滞后最常见的并发症。常出现在术后 2~7d，表现为患者枕部、顶部或颞部搏动性疼痛，抬头或坐立位时加重，平卧时减轻或消失。处理方法：注意观察穿刺部位有无渗血；轻、中度头痛者，嘱其去枕平卧休息 2~3d，严重头痛者，必要时采用硬膜外自体血填充法；每日适当增加输液量或饮水量。必要时，遵医嘱给予小剂量镇痛药。

2. **尿潴留** 由于 S_2~S_4 阻滞，副交感神经恢复延迟、排尿反射受抑制，切口疼痛及患者不习惯床上排尿所致，表现为尿液不能排出，排尿不畅、尿频，常伴有尿不尽感及尿路感染。处理方法：稳定患者情绪，可行膀胱区按摩、热敷，必要时留置导尿；注意调整补液量和补液速度；术前指导患者进行床上排尿的训练。

（三）硬膜外阻滞

1. **脊神经根损伤** 由于穿刺创伤而损伤脊神经根或脊髓所致，表现为穿刺或置管时，患者出现电击样痛并向肢体传导，或出现局部感觉和 / 或运动减弱或消失。处理方法：立即停止进针，采用对症治疗，数周或数月即可自愈，向患者及家属做好解释。

2. **硬膜外血肿** 因硬膜外穿刺和导管置入损伤血管所致，表现为患者出现剧烈背痛，形成血肿压迫脊髓可并发截瘫。处理方法：尽早清除血肿，避免暴力及反复穿刺。

3. **导管折断** 由于椎板、韧带及椎旁肌群强直或置管技术不当、拔管用力不当等所致，表现为导管难以拔出或折断。处理方法：一旦发生导管折断，无感染或神经刺激症状者，可不取出，但应密切观察随访，并向患者及家属做好解释。

（四）腰 - 硬联合阻滞

参照蛛网膜下腔阻滞及硬膜外阻滞护理。

（五）局部麻醉

常见并发症为神经损伤。由于穿刺针或导管直接损伤、注射局麻药的压迫效应、局麻药和佐剂的直接毒性、手术体位不当造成，表现为感觉运动功能障碍，轻微的神经损伤是暂时性的，一般 5d 内恢复，如症状持续超过 5d，请神经科医生会诊，并进行肌电图检查，制订相应的治疗方案。麻醉时，护士应协助摆放和固定体位，指导患者配合麻醉。

▎自 测 题

一、单选题

1. 蛛网膜下腔阻滞者术后去枕平卧 6h 是为了预防（D）

A. 血压下降   B. 呕吐

C. 切口疼痛   D. 头痛

E. 呼吸抑制

2. 与蛛网膜下腔阻滞相比，硬膜外阻滞的特点是（E）

A. 并发症多   B. 并发症少

C. 手术效果好   D. 容易引起低压性头痛

E. 最严重的并发症是全脊椎麻醉

3. 硬膜外阻滞后最常见的并发症（A）

A. 头痛   B. 呼吸抑制

C. 尿潴留   D. 血压下降

E. 脊神经根损伤

二、多选题

1. 蛛网膜下腔阻滞患者术后头痛的原因可能是（AC）

A. 腰穿刺针太粗   B. 术中给予升压药

C. 术后未去枕平卧   D. 术前行药敏试验

E. 术前应用巴比妥类药物

2. 蛛网膜下腔阻滞术后头痛的护理措施包括（ABC）

A. 观察血压   B. 去枕平卧 6~8h

C. 静脉补液   D. 硬脊膜外间隙注射中分子右旋糖酐

E. 注射苯甲酸钠咖啡因

（胡 靖 宁 宁 高 远）

第五章　诊疗技术与配合

第一节　影像学检查

学习目标

1. 了解各类影像学检查的原理及优缺点。
2. 熟悉各类影像学检查的适应证和禁忌证。
3. 掌握各类影像学检查的护理。

一、X线检查

（一）概述

X线检查是临床常用的诊断手段,具有快速便捷、价格便宜的优点。

（二）目的与作用

1. 可了解骨与关节损伤或疾病的部位、范围、性质、程度及其与周围软组织的关系,为骨关节伤病诊断和治疗提供可行的影像学资料。

2. 在治疗过程中,监视骨损伤手法整复、手术治疗定位、内植物的位置,观察治疗效果、病变的发展,以及协助预后的判断等。

3. 观察骨骼生长发育、骨折愈合、植骨融合的情况,以及某些营养和代谢性疾病对骨骼的影响。

（三）临床常用X线检查

1. 常用拍摄位置　正位、侧位、斜位。

2. 特殊位置

（1）轴位:常规正侧位X线片上,不能观察到该部位的全貌,可加轴位片,如髌骨、跟骨正侧位上常常看不出病变,在轴位片上可获得确诊。其他如肩胛骨喙突、尺骨鹰嘴、腕关节、足跖趾关节也经常用轴位片来协助诊断。

（2）双侧对比:当人体对称结构某一侧损伤或疾病,为诊断骨损害的程度和性质,有时需要与健侧对比。

（3）开口位:可以看到寰枢椎脱位、齿状突骨折、齿状突发育畸形等病变。

（4）脊椎动力位:可观察脊柱稳定程度,如颈椎或腰椎。

（5）断层摄影:可以观察到病变中心的情况,如肿瘤、椎体爆裂性骨折有时可采用。

（四）阅片方法和要求

姓名和拍摄时间必须严格，防止误将他人X线片作为医师阅片的对象，以避免发生医疗差错事故。熟悉骨骼的正常形态，有助于阅片时对异常情况快速分辨。

（五）X线检查配合与注意事项

1. 育龄妇女须确定自己未怀孕并告知医生，方可进行X线检查。

2. 检查前需要脱去较多的衣物，务必取下饰物、手机、硬币、金属纽扣、拉链、膏药贴等，女性患者做胸部检查需脱去胸罩。

3. 不合作患者包括婴幼儿，醉酒、躁动不安的患者，先行镇静或相应的处置后方可检查。

4. 检查时听从技术人员的指导，检查中如有不适或发生异常情况，立即告知医生。

5. 外伤出血者应先做止血处理，再摄片检查。

6. 放射线对人体有害，除急危重症、神志不清、婴幼儿、骨折患者需要家属陪伴外，其他疾病患者的家属请在检查室外等候以免受到辐射伤害。

二、CT检查

（一）概述

CT，即计算机断层扫描术，为一种无创伤、无痛苦的影像学诊断手段。

（二）目的与作用

对骨科疾病诊断、定位，区分性质、范围等提供了一种非侵入性辅助检查手段。引导活检。

（三）临床常用CT检查

1. **脊柱方面** 常用于椎间盘病变及退行性变、脊椎骨肿瘤、脊柱感染性病变、脊柱损伤及椎管内病变的辅助检查。

2. **软组织及四肢关节** 常用于以下疾病的辅助检查：疑有四肢关节损伤与软组织病变；复杂的骨盆及髋臼缘骨折及某种类型足、踝骨折脱位等；股骨头缺血性坏死和骨性关节炎；骨的囊性病变；骨和软组织肿瘤；骨与关节感染。

（四）CT检查配合与注意事项

1. **CT平扫** 要求患者去除关键部位饰物、药膏贴，以防金属产生伪影，影响诊断。腹部CT检查前不能做其他造影检查，尤其不能用钡剂行消化道造影，以免肠内残留的造影剂形成伪影，影响CT图像质量。

2. **CT增强**

（1）一般情况：询问有无药物过敏情况，有无哮喘、荨麻疹等过敏性疾病；严重多种药物过敏者慎做，碘剂过敏、甲亢、怀孕是禁忌；严重心肺功能不全、肾功能不全者慎做。

（2）禁食：CT增强检查前空腹3h，上腹CT检查要求空腹8h。

（3）血压：有高血压病史者，服用降压药控制血压在140/90mmHg以内。

（4）血糖：糖尿病患者控制在10mmol/L以内；服用二甲双胍患者，检查前后48h内停用二甲双胍。

（5）知情同意：增强CT需要签署知情同意书，需要家属陪同检查。

（6）CT增强检查后多喝水，连续2d日饮水量2 000ml以上，并要求患者前3h内每小时饮水500ml，以促进造影剂排出、减轻肾脏损伤，对于术后3h内及有明显尿意但不能自主排尿者，可给予间歇性导尿1次。

三、MRI检查

（一）概述

MRI，即磁共振成像，是利用射频（RF）电磁波对置于磁场中的含有自旋不为零的原子核的物质进行激发，发生磁共振（NMR），用感应线圈采集磁共振信号，按一定数学方法进行处理而建立的成像方法。MRI是目前检查软组织的最佳手段，在骨科领域用途广泛。

1. 优点　无辐射、无放射性、无损伤性；从分子水平提供诊断信息；多平面（超三维）成像；空间分辨率或反差分辨率高；成像敏感性强；通过不同序列，可获得脂肪抑制技术；无骨性尾影，流动的液体不产生信号（流动空白效应）。

2. 不足　皮质骨病变、钙化（骨化）的观察不如CT清楚；空间分辨力不如CT或超声检查；设备昂贵，检查费用高；凡体内带有不可取的金属异物，如起搏器、人工关节、血管夹、钢板螺钉等为相对禁忌；危重患者和无法自主活动的患者不宜行此检查。

（二）目的与作用

MRI检查在骨科领域主要应用于以下方面：

1. 脊柱疾病　常用于脊柱骨与软组织肿瘤、椎管内肿瘤、椎间盘病变、脊柱脊髓损伤、脊柱感染、脊髓空洞等。T_1加权成像适用于评价髓内病变、脊髓囊肿、骨破坏病变；T_2加权成像则适用于评价骨唇增生、椎间盘退行性变与急性脊髓损伤。

2. 关节病变　能准确显示关节损伤的部位，还能显示其他相关组织的病理改变，也可早期发现感染。

3. 骨与软组织肿瘤　可以帮助诊断，特别是对于骨髓的病变特别敏感。

（三）MRI检查配合与注意事项

1. 检查前

（1）核查：对患者进行相关信息的确认，了解患者是否存在MRI检查的禁忌证，如有以下情况禁忌检查：有心脏起搏器的患者；手术后动脉夹存留患者；铁磁性异物患者，如体内存留有弹片、眼内存留有金属异物等；心脏人工金属瓣膜患者，金属假肢、金属关节患者；体内置有胰岛素泵或神经刺激器者；妊娠不足3个月者。

（2）告知：告知患者及家属检查中可能出现的不适感，做好心理准备。

（3）心理护理：制订一定的缓解患者压力的措施，通过肢体语言的形式，有效分散患者注意力。

（4）环境干预：患者在接受检查前，护理人员应带领患者提前熟悉检查室的环境，让患者提前明白机器发出噪声是正常的，并且能够提前接受这一现象；如果出现不适，引导患者通过紧闭双眼来缓解心理恐惧；最后，还应该让患者进入机房前能够正确合理使用耳机，提高工作效率，保证各项工作快捷有效开展。

（5）其他：对于婴儿及躁动患者，遵医嘱适当给予镇静处理。对于危重患者原则上不做MRI检查，如特别需要，应由有经验的医师陪同，并备齐抢救器械和药物，以免发生意外。

2. **检查中** 进行检查时,护理人员要协助患者将体位调整为最佳的姿势并制动。如果做增强 MRI 检查,必须保证患者静脉通路的通畅,减少患者检查的时间,密切观察受检者有无造影剂引起的不良反应,以防意外发生。

3. **检查后** 观察受检者有无不适,协助其缓慢起身,防止直立性低血压。在完成增强 MRI 检查之后,鼓励多喝水,以促进造影剂排出、减轻肾脏损伤。

四、椎管造影

(一)概述

椎管造影又称脊髓造影,是通过将造影剂注入蛛网膜下腔以了解椎管内病变的方法。目前椎管造影主要用于腰椎疾病。

(二)目的与作用

目的是明确脊椎损伤或病变、脊髓受压情况等,判断椎管内损伤的范围。作为常规 MRI 检查的有效补充方法,其通过与 MRI 常规图像相结合,提高对病变的诊断能力。

(三)造影表现

1. 正常表现 正常正位造影可呈节段性变化,在椎弓根水平椎管腔横径最窄,在椎间隙水平管腔横径最宽,并向两侧突出。颈椎间盘水平碘柱显示宽,呈双峰状突起,蛛网膜下腔侧位呈柱状影像,在椎体水平面略向前凸,而在椎间盘水平略向椎管内凹陷。

2. 异常表现

(1)不完全性梗阻:碘柱呈节段性充盈缺损,外观呈串珠状,提示椎管前方后方均有压迫存在。

(2)完全性梗阻:正位上碘柱呈毛刷状,侧位片上呈鸟嘴状,碘柱前方或后方有明显压迹;只能显示椎管狭窄的下界。

(四)椎管造影护理配合及注意事项

1. 检查前 做好知情同意,询问过敏史,严重多种药物过敏者不宜做此检查,防碘剂过敏;做碘过敏试验;禁食 4~6h,可以进食水,检查前饮水 1 000ml 以上;对于需要注射给药的,准备好留置针,开通静脉通路。

2. 检查时 扫描过程中不要随意运动,避免变动体位影响到检查的效果。造影过程中,必须严格观察,处理各种反应,减少事故发生。婴幼儿、烦躁不安及幽闭恐惧症受检者,应给适量的镇静剂或麻醉药物(由麻醉师实施),以提高检查成功率。严格控制造影剂用量,掌握注射速度,防止造影剂外渗,观察局部血管反应。如果发生造影剂毒副反应,立即停止注射,停止扫描,进行抢救,采取对应急救处理。

3. 检查后 完成检查后,需要嘱受检者大量饮水(建议 100ml/h,连续 2d),以促造影剂排出。受检者如需要再次行增强 CT 检查,相邻两次检查最少间隔 3d。

(五)碘造影剂

1. 绝对禁忌证 有碘剂过敏史者;甲状腺功能亢进、严重肾功能不全者。

2. 毒副反应的临床表现及预防处理

(1)轻度反应:全身热感与发痒,结膜充血,少数红疹,头痛、头晕,喷嚏,咳嗽,恶心呕吐等。

处置：应使患者保持安静，做深呼吸动作数次，避免过度紧张。温热感、恶心感一般是药物的毒性作用，可以通过减慢注射速度或暂停注射来缓解，必要时追加地塞米松静脉推注。通过以上处置，患者如症状缓解，可坚持检查继续，否则应立即停止注射药物并结束增强检查，立即通知首诊（管床）医生和急救团队参加抢救工作。

（2）中度反应：全身出现荨麻疹样皮疹，眼睑、面颊、耳部水肿，胸闷、气急，呼吸困难，发声嘶哑，肢体抖动等。

处置：对无高血压、心脏病、甲亢患者，用肾上腺素 0.5ml 皮下注射；地塞米松静脉注射或氢化可的松静脉滴注，给予呋塞米静脉推注促使造影剂迅速排出，补充血容量，注意保暖，给予吸氧，连续监测血压及脉率。

（3）重度反应：面色苍白，四肢青紫，手足厥冷，呼吸困难，手足肌痉挛，血压骤降，心搏停止，知觉丧失，小便失禁等，甚至死亡。

处置：继续上述处置外，立即通知急救团队参与抢救，立即实施胸外心脏按压、人工呼吸，应用心脏起搏器等，对有喉头水肿、窒息、青紫者应考虑气管插管或切开。对于重度反应者，必须分秒力争，才是抢救成功的关键。

五、超声检查

（一）概述

超声检查方法有超声示波诊断、二维超声显像诊断、超声光点扫描和超声频移诊断法，骨科常用超声诊断方法是超声显像诊断法。超声检查是一种无创的检查方法，可测定血流、检查血管。临床上，可在 B 超引导下行肿瘤活检或介入治疗。

（二）目的与作用

B 超在骨科领域中的应用如下：

1. **骨折** 骨折时纵切面骨回声带分离或重叠，多在骨折后方有声影。

2. **骨肿瘤** 超声显示边界较清楚，形态呈半圆、椭圆或弧形光带隆起于骨表面，也可呈不规则或分叶状。骨肿瘤的类型、大小等不同，瘤体实质内可见回声均匀程度不一、强度不等。

3. **脊椎退行性变** 椎间盘突出表现为椎管内增强的光点、光团或光带，后方多无声影。

4. **关节疾病** 可以诊断关节积液。

5. **血管疾病** 利用多普勒超声可以诊断颈动脉、椎动脉及四肢血管的病变。可诊断动脉损伤、动脉硬化性闭塞症、动脉瘤、深静脉血栓、动静脉瘘等疾病。

6. **感染** 急性血源性骨髓炎可见骨膜下脓肿液性暗区，骨膜被掀起、抬高并增厚，周围软组织水肿，回声降低等。慢性骨髓炎显示骨皮质表面粗糙不平、骨膜增生、骨皮质连续性中断并出现缺损、软组织脓肿、有窦道或死骨等。

（三）B 超检查配合与注意事项

在骨科相关部位行超声检查时，应注意保持局部皮肤清洁无污渍，根据不同的部位采取合适的体位。

介入治疗的血管并发症

1. **股动脉穿刺**　并发症包括穿刺点血肿、腹膜后血肿、假性动脉瘤、动静脉瘘、动脉夹层和/或闭塞。

2. **桡动脉穿刺**　并发症包括桡动脉术后闭塞、桡动脉痉挛、前臂血肿、筋膜间隙综合征、假性动脉瘤。

自测题

一、单选题

1. 关于 X 线检查,描述**不正确**的是(C)

A. 育龄妇女须确定自己未怀孕并告知医生,方可进行 X 线检查

B. 检查前需要脱去较多的衣物,只留单层棉质内衣

C. 外伤出血者应先摄片检查,再做止血处理

D. 放射线对人体有害,除急危重症、神志不清、婴幼儿、骨折患者需要家属陪伴外,其他疾病患者的家属请在检查室外等候以免受到辐射伤害

2. 关于 CT 检查配合与注意事项,描述正确的是(B)

A. 检查前空腹 6h,上腹 CT 检查要求空腹 8h

B. 检查前常规测量患者血压,超过 160/100mmHg 慎做

C. 检查前降压药照常服用,有高血压病史者血压控制在 150/90mmHg 以内

D. 糖尿病患者临检查前要测血糖,控制在 7.9mmol/L 以内,有胰岛素注射者暂不要使用

3. 关于碘造影剂轻度反应的临床表现,描述**不正确**的是(D)

A. 皮肤潮红荨麻疹　　　　　　B. 头晕、头痛

C. 灼热感　　　　　　　　　　D. 胸闷、气急

4. 经皮穿刺注入造影剂的椎间盘造影术后患者平卧(C)

A. 4h　　　　B. 2h　　　　C. 6h　　　　D. 1h　　　　E. 12h

二、多选题

1. 关于 CT 检查,描述正确的是(ACE)

A. CT 平扫不需要禁食

B. 要求患者去除关键部位饰物,包括带有金属物质的内衣和各种物品,不包括药膏贴

C. 腹部 CT 检查前不能做其他造影检查

D. 在 CT 检查中如有不适,或发生异常情况,应快速完成检查,然后再告知医生

E. 检查时听从技术人员的指导,如保持体位不动,配合检查进行平静呼吸、屏气等

2. 属于 B 超检查在骨科领域的适应证的是(ABCDE)

A. 骨折　　　　　　　　　　　B. 骨肿瘤

C. 血管疾病　　　　　　　　　D. 感染

E. 关节疾病

第二节 实验室检查

学习目标

1. 了解临床常见骨科疾病围手术期实验室检查项目。
2. 熟悉各种实验室检查项目的意义。
3. 掌握各类标本采集的配合、送检及注意事项。

一、概述

实验室检查是通过物理学、化学和生物学等实验方法,对患者的血液、体液、分泌物、排泄物、组织标本和细胞取样等进行检查获得疾病的病原体、组织的病理形态或器官的功能状态等资料,再结合临床表现进行分析的检查方法。

二、目的与作用

实验室检查对于判定手术条件、了解患者机体功能状态、确定手术治疗时机与判断预后有重要价值。实验室检查结果不仅可以协助诊断、推测预后、制订医疗方案,还可协助护士观察、判断病情和制订护理措施,为形成护理诊新提供线索。本章节对于常规血尿粪的检查不做详细的叙述,只讨论临床常见的骨科围手术期常规检查指标。

三、围手术期常规检查指标

（一）骨折

1. 细菌培养及药敏试验　对开放性骨折患者在清创前后均应做伤口组织及分泌物的细菌培养及药敏试验,以指导临床用药。

2. 血气分析　多发伤患者骨折后发生并发症及死亡的主要原因是脂肪栓塞综合征。测定动脉血 PO_2 是一个非常敏感的指标,可用来判断肺脂肪栓塞的程度及监测对治疗的反应。$PO_2 < 8.0kPa（60mmHg）$代表存在明显的肺功能障碍。发绀很少出现,仅在氧饱和度严重下降时才会看到,只有当 PO_2 降至 75%~85% 时,即毛细血管中还原血红蛋白浓度达 50g/L 才会出现发绀。在综合征早期阶段可有血小板减少,血细胞比容也降低。

3. 肾功能衰竭的检测　严重创伤后休克多见,监测尿量为最基本手段,少尿为肾功能衰竭的"警报"。尿量 <400ml/d 或 <20ml/h 为少尿,尿量 <50ml/d 为无尿,尿量 0ml/d 为完全无尿。尿素氮、肌酐、尿常规、尿比重、尿钠等指标对监测肾功能及鉴别肾前性氮质血症及急性肾功能衰竭很重要。

4. **弥散性血管内凝血（DIC）的检测** DIC 是多种危重病的并发症,多发伤、多发性骨折亦多见。常用诊断指标包括血小板计数减少、凝血酶原时间延长、纤维蛋白原水平下降及D-二聚体升高等。

5. **血常规、血沉、C 反应蛋白** 有助于检测术后有无感染。

6. **尿常规、尿沉渣镜检及尿培养** 检测有无尿路感染。

7. **痰培养及药敏试验** 检测有无肺部感染。

（二）断肢（指）再植术

1. **肾功能检测** 急性肾功能衰竭是断肢再植最严重的并发症。

2. **凝血功能检测** 抗血栓治疗是提高小血管吻合通畅率,减少血管危象不可忽视的重要措施,应动态监测凝血功能变化,确保抗凝治疗安全有效。

3. **血液细菌培养** 高热时确定是否有菌血症。

（三）骨与关节化脓性感染

1. **血培养** 骨与关节化脓性感染患者如果出现发热,建议进行血培养。注意需要在使用抗菌药物前抽血,才可能得到较高的阳性率。

2. **细菌学检查** 对疑似感染的伤口取伤口分泌物进行细菌学检查。

3. **C 反应蛋白** 主要用于术后再感染的检测及预后的监测,根据 C 反应蛋白水平的变化决定抗感染药物的剂量。

4. **分枝杆菌培养** 感染关节穿刺液直接涂片找到抗酸杆菌或培养结核菌阳性,即可明确诊断。

（四）骨肿瘤

1. **血清白蛋白检测** 多发性骨髓瘤患者总蛋白增高。

2. **碱性磷酸酶（ALP）检测** 良性骨肿瘤如骨软骨瘤、软骨瘤,病变范围小,碱性磷酸酶及血钙、磷均正常,如恶变,则碱性磷酸酶可增高。

3. **骨碱性磷酸酶检测** 恶性肿瘤骨转移时,主要见于前列腺癌的成骨性转移和乳腺癌的溶骨性转移,可引起骨碱性磷酸酶升高。

4. **酸性磷酸酶（ACP）检测** 总酸性磷酸酶升高可作为前列腺癌、骨疾病或者单核吞噬细胞系统疾病的指标。

（五）类风湿性关节炎

1. **血沉** 是一种判定炎症活动度的可靠指标。

2. **类风湿因子** 检测方法大多是测定 IgM 型类风湿因子,一些小分子类风湿因子不能用常用的试验方法检出,因此,20%~30% 的类风湿性关节炎患者,其类风湿因子检测始终保持阴性。

3. **抗角蛋白抗体（AKA）** 可见于早期类风湿性关节炎患者,其阳性率为 60%~73%。

4. **组织相容性抗原** HLA-B27 是人类白细胞抗原,90% 以上的强直性脊柱炎患者中,HLA-B27 呈阳性。

5. **抗核抗体（ANA）** 90% 以上的系统性红斑狼疮患者抗核抗体为阳性。

6. **狼疮细胞（LE 细胞）** 可见于约 70% 的系统性红斑狼疮患者,也可见于 10% 左右的类风湿性关节炎患者。

7. **补体** 血清补体一般正常,但在重症患者或在伴有严重关节外病变者,补体可升高或降低。

8. 冷球蛋白　可见于类风湿性关节炎、干燥综合征、系统性红斑狼疮、血管炎等多种疾病。

（六）关节置换术

血浆 D- 二聚体正常的患者可排除血栓性疾病，D- 二聚体升高的患者可通过彩色多普勒超声检查双下肢深静脉情况。

（七）脊柱脊髓疾病

细菌培养主要包括血培养、脓液培养、伤口分泌物培养、结核分枝杆菌培养及药敏试验。硬脊膜外脓肿细菌培养 90% 以上为阳性，金黄色葡萄球菌是常见的致病菌，60% 的患者血培养为阳性，17% 的患者腰椎穿刺脑脊液培养为阳性。

（八）骨移植术

骨移植术是骨科临床常用的手术，主要适用于治疗骨折不连接或延迟连接，外伤或肿瘤切除后所遗留的骨缺损，关节融合及关节及肢体功能重建等。

1. 肝炎全项检测　由于有许多肝炎疾病可由骨髓传播，必须严格规定骨库供骨者的禁忌证。

2. 抗 HIV 抗体检测　获得性免疫缺陷综合征可由骨髓传播，必须严格规定骨库供骨者的禁忌证。

3. 细菌培养　采骨保存前应行骨及骨髓标本细菌培养（包括厌氧菌培养），避免引发感染使植骨失败。

四、标本采集注意事项

（一）血液标本采集

实验室检查主要是临床化验检查，需要早晨采取空腹血，人体在清晨基础状态平稳，测定结果较为真实可靠。

（二）尿液标本采集

尿常规检查以留取清晨第一次尿液最为理想；留取中段尿做尿常规检查，要避免尿道口炎症、白带等污染尿液影响检查结果；留取的尿液标本应在 1h 内送检；女性患者月经期一般不宜留取尿液送检，以免经血造成血尿的假象。

（三）粪便标本采集

采集新鲜粪便（3~5g）放入清洁、干燥、无吸水性的有盖容器送检，不可混有尿液及消毒剂。隐血试验检查时，嘱患者收集标本前 3d 禁食动物性及含过氧化物酶类物质，并禁服铁剂及维生素 C 等。

（四）痰液、鼻咽腔分泌物标本采集

1. 准备无菌痰盒或痰杯。一般检查应采集清晨第一口痰。患者晨起用清水反复漱口，然后用力咯出气管深处痰液（不要从咽部或口腔咳出的痰），盛于无菌痰杯内，盖紧盖，立即送检（不应超过 2h）。注意样本内切勿混入唾液及鼻咽分泌物。

2. 鼻咽腔分泌物采集时，嘱患者张口，用压舌板压低舌根，以消毒棉棒在鼻咽部拭取，立即送检。鼻咽部涂片还可查找脱落的癌细胞，如其阳性，有助于鼻咽癌的诊断。

（五）标本送检注意事项

1. 不同类型的标本有不同的保存时间，应根据要求及时采集。

2. 一些标本需要在特定的环境条件下保存，如冷藏或冷冻，送检前应确保标本的储存条件符合要求,并妥善包装,以防止破损和泄露。

3. 标本送检时,应注意温度要求和送检时限。

4. 标本运送时,要选择合适的运输方式,以防止标本的损坏和变质。

▎自 测 题

一、单选题

1. 强直性脊柱炎特异性实验室检查项目是(C)

A. 抗 O
B. 血沉

C. HLA-B27
D. 类风湿因子

E. C 反应蛋白

2. 下列哪项实验室检查所见**不符合**多发性骨髓瘤表现(D)

A. 高钙血症
B. 高尿酸血症

C. 血清白蛋白正常或减低
D. 异常免疫球蛋白增多,以 IgM 型为主

E. 尿中出现本周蛋白

3. 化脓性关节炎早期诊断最有价值的辅助检查是(C)

A. 白细胞计数
B. 血培养

C. 关节腔穿刺,关节液检查
D. 关节镜检查

E. X 线检查

4. 关于骨肉瘤的实验室检查结果,描述正确的是(D)

A. 酸性磷酸酶活性降低
B. 酸性磷酸酶活性增高

C. 碱性磷酸酶活性降低
D. 碱性磷酸酶活性增高

E. 碱性磷酸酶活性不变

5. 类风湿性关节炎最可能出现异常的实验室检查是(B)

A. 红细胞计数
B. 血沉

C. 找到红斑狼疮细胞
D. 类风湿絮状沉淀试验

E. 补体

二、多选题

1. 风湿性关节炎实验室检查项目有(ABCE)

A. 血沉
B. 类风湿因子

C. 抗角蛋白抗体
D. 血浆 D- 二聚体

E. 冷球蛋白

2. 关于围手术期检查指标,描述正确的是(ABCE)

A. $PO_2<8.0kPa$(60mmHg)代表存在明显的肺功能障碍

B. 细血管中还原血红蛋白浓度达 50g/L 才会出现发绀

C. 尿量 <400ml/d 或 <20ml/h 为少尿

D. 多发性骨折患者不易发生 DIC

E. C 反应蛋白主要用于术后再感染的检测及预后的监测

(冯乐玲 宁宁 高远)

第六章　骨科常用护理技术

第一节　石膏固定术

学习目标

1. 了解石膏固定的目的及作用。
2. 熟悉石膏固定的操作流程。
3. 掌握石膏固定的护理常规。

【定义】

石膏固定术是利用无水硫酸钙吸收水分后的强塑性,制造骨折患者所需要的石膏模型,以达到固定骨折、制动肢体等治疗目的的一种医疗技术。其具有价格便宜、使用方便、便于搬运、无须经常更换等优势。其缺点为干固后缺乏弹性,不能随意调节松紧度。

【目的】

1. 维持骨折整复后及关节脱位复位后的固定,或保持患肢的特殊位置。
2. 手术修复周围神经、血管、肌腱断裂或损伤后的固定。
3. 患肢行局部牵引时的辅助治疗。
4. 肢体严重创伤时的固定。
5. 骨及关节急、慢性炎症及肢体软组织急性炎症时的局部制动。
6. 畸形的预防矫正治疗及矫形术后的固定。

【分类】

（一）按照石膏形状分类

1. **石膏托**　将石膏附着于肢体的一侧,再用纱布绷带包扎使之固定成型。主要适用于轻型损伤或肢体明显肿胀、有血液循环障碍危险,或开放性手术后、各种急性炎症和骨关节手术后的患者。

2. **石膏管型**　将石膏绷带沿骨折部位环形缠绕呈管状,主要用于需要固定的患者。

（二）按照石膏固定部位分类

1. **躯干部石膏**　已逐渐被躯干外固定支具所代替。

2. **四肢石膏**　前臂石膏和长臂石膏;短腿石膏和长腿石膏。

3. **特殊类型石膏**　肩人字石膏;髋人字石膏。

（三）石膏使用范围

1. **肱骨、肩关节**

（1）功能位:外展 40°~50°,前屈 30°,肘关节屈 90°,肘与前胸平齐,前臂稍旋前。

（2）固定范围：肩关节石膏，包括胸、肩、上臂、肘及前臂，女性应托起乳房，以免受压。

2. 尺桡骨、肘关节

（1）功能位：一侧屈 90°；若固定双侧，一侧 110°、一侧屈 70°，臂中立位。

（2）固定范围：自腋部起，下达手掌远侧横纹。

3. 手部、腕关节

（1）功能位：腕背屈 20°~30°，手半握拳，拇指对掌。

（2）固定范围：肘下至手掌远侧横纹。

4. 指骨、指关节

（1）功能位：掌指关节屈 60°，指间关节屈 30°~45°。

（2）固定范围：前臂至指。

5. 股骨、髋关节

（1）功能位：一侧屈 15°~20°，外展 10°~15°，旋转中立位。

（2）固定范围：髋人字石膏，自乳头至足趾，必要时包括对侧髋关节，下达膝上部。

6. 胫腓骨、膝关节

（1）功能位：屈膝 10°。

（2）固定范围：大腿根至足趾。

7. 跟骨、踝关节

（1）功能位：中立位，无内收外旋。

（2）固定范围：小腿至足趾。

【护理】

（一）体位护理

四肢石膏固定者，将患肢抬高，以利于静脉血液和淋巴回流，预防并减轻肢体肿胀。上肢可用悬臂吊带，下肢可用软枕或下肢抬高垫，使患处高于心脏 20cm。下肢石膏注意悬空足跟，防止受压；髋人字石膏可用软枕垫起腰部，悬空臀部。

（二）石膏护理

1. 促进石膏干燥　可适当提高室温，局部用烤灯、红外线照射，吹风机吹干等，注意安全，避免灼伤。未干固的石膏需要覆盖被服时，应使用支被架托起。

2. 保持石膏清洁　防止水、分泌物及大小便等弄湿或污染石膏，避免污染物刺激石膏固定部位的皮肤。如石膏表面被污染，可用毛巾蘸少许肥皂水或清水擦净，水分不宜过多，以免石膏软化。

3. 防止石膏断裂　刚固定石膏者，尽量避免搬动，可用手掌托住石膏，忌用手指捏压，防止留下凹陷或影响石膏的塑形而产生压力性损伤。

（三）皮肤护理

1. 保持石膏末端暴露的手指（足趾）、指（趾）甲的清洁，便于观察末梢血运。

2. 保持床单位干燥整洁无碎屑，避免骨隆突处发生压力性损伤。

3. 当石膏内皮肤瘙痒时，查看皮肤情况，以免皮肤破损，继发感染。

（四）肢体的观察

注意观察患肢末梢的血运、皮肤颜色、温度、肿胀、感觉及运动情况。正常时患肢末端颜色红润，无麻木或进行性疼痛，发现异常及时汇报医生处理。

（五）石膏内出血的观察

石膏内有伤口的患者,石膏固定后要观察其表面有无渗血。可用记号笔标记出石膏上血迹的边界,并注明时间,如发现血迹边界短时间内不断扩大,并伴有血压、脉搏等变化,提示有活动性出血的可能,立即汇报医生,及时处理。

（六）功能锻炼

石膏固定当天,指导患者进行石膏内肌肉的收缩练习,防止肌肉萎缩,同时促进血液循环。加强未固定关节的主动运动,鼓励患者活动石膏固定肢体近端及远端的关节,防止关节僵硬。石膏拆除后,加强关节功能锻炼。病情允许者,鼓励其下床活动。

（七）并发症的预防和护理

1. 血液循环障碍　石膏固定后,肿胀的肢体受压可导致血液循环障碍。患肢抬高,高于心脏 20cm,以利于静脉血液和淋巴回流;密切观察患肢情况,如出现患肢肿胀明显、肢端发白、疼痛难忍、皮温较健侧低、感觉迟钝及足背动脉或桡动脉搏动减弱,立即通知医生处理。

2. 骨筋膜隔室综合征　好发于前臂掌侧和小腿,一旦发现患者肢体血液循环受阻或神经受压的征象,立即放平肢体,尽早切开减压,以挽救患者的肢体和生命。

3. 石膏综合征　石膏固定时不宜过紧,上腹部应充分开窗;调节室温为 25℃左右,湿度为 50%~60%;少量多餐,避免过快过饱及进食产气多的食物。发生轻度石膏综合征,可通过调整饮食、充分开窗等处理,若未见好转,应立即拆除躯干石膏。

4. 压力性损伤　石膏绷带过紧或凹凸不平等原因可导致被固定的肢体发生压力性损伤,石膏固定时,衬垫要适宜,尤其是骨隆突和关节处;石膏边缘修剪整齐,避免卡压和摩擦皮肤;重视患者主诉,如出现某一部位持续性疼痛,可能是压力性损伤的早期表现,及时汇报处理。

5. 其他　部分石膏固定术患者需要长期卧床,因此还可能出现坠积性肺炎、便秘、泌尿系感染等症状,应加强观察,及时处理。

【操作流程与注意事项】

（一）操作流程

1. 操作前准备

（1）核对患者信息及骨折部位,向患者说明石膏固定的目的和注意事项,取得患者配合。

（2）评估需固定部位皮肤有无伤口、感染、温度及颜色的改变;清洗患肢皮肤,无须备皮,有伤口者予以换药并进行包扎。

2. 用物准备　包括石膏绷带、石膏衬垫、手套、绷带、石膏剪。

3. 操作流程

（1）备齐用物,推车至患者床旁;关闭门窗,大房间屏风遮挡。

（2）再次核对患者信息及骨折部位。

（3）将肢体摆放于功能位或所需要的特殊位置。

（4）骨隆突处加衬垫保护软组织,保护畸形纠正后固定的着力点,预防肢体末端发生血液循环障碍。

（5）操作者戴手套,打开石膏绷带,并浸入温水,待石膏不再冒气泡后取出,挤出多余水分。

（6）确保肢体位置正确，一手握住石膏绷带，另一手将石膏绷带开端部位抚贴在患者肢体上，四肢石膏应露出指（趾）端。塑形后将绷带从肢体近侧向远侧缠绕，遇关节处以"8"字缠绕，绷带保持平整，使石膏与肢体外形贴合。

（7）搬动时只能用手掌托起石膏而不能用手指，以免形成压迫点。

（8）待石膏风干，在石膏外注明石膏固定的日期；有伤口的位置需要标明或将开窗位置标示出来。

（9）耐心倾听患者主诉，有不适及时调整。

（10）指导患者进行肌肉收缩练习，防止肌肉萎缩。

（11）整理用物，交代注意事项。

（二）注意事项

1. 皮肤应清洗干净，避免用尖锐物品搔抓。

2. 肢体或关节需要固定在功能位或所需要的特殊位置上。

3. 扶持肢体时尽量用手掌托，忌用手指抓、提，防止变形。

4. 包扎石膏时不宜过紧或过松。

5. 四肢石膏固定应将指（趾）端露出，以便观察血运、感觉和运动能力。

6. 石膏固定完毕后，可用记号笔在石膏上写明上石膏和拆石膏的日期。

知识拓展

石膏外固定术的历史变迁

石膏外固定术，是骨科重要的治疗手段，其他任何治疗方式都不能将其完全取代。石膏外固定材料由最早的石膏粉、缠绕式石膏绷带到新式树脂玻璃纤维绷带；与传统的石膏材料相比，高分子石膏绷带在塑形能力上毫不逊色，还具有轻便、透气、透X线等优点。

自 测 题

一、单选题

1. 关于石膏绷带包扎，叙述正确的是（D）

A. 患者保持中立位 　　　　　　　B. 范围必须跨过两个关节

C. 边缘部分不必修齐 　　　　　　D. 包扎时动作敏捷，用力要均匀

2. 关于石膏固定，说法**错误**的是（A）

A. 患肢制动，避免石膏移位 　　　B. 可用吹风机促进石膏干固

C. 可用手掌托扶 　　　　　　　　D. 注意观察患肢的末梢血运

3. 骨筋膜隔室综合征好发于（A）

A. 前臂掌侧和小腿 　　　　　　　B. 髋部骨折

C. 寰椎骨折 　　　　　　　　　　D. 踝部骨折

4. 关于使用石膏绷带的准备工作，描述正确的是（A）

A. 使用宽度适宜的石膏绷带　　　　B. 浸泡石膏绷带的水温为 50~60℃

C. 水中加入明矾促使凝固加快　　　D. 取出后不用将多余水分挤出

5. 石膏综合征的主要护理措施**不包括**（B）

A. 石膏固定时不宜过紧

B. 上腹部石膏固定应充分

C. 少量多餐,避免过快过饱及进食产气多的食物

D. 调节室温为 25℃左右,湿度为 50%~60%

二、多选题

1. 骨折石膏固定的特有并发症是（ABC）

A. 远端肢体肿胀　　　　　　　　　B. 开放性伤口感染

C. 远端肢体缺血　　　　　　　　　D. 皮肤糜烂、水疱

E. 压迫性损伤

2. 石膏绷带固定的并发症有（ACE）

A. 急性胃扩张　　　　　　　　　　B. 皮肤过敏、水疱

C. 局部压力性损伤　　　　　　　　D. 关节强直

E. 远端肢体肿胀

第二节　牵　引　术

学习目标

1. 了解牵引的目的及作用。

2. 熟悉不同部位牵引的操作流程和注意事项。

3. 掌握牵引的护理要点。

【定义】

牵引术是通过牵引装置,利用持续的适当牵引力和对抗牵引力的作用,使骨折、脱位整复和维持复位,挛缩畸形肢体矫正的治疗方法。

【目的】

1. 骨折复位,矫正移位。

2. 稳定骨折断端、止痛、便于骨折愈合。

3. 使脱位的关节复位,并防止再脱位。

4. 减轻脊髓和神经压迫症状（适用于轻、中度腰椎间盘突出症）。

5. 矫正和预防关节屈曲挛缩畸形。

6. 肢体制动,减轻局部炎症扩散。

7. 解除肌肉痉挛,改善血液循环,消除肢体肿胀。

【分类】

（一）皮牵引

皮牵引又称间接牵引,适用于小儿及年老体弱皮肤完好者,牵引重量不超过 5kg,牵引时间一般为 2~4 周。主要包括以下几种牵引方式:胶布牵引、双下肢悬吊牵引、海绵带牵引。

（二）骨骼牵引

骨骼牵引又称直接牵引,将钢针穿入骨骼的坚硬部位,通过牵引钢针直接牵拉骨骼。骨牵引力量较大,持续时间长,能达到有效调节的目的。因是有创操作,有感染的可能。主要包括以下几种牵引方式:尺骨鹰嘴牵引（牵引重量为体重的 1/20~1/15）;股骨髁上牵引（牵引重量为体重的 1/10~1/7）;跟骨牵引（牵引重量为体重的 1/15~1/12）;颅骨牵引（牵引重量为体重的 1/12）;胫骨结节牵引（牵引重量为体重的 1/10~1/7）;头环牵引。

（三）兜带牵引

兜带牵引是利用布带或布兜拉住身体某处进行牵引。主要包括以下几种牵引方式:

1. 颌枕带牵引　牵引重量一般不超过 5kg,常用于颈椎骨折、脱位和颈椎结核、颈椎病等。

2. 骨盆牵引　一侧牵引重量一般不应超过 10kg,以患者感觉舒适为宜,足侧床脚垫高 15cm。常用于腰椎间盘突出症的治疗。

3. 骨盆悬吊带牵引　牵引重量以臀部抬离床面 5cm 为宜,常用于骨盆骨折的复位固定。

【护理】

（一）心理护理

1. 做好解释工作,安慰、鼓励患者,消除紧张情绪。

2. 关心体贴患者,做好各项基础护理,使患者舒适。

3. 耐心倾听患者主诉,适时止痛。

4. 获得家庭支持,使患者得到家庭的温暖与支持。

（二）保持有效牵引

1. 抬高床尾 15~30cm,保持反牵引力。

2. 保持牵引锤悬空,距离地面 15~20cm,避免接触地面或中途受阻。

3. 牵引重量不得随意增减。

4. 牵引绳与患肢纵轴线平行,不可随意放松牵引绳,避免外物压盖牵引绳。

5. 保持患肢外展中立位,避免肢体末端抵住床栏。

6. 对于长期牵引的患者,定期监测肢体长度,避免过度牵引,造成骨不愈合。

（三）维持有效血液循环

重视患者主诉,密切观察并详细记录患者患肢皮肤颜色、温度、感觉、动脉搏动及足趾、踝关节、膝关节活动情况,与牵引术前严格进行对照,发现异常及时报告医生处理。术后抬高患者患肢,以利于静脉回流,防止肢体肿胀。

（四）牵引局部护理

1. 保持骨牵引针清洁,牵引针孔处每天乙醇消毒 2 次,并用无菌纱布覆盖。

2. 牵引针孔处已形成的血痂不可随意去除,可有效防止细菌入侵。

3. 皮牵引患者应定时观察牵引局部皮肤状况。

4. 观察牵引针孔处皮肤状况,如出现红、肿、热、痛,应及时汇报医生处理。

5. 如牵引针有滑动移位,应消毒后再予以调整,保持两侧长度相等。

（五）并发症的预防和护理

1. **肌肉萎缩、关节僵硬**　指导患者进行针对性功能锻炼,利用床架上拉环练习上肢肌肉和进行抬臀运动。进行主动肌肉舒缩、关节活动等,辅以肌肉按摩和关节的被动运动,以促进血液循环,维持关节的正常活动度。

2. **压力性损伤**　每班检查皮肤和骨隆突处,防止出现水疱及压力性损伤,发现异常及时处理。

3. **肺部感染**　指导患者用拉手进行抬臀运动;定时叩背,鼓励患者每日进行深呼吸、咳痰练习,增强通气功能,使痰液及时咳出,预防坠积性肺炎的发生,必要时可用祛痰剂或雾化吸入。

4. **便秘**　卧床期间多饮水;避免辛辣刺激性食物,多食粗纤维食物;腹部环形按摩,以促进肠蠕动;必要时口服药物治疗。

5. **足下垂**　下肢水平牵引时,踝关节呈自然足下垂,平时应用足底托或棉垫等物体将足底垫起,保持踝关节 90° 功能位,防止压迫腓总神经,如患者出现足背伸无力,则为腓总神经损伤的表现,应及时检查并去除原因。

【**操作流程与注意事项**】

（一）皮牵引操作流程

1. **操作前准备**

（1）核对患者信息及骨折部位,向患者说明牵引的目的和注意事项,取得患者配合。

（2）评估需牵引部位皮肤有无伤口、感染、温度及颜色的改变;清洗患肢皮肤,无须备皮,有伤口者予以换药并进行包扎。

2. **用物准备**　包括牵引套、牵引绳、牵引架、滑轮、牵引锤、软质长毛巾、软枕。

3. **操作流程**

（1）核对医嘱及牵引锤重量,洗手。

（2）备齐用物,推车至患者床旁,关闭门窗,大房间屏风遮挡。

（3）再次核对患者信息及骨折部位。

（4）固定病床,协助患者平卧位。

（5）松开被尾,暴露患肢,一名操作者站在患者床尾,一手托住患者膝关节,一手握住踝关节,向下牵拉,将患肢轻轻抬离床面 10cm。

（6）另一人迅速将牵引套平铺于床上,测量长度,暴露膝关节（牵引套上缘位于大腿中上 1/3 处,下缘至踝关节上 3 横指,暴露踝关节）。

（7）将白毛巾铺于牵引套内,轻轻放下患肢,用毛巾包裹患肢。

（8）粘贴皮牵引套上的尼龙粘扣（松紧以 1~2 指为宜）。

（9）再次抬起患肢,给予患者膝下垫软枕,软枕上端过膝,下端暴露足跟,保持患肢外展中立位。

（10）拴牵引绳,检查绳扣是否可靠。

（11）系牵引锤,遵医嘱调节牵引重量（一般不超过 5kg）。

（12）过程中观察患者反应,患肢感觉、运动、皮温、血运等情况。

（13）整理用物,交代注意事项,指导功能锻炼。

（二）皮牵引注意事项

1. 下肢保持外展中立位　膝关节和踝关节下垫软枕,防止关节僵直和压力性损伤。指导患者做踝泵运动,定时观察患肢足背伸、跖屈功能,定时按摩腓骨小头处皮肤,防止腓总神经受压,引起足下垂。

2. 防止皮肤完整性受损　保持适宜牵引重量,防止牵引过重,损伤踝及足后跟皮肤。

3. 检查牵引效果　检查牵引位置、牵引力线是否正确;包扎松紧是否合适;牵引绳与滑轮是否合槽;牵引锤是否触地;告知患者不可随意移动牵引装置,自行增减牵引重量等。

（三）骨骼牵引操作流程

1. 操作前准备

（1）核对患者信息及骨折部位,向患者说明牵引的目的和注意事项,取得患者配合。询问患者过敏史(是否有利多卡因过敏史)。

（2）评估需牵引部位皮肤有无伤口、感染、温度及颜色的改变;清洗患肢皮肤,颅骨牵引者须先将头发剃去。

2. 用物准备

（1）换药包、无菌手套 2 副、无菌纱布、无菌纱球、2% 碘酊、75% 乙醇。

（2）克氏针(颅骨牵引弓)、电钻、牵引绳、牵引架、滑轮、牵引锤。

（3）10ml 注射器 1~2 个, 2% 盐酸利多卡因 10~20ml。

（4）软质长毛巾、软枕、记号笔。

3. 操作流程

（1）核对医嘱及牵引锤重量,洗手,戴口罩。

（2）备齐用物至患者床旁,关闭门窗,人房间屏风遮挡。

（3）再次核对患者信息及骨折部位。

（4）取合适体位(颅骨牵引者取平卧位)。

（5）暴露牵引部分,选取进针位置并标记。

（6）手卫生,戴无菌手套,消毒皮肤(碘酊消毒,以针孔为中心 2 次,直径范围为 5cm,由内向外待干,乙醇脱碘)。

（7）注射利多卡因,待药物起作用后更换手套进行钻孔。

（8）调整牵引弓位置,拧紧螺丝,无菌纱球或敷料覆盖针孔,以防感染。

（9）调整有效体位(牵引部位抬高 30°,下肢牵引者患肢外展中立位、足跟垫空,颅骨牵引者头颈肩保持轴线位,两侧固定)。

（10）拴牵引绳,检查绳扣是否可靠。

（11）系牵引锤,遵医嘱调节牵引重量。

（12）过程中观察患者反应,患肢感觉、运动、皮温、血运等,颅骨牵引者注意患者有无胸闷、憋气等症状。

（13）整理用物,交代注意事项,指导功能锻炼。

（四）骨骼牵引注意事项

1. 每日检查牵引弓,并拧紧螺丝;防止牵引脱落。

2. 牵引锤保持悬空,牵引重量不可随意增减或移去,下肢骨折一般取体重的 1/10~1/7,上肢骨折一般取体重的 1/20~1/15,以免影响骨折的愈合。

3. 牵引绳不可随意放松,也不应有其他外力作用,以免影响牵引力。

4. 保持对抗牵引力量,颅骨牵引时应抬高床头,下肢牵引时应抬高床尾 15~30cm。

5. 牵引针孔皮肤,每日用乙醇消毒 2 次并用无菌纱布覆盖,针孔如有分泌物应擦去,防止皮肤化脓或感染。

6. 牵引针偏移时,局部消毒后再调整或通知医生,不可随手将牵引针推回。

7. 注意预防压力性损伤。

知识拓展

常见骨骼牵引操作部位及适用范围

1. 颅骨牵引 连接两耳外耳道,做头部冠状线,再做头顶正中矢状线相交,以此为中点在冠状线上放颅骨牵引弓,两钉齿的位置即为颅骨钻孔部位;适用于颈椎骨折、脱位,特别是伴脊髓损伤者。

2. 股骨髁上牵引 在髌骨上缘2cm处或内收肌结节上两横指处,由内向外进针,防止进针时损伤股动脉;适用于骨盆、股骨颈骨折。

3. 胫骨结节牵引 胫骨结节顶端下、后各2cm处由外向内进针;适用于股骨颈、股骨粗隆间、股骨干、骨盆、髋臼骨折。

4. 跟骨牵引 内踝尖与跟骨后缘连线中点由内向外进针;适用于胫骨、胫腓骨骨折。

自测题

一、单选题

1. 皮牵引适用于（D）

A. 老年人   B. 青枝骨折

C. 成人股骨干骨折   D. 儿童骨折

2. 颈椎病颌枕带牵引重量最大**不超过**（A）

A. 6kg   B. 5kg   C. 10kg   D. 3kg

3. 下肢骨折牵引重量一般为（A）

A. 体重的 1/10~1/7   B. 体重的 1/20~1/15

C. 体重的 1/8~1/5   D. 体重的 1/12~1/10

4. 牵引的目的**不包括**（D）

A. 矫正移位   B. 减轻脊髓压迫

C. 关节复位   D. 预防骨质疏松

二、多选题

1. 牵引的护理内容包括（ABCD）

A. 避免牵引针左右移动   B. 牵引针孔处每天消毒 2 次

C. 鼓励患者进行功能锻炼   D. 下肢牵引时患肢保持外展中立位

E. 针孔处血痂可随意去除

2. 颌枕带牵引的优点有（ABCDE）

A. 解除痉挛

B. 增大椎间隙

C. 减少椎间盘压力

D. 减轻对神经根的压力和对椎动脉的刺激

E. 使嵌顿于小关节内的滑膜皱襞复位

第三节 支具的使用

学习目标

1. 了解支具的目的及作用。
2. 熟悉支具佩戴的操作流程和注意事项。
3. 掌握支具佩戴的护理。

【定义】

支具是一种置于身体外部,旨在限制身体的某项运动,从而辅助手术治疗的效果,或直接用于非手术治疗的外固定,又称矫形器,是一种以减轻四肢、脊柱、骨骼肌肉系统的功能障碍为目的的体外支撑装置。

【目的】

1. 固定肢体,减轻疼痛,缓解肌肉痉挛,促进炎症消退,促进骨折愈合。
2. 限制关节异常活动,以改善肢体功能。
3. 矫正畸形,或预防畸形的发生和加重。
4. 减少肢体局部承重,促使病变愈合。
5. 帮助肢体功能障碍的患者进行肌肉锻炼,恢复部分生活自理能力和工作能力。

【分类】

（一）上肢支具

1. **肩部支具** 用于保持肩关节外展位,防止肩胛骨内收、下垂。
2. **肘部支具** 用于固定、保持肘关节功能位,预防、矫正畸形。
3. **手、腕部支具** 用于指屈、伸肌腱断裂者,保持腕关节功能位,防止屈肌挛缩;正中神经损伤后,协助完成指关节屈伸及拇指对掌运动等。

（二）下肢支具

1. **长腿支具** 目前临床较为常见的是膝关节数字卡盘调节式支具,用于保护、稳定膝关节的同时,保证半月板缝合术后早期安全开展康复锻炼。另外,长腿支具还适用于需要增加膝、踝关节稳定性的各类患者。
2. **短腿支具** 主要用于控制踝关节运动,预防足下垂。

3. **矫形鞋** 主要用于矫正足部畸形、扩大足部负重面积、稳定关节。常见的有平足鞋、内翻矫形鞋等。

（三）脊柱支具

脊柱支具主要包括颈托、头颈胸矫形器、胸腰部支具、腰围等，用于矫正脊柱畸形，或起到脊柱外固定支撑作用。

【护理】

（一）一般护理

1. 护理人员应掌握支具的使用方法、目的、作用及注意事项，使用支具前要向患者讲解使用目的，演示正确的使用方法。

2. 支具佩戴位置要准确，松紧要适度，过紧易出现压力性损伤，过松则达不到制动的目的。

3. 注意观察支具是否合体，各种固定系带是否牢固，对软组织有无卡压，对皮肤有无过度摩擦等。

4. 保证支具有效固定，注意观察矫形支具使用后的治疗效果，以便及时调整或更换新的支具。

5. 注意皮肤的清洁。

6. 鼓励患者参加力所能及的户外活动，保持良好的心情，促进食欲，增强体质，防止各种并发症的发生。

（二）并发症的护理

1. **骨折端移位** 骨折移位的原因主要有支具固定松弛、去除支具过早、功能锻炼不正确等，对患者及家属做好宣教，讲解正确的患肢摆放位置、支具固定及功能锻炼方法，使患者正确掌握并积极配合，不得擅自去除支具，并定期复查。

2. **血管神经损伤** 支具过紧时，可引起局部血液循环障碍，骨隆突邻近的神经更易受压，引起麻木、针刺感、肌无力，甚至瘫痪。密切观察患肢疼痛、肿胀、皮肤温度及颜色、感觉、运动等的变化，及时发现血液循环障碍及神经功能损伤的早期症状，一旦发现，立即解除支具，及时通知医生，查明原因并妥善处理。

3. **肌肉萎缩、关节强直** 长期使用支具会导致活动减少、肌肉萎缩、肌力下降。评估患者目前的肌力水平，制订合适的功能锻炼计划。采用主动运动或抗阻力运动，如股四头肌收缩训练、直腿抬高训练、腰背肌训练，并加强各关节的活动，维持良好的关节活动范围。

4. **压力性损伤** 可因支具大小、松紧不适、边缘粗糙、坚硬或衬垫不当等，使肢体局部组织长时间受压而发生坏死。佩戴支具时，在易受压部位夹衬棉垫，注意观察使用支具的局部情况，如患者主诉疼痛等不适，应松开支具认真检查。可定时按摩受压部位的皮肤，逐渐延长按摩的时间间隔。

5. **呼吸功能下降** 长期使用胸腰椎支具会影响肺活量、功能残气量等肺功能指标，导致呼吸功能下降。指导患者每天做深而慢的呼吸运动，有效咳嗽。

【操作流程与注意事项】

（一）颈托的佩戴

1. **操作前准备**

（1）核对患者信息及骨折部位，向患者说明佩戴颈托的目的和注意事项，取得患者配合。

（2）评估颈托佩戴部位皮肤有无伤口，有伤口者评估伤口有无渗出，敷料污染、潮湿应先换药。

2. 用物准备　根据患者病情及颈部的粗细,选择合适的颈托 1 个;两条软质白毛巾。

3. 操作流程

(1)核对医嘱,洗手。

(2)备齐用物,检查颈托无老化,尼龙粘扣牢固。

(3)携用物至患者床旁,关闭门窗,大房间屏风遮挡。

(4)再次核对患者信息。

(5)将毛巾置于颈托内,以防止皮肤受压。

(6)协助患者侧卧(轴线翻身),将垫好毛巾的后托置于患者颈后,双手从患者颈部两侧扶住后托,协助患者平卧。

(7)将前托置于患者颈前,两侧置于后托上,粘贴尼龙粘扣。

(8)整理用物,交代注意事项。

(9)摘除颈托(先协助患者取平卧位,按与佩戴程序相反的顺序摘除)。

(二)颈托佩戴的注意事项

1. 选择合适型号。

2. 调整松紧以使颈部能小范围活动(一指松紧为宜),不妨碍吞咽、呼吸。

3. 后托上缘距耳垂约 1cm,下颌位于前托正中托槽内。

(三)腰围的佩戴

1. 操作前准备

(1)核对患者信息及骨折部位,向患者说明佩戴腰围的目的和注意事项,取得患者配合。

(2)评估腰围佩戴部位皮肤有无伤口;有伤口者评估伤口有无渗出,敷料污染、潮湿应先换药。

2. 用物准备　根据患者病情及腰部的粗细,选择合适的腰围;两条软质白毛巾。

3. 操作流程

(1)核对医嘱,洗手。

(2)备齐用物,检查腰围无老化,尼龙粘扣牢固,弹性良好。

(3)携用物至患者床旁,关闭门窗,大房间屏风遮挡。

(4)再次核对患者信息。

(5)协助患者轴线翻身至侧卧,佩戴支具后片,支具上下左右边缘符合支具佩戴原则,腰围正中线位于患者脊柱。

(6)协助患者轴线翻身转为平卧位,佩戴支具前片。支具前片边缘压后片,系好尼龙粘扣。

(7)检查支具松紧度,一指为宜。

(8)协助患者床边静坐 15min,观察患者病情。

(9)向患者讲解注意事项。

(10)摘除支具:协助患者平卧于床上,解开尼龙粘扣,摘除支具前片。协助患者轴线翻身至侧卧位,取下支具后片;协助患者取舒适体位,整理好床单位。

(四)腰围佩戴的注意事项

1. 佩戴及摘除支具时必须保持卧位。坐位、站立位及其他躯干受力的体位需要佩戴好支具后才能进行。

2. 佩戴时先戴后片再戴前片,前片压住后片;摘除时则顺序相反。

3. 佩戴支具的松紧度以一指为宜,过紧会造成呼吸困难,过松起不到对脊柱的固定作用。

4. 注意观察有无压迫皮肤,避免皮肤受损。

知识拓展

青少年特发性脊柱侧凸支具治疗

青少年特发性脊柱侧凸(adolescent idiopathic scoliosis, AIS)是一种常见的脊柱畸形,支具治疗是其目前疗效最确切、应用最广泛的保守治疗方式之一,根据所矫正侧凸的解剖特征可分为颈胸腰骶脊柱矫形器和胸腰骶脊柱矫形器。影响支具治疗效果的因素主要有佩戴时间、依从性、支具治疗方案、患者自身疾病因素。

自　测　题

一、单选题

1. 颈托的适用人群**不包括**(D)

A. 寰枢椎脱位患者　　　　　　　　　B. 颈髓损伤患者

C. 颈椎骨折患者　　　　　　　　　　D. 颈部患处有外伤患者

2. 患者术后准备佩戴颈托下床活动,护理人员应密切观察的内容**不包括**(D)

A. 颈托佩戴是否正确　　　　　　　　B. 颈托松紧是否合适

C. 是否影响呼吸　　　　　　　　　　D. 颈托是否清洁

3. 腰围的适用人群**不包括**(D)

A. 椎体压缩性骨折患者　　　　　　　B. 腰椎融合术后患者

C. 脊柱侧凸矫形术后患者　　　　　　D. 慢性腰痛患者

4. 支具佩戴可能导致的并发症**不包括**(D)

A. 骨折端移位　　　B. 压力性损伤　　　C. 关节强直　　　　D. 肌肉坏死

二、多选题

1. 支具使用的目的包括(ABCDE)

A. 固定病变肢体

B. 限制关节异常活动,以改善肢体功能

C. 矫正畸形,或预防畸形的发生和加重

D. 减少肢体局部承重,促使病变愈合

E. 帮助肢体功能障碍的患者进行肌肉锻炼

2. 佩戴颈托的评估内容包括(ABCDE)

A. 患者的配合程度　　　　　　　　　B. 颈部粗细

C. 颈托的大小　　　　　　　　　　　D. 颈部皮肤

E. 松紧是否适宜

第四节　负压封闭引流技术

学习目标

1. 了解负压封闭引流的定义和目的。
2. 熟悉负压封闭引流的操作流程。
3. 掌握负压封闭引流的护理常规。

【定义】

负压封闭引流（vacuum sealing drainage，VSD）是用内含有引流管的聚乙烯乙醇水化海藻盐泡沫敷料，覆盖或填充皮肤、软组织缺损的创面，再用生物半透膜将其封闭成一个密闭空间，将引流管接通负压源，通过可控制的负压使创面渗液、坏死组织等及时彻底排出，促进创面愈合的一种全新的治疗方法。

【目的】

1. 全方位引流，减少机体组织对毒素和坏死组织的重吸收。

2. 阻止外部细菌进入创面，保证创面内和皮肤的水蒸气正常透出，将开放创面变为闭合创面。

3. 促进局部血液循环，刺激肉芽组织生长，加快创面愈合时间。

【护理】

（一）负压封闭引流护理

维持有效负压，观察并记录引流液的颜色、性质、量。根据患者创面情况和引流量选择合适的负压（0.04~0.06MPa），避免长时间停止负压吸引，致管路堵塞。保持引流装置的封闭性能良好，注意引流管有无裂缝，引流瓶是否破损，各衔接处、半透膜粘贴处是否密闭，引流管内液体柱是否流动。每班检查负压是否在有效范围内，班班交接，嘱患者及家属勿擅自调节。

（二）并发症的预防和护理

1. **关节僵硬、肌肉萎缩**　患肢长期处于被动体位、缺乏功能锻炼会发生肌肉萎缩、关节僵硬，指导患者进行远端关节的屈伸、旋转练习及肌肉等张收缩运动，促进血液循环，防止下肢深静脉血栓形成、关节僵硬和肌肉萎缩等并发症发生。

2. **预防与原发疾病相关的并发症**　如绝对卧床期间，预防肺部感染、便秘、压力性损伤等。

【操作流程与注意事项】

（一）操作流程

1. **操作前准备**　核对患者信息，对患者进行相关宣教，取得患者配合。

2. 操作流程

（1）核对医嘱,洗手。

（2）安置体位,患肢抬高,高于心脏水平。

（3）正确连接负压引流装置,调节压力至 0.04~0.06MPa。

（4）保持引流管通畅,观察、记录引流液的颜色、性质、量。

（5）观察 VSD 材料是否塌陷,有无干结、变硬,管型是否凸显,半透膜固定膜下有无液体积聚。

（6）外出检查时夹闭引流管,接口处用无菌纱布包裹固定。

（7）负压封闭引流可维持有效引流 3~10d,通常在 3~5d 后拔除或更换。

（8）引流液每日计量,引流量超过引流瓶 2/3 时及时更换引流瓶。

（二）注意事项

1. 引流管不可折叠、受压、牵拉。

2. 妥善放置引流瓶,防止倾倒。

3. 密切观察材料是否塌陷,有无干结、变硬,管型是否凸显,固定膜下有无液体积聚。

4. 密切观察引流装置有无漏气现象,及时汇报医生处理。

5. 根据医嘱调节合适的吸引压力,观察压力有无变化。

知识拓展

负压封闭引流常见问题及处理

1. 创面敷料干结变硬　术后 48h 内敷料干结变硬可在消毒后从冲洗管注入无菌生理盐水,待材料变软后继续封闭引流。48h 后出现干结变硬,引流管中无引流液持续流出,可不处理。

2. 封闭半透膜破裂、漏气　消毒后重新用半透膜密封漏气处;48h 后发现小的漏气,引流管中无引流物持续流出,可暂不处理,一般不会影响 VSD 的引流效果。

3. 创面大出血　马上通知医生,仔细检查创面内是否有活动性出血,必要时立即手术止血。

自 测 题

一、单选题

1. VSD 的合适压力是（C）

A. 0.02~0.04MPa　　　　　　　　B. 0.4~0.6MPa

C. 0.04~0.06MPa　　　　　　　　D. 0.06~0.08MPa

2. VSD 的观察要点**不包括**（D）

A. 引流液的色、质、量　　　　　　B. 有无漏气

C. 负压是否正确　　　　　　　　D. 创面干燥

3. 关于 VSD 的操作流程,描述**不正确**的是（D）

A. 患肢抬高　　　　　　　　　　B. 外出检查时暂时夹闭引流管

C. 调节负压　　　　　　　　　　D. 引流瓶满时更换,避免浪费

4. 关于 VSD 的作用机制,描述**不正确**的是(D)

A. 去除创面渗液　　　　　　　　B. 封闭湿润的创面愈合环境

C. 促进肉芽组织生长　　　　　　D. 加快骨折愈合

二、多选题

1. 使用 VSD 的目的和作用包括(ABCDE)

A. 减少机体组织对毒素和坏死组织的重吸收

B. 阻止外部细菌进入创面

C. 将开放创面变为闭合创面

D. 促进局部血液循环,刺激肉芽组织生长

E. 加快创面愈合时间

2. 关于 VSD 的注意事项,描述正确的是(ABCDE)

A. 调节正确负压　　　　　　　　B. 注意观察管道勿扭曲折叠

C. 密切观察有无漏气　　　　　　D. 引流液不畅,可能是发生了堵管

E. 引流量超过引流瓶 2/3 时,应及时更换

第五节　外固定支架技术

学习目标

1. 了解外固定支架的定义、目的。

2. 熟悉外固定支架的分类。

3. 掌握外固定支架的护理常规。

【定义】

外固定支架是一种固定骨折的器械,主要结构位于体外,可用于身体四肢各种类型的骨折,主要用于比较严重的开放性骨折,能有效维持骨折的稳定性和位置,减少骨折错位的风险。外固定作为介于内固定和非侵入性外固定之间的一种治疗方法,是骨科使用率最高的固定器械之一。

【目的】

1. 对骨折或脱位进行复位和固定。

2. 辅助治疗骨骼、关节和软组织损伤。

3. 切开复位内固定前的临时固定。

4. 矫正骨骼、关节畸形。

5. 恢复躯干和肢体的功能。

【分类】

1. **单边式外固定支架**　以 Bastiani 式外固定支架为代表。特点：装配简单，无须穿透整个患肢的软组织，结构轻巧，可携带支架早期负重活动，常用于急性创伤所致的骨折。缺点：稳定性差，骨断端受力为偏心受力，只能满足骨折冠状面上的加压，抗扭转、抗弯曲力差。

2. **双边式外固定支架**　以 Charnley 外固定器为代表。特点：骨针贯穿整个骨与软组织的皮肤，骨断端两侧受力对称，稳定性较单边式加强。

3. **三边式外固定支架**　以 AO 三角式外固定器为代表。特点：较单、双边式稳定，但安装复杂，调节性较差。

4. **四边式外固定支架**　以 Vidal-Adrey 外固定器为代表。特点：稳定性最好，但体积庞大，灵活性差。

5. **半环式外固定支架**　以国内李起鸿的半环槽式外固定器为代表。特点：可实施多平面的弹性固定及多向性穿针，生物力学效果好，尤其适用于严重开放性骨折、各种骨不连及肢体延长等治疗。

6. **全环式外固定支架**　以 llizarov 外固定器为代表。特点：全环包围整个患肢，多针交叉固定，稳定性强；不足之处在于体积庞大、繁杂、笨重，且操作复杂。

【护理】

（一）术前护理

1. **心理护理**　患者对穿皮透骨的外固定支架易产生畏惧心理，护士应耐心讲解其固定原理和术后配合要点，消除患者的恐惧心理，增加配合治疗的信心。

2. **术前准备**　积极完善术前各项常规检查，如血常规、肝肾功能、出凝血时间、尿常规、心电图及 X 线检查等；遵医嘱予以禁食禁饮、药敏试验、术前用药等各项准备。

3. **皮肤准备**　手术术野皮肤准备范围超过骨折部位上、下两个关节，并以上、下远侧延伸 6cm 为备皮范围。

（二）术后护理

1. **观察患肢血液循环**　密切观察患肢皮肤颜色、温度、足背动脉搏动、感觉及运动情况，观察有无因过度牵拉导致的神经血管损伤。

2. **疼痛护理**　准确评估患者的疼痛程度，遵医嘱予以镇痛药，并及时评估疼痛缓解程度。

3. **体位护理**　术后取平卧位，抬高患肢，高于心脏水平。

4. **钉道的护理**　每日清洁钉道 1 次，协助患者取舒适体位，暴露患肢，移除敷料，观察钉道部位皮肤情况，以钉道为中心消毒 2 次，直径范围为 5cm，由内向外待干，给予更换无菌敷料，注意观察皮肤与钢针接触部有无张力，钉道周围有无感染征象。检查外固定支架各固定螺钉的松紧度。

5. **饮食护理**　鼓励患者进食高蛋白、高热量、高维生素、高纤维素、富含钙质且易消化吸收的食物，促进骨折愈合。

（三）功能锻炼

为预防关节僵硬、肌肉萎缩等并发症，手术后应尽早开始功能锻炼。

1. **骨折早期**　伤后 1~2 周，在不影响患肢固定的情况下进行肢体等长收缩练习。

2. **骨折中期** 伤后 3~5 周,骨折部位相对稳定,运动以骨折近端、远端关节活动为主。

3. **骨折后期** 伤后 6~8 周,进行抗阻力锻炼,逐渐进行负重练习。

（四）并发症的预防及护理

1. **钢钉松动** 常见的并发症,会影响外固定的稳定,导致骨愈合不良或继发性感染。其发生与钢钉的部位、穿钉技术、不稳定骨折、过早负重等因素有关。护理人员应每班检查外固定支架上螺钉的松紧度,保持有效固定,班班交接,适当缩短患肢负重的时间,防止钢钉松动。

2. **钉道感染** 常见的并发症,保持钉道周围皮肤干燥清洁,观察钉道有无渗血、渗液,渗出液多时应及时更换无菌敷料;不要随意剥除钉道周围的纤维痂皮,因其能起到屏障作用,能有效防止细菌和污物进入钉道;监测体温,若术后 3d 体温仍不降至正常甚至升高,谨防有无全身感染,同时密切观察钉道周围有无红、肿、热、痛及脓性分泌物,定期复查血常规,警惕钉道感染。如发生钉道感染,应抬高患肢,停止关节锻炼,全身应用抗生素,及时清除钉道分泌物,感染严重者行切口引流。

3. **骨筋膜隔室综合征** 当患肢肿胀明显时,遵医嘱静脉滴注 20% 甘露醇注射液。如发现皮肤苍白、发冷、发绀,脉搏减弱或消失、患肢疼痛增加等,应尽早手术切开,避免延误造成肢体坏死等严重结果。

4. **骨折愈合不良** 骨折不愈合主要是由于外固定支架的不牢固,存在异常活动、钢钉穿过骨骼的位置不当、骨折断端之间未形成加压等原因引起。定期观察调整外固定装置,使外固定支架的固定力适合骨折愈合过程的力学环境需要,从而促进骨折愈合。

（五）出院指导

1. 保持钉道周围皮肤干燥。

2. 预防肌肉萎缩和关节僵硬,避免过早负重。

3. 注意患肢安全,勿使外固定支架与坚硬物品发生碰撞。

4. 发现钉道出现红、肿、热、痛及脓性分泌物较多时,及时就医处理。

5. 进食高蛋白、高钙、易消化食物,戒烟戒酒,适当户外活动,多晒太阳,保持合适体重,防治骨质疏松,促进骨折愈合。

6. 定期门诊复查。

知识拓展

外固定支架钉道感染

1. 钉道感染是外固定支架常见的并发症之一,根据 Lee-Smith 感染判断标准:钉道细菌培养的菌落数达到 10^5~10^7 集落 /cm^2,即可判定为钉道感染。

2. 根据 Checketts-Otterburns 感染分级系统,将感染情况分为三个等级,钉道周围发红为Ⅰ度感染;钉道周围红肿疼痛明显为Ⅱ度感染;钉道周围有渗出、脓液流出、坏死为Ⅲ度感染。

3. 影响钉道感染的因素主要包括不同损伤类型、使用的装置、部位、是否钉道松动及留置时间的长短。

自测题

一、单选题

1. 外固定支架的使用目的**不包括**（D）

A. 对骨折部位的复位和固定　　　　　B. 切开复位内固定前的临时固定

C. 矫正关节畸形　　　　　　　　　　D. 恢复肢体正常解剖关系

2. 关于骨折术后功能锻炼,说法**不正确**的是（D）

A. 早期以肢体等长收缩为主　　　　　B. 中期以近端、远端关节活动为主

C. 后期逐渐进行抗阻和负重练习　　　D. 早期即可开始负重锻炼

3. 行外固定支架术后可能的并发症**不包括**（D）

A. 骨筋膜隔室综合征　　　　　　　　B. 感染

C. 骨折愈合不良　　　　　　　　　　D. 肢体肿胀

4. 行外固定支架术后发生骨折愈合不良的原因**不包括**（D）

A. 外固定支架固定不牢　　　　　　　B. 钢钉穿过骨骼的位置不良

C. 存在异常活动　　　　　　　　　　D. 骨折断端良好复位

二、多选题

1. 外固定支架的分类包括（ABCDE）

A. 单边式　　　　　　　　　　　　　B. 双边式

C. 三边式　　　　　　　　　　　　　D. 半环式

E. 全环式

2. 关于外固定支架的护理要点,描述正确的是（ABCD）

A. 术前讲解目的及注意事项　　　　　B. 术后患肢抬高

C. 密切观察患肢血液循环　　　　　　D. 病情允许情况下,尽早功能锻炼

E. 外固定支架技术愈发成熟,不会发生钢钉松动等并发症

第六节　轴线翻身法

学习目标

1. 了解轴线翻身的定义。
2. 熟悉轴线翻身的目的。
3. 掌握轴线翻身的操作流程和注意事项。

【定义】

轴线翻身,又可称滚筒式翻身,以脊柱为中轴,由 2~3 名护士协助改变体位,要求患者

头、肩部、腰部呈一条直线,像轮轴转动一样同时翻动,不能上下扭转。主要用于颈、胸、腰部疾病的患者。

【目的】

1. 协助颅骨牵引、脊椎损伤、脊柱手术、髋关节手术后患者在床上变换体位。

2. 预防脊椎再损伤及关节脱位。

3. 预防压力性损伤,增加患者舒适感。

【操作流程与注意事项】

（一）操作流程

1. 操作前准备

（1）核对患者信息及骨折部位,向患者说明轴线翻身的目的和注意事项,取得患者配合。

（2）评估患者意识状态、四肢肌力及活动情况。

（3）评估、观察损伤部位伤口及管路情况,有伤口者评估伤口有无渗出,敷料污染、潮湿应先换药。

（4）评估环境,温度适宜。

2. 用物准备 翻身枕2个。

3. 操作流程

（1）核对医嘱,洗手。

（2）携用物至患者床旁,关闭门窗,大房间屏风遮挡。

（3）再次核对患者信息,告知注意事项。

（4）固定病床,松开被尾。

（5）观察患者损伤部位、伤口及管路情况,妥善安置各管路,保留足够长度,并夹闭引流管。

（6）放下操作侧的床栏,移去枕头,协助患者仰卧,健侧下肢曲膝,双臂放于胸前。

（7）三位操作者站于患者同侧,将患者平移至同侧床旁。

（8）操作者同时轻柔协调翻身:①患者有颈椎损伤时,第一操作者站于床头固定患者头颈部,用双手托起并固定患者头部和颈部,沿纵轴向上略加牵引,使头、颈随躯干一起缓慢移动,第二操作者将双手分别置于肩部、腰部,第三操作者将双手分别置于腰部、臀部,使头、颈、肩、腰、髋保持在同一水平线上,翻转至侧卧位。②患者为胸、腰椎损伤时,可由两位操作者完成轴线翻身:将翻身枕放于患者背部支持身体,软枕放于两膝之间并使双膝呈功能位。③患者为髋部骨折时,一名操作者位于床尾,扶住患侧肢体,给予向下牵拉力,使患肢随躯干一起缓慢移动,共同完成轴线翻身。

（9）整理床单位,协助叩背,妥善安置各管路,并开放引流,注意患者保暖。

（10）安置患者,拉起床栏,防止坠床,将呼叫器置于患者随手可及之处。

（11）翻身过程中观察患者表情,注意倾听患者主诉。

（12）洗手,准确记录翻身时间。

（二）注意事项

1. 操作时注意节力原则,尽量让患者靠近操作者,使重力线通过支撑来保持平衡,缩短重力臂而省力。

2. 移动患者时,动作轻稳,协调一致,不可拖拉,以免擦伤皮肤。

3. 翻转患者时,注意保持脊柱平直,维持脊柱的正常生理弯曲,避免由于躯干扭曲,加重脊柱骨折、脊髓损伤和关节脱位。翻身角度不可超过 60°,避免由于脊柱负重增大而引起关节突骨折。

4. 翻身后安置舒适体位,观察患者生命体征,拉起床栏,预防坠床。

5. 准确记录翻身时间。

知识拓展

骨科脊柱术后体位要求

1. 颈椎术后　平卧 6h,颈部保持中立,禁止扭转、过曲或过伸,颈部两侧放置沙袋,翻身时保持头、颈、肩、腰、髋在同一水平线。

2. 腰椎术后　平卧 6h,利于降低切口张力和止血,每 1~2h 轴线翻身 1 次,左右侧卧位交替。

3. 强直性脊柱炎术后　患者由于严重的脊柱后凸畸形,无法平卧,如必须取平卧位,应在脊柱后凸处上下部位垫好软枕。

自测题

一、单选题

1. 关于轴线翻身,说法**错误**的是（ D ）

A. 注意保持脊柱平直　　　　　　　B. 伴有颈椎损伤时,注意观察呼吸

C. 妥善安置各种导管　　　　　　　D. 翻转角度可 >60°

2. 腰椎融合术后翻身的好处**不包括**（ D ）

A. 防止压力性损伤　　　　　　　　B. 增加舒适感

C. 预防腹胀　　　　　　　　　　　D. 促进伤口愈合

3. 轴线翻身前需要评估的内容**不包括**（ D ）

A. 患者的神志和配合情况　　　　　B. 伤口敷料情况

C. 患者对翻身目的和方法的了解程度　D. 肢体活动度

4. 关于髋关节置换术后患者轴线翻身,说法正确是（ A ）

A. 患肢需要有专人托扶

B. 翻身角度可超过 90°

C. 只能健侧卧位,不能左右交替

D. 患者因害怕而拒绝翻身,可以理解,以患者的主观意愿为主

二、多选题

1. 需要轴线翻身的患者包括（ ABCDE ）

A. 寰枢椎脱位等待手术患者　　　　B. 第 2 颈椎骨折颅骨牵引患者

C. 腰椎融合术后患者　　　　　　　D. 颈椎间盘置换术后患者

E. 腰椎结核病损清除术后患者

2. 可以**不**遵循轴线翻身的患者是（ABC）

A. 踝部骨折患者   B. 左胫腓粉碎性骨折患者

C. 右桡骨远端骨折患者   D. $L_1 \sim L_2$ 爆裂性骨折患者

E. T_{12} 骨质疏松性压缩性骨折患者

第七节　脊柱损伤患者搬运法

学习目标

1. 了解脊柱损伤患者搬运的定义、目的。
2. 熟悉脊柱损伤患者搬运的注意事项。
3. 掌握脊柱损伤患者搬运的操作流程。

【定义】

脊柱损伤患者搬运是骨科护士必须掌握的基本技能之一，由于脊柱解剖结构的特殊性，对脊柱损伤，甚至怀疑有脊柱损伤的患者进行搬运时都应该遵循保持患者头部、颈部、躯干、骨盆在一条直线的总体搬运原则，保证脊柱伸直位，严禁弯曲、扭转。

【目的】

掌握正确的搬运方法、目的及注意事项，在脊柱损伤患者急救搬运过程中避免对脊柱造成再次损伤。

【操作流程与注意事项】

（一）操作流程

1. 操作前准备

（1）核对患者信息及骨折部位，向患者说明搬运的目的、方法和注意事项，取得患者配合。

（2）评估患者意识状态、体重、四肢肌力及活动情况。

（3）评估、观察损伤部位伤口及管路情况，有伤口者评估伤口有无渗出，敷料污染、潮湿应先换药。

2. 用物准备　性能完好的平车 1 辆。

3. 操作流程

（1）洗手。

（2）推平车至患者床旁，关闭门窗，大房间屏风遮挡。

（3）再次核对患者信息，告知注意事项，取得患者配合。

（4）移开床旁桌椅，将平车推至床尾，使平车头端与床尾成钝角，刹车固定平车。

（5）放下两侧床栏，移去枕头，松开被尾。

（6）观察患者损伤部位、伤口及管路情况，妥善安置各管路，保留足够长度，并夹闭引流管。

（7）协助患者双下肢伸直，双上肢自然摆放于身体两侧或交叉放于胸前。

（8）三位操作者站于患者同侧（如有颈椎损伤，四人操作），第一操作者托住患者头颈、肩部，第二操作者托住患者腰部及臀部，第三操作者托住患者腘窝及小腿，使头、颈、肩、腰、髋保持在同一水平线上；如有颈椎损伤，第四操作者正确佩戴颈托后，双手固定患者头部，沿纵轴向上略加牵引，使头、颈随躯干一起移动。

（9）三人或四人步调一致将患者搬运到平车。

（10）整理床单位，妥善安置各管路。

（11）安置患者，为患者保暖并防止坠床。

（12）检查结束，同法将患者搬运至病床上。

（13）整理床单位，协助患者取舒适卧位，告知注意事项。

（14）处理用物，洗手。

（二）注意事项

1. 搬运患者时，注意保持脊椎平直，以维持脊柱的正常生理弯曲，避免由于躯干扭曲，加重脊柱骨折、脊髓损伤和关节脱位。

2. 患者有颈椎损伤时，特别注意观察呼吸情况，勿扭曲或旋转患者的头部，以免加重神经损伤引起呼吸机麻痹而死亡。

3. 搬运时观察患者生命体征及病情变化，妥善安置各管路，防止扭曲。

4. 多人搬运时，动作要协调统一。

知识拓展

脊柱损伤患者的院前急救

1. **伤情评估** 若伴有颅脑、胸腹腔脏器损伤或并发休克，首先处理紧急问题，抢救生命。待病情稳定后，再处理脊柱骨折。切勿立刻搬动患者，凡怀疑有脊柱损伤者一律按照脊柱损伤处理。

2. **清除呼吸道异物** 保持呼吸道通畅，采用托下颌法打开气道，松开衣领，避免气管受压，观察呼吸型态。

3. 快速建立静脉通道，处理活动性出血。

4. **正确调整体位** 采用平托法或滚动法搬运，将伤员移至硬担架、木板或门板上，操作过程中保持患者的头、颈、胸、腰、髋在同一轴线，保证脊柱中立位。颈椎损伤者，需要有人专门托扶头部并沿纵轴向上略加牵引，搬运后用沙袋或折好的衣服放在颈部两侧以固定头颈部。

5. **密切观察病情** 尤其是呼吸，争取安全送达医院行进一步救治。

自 测 题

一、单选题

1. 关于脊柱损伤患者的急救搬运,描述正确的是(A)

A. 保持患者头部、颈部、躯干、骨盆在一条直线,保证脊柱伸直位

B. 采用搂抱法

C. 采用背驮法

D. 一人抬头,一人抬足

2. 关于正确运送脊柱损伤患者的目的,说法**错误**的是(D)

A. 防止因搬运过程对脊柱造成再次损伤

B. 以免加重椎骨和脊髓的损伤

C. 确保搬运安全

D. 怀疑有脊柱损伤可不按脊柱损伤情况处理

3. 颈椎损伤患者在搬运过程中的观察要点**不包括**(D)

A. 患者的呼吸情况

B. 头、颈、腰是否在同一直线

C. 如有导管,先妥善安置,避免搬运时脱落

D. 肢体感觉运动

4. 关于腰椎骨折患者的急救搬运,说法**错误**的是(B)

A. 三人站在同侧将患者平直托住至病床

B. 紧急情况下找不到人,可以采用搂抱法

C. 患者呈一整体滚筒

D. 嘱患者在搬运过程中勿随意乱动,确保转运安全

5. 哪些患者在急救搬运时**无须**保持脊柱伸直位(C)

A. 腰椎爆裂性骨折患者　　　　　　　B. 椎体脆性骨折患者

C. 踝部骨折患者　　　　　　　　　　D. 颈椎损伤患者

二、多选题

1. 颈椎损伤患者正确的搬运方法是(ABCDE)

A. 要有专人托扶头部

B. 有条件的情况下,佩戴颈托保护颈部

C. 头、颈、躯干、骨盆呈一直线

D. 可用衣物折叠放在颈部两侧加以固定

E. 严禁强行搬动头部

2. 胸腰椎骨折患者正确的急救搬运方法是(ABC)

A. 指导患者双上肢交叉放于胸前,双下肢伸直

B. 头颈、躯干、骨盆呈一条直线

C. 通常为三人搬运,站在同侧

D. 通常为三人搬运,两人同侧,一人站在对侧

E. 在搬运人员不足的情况下,可以背驮患者,抓紧时间急诊救治

第八节　冷　疗　法

学习目标

1. 了解冷疗的特点。
2. 熟悉冷疗的目的、适应证、禁忌证。
3. 掌握冷疗的操作流程。

【定义】

冷疗（cryotherapy）是用冷的物体放置在人身体的某个部位上，使局部的毛细血管收缩，起到散热、降温、止血、止痛及防止肿胀等作用的一种方法。大部分软组织损伤初期患者及40%~60%的骨科术后患者均需要使用不同形式的冷疗进行辅助治疗。

【目的】

1. 促使毛细血管收缩，使微血管通透性降低，减轻局部充血肿胀。
2. 减慢神经传导速度，麻痹局部末梢神经，使末梢神经敏感性降低从而缓解疼痛。
3. 毛细血管收缩使血流减慢，降低组织温度及细胞代谢，从而减轻炎症。
4. 降低体温。

【适应证及禁忌证】

（一）适应证

1. 急性损伤（肌肉、韧带、关节等）早期。
2. 四肢骨折术后（上肢、下肢）早期。
3. 关节术后（髋、膝、肩、肘等）早期。
4. 患肢功能锻炼后即刻。

（二）禁忌证

1. 雷诺病、血管痉挛患者及对冷有超敏反应的患者。
2. 皮肤敏感度降低及局部血液循环受损的患者。
3. 开放性伤口、感染性伤口、大面积皮肤组织受损、皮肤青紫的患者。
4. 感染性休克的患者。

【操作流程与注意事项】

（一）操作流程

1. 操作前准备

（1）核对患者信息及冷疗部位，向患者说明冷疗的目的和注意事项，了解患者对冷疗的知晓及接受程度。

（2）评估患者意识状态及配合能力。

（3）评估、观察损伤部位伤口情况,有伤口者评估伤口有无渗出,敷料污染、潮湿应先换药。

2. 用物准备　医用冰袋、冰袋套。

3. 操作流程

（1）核对医嘱,洗手。

（2）携用物至患者床旁。

（3）再次核对患者信息,告知注意事项,取得配合。

（4）观察患肢有无肿胀、血运情况,观察伤口引流量等。

（5）协助患者取舒适体位,患肢抬高 15°。

（6）将医用冰袋放入冰袋套内,放置在患肢肿胀或伤口敷料四周。

（7）计时。

（8）向患者交代注意事项,如有不适及时通知护士。

（9）整理用物,洗手,准确记录治疗时间。

（10）加强巡视,发现冰袋融化,立即给予更换;观察局部血运及末梢循环,主动询问患者有无不适,避免发生冻伤。

（二）注意事项

1. 冷疗期间,了解患者的感觉,观察患处皮肤的反应,如果患者感到不适或疼痛,皮肤发灰、出现紫斑或水疱,应立即停止。

2. 每次冷疗时间不宜过长,一般以 20min 为宜。如果需要长时间冷疗,应在冷疗 20min 后,停止 1h 左右再进行,使局部有恢复的时间。

3. 对老年人、幼儿、身体极虚弱者,失去知觉或瘫痪的患者要特别小心。

4. 一般不在肢体的末端进行冷疗,以免引起循环障碍,发生组织缺血缺氧。

5. 对有伤口或手术后患者,以及眼部进行冷疗时,冷疗用具一定要严格消毒,防止污染,引起交叉感染。

知识拓展

冷 疗 分 类

1. **间歇性冷疗**　每次 15~30min,每天 4~10 次（中间间隔 1h）,适用于所有创伤、运动型损伤早期。

2. **持续性冷疗**　持续加压冷疗 8~72h,国内普遍 8~24h,国外 24~72h,适用于骨科术后、手术对小动脉损伤少或者术中已止血。

自 测 题

一、单选题

1. 关于冷疗的目的,说法**错误**的是（ D ）

A. 缓解疼痛　　　　B. 减轻水肿　　　　C. 减轻炎症　　　　D. 促进炎症消散

2. 某患者下楼时不慎踝关节扭伤,1h 后来门诊就诊,正确的处理方法是(B)

A. 热水局部浸泡　　　　　　　　　　B. 冷敷

C. 热敷　　　　　　　　　　　　　　D. 先热敷 10min 后再冷敷

3. 冷疗减轻疼痛的机制是(C)

A. 减少局部血流,降低细菌的活力　　B. 降低组织的新陈代谢

C. 降低神经末梢的敏感性　　　　　　D. 扩张血管,降低肌肉组织的紧张性

4. **禁忌**局部使用冷疗的情况是(D)

A. 四肢骨折术后 1d　　　　　　　　B. 功能锻炼后即刻

C. 关节置换术后当天　　　　　　　　D. 骨折伴血管损伤

5. 急性软组织损伤早期应采用(B)

A. 热湿敷　　　　　B. 冷敷　　　　　C. 按摩　　　　　D. 超短波疗法

二、多选题

1. 某患者不慎将开水溅在足背上,局部有灼痛感,皮肤潮红,无水疱,立即用冷毛巾实施冷敷。其作用有(ABC)

A. 降低神经末梢兴奋性,减轻疼痛　　B. 使局部血管收缩,减少渗出

C. 通过传导使局部散热　　　　　　　D. 防止感染

E. 促进血液循环

2. **不适合**使用冷疗的情况是(ABCDE)

A. 开放性骨折　　　　　　　　　　　B. 雷诺病

C. 血管吻合术后　　　　　　　　　　D. 四肢骨折后 5d

E. 截瘫患者

第九节　骨折水疱的处理方法

学习目标

1. 了解骨折水疱的定义及特点。

2. 熟悉骨折水疱的处理原则。

3. 掌握骨折水疱处理的操作流程。

【定义】

骨折水疱(fracture blisters)是由于骨折等严重创伤,导致局部的表皮和真皮间因水肿液积聚而出现的分离和表皮坏死。骨折水疱可单个或多个出现,体积可大可小,水疱液体可以是新鲜的清亮浆液,也可以是陈旧的暗红血液。

【目的】

1. 降低局部皮肤坏死发生的概率,促进皮肤的愈合,减少术前等待时间。

2. 水疱液可加重局部水肿的进一步形成,水疱液内的炎症因子增加了局部感染的概率。因此,水疱液应及时抽吸,以利于创面的愈合。

【操作流程与注意事项】

（一）操作流程

1. 操作前准备

（1）核对患者信息及骨折部位,向患者说明抽吸水疱的目的和注意事项,取得患者配合。

（2）评估患者意识状态及配合能力;水疱局部情况。

2. 用物准备 碘伏 1 瓶、一次性换药盘 1 个、无菌纱布 1~2 块、10ml 注射器 1~2 个、无菌棉签数包、4.5 号针头 1 个、锐器盒、污物罐。

3. 操作流程

（1）核对医嘱,洗手。

（2）携用物至患者床旁,关闭门窗,大房间屏风遮挡。

（3）再次核对患者信息,告知注意事项。

（4）协助患者取舒适体位,暴露患肢水疱位置。

（5）碘伏消毒需要抽吸的水疱。

（6）一次性注射器刺破低位疱壁抽吸疱液,抽吸结束后无菌棉签自高位向低处挤压疱壁让疱壁贴于皮肤,保持其完整性。

（7）视情况外敷碘伏纱布于水疱表面。

（8）患肢摆放合理体位。

（9）整理用物,洗手,记录。

（二）注意事项

1. 严格无菌操作。

2. 操作时动作轻柔,用力不宜过猛,刺入不可过深,避免刺入皮下组织引起患者疼痛。

3. 张力性水疱直径 <2cm,疱壁完整的无须处理,保证完整疱壁,等待自行吸收消退。

4. 疱壁破损者应使用抗生素药膏或抗菌凝胶等。

5. 告知患者不可自行挤压水疱。

知识拓展

闭合性骨折发生水疱的机制

1. 由于软组织受到骨折暴力的膨胀或牵拉,造成局部的表皮真皮分离,在表皮和真皮间出现腔隙。

2. 骨折创伤破坏干扰了局部循环,静脉和淋巴回流减少,组织水肿,导致细胞间的液体压力增加。

3. 蛋白等胶体物质渗出,使组织间液的渗透压升高,渗出增多导致组织液更加积聚,促使组织液压力的升高。

4. 渗出的液体流向因表皮真皮分离而形成的压力较小的腔隙(甚至负压),集聚而形成水疱。

5. 水疱形成后,局部损伤因素造成的软组织水肿、静脉血液淤积、微血栓形成及淋巴管闭塞等,进一步加重其发展。

自 测 题

一、单选题

1. 骨折水疱属于(A)

A. 表皮下水疱 　　　B. 真皮层水疱 　　　C. 皮下水疱 　　　D. 压力水疱

2. 对张力性水疱处理正确的是(C)

A. 刺破 　　　　　　　　　　　　　　　　B. 不予处理

C. >2cm 的抽吸包扎 　　　　　　　　　　D. >1cm 的抽吸包扎

3. 张力性水疱极少发生于(D)

A. 胫骨 　　　　　　B. 肘部 　　　　　　C. 踝部 　　　　　　D. 股骨

4. 骨折水疱一般出现在伤后(B)

A. 6h 以内 　　　　　B. 24~48h 　　　　　C. 72h 以后 　　　　D. 1 周以后

5. **不是**预防骨折水疱的治疗用药的是(D)

A. 20% 甘露醇 　　　B. 七叶皂苷钠 　　　C. 利尿剂 　　　　　D. 抗生素

二、多选题

1. 骨折后发生水疱的原因有(ABCDE)

A. 炎性感染 　　　　　　　　　　　　　　B. 肌张力过大

C. 软组织损伤 　　　　　　　　　　　　　D. 血液循环障碍

E. 固定压迫

2. 关于骨折后水疱的处理,描述正确的是(ABCD)

A. 严格无菌操作 　　　　　　　　　　　　B. 保护好水疱表层皮肤

C. 水疱直径 <2cm,疱壁完整的无须处理 　　D. 水疱破裂,使用无菌纱布包扎

E. 患者可自行挤压水疱

第十节　持续被动运动训练仪的应用

学习目标

1. 了解持续被动运动训练仪的使用目的及作用。

2. 熟悉持续被动运动训练仪的适应证和禁忌证。

3. 掌握持续被动运动训练仪的操作流程和注意事项。

【定义】

持续被动运动训练（continuous passive motion，CPM）仪，简称 CPM 机，是用于维护关节活动范围或预防其发生功能障碍的一种工具，是进行连续被动运动的辅助机器。通过模拟人体大腿肌肉带动骨骼的活动方式，进行持续被动下肢运动，带动膝、踝关节同步连续活动，促进下肢术后康复。

【目的】

1. 改善关节活动度，预防关节僵硬。

2. 增加关节周围软骨的营养与代谢，加速关节软骨周围组织肌腱、韧带的修复。

3. 减轻疼痛，减轻水肿。

4. 促进患肢血液循环，预防深静脉血栓形成。

【适应证及禁忌证】

（一）适应证

1. 膝关节置换术后。

2. 各类髋关节术后（髋关节置换、髋关节固定等）。

3. 髌骨、胫骨、股骨骨折术后，关节粘连挛缩松解术后。

4. 关节肌腱、韧带修复术后，关节镜术后（半月板切除术、髌骨切除术）。

5. 化脓性关节炎治愈术后关节功能障碍。

6. 各种原因引起的膝关节周围肌力减退。

（二）禁忌证

1. 已形成下肢深静脉血栓。

2. 下肢严重皮肤、血管损伤。

3. 恶性骨肿瘤。

4. 麻痹性偏瘫。

5. 凝血功能障碍。

【操作流程与注意事项】

（一）操作流程

1. 操作前准备

（1）核对患者信息及骨折部位，向患者说明使用持续被动运动训练仪的目的和注意事项，取得患者配合。

（2）评估患者意识状态。

（3）评估患肢伤口是否清洁干燥，如有必要及时换药。

2. 用物准备 持续被动运动训练仪 1 台。

3. 操作流程

（1）核对医嘱，洗手。

（2）携用物至患者床旁，关闭门窗，大房间屏风遮挡。

（3）再次核对患者信息，告知注意事项。

（4）接好电源，打开开关，检查机器性能。

（5）观察伤口敷料有无渗血渗液，夹闭伤口引流管。

（6）患肢置于 CPM 机上，外展 10°~20°，足尖向上，保持中立位。

（7）小腿及大腿固定在 CPM 机上，松紧适宜。

（8）接通电源，开机。

（9）调节锻炼角度（评估患肢膝关节功能，增加 5°~10°，或以患者的耐受度为宜）。

（10）设定锻炼时间（30~60min），调节操作速度（由慢而快），启动。

（11）过程中注意倾听患者主诉，密切观察伤口情况。

（12）结束后将患肢置于舒适体位，开放引流管，并观察引流液的性质、颜色及量。

（13）整理用物，洗手，记录。

（二）注意事项

1. 治疗前确保 CPM 机各组成部分均处于完好备用状态。

2. 患肢位置放置正确，膝关节与机器夹角处在同一直线，机杆下段长度与膝关节至足跟长度一致，固定带松紧适宜，以容纳两横指为宜，足部与脚踏、踏板贴合紧密，患肢保持外展中立位。

3. 遵医嘱根据术中关节屈伸最大范围确定 CPM 的活动范围，起始角度一般从最小角度开始（0°~30°），每日逐步增加 10°，循序渐进，由慢到快，以患者能够接受为宜，直至最大耐受程度。

4. 练习时间 30~60min/ 次，2 次 /d，被动运动与主动运动相结合。

5. 治疗过程中，密切观察患者锻炼情况，若出现患肢疼痛、伤口活动性出血或机器异常等情况，立即停止，分析原因，对症处理。

6. CPM 机专人负责，告知患者及家属等勿随意调节、搬动。

知识拓展

下肢各关节正常活动角度

1. 髋关节　先置于中立位，其关节活动度为：屈曲 145°，后伸 40°，外展 30°~45°，内收 20°~30°，内旋 40°~50°，外旋 40°~50°。

2. 膝关节　先置于中立位，其关节活动度为：屈曲 145°，伸直 0°；膝关节屈曲时内旋约 10°，外旋 20°。

3. 踝关节、足部　踝关节先置于中立位，其关节活动度为：背伸 20°~30°，跖屈 40°~50°；跟距关节内翻 30°，外翻 30°~35°；跖趾关节背伸约 45°，跖屈 30°~40°。

自 测 题

一、单选题

1. 关于 CPM 机的使用目的，说法**错误**的是（ D ）

A. 预防关节僵硬　　　　　　　　　B. 增加关节周围软骨的营养与代谢

C. 减轻疼痛　　　　　　　　　　　D. 促进韧带、肌肉修复

2. 关于 CPM 机的禁忌证，说法**错误**的是（ D ）

A. 已形成下肢深静脉血栓   B. 下肢严重皮肤、血管损伤

C. 恶性骨肿瘤   D. 关节粘连

3. 踝关节的正常活动角度是（C）

A. 跖屈 0°~20°,内翻 0°~20°   B. 跖屈 0°~40°,内翻 0°~40°

C. 背伸 20°~30°,跖屈 40°~50°   D. 跖屈 0°~20°,内翻 0°~40°

4. 关于 CPM,说法**错误**的是（A）

A. 不可用于下肢骨折术后患者   B. 可防止关节僵硬

C. 速度由慢至快,幅度由小至大   D. 能促进骨折愈合

二、多选题

1. CPM 机的适应证包括（ABCDE）

A. 下肢骨折术后   B. 关节囊切除术后

C. 膝关节置换术后   D. 慢性化脓性关节炎清创引流术后

E. 肌腱损伤修复术后

2. CPM 的注意事项包括（ABCE）

A. 患肢位置放置正确,避免腓总神经受压

B. 伤口有活动性出血,暂停使用

C. 30~60min/ 次,每天 2 次

D. 终止角度跟起始角度无关

E. 可与主动运动相结合

第十一节 抗血栓压力带的应用

学习目标

1. 了解抗血栓压力带的使用目的和分类。
2. 熟悉抗血栓压力带的适应证和禁忌证。
3. 掌握抗血栓压力带的穿戴方法和注意事项。

【定义】

抗血栓压力带,又称梯度压力袜,是一种用于预防和治疗下肢静脉回流障碍性疾病的医疗产品。通过对下肢的束紧压迫,在体表形成由下向上递减的压力,促进下肢静脉血液回流,有效缓解或改善下肢静脉和静脉瓣膜所承受的压力,预防因下肢静脉血液回流障碍引起的各种不适症状。目前广泛用于临床各科室。

【目的】

1. 促使下肢静脉血液回流,改善下肢静脉血液循环。

2. 减少下肢静脉血液逆流和淤血。

3. 预防和治疗静脉曲张。

4. 预防下肢静脉血栓形成。

【分类】

根据袜子的长度和治疗效果分为膝长型、腿长型及连腰型弹力袜,临床根据具体治疗情况进行选择。

1. **腿长型弹力袜** 尺寸选择见表 1-6-1。

表 1-6-1 腿长型弹力袜尺寸选择

70cm≤H1≤85cm,若不在此范围,请选择短型或加长型			
腿长型	S	M	L	XL（连腰型）
G1	<64cm	<64cm	64cm	65~82cm
G2	≤30cm	30~38cm	39~45cm	>45cm

注:H1 为足跟到臀弯下长度,G1 为大腿根部周长,G2 为膝下 10cm 处小腿周长。

2. **膝长型弹力袜** 尺寸选择见表 1-6-2。

表 1-6-2 膝长型弹力袜尺寸选择

40cm≤H2≤50cm,若不在此范围,请选择短型或加长型			
腿长型	S	M	L	XL
G2	G2≤30cm	30cm<G2≤38cm	38cm<G2≤45cm	G2>45cm

注:H2 为足跟到膝部长度,G2 为膝下 10cm 处小腿周长。

3. **压力参数** 抗血栓压力带各部位的压力见 1-6-3。

表 1-6-3 抗血栓压力带各部位的压力

规格	腿长型				
部位	脚踝	小腿	膝盖	大腿	大腿根部
压力	18mmHg	14mmHg	8mmHg	10mmHg	8mmHg
规格	膝长及腿长型、连腰型				
部位	踝	小腿	膝盖	大腿中部	大腿上部
压力	18mmHg	14mmHg	8mmHg	10mmHg	8mmHg

【适应证及禁忌证】

（一）适应证

1. 骨科大中型手术患者,如全髋关节置换术、全膝关节置换术、腰椎骨折手术等。

2. 卧床或肢体制动 >72h、血液黏稠度增高、血液高凝状态等,存在发生深静脉血栓风险的患者。

3. 对抗凝治疗有禁忌的患者,如神经外科手术、头部创伤患者等。

4. 长期坐位、站位及活动受限者。

（二）禁忌证

1. 任何可能受到抗血栓压力带不良影响的腿部情况，如皮炎、坏疽、近期接受过皮肤移植。

2. 下肢有感染、溃疡、开放性伤口等情况。

3. 严重的动脉硬化或血管缺血性疾病。

4. 充血性心力衰竭引发的下肢大面积水肿或肺水肿的患者。

【操作流程与注意事项】

（一）操作流程

1. 操作前准备

（1）核对患者信息及骨折部位，向患者说明穿戴抗血栓压力带的目的和注意事项，取得患者配合。

（2）评估患者意识状态及配合能力。

（3）评估、观察下肢皮肤及血运情况；必要时为患者洗脚，修剪趾甲。

2. 用物准备　软尺、尺寸表、抗血栓压力带。

3. 操作流程

（1）核对医嘱，洗手。

（2）携用物至患者床旁，关闭门窗，大房间屏风遮挡。

（3）护士正确评估

1）膝长型：测量患者膝下 10cm 处小腿周长及足跟至膝部的长度。

2）腿长型：测量患者足跟至臀弯下长度、大腿根部周长、膝关节下 10cm 处小腿周长。

（4）选择型号合适的抗血栓压力带。

（5）患者平卧或坐于床上，脱掉或卷起裤腿，再次检查腿部及足部情况。

（6）一手伸进袜筒内，捏住袜跟部，另一手把袜筒翻至袜头；袜筒翻过来展顺，两手拇指撑在袜内侧，其余四指抓紧弹力袜把脚伸入袜内，两手拇指撑进弹力袜，四指与拇指协调把弹力袜拉向上部，袜跟置于足跟处；弹力袜顺腿部循序往回翻并向上拉，贴身抚平。

1）膝长型：平拉袜子至脚踝、小腿。

2）腿长型：平拉至大腿根部，确保三角缓冲带位于股动脉处，并位于大腿内侧。拉直脚尖部位使脚踝和脚背部位平整，确保患者脚尖舒适。

（7）处理用物。

（8）洗手，记录。

（二）注意事项

1. 对照尺寸标准选择合适患者型号的弹力袜。

2. 穿着位置正确，膝长型袜跟与足跟相对应，一般位于脚踝以下 2.5~5cm；三角缓冲带位于大腿内侧，任何部位均不能出现皱褶。

3. 任何情况下禁忌翻转袜跟、折叠压力袜，避免扭转或过度拉扯弹力袜。

4. 除长期卧床患者，穿着弹力袜的时间最好是每天晨起未下地之前，此时下肢肿胀程度较轻。如果患者活动后下肢肿胀明显，可卧床抬高患肢，休息 10min 后再穿。

5. 注意观察下肢血运情况，如皮肤温度、颜色、足背动脉搏动情况。

6. 注意观察下肢皮肤情况，每 24h 脱下弹力袜检查皮肤有无异常，30min 内再继续穿上。

7. 定期清洗，每周使用中性洗涤剂在温水中清洗 1 次，阴凉处晾干，不可干洗、暴晒、使用衣物柔软剂或去污剂等,以延长使用寿命。

8.勤剪指(趾)甲,干燥季节预防足跟皮肤皲裂,穿脱时摘下首饰、手表,避免刮伤弹力袜。

知识拓展

静脉血栓栓塞症(VTE)的机械预防

VTE的机械预防主要包括早期活动、踝泵运动、股四头肌等长收缩等主动运动,以及使用渐进性复合材料的抗血栓压力带和间歇性充气加压装置,通过促进下肢静脉血液回流,减少下肢深静脉血栓的发生率。

自测题

一、单选题

1. 抗血栓压力带的治疗作用**不包括**(A)

A. 患肢保暖
B. 促进下肢血液循环,预防深静脉血栓
C. 预防静脉曲张
D. 减轻下肢肿胀

2. 某患者膝下10cm的小腿周长是35cm,足跟到膝部的长度是42cm,护士为其选择何种型号的抗血栓压力带(B)

A. 膝长型S号
B. 膝长型M号
C. 膝长型L号
D. 任何型号都可以

3. 预防下肢深静脉血栓形成的物理方法**不包括**(C)

A. 穿戴抗血栓压力带

B. 多饮水,进富含膳食纤维的食物,保持大便通畅

C. 抗凝血药物皮下注射

D. 加强力所能及的主动运动

4. 抗血栓压力带的适用人群**不包括**(B)

A. 颈髓损伤伴不全瘫患者

B. 右腘静脉血栓形成患者

C. 腰椎间盘突出症拟行腰椎融合术治疗患者

D. 颈椎病拟行颈椎间盘置换术患者

5. 下肢深静脉血栓的高危因素**不包括**(D)

A. 大手术
B. 肥胖
C. 下肢骨折
D. 高血脂

二、多选题

1. 关于抗血栓压力带的注意事项,描述正确的是(CDE)

A. 每天清洗,保证干净整洁
B. 太阳下暴晒用以杀菌
C. 清水清洗,室内阴干
D. 穿戴前修剪指甲,以免刮破
E. 根据腿围选择合适的尺寸

2. 抗血栓压力带使用的禁忌证包括（ABCD）

A. 患肢有皮炎
B. 下肢有感染、溃疡、开放性伤口
C. 严重的动脉硬化或缺血性疾病
D. 下肢水肿
E. 头部外伤

第十二节　间歇性充气加压泵的应用

学习目标

1. 了解间歇性充气加压泵的使用目的和分类。
2. 熟悉间歇性充气加压泵的适应证和禁忌证。
3. 掌握间歇性充气加压泵的操作流程和注意事项。

【定义】

间歇性充气加压泵（intermittent pneumatic compress，IPC），由充气压力带、充气软管、气泵三部分组成。通过对包裹腿部的充气压力带进行间歇性充气、放气，按摩腿部肌肉，间歇性增加腿部静脉压力，促进腿部血液静脉回流。

【目的】

促进下肢血液循环，预防深静脉血栓形成。

【分类】

根据加压部位不同，IPC分为腿部充气压力带和足部充气压力带，分型见表1-6-4。

表1-6-4　间歇性充气加压泵分型

型号	膝长型	腿长型
S		G1<55.9cm
M	G2<53.3cm	55.9cm<G1<71.1cm
L	53.3cm<G2<66.0cm	71.1cm<G1<91.4cm

注：G1为大腿根部周长，G2为膝下10cm处小腿周长。穿上腿套，松紧以可伸进腿套2横指为宜。穿上足套，大小以舒适为宜。

【适应证及禁忌证】

（一）适应证

1. 骨科大中型手术患者，如全髋关节置换术、全膝关节置换术、腰椎骨折、多发性创伤患者。
2. 卧床或肢体制动>72h、血液黏稠度增高、血液高凝状态等存在发生深静脉血栓风险的患者。
3. 对抗凝治疗有禁忌的患者，如神经外科、头部创伤的患者。

（二）禁忌证

1. 任何可能妨碍充气压力带作用的腿局部情况,如皮炎、静脉结扎、坏疽,或者刚做完皮肤移植手术。

2. 腿部严重畸形、大范围水肿、大面积溃疡性皮肤损伤等。

3. 严重的动脉硬化症或其他缺血性血管病。

4. 疑发生下肢深静脉血栓或血栓形成急性期(2周内)未放置下腔静脉滤器者。

5. 不稳定性高血压、严重心功能不全或充血性心力衰竭引发的肺水肿等。

【操作流程与注意事项】

（一）操作流程

1. 操作前准备

（1）核对患者信息及骨折部位,向患者说明使用间歇性充气加压泵的目的和注意事项,取得患者配合。

（2）评估患者意识状态及配合能力。

（3）评估、观察下肢皮肤及血运情况。

（4）检查机器性能是否完好。

2. 用物准备 间歇性充气加压泵、皮尺、腿套（足套）。

3. 操作流程

（1）核对医嘱,洗手。

（2）携用物至患者床旁,关闭门窗,大房间屏风遮挡。

（3）护士正确评估并告知患者目的,测量患者的小腿周长、大腿周长或脚长,选择型号合适的腿套或足套。

（4）固定腿部充气压力带或足部充气压力带。

（5）将主机固定于病床床尾的床栏上,再次检查电源及气压接口连接是否完好。

（6）接通电源,调整治疗模式、压力、治疗时间,核对无误后启动。

（7）再次向患者交代注意事项,如有不适立即停止。

（8）停止（按压泵上启动按钮,指示灯熄灭后,治疗停止）,拔出电源。

（9）处理用物,整理床单位。

（10）洗手,记录。

（二）注意事项

1. 根据患者情况选择合适类型及合适尺寸的充气压力带,如全髋关节置换术患者可选择双侧腿部充气压力带,全膝关节置换术患者健肢选用腿部充气压力带,患肢选用足部充气压力带。

2. 治疗前检查充气压力带和连接管有无破损、老化、扭曲、打折,检查装置主机电源线、性能是否完好,充气压力管接头与主机、压力腿（足）套连接是否紧密,确保治疗过程无漏气。

3. 开机检查显示屏,以确认选择正确模式。

4. 选用IPC治疗前,务必确认患者无静脉血栓形成。

5. 充气压力带固定松紧适宜,以可伸入两横指为宜;充气压力带位置居中,腿长型患者膝盖部位应露于腿套外。

6. 治疗过程中加强巡视,密切观察伤口有无新鲜渗血渗液,皮肤有无发红、破损等异常;倾听患者有无不适主诉,如出现患肢肿胀、疼痛及其他可疑静脉血栓形成的表现时,立即停止,汇报医生协助处理。

7. 使用过程中注意肢体保暖。

8. 手术当天返回病房后,即可开始使用,时间为 7~10d 或直至患者可以完全行走,每次使用时间不少于 20min。

9. 腿(足)部充气压力带为一人一套,若无破损或老化,同一患者可循环使用,完全用毕扔至黄色垃圾袋中。

自 测 题

一、单选题

1. 静脉血栓形成的因素**不包括**(D)

A. 静脉血流缓慢 　　　　　　　　B. 静脉壁损伤

C. 血液高凝状态 　　　　　　　　D. 有血栓病史

2. 间歇性充气加压泵的适应证**不包括**(D)

A. 肢体制动 >72h 　　　　　　　　B. 多发性创伤

C. 血液高凝状态 　　　　　　　　D. 皮肤溃疡

3. 间歇性充气加压泵的禁忌证**不包括**(A)

A. 头脑外伤 　　　　　　　　　　B. 不稳定性高血压

C. 严重动脉硬化症 　　　　　　　D. 腿部严重畸形

4. 关于间歇性充气加压泵,说法**错误**的是(B)

A. 安全、无创 　　　　　　　　　B. 适用于已有静脉血栓形成者

C. 小腿按照由远向近顺序受压 　　D. 有效增加静脉回流,减少血流淤滞

5. 关于间歇性充气加压泵的使用,说法**错误**的是(A)

A. 每次使用时间不要超过 60min 　　B. 患者主诉不适时,立即停止检查

C. 患者可以下床行走时停止使用 　　D. 根据患者情况选择合适类型

二、多选题

1. 关于间歇性充气加压泵的使用,描述正确的是(ABCE)

A. 操作前确认连接压力带的类型 　　B. 注意检查管道有无扭曲

C. 注意肢体保暖和皮肤护理 　　　　D. 手术当天不可使用

E. 根据腿围选择合适的尺寸

2. 关于下肢深静脉血栓形成的预防方法,描述正确的是(ABCDE)

A. 使用间歇性充气加压泵 　　　　　B. 使用抗血栓压力带

C. 使用足底静脉泵 　　　　　　　　D. 低分子量肝素皮下注射

E. 使用维生素 K 拮抗剂

第十三节　光子治疗仪的应用

学习目标

1. 了解光子治疗仪的目的和分类。
2. 熟悉光子治疗仪的适应证和禁忌证。
3. 掌握光子治疗仪的操作流程和注意事项。

【定义】

光子治疗仪是一种光功率密度高、能够满足临床多创面治疗需求的医疗器械,因其在照射伤口时具有不接触皮肤、无创、准确定位患处、无高热副作用等优点而在临床应用广泛。

【目的】

1. 消炎、镇痛。
2. 对体表创面,有阻止渗液、促进肉芽组织和内皮细胞生长的作用。
3. 改善微循环。
4. 加速伤口愈合的作用。

【分类】

光子治疗仪包括红光和蓝光两种。

1. **红光**　照射距离为 8~12cm,照射频率 2~3 次 /d, 20min/ 次, 5~7d 一个疗程,促进细胞快速新陈代谢,肉芽组织生长,促进伤口愈合。

2. **蓝光**　照射距离为 8~12cm,照射频率 1~2 次 /d, 20min/ 次, 2~3d 一个疗程,蓝光作用于靶细胞,产生显著的消炎作用。

【适应证及禁忌证】

(一)适应证

1. 术后患者。
2. 术后伤口红肿、感染、愈合延迟的患者。

(二)禁忌证

1. 对红光或蓝光过敏者。
2. 肿瘤患者。
3. 合并严重心、肝、肾或血液系统疾病、神经系统疾病、传染性疾病的患者。

【操作流程与注意事项】

(一)操作流程

1. 操作前准备

(1)核对患者信息及骨折部位,向患者说明光子治疗的目的和注意事项,取得患者配合。

（2）评估患者意识状态及活动情况。

（3）检查患者伤口敷料是否清洁干燥,必要时换药。

2. 用物准备 光子治疗仪、换药盘、碘伏。

3. 操作流程

（1）核对医嘱,洗手。

（2）携用物至患者床旁,关闭门窗,大房间屏风遮挡。

（3）再次核对患者信息,告知注意事项。

（4）协助患者取舒适体位,佩戴眼罩,暴露伤口,注意保护隐私和身体其他部位保暖。

（5）调节光源悬臂,转动灯头角度,将出光口对准需要治疗的部位,调节照射距离。

（6）调节治疗时间、治疗能量。

（7）选择光源输出、治疗模式、治疗剂量,启动治疗。

（8）治疗过程中询问患者主诉。

（9）治疗结束后关机。

（10）洗手,整理用物,安置患者于舒适体位。

（二）注意事项

1. 治疗前,开机检查,确保机器性能完好,妥善置于患者床边,刹车固定。

2. 治疗时,根据不同伤口部位安置合适体位,佩戴眼罩,告知患者及家属不要看激光。

3. 建议治疗时裸露创面,如不方便裸露创面,照射时应适当增加治疗时间和治疗强度,每次增加 5min。照射距离最小不得小于 5cm,最大不得大于 20cm。

4. 治疗过程中加强巡视,检查照射距离和照射部位的皮肤颜色和血运情况,注意倾听患者有无不适主诉。

5. 治疗后,观察伤口是否有渗液、红肿、过敏等异常,对症处理,必要时停止照射。

6. 严禁在仪器工作运行时,使用物品覆盖或遮挡光源,禁止使用坚硬或尖锐的物体操作触摸屏,禁止使用腐蚀性清洁剂擦拭屏幕。

自测题

一、单选题

1. 红光的照射距离是（B）

A. ≥25cm   B. 8~12cm   C. 10~20cm   D. ≤10cm

2. 蓝光的照射距离是（B）

A. ≥25cm   B. 8~12cm   C. 10~20cm   D. ≤10cm

3. 关于红光的照射时间和疗程,描述正确的是（A）

A. 2~3 次 /d,20min/ 次,5~7d 一个疗程

B. 1 次 /d,10min/ 次,3d 一个疗程

C. 1 次 /d,10min/ 次,5d 一个疗程

D. 3~4 次 /d,10min/ 次,7~10d 一个疗程

4. 关于蓝光的照射时间和疗程,描述正确的是（A）

A. 1~2 次 /d,20min/ 次,2~3d 一个疗程

B. 1 次 /d，10min/ 次，3d 一个疗程

C. 1 次 /d，10min/ 次，5~7d 一个疗程

D. 3~4 次 /d，10min/ 次，5~10d 一个疗程

5. 哪些患者**不适用**于光子治疗仪（D）

A. 腰椎融合术后患者　　　　　　B. 颈椎间盘置换术后患者

C. 多发伤术后患者　　　　　　　D. 恶性肿瘤患者

二、多选题

1. 光子治疗仪的正确操作流程是（ABCDE）

A. 评估患者伤口情况　　　　　　B. 评估患者病情和配合程度

C. 注意保护患者隐私　　　　　　D. 注意其他部位的保暖

E. 嘱患者及家属勿擅自调节时间和距离

2. 光子治疗仪的作用是（ABCDE）

A. 消炎　　　　　　　　　　　　B. 镇痛

C. 阻止体表创面渗液　　　　　　D. 促进肉芽组织生长

E. 加速愈合的作用

第十四节　拐杖、助行器的应用

学习目标

1. 了解使用拐杖和助行器的目的。

2. 熟悉使用拐杖和助行器的适应证和禁忌证。

3. 掌握使用拐杖和助行器的操作流程和注意事项。

【定义】

拐杖和助行器是为下肢行动不便的人提供的一类可避免患肢负重、辅助行走的简单器械。

【目的】

1. 协助保持身体平衡。

2. 帮助恢复正常行走状态。

3. 预防并发症发生。

【适应证及禁忌证】

（一）适应证

1. **拐杖**　下肢疾病伴行动不便的患者，如严重的髋关节炎、膝关节炎或有足踝疾病的患者；没有疾病但下肢行动不便的老年人；下肢无力，关节扭伤疼痛的患者；骨折愈合康复期，髋关节置换、关节镜术后，患肢可部分负重、行走及日常活动的患者。

2. **助行器**　单侧下肢无力或截瘫，需要比拐杖更大支持的患者；上下肢功能衰弱或不

协调的患者,如脑瘫或偏瘫患者。

（二）禁忌证

上肢无力,使用时缺乏保护或不能胜任行走,且易发生跌倒的患者。

【操作流程与注意事项】

（一）使用拐杖的操作流程

1. 操作前准备

（1）核对患者信息及骨折部位,向患者说明使用拐杖的目的和注意事项,取得患者配合。

（2）评估患者意识状态、四肢肌力及活动情况。

（3）检查和介绍拐杖的结构及各部件功能。

2. 用物准备 拐杖 1 副。

3. 操作流程

（1）核对医嘱,洗手。

（2）关闭门窗,大房间屏风遮挡。

（3）再次核对患者信息,告知注意事项。

（4）检查拐杖各部件及底端防滑装置。

（5）根据患者恢复情况,示范使用方法。

（6）协助患者坐起,确认患者一般状态良好。

（7）协助患者站立,整理衣物。

（8）根据患者身高,调节拐杖高度（身高减去 40cm 或者距腋下两横指）。

（9）教会患者使用拐杖的步态,过程中注意患者一般情况。①四点步态:适用于双脚可支撑身体部分重量者。步骤:右枴→左脚→左枴→右脚。②三点步态:适用于一侧下肢无法支持身体重量,但另一侧下肢和双上肢正常者。步骤:患肢和两侧拐杖先行→健肢。③两点步态:适用于双脚可支撑身体部分重量者,比四点步态速度快。步骤:双拐向前→摇摆身体向前。④摇摆步态:适用于横穿街道,必须快速通过的场合。步骤:双拐向前→摇摆身体向前。⑤上楼梯:健肢先上→双拐及患肢同时跨上阶梯;下楼梯:双拐及患肢同时跨下阶梯→健肢再下。

（10）纠正患者不良姿势,讲解注意事项。

（11）练习结束,协助患者上床（先患肢,后健肢）,取舒适卧位。

（12）整理床单位。

（13）洗手,记录。

（二）使用助行器的操作流程

1. 操作前准备

（1）核对患者信息及骨折部位,向患者说明使用助行器的目的和注意事项,取得患者配合。

（2）评估患者意识状态、四肢肌力及活动情况。

（3）检查和介绍助行器的结构及各部件功能。

2. 用物准备 助行器 1 个。

3. 操作流程

（1）核对医嘱,洗手。

（2）携用物至患者床旁,关闭门窗,大房间屏风遮挡。

（3）再次核对患者信息,告知注意事项。

（4）检查助行器各部件及底端防滑装置。

（5）示范助行器使用方法。

（6）协助患者下地前床边端坐 15~30min,确认患者一般状态良好。

（7）穿防滑鞋,协助患者站立,整理衣物。

（8）根据患者身高调节助行器高度。

（9）协助患者行走训练。①行走:患者双手握紧手把时,肘关节屈曲 25°~30°,提起助行器,然后放在身前的合适距离处(通常为一臂之长),助行器四腿着地,患肢先迈向助行器,健肢跟上一步,落脚在患肢前方,重复上述步骤。②落座:慢慢退向椅子、床或马桶,直至腿的背部碰到要落座的物品,一手放开助行器,向后摸索抓住床、椅子扶手或马桶圈,同时患肢向前移动,慢慢放低身体就座,身体前倾,患肢在身前伸直,动作要慢,不让椅子突然承重,如果双腿均做了手术,则将双手放在椅子扶手、床或马桶圈上,慢慢放低身体就座,同时双脚慢慢向前移出。③上楼梯:迎面走向楼梯,双脚放在离第一级台阶约 20cm 处,收起助行器,单手拿住,另一只手放在楼梯扶手上,将助行器提起靠在台阶的侧立面上,先将健肢迈上台阶,再将患肢挪上台阶,到达楼梯顶部,展开助行器并在楼梯平台上放稳,确保听到助行器自锁时的响声后,双手放在助行器上,健肢先迈上平台,然后将患肢挪上平台。④下楼梯:迎面走向楼梯,将助行器放在离楼梯顶部平台边缘约 10cm 处,收起助行器,并单手拿住,另一只手放在楼梯扶手上,将收起的助行器立在第一级台阶上,并靠近前边缘,患肢先迈下台阶,随后再迈健肢,到达楼梯底部,展开助行器,在楼梯平台上放稳,确保听到助行器自锁时的响声,双手放在助行器上,患肢迈下台阶,随后再迈健肢。

（10）纠正患者不良姿势,讲解注意事项。

（11）练习结束,协助患者上床(先患肢,后健肢),取舒适卧位。

（12）整理床单位。

（13）洗手,记录。

（三）注意事项

1. 患者拄拐或使用助行器行走前,应先练习好上臂肌肉的力量。

2. 使用拐杖或助行器前,先调整好拐杖的高度,检查各处螺丝均已旋紧,底座橡皮座无变形或损坏。

3. 使用拐杖的过程中,主要力量应集中在上肢,而非腋窝处。拐杖顶部距离腋下约有两横指间隙,离腋下太近可能会压迫臂丛神经,导致手臂麻痹或麻木;离腋下太远会增加腰椎后弯,引起姿势不良、背部疼痛。使用不当可能会发生跌倒,导致臂丛神经受损,甚至影响患肢恢复。

4. 使用助行器行走时,双手紧握扶手,肘关节轻度屈曲 25°~30°,向前跨步不宜过大,以到助行器的一半距离为宜,眼睛平视前方,以免重心不稳向前跌倒。

5. 患者在练习拄拐或使用助行器的过程中,医务人员应在旁进行指导和保护,一是及早发现患者的错误站立和行走姿势,予以纠正;二是密切观察患者的活动情况,避免跌倒等其他意外发生。

6. 穿舒适的防滑鞋,避免穿拖鞋,避免地面潮湿、光线不足、有障碍物,以免跌倒等意外发生。

7. 第一次下地活动,警惕直立性低血压发生。

自 测 题

一、单选题

1. 拐杖把手不能顶住腋窝的主要原因是(B)

A. 方便患者发力　　　　　　　　　B. 避免损伤腋神经

C. 防止患者跌倒　　　　　　　　　D. 防止皮肤破溃

2. 使用拐杖时的行走步态**不包括**(D)

A. 两点步态　　　　　　　　　　　B. 三点步态

C. 四点步态　　　　　　　　　　　D. 摇摆步态

3. 助行器放在身前的距离是(C)

A. 1m　　　　　　B. 0.5m　　　　　C. 一臂之长　　　D. 没有要求

4. 使用助行器前需要评估的内容**不包括**(D)

A. 患者的四肢肌力　　　　　　　　B. 患者是否有头晕

C. 助行器搭扣等是否完好　　　　　D. 环境评估

5. 使用拐杖前需要评估的内容**不包括**(D)

A. 患者的双上肢肌力　　　　　　　B. 患者的身高

C. 患者是否有头晕等不适　　　　　D. 拐杖的材质

二、多选题

1. 使用拐杖的注意事项有(ABCDE)

A. 拐杖高度为患者身高减去 40cm　　B. 拐杖高度为患者腋下两横指

C. 上楼梯时健肢先上　　　　　　　D. 下楼梯时患肢先下

E. 每次起床时先床边坐起,无头晕再下床

2. 使用助行器的注意事项有(ABCE)

A. 使用前评估患者的四肢肌力　　　B. 助行器放于身前一臂之长

C. 第一次在医务人员指导下进行　　D. 行走时眼睛向下看,注意脚下

E. 逐渐增加行走活动量

（童亚慧　陈玉娥　王　洁）

第七章　骨科常用药物指导

第一节　镇痛药物

学习目标

1. 了解镇痛药的种类及作用机制。
2. 熟悉阿片类药物与非甾体抗炎药的种类。
3. 掌握骨科常见镇痛药物的给药途径、不良反应及注意事项。

【药物作用机制】

临床常用的镇痛药物主要包括阿片类药物和非甾体抗炎药（NSAID），部分抗精神病药物亦具有镇痛作用。

世界疼痛组织提出术后早期要应用强效阿片类镇痛药，给药方式以注射为主，随后可给予口服的镇痛药。对于慢性癌痛患者，经典的治疗方案遵循三阶梯镇痛原则，其是根据疼痛的程度使用由非甾体抗炎药至弱阿片类药物再至强阿片类药物镇痛。近年来随着强阿片类药物新剂型的出现（如芬太尼透皮贴），非甾体抗炎药与强阿片类药物及两者的配合用药已成为癌痛治疗处方的主流。

非甾体抗炎药通过抑制合成前列腺素所需要的环氧化酶达到解热镇痛效果，常见的不良反应表现在消化系统和心血管系统，长期大剂量使用容易造成消化性溃疡和心血管系统突发事件。

【常用药物介绍】

（一）阿片类药物

1. **注射剂型**　盐酸布桂嗪注射液、盐酸吗啡注射液、舒芬太尼注射液。

2. **口服剂型**　盐酸曲马多缓释片、可待因片、氨酚羟考酮片。

3. **透皮给药剂型**　芬太尼、丁丙诺啡透皮贴剂。

（二）非甾体抗炎药

1. **注射剂型**　注射用帕瑞昔布钠。

2. **口服剂型**　布洛芬、双氯芬酸钠、塞来昔布胶囊；阿司匹林、萘普生、尼美舒利、氯诺昔康、依托考昔片。

3. **外用剂型**　氟比洛芬凝胶贴膏、盐酸奥布卡因凝胶、双氯芬酸钠凝胶。

（三）复方制剂

复方制剂包括氨酚羟考酮、洛芬待因、氨酚待因、和氨酚曲马多片等。

（四）局麻药

局麻药包括奥布卡因、罗哌卡因、布比卡因、利多卡因、左布比卡因、氯普鲁卡因、普鲁卡因、丁卡因等。

【药物机制介绍】

（一）布桂嗪

1. **类型**　属于中等强度速效阿片类镇痛药,镇痛作用是吗啡的 1/3,强于非甾体抗炎药。

2. **用法**　须开具麻醉药品处方,成瘾性较吗啡低,但连续使用也可耐受和成瘾,注意避免滥用。

3. **禁忌**　与肝素混合可发生沉淀或理化性质改变,不可配伍。

4. **注意事项**　少数患者会出现恶心、眩晕或困倦、黄视、全身发麻等不良反应,停药后消失。

（二）注射用帕瑞昔布钠

1. **类型**　非甾体抗炎药,用于短期治疗手术后疼痛。

2. **用法**　可快速静脉推注或通过静脉通路给药,也可进行深部肌肉缓慢推注。

3. **禁忌**　配制后的溶液在 25℃下保存不应超过 12h。对磺胺类药物过敏者慎用。

4. **注意事项**　该药溶解和注射过程中严禁与其他药物混合,不推荐使用灭菌注射用水或乳酸盐林格液配制。

（三）氟比洛芬酯注射液

1. **类型**　非甾体抗炎药,药物进入体内靶向分布至创伤及肿瘤部位后,从脂微球中释放出来,在羧基酯酶作用下迅速水解生成氟比洛芬,通过氟比洛芬抑制前列腺素的合成而发挥镇痛作用。

2. **用法**　静脉滴注。

3. **禁忌**　禁用于正在使用依诺沙星、洛美沙星、诺氟沙星、普卢利沙星的患者,合用可导致抽搐。增加严重胃肠道不良事件的发生风险,禁用于活动性消化性溃疡或出血患者。禁用于冠状动脉旁路移植术,禁用于重度心力衰竭患者。

4. **注意事项**　孕晚期妇女避免使用,哺乳期使用应权衡利弊。

（四）氨酚羟考酮片

1. **类型**　复方制剂,由对乙酰氨基酚（325mg）和盐酸羟考酮（5mg）组成。

2. **用法**　成人常规剂量为 6h 服用 1 片,可根据疼痛程度和给药后反应来调整剂量。

3. **禁忌**　对乙酰氨基酚过敏者禁用,患有严重呼吸抑制、急性或严重支气管哮喘、高碳酸血症的患者禁用;疑似或已知麻痹性肠梗阻患者禁用。

4. **注意事项**　常见的不良反应包括头昏、眩晕、嗜睡、恶心、呕吐;精神亢奋、烦躁不安、便秘和皮肤瘙痒。严重的不良反应有呼吸抑制、呼吸暂停、循环衰竭、低血压和休克。

（五）塞来昔布胶囊

1. **类型**　非甾体抗炎药,通过选择性抑制环氧化酶,抑制前列腺素生成,可用于治疗成人急性疼痛。

2. **用法**　口服给药,剂量不超过 200mg,每日 2 次时,服药时间不受进食影响,更高剂量应与食物同服。

3. **禁忌**　可增加心血管事件发生风险,治疗早期即可显现,并随使用时间延长而增加。禁用于冠状动脉旁路移植术,禁用于重度心力衰竭患者。增加严重胃肠道不良事件的发生风险,禁用于活动性消化性溃疡或出血患者。

4. 注意事项 对磺胺类药物或其他非甾体抗炎药过敏患者,使用前应仔细询问患者过敏史。孕晚期妇女避免使用,哺乳期使用应权衡利弊。

（六）洛索洛芬钠片

1. 类型 非甾体抗炎药,镇痛作用强,为前体药物,经消化道吸收后转化为活性代谢产物而发挥作用。可用于手术外伤后的镇痛消炎。

2. 用法 口服给药,不宜空腹服用,可在饭后 30min 给药。

3. 禁忌 增加严重胃肠道不良事件的发生风险,禁用于活动性消化性溃疡或出血患者。禁用于冠状动脉旁路移植术,禁用于重度心力衰竭患者。

4. 注意事项 孕晚期妇女避免使用,哺乳期使用应权衡利弊。

（七）芬太尼透皮贴剂

1. 类型 阿片类镇痛药。

2. 用法 须开具麻醉药品处方,用药期间应监测患者发生的误用、滥用和成瘾情况。在初始给药后的前两次给药期间和增加剂量后,应尤为注意监测呼吸抑制的发生。贴于清水清洁并剪除毛发的干燥躯干或上臂平整皮肤表面,可持续贴用 72h,换贴时应更换粘贴部位。开袋后立即使用,使用时用手掌用力按压 30s 确保其边缘亦完全贴附于皮肤表面。

3. 禁忌 非使用者与患者共用床铺或亲密身体接触,可能造成透皮贴剂意外转移,应立即去除转移到非使用者身上的贴剂,避免阿片类药物过量。

4. 注意事项 用药部位和周围区域不得直接暴露于热源,发热和剧烈运动导致体温升高也可能增加患者芬太尼暴露量,需要调整剂量,避免发生药物过量和死亡。

‖ 自 测 题

一、单选题

1. 关于非甾体抗炎药,说法**错误**的是（ D ）

A. 具有解热镇痛作用

B. 许多品种亦具有抗炎、抗风湿作用

C. 通过抑制合成前列腺素所需要的环氧化酶达到解热镇痛效果

D. 长期大剂量使用对人体无损伤

2. 关于帕瑞昔布钠,说法**错误**的是（ B ）

A. 可快速静脉推注

B. 最好使用灭菌注射用水或乳酸盐林格液配制

C. 配制后的溶液在 25℃下保存不应超过 12h

D. 活动性消化性溃疡患者禁用

二、多选题

1. 属于非甾体抗炎药的是（ ABC ）

A. 布洛芬   B. 吲哚美辛

C. 氟比洛芬   D. 羟考酮

E. 吗啡

2. 使用芬太尼透皮贴剂的注意事项包括（BCE）

A. 直接贴于疼痛部位　　　　　　　　B. 用药部位和周围区域不得直接暴露于热源

C. 可持续贴用 72h　　　　　　　　　D. 开袋后静置 30min 再使用

E. 增加剂量后注意监测呼吸抑制的发生

第二节　抗骨质疏松药物

学习目标

1. 了解抗骨质疏松药物的作用机制。

2. 熟悉抗骨质疏松药物的种类。

3. 掌握骨科常见抗骨质疏松药物的给药途径、不良反应及注意事项。

【药物作用机制】

临床治疗骨质疏松的药物主要分为两大类：骨健康基本补充剂和抗骨质疏松药物。其中，骨健康基本补充剂主要有钙制剂和维生素 D；抗骨质疏松药物按作用机制又分为骨吸收抑制剂、骨形成促进剂、其他机制类药物及传统中药。

骨吸收抑制剂有双膦酸盐类、降钙素类、雌激素受体调节剂、RANKL 抑制剂；骨形成促进剂主要有甲状旁腺激素类似物等；其他机制类药物有活性维生素 D 及其类似物、维生素 K_2 类、锶盐类；传统中药有骨碎补总黄酮制剂、淫羊藿苷类制剂、人工虎骨粉制剂。以下主要介绍常用的抗骨质疏松药物。

【常用药物介绍】

（一）补充剂

常见药物有钙剂。

（二）抗骨质疏松药物

1. 骨吸收抑制剂

（1）双膦酸盐类：阿仑膦酸钠、帕米膦酸、唑来膦酸、氯膦酸。

（2）降钙素类：鲑鱼降钙素。

（3）雌激素受体调节剂：雷洛昔芬。

2. 骨形成促进剂　甲状旁腺激素类类似物：特立帕肽。

3. 活性维生素 D 及其类似物　骨化三醇、阿法骨化醇。

【药物机制介绍】

（一）碳酸钙

1. 类型　一种钙制剂，促进骨矿化药物。

2. 用法　分次饭后口服。

3. 禁忌　不宜与洋地黄类药物合用；大量进食富含纤维素的食物能抑制钙的吸收；与

苯妥英钠、四环素同用,两者吸收减少;与含铝的抗酸药同服时,铝的吸收增多;与噻嗪类利尿药合用时,易发生高钙血症;与含钾药物合用时,应注意心律失常的发生。心、肾功能不全者慎用,高钙血症、高钙尿症、含钙肾结石或有肾结石病史患者禁用。

4. 不良反应 有嗳气、便秘,偶可发生乳碱综合征,表现为高血钙、碱中毒及肾功能不全。

5. 注意事项 过量长期服用可引起胃酸分泌反跳性增高,并可发生高钙血症。维生素 D、避孕药、雌激素能增加钙的吸收。

（二）碳酸钙 D_3

1. 类型 促进骨矿化药物,是一种碳酸钙和维生素 D_3 的复方制剂,其中维生素 D_3 属于钙吸收促进剂。

2. 用法 每片含钙 600mg/ 维生素 D_3 125IU。口服,1 次 1 片,一日 1~2 次。

3. 禁忌 高钙血症、高尿酸血症禁用,心功能不全者慎用,肾结石患者应在医师指导下使用。

4. 不良反应 有嗳气、便秘、腹胀、腹痛、腹泻、胃肠胀气、恶心和呕吐等肠胃不适。过量服用可发生高钙血症,偶可发生乳碱综合征,表现为高血钙、碱中毒及肾功能不全。

5. 注意事项 不宜与洋地黄类药物合用;大量进食富含纤维素的食物能抑制钙的吸收;与苯妥英钠、四环素同用,两者吸收减少;与含铝的抗酸药同服时,铝的吸收增多;与噻嗪类利尿药合用时,易发生高钙血症;与含钾药物合用时,应注意心律失常的发生。

（三）阿仑膦酸钠

1. 类型 骨吸收抑制剂中的双膦酸盐类,能抑制破骨细胞的活性。

2. 用法 必须在每天第一次进食、喝饮料或应用其他药物治疗之前的至少半小时,用白水送服。

3. 禁忌 导致食管排空延迟的食管异常者、不能站立或坐直至少 30min 者、对本药任何成分过敏者、低钙血症者均应禁用。

4. 不良反应 过敏反应包括荨麻疹和罕见的血管性水肿,刚开始服用时,会发生一过性急性期反应;胃肠道反应,如恶心、呕吐、食管炎、食管糜烂、食管溃疡,罕见食管狭窄或穿孔,罕见胃、十二指肠溃疡;骨、关节和 / 或肌肉疼痛,罕见严重和 / 或致残的情况;关节肿胀、股骨干低能量骨折;可能发生头晕、眩晕,味觉障碍;皮疹,瘙痒,脱发,罕见严重的皮肤反应;罕见眼色素层炎、巩膜炎或巩膜外层炎。

5. 注意事项 只能在每周固定的一天晨起时使用。为尽快将药物送至胃部,降低对食管的刺激,本品应在清晨用一满杯白水送服,并且在服药后至少 30min 内和当天第一次进食前,患者应避免躺卧。

绝经后妇女骨质疏松和男性骨质疏松的治疗:推荐剂量为每周一次,1 次 1 片 70mg 或每天一次,一次 1 片 10mg。如果漏服了一次,应当在记起后的早晨服用一片,不可在同一天服用 2 片。

（四）唑来膦酸

1. 类型 骨吸收抑制剂中的双膦酸盐类,能抑制因破骨活性增加而导致的骨吸收。

2. 用法 静脉滴注,推荐剂量为一次静脉滴注 5mg,每年一次。

3. 禁忌 禁用于以下人群:对本药或其他双膦酸盐类过敏者、肌酐清除率小于

35ml/min 的严重肾功能损害患者、孕妇及哺乳期妇女。

4. **不良反应**　最常见的不良反应是发热。其他不良反应同阿仑膦酸钠或其他双膦酸盐类。多为轻度和一过性的,大多数情况下无须特殊处理,会在 28~48h 内自动消退。

5. **注意事项**　使用前,必须确保患者有足够的补液量。使用后注意监测高钙血症相关代谢参数。

（五）雷洛昔芬

1. **类型**　雌激素受体调节剂。

2. **用法**　推荐剂量口服每日 1 次,每次 60mg,不受进餐限制。长期服用。

3. **禁忌**　可能妊娠的妇女、患有或既往患有静脉血栓栓塞症者、对雷洛昔芬片中所含任何赋形剂成分过敏者、肝功能减退包括胆汁淤积者、严重肾功能减退者、原因不明的子宫出血者、有子宫内膜癌症状和体征的患者。

4. **不良反应**　血管舒张（潮热）、小腿痛性痉挛、流行性感冒症状、外周水肿。

5. **注意事项**　仅用于绝经后妇女。

（六）骨化三醇

1. **类型**　促进骨矿化药物,是维生素 D_3 重要的活性代谢产物之一。

2. **用法**　根据每个患者的血钙水平谨慎制订每日最佳剂量。在血钙增高期间,必须每日测定血钙及血磷水平。血钙正常后可服用本品,但日剂量应低于前剂量 0.25μg。

3. **禁忌**　禁用于与高血钙有关的疾病及已知对本药或同类药品过敏的患者,禁用于有维生素 D 中毒迹象的患者。

4. **不良反应**　高钙血症,偶见的急性症状包括食欲减退、头痛、恶心、呕吐、腹痛和便秘。慢性症状包括肌无力、体重降低、感觉障碍、发热、口渴、多尿、脱水、情感淡漠、发育迟缓及泌尿系感染。敏感体质者可能会发生过敏反应,包括皮疹、红斑、瘙痒和荨麻疹。

5. **注意事项**

（1）绝经后骨质疏松:推荐剂量为每次 0.25μg,每日 2 次。服药后分别于第 4 周、第 3 个月、第 6 个月监测血钙和血肌酐浓度,以后每 6 个月监测一次。

（2）肾性骨营养不良:起始阶段的每日剂量为 0.25μg,血钙正常或略有降低者可隔日 0.25μg,如 2~4 周内未见明显改善,则每隔 2~4 周将每日用量增加 0.25μg,在此期间至少每周测定血钙浓度 2 次。大多数患者最佳用量为每日 0.5~1μg。

（3）甲状旁腺功能低下和佝偻病:推荐起始剂量为每日 0.25μg,晨服。如生化指标和病情未见明显改善,则每隔 2~4 周增加剂量。在此期间,每周至少测定血钙浓度 2 次。

（七）鲑鱼降钙素

1. **类型**　骨吸收抑制剂中的降钙素类,抑制破骨细胞活性。

2. **用法**　可通过皮下、肌肉和静脉途径给予。用于治疗骨质疏松、变形性骨炎、神经营养不良症、慢性高钙血症时,推荐采用皮下和肌内注射方式给药;用于治疗急性高钙血症时,推荐采用静脉注射或静脉滴注给药方式。

3. **禁忌**　对本药或其他任何赋形剂过敏者。

4. **不良反应**　主要有恶心、呕吐、面部潮红、头晕、关节痛。

5. **注意事项**　一般情况下治疗前不需要做皮试,但怀疑对降钙素过敏的患者应考虑在治疗前进行皮试。

自测题

一、单选题

1. 属于雌激素受体调节剂的是（B）

A. 阿仑膦酸钠   B. 雷洛昔芬   C. 降钙素   D. 骨化三醇

2. 关于阿仑膦酸钠的用法，说法**错误**的是（C）

A. 应在进食前半小时服用，可用果汁送服

B. 只能在每周固定的一天晨起时使用

C. 推荐剂量为每周一次

D. 漏服了一次，应当在记起后的早晨补服一片

3. 关于碳酸钙的用法，说法**错误**的是（C）

A. 不良反应有嗳气、便秘

B. 过量服用后警惕高钙血症的发生

C. 宜与洋地黄类药物合用，提升本药效果

D. 与含钾药物合用时，应注意心律失常的发生

4. 关于雷洛昔芬的用法，说法**错误**的是（B）

A. 需要长期服用   B. 适用于任何年龄段

C. 口服不受进餐限制   D. 潮热是常见不良反应

二、多选题

1. 抗骨质疏松药物按作用机制包括（ABCD）

A. 骨吸收抑制剂   B. 骨形成促进剂

C. 其他机制类药物   D. 传统中药

E. 钙制剂

2. 降钙素的适应证有（ABCD）

A. 骨质疏松   B. 变形性骨炎

C. 神经营养不良症   D. 慢性高钙血症时

E. 佝偻病

第三节 神经营养药物

学习目标

1. 了解神经营养药物的作用机制。

2. 熟悉常见的神经营养药物的种类。

3. 掌握骨科常见神经营养药物的给药途径、不良反应及注意事项。

【药物作用机制】

神经营养药物可增强脑血管的张力,增加脑血管流量,改善脑代谢;另外,可通过抗氧化作用提高大脑皮质抗缺氧能力,达到脑保护目的,从而促进神经细胞功能的恢复。

【常用药物介绍】

常见的神经营养药物有甲钴胺、维生素 B_1、维生素 B_6、腺苷钴胺、牛痘疫苗接种家兔炎症皮肤提取物、胞磷胆碱、吡拉西坦等。

【药物机制介绍】

（一）甲钴胺

1. **类型**　一种内源性辅酶 B_{12},在由同型半胱氨酸合成蛋氨酸的转甲基反应过程中,作为蛋氨酸合成酶的辅酶,起重要作用。

2. **用法**　肌内注射、静脉滴注、片剂口服。

3. **禁忌**　过敏者禁用。

4. **不良反应**　偶见皮疹、头痛、发热感、出汗,肌内注射部位疼痛和硬结。可引起血压下降、呼吸困难等。

5. **注意事项**　见光易分解,开封后立即使用的同时,应注意避光。肌内注射时,避免同一部位反复注射;注意避开神经分布密集的部位;注意针扎入时,如有剧痛、血液逆流的情况,应立即拔出针头,换部位注射。

（二）维生素 B_1

1. **类型**　维生素类药,是辅酶的重要组成成分,参与糖、蛋白质、脂肪的正常代谢。

2. **用法**　肌内注射、片剂口服。

3. **禁忌**　尚不明确。

4. **不良反应**　大剂量肌内注射时,需要注意过敏反应,表现为吞咽困难,皮肤瘙痒,面唇、眼睑水肿,哮喘等。

5. **注意事项**　必须按推荐剂量服用,不可超量。如出现不良反应,立即就医。

（三）牛痘疫苗接种家兔炎症皮肤提取物

1. **类型**　属于生物制品。

2. **用法**　口服,每日 4 片,分早晚 2 次口服。

3. **禁忌**　有过敏反应者禁用。

4. **不良反应**　偶有发疹等过敏反应;偶有胃部不适、呕吐等;有时会出现困倦、头晕、头昏等。

5. **注意事项**　应直接吞服,请勿咀嚼,避免将之粉碎混合。

（四）腺苷钴胺

1. **类型**　是氰钴型维生素 B_{12} 的同类物,是体内维生素 B_{12} 的两种活性辅酶形式之一,是细胞生长增殖和维持神经髓鞘完整所必需的物质。

2. **用法**　肌内注射。

3. **禁忌**　与葡萄糖溶液有配伍禁忌。

4. **不良反应**　偶有过敏反应,长期应用可出现缺铁性贫血。

5. **注意事项**　遇光易分解,溶解后要尽快使用。不宜与氯丙嗪、维生素 C、维生素 K 等混合于同一容器中。

自 测 题

一、单选题

1. 关于甲钴胺的描述,说法**错误**的是(B)

A. 一种内源性的辅酶 B$_{12}$ B. 不需要避光

C. 常见用法为静脉注射 D. 注射时注意避开神经分布密集的部位

2. 关于腺苷钴胺的描述,说法**错误**的是(D)

A. 细胞生长增殖和维持神经髓鞘完整所必需的物质

B. 不能与维生素 C 混于同一容器

C. 遇光易分解

D. 颜色改变为正常现象,可以继续使用

二、多选题

1. 关于甲钴胺的注意事项,说法正确的是(ABCD)

A. 冷藏保存 B. 避光保存 C. 警惕引起皮疹 D. 监测血钾水平

2. 维生素 B$_1$ 的不良反应包括(ABCD)

A. 吞咽困难 B. 皮肤瘙痒 C. 眼睑水肿 D. 哮喘

第四节　脱水消肿药物

学习目标

1. 了解创伤及术后肿胀的危害。

2. 熟悉常见的脱水消肿药物的种类。

3. 掌握骨科常见脱水消肿药物的给药途径、不良反应及注意事项。

【药物作用机制】

创伤及术后肢体的肿胀及静脉回流受阻等并发症是骨科医务人员常常遇到的问题,有时还会带来严重后果,如骨筋膜隔室综合征等,而脊髓因受伤发生肿胀时,常会因为其受压出现运动、感觉障碍等神经受损的表现。因此消除肿胀、改善微循环的治疗十分重要,相关的治疗药物主要有脱水药,如甘露醇注射液,以及有抗炎、改善血液微循环作用的消肿药,如注射用七叶皂苷钠、迈之灵等。

【常用药物介绍】

1. 静脉输入药物　甘露醇注射液、七叶皂苷钠、甘油果糖氯化钠注射液。

2. 口服药物　迈之灵片、地奥司明片、七叶皂苷钠片、马栗种子提取物片、云南白药胶囊、草木犀流浸液片。

3. **外用药物** 复方七叶皂苷钠凝胶。

【**药物机制介绍**】

（一）甘露醇

1. **类型** 组织脱水药。

2. **用法** 治疗水肿，0.25~2g/kg，配制浓度为 15%~25% 在 30min 内静脉输注。患者虚弱时，剂量应减小至 0.5g/kg。

3. **禁忌** 已确诊为急性肾小管坏死的无尿患者，包括对试用甘露醇无反应者，因甘露醇积聚引起血容量增多，加重心脏负担；严重失水者；颅内活动性出血者，因扩容加重出血，但颅内手术时除外；急性肺水肿或严重肺淤血患者。

4. **不良反应** 以水和电解质紊乱最常见，其他不良反应有寒战、发热、排尿困难、血栓性静脉炎、头晕、视物模糊，外渗可致组织水肿、皮肤坏死，过敏引起皮疹、荨麻疹、呼吸困难、过敏性休克，高渗引起口渴，渗透性肾病主要见于大剂量快速静脉滴注。

5. **注意事项** 除肠道准备用，均应静脉内给药。如有结晶，可置热水中或用力振荡待结晶完全溶解后使用。当甘露醇浓度高于 15% 时，应使用有过滤器的输液器。用于治疗水杨酸盐或巴比妥类药物中毒时，应合用碳酸氢钠以碱化尿液。明显心肺功能损害、高钾血症或低钠血症、低血容量、严重肾功能衰竭而排泄减少者慎用。可增加洋地黄毒性作用，增加利尿药及碳酸酐酶抑制剂的利尿和降低眼内压作用，与这些药物合用时应调整剂量。

（二）七叶皂苷钠

1. **类型** 血液循环改善药、血管保护剂。

2. **用法** 静脉注射或静脉滴注，成人按体重一日 0.1~0.4mg/kg 或取 5~10mg 溶于 10% 葡萄糖注射液或 0.9% 氯化钠注射液 250ml 中，静脉滴注；也可取 5~10mg 溶于 10% 葡萄糖注射液或 0.9% 氯化钠注射液 10~20ml 中，静脉推注。重症患者可多次给药，但一日总量不得超过 20mg。疗程 7~10d。

3. **禁忌** 肾损伤、肾衰竭、肾功能不全患者禁用，孕妇禁用，过敏者禁用。

4. **不良反应** 偶有过敏反应。

5. **注意事项** 只能静脉注射和静脉滴注，禁用于动脉、肌内或皮下注射。注射时宜选用较粗静脉，切勿漏出血管外，如出现红、肿，用 0.25% 普鲁卡因封闭或热敷。

（三）迈之灵

1. **类型** 血液循环改善药、血管保护剂和抗炎止痛药。可降低血管通透性；增加静脉回流，减轻静脉淤血症状；增加血管弹性，增加血管张力；抗氧自由基。

2. **用法** 饭后口服迈之灵片。成人每日 2 次，早晚服用，每次 300mg。20d 为一疗程。

3. **禁忌** 胃溃疡患者慎用。

4. **不良反应** 可有轻微胃肠道不适。

5. **注意事项** 胃溃疡患者慎用，药片应完整服下。

自 测 题

一、单选题

1. 关于甘露醇的描述，说法**错误**的是（C）

A. 属于组织脱水药　　　　　　　　　　B. 外渗可致组织水肿、皮肤坏死

C. 为避免外渗应缓慢输注　　　　　　　D. 除肠道准备用,均应静脉内给药

2. 治疗水肿时甘露醇的浓度应为(C)

A. 5%　　　　　　B. 10%　　　　　　C. 20%　　　　　　D. 50%

3. **不是**甘露醇使用禁忌证的是(B)

A. 严重失水者　　　　　　　　　　　　B. 脑水肿

C. 急性肺水肿　　　　　　　　　　　　D. 颅内活动性出血

4. 关于七叶皂苷钠的描述,说法**错误**的是(A)

A. 注射方法有皮下注射、肌内或静脉注射

B. 注射时宜选用较粗静脉

C. 禁用于动脉注射

D. 注射局部疼痛、肿胀,经热敷可使症状消失

5. 迈之灵的适应证应**除外**(D)

A. 慢性静脉功能不全　　　　　　　　　B. 静脉曲张

C. 深静脉血栓形成　　　　　　　　　　D. 消化道出血

二、多选题

1. 骨科常见的脱水消肿药物有(ABC)

A. 甘露醇注射液　　　　　　　　　　　B. 注射用七叶皂苷钠

C. 迈之灵　　　　　　　　　　　　　　D. 甲钴胺

E. 碳酸钙

2. 甘露醇的不良反应包括(ABCDE)

A. 水电解质紊乱　　　　　　　　　　　B. 寒战、发热

C. 排尿困难　　　　　　　　　　　　　D. 视物模糊

E. 血栓性静脉炎

第五节　抗凝血药物

学习目标

1. 了解抗凝血药物的作用机制。

2. 熟悉常见抗凝血药物的种类。

3. 掌握抗凝血药物的给药途径、不良反应及注意事项。

【药物作用机制】

抗凝血药物通过影响凝血过程中的某些凝血因子阻止凝血过程,从而防止血管内栓塞或血栓形成,预防脑卒中或其他血栓性疾病。

【常用药物介绍】

1. **维生素 K 拮抗剂**　华法林。

2. **凝血酶原抑制剂**　肝素。

3. **凝血因子Ⅹa 抑制剂**　低分子量肝素。

4. **直接凝血酶抑制剂**　达比加群。

5. **凝血因子Ⅹ抑制剂**　磺达肝癸钠、利伐沙班。

【药物机制介绍】

（一）枸橼酸钠抗凝剂

1. **类型**　枸橼酸根可与血中钙离子形成难解离的可溶性络合物,使血中游离钙离子减少而阻止血液凝固。仅用于体外抗凝血。

2. **用法**　输血时预防凝血,每 100ml 全血加入 2.5% 输血用枸橼酸钠注射液 10ml。

3. **禁忌**　所采血浆不得直接用于临床。

4. **不良反应**　输血速度太快或输血量太大（1 000ml 以上）时,因枸橼酸盐不能及时被氧化,可致低钙血症,引起抽搐和心肌收缩抑制。

5. **注意事项**　大量输入含有枸橼酸钠的血液时,应注射适量钙剂,预防低钙血症。

（二）肝素钠

1. **类型**　在体内外均可发挥抗凝血作用,延长凝血时间、凝血酶原时间和凝血酶时间,还具有抗血小板凝集作用。

2. **用法**　口服不吸收,注射给药。静脉注射后均匀分布于血浆,迅即发挥最大抗凝效果,作用维持 3~4h。半衰期约为 1h。注射局部可见局部刺激、红斑、轻微疼痛、血肿、溃疡等,肌内注射后更严重,因此不宜肌内注射。

3. **禁忌**　尚未控制的活动性出血者禁用;有出血性疾病患者禁用;外伤或术后渗血患者禁用;先兆流产者禁用;胃、十二指肠溃疡患者禁用;重度肝、肾功能不全者禁用;黄疸患者禁用;重症高血压患者禁用。

4. **不良反应**　最常见的不良反应为出血,可发生在任何部位。常见寒战、发热、荨麻疹等过敏反应。长期用药可导致脱发和短暂的可逆性秃头症、骨质疏松和自发性骨折。

5. **注意事项**　与下列药物合用时可增加出血风险:香豆素及其衍生物、非甾体抗炎药、双嘧达莫、右旋糖酐、肾上腺皮质激素、促肾上腺皮质激素、组织纤溶酶原激活物、尿激酶、链激酶等。遮光,密闭,在阴凉处（不超过 20℃）保存。

（三）低分子量肝素

低分子量肝素由肝素经酶学或化学方法解聚而成,根据分子量、链末端结构和化合物结合盐类不同,可以分为不同的商品制剂。目前中国市场上使用的主要有达肝素钠、依诺肝素钠和那屈肝素钙,均为无色或淡黄色澄明液体。

1. **达肝素钠**

（1）类型:主要通过抗凝血酶、抑制凝血因子Ⅹa 发挥抗凝作用,对凝血因子Ⅹa 的抑制能力强于其延长活化部分凝血活酶时间（APTT）的能力。

（2）用法:与等渗氯化钠溶液或等渗葡萄糖溶液相容。溶液必须在 12h 内使用。静脉注射 3min 起效,半衰期约为 2h;皮下注射后 2~4h 起效,半衰期为 3~4h。禁止肌内注射。

（3）禁忌:不得与其他药品配伍使用。

（4）不良反应：肝素制品可引起醛固酮减少症,进而导致血钾升高。由于存在血肿风险,当24h达肝素钠剂量超过5 000IU时,应避免肌内注射其他药物。

（5）注意事项：鱼精蛋白可抑制达肝素钠的抗凝作用。密闭,30℃以下保存。

2. 依诺肝素钠

（1）类型：分子量3 500~5 500。相对于抗凝血因子Ⅱa,其抗凝血因子Ⅹa活性更高。

（2）用法：皮下注射。用于治疗深静脉血栓;预防静脉血栓栓塞症;治疗不稳定型心绞痛或非ST段抬高心肌梗死;防止血液透析体外循环的血栓形成。

（3）禁忌：肾功能不全者。

（4）不良反应：出血,部分注射部位瘀点、瘀斑;血小板减少症;转氨酶升高。

（5）注意事项：使用前进行血小板计数,并在治疗中进行常规计数监测。

3. 那屈肝素钙

（1）类型：低分子肝素钙,系由肠黏膜获取的氨基葡聚糖（肝素）片段的钙盐。以钙盐形式在体内发挥作用。

（2）用法：皮下注射给药,血液透析中通过血管内注射给药,不能用于肌内注射。用于外科手术中静脉血栓形成中度或高度危险的情况,预防静脉血栓栓塞症;治疗已经形成的深静脉血栓;联合阿司匹林用于不稳定型心绞痛和非Q波性心肌梗死急性期的治疗;在血液透析中预防体外循环中的血凝块形成。

（3）禁忌：严重的肾功能损害、出血性脑血管意外、未控制的高血压患者慎用。

（4）不良反应：基本同肝素钠,但皮下注射局部疼痛刺激较肝素轻。

（5）注意事项：由于存在肝素诱导血小板减少症的可能,使用过程中应全程监测血小板计数。给药过量时可用鱼精蛋白拮抗,1mg硫酸鱼精蛋白可中和100IU那屈肝素钙。

（四）华法林

1. **类型** 香豆素类口服抗凝血药物,抗凝血作用的机制是竞争性拮抗维生素K的作用。体外无效。起效缓慢,用药早期可与肝素并用。

2. **用法** 口服易吸收,生物利用度达100%。口服后12~24h,出现抗凝血作用,1~3d作用达高峰,持续2~5d。防治静脉血栓栓塞症,可防止血栓形成与发展,如治疗血栓栓塞性静脉炎,降低肺栓塞发病率和死亡率,减少外科大手术、风湿性心脏病、髋关节固定术、人工置换心脏瓣膜术等的静脉血栓发生率。

3. **禁忌** 服用期间禁忌吃具有活血化瘀作用的食物和中药,如蝎子、蜈蚣。

4. **不良反应** 最常见的不良反应为鼻出血、齿龈出血、皮肤瘀斑、血尿、子宫出血、便血、伤口及溃疡处出血等。偶有恶心、呕吐、腹泻、白细胞减少、粒细胞增高等。还可出现谷丙转氨酶、谷草转氨酶、碱性磷酸酶、胆红素升高。

5. **注意事项** 可通过胎盘,并经乳汁分泌。口服抗凝治疗目标INR（国际标准化比值）范围：

（1）人造心脏瓣膜患者预防血栓栓塞相关并发症：INR 2.5~3.5。

（2）其他适应证：INR 2.0~3.0。

（五）利伐沙班

1. **类型** 一种高选择性、剂量依赖性直接抑制凝血因子Ⅹa的口服药物。通过抑制凝血因子Ⅹa可以中断凝血的内源性和外源性途径,抑制凝血酶产生和血栓形成。

2. 用法 口服易吸收,给药后 2.5~4h 达到最高血药浓度。平均消除半衰期为 7~11h。利伐沙班片 10mg 可与食物同服,也可单独服用;15mg 或 20mg 应与食物同服。用于髋关节或膝关节置换手术成年患者,以预防深静脉血栓形成。

3. 禁忌 孕妇及哺乳期妇女禁用。

4. 不良反应 主要不良反应是出血,常见术后伤口出血、肝损害,常见 γ-谷氨酰转肽酶、转氨酶升高。

5. 注意事项 确定胃管在胃内的位置后,可将 10mg、15mg 或 20mg 利伐沙班片压碎,与 50ml 水混合成混悬液,通过鼻胃管给药。由于利伐沙班的吸收依赖于药物释放的部位,应避免在胃远端给药。压碎的 10mg、15mg 或 20mg 利伐沙班片在水或苹果酱中可稳定长达 4h。

▌▌ 自 测 题

一、单选题

1. **不属于**抗凝血药物的是(C)

A. 肝素   B. 华法林

C. 血凝酶   D. 尿激酶

2. 关于低分子量肝素的描述,说法**错误**的是(A)

A. 抗凝血活性强于抗血栓活性   B. 禁止肌内注射

C. 鱼精蛋白可抑制达肝素钠的抗凝作用   D. 那屈肝素钙以钙盐形式在体内发挥作用

3. 依诺肝素钠的适应证应**除外**(D)

A. 治疗深静脉血栓

B. 预防静脉血栓栓塞症

C. 治疗不稳定型心绞痛或非 ST 段抬高心肌梗死

D. 非 Q 波性心肌梗死急性期的治疗

4. 关于华法林的描述,说法**错误**的是(B)

A. 抗凝血作用的机制是竞争性拮抗维生素 K 的作用

B. 口服后 6h,出现抗凝血作用

C. 最常见的不良反应是鼻出血、齿龈出血、皮肤瘀斑等

D. 可通过胎盘屏障

二、多选题

1. 属于低分子量肝素的是(BCD)

A. 肝素钠   B. 达肝素钠

C. 依诺肝素钠   D. 那屈肝素钙

E. 华法林

2. 关于抗凝血药物的描述,说法正确的是(ABCE)

A. 如使用不当可能引起严重出血反应

B. 肝素的作用机制为阻止纤维蛋白形成

C. 链激酶的作用机制为促进纤维蛋白溶解

D. 枸橼酸钠抗凝剂仅用于体内抗凝血

E. 抗凝血药物是通过影响凝血过程的不同环节而阻止血液凝固

第六节 抗菌药物

学习目标

1. 了解骨科常用抗菌药物的作用机制。
2. 熟悉抗菌药物的分类。
3. 掌握常见抗菌药物的给药途径、不良反应及注意事项。

【药物作用机制】

凡对细菌和其他微生物具有抑制和杀灭作用的物质统称为抗生素。抗菌药物包括抗细菌药和抗真菌药。抗细菌药又可根据不同的生物化学结构及药理作用机制分为 β-内酰胺类(青霉素类和头孢菌素类、碳青霉烯类)、氨基糖苷类、大环内酯类、糖肽类、林可酰胺类、喹诺酮类、磺胺类、硝基咪唑类等。

【常用药物介绍】

1. **青霉素类** 阿莫西林。

2. **头孢菌素类** 头孢呋辛钠、头孢唑林、头孢吡肟、头孢曲松、头孢他啶、头孢氨苄、头孢地尼。

3. **β-内酰胺类/β-内酰胺酶抑制剂** 头孢哌酮钠舒巴坦钠、哌拉西林钠舒巴坦钠、阿莫西林克拉维酸。

4. **氨基糖苷类** 庆大霉素、依替米星、阿米卡星。

5. **大环内酯类** 阿奇霉素、克拉霉素。

6. **喹诺酮类** 左氧氟沙星、环丙沙星、莫西沙星。

7. **碳青霉烯类** 亚胺培南/西司他丁、美罗培南。

8. **糖肽类** 万古霉素、去甲万古霉素、替考拉宁。

9. **林可酰胺类** 克林霉素。

10. **噁唑烷酮类** 利奈唑胺。

【药物机制介绍】

(一)头孢呋辛

1. **类型** 属于第二代头孢菌素类抗生素,用于治疗由金黄色葡萄球菌所引起的骨及关节感染。

2. **用法** 深部肌内注射、缓慢静脉注射或静脉滴注给药。成人:每日 1.5~3.0g。儿童:每日 30~100mg/kg。

3. **禁忌** 对青霉素过敏者、哺乳期妇女、肾功能不全患者慎用;溃疡性结肠炎、局限性肠炎或抗生素相关性结肠炎患者慎用。

4. **不良反应** 轻度至中度,多发生在治疗开始的2周内。最常见的不良反应为恶心和头晕,多为一过性,停药后症状消失。

5. **注意事项** 溶解后,可在常温(10~30℃)保存5h,在4℃以下保存48h。可从乳汁中分泌,3个月以下婴儿不推荐使用。

（二）头孢哌酮钠舒巴坦钠

1. **类型** 第三代头孢菌素类抗生素,对β-内酰胺酶的稳定性较差,两者联合对多种细菌具有强大的抗菌作用。用于骨骼和关节感染。

2. **用法** 静脉滴注,成人每日1.5~3.0g,每12h给药一次。

3. **禁忌** 严重的过敏反应和皮肤病变,严重的肝肾功能异常禁用。

4. **不良反应** 胃肠道反应,腹泻最常见;皮肤反应为斑丘疹;少数患者出现头痛、发热;应用期间,饮酒可出现双硫仑样反应。

5. **注意事项** 妊娠妇女尽量避免使用,肝肾功能不全的老年患者适当减量。

（三）依替米星

1. **类型** 属于半合成水溶性氨基糖苷类抗生素,儿童慎用。

2. **用法** 可稀释于0.9%氯化钠注射液或5%葡萄糖注射液100ml或250ml中静脉滴注,每次滴注1h。

3. **禁忌** 应避免与其他具有潜在耳、肾毒性药物,如多黏菌素、其他氨基糖苷类抗生素、利尿剂等联合使用,以免增加肾毒性和耳毒性。

4. **不良反应** 部分患者可能会出现耳毒性、肝肾功能损害。

5. **注意事项** 可能发生神经肌肉阻滞现象。一旦出现应停用,静脉给予钙盐进行治疗。

（四）莫西沙星

1. **类型** 属于喹诺酮类抗菌药。

2. **用法** 通用用法用量为0.4g,每24h一次。静脉给药,输注时间应为90min。

3. **禁忌** 18岁以下患者禁用。肝功能损伤患者和转氨酶升高大于5倍正常值上限的患者禁止使用。

4. **不良反应** 严重不良反应包括肌腱炎和肌腱断裂、周围神经病变、中枢神经系统的影响和重症肌无力加剧。

5. **注意事项** 此药具有光毒性,因此患者应避免过度暴露于光源下。在原包装中贮存,不要冷藏或冷冻,冷藏可发生沉淀,室温下可再溶解。

（五）万古霉素

1. **类型** 属于糖肽类抗生素。

2. **用法** 静脉缓慢滴注:成人每日0.8~1.6g,分2~3次静脉滴注。小儿每日16~24mg/kg,分2次静脉滴注。配制方法:含有万古霉素0.5g的小瓶中加入10ml注射用水溶解,用至少100ml生理盐水或5%葡萄糖注射液稀释,静脉滴注时间在60min以上。

3. **禁忌** 肾功能不全患者慎用。

4. **不良反应** 可出现皮疹、恶心、静脉炎等,也可致耳鸣、听力减退,肾功能损害。快速注射可出现血压降低,甚至心搏骤停,以及喘鸣、呼吸困难、胸背部肌肉挛缩。

5. **注意事项** 避光、室温下保存,配制后溶液应尽早使用,若必须保存,可保存于室温、冰箱内,24h 内使用。

（六）替考拉宁

1. **类型**　属于糖肽类抗生素。

2. **用法**　可以快速静脉注射,注射时间为 3~5min,或缓慢静脉滴注,滴注时间不少于 30min。骨关节感染,每 12h 静脉给药 0.4g,连续 3 次,以后维持剂量 0.4g,每日一次。

3. **禁忌**　妊娠期及哺乳期禁用。替考拉宁与万古霉素可能有交叉过敏反应。

4. **不良反应**　本品毒性低,不良反应一般轻微且短暂。

5. **注意事项**　配制过程中要保证药粉完全溶解。如果出现泡沫,可将溶液静置 15min,待其消泡。配制好的溶液应立即使用,未用完部分应丢弃。少数情况下,配制好不能立即使用,应将配制好的溶液在 4℃ 条件下保存,但不得超过 24h。

（七）克林霉素

1. **类型**　林可酰胺类抗菌药物。

2. **用法**　成人:一日 0.6~1.2g。严重感染:一日 1.2~2.4g。分 2~4 次静脉滴注。

3. **禁忌**　有肠炎或溃疡性结肠病者禁用。

4. **不良反应**　在肝脏代谢,代谢物由胆汁和尿液排泄,可能引起肾功能损害和血尿。可使血清谷丙转氨酶和谷草转氨酶增高。

5. **注意事项**　肌内注射的用量一次不能超过 600mg,超过此剂量应改为静脉给药。静脉给药速度不宜过快,600mg 克林霉素应加入不少于 100ml 的输液中,至少滴注 20min。每小时输入的药量不能超过 1 200mg。血液透析及腹膜透析不能清除。

（八）利奈唑胺

1. **类型**　属于噁唑烷酮类抗生素。

2. **用法**　静脉给药时,应目测微粒物质。用力挤压输液袋以检查细微的渗漏,若发现有渗漏应丢弃溶液。应在 30~120min 内静脉输注完毕。

3. **禁忌**　过敏体质者慎用。

4. **不良反应**　有出现骨髓抑制的报道,停用后血象指标可以上升并恢复到治疗前水平。剂量最高达到 600mg 每 12h 一次,最长达 28d,利奈唑胺与血小板减少相关。

5. **注意事项**　仅限于治疗或预防证实或者高度怀疑由细菌引起的感染性疾病。

自 测 题

一、单选题

1. 关于抗菌药物的描述,说法**错误**的是（B）

A. 包括抗细菌药和抗真菌药

B. 头孢呋辛是第三代头孢菌素类药物

C. 阿莫西林克拉维酸的稳定性与其浓度有关

D. 依替米星可能发生神经肌肉阻滞现象

2. 关于抗菌药物的分类,说法**错误**的是（C）

A. 阿莫西林属于青霉素类　　　　　　B. 哌拉西林钠舒巴坦钠属于 β - 内酰胺类

C. 左氧氟沙星属于氨基糖苷类　　　　D. 万古霉素属于糖肽类

3. 关于莫西沙星的描述,说法**错误**的是(A)

A. 18 岁以下可以使用
B. 用药期间患者应避免过度暴露于光源下
C. 肝功能严重受损时禁用
D. 冷藏可发生沉淀

4. 关于克林霉素的描述,说法**错误**的是(A)

A. 由肾脏代谢
B. 可使血清转氨酶增高
C. 用法为肌内注射、静脉滴注
D. 代谢物由胆汁和尿液排泄

5. 关于利奈唑胺的描述,说法**错误**的是(B)

A. 属于噁唑烷酮类抗生素
B. 应在 30min 内静脉输注完毕
C. 过敏体质者慎用
D. 可能出现骨髓抑制

二、多选题

1. 属于抗菌药物的是(ABCD)

A. 头孢呋辛
B. 利奈唑胺
C. 万古霉素
D. 亚胺培南
E. 利巴韦林

2. 在骨和关节组织中达到有效治疗浓度的抗菌药物有(ABCDE)

A. 克林霉素
B. 磷霉素
C. 喹诺酮类
D. 林可霉素
E. 万古霉素

第七节　抗结核药物

学习目标

1. 了解抗结核药物的分类与作用机制。
2. 熟悉常见的抗结核药物。
3. 掌握四种抗结核药物的给药途径、不良反应及注意事项。

【药物作用机制】

骨结核多发生于脊柱、髋及膝关节,原发病灶多为肺结核,其活动期结核分枝杆菌经血液循环传播到骨与关节,结核分枝杆菌潜伏于骨与关节后,多在人体免疫力低下时发病。抗结核病的治疗周期较长,治疗周期长达 6 个多月甚至更长。为了避免治疗期间耐药性的出现,临床上通常采用联合用药的方案。目前,常用的抗结核药主要包括利福平、异烟肼、吡嗪酰胺、乙胺丁醇和固定剂量复合制剂。其中利福平、异烟肼、吡嗪酰胺对结核分枝杆菌有杀灭作用;乙胺丁醇对结核分枝杆菌有抑制作用。这些抗结核药的几个共同特点:治疗效果好,能够同时杀灭快速增殖期和慢速繁殖期的分枝杆菌,抗菌活性较强,副作用相对较少,半衰期相对较长。

【药物机制介绍】

（一）吡嗪酰胺

1. **类型**　作用机制可能为吡嗪酰胺进入结核分枝杆菌体内转化为吡嗪酸而发挥抗菌作用。

2. **用法**　成人常用量,与其他抗结核药联合,每日 15~30mg/kg,顿服,每周 2~3 次。

3. **禁忌**　急性痛风或严重肝功能不全者禁用。

4. **不良反应**　交叉过敏,对乙硫异烟胺、异烟肼、烟酸或其他化学结构相似的药物过敏者可能对吡嗪酰胺也过敏。常见的不良反应为关节痛。

5. **注意事项**　疗程中可出现血尿酸常增高,引起急性痛风发作,需要进行血清尿酸测定。

（二）利福平

1. **类型**　为利福霉素类半合成广谱抗菌药,对多种病原微生物均有抗菌活性。

2. **用法**　应餐前 1h 或餐后 2h 服用,清晨空腹一次服用吸收最好,因进食影响药物吸收。

3. **禁忌**　肝功能严重不全、胆道阻塞者和 3 个月以内孕妇禁用。单用利福平治疗结核病或其他细菌性感染时病原菌可迅速产生耐药性,因此利福平必须与其他药物合用。

4. **不良反应**　常见不良反应为消化道反应及肝毒性。

5. **注意事项**　服用后,大小便、唾液、痰液、泪液等可呈橘红色。出现精神迟钝、眼周或面部水肿、全身瘙痒时为逾量的表现,应立即停药,给予洗胃、静脉输液,给予利尿剂,促进药物排泄,以及对症支持治疗。

（三）异烟肼

1. **类型**　一种具有杀菌作用的合成抗菌药,只对分枝杆菌,主要是生长繁殖期的细菌有效,作用机制尚不明确。

2. **用法**　成人空腹口服,每日 300mg。

3. **禁忌**　有精神病、癫痫病史者,严重肾功能损害者禁用。

4. **不良反应**　交叉过敏反应,对乙硫异烟胺、吡嗪酰胺、烟酸或其他化学结构相似的药物过敏者也可能对异烟肼过敏。

5. **注意事项**　异烟肼可使血清胆红素、谷丙转氨酶及谷草转氨酶的测定值增高。如疗程中出现视神经炎症状,应立即进行眼部检查,并定期复查。异烟肼中毒时可用大剂量维生素 B_6 对抗。

（四）乙胺丁醇

1. **类型**　合成抑菌抗结核药,作用机制尚未完全阐明。乙胺丁醇可渗入分枝杆菌体内,干扰 RNA 的合成,从而抑制细菌的繁殖,乙胺丁醇只对生长繁殖期的分枝杆菌有效。

2. **用法**　一日剂量分次服用可能达不到有效血药浓度,因此一日剂量应一次顿服。

3. **禁忌**　痛风、视神经炎、肾功能减退者慎用。

4. **不良反应**　常见的不良反应为视物模糊、眼痛、红绿色盲或视力减退、视野缩小,可为单侧或双侧。

5. **注意事项**　如发生胃肠道刺激,可与食物同服。视野、视力、红绿鉴别力等,在用药前、疗程中每日检查一次,尤其是疗程长、每日剂量超过 15mg/kg 的患者;乙胺丁醇可使血清尿酸浓度增高,引起痛风发作,所以在疗程中应定期测定血清尿酸。单用时,细菌可迅速产生耐药性,因此必须与其他抗结核药联合应用。

‖ 自 测 题

一、单选题

1. 下列抗结核药对结核分枝杆菌具有杀灭作用,**除外**(D)

A. 利福平 　　　　　　　　　　　B. 异烟肼

C. 吡嗪酰胺 　　　　　　　　　　D. 乙胺丁醇

2. 关于吡嗪酰胺的描述,说法**错误**的是(D)

A. 应顿服 　　　　　　　　　　　B. 糖尿病患者慎用

C. 可诱发急性痛风 　　　　　　　D. 常见不良反应为骨髓抑制

3. 关于吡嗪酰胺的描述,说法**错误**的是(B)

A. 对多种病原微生物均有抗菌活性

B. 清晨空腹时不可服用

C. 可使唾液、痰液、泪液等呈橘红色

D. 常见不良反应为消化道反应及肝毒性

4. 关于异烟肼的描述,说法**错误**的是(C)

A. 与乙硫异烟胺、吡嗪酰胺等交叉过敏

B. 顿服

C. 对结核分枝杆菌具有抑制作用

D. 严重肾功能损害者慎用

5. 关于乙胺丁醇的描述,说法**错误**的是(A)

A. 一日剂量可分次服用

B. 可与食物同服,避免刺激胃肠道

C. 常见的不良反应为视物模糊、眼痛、红绿色盲

D. 易产生耐药性,必须与其他抗结核药联合应用

二、多选题

1. 属于抗结核药的是(ABCD)

A. 利福平 　　　　　　　　　　　B. 异烟肼

C. 吡嗪酰胺 　　　　　　　　　　D. 乙胺丁醇

E. 利奈唑胺

2. 关于抗结核药的描述,说法正确的是(ACDE)

A. 抗结核病的治疗周期较长 　　　B. 治疗周期通常为 1 年

C. 易产生耐药性 　　　　　　　　D. 宜采取联合用药的方案

E. 治疗原则:大量、联合、规律、全程

第八节　抗骨肿瘤药物

　1. 了解抗肿瘤药物的作用机制。

　2. 熟悉常见的抗肿瘤药物的种类。

　3. 掌握骨科常见抗肿瘤药物的给药途径、不良反应及注意事项。

【药物作用机制】

抗肿瘤药物包括抗肿瘤化疗药物和生物制剂。

抗肿瘤化疗药物根据作用机制分为干扰核酸生物合成的药物、直接影响 DNA 结构和功能的药物、干扰转录过程和阻止 RNA 合成的药物、抑制蛋白质合成与功能的药物、调节体内激素平衡的药物等类型。生物制剂包括细胞因子（例如干扰素、白细胞介素、生长因子）、单克隆抗体等。

不同的肿瘤选择不同的化疗，如在高度恶性骨肿瘤的治疗中，骨肉瘤是以大剂量甲氨蝶呤、顺铂、多柔比星、异环磷酰胺为主的化疗，而尤文肉瘤则是以长春新碱、阿霉素、环磷酰胺和依托泊苷为主的联合化疗。肿瘤具有耐药性，单一用药会促进耐药细胞的生长。所以，化疗通常是几种药物的联合应用，以克服肿瘤细胞对某一类药物的耐药性。

【常用药物介绍】

　1. 烷化剂　环磷酰胺、异环磷酰胺。

　2. 抗代谢药　甲氨蝶呤。

　3. 抗生素类　吡柔比星、多柔比星。

　4. 生物碱类　长春地辛、依托泊苷。

　5. 铂类　顺铂。

　6. 其他　伊立替康。

【药物机制介绍】

（一）甲氨蝶呤（MTX）

　1. 类型　属于抗代谢药，是最早应用于临床并取得成功的抗叶酸制剂，对白血病及实体瘤均有良好疗效，为联合化疗方案中常用的细胞周期特异性药物。

　2. 用法　甲氨蝶呤主要由肾脏排泄。大剂量甲氨蝶呤用于治疗骨肉瘤时会引起肾功能损伤而导致急性肾功能衰竭。滴注前后需要给予足量的水碱化尿液，密切监测肾功能，测定血清甲氨蝶呤浓度。

　3. 禁忌　有报道，甲氨蝶呤与阿糖胞苷、氟尿嘧啶及强的松龙存在配伍禁忌。

　4. 不良反应　最常见的不良反应主要发生在骨髓和胃肠道，包括溃疡性口腔炎、骨髓抑制、白细胞减少、恶心和腹部不适等。在服用质子泵抑制剂期间，静脉注射甲氨蝶呤可能导致血清甲氨蝶呤水平升高而增加毒性。

　5. 注意事项　在骨肉瘤治疗中，大剂量甲氨蝶呤给药前或同时不可使用非甾体抗炎药。有报道,与大剂量甲氨蝶呤同时使用非甾体抗炎药能提高并延长甲氨蝶呤血清浓度,导致患者因为严重的血液学和胃肠道毒性而死亡。鞘内注射可发生化学性蛛网膜炎。

（二）环磷酰胺（CTX）

1. **类型**　属于烷化剂,体外无活性,通过肝药酶水解成醛磷酰胺再转运到组织中形成磷酰胺氮芥而起作用。抗菌谱广,对白血病和实体瘤都有效。

2. **用法**　在弱酸条件（葡萄糖溶液环境）下稳定性稍差,建议使用生理盐水配制。根据容量不同,输注持续时间从 30min 至 2h。

3. **禁忌**　有骨髓抑制、感染、肝肾功能损害者禁用;妊娠及哺乳期禁用。

4. **不良反应**　骨髓抑制;胃肠道反应;泌尿道反应,可引起出血性膀胱炎。

5. **注意事项**　应用期间鼓励患者多饮水。

（三）顺铂

1. **类型**　最常用的金属铂类络合物,抗瘤谱广,对多种实体瘤有效,能与 DNA 结合形成交叉键,影响 DNA 复制,高浓度时也抑制 RNA 及蛋白质合成,是细胞周期非特异性药物。

2. **用法**　静脉滴注,溶于 0.9% 氯化钠注射液,水化利尿。

3. **禁忌**　禁用于妊娠期或哺乳期妇女,以及肾功能不全者。

4. **不良反应**　主要不良反应为消化道反应、肾脏毒性、骨髓抑制及听神经毒性,与剂量大小及总量有关。

5. **注意事项**　避光保存,静脉滴注时避光。使用顺铂之前,尤其高剂量时,应先检查肾脏功能及听力,并注意多饮水或输液,强迫利尿。用药期间注意避免与其他有肾毒性或耳毒性的药物同时使用。

（四）多柔比星

1. **类型**　抗肿瘤抗生素,抗菌谱广。作为蒽环类化合物,主要作用机制是直接嵌入 DNA 中,干扰转录过程,对细胞周期各阶段均有作用。常用联合化疗方案:COAD,即环磷酰胺 + 长春新碱 + 多柔比星 + 达卡巴嗪,主要用于软组织肉瘤和成骨肉瘤。

2. **用法**　脂质体剂型只能用 5% 葡萄糖注射液稀释。与其他抗肿瘤药联用时不能在同一注射器内混用。

3. **禁忌**　与肝素、头孢菌素等混合应用易产生沉淀。可用于浆膜腔内给药和膀胱灌注,但不能用于鞘内注射。

4. **不良反应**　肾排泄虽较少,但在用药后 1~2d 可出现红色尿,一般在 2d 后消失。

5. **注意事项**　外渗后可引起局部组织坏死,需要确定静脉通畅后才能给药。应经常查看有无口腔溃疡、腹泻及黄疸等情况,多饮水以减少高尿酸血症的可能,必要时检查血清尿酸或肾功能。

（五）长春新碱

1. **类型**　生物碱类抗肿瘤药。细胞周期特异性药物。用于尤因肉瘤、多发性骨髓瘤。

2. **用法**　成人剂量 1~2mg,最大用量不超过 2mg,联合化疗是连用 2 周为一周期。

3. **禁忌**　尚不明确。

4. **不良反应**　主要引起外周神经症状。

5. **注意事项**　静脉滴注防止外漏,以免漏出血管外造成疼痛、皮肤坏死、溃疡,一旦出现应立即冷敷,并用 5% 普鲁卡因封闭。静脉输入时避免阳光直接照射。

知识拓展

化疗药物的应用原则

1. 联合化疗　是肿瘤治疗最重要的原则之一。
2. 多周期化疗　定期给予多周期用药,使肿瘤细胞数目逐渐减少,提高疗效。
3. 合适的用药剂量　在患者能耐受的前提下,给予足够的治疗剂量。
4. 合适的用药时间　化疗给药的时间间隔、持续时间会影响药物的疗效和毒性。
5. 合适的给药顺序　先用细胞周期非特异性药物,再用细胞周期特异性药物。
6. 合适的给药途径　根据药物的毒副作用和疾病的种类选择合适的用药途径。

▮▮ 自 测 题

一、单选题

1. 关于甲氨蝶呤的描述,说法**错误**的是(C)

A. 抗代谢药

B. 对白血病及实体瘤均有良好疗效

C. 主要由肝脏排泄

D. 最常见的不良反应主要发生在骨髓和胃肠道

2. 关于环磷酰胺的描述,说法**错误**的是(B)

A. 烷化剂　　　　　　　　　　　B. 弱碱条件下稳定性差

C. 有口服和静脉剂型　　　　　　D. 水溶液中不稳定

3. 关于顺铂的描述,说法**错误**的是(C)

A. 对多种实体瘤有效　　　　　　B. 需要水化利尿

C. 无须避光保存　　　　　　　　D. 主要不良反应为消化道反应

4. 关于多柔比星的描述,说法**错误**的是(A)

A. 可与头孢菌素联合应用　　　　B. 主要用于软组织肉瘤和成骨肉瘤

C. 抗肿瘤抗生素　　　　　　　　D. 不能用于鞘内注射

二、多选题

1. 抗肿瘤药的作用为(ABCDE)

A. 干扰核酸生物合成　　　　　　B. 影响肿瘤 DNA 功能

C. 阻止 RNA 合成　　　　　　　D. 抑制蛋白质合成

E. 调节体内激素平衡

2. 骨肉瘤化疗的主要用药包括(ABCD)

A. 甲氨蝶呤　　　　　　　　　　B. 顺铂

C. 多柔比星　　　　　　　　　　D. 异环磷酰胺

E. 长春新碱

（孔祥燕　陈雪梅　高远）

第八章　骨科营养管理

第一节　概　　述

学习目标

1. 了解骨科患者的代谢变化。
2. 熟悉骨科患者营养管理的目的。
3. 掌握营养不良的相关概念及危险因素。

一、骨科患者的代谢变化

（一）能量消耗增加

基础能量消耗（basal energy expenditure, BEE）是人体在清醒、极度安静的状态下,不受环境温度、食物、肌肉活动和情绪等因素影响时的能量消耗值。静息能量消耗（resting energy expenditure, REE）是人体在卧床时的能量消耗值。通常 REE 约为 BEE 的 1.1 倍。研究表明,创伤、感染和大手术后患者的静息能量消耗增加 20%~50%。

（二）糖代谢紊乱

糖代谢紊乱主要表现为糖异生增加和胰岛素抵抗。骨科患者应激反应下,体内糖皮质激素、胰高血糖素、儿茶酚胺与甲状腺激素分泌增加,糖异生增加,肝脏内葡萄糖的生成速度增加。此外,胰岛素分泌减少或相对不足,机体对胰岛素的敏感性下降,组织摄取与利用葡萄糖减少,导致胰岛素抵抗,血糖上升,骨科创伤、感染后对糖的利用度减少。

（三）蛋白质分解代谢加速

骨科创伤、肿瘤、感染及脊柱结核患者等由于高代谢状态,蛋白质分解加快,合成减少,尿氮排出增加,机体出现负氮平衡。

（四）脂肪代谢紊乱

间接能量测定显示,骨科重症患者糖类物质的氧化能力下降,使脂肪被动员成为供能物质,脂肪的氧化率增加。

二、骨科患者营养管理的目的

营养管理的目的主要是供给细胞代谢所需的能量与营养物质,维持组织器官正常的结构与功能;通过营养支持调理代谢紊乱,调节炎症反应和免疫应答,增强机体免疫力,优化血糖控制,最大程度地降低手术带来的高代谢应激反应,从而影响疾病的发展与转归。营养管理虽不能完全阻止和逆转患者严重应激反应的高分解状态和人体组成的改变,但合理的营养支持,可减少机体净蛋白的分解代谢,使蛋白质的合成增加,改善潜在和已发生的营养不良状态,防止发生严重的并发症。

三、营养相关知识

人体正常的生命活动和生理功能的维持必须依赖各种必要的营养成分,这些营养成分主要包括碳水化合物、蛋白质、脂类、维生素、膳食纤维、微量元素和水,它们对补充人体的物质和能量消耗、增强免疫功能等有着十分重要的作用。

正常人体每天推荐摄入营养物质的量较为恒定,如碳水化合物 400~500g/d、蛋白质 1~1.5g/(kg·d)、脂肪 1~1.2g/(kg·d) 等。骨科围手术期,机体在饥饿、感染、手术、创伤等应激状态下,体内碳水化合物和蛋白质处于高分解代谢状态,静息能量消耗与正常相比增加约10%,这就要求骨科围手术期高蛋白、高热量的营养支持。

营养风险(nutritional risk)是现存的或潜在的与营养因素相关的导致患者出现不利临床结局的风险,这些营养因素对患者的临床结局产生负面影响,包括并发症增多、感染率和病死率升高、住院时间延长、住院费用增加等。需要强调的是,所谓"营养风险"并不是"发生营养不良的风险(the risk of malnutrition)"。营养风险概念的一个重要特征是"营养风险与临床结局密切相关"。

营养不良(malnutrition)是一种急性、亚急性或慢性的营养状态,表现为伴或不伴有炎症活动、不同程度的营养过剩或营养不足,导致机体组成改变和器官功能下降。营养不良包括营养不足或营养过剩两个方面:营养不足是由于营养物质摄入不足或营养代谢受损导致的营养状态紊乱,以进行性消瘦、体重减轻或水肿、低蛋白血症为主要表现,严重时可导致多器官功能障碍;营养过剩是由于机体摄入超过消耗的能量,过多的能量以脂肪的形式储存在皮下组织、腹部网膜及内脏器官上,主要表现为肥胖、高血脂、冠心病等。

不同临床环境下及不同患者群体间营养不良的危险因素存在一定差异,常见的危险因素见表 1-8-1。

表 1-8-1　营养不良的主要危险因素

一般因素	特定危险因素
疾病、治疗、年龄相关的限制	医院环境
急、慢性疾病	影响进食的疾病(如骨科大手术)
多重病症	对诊断结果恐惧
药物副作用	陌生环境(环境改变)
认知功能障碍	反感医院食物
机体功能减退	进食中断
吞咽困难及其他进食障碍	

续表

心理 - 社会因素	门诊服务
抑郁	食物供应限制
孤独和社交孤立	独立生活限制
恐惧和焦虑	独立进食限制
厌食症	社会孤立、孤独、抑郁
环境因素	长期护理
固定的用餐时间	周围环境的干扰
不适当的帮助	其他居民的干扰
用餐时被打扰	羞耻感
不恰当的支持	不表达意愿
	厌恶食物和饮料

‖ 自 测 题

一、单选题

1. 骨科患者应激反应下哪类物质分泌减少（C）

A. 儿茶酚胺   B. 甲状腺激素

C. 胰岛素   D. 糖皮质激素

2. 正常人体每天推荐摄入的碳水化合物含量为（B）

A. 300~400g   B. 400~500g

C. 500~600g   D. 600~700g

3. **不是**营养管理的目的的是（D）

A. 供给能量与蛋白质   B. 调理代谢紊乱

C. 增强机体免疫力   D. 早日康复出院

4. **不是**营养不足的主要表现的是（B）

A. 进行性消瘦   B. 冠心病

C. 低蛋白血症   D. 水肿

5. 正常人体每天推荐摄入的蛋白质含量为（C）

A. 0.8~1.0g/（kg·d）   B. 1.0~1.25g/（kg·d）

C. 1.0~1.5g/（kg·d）   D. 1.5~2.0g/（kg·d）

二、多选题

1. 骨科患者代谢变化主要有（ABCD）

A. 能量消耗增加   B. 糖代谢紊乱

C. 蛋白质分解代谢加速   D. 脂肪代谢紊乱

2. 营养不良的主要危险因素有（ABCD）

A. 吞咽困难及其他进食障碍   B. 急、慢性疾病

C. 反感医院食物   D. 孤独和社交孤立

第二节　营养状态的评估与监测

学习目标

1. 了解常用的营养评估量表。
2. 熟悉常用的营养评估方式。
3. 掌握营养评估的时机与要点。

一、评估方式

营养评估的指标很多，但任何单一指标都不能全面整体地反映人体的营养状况，在临床判断中存在局限性，目前国际上也暂无"金标准"。

（一）饮食调查

调查 24h 内的饮食，如食物种类、进食量和次数等，评价摄入情况。

（二）体格检查

1. 体重　3 个月内有无体重减轻是一个重要指标。体重变化（%）=（平时体重 – 目前体重）/ 平时体重 × 100%。轻度体重减轻：<5%；重度体重减轻：>10%。

2. 体重指数（body mass index，BMI）　是目前用来衡量人体胖瘦程度及营养状况的指标。计算公式如下：

$$BMI= 体重（kg）/［身高（m）］^2$$

中国成年人的正常范围为 18.5~23.9kg/m^2，BMI<18.5kg/m^2 属于消瘦，24~27.9kg/m^2 为超重，≥28kg/m^2 为肥胖。

3. 上臂肌围　指肩峰至尺骨鹰嘴连线中点的臂围长，是评价总体蛋白质储存的较可靠指标。成年人的标准值女性为 21.0cm、男性为 24.8cm，上臂围测量值超过标准值的 90% 即为正常。

4. 三头肌皮褶厚度　推算体脂总量，与全身脂肪含量有关。患者上臂自然下垂，肩峰至尺骨鹰嘴的中点上方约 1cm，作为测量单位，用皮褶厚度计进行测量。成年女性标准为16.5mm、男性标准为 12.5mm，测量值超过标准值的 120% 即为肥胖，标准值的 90%~110% 为正常，80%~90% 为轻度营养不良，60%~80% 为中度营养不良，<60% 为重度营养不良。

（三）实验室检查

临床常用的实验室检查指标包括白蛋白、清蛋白、前白蛋白、转铁蛋白和纤维连接蛋白。

1. 血清白蛋白　是营养监测的常用指标，由肝脏合成，是人体丰富的蛋白质，可反映机体蛋白质的营养状况，但半衰期较长，不能迅速反映急性期营养情况。成年人的正常范围是40~55g/L。

2. 前白蛋白 由肝脏合成,是血清中一种反应蛋白,半衰期短、特异性高,能迅速反映营养摄入代谢平衡状态,是早期诊断的指标。成年人标准是 280~360g/L。免疫功能不全是内脏蛋白质不足的指标,蛋白质营养不良常伴有机体防御功能障碍,可通过总淋巴细胞计数来测定。

(四)氮平衡

氮平衡是监测营养支持效果的有效方法,可动态反映体内蛋白质的合成与分解代谢的情况,如氮平衡为零,提示机体蛋白的消耗与修复处于动态平衡。在正常口服饮食的情况下,24h 氮排出量 = 尿中尿素氮 +4g;24h 氮摄入量 = 蛋白质摄入量(g)/6.25。

(五)生物电阻抗法

生物电阻抗法(bioelectrical impedance analysis,BIA)是根据体内不同组织对 X 线吸收程度分析人体各组成成分。可以评估患者体重、蛋白质、脂肪含量、体脂肪率、总含水量及水分布,能准确反映营养状况。

(六)营养评估工具

对于评估工具的选择,应考虑到患者的生活环境、背景及常见的潜在健康问题,由多学科团队来决定最适用于该患者的评估工具。常用的营养评估工具主要有以下几种:

1. 营养风险筛查评估量表(nutritional risk screening 2002,NRS 2002) 适用于住院患者的营养风险筛查,现已广泛应用于各国。该量表无创、经济、简单易行、准确可靠,主要从疾病严重程度、营养状况及年龄三个方面进行评估,能预测并且及时评估患者营养状况的变化。但因卧床患者无法测量体重,此外腹水及水肿患者测量存在误差,NRS 2002 的使用受到限制。

2. 营养不良通用筛查工具(malnutrition universal screening tools,MUST) 此量表通过体重指数、体重卜降程度和疾病原因导致近期禁食三方面,简便易行地评估患者营养风险。量表对后续复评有较周详的计划安排,适用于不同医疗机构、不同专业人员使用,如医生、护士、营养师、社会工作者和学生等(表 1-8-2)。

表 1-8-2 营养不良通用筛查工具

评定内容	评定方式	得分
BMI	>20kg/m²	0 分
	18.5~20kg/m²	1 分
	<18.5kg/m²	2 分
体重下降程度	过去 3~6 个月体重下降 5% 以内	0 分
	过去 3~6 个月体重下降 5~10%	1 分
	过去 3~6 个月体重下降 10% 以上	2 分
疾病原因导致近期禁食	否	0 分
	是	2 分

注:各得分对应的营养风险、干预措施如下:

得分	营养状态	干预措施
0 分	低营养风险	需要定期进行重复筛查
1 分	中等营养风险	进行观察,需要记录 3d 膳食及液体摄入量,必要时给予饮食指导
≥2 分	高营养风险	需要专业营养师制订营养治疗方案,营养干预,监测、评估治疗计划

3. **微型营养评估(mini nutrition assessment,MNA)** 此量表通过个体参数、整体评价、膳食评估、主观评价四个方面。不用生化检查,简单快捷地评估患者营养状况,评估者经专业培训后可广泛应用于临床。但该量表沿用于欧洲国家,跟我国饮食习惯有差异(表 1-8-3)。

表 1-8-3 微型营养评估

评定内容	项目	分数
个体参数	1. 体重指数 BMI:体重(kg)/[身高(m)]^2 0=<19kg/m^2;1=19~21kg/m^2;2=21~23kg/m^2;3=>23kg/m^2 2. 上臂肌围(AMC) 0=<21cm;0.5=21~22cm;1=>22cm 3. 小腿围(CC) 0=<31cm;0.5=21~22cm;1= ≥31cm 4. 近 3 个月内体重下降情况 0=>3kg;1=1~3kg;2= 无体重下降;3= 不知道	
整体评价	5. 独立生活情况(平时是否住在疗养院) 0= 是;1= 否 6. 每天摄入多于 3 种药物? 0= 是;1= 否 7. 既往 3 个月内有无重大心理变化或急性疾病? 0= 有;1= 无 8. 活动能力 0= 需要卧床或长期坐着;1= 可离开床或椅子,但不外出;2= 可以外出 9. 神经心理问题 0= 严重智力减退或抑郁;1= 轻度智力减退;2= 无问题	
膳食评估	10. 是否有压力性损伤或皮肤溃疡 0= 是;1= 否 11. 每日吃多少次正餐 0=1 次;1=2 次;2=3 次 12. 选择代表摄入蛋白质的食物 每天至少一份奶制品 □是 □否 每周吃两份或以上的豆类或鸡蛋 □是 □否 每日肉、鱼或家禽肉类 □是 □否 0=0 或 1 个是;0.5=2 个是;1=3 个是 13. 每天吃 2 份或以上的水果或蔬菜 0= 否;1= 是 14. 既往 3 个月内是否由于食欲下降、消化问题、咀嚼或吞咽困难而摄食减少? 0= 食欲完全丧失;1= 食欲中等度下降;2= 食欲正常 15. 每天摄入多少杯流质(如水、果汁、咖啡、茶、牛奶,1 杯约为 230ml) 0=<3 杯;0.5=3.5 杯;1=>5 杯 16. 进食模式 0= 须协助才可进食;1= 可自己进食,但有点困难;2= 无困难,可自己进食	
主观评价	17. 自己是否认为自己有营养问题 0= 有(严重营养不良);1= 不知道或有点;2= 无营养问题 18. 与同龄人比,认为自己的健康状态 0= 不如别人;0.5= 不知道;1= 一样好;2= 比别人好	

4. **主观全面评估**（subjective global assessment，SGA）　是一种广泛应用于医院临床实践，几乎没有使用限制的营养评价工具，通过询问病史与一些临床检查来进行的一种营养评定方法。该量表无创，可反复进行，但主要依靠患者的主观感受，其准确性有待加强（表 1-8-4）。

表 1-8-4　主观全面评估

指标	A 级 营养良好	B 级 轻中度营养不良	C 级 严重营养不良
近期（2 周）体重变化	无 / 升高	减少 <5%	减少 >5%
饮食改变	无	减少	不能进食 / 低能量流食
胃肠道症状	无 / 食欲不减	轻微恶心、呕吐	严重恶心（持续 2 周），恶心
活动能力改变	无 / 减退	能下床活动	卧床
应激反应	无 / 低度	中度	高度
肌肉消耗	无	轻度	重度
三头肌皮褶厚度	正常（>12mm）	轻度减少（8~12mm）	重度减少（<8mm）
踝部水肿	无	轻度	重度

注：①体重变化，考虑过去 6 个月或近 2 周的，若过去 5 个月的变化显著，但近 1 个月无丢失或增加，或近 2 周治疗后体重稳定，则体重丢失一项不予考虑。②胃肠道症状至少持续 2 周，偶尔一两次不予考虑。③应激参照：大量出血、大面积烧伤、发热属高应激，慢性腹泻属中应激，长期低烧或恶性肿瘤属低应激。评价结果中，有 5 级以上属于 B 级或 C 级，可认定为中度或重度营养不良。

二、评估时机

在患者首次入院 24h 内，术后 24h 内，病情发生变化时及出院当天进行营养评估，还应根据风险等级及时进行复评。

三、评估要点

1. **患者的饮食习惯**　包括饮食种类、形态和量。
2. **影响摄食的因素**　包括环境、年龄、活动量、疾病严重程度、心理状态、药物作用等。
3. **人体测量**　包括身高、体重、BMI、上臂围及三头肌皮褶厚度。
4. **生化检查结果**　包括血清白蛋白、前白蛋白、血红蛋白、钙、铁等的含量。
5. 营养相关量表。

四、评估反馈

因为各评估量表的评价指标不同，评分结果总分差异很大。

1. **营养风险筛查评估量表**　总分 >3 分时，患者有营养风险，需要营养支持，制订营养治疗计划，3d 后复评；总分 <3 分时，每周复评。
2. **营养不良通用筛查工具**　评分 0 分（低度风险）时，常规性临床照护，每周复评一次;1分(中度风险)时,记录3d的饮食摄入情况,如有改善或软食摄入,则继续观察,若未改善每周复评;≥2分(高度风险)时,营养师会诊制订营养计划,提供营养支持,每周复评。

3. 微型营养评估 评分≥24分,表示营养状况良好;17~24分,提示潜在营养不良风险,进行临床密切照护,每周复评;<17分,提示营养不良,需要临床营养支持,3d后复评。

4. 主观全面评估 A级表示营养良好;B级表示轻中度营养不良,需要进行营养教育或营养支持;C级表示严重营养不良,要制订饮食营养计划,给予营养支持,纠正营养不良。

自测题

一、单选题

1. 上臂围测量值超过标准值的(C)即为正常

A. 80%　　　　　B. 85%　　　　　C. 90%　　　　　D. 95%

2. 实验室检查中能迅速反映患者急性期的营养情况的是(B)

A. 清蛋白　　　　B. 前白蛋白　　　C. 白蛋白　　　　D. 转铁蛋白

3. 营养风险筛查评估量表**不涉及**哪项评估(D)

A. 患者的疾病严重程度　　　　　B. 患者的营养状况

C. 患者的年龄　　　　　　　　　D. 患者的饮食摄入

4. 三头肌皮褶厚度测量值超过标准值的(C)判定为中度营养不良

A. 90%~110%　　B. 80%~90%　　C. 60%~80%　　D. <60%

5. 用营养风险筛查评估量表评估患者的营养状况时,下列哪项提示患者有营养风险(A)

A. 总分>3分　　B. 总分<3分　　C. 总分≥2分　　D. 总分<2分

二、多选题

1. 营养评估中为患者进行体格检查主要涉及(ABD)

A. 上臂围　　　　B. 体重指数　　　C. 生物电阻抗法　　D. 三头肌皮褶厚度

2. 为患者进行营养评估的时机为(ABCD)

A. 入院24h内　　　　　　　　　B. 术后24h内

C. 病情发生变化时　　　　　　　D. 出院当天

第三节　肠内与肠外营养支持

学习目标

1. 了解肠内、肠外营养的概念、适应证。
2. 熟悉肠内、肠外营养的输注途径、输注方式。
3. 掌握肠内、肠外营养的常见并发症及处理。

营养治疗包括肠内营养（enteral nutrition，EN）和肠外营养（parenteral nutrition，PN）。肠外与肠内营养支持现已扩展到重症监护、胃肠外科、消化内科、骨科、肿瘤科等多个内外科领域。PN 与 EN 的营养液均由中小分子的营养素组成，包括多种氨基酸、长链及中链脂肪酸、糖类、平衡的多种维生素、平衡的多种微量元素等营养成分，与普通的食物营养成分有根本的区别。它们的应用在阻止患者营养状况进一步恶化、加速创伤愈合、促进正氮平衡、纠正酸碱和电解质紊乱、增强机体免疫力、提高手术治愈率等方面发挥了重要的作用。

一、肠内营养

肠内营养是经胃肠道用口喂养或管饲的方法来提供代谢需要的营养基质及其他各种营养素的营养支持方式。广义的 EN 还包括住院患者经口摄入的米饭、软饭、半流质、流质等医院常规膳食，各种治疗膳食、试验膳食和代谢膳食等。

EN 的可行性主要取决于小肠是否具有吸收各种营养素的功能，适用于不能经口进食或有摄食禁忌者，如吞咽困难、意识障碍、胃肠造瘘者。肠梗阻、肠道缺血或腹腔间室综合征的患者不宜给予 EN。

（一）输注途径

1. **鼻胃管**　营养支持时间在 6 周以内，鼻胃管是最常用的途径，其优点是操作简单、易行；缺点是可发生反流、误吸，增加上呼吸道感染的风险。

2. **鼻肠管**　当出现胃食管反流、误吸、呕吐及胃排空延迟，应考虑改为鼻肠管，其优点是反流与误吸发生率降低，患者耐受性可增加。

3. **空肠管**　如果置管时间超过 6 周，推荐使用胃 / 空肠造瘘。

（二）输注方式

1. **一次性输注**　用注射器将配好的肠内营养液注入喂养管，此法操作简便，但易引起恶心、呕吐、腹胀、腹泻、反流与误吸。

2. **间歇重力滴注**　将装有肠内营养液的容器经输注管与喂养管相连，采用重力滴注的方法分次给予营养液，这种喂养方式引起的不良反应比一次性输注少。一次性输注与间歇性滴注仅用于胃内置管喂养方式。

3. **连续输注**　是在输液泵的控制下持续泵入肠内营养液。

（三）并发症及处理

1. **感染性并发症**

（1）吸入性肺炎：立即停止 EN；吸痰，必要时用纤支镜；用皮质激素抗水肿，抗生素治疗。

（2）黏膜损伤：选择直径适宜、质地软而有韧性的喂养管，置管轻柔。

2. **机械性并发症**

（1）喂养管堵塞：温开水低压冲洗，必要时借助导丝疏通管腔。

（2）喂养管脱出：妥善固定导管，加强护理与观察，严防导管脱出，一旦脱管，应及时重新置管。

3. **胃肠道并发症**

（1）恶心呕吐、腹胀：减慢输液速度，加入调味剂，更改膳食品种。

（2）腹泻：低蛋白血症、营养不良、乳糖酶/脂肪酶缺乏、高渗性膳食、营养液温度过高/过低、同时使用某些治疗性药物等情况导致的腹泻应对症处理，必要时遵医嘱予以止泻剂。

4. 代谢性并发症

（1）高血糖：加强血糖监测，出现血糖异常时，及时报告医生处理。

（2）低血糖：停止 EN 时，逐渐进行，避免突然停止。

二、肠外营养

肠外营养是经静脉途径供应患者所需要的营养要素，包括热量（碳水化合物、脂肪乳剂）、必需和非必需氨基酸、维生素、电解质及微量元素等。根据患者的情况可考虑部分或全部采用这种营养支持方式。采用前者时称作部分肠外营养（PPN），采用后者时称作完全肠外营养（TPN）。临床上常用肠外营养有脂肪乳，包括长链、中链、短链三酸甘油酯；蛋白质，如氨基酸和白蛋白；电解质与微量元素。

肠外营养适用于有胃肠道功能障碍的患者，如小肠疾病、放射性肠炎、严重腹泻、顽固性呕吐等；由于手术或解剖问题胃肠道禁止使用的患者；存在尚未控制的腹部情况，如腹腔感染、肠梗阻、肠瘘等。

（一）输注途径

1. 中心静脉肠外营养 指锁骨下静脉、颈内静脉、股静脉植入导管和应用经外周中心静脉导管输注营养物质。首选锁骨下静脉置管。

2. 外周静脉肠外营养 一般适用于患者病情较轻、营养物质输入量较少，PN 不超过 2 周的患者。

（二）输注方式

1. 持续输注法 通常借助输液泵每天 24h 连续地输注营养液。

2. 循环输注法 是在输液泵的控制下持续泵入营养液，但需要在规定的时间内输完。

（三）并发症及处理

1. 感染性并发症 如局部感染、导管性败血症、肠源性感染等。感染性并发症是最常见、最严重的并发症之一。处理：选择抗菌材料导管，长时间置管最好选择隧道型或经外周静脉穿刺的中心静脉导管（PICC）；置管优先选择锁骨下静脉，其次为颈内静脉，尽量不选择股静脉；严格无菌操作；导管连接处选择有抗菌物质的保护帽；根据细菌培养、药敏试验结果选用抗生素。

2. 机械性并发症

（1）气胸、血胸、皮下气肿、血管神经损伤：操作熟练，置管及管道护理时动作轻柔。

（2）导管堵塞：输注时输注速度可能会减慢，巡视时及时调整；输液结束时，根据患者病情及出凝血功能状况用生理盐水或肝素溶液正压封管。

（3）空气栓塞：动作轻柔，头低位，对清醒患者嘱其屏气；输注时加强巡视，液体输完及时补充；拔管速度不宜过快，拔管后密切观察患者反应。

3. 代谢性并发症 如电解质紊乱，应严密监测电解质、血糖、尿糖情况，及早发现代谢紊乱，并配合医生处理。

三、治疗原则

1. 早期经口喂养是手术患者营养治疗的首选方式。

2. 大多数营养支持治疗指南均强烈推荐需要营养支持治疗的患者应首选肠内营养。

3. 对于消化道功能正常或具有部分消化道功能患者应优先使用口服营养补充剂(ONS)或肠内营养,以保持胃肠道的生理功能。

4. 如果肠内营养无法满足能量及蛋白质的目标量,可行肠外营养补充。

5. 无法实施肠内营养,营养需要量较高或希望短时间内改善患者营养状况时,也应选用肠外营养。

6. 应激患者应早期给予肠内营养,肠内营养供给困难或不足 7d 后,则开始给予肠外营养。

7. 选择肠外营养时,应考虑患者疾病情况、凝血功能、穿刺部位血管的解剖条件、肠外营养混合液的渗透压、肠外营养支持持续时间、穿刺操作者的技能及导管维护与护理的技能。

8. 总蛋白摄入达目标值比总能量达标更重要。

9. 遵循个体化原则,使患者最大获益。

知识拓展

肠内营养、肠外营养的区别

1. 肠内营养是通过口服、鼻饲进入胃肠道进行消化吸收来补充营养的;肠外营养是通过静脉注射,通过血液循环来补充营养的。

2. 肠内营养比较全面、均衡;肠外营养补充的营养素相对比较单一。

3. 肠内营养可长期、连续使用;肠外营养只能在特定的短期内使用。

4. 肠内营养长期使用可改善胃肠道功能,增强体质、改善各项生理功能;肠外营养长期使用可导致胃肠道功能的衰退,引起各项生理功能的紊乱。

5. 肠内营养的费用低。

6. 肠内营养并发症少、相对安全。

自 测 题

一、单选题

1. 外周静脉肠外营养通常**不超过**(B)

A. 1 周   B. 2 周   C. 3 周   D. 4 周

2. 肠内营养输注过程中,与腹泻的发生**不相关**的是(C)

A. 营养液的渗透压过高   B. 营养液的输注速度过快或温度过低

C. 应用广谱抗生素   D. 乳糖酶缺乏

3. 中心静脉肠外营养首选的置管途径是(A)

A. 锁骨下静脉　　　　　　　　　　B. 颈内静脉

C. 股静脉　　　　　　　　　　　　D. PICC

4. 肠外营养的并发症**不包括**（A）

A. 胃肠道并发症　　　　　　　　　B. 感染性并发症

C. 机械性并发症　　　　　　　　　D. 代谢性并发症

5. **不推荐**给予肠内营养的疾病是（D）

A. 吞咽困难　　　　　　　　　　　B. 意识障碍

C. 胃肠造瘘者　　　　　　　　　　D. 肠梗阻

二、多选题

1. 营养液具体的投给途径主要取决于（ABCD）

A. 患者的疾病情况　　　　　　　　B. 喂养时间长短

C. 精神状态　　　　　　　　　　　D. 胃肠道功能

2. 肠内营养输注方式主要有（ABC）

A. 一次性输注　　　　　　　　　　B. 间歇重力滴注

C. 连续输注　　　　　　　　　　　D. 循环输注

第四节　骨科围手术期营养管理

学习目标

1. 了解营养管理专家团队的组成与团队成员的职责。
2. 熟悉骨科患者的饮食指导。
3. 掌握骨科围手术期营养管理的实施过程。

欧洲肠外肠内营养学会（ESPEN）强调围手术期营养管理的核心就是加速患者的术后康复。在围手术期管理中，营养管理贯穿始终，术前为机体提供能量，保证手术顺利进行；术中做好体液、血液管理，保障手术安全；术后为机体提供营养，促进患者的术后康复。营养管理在不同阶段有不同的侧重与作用，是加速外科康复不可或缺的重要部分，应建立一套包括人员培训、营养风险筛查、营养支持、饮食管理、健康教育等在内的营养管理流程。

一、营养管理专家团队

加速康复外科（enhanced recovery after surgery，ERAS）营养管理团队通过多学科模式合作，由营养专科护士、主治医师、营养师、康复师、麻醉师、责任护士、手术护士、患者及家属组成。专业严谨的团队可以及时动态地评估患者的营养状况，制订有效可行的营养方案，实施营养干预措施，纠正患者的营养问题。

二、营养管理专家团队成员职责

明确营养管理专家团队中成员各自的角色定位与职责,有利于加强团队的沟通与合作。营养管理专家团队成员职责见表1-8-5。

表1-8-5　营养管理专家团队成员职责

成员	分工
营养专科护士	传播营养新理念、新知识;管理患者专业化;对患者行一对一营养宣教,提供全面的饮食护理;制订系统的营养护理连续管理方法
主治医师	全面了解患者情况,负责营养支持治疗医嘱,协同审核营养配方
营养师	研发营养配方、鉴定食品营养价值;根据患者情况制订个体化干预方案;优化营养管理路径;追踪营养治疗效果
康复师	制订营养康复计划;辅助手段预防呕吐;指导患者康复锻炼,促进患者加速康复
麻醉师	选择合适的麻醉方案;制订术中、术后防吐措施;监测患者术中整体情况;保障患者术后安全复苏
责任护士	评估患者营养状况并记录
手术护士	优化外科手术排程;术中严密监护患者,观察有无呕吐反应;确保术中患者安全
患者及家属	积极配合团队治疗;学习相关健康教育知识

三、营养管理的相关培训

为提高团队成员对骨科营养相关知识和营养管理流程的熟悉程度,以及成员间的配合度和合作效率,由骨科医疗组长牵头,主治医生、营养师负责,组织多学科、多层次、多途径的营养管理培训。

四、营养管理的实施

(一)骨科患者院前营养管理

随着 ERAS 理念逐渐得到认识和推广,有研究指出,术前有效的准备可改善患者的预后,尤其是"三联预康复"的理念,即蛋白补充为主的营养支持,中高强度的有氧及力量锻炼和消除焦虑的心理支持,它是基于 ERAS 优化理念而提出的术前管理策略。《加速康复外科中国专家共识及路径管理指南》建议术前营养支持治疗时间一般为 7~10d,严重营养风险的患者可能需更长时间的营养支持,以改善患者营养状况,降低术后并发症发生率。目前,对于患者入院前进行营养支持的方案尚无统一标准,如何提高患者依从性,对其实施情况进行监测仍在不断探索中。

(二)骨科患者入院营养管理

了解患者营养状况,评估营养风险等级,针对有营养风险的患者初步制订营养治疗方案。

（三）骨科患者术前营养管理

入院时对患者进行营养评估,责任护士运用营养风险筛查评估量表对患者进行营养筛查,若存在营养风险,由多学科营养管理团队根据营养评估结果,制订营养治疗方案,对于存在营养风险的患者,术前应个体化进行营养风险纠正,必要时肠内联合肠外营养干预。

1. 营养与膳食调整　术前营养支持以纠正潜在的营养不良为主,应根据患者平时的饮食特点进行安排。①调整饮食结构,以高蛋白食物（鸡蛋、肉类、蛋白粉）、高热量及富含维生素食物为主（男性 >56g/d,女性 >46g/d）;糖尿病患者由营养科配糖尿病餐,口服降糖药或使用胰岛素控制血糖;高血压患者应低盐饮食;高血脂患者低脂饮食;围手术期患者无须忌口,但忌辛辣、强刺激性食物。②若白蛋白低于 35g/L,且摄入不足,由营养师根据患者营养状况配制肠内营养制剂,并在膳食上补充优质蛋白,用以改善患者术前的营养状态,提高手术耐受能力。③食欲缺乏者可给予蛋白粉等补充营养,必要时口服消化酶及促胃肠动力药。

2. 术前禁饮禁食

（1）反流、误吸风险的术前评估:目前的指南均建议缩短术前禁食禁饮时间,传统观点认为择期手术患者应术前禁食 8~12h、禁饮 4h;为制订个体化的禁食禁饮时间,需要术前充分评估患者的反流、误吸风险。在问诊病史时,需要特别关注患者是否合并胃食管反流性疾病,吞咽困难,胃肠道功能紊乱,已明确或潜在的困难气道,以及糖尿病等增加反流、误吸风险的疾病。

（2）食物种类:①清饮料包括清水、糖水、碳酸饮料、茶、黑咖啡（不加奶）、无渣果汁等,但不包含酒精类饮品。ASA 分级指南推荐择期手术患者,无论其麻醉方式为全身麻醉还是神经阻滞麻醉,均应在术前 2h 饮清饮料。②淀粉类食物指单纯的淀粉类食物,如稀饭、面条、馒头、面包等,在胃内的排空时间约为 4h,因此术前 4h 内进食淀粉类食物是安全的。但需要注意,若患者进食包子、饺子等,应按照脂肪或蛋白质类食物安排禁食时间。③牛奶和配方奶等在胃内的排空时间约为 6h,禁食此类食物的时间也需要 6h。④脂肪类和蛋白类固体食物需要经 8h 才能从胃内排空,此类食物禁食时间为 8h。

（3）术前禁饮禁食时间:术前评估患者的反流、误吸风险,根据手术进程和手术顺序实行个体化禁食禁饮。对于骨科手术患者前一日除确诊为胃肠道动力障碍或糖尿病患者外,其余患者推荐术前晚餐正常进食。ERAS 主张术前 6h 进食固体食物,术前 2~3h 还可饮用清亮液体,有利于加快术后康复。

（4）术前宣教:骨科护士应根据医嘱和患者的胃肠道功能,给予正确的术前饮食指导,详细交代患者及家属术前禁饮禁食时间,并在术前确认是否已遵从要求禁食禁饮。对于未按照要求禁食禁饮的患者,需要根据其进食的食物种类、量和自身身体状况,评估风险和收益,以计划适宜的手术时机。

（四）骨科患者术后营养管理

骨科护士应于患者术后 24h 内完成营养风险评估,对于术前营养不良的患者,术后在胃肠道功能恢复后继续进行营养干预。

骨科患者术后饮食管理方案:①骨科患者术后麻醉苏醒后,可遵医嘱进饮、进食,建议先喝少量温开水,饮水无呛咳、恶心、呕吐后,予以口服开胃流质（富含 K^+、Na^+、Ca^{2+} 等电解质的流质）,以促进胃肠蠕动。②如无恶心、呕吐、腹胀等不适,可进食粥等半流食,避免热烫饮食。如在进食过程中出现恶心、呕吐等症状,应暂停进食,同时将头偏向一侧,防止误吸。③2h 后,给予"全营养素均衡餐",主要营养成分为蛋白质、脂肪、膳食纤维、钾、钠、钙等,由医院营养科根据中国国民体质需要量及相关饮食习惯研制而成,必要时可睡前加服。④术后第 1 天起恢复正常饮食,由营养师和骨科营养专科护士提供参考饮食处方或饮食指导,家属自行准备饮食。应注意增加蛋白质摄入,补充钙质、微量元素及富含维生素 C 的食物,如牛奶、鸡蛋、瘦肉、鱼肝油、黄豆及其制品、深绿色蔬菜、水果等,鼓励患者多饮水。⑤出院前检查患者的血常规、生化、血红蛋白水平,评估出院时营养状态,指导出院后营养及饮食方案。

（五）骨科患者的饮食指导

1. 骨折患者 除患者自身内科疾病饮食限制外,原则上此类患者饮食上无任何禁忌,可鼓励进食高热量、高蛋白、高维生素、易消化的食物。

2. 人工关节置换患者 应特别注重蛋白质的摄入,每天应进食蛋白质 80~120g,蛋白来源为豆制品、肉类、鸡蛋等优质蛋白。

3. 颈椎病术后患者 术后麻醉清醒后,可给予患者温凉开水饮用,1h 后无胃部不适,可给予流质饮食,然后向半流质饮食、软食、普食逐渐过渡,温度不宜过高。注意高蛋白、高维生素饮食,以促进机体恢复。卧床期间减少进食易胀气的食物,如豆类品、奶制品、碳酸饮料等,应多食用粗纤维食物,如红薯、菜叶等预防术后患者便秘。

4. 腰椎术后患者 麻醉清醒后可进饮、进食,饮食原则由稀到稠、由少到多、少食多餐。饮食中也需要注意,避免产气的食物如碳酸饮料、豆制品的摄入。

5. 脊柱侧凸患者 高蛋白饮食,可多食用牛肉、鸡肉及虾肉等。鼓励患者多饮水,多进食含铁、维生素丰富饮食,同时摄入足够的粗纤维食品,以预防便秘的发生。

6. 骨髓炎患者 若患者能进食,应给予易消化的高蛋白、高维生素食物,一般给予流质或半流质。若患者不能进食,应输注静脉营养液。

7. 强直性脊柱炎患者 摄入易消化,富含蛋白质、维生素饮食,多吃含钙、铁食物;减少动物脂肪的摄入,控制体重;禁烟、酒、辛辣刺激性食物;多饮水,进食新鲜蔬菜及水果,预防便秘。

8. 脊柱结核患者 鼓励患者多进食清淡、易消化、高热量、高蛋白、高维生素饮食,忌生冷。每日摄入的总热量应在 2 000~3 000cal;对于食欲较差者,可根据医嘱进行营养支持;对严重贫血或低蛋白血症的患者,可遵医嘱给予输血或人体白蛋白。

9. 骨肿瘤患者 鼓励患者进食高热量、高蛋白、高维生素食物,在了解患者饮食习惯后,制订详细的营养膳食计划,满足机体热量需求。对化疗引起的消化道反应,如恶心、呕吐、厌食等症状采取相应护理措施,如在应用化疗药物前 30min 应用止吐药,在化疗前 24h 及化疗后 72h 内进食清淡食物,避免饮用咖啡及食用辛辣和油腻性食品,少食多餐。

加强骨科患者的营养管理,对于减少围手术期并发症、促进术后康复具有重要意义。因此,骨科护士应掌握营养的相关知识,正确评估患者的营养风险,制订科学合理、个性化的营养支持计划,确保患者有足够的能量来恢复和愈合创伤,以促进患者尽快康复。

自测题

一、单选题

1. **不是**"三联预康复"的内容的是（A）

A. 掌握疾病相关知识　　　　　　　B. 蛋白补充为主的营养支持

C. 中高强度的有氧及力量锻炼　　　D. 心理支持

2. **不是**清饮料的是（B）

A. 糖水　　　　　B. 牛奶　　　　　C. 碳酸饮料　　　　　D. 无渣果汁

3. 《加速康复外科中国专家共识及路径管理指南》建议术前营养支持治疗时间一般为（C）

A. 3~5d　　　　　B. 5~7d　　　　　C. 7~10d　　　　　D. 7~14d

4. 人工关节置换患者术后饮食**不包括**（B）

A. 高热量　　　　B. 低蛋白　　　　C. 高维生素　　　　D. 低脂饮食

5. 关于强直性脊柱炎患者的饮食指导，描述**不正确**的是（D）

A. 禁烟、酒、辛辣刺激性食物

B. 应摄入易消化，富含蛋白质、维生素饮食

C. 多吃含钙、铁食物

D. 增加动物脂肪的摄入

二、多选题

1. 骨科营养管理的多学科团队中营养专科护士的职责主要涉及（ABCD）

A. 传播营养新理念、新知识

B. 管理患者专业化

C. 对患者行一对一营养宣教，提供全面的饮食护理

D. 制订系统的营养护理连续管理方法

2. 关于骨科患者术前禁食禁饮时间，描述正确的是（BCD）

A. 采用传统的术前禁食 8~12h、禁饮 4h

B. 术前充分评估患者的反流、误吸风险

C. 根据手术进程和手术顺序实行个体化禁食禁饮

D. 护士根据医嘱和患者的胃肠道功能，给予正确的术前饮食指导

（陈佳丽　宁宁　高远）

第九章　骨科护理常用评估工具

第一节　Caprini 血栓风险评估量表

学习目标

1. 了解 Caprini 血栓风险评估量表的基本概况。
2. 掌握 Caprini 血栓风险评估量表的评分方法。

【量表简介】

Caprini 血栓风险评估量表是美国 Caprini 教授及其团队研发的,他们自 1980 年开始研究个人 VTE 风险评估,Caprini 风险评估模型作为加权风险分层工具,于 1991 年最初发布应用于所有住院患者。通过不断研究静脉血栓栓塞症的病理生理和风险因素,该 Caprini 风险评估模型也同时定期更新,至 2005 年形成了较为成熟的风险评估模型。2009 年进一步修订并发布 2010 版本,Caprini 血栓风险评估量表可有效筛选 VTE 的高危患者,其主要以外科或内科患者为主,评分 0~1 分为低危,评分为 2 分为中危,评分 3~4 分为高危,评分 >5 分为极高危。

【量表内容】

1. Caprini 血栓风险评估量表(2010 版)　见表 1-9-1。

表 1-9-1　Caprini 血栓风险评估量表(2010 版)

A1　每个危险因素 1 分	A2　仅针对女性(每项 1 分)
年龄 40~59 岁 计划小手术 近期大手术 肥胖(BMI>30kg/m²) 卧床的内科患者 炎症性肠病史 下肢水肿 静脉曲张 严重的肺部疾病,含肺炎(1 个月内) 肺功能异常(慢性阻塞性肺疾病) 急性心肌梗死(1 个月内) 充血性心力衰竭(1 个月内) 败血症(1 个月内) 输血(1 个月内) 下肢石膏或支具固定 中心静脉置管 其他高危因素	口服避孕药或激素替代治疗 妊娠期或产后(1 个月) 原因不明的死胎史,复发性自然流产(≥3 次),由于毒血症或发育受限原因早产
	B　每个危险因素 2 分
	年龄 60~74 岁 大手术(<60min)* 腹腔镜手术(>60min)* 关节镜手术(>60min)* 既往恶性肿瘤 肥胖(BMI>40kg/m²)

C　每个危险因素 3 分	D　每个危险因素 5 分
年龄≥75 岁 大手术持续 2~3h* 肥胖（BMI>50kg/m²） 浅静脉、深静脉血栓或肺栓塞病史 血栓家族史 现患恶性肿瘤或化疗 肝素引起的血小板减少 未列出的先天或后天血栓形成 抗心磷脂抗体阳性 凝血酶原 20210A 阳性 因子 Vleiden 阳性 狼疮抗凝物阳性 血清同型半胱氨酸酶升高	脑卒中（1 个月内） 急性脊髓损伤（瘫痪）（1 个月内） 选择性下肢关节置换术 髋关节、骨盆或下肢骨折 多发性创伤（1 个月内） 大手术（超过 3h）*

危险因素总分：　　　分

注：每个危险因素的权重取决于引起血栓事件的可能性，如癌症的评分是 3 分，卧床的评分是 1 分，前者比后者更易引起血栓；* 只能选择 1 个手术因素。

2. VTE 的预防方案（2010 版 Caprini 血栓风险评估量表评分）　见表 1-9-2。

表 1-9-2　VTE 的预防方案（2010 版 Caprini 血栓风险评估量表评分）

危险因素总分	DVT 发生风险	风险等级	预防措施
0~1 分	<10%	低危	尽早活动, 物理预防
2 分	10%~20%	中危	基础预防 + 药物预防 + 物理预防
3~4 分	20%~40%	高危	基础预防 + 药物预防 + 物理预防
≥5 分	40%~80%	极高危	基础预防 + 药物预防 + 物理预防

注：Caprini 风险评估的 VTE 危险因素评分分为 1、2、3、5 分项，每分项评分可累加；临床应用时，应权衡抗凝与出血风险后进行个体化预防。根据 Caprini 血栓风险评估量表评分情况分为低危、中危、高危和极高危四个等级。

知识拓展

骨科手术后患者 VTE 发生风险评估

　　Caprini 血栓风险评估量表、Autar 量表及 JFK 医疗中心风险评估量表均可用来评估静脉血栓发生风险。Autar 量表由英国德蒙福特大学护理专家 Autar 研发，包括 7 个维度共 43 个条目，总评分≤10 分为低危，11~14 分为中危，≥15 分为高危。JFK 医疗中心风险评估量表是美国佛罗里达州林恩大 McCaffrey 教授及团队研制，包括 9 个维度共 33 个条目，总评分≤6 分为低危，7~12 分为中危，≥13 分为高危。3 种量表对于骨科手术后患者 VTE 发生风险均具有较好的预测效果，但对于 Caprini 血栓风险评估量表、Autar 量表、JFK 医疗中心风险评估量表的使用和预测价值目前尚未达成一致的意见。

自 测 题

一、单选题

1. Caprini 血栓风险评估量表适用的人群是（B）

A. 外科患者　　　　B. 所有住院患者　　　C. 内科患者　　　　D. 急诊患者

2. Caprini 血栓风险评估量表中按各因素对患者发生风险的影响不同分别赋值，每个危险因素的评分为（A）

A. 1~5 分　　　　B. 1~3 分　　　　C. 1~4 分　　　　D. 1~6 分

3. 患者，男性，48 岁，肥胖，静脉曲张病史，已行静脉剥脱结扎术，外伤后诊断为骨盆骨折、右桡骨骨折，入院后急行右前臂复位石膏外固定术，留置尿管，深静脉导管在位。该患者 Caprini 血栓风险评估量表评分为（D）

A. 6 分　　　　B. 10 分　　　　C. 8 分　　　　D. 9 分

4. Caprini 血栓风险评估量表评分≥5 分时，应采取哪种预防措施（C）

A. 尽早活动，物理预防　　　　　　　B. 药物预防

C. 基础预防 + 物理预防 + 药物预防　　D. 不采取任何措施

二、多选题

1. 根据 Caprini 血栓风险评估量表评分，VTE 发生风险分为哪些等级（ABCD）

A. 低危　　　　B. 中危　　　　C. 高危　　　　D. 极高危

2. 导致 VTE 形成的主要危险因素有（ABC）

A. 静脉血流缓慢　　　　　　　　　　B. 血管壁损伤

C. 血液高凝状态　　　　　　　　　　D. 其他因素

第二节　数字分级评分法

学习目标

1. 了解数字分级评分法的基本概况。
2. 掌握数字分级评分法的评分方法。

【量表简介】

数字分级评分法（number rating scale，NRS）是应用范围最广的单维度评估量表。它是在视觉模拟评分法（visual analogue scale，VAS）基础上发展而来的，这种量表较 VAS 更加简便，容易被患者理解，所以在临床工作中更为常用，但由于其不连续性，并不适用于临床科研。此方法由 0~10 共 11 个点组成，数字从低到高表示从无痛到最痛，0 分表示无痛，10 分表示剧痛。通过询问患者，让患者自己圈出一个最能代表自身疼痛程度的数字。该量表具

有较高信度与效度,易于记录,适用于文化程度相对较高的患者。

【量表内容】

数字分级评分法见图 1-9-1。

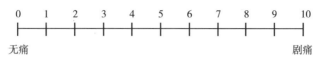

图 1-9-1　数字分级评分法

疼痛程度分级标准为:0 分为无痛;1~3 分为轻度疼痛(疼痛不影响睡眠);4~6 分为中度疼痛;7~9 分为重度疼痛(不能入睡或者睡眠中痛醒);10 分为剧痛。

知识拓展

数字分级评分法

不同疾病疼痛的分界点是不同的,不能一概而论。国内常用的 NRS 疼痛分级也并未指明是在患者活动状态下还是静息状态下的疼痛,因此不能轻易作出判断。目前活动性疼痛是否会发展为术后慢性疼痛,有待进一步研究。仅有少数研究指出,可将术后疼痛 NRS<4 分作为疼痛控制的参考分界。ICU 患者使用 NRS 时,要注意使用一些技巧,如放大评估工具上的字体、给需要的患者提供阅读用的眼镜等。

自 测 题

一、单选题

1. NRS 是一种(A)评估量表

A. 单维度　　　　　B. 多维度　　　　　C. 两维度　　　　　D. 六维度

2. NRS 由(B)个点组成

A. 8 个　　　　　　B. 11 个　　　　　　C. 10 个　　　　　　D. 12 个

3. NRS 中 10 分代表(D)

A. 无痛　　　　　　　　　　　　B. 轻度疼痛

C. 重度疼痛　　　　　　　　　　D. 剧痛

4. NRS 中 4~6 分代表(C)

A. 无痛　　　　　　　　　　　　B. 剧痛

C. 中度疼痛　　　　　　　　　　D. 轻度疼痛

5. NRS 按照评分将疼痛程度分为几级(B)

A. 3 个　　　　　　B. 5 个　　　　　　C. 6 个　　　　　　D. 8 个

二、多选题

1. NRS 按照评分将疼痛程度分为(ABCDE)

A. 无痛　　　　　　　　　　　　B. 轻度疼痛

C. 重度疼痛   D. 剧痛

E. 中度疼痛

2. 关于 NRS,描述正确的是(ABCD)

A. 是应用范围最广的单维度评估量表

B. 是在 VAS 基础上发展而来的

C. 数字从低到高表示从无痛到最痛,0 分表示无痛,10 分表示剧痛

D. 具有较高的信度与效度,易于记录

E. 能客观反映患者的疼痛程度

第三节 Braden 压力性损伤风险评估量表

学习目标

1. 了解 Braden 压力性损伤风险评估量表的基本概况。
2. 掌握 Braden 压力性损伤风险评估量表的评分方法。

【量表简介】

Braden 压力性损伤风险评估量表是由美国 Braden 和 Bergstrom 博士于 1984 年共同制订的,是目前临床用于预测压力性损伤最完整、使用最广泛的量表。该量表包含感觉、潮湿、活动能力、移动能力、营养、摩擦力和剪切力 6 个项目。其灵敏度和特异度均较理想,临床效度较高,简便、易行,适用人群为内外科患者及老年患者。

【量表内容】

Braden 压力性损伤风险评估量表见表 1-9-3。

表 1-9-3　Braden 压力性损伤风险评估量表

项目	分值			
	1分	2分	3分	4分
感觉	完全受限	大部分受限	轻度受限	没有改变
潮湿	持久潮湿	经常潮湿	偶尔潮湿	很少潮湿
活动能力	卧床	局限于椅	偶尔行走	经常行走
移动能力	完全受限	严重受限	轻度受限	不受限
营养	非常差	可能不足够	足够	非常好
摩擦力和剪切力	有问题	有潜在问题	无明显问题	
总分				

注:总分 23 分,15~18 分为低危;13~14 分为中危;10~12 分为高危;≤9 分为极高危。

知识拓展

压力性损伤风险评估量表

随着学者不断研究,压力性损伤的危险性评估量表不断涌现,如 Braden 量表、Nonon 量表、Waterlow 量表、Braden Q 量表、Douglas 量表、Andersen 量表等,其中 Braden 量表应用最广泛。Braden Q 量表目前广泛应用于儿童压力性损伤风险的评估。

自 测 题

一、单选题

1. Braden 压力性损伤风险评估量表包括几个项目(C)
A. 3 个　　　　　　B. 5 个　　　　　　C. 6 个　　　　　　D. 8 个

2. Braden 压力性损伤风险评估量表适用的人群是(D)
A. 外科患者　　　　　　　　　　B. 急诊患者
C. 内科患者　　　　　　　　　　D. 内外科患者及老年患者

3. Braden 压力性损伤风险评估量表的总分为(C)
A. 19 分　　　　　B. 25 分　　　　　C. 23 分　　　　　D. 21 分

4. Braden 压力性损伤风险评估量表中感觉大部分受限时,其评分为(A)
A. 2 分　　　　　B. 4 分　　　　　C. 1 分　　　　　D. 3 分

5. Braden 压力性损伤风险评估量表评分为 11 分时,患者处于何种风险状态(C)
A. 低危　　　　　B. 中危　　　　　C. 高危　　　　　D. 极高危

二、多选题

1. Braden 压力性损伤风险评估量表由哪些项目组成(ABCDE)
A. 感觉　　　　　　　　　　B. 潮湿
C. 活动能力　　　　　　　　D. 移动能力
E. 营养、摩擦力和剪切力

2. 根据 Braden 压力性损伤风险评估量表评分,将压力性损伤风险分为(ABCD)
A. 低危　　　　　B. 中危　　　　　C. 高危　　　　　D. 极高危

第四节　Morse 跌倒风险评估量表

学习目标

1. 了解 Morse 跌倒风险评估量表的基本概况。
2. 掌握 Morse 跌倒风险评估量表的评分方法。

【量表简介】

Morse 跌倒风险评估量表（Morse fall scale，MFS）是由美国宾夕法尼亚大学 Janice Morse 教授于 1989 年研发的专门用于测量住院患者跌倒风险的评估量表，由 6 个条目组成，条目简单，内容易于理解，测试所需时间较短。该量表是基于急性医疗病房而开发的跌倒风险评估工具，同样适用于慢性疾病康复机构和居家照护。

【量表内容】

Morse 跌倒风险评估量表见表 1-9-4。

表 1-9-4 Morse 跌倒风险评估量表

项目	分值	
近 3 个月有无跌倒史	无	0 分
	有	25 分
超过 1 个医学诊断	无	0 分
	有	15 分
使用助行器具	没有需要 / 卧床休息 / 坐轮椅 / 护士帮助	0 分
	拐杖 / 手杖 / 助行器	15 分
	依扶家具	30 分
静脉输液	无	0 分
	有	20 分
步态	正常 / 卧床休息 / 轮椅	0 分
	虚弱乏力	10 分
	功能障碍 / 残疾	20 分
认知状态	正确评估自我能力	0 分
	高估自己能力 / 忘记自己受限制	15 分
总分		

注：总分 125 分，评分 >45 分为高风险；25~45 分为中度风险；<25 分为低风险。得分越高，表示跌倒风险越大。

知识拓展

Morse 跌倒风险评估量表的特点

Morse 跌倒风险评估量表是一个专门用于预测跌倒发生可能性的量表，具有较好的信度、区分效度、特异性及敏感性，已被译成多种语言并在美国、加拿大、瑞典、澳大利亚等多个国家和地区的医疗机构广泛应用于住院及门诊患者。但在不同国家、地区应用 Morse 跌倒风险评估量表的预测效能、最佳诊断界值各有差异，这可能与不同地区的人群及文化差异有关。因此，护理人员应根据地区及医院的具体情况，合理、准确设置跌倒风险临界值，极大地发挥量表跌倒风险预测效能。

自 测 题

一、单选题

1. Morse 跌倒风险评估量表由（C）个条目组成

A. 3　　　　　　　B. 5　　　　　　　C. 6　　　　　　　D. 8

2. Morse 跌倒风险评估量表评分 30 分，属于哪种风险（B）

A. 低风险　　　　B. 中度风险　　　C. 高风险　　　D. 不存在风险

3. Morse 跌倒风险评估量表评分 62 分，属于哪种风险（C）

A. 低风险　　　　B. 中度风险　　　C. 高风险　　　D. 不存在风险

4. Morse 跌倒风险评估量表中超过 1 个医学诊断时相对应的危险评分为（D）

A. 25 分　　　　　B. 30 分　　　　C. 0 分　　　　D. 15 分

5. Morse 跌倒风险评估量表评估得分越高，表明跌倒风险（A）

A. 越大　　　　　B. 越小　　　　C. 无影响　　　D. 其他

二、多选题

1. Morse 跌倒风险评估量表由哪些项目构成（ABCDE）

A. 近 3 个月有无跌倒史　　　　　　B. 超过 1 个医学诊断

C. 使用助行器具　　　　　　　　　D. 静脉输液

E. 步态、认知状态

2. 根据 Morse 跌倒风险评估量表评分，将发生风险分为（ABC）

A. 低风险　　　　B. 中度风险　　　C. 高风险　　　D. 不存在风险

第五节　Barthel 日常生活自理能力评估量表

学习目标

1. 了解 Barthel 日常生活自理能力评估量表的基本概况。
2. 掌握 Barthel 日常生活自理能力评估量表的评分方法。

【量表简介】

评估基本日常生活能力（basic activities of daily living, BADL）的工具比较多，其中巴氏指数（Barthel index, BI）由美国学者 Barthel 及 Mshoney 于 1965 年设计制订，主要评估患者的日常生活能力（activities of daily living, ADL），是目前评估日常生活能力最为公认、最常用的量表。

目前，国内常用的 Barthel 日常生活自理能力评估量表的条目及评分标准如下：对进食、洗澡、修饰、穿衣、控制大小便、如厕、床椅转移、平地行走、上下楼梯 10 个项目进行评定,将各项得分相加即为总分。根据总分,将自理能力分为重度依赖、中度依赖、轻度依赖和无须依赖四个等级,不仅可以用来评定患者治疗前后的功能状况,还可以预测治疗结果及预后效果。

【量表内容】

Barthel 日常生活自理能力评估量表见表 1-9-5。

表 1-9-5　Barthel 日常生活自理能力评估量表

项目	完全独立	部分协助	极大帮助	完全依赖
进食	10 分	5 分	0 分	—
洗澡	5 分	0 分	—	—
修饰	5 分	0 分	—	—
穿衣	10 分	5 分	0 分	—
控制大便	10 分	5 分	0 分	—
控制小便	10 分	5 分	0 分	—
如厕	10 分	5 分	0 分	—
床椅转移	15 分	10 分	5 分	0 分
平地行走	15 分	10 分	5 分	0 分
上下楼梯	10 分	5 分	0 分	—
Barthel 指数总分	无须依赖 100 分;轻度依赖 61~99 分;中度依赖 41~60 分;重度依赖≤40 分			
自理能力分级	无须照顾;少部分需要照顾;大部分需要照顾;完全需要照顾			

1. **进食**　用合适的餐具将食物由容器送到口中,包括用筷子(勺子或叉子)取食物、对碗(碟)的把持、咀嚼、吞咽等过程。①10 分:可独立进食;②5 分:需要部分帮助;③0 分:需要极大帮助或完全依赖他人,或留置胃管。

2. **洗澡**　①5 分:准备好洗澡水后,可自己独立完成洗澡过程;②0 分:在洗澡过程中需要他人帮助。

3. **修饰**　包括洗脸、刷牙、梳头、刮脸等。①5 分:可自己独立完成;②0 分:需要他人帮助。

4. **穿衣**　包括穿(脱)衣服、系扣子、拉拉链、穿(脱)鞋袜、系鞋带等。①10 分:可独立完成;②5 分:需要部分帮助;③0 分:需要极大帮助和完全依赖他人。

5. **控制大便**　①10 分:可控制大便;②5 分:偶尔失控,或需要他人提示;③0 分:完全失控。

6. **控制小便**　①10 分:可控制小便;②5 分:偶尔失控,或需要他人提示;③0 分:完全失控,或留置导尿管。

7. **如厕**　包括去厕所、解开衣裤、擦净、整理衣裤、冲水等过程。①10 分:可独立完成;②5 分:需要部分帮助;③0 分:需要极大帮助和完全依赖他人。

8. **床椅移动**　①15 分:可独立完成;②10 分:需要部分帮助;③5 分:需要极大帮助;

④0分：完全依赖他人。

9. 平地行走 ①15分：可独立在平地上行走45m；②10分：需要部分帮助；③5分：需要极大帮助；④0分：完全依赖他人。

10. 上下楼梯 ①10分：可独立上下楼梯；②5分：需要部分帮助；③0分：需要极大帮助和完全依赖他人。

知识拓展

Barthel日常生活自理能力评估量表的特点

Barthel日常生活自理能力评估量表简洁、易懂，容易被医务人员和患者接受，其良好的信度与效度已被国内外研究充分验证。该量表不仅可以用来评定患者治疗前后的功能状况，还可以预测治疗结果及预后效果。

自 测 题

一、单选题

1. Barthel日常生活自理能力评估量表包括（D）个条目

A. 8　　　　　　　　B. 5　　　　　　　　C. 6　　　　　　　　D. 10

2. 患者Barthel日常生活自理能力评估量表评分为65分时，其自理能力等级为（B）

A. 无须依赖　　　　　　　　　　　　B. 轻度依赖

C. 中度依赖　　　　　　　　　　　　D. 重度依赖

3. 患者可独立上下楼梯，Barthel日常生活自理能力评估量表对应的分值为（A）

A. 10分　　　　　　　　　　　　　　B. 5分

C. 0分　　　　　　　　　　　　　　D. 15分

4. 患者可控制大小便，Barthel日常生活自理能力评估量表对应的分值为（D）

A. 15分　　　　　　　　　　　　　　B. 5分

C. 0分　　　　　　　　　　　　　　D. 10分

5. 患者可独立完成床椅移动，Barthel日常生活自理能力评估量表对应的分值为（D）

A. 10分　　　　　　　　　　　　　　B. 5分

C. 0分　　　　　　　　　　　　　　D. 15分

二、多选题

1. Barthel日常生活自理能力评估量表包括哪些项目（ABCDE）

A. 进食　　　　　　　　　　　　　　B. 洗澡

C. 修饰　　　　　　　　　　　　　　D. 穿衣

E. 控制大、小便

2. 根据Barthel日常生活自理能力评估量表评分，自理能力分为哪几个等级（ABCD）

A. 无须依赖　　　　　　　　　　　　B. 轻度依赖

C. 中度依赖　　　　　　　　　　　　D. 重度依赖

第六节 营养风险筛查评估量表

学习目标

1. 了解营养风险筛查评估量表的基本概况。
2. 掌握营养风险筛查评估量表的评分方法。

【量表简介】

2002 年丹麦学者 Jens Kondrup 教授牵头欧洲临床营养学与代谢学会专家组提出了营养风险的概念,并制订了营养风险筛查评估量表(nutritional risk screening 2002,NRS 2002)。该量表是国际上第一个采用循证医学方法开发的营养评估工具,是住院患者营养不良风险评定的首选工具。该工具包括四个方面的评估内容,即人体测量、近期体重变化、膳食摄入情况和疾病的严重程度。其优点为能预测营养不良风险,还可前瞻性地动态判断患者营养状态变化,便于及时反馈患者的营养状况,为临床营养干预提供依据。

【量表内容】

营养风险筛查评估量表(NRS 2002)见表 1-9-6。

表 1-9-6 营养风险筛查评估量表(NRS 2002)

(一)患者资料

姓名		住院号	
性别		病区	
年龄		床号	
身高(m)		体重(kg)	
体重指数(kg/m^2)		蛋白质(g/L)	
临床诊断			

(二)疾病状态

疾病状态	分数	若"是"请打钩
骨盆骨折或者慢性病患者合并有以下疾病:肝硬化、慢性阻塞性肺疾病、长期血液透析、糖尿病、肿瘤	1分	
腹部重大手术、脑卒中、重症肺炎、血液系统肿瘤	2分	
颅脑损伤、骨髓抑制、加护病患(APACHE>10分)	3分	
合计		

（三）营养状态

营养状况指标（单选）	分数	若"是"请打钩
正常营养状态	0分	
3个月内体重减轻>5%或最近1个星期进食量（与需要量相比）减少20%~50%	1分	
2个月内体重减轻>5%或BMI 18.5~20.5kg/m² 或最近1个星期进食量（与需要量相比）减少50%~75%	2分	
1个月内体重减轻>5%（或3个月内减轻>15%）或BMI<18.5kg/m²（或血清白蛋白<35g/L）或最近1个星期进食量（与需要量相比）减少70%~100%	3分	
合计		

（四）年龄

年龄≥70岁	1分	

（五）营养风险筛查评估结果

营养风险筛查总分	
处理	
总分≥3.0分：患者有营养不良的风险，需要营养支持治疗	
总分<3.0分：若患者将接受重大手术，则每周重新评估其营养状况	
执行者： 时间：	

（六）量表使用方法及注意事项

NRS 2002总评分是三个部分的总和，即疾病严重程度的评分+营养状况降低的评分+年龄评分（若70岁以上加1分）。

1. NRS 2002对于营养状况降低的评分及其定义

（1）0分：正常营养状态。

（2）轻度（1分）：3个月内体重丢失5%或食物摄入为正常需要量的50%~75%。

（3）中度（2分）：2个月内体重丢失5%或前一周食物摄入为正常需要量的25%~50%。

（4）重度（3分）：1个月内体重丢失5%（3个月内体重下降15%）或BMI<18.5kg/m²或者前一周食物摄入为正常需要量的0~25%。

（注：3项问题任一个符合就按其分值计算，几项都有，按照高分值为准）

2. NRS 2002对于疾病严重程度的评分及其定义

（1）1分：慢性疾病患者因出现并发症而住院治疗。患者虚弱但不需要卧床。蛋白质需要量略有增加，但可以通过口服补充剂来弥补。

（2）2分：患者需要卧床，如腹部大手术后，蛋白质需要量相应增加，但大多数人仍可以通过肠外或肠内营养支持得到恢复。

（3）3分：患者在加强病房中靠机械通气支持，蛋白质需要量增加而且不能被肠外或肠内营养支持所弥补，但是通过肠外或肠内营养支持可使蛋白质分解和氮丢失明显减少。

3. 评分结果与营养风险的关系

（1）总评分≥3分：（或胸腔积液、腹水、水肿且血清白蛋白<35g/L者），表明患者有营养不良或有营养风险，即应该使用营养支持。

（2）总评分<3分：每周复查营养评定。以后复查的结果如果≥3分，即进入营养支持程序。

（3）如患者计划进行腹部大手术，就在首次评定时按照新的分值（2分）评分，并最终按新的总评分决定是否需要营养支持（≥3分）。

知识拓展

营养风险与营养风险筛查

营养风险是现有的或潜在的与营养有关的因素导致患者不利临床结局的风险。营养风险筛查是判断个体是否有因营养问题发生不利于临床结局的一种快速而简单的过程。NRS 2002是中华医学会肠外肠内营养学分会推荐的住院患者营养风险筛查的首选工具，其中的4个核心问题是经过128个前瞻性随机对照研究总结得出的，具有较好的信度、效度和可操作性。大量研究证实，NRS 2002评分与住院患者的临床结局密切相关。

自测题

一、单选题

1. 属于营养风险筛查评估量表（NRS 2002）项目的是（A）

A. 疾病的严重程度　　　　　　　　　　B. 进食

C. 控制大、小便　　　　　　　　　　　D. 认知状态

2. **不属于**营养风险筛查评估量表（NRS 2002）内容的是（D）

A. 疾病的严重程度　　　　　　　　　　B. 人体测量

C. 近期体重变化　　　　　　　　　　　D. 认知状态

3. 某患者3个月内体重减轻>5%，根据营养风险筛查评估量表（NRS 2002），评估其营养状况得分为（C）

A. 3分　　　　　　B. 0分　　　　　　C. 1分　　　　　　D. 2分

二、多选题

1. 营养风险筛查评估量表（NRS 2002）包括哪些内容（ABCD）

A. 疾病的严重程度　　　　　　　　　　B. 人体测量

C. 近期体重变化　　　　　　　　　　　D. 膳食摄入情况

2. 关于营养风险筛查评估量表（NRS 2002），描述正确的是（ABCD）

A. 是国际上第一个采用循证医学方法开发的营养评估工具

B. 能预测营养不良风险

C. 可前瞻性地动态判断患者营养状态变化

D. 为临床营养干预提供依据

E. 是一个单维度量表

第七节　失禁相关性皮炎评估量表

学习目标

1. 了解失禁相关性皮炎评估量表的基本概况。

2. 掌握失禁相关性皮炎评估量表的评分方法。

【量表简介】

失禁相关性皮炎（incontinence-associated dermatitis，IAD）是潮湿相关性皮肤损伤（moisture-associated skin damage，MASD）的一种，是大便失禁和/或尿失禁患者常见的皮肤问题。IAD 发生的主要原因是大小便失禁，因此大便失禁和/或尿失禁患者均为高危人群。

为了全面评估 IAD 发生的风险因素，有学者设计了会阴评估工具（perineal assessment tool，PAT）、皮肤评估工具（skin assessment tool，SAT）等。PAT 由 Nix 等人在 2002 年编制，用于评估 IAD 的发生风险。该量表由刺激物种类和强度、刺激时间、会阴皮肤状况及其他相关影响因素四部分组成，分值越高，表示发生 IAD 的风险越高。SAT 由 Kennedy 和 Lutz 在 1996 年编制，包括三个方面：皮肤损伤范围、皮肤发红、糜烂程度。总分为 0~10 分，分数越高，说明 IAD 越严重。

【量表内容】

1. 会阴评估工具（PAT）　见表 1-9-7。

表 1-9-7　会阴评估工具（PAT）

项目	因素	分值
刺激物种类和强度	成形的粪便或尿液	1分
	软便混合或未混合尿液	2分
	水样便或尿液	3分
刺激时间	床单、尿布≤8h 更换	1分
	床单、尿布≤4h 更换	2分
	床单、尿布≤2h 更换	3分
会阴皮肤状况	皮肤干净、完整	1分
	红斑、皮肤合并或不合并念珠菌感染	2分
	皮肤脱落、糜烂合并或不合并皮炎	3分

续表

项目	因素	分值
影响因素:低白蛋白、感染、鼻饲营养或其他	0~1 个影响因素	1 分
	2 个影响因素	2 分
	3 个以上影响因素	3 分

总分:

注:最低得分 4 分,最高得分 12 分。得分越高,表明发生 IAD 的风险越大。7~12 分属于高危险,4~6 分属于低危险。

2. 皮肤评估工具(SAT) 见表 1-9-8。

表 1-9-8 皮肤评估工具(SAT)

项目	分值				
	0 分	1 分	2 分	3 分	4 分
皮肤破损范围	无	小范围 $<20cm^2$	中等范围 20~50cm^2	大范围 >50cm^2	
皮肤发红	无发红	轻度发红(斑点外观不均匀)	中度发红(严重点状,但外观不均匀)	严重发红	
糜烂深度	无	轻度糜烂,只侵犯表皮	轻度糜烂,侵犯表皮及真皮,伴或不伴有少量渗液	表皮严重糜烂,中度侵犯到真皮,少量或无渗出	表皮及真皮严重糜烂,合并中等量渗出

注:选择合适的评估时机和频率,高危患者在入院 2h 内进行初次评估,之后每班次进行评估。确定评估部位,尿失禁引起的失禁相关性皮炎常发生于大阴唇、阴囊皱褶;大便失禁引起的失禁相关性皮炎常发生于肛门周围。

自 测 题

一、单选题

1. 会阴评估工具(PAT)由(D)部分组成

A. 3　　　　　　B. 2　　　　　　C. 5　　　　　　D. 4

2. **不是**会阴评估工具的内容的是(D)

A. 刺激物种类和强度　　　　　　B. 刺激物持续时间

C. 会阴部皮肤状况　　　　　　　D. 疾病严重程度

3. PAT 评分为 5 分时,对应的风险等级是(A)

A. 低风险　　　　B. 中度风险　　　　C. 高风险　　　　D. 无风险存在

4. PAT 最高得分为(C)

A. 11 分　　　　B. 8 分　　　　C. 12 分　　　　D. 4 分

5. 高危患者在入院(B)内进行初次失禁相关性皮炎发生风险的评估

A. 3h　　　　　　B. 2h　　　　　　C. 48h　　　　　　D. 12h

二、多选题

1. 会阴评估工具(PAT)由哪几部分组成(ABCE)

A. 刺激物种类和强度　　　　　　　　B. 刺激时间

C. 会阴皮肤状况　　　　　　　　　　D. 修饰

E. 低白蛋白等相关影响因素

2. 关于失禁相关性皮炎评估工具,描述正确的是(ABDE)

A. 分值越高,表示发生 IAD 的风险越高

B. 用于评估 IAD 的发生风险

C. 为临床营养干预提供依据

D. 7~12 分属于高危险

E. 大便失禁引起的失禁相关性皮炎常发生于肛门周围

第八节　谵妄评估量表

学习目标

1. 了解谵妄评估量表的基本概况。
2. 掌握谵妄评估量表的评分方法。

【量表简介】

谵妄评估量表(the confusion assessment method, CAM)是由美国 Inouye 教授编制的评估表,用于谵妄的临床辅助诊断,具有较好的信度和效度。

【量表内容】

谵妄评估量表(CAM)是评估和诊断谵妄的"金标准",CAM 的 4 类问题中,如果问题 1 和问题 2 的回答均为"是",问题 3 或问题 4 的回答其中一项为"是",则可判定为谵妄,见表 1-9-9。

表 1-9-9　谵妄评估量表(CAM)

1	患者的精神状态与平时相比是否有明显的变化 ·是否有意识模糊、躁动、反常行为、幻觉、偏执或者"有点不太正常" ·亲属或照顾者可以帮助回答这个问题 　你可能会听到:"在我母亲做完髋部手术后,她的精神变得很混乱并且咄咄逼人。她总是将输液管拔出,对护士们大喊大叫。这样的改变让我们很震惊,因为她一直是一个很有教养的人"
2	注意力不集中 ·患者是否容易分散注意力或难以跟上谈话的内容 ·为了帮助评估这一点,您可以向前追溯,对近几个月的情况进行综合的考察 　你可能会听到:"我不明白爸爸术后在说什么,刚刚他还在谈论他的膝盖,突然他又开始谈论德国战争。刚开始我还为这件事和他开玩笑,但他显然很不高兴,为把事情弄混了而困扰"

3	思维混乱
	·可能不知道他们身在何处,或者认为在其他地方
	·谈话的内容漫无边际,从一个问题突然跳到另一个问题
	·无法回忆起日期和时间
	你可能会听到:"我妻子患有轻度痴呆症,在家时她的病情控制得很好,我们总在星期二见面并一起吃晚饭。但当她住院时,她甚至认不出我和女儿,说我们是陌生人,要带她走。看到她这样我们很伤心"
4	意识水平的改变
	·可能表现为具有攻击性、大喊大叫、焦虑不安或高度警觉
	·过度嗜睡(甚至可能没有反应)
	你可能会听到:"我叔叔的意识变得很混乱。他有时昏昏欲睡,有时又焦虑不安,只能通过药物来控制症状"

知识拓展

谵　妄

　　谵妄是一组表现为急性、一过性、广泛性的认知障碍,尤以意识障碍为主要特征,起病急、发展迅速。老年患者是术后谵妄的高发人群(发生率为 5.0%~50.0%)。脑组织对缺氧较敏感且耐受力低,缺氧导致乙酰胆碱的合成和释放减少,多巴胺浓度升高,氧供和氧耗失衡,进而诱发谵妄。围手术期充分氧疗,对预防术后谵妄有积极意义。

自测题

一、单选题

1. 谵妄评估量表(CAM)由(D)个问题组成

A. 3　　　　　　　　B. 2　　　　　　　　C. 5　　　　　　　　D. 4

2. **不属于**思维混乱的是(B)

A. 不知道身在何处　　　　　　　　B. 出现幻觉

C. 说话内容漫无边际　　　　　　　D. 无法回忆起日期和时间

二、多选题

1. 哪些属于评估和诊断谵妄的内容(ABCD)

A. 精神状态　　　　　　　　B. 注意力不集中

C. 思维混乱　　　　　　　　D. 意识水平的改变

2. 关于谵妄评估量表,叙述正确的是(ACD)

A. 是评估和诊断谵妄的"金标准"

B. CAM 的 4 类问题中,如果其中任何一项为"是",则可判定为谵妄

C. 具有较好的信度和效度

D. 由美国 Inouye 教授编制

(郭锦丽　宁　宁　高　远)

第二篇
临 床 篇

第一章　四肢骨折与护理

第一节　锁骨骨折的护理

学习目标

1. 了解锁骨的主要生理功能、锁骨骨折分型。
2. 熟悉锁骨骨折的护理常规。
3. 掌握锁骨骨折的术后护理要点。

【概述】

锁骨骨折(fracture of clavicle)是最常见的骨折之一,占所有骨折的 2.6%~12%。锁骨中 1/3 段位于锁骨弧度和切面形状上的过渡区域,呈细管状,是轴向负荷集中的部位,也是骨折的好发部位,骨折发生率占所有锁骨骨折的 80%;而锁骨内 1/3 段、外 1/3 段骨折分别占锁骨骨折的 5% 和 15%。锁骨内 1/3 段对深层的臂丛神经、锁骨下静脉、腋静脉、肺尖等重要器官起到保护作用,该部位骨折可合并臂丛神经损伤等严重并发症。

锁骨位于胸廓前上方,从顶面观察呈 S 形,远端向后,近端向前,内端较外端宽大,是连接肩带和中轴骨的重要结构。胸锁后韧带和喙锁韧带是锁骨最为重要的韧带,能够防止锁骨近端前后移位,并且为肩锁关节提供垂直方向的稳定(图 2-1-1)。

锁骨的生理功能:①上臂下垂时起吊臂作用;②上臂外展等运动时起到支撑作用;③提供肌肉附力点;④保护血管神经;⑤呼吸功能。因此,恢复锁骨的吊臂和支撑功能是治疗的目标。

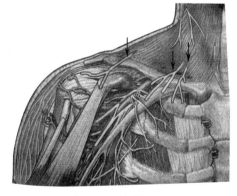

图 2-1-1　锁骨解剖图

【病因与损伤机制】

锁骨位于皮下,缺乏组织保护,大部分骨折由直接暴力导致,有报道 87% 的骨折由于肩部直接着地受力导致,7% 的骨折由于直接打击导致,仅有 6% 的骨折由于上肢伸直位跌倒,手掌撑地,应力沿上肢传导导致。

【诊断】

(一)症状和体征

患者常有明确的外伤史,典型体征是头偏向患侧,患肢内收,局部疼痛肿胀,健侧手托住患侧前臂。

查体见局部压痛明显,有时可见骨折端顶起皮肤。锁骨骨折也可合并:①其他部位的骨折,如肩胛骨(漂浮肩)、肋骨、胸锁、肩锁、肩胛胸壁关节脱位;②肺部损伤;③血管损伤,包括锁骨下动静脉、颈内静脉损伤,有时也可合并腋动脉、肩胛上动脉损伤;④臂丛神经损伤,常为尺神经损伤,查体时应注意是否合并其他部位的损伤,避免漏诊;⑤检查患者有无呼吸急促与呼吸音减弱,呼吸音减弱往往提示肺尖损伤、合并有气胸,须立即处理。

（二）辅助检查

1. 锁骨前后位X线片　可明确锁骨是否存在骨折,了解骨折移位程度。

2. CT扫描　可鉴别胸锁关节脱位、骨骺损伤,以及锁骨远端骨折是否累及关节面。

（三）分型

1990年Craig在Neer分型的基础上,对锁骨骨折进行了较为详细的分类。到目前为止,该分类是应用最为广泛的分类方法。

1. Ⅰ型　锁骨中段骨折(80%),儿童和成人均可发生,骨折远端和近端被附着的韧带和肌肉相对固定。

2. Ⅱ型　锁骨远端骨折(15%),其中Ⅱ型又分成五种类型。

（1）韧带间骨折:通常无明显移位或仅轻度移位。

（2）喙锁韧带内侧骨折:有很高的骨不连发生率。其中,又根据韧带的完整性分为a亚型(锥状韧带和斜方韧带完整,附着于远骨折端)和b亚型(锥状韧带断裂,斜方韧带完整)。

（3）锁骨远端关节面的骨折。

（4）喙锁韧带与锁骨骨膜相连,骨折近端向上移位。

（5）粉碎性骨折,喙锁韧带仅与碎骨片相连。

3. Ⅲ型　锁骨近端骨折(5%),如果胸锁韧带完好,骨折多无移位,儿童和青少年多为骨骺损伤,可分为五型。

（1）无移位。

（2）移位伴韧带断裂。

（3）关节内骨折。

（4）骨骺分离(儿童和未成年人)。

（5）粉碎性骨折。

【治疗】

锁骨骨折的治疗方法取决于年龄、健康状况、骨折部位及合并损伤等因素。检查患肢神经、血管功能,一旦发现伴有神经、血管损伤,应尽早手术。

（一）非手术治疗

锁骨骨折会造成远端肌肉力量不平衡,产生骨折移位,通常情况下骨折近端向上、向内移位,严重时锁骨长度明显变化。若骨折无明显移位,可选择保守治疗,通过"8"字绷带或前臂吊带固定4~6周。锁骨骨折保守治疗的关键在于在维持锁骨长度的情况下保持骨折端的稳定。充分扩胸可维持锁骨长度,"8"字绷带固定可使患者保持挺胸、扩胸和背伸,保持骨折稳定。若患者不能耐受"8"字绷带,可选用前臂吊带固定,患侧前臂悬吊可抵消重力对骨折端的影响。

（二）手术治疗

1. 手术目的　恢复胸锁关节、肩锁关节、喙锁韧带等结构的稳定性;恢复锁骨正常形态及其吊臂功能;尽早恢复肩关节的活动功能。

2. 手术方法包括　切开复位钢板内固定、切开复位髓内钉固定等。

【护理】

（一）非手术治疗护理/术前护理

1. 体位　复位固定后,卧位时应去枕仰卧于硬板床上,两肩胛骨中间垫一窄枕,以使两肩后伸,外展,维持良好的复位位置。站立时保持挺胸提肩,两手叉腰的姿势。

2. 病情观察　锁骨骨折可造成肺尖损伤、神经和血管损伤,应注意观察患者的呼吸情况,观察患肢手指血运、感觉及活动情况。观察"8"字绷带的松紧程度,保证有效固定,可在腋下垫棉布以保持皮肤干燥,预防淹红。

3. 功能锻炼　支具佩戴期间,尽可能保持复位姿势(双肩后伸),使骨折端减少短缩。同时尽早开始手、腕关节、肘关节的主动功能锻炼,以预防制动所带来的功能障碍。禁忌肩前屈、内收等动作。

（1）手部锻炼:拇指贴紧掌心,其余四指用力握拳,持续3~5s,放松再用力伸直手指,再持续3~5s,然后放松,每天锻炼3~4次,每次15~20min。

（2）腕关节锻炼:腕关节屈伸运动。

（3）肘关节锻炼:肩关节中立位,进行肘关节屈伸运动。

（二）术后护理

1. 体位　术后取平卧位或健侧卧位;坐起或离床时,患侧上肢给予三角巾(或前臂吊带)悬吊,以减轻上肢重力对锁骨稳定性的影响。

2. 感觉运动观察　注意观察患肢手指血运、感觉及活动情况。

3. 功能锻炼　麻醉作用消失后,可鼓励患者进行手指屈伸练习。

（1）术后1~4周:局部应行手、腕关节、肘关节活动,如握拳、伸指、分指、腕屈伸、腕绕环、肘屈伸、前臂内外旋、屈肘钟摆运动、肩关节被动外旋等主动练习,幅度尽量大,逐渐增加用力程度。

（2）术后5~12周:增加捏小球,腕关节抗阻屈伸运动,肩关节被动外展、耸肩扩胸、托肘上举、爬墙、后伸内旋运动等。

（3）术后12周:全面练习肩关节抗阻运动,如肩前屈抗阻运动、后伸抗阻运动、外展抗阻运动、内收抗阻运动等。在骨折愈合前,严禁抬臂动作,以免产生剪切力而影响骨折的愈合。注意事项:功能锻炼的活动幅度和力量要循序渐进,利于维持肩关节的正常活动度,预防肌肉萎缩,加速血液循环,减轻肿胀及疼痛。

（4）注意事项:①锁骨近端骨折行锁骨内侧部分切除、胸锁关节重建术术后三角巾悬吊6周,不要活动上肢;术后6周开始逐渐增加上肢活动范围;术后12周开始上肢力量练习;术后16周可进行随意运动。②锁骨中段骨折行锁骨上方(前)钢板、螺钉固定术术后,即可鼓励患者做手在身旁的钟摆或划小磨运动。③锁骨中段骨折行髓内钉固定术术后三角巾悬吊4周,每天至少取下三角巾5次,肘关节活动范围内主动活动,肩关节主动辅助前屈90°;4周时去除三角巾,肩关节开始全程范围主动功能锻炼;6周时开始逐渐增加肩关节抗阻练习。④锁骨远端骨折行切开复位锁骨钩钢板固定术术后三角巾悬吊6周,每天至少取下三角巾5次,做肩关节钟摆、划小磨运动;6周时去除三角巾,肩关节开始全程范围主动功能锻炼。

【健康教育】

1. 告知患者伤口定期换药,遵医嘱按规定时间拆线。

2. 指导患者出院后患侧上肢继续遵医嘱进行三角巾悬吊,并进行功能锻炼。

3. 告知患者定期门诊复查,如出现病情变化,及时来医院就诊。

知识拓展

锁骨内置物相关并发症

1. 钢板、螺钉突出　由于锁骨上方皮肤薄而且敏感,有可能造成患者不适。出现该并发症后,经过评估骨折已经愈合,可以取出钢板、螺钉,如果取出过早,有可能造成二次骨折。

2. 内置物移位　见于使用髓内钉等光滑的内置物,注意术后定期复查内置物位置,避免其进入危险区域,如纵隔。

3. 钩钢板的并发症　由于钩端置于肩峰下,钩钢板可以引起肩关节僵硬,根据骨折愈合情况,应尽早取出内置物。

自 测 题

一、单选题

1. 以下哪个部位的外观是"S"形(A)

A. 锁骨　　　　　　B. 股骨　　　　　　C. 肱骨　　　　　　D. 胫骨

2. 锁骨骨折有时可合并(D)损伤

A. 肱动脉　　　　　B. 股动脉　　　　　C. 贵要动脉　　　　D. 腋动脉

3. 以下哪种是锁骨骨折保守治疗的常用方法(A)

A. "8"字绷带固定　　　　　　　　　B. 石膏固定

C. 夹板固定　　　　　　　　　　　　D. 支具固定

4. 锁骨骨折容易受伤的神经是(C)

A. 腋神经　　　　　B. 桡神经　　　　　C. 尺神经　　　　　D. 正中神经

5. 锁骨骨折在"8"字绷带固定后,还可能出现骨折的再次移位,其中最重要的原因是功能锻炼时方法不当,下列功能锻炼正确的是(A)

A. 肘关节屈伸运动和握拳运动　　　　B. 肩外展和外旋练习

C. 平抬患肢　　　　　　　　　　　　D. 耸肩练习

二、多选题

1. 锁骨的主要生理功能有(ABCD)

A. 为上肢提供力量与稳定　　　　　　B. 参与肩关节运动

C. 提供肌肉附力点　　　　　　　　　D. 保护血管神经

2. 锁骨骨折可能合并其他部位的损伤,包括(ABCD)

A. 相邻关节损伤　　　　　　　　　　B. 肺部损伤

C. 血管损伤　　　　　　　　　　　　D. 臂丛神经损伤

三、案例分析题

患者,女性,27 岁,主诉行走时不慎跌倒,左肩着地,致疼痛、畸形,不能活动。来院急诊拍片示"左锁骨骨折"。体格检查:患者以右手托住左肘,局部压痛明显,可触及骨擦感。桡动脉搏动可触及,手指末梢血运及活动正常。患者既往体健,否认高血压、冠心病、糖尿病等病史。

问题 1. 锁骨骨折的典型体征是什么?

答:锁骨骨折的典型体征是头偏向患侧,患肢内收,局部疼痛肿胀,健侧手托住患侧前臂。

问题 2. 患者术前应采取什么体位?

答:患者复位固定后,卧位时应去枕仰卧于硬板床上,两肩胛骨中间垫一窄枕,以使两肩后伸,外展,维持良好的复位位置。站立时保持挺胸提肩,两手叉腰的姿势。

问题 3. 患者经检查后给予保守治疗,应告知患者哪些注意事项?

答:复位后需用"8"字绷带或前臂吊带制动 4~6 周,定期复查。制动期间尽可能保持复位姿势(双肩后伸),使骨折端尽可能减少短缩。同时尽早开始手、腕关节、肘关节的主动功能锻炼,以预防制动所带来的功能障碍。禁忌肩前屈、内收等动作。可在腋下垫棉布以保持皮肤干燥,预防淹红。注意观察手指的感觉和运动情况,观察手指有无肿胀,以防绷带过紧压迫血管神经,如有上述症状,可适当调节绷带的松紧度。

第二节　肱骨近端骨折的护理

学习目标

1. 了解肱骨近端的解剖结构。
2. 熟悉肱骨近端骨折的术后护理要点。
3. 掌握肱骨近端骨折的护理常规。

【概述】

肱骨近端骨折(proximal humeral fracture)是一种常见的骨折类型,占全身骨折的 5%,占肱骨骨折的 45%,男女比例为 1:2。常见于老年骨质疏松患者,其次见于高能量损伤的年轻人,常常合并头、颈、胸、脊柱等部位损伤。

肱骨近端分为肱骨头、大结节、小结节和肱骨干四个部分,肱骨头与肱骨解剖颈相连,解剖颈骨折非常少见,一旦发生,提示弓状动脉多受到严重破坏,对肱骨头的血运破坏明显,预后不良。结节间沟位于大、小结节之间,是肱骨近端骨折复位过程中,判断旋转移位重要的解剖标志(图 2-1-2)。肱骨外科颈是位于大、小结节以下的部分,是发生骨折的常见部位,由于骨折端的血供较丰富,经治疗后可获得比较满意的效果。

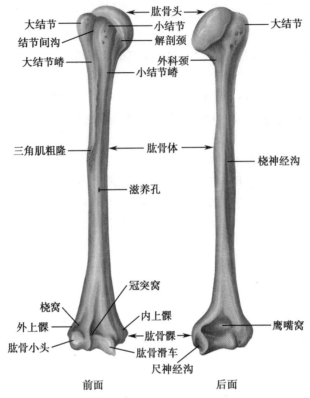

图 2-1-2 肱骨解剖图

肱骨近端参与肩关节活动,肱骨近端骨折治疗的重点是尽可能恢复其解剖位置,进而恢复最大的肩关节运动功能。

【病因与损伤机制】

1. **间接暴力** 大多数是由于跌倒时上肢伸直着地,暴力沿上肢传导引起骨折,这种损伤类型多见于老年骨质疏松患者。

2. **直接暴力** 少数是由于车祸等高能量损伤,多见于年轻人,或者摔倒时肩部着地,多见于老年骨质疏松患者。

3. **其他** 电休克或癫痫发作,病理性骨折。

【诊断】

（一）症状和体征

肱骨近端骨折的典型表现是健侧手扶托患肢紧贴胸壁,患肢疼痛肿胀、活动受限,因肩部软组织较厚,畸形表现不明显。

查体压痛明显,可触及骨擦感:①伤后 24~48h 可见淤血、瘀斑,受伤严重者伤后数天可向上臂及胸部蔓延;②在骨折脱位时,肩关节空虚;③前脱位时肩关节前方饱满,肩峰突出,肩关节后方扁平,明显方肩畸形;④后脱位时肩关节后方饱满,喙突明显突出,肩关节前方扁平,合并外科颈骨折时,外旋受限可能不明显。

肱骨近端骨折可合并:①腋神经损伤;②腋动脉、旋肱前动脉、旋肱后动脉损伤。查体时应注意是否合并其他部位的损伤,一旦怀疑血管损伤,立即行动脉造影或血管超声检查,积极处理。

（二）辅助检查

1. X线检查　可判断骨折的部位、移位程度及骨折脱位的方向，包括肩关节正位、腋位和Y位片（创伤系列片）。

2. CT检查　有助于对关节是否骨折、骨折的移位程度、压缩性骨折及关节盂边缘骨折进行判断。

3. MRI检查　不用于骨折诊断，可应用于判断肩袖的完整性。

（三）分型

目前临床中普遍认同且应用最广泛的是Neer分型，即依据骨折的解剖部位和骨折块移位的程度来进行分型（图2-1-3）。

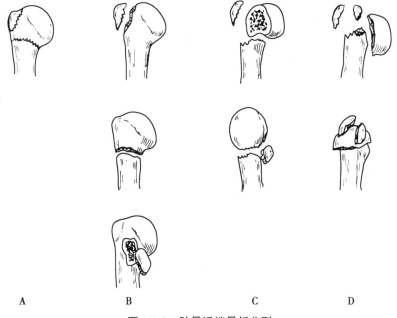

图 2-1-3　肱骨近端骨折分型
A. 一部分骨折；B. 两部分骨折；C. 三部分骨折；D. 四部分骨折。

1. 一部分骨折　不论骨折线多少，骨折无移位。

2. 两部分骨折　仅一个部位发生骨折并且移位，有4种形式，即解剖颈骨折、外科颈骨折、大结节骨折或小结节骨折。

3. 三部分骨折　当肱骨近端4个解剖部位中，有2个部位骨折并且移位，有2种形式，常见的是外科颈骨折合并大结节骨折，另一种是外科颈骨折合并小结节骨折。

4. 四部分骨折　当肱骨近端4个解剖部位都发生骨折移位时，形成四个分离骨块，此时肱骨头向外侧脱位成游离状态，血液供应破坏严重，极易发生缺血坏死。

【治疗】

肱骨近端骨折的治疗原则是争取理想的复位，尽可能保持骨折端的稳定，早期开始功能锻炼。决定治疗方案时，除根据骨折本身因素外，还需考虑患者年龄、全身情况、合并损伤、医疗技术条件等因素综合判断。

（一）非手术治疗

80%~85% 的肱骨近端骨折为无移位或轻度移位的骨折,可采用保守治疗。治疗方法包括闭合复位夹板外固定、过肩石膏固定、颈腕前臂吊带制动、外展支具固定等。3~4 周后复查 X 线片示有骨愈合迹象后,行肩部锻炼。非手术治疗还包括患有多种疾病、不能耐受麻醉或手术的体弱患者。

（二）手术治疗

移位明显的两部分骨折,三部分骨折、四部分骨折及骨折合并脱位和肱骨头劈裂骨折应考虑手术治疗。

手术方法:包括锁定钢板、肱骨近端髓内钉、克氏针张力带、半肩关节置换及反式肩关节置换等。近年来,随着肩关节镜技术的成熟,肱骨大结节骨折可采用肩关节镜下锚钉缝合固定、闭合复位内固定术、切开复位内固定术及人工关节置换术。

【护理】

（一）非手术治疗护理/术前护理

1. **体位**　正确使用支具或颈腕吊带,患肢制动,避免骨折断端移位造成血管神经损伤,并减轻疼痛。

2. **病情观察**　发生肱骨近端骨折时易造成臂丛神经、腋神经及血管的损伤,必须密切观察患肢肿胀程度、感觉运动情况。同时应注意检查是否存在胸部损伤,对于严重暴力损伤,注意是否合并血气胸。

3. **功能锻炼**　稳定骨折采用简单颈腕吊带制动。伤后一周,疼痛肿胀等症状明显好转时,可在医生指导下开始功能锻炼,包括肩关节、肘关节、腕关节及手部活动。肩关节锻炼可在仰卧位下,进行被动前屈、内旋和外旋的锻炼。其他类型的肱骨近端骨折功能锻炼应根据复查结果在医生指导下完成。

（二）术后护理

1. **病情观察**　观察伤口有无渗血,有无红、肿、热、痛的表现;观察引流管是否通畅,并记录引流量;观察患肢末梢血运、感觉及活动情况。

2. **体位**　正确使用颈腕吊带,制动患肢。

3. **功能锻炼**　是肱骨近端骨折术后取得良好效果的重要环节,具体方法应根据骨折的类型、稳定性、手术方法是否牢固及患者理解程度来决定。

（1）术后 1~2 周:增加肌力锻炼,开始练习握拳伸指,逐渐可做腕关节、肘关节的各种活动。辅助人员一手扶住上臂,一手辅助屈伸患侧腕关节、肘关节,避免肘关节长时间处于屈曲位发生僵直畸形。肘关节以主动活动为主。

（2）术后 3~4 周:开始练习肩部前屈后伸,一手按住肩部,一手扶住肘关节,先轻度活动,逐步增加肩关节活动范围。

（3）术后 5 周:全面练习肩关节活动。①向前弯腰、上臂自然下垂顺时针或逆时针在水平面上画圆圈;②反臂摸腰,用患侧手指背侧触摸腰部(肩外展、内旋、后伸);③举臂摸头后部(肩外展外旋);④患侧手横过面部去触摸健侧耳朵(肩内收、外旋)。活动范围循序渐进,每次锻炼以患者有轻度疲劳感为宜,因人而异,幅度由小到大,次数由少到多。

【健康教育】

1. 定期伤口换药,注意观察伤口,如出现红、肿、热、痛、渗出等感染征象,不要擅自处理,及时到医院就诊治疗。

2. 告知患者支具要严格遵医嘱佩戴,不得随意摘除、修改,如需修改支具需联系专业人员。不能强力拉开尼龙粘扣,防止脱落。支具内有压痛点,应及时联系工作人员调整。

3. 鼓励患者进食高热量、高蛋白、富含维生素、易消化的饮食。

4. 坚持功能锻炼,以循序渐进为原则,活动范围由小到大,以不引起患肢疼痛及肿胀为宜,对于复杂不稳定的骨折应在康复师的指导下进行功能锻炼。

5. 定期门诊复查,如出现病情变化,及时来医院就诊。

知识拓展

肱骨近端骨折合并损伤

1. 神经损伤　腋神经损伤最常见,注意检查肩外侧的皮肤感觉,但无特异性,感觉正常不能排除腋神经损伤。早期因疼痛无法检查三角肌收缩。因三角肌失去张力,可导致肩关节半脱位,但4周后仍持续感觉异常,应注意区别是否腋神经麻痹。

2. 血管损伤　在肱骨近端骨折中,最容易造成血管损伤的骨折类型为外科颈骨折。应仔细检查肢体远端的动脉搏动及缺血情况。当出现肩部持续加重的血肿、无法解释的低血压或大片皮下淤血,指端疼痛(pain)、苍白(pallor)、麻木(paralysis)、感觉异常(paresthesia)、皮温减低(poikilothermia)及动脉搏动减弱或消失(pulselessness),即"6P"征时,应怀疑腋动脉损伤。

自 测 题

一、单选题

1. 肱骨近端骨折最容易损伤的神经是(B)

A. 臂丛神经　　　　B. 腋神经　　　　C. 尺神经　　　　D. 桡神经

2. 肱骨近端骨折中最容易造成血管损伤的骨折类型为(C)

A. 解剖颈骨折　　　　　　　　　B. 肩关节和肘关节骨折

C. 外科颈骨折　　　　　　　　　D. 肩关节和腕关节骨折

3. 肱骨近端骨折可发生在任何年龄段,但最常见于老年患者,轻微暴力即可造成骨折,说明肱骨近端骨折与(D)有关

A. 损伤机制　　　　　　　　　　B. 年龄

C. 解剖特点　　　　　　　　　　D. 骨质疏松

4. 肩关节前屈练习时应注意在仰卧位下肩关节主动前屈,注意保持(C)位,减少上肢重力,利于前屈锻炼

A. 伸肘　　　　B. 外展　　　　C. 屈肘　　　　D. 过伸

5. 不稳定的肱骨近端骨折制动时间应相应延长,直到骨折稳定,但一般不超过(B)周,即可开始功能锻炼

A. 1~2　　　　B. 2~3　　　　C. 3~4　　　　D. 4~5

二、多选题

1. 出现以下哪些症状,应怀疑腋动脉损伤(ABCD)

A. 肩部持续加重的血肿、无法解释的低血压或大片皮下淤血

B. 指端疼痛、苍白、麻木、感觉异常

C. 皮温减低

D. 动脉搏动减弱或消失

2. 肱骨近端骨折术后功能锻炼分 3 个阶段,内容包括(ABCD)

A. 被动功能锻炼　　　　　　　　　　B. 主动功能锻炼

C. 加大关节活动范围　　　　　　　　D. 力量锻炼

三、案例分析题

患者,女性,66 岁,主诉行走时不慎跌倒,致右肩疼痛、畸形,不能活动,急诊就诊。体格检查:患肩疼痛、肿胀,可见方肩畸形,可触及骨擦感。桡动脉搏动可触及,手指末梢血运正常,手指活动正常。患者既往体健,否认高血压、冠心病、糖尿病等病史。

问题 1. 本例患者首先考虑的诊断是什么?

答:首先考虑的诊断是肱骨近端骨折。

问题 2. 如何指导患者进行术后早期功能锻炼?

答:术后早期功能锻炼以被动功能锻炼,增加活动范围为主,尽量减少关节囊、韧带等软组织粘连。对手术固定较牢固的患者,术后 1~2d 即可开始。主要进行钟摆样锻炼及在医生的帮助下进行前屈锻炼、外旋锻炼。4 周后可进行肌肉等长收缩锻炼,此阶段持续4~6 周。

第三节　肱骨干骨折的护理

学习目标

1. 了解肱骨干骨折的损伤机制。

2. 熟悉肱骨干骨折的护理常规。

3. 掌握肱骨干骨折的术后护理要点。

【概述】

肱骨干骨折(humeral shaft fracture)属常见骨折,约占所有骨折的 3%。发病年龄呈双峰分布,20~30 岁和 60~70 岁人群多见。肱骨干骨折容易合并桡神经损伤,出现桡神经麻痹,发病率占骨折的 12%。伴随的血管损伤少见,发生率约为 3%。

肱骨干骨折系指发生在肱骨外科颈以下 1~2cm 至肱骨髁上 2cm 之间的骨折。在肱骨干中下 1/3 段后外侧有桡神经,此处骨折容易发生桡神经损伤(图 2-1-4)。

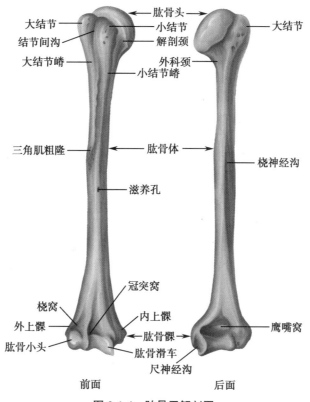

大结节　　　　　　　　　　　　肱骨头
小结节
结节间沟　　　　　　　　　　　　大结节
　　　　　　　　　　　解剖颈
大结节嵴
　　　　　　　　　　　外科颈
　　　　　小结节嵴

三角肌粗隆　　　　　　　肱骨体
　　　　　　　　　　　　　　　桡神经沟

滋养孔

　　　　　　　　　冠突窝
桡窝
　　　　　　　　　内上髁
外上髁
　　　　　　　　肱骨髁
肱骨小头　　　　　　　　　　　鹰嘴窝
　　　　　　　　肱骨滑车
　　　　　　　　尺神经沟
前面　　　　　　　　　后面

图 2-1-4　肱骨干解剖图

【病因与损伤机制】

肱骨干骨折可由直接或间接暴力造成。

1. **直接暴力**　多为高能量损伤,如直接打击、机械挤压、火器伤等。骨折粉碎程度高,骨折块间常有软组织卡压,影响骨折复位和愈合。

2. **间接暴力**　多为运动损伤,如摔倒时,手或肘着地伴有身体的旋转;投掷导致的肌肉过度牵拉等损伤,此种暴力多导致螺旋形或斜形骨折。螺旋形骨折块间常有软组织卡压,影响骨折复位和愈合。

【诊断】

（一）症状和体征

肱骨干骨折患者表现为上臂疼痛、肿胀、畸形、皮下瘀斑,上肢活动障碍。

查体可见假关节活动,骨摩擦感、骨擦音。若合并桡神经损伤,可出现患侧垂腕畸形,各手指掌指关节不能背伸,拇指不能伸直,前臂旋后障碍,手背桡侧皮肤感觉减退或消失。

（二）辅助检查

肱骨干 X 线检查,正位、侧位片应包括患侧肩、肘关节,以便排除骨干外部位的骨折或伴随肘关节损伤,评估骨折移位、短缩及粉碎程度。

（三）分型

肱骨干骨折常采用 AO 长骨干性骨折分型方法（AO/ASIF）。

1. **A 型**　简单骨折仅有 1 条骨折线,A1 为螺旋形骨折,A2 为斜形骨折,A3 为横行骨折。

2. B 型　楔形骨折有 3 个以上的骨折块,复位后主要骨块之间有接触,B1 存在螺旋楔形骨片;B2 存在折弯楔形骨片;B3 存在碎裂楔形骨片。

3. C 型　复杂骨折有 3 个以上的骨折块,复位后主要骨块之间没有接触,C1 两端的主要骨块为螺旋形骨折,C2 为多节段骨折,C3 为不规则形的粉碎性骨折。

【治疗】

肱骨干骨折的治疗目的是取得骨性愈合,获得良好的对线复位及恢复患者伤前的功能。

（一）非手术治疗

手法复位后悬垂石膏固定、U 型石膏固定、小夹板固定、外展位肩人字石膏固定、上肢贴胸固定支具制动等。

（二）手术治疗

1. 适应证　开放性骨折、合并血管损伤、漂浮肘,多段骨折、病理骨折、双侧肱骨干骨折、多发性骨折等。

2. 手术方法　切开复位接骨板螺钉内固定、髓内固定、外固定支架固定等。

【护理】

（一）非手术治疗护理 / 术前护理

1. 患肢体位　使用上肢贴胸固定吊带固定患肢。卧位时,将患肢抬高,高于心脏水平。为防止桡神经的进一步损伤,搬动伤肢时两手分别托住肩关节和肘关节,防止发生骨折移位。使用悬垂石膏治疗的患者,取坐位或半坐位睡眠,以防石膏移位固定失效。

2. 肿胀护理　患肢肿胀明显者,可给予局部冰敷,以防止肿胀进一步加重。鼓励患者进行握拳锻炼,促进肿胀消退。注意观察患肢肿胀程度,对肿胀严重者应警惕骨筋膜隔室综合征的发生。

3. 石膏护理　注意检查石膏松紧度,以及肢体远端的血运、感觉、活动情况,同时注意石膏边缘皮肤有无发生压力性损伤的可能。可使用棉片衬垫于边缘处,防止压力性损伤的发生。

4. 病情观察　动态观察患肢肿胀程度,以及肢端的血运、感觉、活动情况,重点观察有无桡神经损伤症状。

5. 功能锻炼　伤后手部及腕关节的活动即刻就可开始,上臂肌肉的等长收缩运动也十分重要。肩关节、肘关节活动随着患者疼痛减轻也应尽早开始。

（二）术后护理

1. 体位　抬高患肢,置于舒适体位,麻醉未恢复前将腕关节置于背伸位置,防止腕关节下垂。

2. 病情观察　术后注意观察患肢手指感觉、活动及麻醉恢复情况。观察伤口外敷料有无渗血或渗液,保持伤口清洁干燥;观察伤口引流管的位置,引流液颜色、性质及引流量。

3. 外固定支架护理　外固定支架术后患者,24~48h 内针道处易出血,应注意观察渗血情况,渗血量多时应及时更换敷料。渗血停止后,使用 75% 乙醇擦拭针道,2 次 /d。

4. 功能锻炼

（1）早期:术后第 2 天即可开始,患肢三角巾悬吊固定,患者进行患肢肌肉的等长收缩训练并可进行主动握拳、屈伸腕练习及主动耸肩练习,每天 3 次。禁止做上臂旋转活动。第 3 天开始,上身向患侧侧屈并前倾约 30°,做患肢前后 / 左右摆动各 8~20 次。

（2）中期：1周后,进行患肢肩关节、肘关节的主动屈伸锻炼及肌力锻炼,每日总活动时间为3~6h,分3次完成。①肘部伸屈：坐位,患肘放在桌面的枕头上,手握拳,用力徐徐屈肘、伸肘,反复3次；②弓步云手：弓步站立,健手托扶患肢前臂使身体重心先后移,双上肢屈肘,前臂靠在胸前,身体重心移向前,同时把患肢前臂在同水平上做顺时针或逆时针方向弧形摆动,前后交替,反复。

（3）后期：第15天增加,①旋转肩关节运动：健手握住患侧腕部,做画圆圈动作；②双臂上举运动：两手置于胸前,十指相扣,屈肘45°,用健肢带动患肢,先使肘屈曲120°,双臂同时上举,再缓慢放回原处。

【健康教育】

1. 离床活动时,正确佩戴上肢贴胸固定吊带,平卧时抬高患肢高于心脏水平。

2. 术后早期禁止患肢负重,如提重物、拧瓶盖、托举物品等。

3. 注意观察伤口,如出现红、肿、热、痛、渗出等感染征象,不要擅自处理,到正规医院就诊治疗。

4. 坚持功能锻炼,以循序渐进为原则,活动范围由小到大,以不引起患肢疼痛及肿胀为度。

5. 定期门诊复查,如出现病情变化,及时来医院就诊。

知识拓展

桡神经麻痹

肱骨干骨折后桡神经麻痹的发病率为18%,大多数发生在受伤当时,由神经挫伤、牵拉伤导致,少部分发生在闭合或切开治疗过程中,约90%的桡神经麻痹最终可以恢复。

自测题

一、单选题

1. 在肱骨干中下1/3段发生骨折,容易损伤（D）

A. 臂丛神经   B. 腋神经

C. 尺神经   D. 桡神经

2. 搬动伤肢时两手分别托住（B）,防止发生骨折移位

A. 上臂和前臂   B. 肩关节和肘关节

C. 肘关节和腕关节   D. 肩关节和腕关节

3. 麻醉未恢复前将腕关节置于（B）位置,防止腕关节下垂

A. 中立   B. 背伸

C. 屈曲   D. 过伸

4. 肘关节功能锻炼应仅限于主动活动,被动强力的活动则会引起（B）

A. 骨折不愈合   B. 骨化性肌炎

C. 内固定失效   D. 再骨折

二、多选题

1. 桡神经损伤的临床表现有（ABCD）

A. 患侧垂腕畸形

B. 各手指掌指关节不能背伸，拇指不能伸直

C. 前臂旋后障碍

D. 手背桡侧皮肤感觉减退或消失

2. 肱骨干骨折患者的 X 线片中，应包含（CD），这样可以识别合并的关节脱位或关节内骨折

A. 手指各关节　　　　B. 腕关节　　　　C. 肘关节　　　　D. 肩关节

三、案例分析题

患者，男性，36 岁，主诉与同事掰手腕致右上臂疼痛、畸形，不能活动。来院急诊拍片示"右肱骨干骨折"。体格检查：患肢上臂疼痛、肿胀明显，可触及骨擦感，桡动脉搏动可触及，手指血运正常，手指及腕关节背伸活动无，手背桡侧皮肤感觉减退。患者既往体健，否认高血压、冠心病、糖尿病等病史。

问题 1. 本例患者是否存在神经损伤，护士应注意什么？

答：本例患者存在桡神经损伤。护士在搬动伤肢时应注意，两手分别托住患肢肩关节和肘关节，防止桡神经的进一步损伤。

问题 2. 如何指导患者进行术后功能锻炼？

答：患肢手部、腕关节的活动应在麻醉恢复后即刻开始。患者下地后，可练习钟摆运动：弯腰 90°，健侧手扶住椅子，患肢自然下垂并放松，双肩保持水平，自然摆动，进行画圈运动，圈由小逐渐变大，每次逆时针画 20 圈，顺时针画 20 圈；肘关节屈伸运动：20 次 /d。肘关节功能锻炼应仅限于主动活动，被动强力的活动则会引起骨化性肌炎。

第四节　尺骨鹰嘴骨折的护理

学习目标

1. 了解尺骨鹰嘴的解剖特点、骨折分型。

2. 熟悉尺骨鹰嘴骨折的护理常规。

3. 掌握尺骨鹰嘴骨折的术后护理要点。

【概述】

尺骨鹰嘴骨折（olecranon fracture）是波及半月切迹的关节内骨折。尺骨上端粗大呈半月状突起于尺骨近端，形似鹰嘴。鹰嘴与冠状突相连，形成一个深凹的半月关节面，为半月切迹，与肱骨滑车相关结构构成肱尺关节，是肘关节屈伸的枢纽，提供了肘关节的内在稳定性。

尺骨鹰嘴骨折占肘关节所有骨折的 8%~10%，年轻患者多与高能量损伤有关，老年患者

则多由跌倒所致。

【病因与损伤机制】

1. **直接暴力**　外力直接作用于肘部造成的鹰嘴骨折脱位。

2. **间接暴力**　摔倒时手部着地,暴力不直接作用于肘关节,而是经前臂传递至肘关节导致的间接损伤。

【诊断】

（一）症状和体征

尺骨鹰嘴骨折属关节内骨折,常发生骨折端及关节内出血和渗出,导致肿胀和疼痛。①骨折端可触及凹陷,并伴有疼痛及活动受限;②患肘多处于屈曲位,伸屈功能障碍,常用健侧手托住患肘;③严重粉碎性骨折或骨折脱位,可伴有肘后皮肤挫伤或开放性损伤,或合并尺神经的损伤。不能抗重力伸肘是可以引出的最重要体征,表明肱三头肌伸肘功能丧失,伸肌装置的连续性中断,此体征出现与是否对确定治疗方案非常重要。

（二）辅助检查

常规拍摄肘关节正、侧和斜位 X 线片,了解骨折涉及的范围、粉碎程度,以及关节面的受累情况。必要时可完善肘关节 CT 检查。

（三）分型

尺骨鹰嘴骨折的 Schatzker 分型,分型方法较为简单,根据骨折形态分为六型。

1. **A 型**　横行骨折,一般发生于半月切迹的最深部,可为肱三头肌突然收缩牵拉导致的尺骨鹰嘴撕脱,或摔倒时鹰嘴直接着地所致。

2. **B 型**　复杂的横行骨折,是在横行骨折的基础上合并有关节面的粉碎或者压缩。

3. **C 型**　斜形骨折,多由肘关节过伸引起,骨折从半月切迹的冠状突向远端延伸。

4. **D 型**　粉碎性骨折,多由于高暴力直接作用于肘部所致,除鹰嘴粉碎性骨折外,还可以合并冠状突骨折。

5. **E 型**　尺骨鹰嘴远端斜形骨折,骨折累及半月切迹的冠状突延伸到尺骨干,不同于 C 型骨折的是,该类型骨折端承受的应力更大。

6. **F 型**　桡骨头骨折并肘关节脱位,同时还经常伴随内侧副韧带的断裂伤,需重建鹰嘴、桡骨头和内侧副韧带。

【治疗】

（一）非手术治疗

骨折移位较小,关节面台阶或者分离 <2mm 的鹰嘴骨折,周围组织损伤较小,骨折愈合后功能良好,可以采取外固定等保守治疗。

（二）手术治疗

1. **手术指征**　伸肘装置损伤,骨折移位;关节丧失正常对合关系。

2. **手术方法**　张力带钢丝内固定、钢板内固定。

3. **手术目的**　恢复尺骨近端半圆切迹关节面的解剖形态,恢复尺骨鹰嘴的长度,实施坚固的内固定,允许术后早期功能锻炼。

【护理】

（一）非手术治疗护理 / 术前护理

1. **患肢体位**　使用颈腕吊带悬吊患肢。卧位时,将患肢抬高,高于心脏水平。

2. 病情观察

（1）肿胀护理：患肢肿胀明显者，可给予局部冰敷，以防止肿胀进一步加重。鼓励患者进行手、腕关节的主动锻炼，促进肿胀消退。

（2）感觉运动的观察：密切观察肢端的血运、感觉、活动情况，尤其是尺神经支配区，是否出现感觉、运动异常，早期发现尺神经损伤的表现。

3. 石膏护理 观察患肢肿胀程度，注意检查石膏松紧度，肢体远端的血运、感觉、活动情况，同时注意石膏边缘皮肤有无发生压力性损伤的可能。

4. 功能锻炼 早期活动以肌肉等长主动收缩训练为主，包括手指各关节、腕关节及肩关节主动活动。中后期根据骨折愈合程度，在医生指导下进行肘关节的屈伸训练，前臂的旋前、旋后训练，以及上肢的抗阻训练。

（二）术后护理

1. 体位护理 平卧位时抬高患肢，高于心脏水平；坐位或站立位时，使用颈腕吊带悬吊患肢。

2. 病情观察 术后注意观察患肢手指感觉、活动及麻醉恢复情况。观察伤口外敷料有无渗血、渗液，保持伤口清洁干燥；观察伤口引流管的位置，引流液颜色、性质及引流量。

3. 术后功能锻炼 在医生的指导下进行早期锻炼，遵从先主动肌肉收缩、再被动牵拉、最后抗阻练习的原则。

（1）早期康复训练：术后麻醉清醒后，即可指导患者进行相邻关节的训练，恢复手、腕关节、肩关节的主动活动度，预防肌肉萎缩，减轻疼痛和炎症。

（2）中期康复训练：逐渐增加肘关节的被动活动度，进行肘关节屈曲、伸展运动，防止关节僵硬，以被动锻炼为主。①肘关节伸展亦可出患者自行练习，采取仰卧位，伸肘，拳心向上，将肘部支撑固定于地面上，肌肉完全放松，使肘在自重或握持哑铃等重物作用下缓慢下垂伸直。伸肘练习主要是帮助肘关节前方软组织的伸展，注意避免暴力，掌握低负荷（哑铃重量从轻到重，慢慢增加）、较长持续时间的原则。②前臂旋前、旋后涉及近侧和远侧尺桡关节的联动，在早期康复阶段容易被忽视，可能影响后期手功能。锻炼一般采用坐位，肩关节放松，屈肘前臂平置桌上，手握一长柄重物，借助其重力缓慢持续向内倾倒，逐渐加大关节活动。

（3）后期康复训练：进一步增加关节活动度，可进行抗阻练习，促进肢体恢复正常功能，以主动活动为主。

【健康教育】

1. 患肢使用颈腕吊带固定。

2. 佩戴支具时，不得随意摘除、更换支具，应由医护人员给予调整。每日取下支具2次，每次30min，利于皮肤的维护。如支具内出现明显压痛点，及时联系医护人员。

3. 术后早期禁止患肢负重，如提重物、拧瓶盖、托举物品等。

4. 注意观察伤口，如出现红、肿、热、痛、渗出等感染征象，不要擅自处理，应到正规医院就诊治疗。

5. 功能锻炼，以循序渐进为原则，活动范围由小到大，以不引起患肢疼痛及肿胀为度，对于复杂的不稳定骨折应在医生或康复师的指导下进行功能锻炼。

6. 定期门诊复查，如出现病情变化，及时到医院就诊。

知识拓展

尺骨鹰嘴骨折术后并发症

术后内固定物引起不适症状的患者可达 80%，其中 34%~66% 的患者需要取出内固定物，主要原因是内固定失效、感染、克氏针游走、尺神经炎、异位骨化、骨折不愈合。肘关节活动受限占多数，尤见于伸直受限。对肘关节功能影响不大者，多数并不会引起注意。

自测题

一、单选题

1. 由于解剖结构的特点，肱尺关节基本上只允许肘关节在前后方向上活动，即（C）活动，并且提供了肘关节的内在稳定性

A. 屈曲　　　　　　　B. 伸展　　　　　　　C. 屈伸　　　　　　　D. 外旋

2. 尺骨鹰嘴骨折保守治疗，可进行屈肘（C），长臂石膏后托固定 2~3 周

A. 0°~10°　　　　　　　　　　　　　　B. 10°~30°

C. 45°~90°　　　　　　　　　　　　　D. 70°~100°

3. 骨性愈合需 6~8 周，固定（B）周后可去除石膏，骨折端的稳定性允许开始有保护的肘关节功能锻炼

A. 2　　　　　　　　B. 3　　　　　　　　C. 4　　　　　　　　D. 5

4. 不能抗重力伸肘，表明（B）伸肘功能丧失，伸肌装置的连续性中断

A. 斜方肌　　　　　　　　　　　　B. 三角肌

C. 肱二头肌　　　　　　　　　　　D. 肱三头肌

5. 尺骨鹰嘴骨折术后，肘关节功能锻炼的正确方法是，患者平卧于床上，利用（C）作用，进行患肢肘关节的主动或被动屈伸活动

A. 患肢悬挂重物牵拉　　　　　　　B. 家属外力牵拉

C. 患肢自身重力　　　　　　　　　D. 物理治疗

二、多选题

1. 尺骨鹰嘴骨折的手术指征是（AB）

A. 伸肘装置损伤，骨折移位　　　　B. 关节丧失正常对合关系

C. 骨折块移位 >2mm　　　　　　　D. 骨折块阻挡关节活动

2. 尺骨鹰嘴骨折术前功能锻炼，以（ABD）活动为主

A. 手指各关节　　　B. 腕关节　　　C. 肘关节　　　　D. 肩关节

三、案例分析

患者，男性，34 岁，因不慎摔倒，右肘着地，疼痛、活动受限，来院急诊。体格检查：患者右肘肿胀、疼痛，活动受限，局部可触及凹陷，压痛明显，抗重力伸肘未引出，桡动脉可触及，手指感觉、活动正常。患者既往体健，否认高血压、冠心病、糖尿病等病史。

问题 1. 本例患者首先考虑的诊断是什么？

答：患者首先考虑的诊断是尺骨鹰嘴骨折。

问题 2. 如何指导患者进行术后功能锻炼?

答:患者术后在麻醉恢复后,即可开始患肢手部、腕关节的功能锻炼。肘关节屈伸运动:患者平卧于床上,利用患肢自身重力作用进行患肢肘关节的主动或被动屈伸活动,3 次 /d,5~10min/ 次。

第五节　尺桡骨骨折的护理

学习目标

1. 了解尺桡骨骨折分型。
2. 熟悉尺桡骨骨折的护理常规。
3. 掌握尺桡骨骨折的术后护理要点。

【概述】

尺桡骨骨折(fracture of the ulna and radius),是日常生活及劳动中常见的损伤,在前臂骨折中多见,占各类骨折的 6% 左右,常见于青少年,易发生前臂骨筋膜隔室综合征。

前臂骨由尺骨和桡骨组成,两骨借骨间膜相连,近侧与远侧的上、下桡关节是前臂旋转运动的基础。尺桡骨骨折,可视为前臂"关节"的关节内骨折,骨折端可发生侧方、重叠、成角及旋转移位,复位要求较高,较其他骨干骨折更需要解剖复位以获得良好功能。

【病因与损伤机制】

1. **直接暴力** 较多见,为高能量损伤。打击、碰撞等直接暴力作用在前臂上,引起尺桡骨双骨折。常伴随软组织损伤及开放性骨折,骨折端整复对位不稳定,骨折愈合较慢,所以对前臂及手的功能影响较大。

2. **间接暴力** 暴力间接作用于前臂上,多系跌倒、手着地,暴力传导桡骨,并经骨间膜传导至尺骨,造成尺桡骨骨折。骨折常向掌侧成角,短缩重叠移位严重,骨间膜损伤较重。

3. **扭转暴力** 受外力的同时,前臂又受扭转外力造成骨折。跌倒时身体同一侧倾斜,前臂过度旋前或旋后,发生双骨螺旋形骨折。

【诊断】

(一)症状和体征

尺桡骨骨折患者的典型表现为骨折处畸形明显,疼痛、肿胀,手部和前臂功能丧失。

查体可见有移位的完全骨折,前臂可见短缩、成角或旋转畸形、骨擦音。①儿童常为青枝骨折,有成角畸形而无骨端移位,有时合并正中神经或尺神经、桡神经损伤,要注意检查。②检查前臂血供,触诊桡动脉和尺动脉搏动;开放性骨折检查伤口。③检查前臂软组织张力,当出现难以忍受的、持续性疼痛,特别是手指被动伸展诱发疼痛,强烈提示发生骨筋膜隔室综合征的可能性,一旦确诊后立即进行切开减张。

（二）辅助检查

1. X 线检查　正位、侧位及斜位 X 线片，必须包括腕关节和肘关节，以明确骨折是否伴随尺桡关节脱位。畸形不明显的青枝骨折往往表现不典型，X 线检查容易忽视而造成漏诊。

2. CT 平扫 + 三维重建　能立体体现骨折粉碎程度和上下尺桡的脱位情况。

（三）分型

尺桡骨骨折通常根据骨折的位置、形式、程度，骨折是否粉碎、是否有骨缺损，以及骨折闭合或开放进行分类。每个因素都对骨折治疗的选择和预后有影响。

前臂骨折使用较多的是 AO 分型，但是 AO 分型没有包括尺桡骨骨折所有的合并损伤（图 2-1-5）。

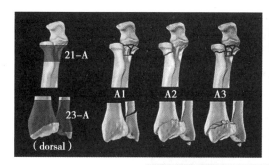
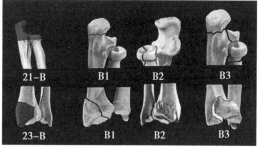
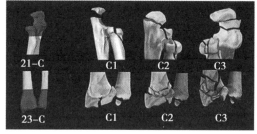

图 2-1-5　尺桡骨骨折分型

1. A 型（简单骨折）　A1 累及尺骨；A2 累及桡骨；A3 双骨骨折。

2. B 型（楔形骨折）　B1 累及尺骨；B2 累及桡骨；B3 双骨骨折。

3. C 型（复杂骨折）　C1 尺骨复杂骨折；C2 桡骨复杂骨折；C3 尺桡骨均为复杂骨折。

【治疗】

移位的尺桡骨骨折主要通过手术治疗，手术治疗可获得骨折的解剖复位及牢固固定，使前臂在不应用外固定的同时减轻疼痛及允许早期软组织的康复，快速恢复手及前臂的功能。

（一）非手术治疗

手法复位外固定，重点在于矫正旋转移位，使骨间膜恢复其紧张度，骨间隙正常。复位成功后可采用上肢前、后石膏夹板固定，待肿胀消退后改为上肢管型石膏固定。

（二）手术治疗

1. 适应证　除无移位（成角 <10°，相对移位 <50%）的闭合性单纯远端 2/3 尺骨骨折可行保守治疗外，其他均应行手术治疗。

2. 手术方式　包括切开复位加压钢板、螺钉或髓内钉固定术。

3. 手术目的　恢复尺、桡骨的长度和弧度；恢复上、下尺桡关节的正常解剖关系；恢复桡骨的旋转周线；坚固的内固定，早期行功能锻炼。

【护理】

（一）非手术治疗护理／术前护理

同本章"第四节　尺骨鹰嘴骨折的护理"非手术治疗护理／术前护理。

（二）术后护理

1. **体位护理**　术后卧位抬高患肢或自然弯曲放于腹部，将患肢高于心脏水平。坐位或站立位时，佩戴颈腕吊带悬吊于胸前。

2. **病情观察**　术后注意观察患肢肿胀程度，手指血运、感觉、活动及麻醉恢复情况。

3. **预防血管痉挛**　骨折合并神经、血管损伤行骨折复位、神经修复和血管重建术后，可能出现血管痉挛，应采取如下措施：

（1）避免不良刺激：严格卧床休息；患肢保暖，保持室温25℃左右；镇痛；禁止吸烟；禁止在患肢测量血压。

（2）遵医嘱用药：1周内应用扩血管、抗凝血药物，保持血管呈扩张状态。

4. **功能锻炼**

（1）早期：相邻关节的活动度和肌力训练，如肘关节屈伸，肩关节屈伸、内收、外展、旋转训练；腕关节主动、被动屈伸活动度（早期暂不做桡偏、尺偏活动）训练，防止关节粘连；前臂旋前、旋后活动。

（2）中期：进行腕关节等长收缩训练，患者取站立位或坐位，双手做胸前合十动作，双手互相用力推手。进行腕关节等长收缩训练，患者取站立位或坐位，双手做胸前合十动作，双手互相用力推手。

（3）晚期：本阶段的主要目的为彻底恢复骨折周围关节的活动度，逐渐恢复上肢肌力。①腕关节等长收缩训练：患者取站立位或坐位，双手做胸前合十动作，双手互相用力推手。②腕关节屈曲抗阻训练：患者取坐位，前臂放于桌面，手心朝上，手握住弹力带一端，另一端固定，进行腕关节屈曲训练。③腕关节背伸抗阻训练：患者取坐位，前臂放于桌面，手心朝下，手握住弹力带一端，另一端固定，进行腕关节背伸训练。

【健康教育】

1. 患肢使用前臂吊带抬高。

2. 注意观察伤口，如出现红、肿、热、痛、渗出等感染征象，不要擅自处理，到正规医院就诊治疗。

3. 坚持功能锻炼，患肢不负重。

4. 定期门诊复查，如出现病情变化，及时来院就诊。

知识拓展

缺血性肌挛缩

缺血性肌挛缩是骨筋膜隔室综合征的严重后果，由于上、下肢的血液供应不足或包扎过紧超过一定时限，肢体肌群缺血坏死，终致机化，形成瘢痕组织，逐渐挛缩而形成特有畸形。

提高对骨筋膜隔室综合征的认识并予以正确处理是防止缺血性肌挛缩发生的关键。缺血性肌挛缩一旦发生则难以治疗,效果极差,常致严重残疾。典型的畸形是爪形手和马蹄足。

自 测 题

一、单选题

1. 尺桡骨骨折是日常生活及劳动中常见的损伤,在前臂骨折中多见,易发生（A）

A. 骨筋膜隔室综合征　　　　　　　　B. 挤压综合征

C. 肺栓塞　　　　　　　　　　　　　D. 肘关节僵直

2. 判定骨筋膜隔室综合征最有价值的临床检查是（C）

A. 动脉搏动　　　　　　　　　　　　B. 毛细血管充盈反应

C. 被动牵拉痛　　　　　　　　　　　D. 神经功能

3. 骨筋膜隔室综合征确诊后需立即进行（C）

A. 清创术　　　　　　　　　　　　　B. 截肢术

C. 切开减张术　　　　　　　　　　　D. 切开复位内固定术

4. 下列哪个**不是**尺桡骨骨折容易损伤的神经（C）

A. 桡神经　　　　B. 正中神经　　　　C. 腋神经　　　　D. 尺神经

5. 尺桡骨骨折,可视为前臂"关节"的关节内骨折,较其他骨干骨折更需要解剖复位以获得良好（A）

A. 功能　　　　　B. 外观　　　　　　C. 愈合　　　　　D. 舒适度

二、多选题

1. 拍摄尺桡骨骨折 X 线片,必须包括（AB）

A. 腕关节　　　　B. 肘关节　　　　C. 肩关节　　　　D. 手部

2. 尺桡骨骨折术后预防血管痉挛应注意（ABCD）

A. 禁烟　　　　　　　　　　　　　　B. 保暖

C. 镇痛　　　　　　　　　　　　　　D. 应用扩血管药物

三、案例分析

患者,男性,26 岁,被重物砸伤左前臂,伴疼痛、肿胀,来院急诊拍片示"左尺桡骨骨折"。体格检查:患肢前臂肿胀明显、疼痛剧烈且持续加重,被动牵拉手指疼痛加剧,桡动脉搏动可触及,手指呈屈曲状态,感觉麻木,背伸活动障碍。患者既往体健,否认高血压、冠心病、糖尿病等病史。

问题 1. 本例患者首先考虑的诊断是什么?

答:本例患者首先考虑骨筋膜隔室综合征。

问题 2. 本例患者的护理重点是什么?

答:患者的护理重点为仔细检查前臂的血运情况及肿胀程度。判定骨筋膜隔室综合征最有价值的临床检查是手指被动伸直活动,如果出现前臂疼痛或疼痛加剧,则很可能存在骨筋膜隔室综合征,而桡动脉搏动存在并不能排除骨筋膜隔室综合征。如果患者失去感觉或不配合,须测定筋膜隔室压力。确诊后,立即配合医生做好切开减张术前准备。

第六节 股骨颈骨折的护理

学习目标

1. 了解股骨颈骨折的概念、分型及损伤机制。
2. 熟悉股骨颈骨折的护理常规。
3. 掌握髋关节置换术的术后护理要点。

【概述】

股骨颈骨折(femoral neck fracture)是股骨头下至股骨颈基底部之间的骨折,多属于囊内骨折。股骨颈骨折多发生于老年人,女性多见,占成人骨折的 3.6%。

股骨头的血运来源有圆韧带支、骨干滋养动脉升支、关节囊支。①圆韧带支:圆韧带内的小动脉,来自闭孔动脉,老年人此动脉逐渐退变而闭锁。②骨干滋养动脉升支:对股骨颈血液供给很少,仅及股骨颈基部。③关节囊支:来自旋股内、外侧动脉的分支,来自股深动脉,是股骨头最主要的供血来源。旋股内侧动脉损伤是导致股骨头缺血坏死的主要原因。

【病因与损伤机制】

1. **直接暴力** 高能量损伤,如车祸或高空坠落导致;低能量损伤,如跌倒时股骨大转子着地导致股骨颈嵌插骨折。

2. **间接暴力** 多见于老年骨质疏松患者,内旋或外旋,股骨颈强度无法抵抗肌肉的内旋或外旋力量;垂直暴力如剪切力造成骨折。

【诊断】

(一)症状和体征

1. **移位骨折** 常表现为髋部疼痛,活动受限,下肢可有外旋、外展、短缩畸形;但由于其为关节囊内骨折,较转子间骨折畸形程度轻。此类患者不应做髋关节活动检查,避免进一步移位破坏血供。

2. **嵌插骨折** 常表现为腹股沟轻微疼痛,甚至可以正常行走,常常不就诊或者漏诊,查体可见大转子部叩击痛。骨折出血较少,又有关节囊和丰厚肌群包围,伤后少见髋部肿胀及瘀斑。

(二)辅助检查

1. **X 线检查** 行双侧髋关节的完整骨盆前后位 X 线片及伤侧髋关节的侧位片。

2. **CT 检查** 可判断股骨颈移位和成角程度。

3. **MRI 检查** 对于判断股骨头血运有一定帮助。

4. **骨扫描** 用于 X 线检查阴性的嵌插骨折,延迟 48~72h 可有阳性结果发现。

（三）分型

1. 按解剖位置分类（图 2-1-6）

（1）头下型骨折：骨折线通过股骨头与股骨颈交界处，血供破坏严重，发生坏死概率高。

（2）经颈型骨折：骨折线通过股骨颈中段，机械不稳定性更强，易发生移位，血供破坏小于前者。

（3）基底型骨折：骨折线位于股骨颈与大转子之间，属于囊外骨折，不易发生股骨头坏死。

2. 按骨折移位程度分型（Garden 分型）　此型应用广泛（图 2-1-7）。

（1）Ⅰ型：不完全或外翻骨折。

（2）Ⅱ型：完全骨折，但前后位和侧位片无移位。

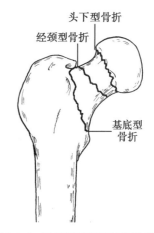

图 2-1-6　股骨颈骨折按解剖位置分类

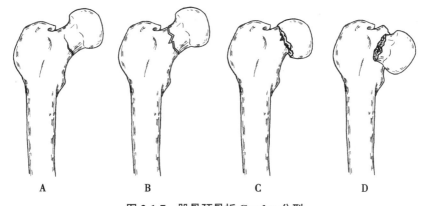

图 2-1-7　股骨颈骨折 Garden 分型

A. Ⅰ型：不完全或外翻骨折；B. Ⅱ型：无移位的完全骨折；C. Ⅲ型：完全骨折并部分移位；D. Ⅳ型：完全移位骨折。

（3）Ⅲ型：完全骨折并部分移位，主要压力骨小梁断裂，内翻移位，股骨头与股骨颈有部分接触。

（4）Ⅳ型：完全移位骨折，股骨头与远端骨块内的压力骨小梁平行。

通常Ⅰ型和Ⅱ型划分为无移位骨折，Ⅲ型和Ⅳ型划分为移位骨折，移位骨折的坏死、内固定失败、骨不连发生率均高于无移位骨折。

【治疗】

股骨颈骨折治疗方案和治疗时机的选择，应根据患者的年龄、骨折类型、基础疾病、活动情况、骨质疏松情况综合决定。

（一）非手术治疗

非手术治疗是治疗无移位股骨颈骨折（Garden 分型Ⅰ、Ⅱ型）的一种选择，特别是稳定的外翻嵌插骨折。保守治疗也适用于高龄、全身状态差、合并严重内科基础疾病不适合手术治疗的患者或主动选择保守治疗的患者。

保守治疗方法包括手法复位、穿防旋鞋、皮牵引等。给予手法复位后卧床休息，患肢皮牵引（需要较长时间，8~12 周）或穿防旋鞋 4~16 周，之后逐步离床活动。其缺点是存在较高的骨折移位风险及下肢深静脉血栓形成、肺部感染、压力性损伤等并发症。对于此类患者,应以挽救生命及预防、治疗并发症为主,骨折可不进行特殊治疗。

（二）手术治疗

1. 手术指征 对于绝大部分股骨颈骨折的患者,首选手术治疗。对于老年患者而言,入院48h内手术治疗效果更佳。

（1）对于年轻患者（<65岁）或者骨骼条件较好的老年患者,首选闭合或切开复位内固定术。

（2）对于年龄在65~75岁之间的患者,如骨质良好,伤前活动良好,可行闭合复位内固定术;如骨质疏松,则行关节置换术。

（3）对于骨骼条件较差的老年患者（>75岁）、病理性骨折或合并疾病多的患者,首选髋关节置换术。

（4）年轻人股骨颈骨折发生率较低,其骨折不愈合率及股骨头坏死率均高于老年人股骨颈骨折,故成功治疗年轻人股骨颈骨折的关键是急诊手术（伤后24h内）;一定要解剖复位,必要时切开复位;多枚螺钉坚强固定。

2. 手术目的 恢复颈干角及前倾角;恢复正常的髋关节解剖对位关系;避免骨折断端的吸收及远期短缩畸形;对于年轻患者,行复位、内固定术恢复患者正常的活动功能;对于老年患者,进行人工关节置换术,可以获得早起的下床活动,避免卧床造成的并发症,减少病死率。

3. 手术方法

（1）空心加压螺钉:适用于没有移位或者低移位倾向的稳定骨折。

（2）动力髋螺钉:适用于骨折线近乎垂直、移位倾向大的患者。

（3）髋关节置换:用于移位或不稳定骨折。对于高龄、活动量不大、身体条件差、并发症多、髋臼无明显退变的患者,推荐采用半髋置换术。

【护理】

（一）非手术治疗护理/术前护理

1. 体位管理 严格卧床休息,患肢制动,穿防旋鞋保持患肢外展中立位,防止外旋;两腿间夹软枕,防止内收;尽量避免搬动髋部,如需要搬动,平托髋部与肢体,防止关节脱位或骨折断端移位造成新的损伤。

2. 病情观察 由于创伤刺激,可诱发或加重原有内科基础疾病,如高血压、糖尿病、心脏病等,尤其是高龄患者,需要加强生命体征的监测,严密观察神志、意识、循环情况,重视患者主诉,一旦发生病情变化,及时报告医生并协助处理。

3. 牵引护理 患肢持续牵引治疗的目的是降低损伤部位的疼痛或肌痉挛,减轻髋关节内病变部位的压力。保持患肢外展30°,并呈中立位,纠正内收成角畸形。牵引过程中,注意观察患肢的肿胀程度,肢端血运、感觉、运动情况,保持有效的牵引,注意观察牵引装置,及时排除故障。

4. 功能锻炼 指导患者行股四头肌等长收缩练习及踝泵练习,预防下肢深静脉血栓形成、肌肉萎缩及关节僵硬。病情允许的情况下,指导患者床上起腰抬臀练习,锻炼肺部力量及预防压力性损伤的发生。指导患者有效咳痰、床上大小便练习,有助于预防术后髋关节脱位、坠积性肺炎、尿潴留、便秘等并发症。

5. **观察患肢血液循环** 观察患肢的颜色、温度、肿胀程度、肢体感觉等,如出现患肢皮肤苍白或发绀、厥冷、疼痛、感觉减退或麻木等情况,立即通知医生及时处理。

6. **饮食指导** 给予患者高蛋白、高热量、高维生素、易消化饮食,以增强机体抵抗力,耐受手术。

7. **心理护理** 充分利用和发挥家庭及社会支持系统的功能,鼓励家属多陪伴患者,减少孤独感。

（二）术后护理

1. **常规护理** 监测生命体征,引流管护理,预防肺部感染、压力性损伤、泌尿系感染等并发症。注意观察患者神志及意识状况。

2. **体液管理** 合理安排补液速度、顺序及补液量,合理使用抗生素,必要时监测中心静脉压,按医嘱记录24h尿量。

3. **管道护理** 术后密切观察切口敷料的渗血情况和引流液的颜色、性质及量,保持引流管通畅,当24h引流量<50ml,给予拔管。注意观察腹股沟、髋部和大腿外侧有无肿胀,防止引流液积聚在创腔。

4. **体位护理** 术后如无恶心、呕吐等症状,可垫枕头或抬高床头。术后第2天行X线检查,无特殊情况2~3d拔除伤口引流管后开始使用助行器做行走练习。关节置换术后患者应采取外展中立位(15°~30°),在双腿间放置软枕,健侧翻身时双腿夹软枕,预防假体脱位。

5. **疼痛管理** 术后72h内评估患者疼痛的性质、时间和程度,观察患者面部表情、活动、睡眠,倾听患者主诉,采取心理疏导,必要时给予药物镇痛。

6. **预防并发症护理**

（1）关节脱位:注意观察双下肢是否等长,肢体有无内旋或外旋,局部有无疼痛或异物突出感,如有,则考虑脱位发生,立即通知医生,及时给予复位;指导患者活动时避免屈髋大于90°。

（2）关节感染:少见但是最严重的并发症,发生率为0.5%~1%,可导致手术治疗彻底失败。若手术后关节持续肿胀疼痛,伤口有异常液体渗出,皮肤发红,局部皮温较高,应警惕是否为关节感染。轻者可经抗感染治疗治愈,重者需要取出假体,二期手术。

（3）深静脉血栓形成:为最常见并发症,发生率高达42%~57%,故术后应积极预防下肢深静脉血栓形成,注意观察肢体有无肿胀,肢端皮肤颜色、温度及有无异常感觉,有无被动牵拉足趾痛,有无胸闷、呼吸困难,如发现上述情况,应警惕下肢深静脉血栓形成或继发肺栓塞。可使用抗血栓压力带,指导患者正确使用方法,皮下注射抗凝血药物加以预防。指导患者功能锻炼,同术前护理。

（4）肺部感染:表现为一定程度的肺功能不全,如呼吸急促、发热、咳嗽和心动过速。年龄越大,发生肺部并发症的风险就越高。鼓励并指导患者咳嗽、咳痰,有痰不易咳出者,可给予叩背、雾化吸入等方法辅助排痰,以保持患者呼吸道通畅。

（5）血管和神经损伤:造成损伤的原因通常有几种,如手术的直接损伤、肢体延长时的牵拉伤、骨水泥的灼热伤和血肿的压迫伤。术后应密切观察患肢感觉、运动情况及伤口引流管的引流量,一旦发现异常,应及时通知医生给予神经营养药物及对症处理,必要时行手术探查。

（6）谵妄的护理:谵妄是老年髋部骨折患者术后常见并发症之一,表现为意识障碍基础上的认知、定向、思维、记忆及睡眠等的紊乱，是一种可逆的、具有波动性的急性精神紊乱综合征。术后谵妄增加了再骨折和假体松动、断裂、脱位的风险，也增加了压力性损伤、肺部感染、跌倒及深静脉血栓形成的发生率。

诱发谵妄的危险因素很多。①术前因素：高龄、骨折、疼痛、焦虑等；②术中因素：手术方式、麻醉方式及深度、手术时间、术中低氧血症及高碳酸血症、电解质紊乱等；③术后因素：限制性体位、尿管及引流管放置、疼痛程度、术后失血及输血量、镇静镇痛等。

谵妄患者的护理：①建议家属或熟悉的人员陪床，以增加患者的安全感。②采取多模式镇痛减轻患者疼痛，集中操作，保证患者的休息和睡眠。③对于躁动症状明显的患者，遵医嘱给予适当镇静药物干预；家属签署约束具使用知情同意书后，可视情况给予适当约束双上肢；留置尿管或者引流管者，给予导管固定贴妥善固定各管路，避免拔管或坠床的发生。④按时巡视。

7. 功能锻炼　内固定术后患肢穿防旋鞋，以防止患肢旋转；两腿之间放枕头，防止患肢内收。

术后第 1 天：按摩挤压髌骨、髌周、膝关节后侧、小腿后侧，患侧踝关节主动屈伸或抗阻活动，每 2~3h 一次，每次 10min。健侧下肢和双上肢各关节的主动活动及抗阻力运动。

术后第 2~3 天：拔除引流管后，便可进行髋关节、膝关节屈伸练习，髋关节伸展和旋转练习，以训练髋关节活动度，屈伸练习逐渐由被动练习向主动加辅助练习到完全主动练习过渡。指导患者借助助行器进行床旁站立，患肢不负重活动。

术后第 3~4 天：继续第 2 天的动作，加强关节活动度和股四头肌肌力训练。①仰卧位主动屈伸髋膝，0°~30° 膝关节等张练习，保持 10s，放松 5s，切忌屈髋 >90°。②股四头肌训练：膝下垫枕，直腿抬高 20°，每组 10~20 次。③患膝下垂摆动，每组 10 次，每天 3~4 组。

术后第 6~7 天：髋关节旋转练习包括伸直位和屈曲位，屈髋位练习时，双手拉住床上支架做上身轻度左右摇摆，注意臀部不能离床，当术侧髋关节屈曲位不稳定时，应避免上身向术侧倾斜。

【健康教育】

1. 体位管理　以平卧位或半卧位为主，3 个月内不负重，以免影响骨折愈合。关节置换者保持患肢外展中立位；向健侧卧位时，两腿间夹软枕分隔双下肢，软枕长度应自大腿根部至踝关节，避免使用短枕而在膝关节处形成杠杆支点，导致髋关节脱位，且屈髋不可大于 90°。遵循三不原则：不交叉双腿，不坐矮座椅或沙发，不屈膝而坐。日常生活中，避免身体前倾、弯腰捡东西，不要系鞋带，如厕时使用坐便。避免增加关节负荷的运动，如爬楼梯、跑步、跳跃等。

2. 预防骨质疏松　合理膳食营养，多食用含钙、磷高的食物，如鱼、虾、牛奶、乳制品、鸡蛋、豆类、杂粮、绿叶蔬菜等；少食用糖及食盐，动物蛋白不宜过多。坚持体育锻炼，多接受日光浴，不吸烟、不饮酒，少喝咖啡、浓茶及含碳酸饮料。长期预防性补钙。

3. 功能锻炼　循序渐进，活动范围、动作幅度和力量逐渐加大。术后 1~2 个月使用助行器，第 3 个月可换成单拐，3 个月后弃拐或使用手杖，负重的力量逐渐递增，从开始的 20~30kg（不超过体重的 50%）直到完全负重。

4. 定期复查　术后 2 周、1 个月、3 个月、半年复查，完全康复后可每年复查 1 次。

知识拓展

股骨颈骨折术后常见的并发症

1. 股骨颈复位不良畸形愈合　良好的复位是股骨颈骨折愈合的前提条件,骨折复位不良,股骨头旋转,内、外翻都将影响股骨头血供。

2. 股骨颈骨折术后骨不连　术后6~12个月仍不愈合者,可以诊断为骨不连;影响因素包括高能量损伤、复位质量、内固定的牢固程度、骨折粉碎情况。

3. 股骨颈骨折术后股骨头坏死　术后1年即可出现,2~3年为高峰,5年后下降,早期症状包括疼痛、跛行、髋关节内旋外展受限。

自 测 题

一、单选题

1. 股骨颈骨折常见的畸形为(C)

A. 外翻畸形　　　　　B. 内翻畸形　　　　　C. 外旋畸形　　　　　D. 内旋畸形

2. 患者,女性,60岁,不慎路滑跌倒,右臀部着地,扶起不能行走,右髋部明显压痛,经X线检查诊断为右股骨颈骨折,其患肢表现为(B)

A. 屈曲内旋　　　B. 屈曲外旋　　　C. 延长内旋　　　D. 短缩外旋

3. 股骨颈骨折术后3周,突发左侧髂窝及股三角区疼痛,左下肢明显肿胀,患肢皮温较对侧高,足背动脉搏动良好,最有可能的诊断是(C)

A. 创伤性关节炎　　B. 骨性关节炎　　C. 股骨头坏死　　D. 髋关节肿瘤

4. 关于股骨颈骨折的描述,下列哪项是**错误**的(D)

A. 外展嵌插骨折虽属稳定骨折,也会移位,变为不稳定骨折

B. 头下型骨折容易发生缺血性坏死

C. 基底型骨折相对容易愈合

D. 儿童股骨颈骨折不易发生缺血坏死

5. 关于股骨颈骨折的描述,**不正确**的是(D)

A. 好发于老年女性

B. 囊内头下型骨折固定不好,极易形成股骨头缺血坏死

C. 患肢多呈短缩、外旋、内收畸形,大转子上移

D. 内收型骨折,剪力小,较稳定,愈合率高

E. 一般需要手术切开复位内固定

二、多选题

1. 股骨颈骨折后股骨头缺血坏死的早期临床表现为(ABCDE)

A. 发热　　　　　　　　　　　　B. 髋关节屈伸活动受限

C. 跛行　　　　　　　　　　　　D. 疼痛

E. 髋关节内旋、外展受限

2. 股骨颈骨折按骨折解剖部位分为(ABD)

A. 头下型骨折　　B. 经颈型骨折　　C. 全颈型骨折　　D. 基底型骨折

第七节 股骨干骨折的护理

学习目标

1. 了解股骨干骨折的诊断及分型。
2. 熟悉股骨干骨折的护理常规。
3. 掌握股骨干骨折的术后护理要点。

【概述】

股骨干骨折（fracture of femoral shaft）指发生于股骨小转子远侧 5cm 及远至距股骨内收肌结节 5cm 以内的骨干骨折，占成年人股骨骨折的 36.27%。

股骨是长管状结构，近端起于髋关节，远端止于膝关节，是人体中最长和最坚强的骨。主要包括三部分：股骨干和两个干骺端。近侧干骺端包括股骨头、股骨颈、大转子和小转子。远端包括远侧干骺端和膝关节。股骨部肌群是膝关节屈伸活动的重要结构，股骨干骨折后在周围强壮的肌肉拉力下经常发生移位和变形。

【病因与损伤机制】

1. 直接暴力 高能量损伤，如车祸撞击、挤压、枪击等，常见于年轻患者。多导致横行或粉碎性骨折。

2. 间接暴力 高能量损伤（杠杆作用、扭转作用），如高空坠落、疲劳行军等常见于年轻患者；低能量损伤，如病理性骨折，常见于老年患者，多导致斜形或螺旋形骨折。

【诊断】

（一）症状和体征

股骨干骨折患者表现为骨折处疼痛、局部肿胀、畸形明显、肢体活动受限，患肢短缩。

对于高暴力造成的骨折，需要重点排除脊柱、骨盆、股骨颈、股骨转子间部、盆腔实质或空腔脏器、血管神经等合并伤。臀部饱满和股骨近端呈屈曲内收畸形则表明合并发生了髋关节后脱位。

（二）辅助检查

车祸造成的股骨干骨折，常合并髌骨、股骨近端、髋臼等部位骨折，所以常规行包含膝关节和髋关节的股骨全长 X 线检查。

1. X 线检查 包括骨盆正位、膝关节正侧位和整个股骨的正侧位。

2. CT 检查 详细了解骨块情况。

3. 其他检查 怀疑血管损伤者，可行血管造影或增强 CT 血管重建检查。

（三）分型

股骨干骨折常用的分型系统为 AO/OTA 分型系统（图 2-1-8）。

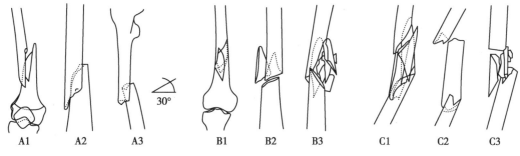

图 2-1-8　股骨干骨折分型

1. A 型　为简单骨折。A1 型为螺旋形骨折; A2 型为短斜形骨折; A3 型为横断型骨折。

2. B 型　为楔形骨折。B1 型为螺旋形蝶形骨块; B2 型为斜形蝶形骨块; B3 型为粉碎的蝶形骨块。

3. C 型　为复杂骨折。C1 型为复杂螺旋形骨折; C2 型为节段性骨折; C3 型为复杂不规则形骨折。

【治疗】

（一）非手术治疗

一般多用于小儿保守治疗或成人术前减少疼痛和周围软组织损伤。常采用骨牵引、皮牵引、石膏支具固定。骨牵引适用于各类型股骨干骨折治疗,对股骨中上 1/3 骨折,可选用胫骨结节牵引;下 1/3 骨折,可选胫骨结节或股骨髁上牵引。

（二）手术治疗

1. 适应证　任何股骨干骨折,除了无移位的骨裂,都是不稳定骨折;除了不能耐受手术的患者,均应行手术治疗。

2. 手术方法　成人股骨干骨折采用钢板、髓内钉内固定术;儿童采用弹性螺钉内固定术;严重的开放性骨折可采用外固定支架固定术。

【护理】

（一）非手术治疗护理 / 术前护理

1. 体位护理　患者平卧位,患肢保持外展中立位,膝下垫软枕,悬空足跟。

2. 肺部护理　老年患者或者长期卧床的患者进行定期叩背、雾化等对症治疗。

3. 预防血栓　双下肢行踝泵运动及股四头肌等长收缩练习,促进血液循环,防止静脉血栓的形成;着抗血栓压力带治疗;应用抗凝血药物治疗。

4. 病情观察　股骨干骨折平均失血量可 >1 200ml,应观察患者有无失血性休克的症状,如面色苍白、头晕、乏力、头晕、耳鸣、头痛、失眠等。严密监测生命体征变化,并抽取血常规标本,检测血红蛋白含量,必要时给予输血治疗。

5. 骨牵引护理

（1）牵引期间须每天测量患肢的长度及观察患肢末梢血液循环情况,牵引重量切勿过重,防止牵引过度。肢体肿胀消退后,应酌情减轻牵引重量。

（2）牵引 1 周后,应透视矫正骨折断端对位情况,如有异常及时给予调整。

（3）牵引时间一般不得超过 8 周,如继续牵引治疗,则应更换牵引部位,或改用皮牵引治疗。

（4）牵引过程中应指导患者行功能锻炼，防止双下肢肌肉萎缩和关节僵硬。

（二）术后护理

1. **疼痛护理** 采用多模式镇痛，有效缓解疼痛，注意观察用药反应。

2. **管路护理** 注意观察引流液、尿液的颜色、性状、量的变化，管路是否保持通畅。

3. **体位护理** 抬高患肢高于心脏，保持外展中立位。

4. **伤口护理** 观察患处伤口渗出液的颜色、量，定期伤口换药，保持伤口局部干燥、清洁等。

5. **功能锻炼**

（1）术后第 1 天：行股四头肌等长收缩，可通过髌骨是否向近心端移动、腹肌是否隆起或变硬来判断有无肌收缩。开始时缓慢收缩，收缩完全后用尽全力保持 5s，然后放松，每天 2 组，每组 15~30 次。

（2）术后第 2 天：增加膝部按摩，双手轻轻按住髌骨两侧，反复左右推动 20~30 次。

（3）术后第 3 天：膝关节屈伸活动，角度缓慢增大，跟骨不离开床。

（4）术后 4~10 天：继续进行股四头肌等长收缩练习，增加强度和频率；进行直腿抬高练习，患肢抬高至 45° 时维持数秒钟，然后放平休息，每天 2 次，每次 5~10 下。

（5）术后 2~6 周：膝关节弯曲到 90° 以后可以坐到床边自重悬吊膝关节，悬吊时可将健侧腿小腿叠于患侧腿上方，轻轻往后压患侧腿，以患侧感到轻微牵拉感为宜。也可以进行床上抱腿弯曲膝关节训练。

【健康教育】

1. 指导患者正确使用拐杖。

2. 股骨中段以上骨折，下床活动时应保持患者的外展体位，以免因负重和内收肌的作用而发生继发性向外成角突起畸形。

3. 功能锻炼用力应适度，活动范围由小到大，循序渐进，不可操之过急，以免影响骨折愈合。2~3 个月拍片复查，若骨折已骨性愈合，可酌情使用单拐而后弃拐行走。

知识拓展

多模式镇痛

多模式镇痛是运用不同种类药物联合、不同镇痛方式组合，加强镇痛效果，减少药物副作用的一种多元化、多学科团队共同参与的镇痛方式，包括心理疗法、物理疗法（冰敷）、音乐疗法、放松训练疗法、口服镇痛药、肌内注射镇痛药、神经阻滞、静脉自控镇痛泵等。此方法优点在于镇痛的效果叠加而副作用不叠加。

自测题

一、单选题

1. 下列哪项护理措施能防止股骨干骨折骨牵引过度牵引（C）

A. 抬高床尾 15~30cm   B. 鼓励功能锻炼

C. 定时测定肢体长度   D. 每天用 75% 乙醇消毒牵引针道

E. 保持有效的牵引作用

2. 下列哪种体征是骨折的专有体征（D）

A. 肿胀与瘀斑　　　　　　　　　B. 疼痛与压痛

C. 功能障碍　　　　　　　　　　D. 反常活动

E. 关节畸形

3. 骨牵引时间一般**不得**超过（E）

A. 2 周　　　　　　　　　　　　B. 3 周

C. 4 周　　　　　　　　　　　　D. 6 周

E. 8 周

4. 股骨干中上 1/3 骨折患者,其牵引治疗时的最好位置是（B）

A. 股骨髁上牵引　　　　　　　　B. 胫骨结节牵引

C. 跟骨牵引　　　　　　　　　　D. 皮牵引

E. 颅骨牵引

5. 下列哪项**不属于**股骨干骨折 AO/OTA 分型系统中的 A 型骨折（C）

A. 简单螺旋形骨折　　　　　　　B. 简单短斜形骨折

C. 节段性骨折　　　　　　　　　D. 横断型骨折

二、多选题

1. 成人股骨干骨折手术方式包括（ABC）

A. 钢板内固定术　　　　　　　　B. 髓内钉内固定术

C. 外固定术　　　　　　　　　　D. 弹性螺钉内固定术

2. 下列哪些直接暴力可致股骨干骨折（ABC）

A. 撞击　　　　　　　　　　　　B. 挤压

C. 火器伤　　　　　　　　　　　D. 高处坠落

E. 扭转

第八节　股骨粗隆间骨折的护理

学习目标

1. 了解股骨粗隆间骨折分型。
2. 熟悉股骨粗隆间骨折的护理常规。
3. 掌握股骨粗隆间骨折的术后护理要点。

【概述】

股骨粗隆间骨折(intertrochanteric fracture),又名股骨转子间骨折,是股骨颈基底部髋关节囊线以下至小粗隆水平以上的骨折。多见于老年人,女性多于男性,属于关节囊外骨折,很少影响股骨头供血。股骨粗隆间骨折约占成人总骨折的3%,占成人股骨骨折的25%。

股骨大粗隆、小粗隆及粗隆间均为松质骨结构,血运丰富,骨折后发生骨不连和股骨头坏死的概率很低。粗隆间处于股骨干与股骨颈的交界处,是承受剪切应力最大的部位。粗隆间血供丰富,由旋股内侧动脉和旋股外侧动脉的分支供应;骨折愈合率高。

【病因与损伤机制】

1. **直接暴力**　老年人多由于摔倒,髋关节着地,导致骨折;年轻人多由于车祸、高空坠落等高能量暴力导致骨折。

2. **间接暴力**　髋关节内翻或向前成角的应力导致股骨粗隆间骨折;臀中肌和臀小肌强力收缩会导致大转子骨折;髂腰肌强烈收缩会导致小粗隆撕脱性骨折。

【诊断】

（一）症状和体征

外伤后局部疼痛、肿胀、压痛和功能障碍明显,不能站立、行走,表现为下肢短缩,外旋畸形通常 >45°,严重者可达 90°。患侧出现肿胀或瘀斑,轴向叩击足跟可引发髋部剧烈疼痛。

（二）辅助检查

1. **X 线检查**　骨盆正位、髋关节侧位,常规检查,一般能够确诊。

2. **CT 检查及三维重建**　可进一步判断骨折移位程度和方向,观察隐匿性骨折线,排除肿瘤病变。

3. **MRI 检查**　可发现隐匿性股骨粗隆间骨折,排除肿瘤等导致的病理性骨折。

（三）分型

AO 分型既强调股骨粗隆间骨折后内侧皮质的粉碎程度,同时也强调骨折是否累及外侧皮质的重要性。AO 将股骨粗隆间骨折归为股骨近端骨折中的 31-A 类型,分为 A1、A2、A3 三种类型,每型中根据骨折形态又分为 3 个亚型（图 2-1-9）。

1. **A1**　简单两部分骨折,骨折线从大粗隆到远端内侧皮质,内侧皮质只在一处断开。A1.1 内侧皮质骨折恰好位于小粗隆上;A1.2 内侧皮质骨折有嵌插;A1.3 骨折线至小粗隆下,特点是小粗隆与近端骨折连为一体,受髂腰肌的牵拉,近端骨块容易旋转移位。

2. **A2**　经粗隆的多块骨折,内侧皮质至少两处断开。A2.1 有一个中间骨折块;A2.2 有多个中间骨折块;A2.3 骨折延伸超过小粗隆下 1cm。

3. **A3**　骨折线向小粗隆下延伸或反斜型骨折,又称为逆转子间骨折。该类型难以复位和固定。A3.1 为斜形骨折;A3.2 为横行骨折;A3.3 为粉碎性骨折。

【治疗】

（一）非手术治疗

稳定骨折可采用胫骨结节或股骨髁上骨牵引,8~10 周后 X 线检查确定骨折已骨性愈合,可下床负重行走。

保守治疗由于长期卧床牵引有可能引发各种全身性并发症,康复水平和生活质量大幅度降低,也易发生髋内翻畸形及肢体短缩、外旋畸形。

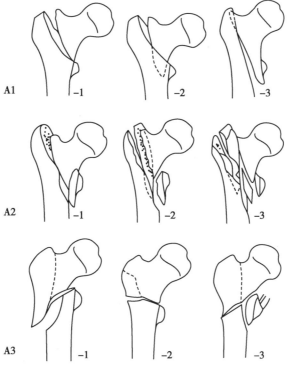

图 2-1-9　股骨粗隆间骨折分型

（二）手术治疗

1. **手术指征**　只要患者能够耐受手术,均应接受手术治疗。

2. **手术目的**　对骨折进行坚强固定,实现早期离床活动,避免卧床并发症,降低病死率;恢复髋关节的正常功能,防止内翻、短缩畸形等并发症。

3. **手术时机**　无内科疾病,或内科疾病较轻者,手术风险较小,应该在48h内尽快完成手术;内科疾病严重,手术风险非常大,或不能耐受手术,应该放弃手术,否则会加速患者的死亡。

4. **手术方案的选择**　常用手术方式是闭合复位髓内钉内固定术和切开复位动力髋螺钉内固定术。此外,还有人工股骨头置换术和外固定支架等手术方法。

【护理】

（一）非手术治疗护理/术前护理

1. **心理护理**　关心安慰患者,减轻患者焦虑不安的情绪,增强治疗信心。

2. **一般护理**　加强基础护理,加强皮肤护理,尤其是牵引部位的皮肤情况。遵医嘱给予抗感染、预防血栓的治疗。保证机体基本需求;观察二便情况。

3. **疼痛护理**　适当给予镇痛药物控制疼痛。非甾体抗炎药中,帕瑞昔布钠常常是老年患者的禁忌,应用时应谨慎。

4. **骨牵引的护理**　观察患肢末梢血运、感觉及运动情况;牵引针道处保持清洁、干燥;确保牵引有效。

5. **功能锻炼**　指导患者行股四头肌收缩运动、踝泵运动、足趾屈伸运动及桥式运动,防止足下垂,每日被动活动髌骨,防止关节僵硬。

（二）术后护理

1. 病情观察　心电监护、吸氧,监测生命体征变化;注意伤口渗血情况;注意感觉、活动变化及有无肿胀、麻木、感觉障碍、足背动脉搏动等异常。

2. 疼痛管理　术后切口疼痛一般在 8h 左右达到高峰,术前疼痛评估和护理原则同样适用于术后阶段。

3. 体液管理　监测液体摄入量、进食饮水量、尿比重、尿色、尿量、心率、口干及口渴指征来确定患者是否存在体液失衡。有心脏疾病的患者更需要严密进行体液管理,以防发生心力衰竭。

4. 预防血栓　注重静脉血栓预防,指导早期康复锻炼。物理预防措施包括足底静脉泵、间歇性充气加压泵及抗血栓压力带等。预防性应用抗凝血药物。

5. 谵妄护理　术后早期活动,尽可能避免身体约束;减少精神类药物的使用。如患者发生严重的激越行为,存在影响患者自身或他人安全风险时,首选氟哌啶醇控制谵妄症状,减轻谵妄持续时间。

6. 预防髋内翻畸形　髋内翻是股骨粗隆间骨折最常见的并发症。严重骨质疏松患者过早活动患肢、过早负重易引起内翻畸形。向患者说明保持正确体位的重要性和必要性,保持患肢外展中立位,切忌内收,避免过早离拐。

7. 功能锻炼

（1）术后第 1 天:嘱患者做患肢的股四头肌等长收缩、足趾伸屈、踝关节的背伸及跖屈旋转运动。

（2）术后第 2~3 天:可在床上半坐位练习股四头肌收、缩运动,及屈曲髋关节、膝关节活动,幅度由小逐渐增人;对于不配合运动的患者,协助从患者的足根部开始做小腿、大腿肌肉压力递减的挤压运动,每天 3 次,每次 15min。

（3）术后第 4~14 天:行髋、膝、踝三关节被动活动,起始角度以患者所承受的最小角度为宜,逐日增加角度。可增加坐位、站立位功能锻炼,可扶拐下地不负重行走（老年伴骨质疏松患者应推迟下床活动时间）。

（4）术后 3~4 周:可嘱患者扶拐做部分负重练习,但负重控制在感到疼痛范围之内。

【健康教育】

1. 骨质疏松　向患者讲解引起骨质疏松的原因与危险因素,教育患者健康饮食,摄入足够的钙和维生素 D,改变不良的生活方式,以及抗骨质疏松药物治疗的重要性。

2. 跌倒预防　大多数跌倒发生在家中,因此出院后家庭预防跌倒的健康教育尤为重要。跌倒预防健康教育内容包括:

（1）居家环境改造:清除过道中的障碍物;卫生间作为跌倒高发地,应安装扶手,放置防滑垫,建议洗澡时避免站立淋浴,且有家人陪同;家中安装呼叫装置;选择合适的鞋。

（2）营养膳食:摄入充足的钙和维生素 D、蛋白质,预防和延缓肌少症。

（3）适量运动:改善心肺功能,增加肌肉力量,改善协调能力。

（4）告知患者及家属容易发生跌倒的时间、地点和药物:夜间、清晨起床时,长时间卧床后,服用相关药物后;浴室、厕所、障碍物多的地方;镇静催眠药、降压药、降糖药、利尿药、扩血管药。

知识拓展

二次骨折预防——骨折联络服务

老年人在发生第一次脆性骨折后,发生二次骨折的危险系数增加。骨折联络服务(fracture liaison service, FLS)是一种有效预防骨质疏松性二次骨折的系统方法,是对老年骨质疏松性骨折患者进行识别、评估和治疗的综合体系。FLS 由多学科协作团队组成。FLS 成功的核心是骨折联络协调员,其负责识别骨质疏松性骨折患者及评估、健康教育和启动治疗,通常由经验丰富的临床护理专家或专科护士来担任。FLS 实施过程包含 3 个关键要素:识别骨质疏松性骨折患者,评估骨质疏松和跌倒风险和启动预防二次骨折的治疗。

自 测 题

一、单选题

1. 股骨粗隆间骨折是(D)

A. 发生在大小粗隆部位的骨折

B. 凡是骨折线通过大小粗隆部位的骨折

C. 小粗隆水平以上部位的骨折

D. 发生在股骨颈基底至小粗隆水平以上部位的骨折

2. 踝泵运动的作用**不包括**(D)

A. 预防下肢深静脉血栓形成　　　　　　B. 预防小腿肌肉挛缩

C. 促进血液回流,减轻肿胀　　　　　　D. 减轻疼痛

3. 术后手术切口疼痛一般在术后多久达到高峰(D)

A. 24h　　　　　　B. 12h　　　　　　C. 4h　　　　　　D. 8h

4. 关于股骨粗隆间骨折术后早期功能锻炼的叙述,**错误**的是(A)

A. 所有患者术后第 1 天即可下地负重活动

B. 早期活动可降低活动受限相关并发症发生率

C. 术后当天即可进行踝泵运动和股四头肌等长收缩练习

D. 术后鼓励患者早期活动,以主动锻炼为主,被动锻炼为辅

5. 关于居家预防跌倒的叙述,**错误**的是(A)

A. 为了地面防滑应放置地毯　　　　　　B. 口服降压药患者尤其要注意防止跌倒

C. 要清除家中过道障碍物　　　　　　　D. 夜间是跌倒高危时段

二、多选题

1. 股骨粗隆间骨折出现的症状体征包括(ABD)

A. 下肢外旋 90° 畸形　　　　　　　　　B. 髋部肿胀压痛

C. 骨盆分离试验阳性　　　　　　　　　D. 下肢短缩畸形

2. 深静脉血栓的机械预防措施包括(ACD)

A. 足底静脉泵　　　　　　　　　　　　B. 低分子量肝素

C. 间歇性充气加压泵　　　　　　　　　D. 抗血栓压力带

第九节 股骨远端骨折的护理

学习目标

1. 了解股骨远端骨折分型。
2. 熟悉股骨远端骨折的护理常规。
3. 掌握股骨远端骨折的术后护理要点。

【概述】

股骨远端骨折(distal femur fracture)一般指包括股骨髁上骨折、股骨髁间骨折和累及股骨远端关节面的股骨髁骨折。股骨远端骨折占股骨骨折的7%,其中,开放性骨折占5%~10%。青年男性多因高能量创伤所致,老年患者多为低能量损伤所致。

股骨远端形状极不规则,在髁上区域由柱形逐渐变化为扁形,形为两个弧形的股骨髁,中间以髁间沟相隔。股骨髁间骨折常称为T形或Y形骨折。股骨远端后方重要的血管包括股动脉和腘动脉,神经包括坐骨神经和胫神经。股骨远端骨折后,远侧断端在肌肉的牵拉下向后方移位,易导致血管、神经压迫损伤。

【病因与损伤机制】

1. **直接暴力** 直接作用于骨折部位,高能量损伤多见于车祸、高空坠落等,低能量损伤多见于老年人摔倒。

2. **间接暴力** 内翻、外翻或者旋转暴力造成同侧股骨干骨折的能量传导所致骨折。

【诊断】

(一)症状和体征

膝关节和股骨远端部位有肿胀、畸形和压痛。活动时骨折端有异常活动和骨擦感。

(二)辅助检查

1. **X线检查** 膝关节正位、侧位及双斜位;股骨的全长检查更有助于进行评估;骨折牵引位片有助于判断骨折类型;健侧肢体侧位片有助于制订术前治疗计划。

2. **CT检查** 明确关节内骨折的粉碎性骨折块情况;对于股骨髁冠状面骨折诊断意义重大。

3. **MRI检查** 通常不需要常规进行MRI检查,怀疑韧带及半月板损伤时,MRI检查能早期明确诊断。

4. **血管超声及血管造影** 有助于判断血管压迫和损伤情况。

(三)分型

AO分型是目前临床常用的分型,股骨远端骨折根据骨折是否累及股骨远端关节面分为A、B、C三型(图2-1-10)。

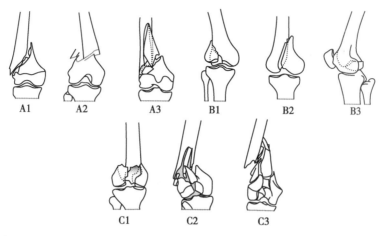

图 2-1-10 股骨远端骨折分型

1. A 型　为不累及关节面的干骺端骨折。A1 型为简单骨折；A2 型为蝶形骨折；A3 型为复杂骨折。

2. B 型　为累及部分关节面的骨折。B1 型为外侧髁沿矢状线方向的骨折；B2 型为内侧髁沿矢状线方向的骨折；B3 型为股骨髁沿冠状线方向的骨折。

3. C 型　为完全的关节内骨折。C1 型关节面、干骺端均为简单骨折；C2 型关节面为简单骨折、干骺端为复杂骨折；C3 型为关节面粉碎性骨折。

【治疗】

（一）非手术治疗

非手术治疗方法包括胫骨结节骨牵引和管型石膏、支具固定等，管型石膏固定适用于无移位骨折及儿童青枝骨折。骨牵引治疗适用于儿童、青少年或成年的单纯股骨髁上 A 型骨折。不适合多发伤及老年患者。

（二）手术治疗

1. 适应证　患者一般情况允许，无明显手术禁忌，几乎所有的股骨远端骨折都应行手术治疗。

2. 手术目的　达到关节面解剖复位、坚强内固定；干骺端尽量采取间接复位，减少软组织损伤；恢复股骨的长度、力线、外翻角和旋转畸形；术后早期进行功能锻炼。

3. 手术方法　包括股骨远端骨折切开复位内固定术、髓内钉内固定术。

【护理】

（一）非手术治疗护理 / 术前护理

1. 体位护理　抬高患肢高于心脏位置，保持患肢外展中立位。

2. 疼痛护理　轻度疼痛时给予非阿片类药物治疗，同时给予冰敷和心理护理。中度疼痛在轻度疼痛的基础上给予间断性的弱阿片类药物治疗。重度疼痛时在中度疼痛的基础上给予外周神经阻滞或强阿片类药物。

3. 病情观察　密切观察患者生命体征及骨折部位血管神经评估。当腘窝部位肿胀明显、肢体苍白、皮温下降、足背动脉搏动消失时，提示可能存在血管损伤。当肢体出现麻木、感觉异常、双下肢感觉不对称等现象时，提示神经损伤。

4. 肿胀的护理 注意观察患肢肿胀情况,若肿胀严重可以多次冰敷,利于消肿,观察足趾感觉、活动及血液循环情况。静脉输注消肿药物治疗。

5. 功能锻炼 指导患者在床上做踝泵练习、股四头肌等长收缩练习及桥式训练。

6. 牵引护理 内容同股骨干骨折护理。

(二)术后护理

1. 疼痛护理 多模式镇痛:按时、按需、多模式、多方法地给予疼痛处理。

2. 管道护理 注意观察引流液、尿液的颜色、性状、量,管路有无打折等现象。

3. 功能锻炼 术后麻醉恢复即可开始下肢髋关节、踝关节、趾关节的主动运动。术后2~3d 后,可行直腿抬高练习及各关节活动度的训练,以及不负重或患肢扶拐部分负重练习。如果固定不可靠,可行石膏支具辅助制动。术后 6~8 周拍片显示有愈合证据可逐渐负重。老年骨折愈合可延迟超过 12 周。

【健康教育】

1. 告知患者早期开始循序渐进进行膝关节活动练习,以防关节活动度丧失。
2. 伤口出现红、肿、热、痛等症状立即就医。
3. 定期伤口换药,按时复查。

知识拓展

股骨远端骨折术后并发症

1. 感染 最常见的并发症,主要原因是高能量损伤,特别是发生血供严重破坏时;开放性骨折;广泛的组织剥离进一步加重骨血供的破坏;手术伤口时间过长,固定不充分。

2. 骨不连 多发生在股骨髁上区,主要原因有固定不正确或不牢固;不合理的患肢功能锻炼;感染。

3. 畸形愈合 主要原因是骨折断端复位不佳,未能达到解剖复位或内固定物松动;复位后常有骨缺损;不适当的负重导致骨折端的非功能愈合。

4. 内固定松动不牢 主要原因是患者年龄较大和骨量减少;股骨髁部严重粉碎性骨折;内固定物选择和使用不当;术后未使用外固定和不合理的早期功能锻炼;感染。

自测题

一、单选题

1. 股骨髁骨折拆除石膏时关节活动较差,其原因(C)

A. 肌肉萎缩   B. 关节强直

C. 关节僵硬   D. 骨折复位不理想

E. 骨折尚未完全愈合

2. 骨折反复多次复位造成的严重并发症有(E)

A. 继发性血肿   B. 皮肤坏死

C. 继发血管神经损伤   D. 骨折移位

E. 骨不连接

3. 属于股骨远端骨折的是（A）

A. 股骨髁上骨折　　　　　　　　　　B. 股骨头骨折

C. 股骨颈骨折　　　　　　　　　　　D. 股骨干骨折

E. 股骨粗隆间骨折

4. 股骨远端骨折术后并发症**不包括**（D）

A. 感染　　　　　　　　　　　　　　B. 骨不连

C. 畸形愈合　　　　　　　　　　　　D. 出血

E. 内固定松动

5. 关于股骨远端骨折的护理,说法**不正确**的是（C）

A. 抬高患肢　　　　　　　　　　　　B. 抗凝

C. 禁止下地活动　　　　　　　　　　D. 鼓励患肢进行踝泵运动

E. 鼓励患肢进行股四头肌等长收缩练习

二、多选题

1. 股骨远端骨折易造成哪些血管神经损伤（ABCD）

A. 股动脉　　　　　　　　　　　　　B. 腘动脉

C. 坐骨神经　　　　　　　　　　　　D. 胫神经

E. 腓总神经

2. 导致股骨远端骨折延迟愈合或不愈合的因素包括（ACDE）

A. 感染　　　　　　　　　　　　　　B. 没有达到解剖复位

C. 反复多次复位　　　　　　　　　　D. 不合理的功能锻炼

E. 软组织嵌入

第十节　髌骨骨折的护理

学习目标

1. 了解髌骨的主要生理功能、髌骨骨折分型。
2. 熟悉髌骨骨折的护理常规。
3. 掌握髌骨骨折的术后护理要点。

【概述】

　　髌骨骨折（fracture of patella）占全部骨折损伤的 1%,男女比例为 2∶1,发病年龄大多在 20~50 岁,双侧骨折少见。

　　髌骨是人体最大的籽骨,呈三角形,位于膝关节前方,两侧为髌旁腱膜;后面为关节软骨面,与股骨髁髌面形成髌股关节。髌骨与其周围的韧带、腱膜共同形成伸膝装置（图 2-1-11）。

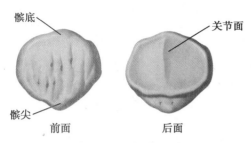

髌底

髌尖

关节面

前面　　　　　　后面

图 2-1-11　髌骨解剖图

髌骨参与膝关节的构成,主要生理功能是传导并增强股四头肌的作用力,协助维持膝关节稳定,增加与股骨髁的接触面使作用于股骨上的压应力得到合理的分布。

【病因与损伤机制】

1. **直接暴力**　直接外力所致,可致不完全骨折、简单骨折、星形骨折及粉碎性骨折,移位不明显,易合并皮肤裂伤或开放性骨折,膝关节主动伸直功能多保留。

2. **间接暴力**　跌倒、高处坠落时膝关节半屈曲位时股四头肌的异常强力收缩牵拉所致,多为横行骨折。骨折块移位的程度反映了支持带破裂的程度,主动伸膝功能通常丧失。

3. **联合损伤**　直接、间接暴力联合损伤,如自高处坠落,伤情比较复杂。

【诊断】

(一)症状和体征

具有明显的外伤史,膝关节肿胀、疼痛,行走能力受限,常有皮下瘀斑和膝关节皮肤擦伤。

查体膝关节压痛、髌骨表面可触及缺损或凹陷;关节积血时可出现浮髌试验阳性。

(二)辅助检查

1. **X线检查**　膝关节正位X线片可显示髌骨横行骨折、上下级骨折、粉碎性骨折。侧位可让骨折移位情况显示清楚。轴位有助于进一步评价髌骨损伤,可显示软骨下骨骨折、垂直边缘骨折等。

2. **CT、MRI检查**　有助于诊断边缘骨折或游离的软骨骨折。

(三)分型

髌骨骨折多依靠骨折线的走行、位置进行描述性分类,需要描述的内容如下:①骨折、闭合性骨折;②合并脱位、不合并脱位的骨折;③横行骨折、纵行骨折、边缘骨折、粉碎性骨折、骨软骨骨折、上下极骨折。

【治疗】

(一)非手术治疗

骨折无移位或移位小于1~2mm,关节面仍平滑,可抗重力伸膝,伸膝装置完整性良好;任何骨折类型如果符合标准都可采用保守治疗。早期冰敷,加压包扎,减少局部出血;保持膝关节伸直位,用石膏托或支具固定4~6周。

(二)手术治疗

1. **手术指征**　髌骨骨折伴移位,伸膝装置破坏,丧失主动伸膝和膝关节的伸直扣锁功能,必须行手术修复。开放性骨折,关节内骨折,关节面台阶>2mm,或者骨块移位>3mm。

2. **手术目的**　对髌骨骨折的治疗,应最大限度地恢复其关节面的形态,力争使骨折解剖复位,关节面平滑,给予较牢固内固定,早期活动膝关节,恢复其功能,防止创伤性关节炎的发生。

3. **手术方法**　切开复位内固定术、部分髌骨切除术、全髌骨切除术。

【护理】

（一）非手术治疗护理 / 术前护理

1. **体位护理**　骨折后应行支具固定或石膏托固定,给予抬高患肢。

2. **一般护理**　患者伤后 24~48h 之内对患处进行局部冰敷。患肢若有剧痛、发绀或苍白、皮肤温度降低、感觉减退、不能主动活动或被动活动时疼痛,都是缺血的表现。如疑有局部受压,可及时检查,或重新固定。

3. **功能锻炼**　指导患者行足趾屈伸练习、踝泵练习及股四头肌等长收缩练习,在医生指导下可行直腿抬高练习。

4. **辅助用具使用**　双手持拐杖,手术侧下肢不负重的情况下行走。

5. **基础护理**　指导患者在床上练习排尿、排便,以适应手术后的需要。给予患肢备皮,做好皮肤清洁。

（二）术后护理

1. **病情观察**　严密观察切口渗血渗液情况;密切观察患肢的血运及肿胀情况;观察患肢的血液循环、皮肤温度、神经感觉情况、末梢循环的充盈度、踝及足趾的活动情况和患肢足背动脉搏动情况;根据骨折及治疗情况,将患肢抬高、平放或膝下垫软枕;保持外展中立位,禁止外旋。

2. **疼痛护理**　采取多模式镇痛。

3. **功能锻炼**　髌骨骨折内固定术术后应以主动锻炼为主,注意动作协调,循序渐进,活动量由少到多,活动范围由小到大,切记采取任何粗暴的被动活动。

（1）术后第 1 天:股四头肌等长收缩及足趾、踝关节的主动活动。

（2）术后第 2 天:于床上行膝部的活动,以手托膝部后方,嘱患者放松,靠小腿重力屈曲膝关节,慢慢伸直,数次即可,关节活动范围 >50°。

（3）术后第 3 天:行抬腿练习,方式为俯卧位,后抬腿,足尖距床 5cm。

（4）术后 1~2 周:可坐于床边,小腿下垂再主动伸直训练。

（5）术后 3~4 周:根据情况由医生决定开始关节活动度练习,同时继续前期运动训练。屈曲练习包括仰卧垂腿、俯卧位屈膝、伸展练习。

（6）术后 4~6 周:强化活动度及肌力练习,避免及解除关节粘连或挛缩。强化肌力练习,提高关节控制能力及稳定性;逐步改善步态。

（7）术后 6~8 周:强化关节活动度至灵活与健侧相同,强化肌力,改善关节稳定性,恢复日常生活并逐步恢复运动能力,包括开始前后、侧向跨步练习;静蹲或靠墙滑动练习;蹬踏练习;行走力求达到正常步态;固定蹬自行车练习,无负荷至轻负荷。

（8）骨折完全愈合后:全面恢复运动或剧烈活动。强化肌力及跑跳中关节稳定性,包括逐渐尝试保护下全蹲;被动屈曲角度达到与健侧相同;开始膝绕环、跳上跳下、侧向跨跳练习;开始游泳、跳绳及慢跑。

【健康教育】

1. 告知患者定期伤口换药,若有较多渗出或脓性渗出、体温持续高热,应及时到医院就诊,定期复查。

2. 功能锻炼膝关节屈伸要循序渐进,角度由小到大。

3. 术后初期拄拐行走时,患肢免负重,待 4~6 周复查后根据骨折愈合情况选择部分负重。

知识拓展

髌骨骨折术后锻炼注意要点

1. 术后即可在支具固定下、伸直位进行膝关节负重运动。

2. 膝关节屈曲过程中对髌骨的牵拉力非常大,上楼时牵拉力是体重的 3 倍,蹲坐时几乎达到体重的 8 倍,尽量避免在骨折愈合以前做负重下膝关节屈曲运动。

3. 抗阻力的股四头肌肌力锻炼等到骨折愈合迹象出现以后再进行。

4. 髌骨切除或部分切除后,膝关节应屈曲 10°,长腿石膏制动至少 6 周。

5. 负重行走应根据骨折愈合情况而定。

自　测　题

一、单选题

1. 下列哪种情况**不影响**髌骨骨折愈合（D）

A. 反复多次复位,损伤软组织及骨膜　　　B. 切开复位,剥离骨膜

C. 牵引过度,骨折端稍有分离　　　　　　D. 骨折对位尚可,但对线不佳

E. 固定不牢

2. 某患者右膝部闭合性损伤,右足不能主动背伸,其可能的诊断是（C）

A. 坐骨神经损伤　　　　　　　　　　　　B. 胫后神经损伤

C. 腓总神经损伤　　　　　　　　　　　　D. 胫前肌损伤

E. 胫后肌损伤

3. 患者,男性,左膝撞伤后肿痛,活动受限 4h,X 线片示左胫骨外侧平台塌陷 1.2cm,并向外劈裂,对该患者的正确处理是（C）

A. 手法复位,小夹板固定　　　　　　　　B. 手法复位,石膏管型固定

C. 切开复位、植骨及内固定　　　　　　　D. 抬高患肢,跟骨持续骨牵引

E. 抬高患肢,肿胀消退后再处理

4. 关节僵硬的主要原因是（C）

A. 关节内骨折未准确复位　　　　　　　　B. 关节附近软组织广泛骨化

C. 关节囊及周围肌肉挛缩　　　　　　　　D. 骨折未完全愈合

E. 外固定时间

5. 膝关节的正常活动范围是（B）

A. 屈 100°~110°,过伸 15°~20°　　　　　B. 屈 120°~150°,过伸 5°~10°

C. 屈 90°~110°,过伸 5°~10°　　　　　　D. 屈 100°~110°,过伸 5°~10°

E. 屈 130°~150°,过伸 15°~20°

二、多选题

1. 关于骨折的临床表现,下列哪项描述是正确的（ABCD）

A. 骨折的专有体征包括畸形、反常活动及骨摩擦音或骨摩擦感

B. 只要发现骨折专有体征的其中一项,即可作出骨折的明确诊断

C. 骨折时可以没有骨摩擦音或骨摩擦感

D. 临床未见专有体征时,也可能有骨折

E. 检查可疑骨折患者时,应尽量诱发骨摩擦音或骨摩擦感的出现,以明确诊断

2. 髌骨骨折常见的并发症有（ABC）

A. 创伤性关节炎

B. 关节僵硬

C. 感染

D. 休克

E. 骨筋膜隔室综合征

第十一节　胫骨平台骨折的护理

学习目标

1. 了解胫骨平台骨折分型。

2. 熟悉胫骨平台骨折的护理常规。

3. 掌握胫骨平台骨折的术后护理要点。

【概述】

胫骨平台骨折（fracture of tibial plateau）是胫骨近端的干骺端及关节面的骨折。胫骨平台骨折占全身骨折的 1%,其中,单独外侧平台骨折占 55%~70%,单独内侧平台骨折占 10%~25%,双侧平台骨折占 10%~30%。开放性骨折占胫骨平台骨折的 1%~3%。

胫骨平台主要由松质骨构成,骨皮质薄,坚硬程度低于股骨髁,因此,胫骨平台较股骨髁更容易受伤,是膝关节内骨折的好发部位。胫骨平台周围伴行腘动脉、腓总神经,骨折容易造成血管、神经损伤。胫骨平台内、外侧分别有内、外侧副韧带附着,胫骨平台骨折时,52.9% 合并半月板损伤,22.5% 合并交叉韧带损伤。

【病因及损伤机制】

1. **直接暴力**　多见于高能量损伤,如车祸、高空坠落等,高能量损伤者,除伤及骨结构外,还常合并韧带、软组织损伤。低能量损伤常见于老年骨质疏松患者,多为跌倒摔伤所致骨折。

2. **间接暴力**　多见于年轻人,韧带的牵张力导致的撕脱骨折。

【诊断】

（一）症状和体征

外伤后,膝部出现肿胀、疼痛、功能受限、无法负重。

查体时,检查患肢的皮肤颜色、温度、动脉搏动情况,判断是否存在血管损伤;检查患肢感觉、运动情况,判断是否存在神经损伤;检查患肢的组织张力,对于疼痛进行性加重特别是存在肌肉被动牵拉疼痛的患者,应特别注意骨筋膜隔室综合征的早期诊断。

（二）辅助检查

1. **X 线检查**　膝关节 X 线前位、后位、侧位、双斜位片。

2. **CT 检查** 了解骨折块的大小、形态和移位情况,以及关节面累及范围和塌陷情况。

3. **MRI 检查** 可精确评估维持膝关节稳定结构的内、外侧副韧带,内、外侧半月板,以及前、后交叉韧带等软组织损伤情况。

（三）分型

Schatzker 分型是临床最常用的胫骨平台骨折分型方法（图 2-1-12）。

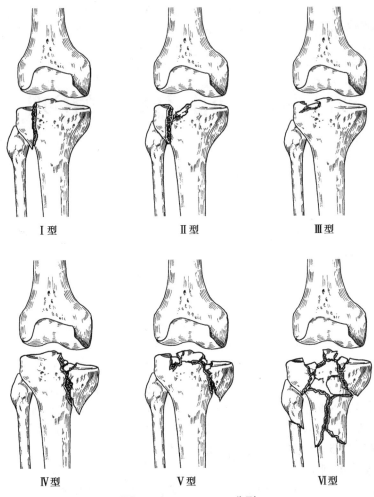

图 2-1-12 Schatzker 分型

1. **Ⅰ 型** 外侧平台劈裂骨折。
2. **Ⅱ 型** 外侧劈裂压缩性骨折。
3. **Ⅲ 型** 外侧中央型压缩性骨折。
4. **Ⅳ 型** 内侧平台劈裂或凹陷骨折。
5. **Ⅴ 型** 双侧平台骨折,胫骨近端干骺端连续性仍然完好。
6. **Ⅵ 型** 骨折干骺端连续性被破坏。

【治疗】

（一）非手术治疗

无移位的胫骨平台骨折可采用石膏托固定,固定时间以 4~6 周为宜。保守治疗的相对适应证包括：

1. 无移位或不完全移位的平台骨折。

2. 轻度移位的外侧平台稳定骨折。

3. 某些老年骨质疏松患者的不稳定外侧平台骨折。

4. 合并严重的内科疾病患者。

（二）手术治疗

1. **手术指征** 开放性骨折，骨筋膜隔室综合征，合并急性血管损伤，移位的双侧和内侧平台骨折，外侧平台骨折合并膝关节不稳或关节面移位，骨折合并膝关节内翻、外翻超过10°，骨折后平台增宽超过 5mm，骨折后合并膝关节脱位。

2. **手术目的** 关节面解剖复位并坚强内固定，重建膝关节的稳定性，恢复下肢的正常力线，早期功能锻炼。

3. **手术方法** 胫骨平台骨折跨膝关节外固定支架临时固定术，胫骨平台骨折闭合复位 Hybrid 外固定支架固定术，胫骨平台骨折切开复位内固定术。

【**护理**】

（一）非手术治疗护理 / 术前护理

1. **观察患肢** 观察肿胀程度，足趾末梢皮肤的颜色、温度，足背动脉搏动情况，足趾的屈伸活动、感觉情况，有利于早期发现血管、神经损伤。

2. **体位护理** 患肢下垫抬高垫，抬高患肢高于心脏 20~30cm，严禁肢体外旋，以免压迫腓骨小头发生腓总神经损伤。

3. **支具护理** 检查支具的边缘及患者的足跟，内、外踝处有无卡压现象，注意询问患者的感受。如有卡压，应及时协助解除，并通知支具室技术人员，协助调整，直至舒适。

4. **疼痛观察** 检查患肢疼痛的性质、范围、程度，必要时与健肢对比，以防骨筋膜隔室综合征的发生。

5. **功能锻炼** 鼓励患者进行早期功能锻炼，指导患者进行踝关节背伸、跖屈练习及股四头肌等张收缩练习，以增加肌肉力量，预防肌肉萎缩、下肢深静脉血栓形成。

（二）术后护理

1. **病情观察** 密切观察生命体征，定时查看患肢的肿胀程度、血液循环情况。

2. **伤口观察** 观察伤口渗血、渗液情况，渗血较多时，及时通知医生。观察伤口引流情况，保持引流管的通畅。

3. **体位护理** 合并内、外侧副韧带损伤者，术后应石膏固定或佩戴铰链式膝关节支具固定，避免膝内、外翻。

4. **功能锻炼**

（1）术后当日：麻醉作用消失后，即指导患者进行踝关节的跖屈和背伸运动。

（2）术后第 2 天：膝关节的屈伸活动，跟骨不离开床，由被动逐渐过渡为主动，髋关节屈曲不超过 30°。在骨折稳定的情况下，开始进行持续被动运动训练的练习，从屈膝 30° 开始，每天增加 5°，一般屈膝不超过 90°。

（3）术后第 3 天：在上述锻炼基础上，增加跟骨离开床的被动活动及被动踝泵牵拉小腿三头肌锻炼。

（4）术后第 4 天：床边自重悬吊训练，以微痛为限度，每次不超过 1min，逐渐增加。

（5）术后 2~3 周：膝关节的主动伸展练习；术后 3 周做屈曲和伸展的牵拉训练，逐渐增加活动度。

（6）术后 4~6 周：恢复膝关节的全程运动。

（7）术后 10~12 周：开始负重行走。

【健康教育】

1. 鼓励进高热量、高蛋白、富含维生素、易消化的饮食。

2. 鼓励患者保持良好精神状态，积极帮助患者解决问题。

3. 劝导患者戒烟、戒酒。

4. 告知患者注意观察伤口，如出现红、肿、热、痛、渗出等感染征象，不要擅自处理，到正规医院就诊治疗。

5. 指导患者锻炼时要注意保护，防止摔伤等意外发生。功能锻炼应遵医嘱进行，循序渐进，运动量及运动幅度由小到大，以肢体肿胀不加剧、疼痛不加剧、伤口渗出不增加为原则。

6. 指导患者定时门诊复查，并说明复查的重要性。如出现病情变化，及时来医院就诊。

知识拓展

加速康复理念下的术后饮食管理

手术结束后恢复经口进食的时间没有明确界定。术后禁食禁饮 6h 一直作为临床常规被采用，但该做法缺少临床证据。术后应根据患者耐受情况和麻醉类型尽早恢复经口进食，恢复经口营养摄入。手术未涉及胃肠道，患者术后一旦清醒，即可摄入少量无渣饮品，如无不适反应，1~2h 后，即可恢复正常饮食。

自测题

一、单选题

1. **不是**导致胫骨平台骨折延迟愈合或不愈合的因素的是（B）

A. 感染   B. 没有达到解剖复位

C. 内固定不稳   D. 粉碎严重

E. 植骨失败

2. 下列哪项**不是**骨折切开复位的指征（D）

A. 骨折合并血管、神经损伤，需要手术探查

B. 骨折断端有软组织嵌入，手法整复失败

C. 骨折后，平台增宽超过 5mm

D. 通过手法整复，仍不能达到解剖复位

E. 多处骨折，为减少并发症

3. **不是**骨折复位的方法的是（E）

A. 手法复位   B. 持续牵引复位

C. 骨牵引 　　　　　　　　　　D. 手术切开复位

E. 手法按摩

4. 患者,男性,40岁,外伤致胫骨平台骨折(Ⅱ型),行手术切开复位螺钉内固定术,石膏托外固定,术后第2周,为防止肌肉失用性萎缩,训练股四头肌时选用(D)

A. 等速向心性运动练习 　　　　B. 等速离心性运动练习

C. 等张收缩运动练习 　　　　　D. 等长收缩运动练习

E. 等动运动练习

5. 胫骨平台骨折的术后并发症**不包括**(C)

A. 感染 　　　　　　　　　　　B. 畸形愈合

C. 失血性休克 　　　　　　　　D. 膝关节僵硬

E. 创伤后关节炎

二、多选题

1. 胫骨平台骨折手术目的包括(ABCDE)

A. 关节面解剖复位 　　　　　　B. 重建膝关节的稳定性

C. 恢复下肢的正常力线 　　　　D. 早期功能锻炼

E. 坚强内固定

2. 关于胫骨平台骨折的描述,正确的是(ABCDE)

A. 解剖位置属于胫骨上端 　　　B. 松质骨,已塌陷

C. 两侧各有侧韧带与股骨髁相连 D. 移位不大,可保守治疗

E. 严重暴力可导致半月板一并损伤

第十二节　胫腓骨骨折的护理

学习目标

1. 了解胫腓骨骨折的诊断及分型。

2. 熟悉胫腓骨骨折的护理常规。

3. 掌握胫腓骨骨折的术后护理要点。

【概述】

胫腓骨骨折(fracture of shaft of tibia and fibula)指胫骨平台以下至踝关节以上部分发生骨折。该骨折是长管状骨中最常发生骨折的部位,约占全身骨折的 8%~10%。以青壮年和儿童居多。儿童可见胫腓骨的"青枝骨折",长跑运动员可见到腓骨的"疲劳性骨折"。

胫腓骨骨折外伤严重,创面大,骨折粉碎、污染严重,组织遭受挫伤为本症的特点,胫骨骨折愈合缓慢,常可引起永久性的后遗症。

【病因与损伤机制】

1. **直接损伤**　高能量损伤多发生于交通伤,常为横断性、粉碎性或移位明显的骨折,伴软组织严重损伤。

2. **间接暴力**　由高处坠下、旋转暴力扭伤或滑倒等所致骨折,多为斜形或螺旋形骨折。

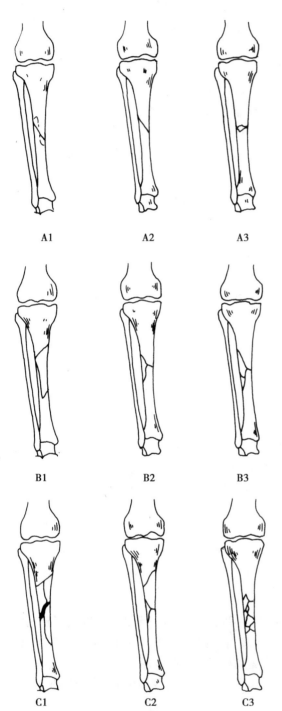

A1　　　　　A2　　　　　A3

B1　　　　　B2　　　　　B3

C1　　　　　C2　　　　　C3

图 2-1-13　胫腓骨骨折分型

【诊断】

（一）症状和体征

胫腓骨骨折的典型表现为小腿疼痛、肿胀,瘀斑,不能站立行走,患肢短缩或成角畸形。骨折常合并软组织损伤致开放性骨折,可见骨折端外露;合并胫前动脉损伤,则足背动脉搏动消失,肢端苍白、冰冷。若继发骨筋膜隔室综合征,则肢端出现缺血表现,小腿肿胀明显、张力增加、感觉消失。

（二）辅助检查

1. **X线检查**　包括踝关节正位、侧位、踝穴位,判断是否存在压缩、短缩,以及关节面完整性。

2. **CT检查**　能确定骨折线的位置,皮质骨块的数量和位置,以及关节粉碎程度。

3. **其他检查**　若怀疑存在动脉血管损伤,应行CT血管成像、血管造影或超声检查。

（三）分型

通常使用AO/OTA分型系统,按照骨折线的形态和骨折粉碎程度,以及合并的腓骨骨折的位置,将胫腓骨骨折分为A、B、C三型,进而再分为9种亚型（图2-1-13）。

1. **A型**　关节外骨折。A1型干骺端为简单骨折;A2型干骺端为楔形骨折;A3干骺端为粉碎性骨折。

2. **B型**　部分关节内骨折。B1型关节面单纯劈裂骨折;B2型关节面劈裂合并压缩性骨折;B3型关节面粉碎性骨折。

3. **C型**　完全关节内骨折,伴干骺端分离。C1型关节面与干骺端为简单骨折;C2型干骺端粉碎性骨折;C3型关节面与干骺端为粉碎性骨折。

【治疗】

原则是矫正畸形,恢复胫腓骨上、下面的

平行关系,恢复肢体长度。

（一）非手术治疗

对于移位、粉碎程度轻微的单发、闭合、低能量骨折可以在复位后使用长腿支具或管型石膏固定,然后根据骨折愈合情况逐渐开始负重。对于不稳定的胫腓骨干双骨折可采用跟骨结节牵引,纠正短缩畸形后行手法复位,小夹板固定。

（二）手术治疗

1. **适应证**　急诊手术的指征包括伴有骨筋膜隔室综合征、血管神经损伤、开放性骨折、断肢再植的胫腓骨骨折。

2. **手术时机**　当患肢明显肿胀,皮肤出现张力性水疱,排除开放性骨折和骨筋膜隔室综合征后,应延期手术,待皮肤条件允许后再行手术治疗,前期可行牵引治疗。

3. **手术目的**　解剖复位重建关节面;有效进行关节面与干骺端的连接固定;坚强固定,尽早进行关节活动;早期的手术伤口、韧带愈合。

4. **手术方法**　包括髓内钉固定术、钢板内固定术,外固定支架固定术。

【护理】

（一）非手术治疗护理/术前护理

1. **体位护理**　平卧位患肢用软垫抬高,高于心脏水平。可疑骨筋膜隔室综合征者,患肢禁抬高。

2. **疼痛护理**　肢体持续性剧烈疼痛,且进行性加重,即肢体出现与原发损伤不符的剧痛,这是骨筋膜隔室内神经受压和缺血的早期信号。

3. **患肢肿胀的护理**　患肢冰敷;鼓励患者进行足趾屈伸运动,促进肿胀消退;石膏固定者,注意观察松紧程度,避免因肿胀造成石膏卡压,发生皮肤压力性损伤或肢端血运障碍;牵拉肢端引起疼痛时,应立即行骨筋膜隔室压力的监测,及时发现骨筋膜隔室综合征并予以解除;药物脱水治疗,并观察消肿效果,应密切注意观察患肢的疼痛、感觉及血运情况。

4. **骨牵引护理**

（1）维持有效牵引:牵引重量一般为体重的 1/15~1/10,不可随意增减;牵引绳不可随意放松,保持对抗牵引力量,躯干伸直骨盆方正,牵引方向与肢体长轴成直线。

（2）预防牵引针道处感染:每日用 75% 乙醇消毒针道处。一旦发生感染,按外科伤口换药处理,必要时撤除牵引。

（3）避免过度牵引:每日测量牵引肢体的长度,以免牵引过度。

（4）预防牵引并发症:腓总神经位置较浅,容易受压,引起足下垂,因此,下肢水平牵引时,应在膝外侧垫棉垫,防止患肢外旋,压迫腓总神经。

5. **水疱处理**　对于肿胀明显、已出现张力性水疱者,应注意保持水疱表皮完整,避免感染的发生。面积较大的水疱,可用碘伏消毒后用注射器抽吸水疱内液体,促进水疱干燥结痂。不在患肢上使用止血带、输液。

6. **功能锻炼**　鼓励患者进行早期功能锻炼,如股四头肌等长收缩、膝关节屈伸运动等,预防肌肉萎缩、关节僵硬、下肢深静脉血栓形成。

（二）术后护理

1. **病情观察**　监测生命体征,持续低流量吸氧,按时记录。

2. **患肢体位** 仰卧位,患肢下垫软枕,高于心脏,足尖向上避免外旋。

3. **血液循环及运动观察** 定时观察皮肤颜色、温度、毛细血管回流情况,患肢肿胀或干瘪等情况。观察患肢有无麻木、神经损伤等情况。

4. **切口观察** 观察伤口敷料有无渗血、松动,及时更换伤口敷料,保持伤口清洁、干燥。

5. **骨筋膜隔室综合征** 行切开减压术的患者,应密切观察生命体征和出入量变化,维持水、电解质及酸碱平衡。防止由于坏死组织及毒素进入血液循环引起心脏、肾脏损害等并发症。

6. **密闭式负压引流管的护理** 维持密闭环境,定时检查有无漏气;维持有效负压吸引;保持引流通畅;观察伤口局部及引流情况;保持冲洗液与引流量平衡。

7. **功能锻炼**

(1)术后第1天:保持外展中立位,抬高患肢20°~30°,鼓励患者做踝关节、趾关节自主伸屈活动。

(2)术后第2天:增加膝关节伸屈活动,起初用适当外力辅助,主动活动与被动活动相结合,每天3~4次。

(3)术后第3~5天:患者卧位,患肢股四头肌、踇长与趾长伸肌及小腿三头肌行静力性收缩训练,每天3次,5~10min/次。

(4)术后6~10天:患侧踝、趾关节行无痛性主动活动,每天3次,每次15~30min。在保护患侧小腿的同时,髋关节、膝关节行被动活动训练,对侧肢体做主动活动训练。

(5)术后2~3周:在足底放置自制弹簧足垫,使髋关节、膝关节微屈5°~10°,进行伸膝抗阻训练,每天3次,每次10min。

(6)术后4~8周:家属搀扶站立或在保护下扶双拐站立。

(7)术后2~4个月:扶拐行走4~6个月,加强患肢膝关节、小腿各组肌群的主动与抗阻训练,患侧上肢持手杖步行,提高下肢负重能力、耐力和行走能力。

【健康教育】

1. 告知患者伤口出现红、肿、热、痛等症状时,立即到医院就诊。

2. 功能锻炼应遵医嘱进行,循序渐进,运动量及运动幅度由小到大,以肢体肿胀不加剧、疼痛不加剧、伤口渗出不增加为原则。

知识拓展

骨筋膜隔室综合征

1. **概念** 由于骨折部位骨筋膜隔室内压力骤增,使骨筋膜隔室内肌肉和神经缺血、水肿,血液循环障碍而导致的一系列严重的病理改变,好发于前臂和小腿。

2. **临床表现** 患侧肢体持续性剧烈疼痛且进行性加剧,此为最早的症状。患者麻木、手指或足趾呈屈曲状,肌力减退,被动牵伸引起剧烈疼痛,若不及时处理可发展为缺血性肌挛缩,主要表现为由疼痛转为无痛、苍白或发绀、感觉异常、肌肉瘫痪、无脉。

3. **护理要点** 对于肿胀明显的患者密切观察、早期发现、早期治疗;出现骨筋膜隔室综合征的患者,对其进行心理护理,稳定患者情绪;早期进行切开减压术。

‖ 自 测 题

一、单选题

1. 发生骨筋膜隔室综合征的主要原因是（D）

A. 神经损伤   B. 静脉栓塞

C. 肌肉挛缩   D. 骨筋膜隔室内压力增高

E. 主要动脉断裂

2. 患者，40岁，男性，1年前因胫腓骨骨折行手法复位、石膏外固定，现检查见骨折处有反常活动，X线片显示胫骨上下骨折端有3mm间隙，并向后成角15°，其治疗应采用（C）

A. 手法复位，小夹板固定   B. 手法复位，石膏外固定

C. 切开复位，内固定   D. 切开复位，外固定

E. 切开复位，石膏外固定

3. 胫腓骨中1/3骨折患者，复位后用长腿石膏管型固定，4个月骨折愈合拆除石膏后，发现膝关节功能障碍，其原因是（B）

A. 肌肉萎缩   B. 关节僵硬

C. 关节强直   D. 骨折复位不良

E. 骨折畸形愈合

4. 骨筋膜隔室综合征常见的原因**不包括**（E）

A. 肢体严重的局部压迫   B. 四肢骨折时小夹板包扎过紧

C. 软组织严重的挫伤及挤压伤   D. 小腿的剧烈运动

E. 开放性骨折所致的大量出血

5. 小腿骨牵引重量一般为体重的（A）

A. 1/15~1/10   B. 1/7~1/5

C. 1/5   D. 1/7

E. 1/3

二、多选题

1. 骨筋膜隔室综合征早期的临床表现包括（ABDE）

A. 肿胀   B. 皮肤颜色改变

C. 感觉消失   D. 指（趾）屈曲

E. 远端脉搏及毛细血管充盈时间正常

2. 患者，男性，20岁，外伤后致胫腓骨双骨折，手术行胫骨切开复位，髓内针固定术，术后开始仰卧位髋屈曲位的屈、伸膝主动运动，此运动的作用是（ABCDE）

A. 利于肿胀消退   B. 减少肌肉萎缩程度

C. 防止关节僵硬   D. 促进骨折愈合

E. 防止静脉血栓形成

第十三节 踝关节骨折的护理

学习目标

1. 了解踝关节骨折分型。
2. 熟悉踝关节骨折的护理常规。
3. 掌握踝关节骨折的术后护理要点。

【概述】

踝关节骨折（fracture of ankle）是胫腓骨下端与距骨部分发生的骨折，占全身骨折的3.9%。老年女性踝关节骨折发病率高。踝关节骨折中，单踝骨折约占66%，双踝骨折约占25%，三踝骨折占7%。

踝关节是负重关节，站立时承受1.25倍体重，运动时承受高达5.5倍体重。

【病因与损伤机制】

1. 直接暴力 较少，主要见于高能量损伤，如车祸、高空坠落等情况，常导致踝关节粉碎性骨折。

2. 间接暴力 多见，大多是在踝跖屈时扭伤所致。

【诊断】

（一）症状和体征

踝部肿胀、压痛、畸形、功能障碍是踝关节骨折的主要表现。踝关节周围软组织覆盖差，踝关节骨折可能产生严重的水肿、骨折水疱、软组织损伤。踝部有皮下淤血，可见反常活动、有内翻或外翻畸形和骨摩擦音。对于合并闭合的胫腓骨骨折的患者，一定要详细检查患肢血运情况。容易漏诊跟腱断裂、巨骨外侧突骨折、距骨骨折及跟骨前突骨折。

（二）辅助检查

1. X线检查 包括踝关节正位、侧位和踝穴位，可确定骨折的部位、类型和移位情况。

2. CT检查 对判断骨折形态及有轴向暴力损伤、怀疑有踝穴骨折的病例非常有用。

3. MRI检查 用于判断是否有韧带损伤。

（三）分型

踝关节AO系统分型是临床常用的分型系统，借鉴了Weber系统分型，主要依据腓骨骨折线的位置与远端胫腓联合之间的位置关系进行分类。该分型系统易于应用，临床应用较广泛。

1. A型 下胫腓联合远端的腓骨骨折。A1型为单独的外侧副韧带或外踝骨折；A2型为A1型病变之一合并内踝骨折；A3型为A1型病变之一合并内踝的后内侧骨折。

2. B 型 经下胫腓联合的腓骨骨折。B1 型为外踝的简单斜形或粉碎性骨折,内侧结构完整;B2 型为 B1 型病变之一合并内踝骨折或三角韧带撕裂;B3 型为 B2 型病变之一合并后外侧 Volkmann 骨折块。

3. C 型 经下胫腓联合近端的腓骨骨折。C1 型为经胫腓联合近端的腓骨横行、斜形骨折,有移位;C2 型为经下胫腓联合近端的腓骨粉碎性骨折,有移位;C3 型为经腓骨中上 1/3 或者上胫腓关节的腓骨骨折或脱位。

【治疗】

（一）非手术治疗

保守治疗的指征:单纯外踝骨折;无移位或稳定骨折;无须反复整复,可达到并维持解剖复位、但有移位的骨折;由于全身或局部条件的影响,患者不能接受手术治疗。

（二）手术治疗

1. **适应证** 主要包括因软组织嵌入无法手法复位者;可能造成距骨移位的不稳定骨折;远端胫腓关节分离;开放性骨折;垂直压缩性骨折;超过关节面 25%,关节面移位超过 2mm 的后踝骨折需要手术治疗。

2. **手术目的** 首要目的是踝关节面的解剖复位;恢复下肢正常的对位、对线关系;恢复踝关节负重,旋转,内、外翻等功能;恢复正常行走步态。

3. **手术时机** 开放性骨折须急诊手术;闭合性骨折可在伤后发生明显肿胀之前急诊手术;在肿胀高峰期过后,通常需要 7~10d。如需延期手术,应对骨折脱位进行初步的闭合复位,石膏或支具固定,或实施跟骨骨牵引,并注意抬高患肢以利于消肿。

4. **手术方法** 包括髓内针固定术、钢板螺钉内固定术、外固定支架术。

【护理】

（一）非手术治疗护理 / 术前护理

1. **体位护理** 患肢保持外展中立位,足跟垫软垫抬高,高于心脏,以减轻足跟部受压。

2. **疼痛护理** 局部冷敷或抬高患肢来减轻水肿以缓解疼痛,热疗或按摩可减轻肌肉痉挛引起的疼痛,疼痛严重时可遵医嘱给予镇痛药。

3. **肿胀护理** 评估患肢肿胀程度、疼痛、肤色、温度等情况,警惕骨筋膜隔室综合征的发生。指导患者进行趾和膝关节的主动功能锻炼,促进肿胀消退。

4. **皮肤护理** 水疱肿胀减轻后,水疱可自行吸收;水疱直径 >2cm 时,应抬高患肢,严格无菌技术操作下,用无菌注射器在每个水疱最底部抽取液体,然后用无菌棉棒轻轻按压,让疱壁贴于皮肤,避免疱壁大面积的破坏,遵医嘱使用外用药物治疗,防止感染。皮肤严重坏死者,应按时清创换药,外用抗生素湿敷患处可促进愈合。

5. **外固定护理** 抬高患肢;注意保护足跟等骨隆突部位,防止受压;及时调整石膏松紧度;注意观察肢端皮肤颜色、温度、肿胀、感觉、运动情况等。

6. **患肢缺血护理** 严密观察肢端有无剧痛、麻木、皮温降低、皮肤苍白或青紫、脉搏减弱或消失等血液灌注不足表现。一旦出现,应对因、对症处理。

7. **功能锻炼** 指导患者进行下肢肌肉等长收缩练习,趾及膝关节主动屈伸练习。

8. **饮食指导** 指导患者进食高蛋白、高维生素、高热量、高钙和高铁的食物,多饮水。对于户外活动受限的患者,可以补充鱼肝油滴剂、维生素 D、牛奶等高钙食物。

（二）术后护理

1. 病情观察 抬高患肢,保持外展中立位,并注意保暖。

2. 疼痛护理 对患者进行疼痛评估,包括疼痛的部位、性质及持续时间,并制订疼痛管理方案。

3. 伤口护理 密切观察术区敷料包扎是否过紧及切口有无活动性出血。密切观察患足的皮温、颜色及感觉变化,注意有无神经损伤。如有感觉异常或迟钝,及时通知医生。

4. 肿胀护理 术后密切观察患肢肿胀程度,肢端疼痛、感觉、运动及血运情况,警惕术后发生骨筋膜隔室综合征。

5. 功能锻炼

（1）术后第1天:抬高患肢,可行患肢的肌肉舒、缩练习和跖趾关节、趾间关节的跖屈、背伸练习,但严禁患足背伸。

（2）术后第3天:以患者主动训练为主,石膏固定期间,进行趾间关节、跖趾关节、膝关节的活动和股四头肌等长舒缩训练。限制踝关节跖屈,禁止内、外翻和内、外旋活动,每天至少进行3~4次,每次训练总时间≥10min。

（3）术后1周:直腿抬高训练,卧位或坐位,伸直膝关节将肢体抬高离开床面,持续5~10s,每次做20~30组,重复练习。

（4）术后3周:重复以上内容,并练习膝关节的伸屈。

（5）术后第6周:开始平缓进行踝关节内、外翻及旋转活动,开始幅度不可过大,以不加重关节疼痛为度。切忌突然用力内、外翻或旋转活动,并继续加强前期的训练。可开始扶双拐下床非负重功能锻炼。指导患者先坐于床旁或椅子上,患肢屈膝下垂使足平放到地,适当用力,力量由轻到重,循序渐进,以不感到疼痛为宜;时间由 10~15min/ 次增至 20~30min/ 次,3~5 次 /d,1 周后练习下蹲,经扶双拐进行轻负重（1/3 负重力量）、短距离步行锻炼,逐步到半负重、可步行活动。

（6）12周后:经 X 线检查,见骨折愈合可逐渐弃拐行走。

【健康教育】

1. 告知患者注意观察伤口,不要擅自处理,到正规医院就诊治疗。

2. 指导患者回家后继续进行功能锻炼。

3. 指导患者定期门诊复查,并说明复查的重要性。

知识拓展

踝关节扭伤术后的康复原则

1. 术后0~2 周 在硬质护踝保护具的保护下部分负重行走;关节活动度训练仅允许非负重模式下有限的踝关节跖屈（$0° ~20°$）和背伸（$0° ~10°$）,避免内、外翻。

2. 术后3~6 周 在硬质护踝保护具的保护下逐渐过渡至完全负重;可进行腓骨肌等张及抗阻收缩训练;主动关节活动度练习,避免内翻。

3. 术后7~12 周 更换硬质护踝保护具为软质护踝保护具、完全负重行走;进一步增加关节活动度,允许内翻,必要时进行关节松动训练,基本功能恢复训练。

4. 术后13周开始 运动中用软质护踝保护具,评估康复情况后酌情撤去软质护踝保护具;无疼痛的变向慢跑,开始运动专项训练。整个术后康复过程需要定期了解患者的康复水平,以便及时调整康复训练计划。

自测题

一、单选题

1. 可根据(B)症状诊断为踝关节骨折

A. 足趾主动活动正常　　　　　　　　B. 疼痛、肿胀伴活动受限

C. 毛细血管再充盈时间正常　　　　　D. 足部皮肤触痛觉正常

2. 考虑保守治疗的稳定性踝关节骨折,需要固定踝关节保持中立位(C)周

A. 3~4　　　　　　B. 5~6　　　　　　C. 6~8　　　　　　D. 7~9

3. 发生骨筋膜隔室综合征时需立即进行(D)

A. 截骨术　　　　　　　　　　　　　B. 泵运动

C. 抬高患肢、给予冰敷　　　　　　　D. 切开减张术

4. 术后(A)能够有效促进患肢消肿、防止关节粘连

A. 功能锻炼　　　　　　　　　　　　B. 皮下注射抗凝血药物

C. 口服镇痛药　　　　　　　　　　　D. 足部按摩

5. 踝关节骨折手术目的**不包括**(C)

A. 踝关节面的解剖复位　　　　　　　B. 恢复踝关节负重,旋转,内、外翻等功能

C. 彻底清创,有效引流　　　　　　　D. 恢复正常行走步态

二、多选题

1. 为警惕发生骨筋膜隔室综合征,需要加强关注(ABC)

A. 患肢的肿胀程度　　　　　　　　　B. 肢端疼痛、感觉

C. 肢端血运情况　　　　　　　　　　D. 伤口感染

2. 踝关节骨折患者术后患肢需保持的体位是(ACD)

A. 抬高患肢　　　　　　　　　　　　B. 低于心脏水平

C. 保持外展中立位　　　　　　　　　D. 注意保暖

(彭贵凌　鲁雪梅　高远)

第二章　骨盆及髋臼骨折与护理

第一节　骨盆骨折的护理

学习目标

1. 了解骨盆的主要生理功能、骨盆骨折分型。
2. 熟悉骨盆骨折的治疗常规。
3. 掌握骨盆骨折的护理要点。

【概述】

骨盆骨折（fracture of pelvic）是一种常见的严重外伤，好发于青壮年，在全身骨折中占3%~8%，包括骨盆环断裂、骶骨骨折、髋臼骨折和撕脱性损伤。骨盆骨折为高能量损伤，合并损伤发生率非常高：四肢伤85%；胸部损伤70%；腹部损伤60%；头颅损伤60%。骨盆解剖结构复杂，大血管、神经损伤严重者可危及生命。

骨盆是一个骨性环，由髂、耻、坐骨组成的髋骨连同骶尾骨构成的闭合骨环，骨环后方是骶髂关节，骨环前方是耻骨联合。

1. 骨盆的生理功能　连接脊柱与下肢，完成力学承载；保护盆腔内的脏器和血管、神经等重要的组织结构。

2. 骨盆内的重要脏器分布　膀胱位于盆底肌肉的上方；在女性中，盆底肌肉形成的间隔内走行尿道、阴道、直肠和支持韧带，耻骨支骨折移位时，容易刺伤阴道，造成开放性骨折；在男性中，膀胱和盆底之间是前列腺，尿道在前列腺远端区域的薄弱环节是尿道膜部，膀胱受到牵拉时，尿道膜部会发生断裂，尿道外口血迹提示有尿道损伤的可能。

3. 骨盆内的血管　骨盆骨折最严重的并发症是骨盆出血，髂内动静脉是骨盆最重要的血管。臀上动脉是髂内动脉的重要分支，沿骶髂关节的前下方经过坐骨大孔离开骨盆，通过坐骨大孔时直接位于骨面上，易造成损伤。骶正中动脉位于骶骨中线的前侧。

4. 骨盆内的神经　骨盆的神经网络主要来自 L_4~S_3 的神经根，损伤可导致膀胱、肠道及性功能障碍。

【病因与损伤机制】

低能量损伤常为单处骨折或骨质疏松性骨折；高能量损伤为高空坠落、交通事故等导致的骨盆环碎裂。骨折的类型和粉碎、移位程度与外力的方向、大小和性质有关。

引起骨盆骨折的暴力作用机制分别为：

1. 前后挤压暴力　暴力直接作用于耻骨联合或髂后上棘，导致单髋或双髋外旋引起开书样损伤，耻骨联合分离。

2. **侧方挤压暴力** 暴力直接作用在髂嵴,使骨盆环受到内旋作用,导致前方耻骨骨折,以及后方骶骨骨折。

3. **垂直剪切暴力** 患者多从高处坠落,造成垂直剪切损伤。骨盆后方所有韧带结构断裂,造成髂骨、骶髂关节或骶骨的垂直移位,骨盆环极不稳定。

4. **混合暴力** 根据暴力方向和大小不同,造成不同类型的骨盆环损伤。

【诊断】

（一）症状和体征

患者髋部肿胀、疼痛,不能坐起或站立。患者有大出血或严重内脏损伤,患者可出现面色苍白、出冷汗、脉搏细速、烦躁不安等低血压和休克早期症状。

查体可见:

1. **骨盆分离试验、挤压试验阳性** 双手交叉按压双侧髂嵴,两手同时向外推按髂骨翼,使之向两侧分开,若出现疼痛为骨盆分离试验阳性;双手向中线挤压双侧髂嵴,若疼痛为骨盆挤压试验阳性。

2. **肢体长度不对称** 用皮尺测量从脐至内踝长度,患侧缩短。也可测量胸骨剑突与两髂前上棘之间的距离,骨盆骨折向上移位的一侧长度短。

3. **会阴部、耻骨联合处可见皮下瘀斑,压痛明显** 此体征为耻骨和坐骨骨折的特有体征。

（二）辅助检查

1. **X 线检查** 包括骨盆前后位、出/入口位、侧位 X 线片,是诊断骨盆骨折的主要手段,可显示骨折类型及移位情况。

2. **CT 检查** 可以清楚地显示骨质和软组织结构,发现骨折的微细变化,评价骶髂后复合体的稳定性。三维重建可以更好地显示骨折的类型和合并损伤。

3. **B 超检查** 可以了解腹腔及盆腔内脏器及大血管的情况。

4. **CT 血管成像（CTA）检查** 能快速锁定出血血管,是骨盆骨折动脉损伤的一种可靠检查方法。

5. **血管造影检查** 能够直观地显示骨盆动脉的解剖形态,能够在诊断骨盆血管损伤的同时做髂内动脉或其分支栓塞,挽救患者生命。

6. **MRI 检查** 可直接显示稳定骶髂关节的韧带,如韧带断裂、撕裂及骨折周围的血肿,但不作为常规检查推荐使用。

（三）分型

1. **Young-Burgess 分型** 基于骨折损伤机制和稳定性的分型方式（图 2-2-1）。

（1）LC 骨折:侧方挤压损伤,侧方挤压力量造成的损伤。

（2）APC 骨折:前后挤压损伤,前方暴力造成的损伤。

（3）VS 骨折:垂直剪切伤,高处坠落所致的损伤。

（4）CM 骨折:混合暴力损伤,如 LC/VS 骨折或 LC/APC 骨折。

2. **Tile 分型** 根据骨盆环稳定性将骨盆骨折分为三个基本类型。

（1）A 型:稳定骨折,后弓完整。A1 型为髂骨的撕脱骨折,发生于髂前上棘、髂前下棘、坐骨结节等骨隆突处;A2 型为髂骨翼分离或微小移位的骨盆环骨折;A3 型为骶骨或尾骨的横行骨折。

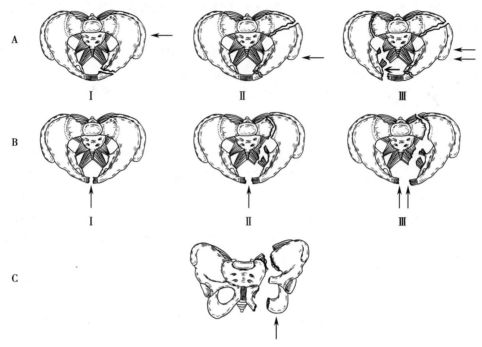

图 2-2-1 Young-Burgess 分型

A. LC 骨折（分为Ⅰ、Ⅱ、Ⅲ 3 个亚型）；B. APC 骨折（分为Ⅰ、Ⅱ、Ⅲ 3 个亚型）；C. VS 骨折（箭头指示受力部位）

（2）B 型：部分稳定骨折，后弓部分不完全断裂。B1 型为开书样损伤，骨盆的外旋不稳定损伤；B2 型为侧方压缩损伤，骨盆的内旋不稳定损伤；B3 型为双侧部分稳定骨折。

（3）C 型：不稳定骨折，包括骶髂后复合体、骶结节和骶棘韧带的断裂。C1 型为单侧不稳定骨折；C2 型为一侧不稳定骨折，另一侧为部分稳定骨折；C3 型为双侧不稳定骨折。

【治疗】

骨盆骨折的治疗原则是首先处理休克和各种危及生命的并发症，再处理骨折。是否手术的主要依据是骨盆环的稳定程度。急诊抢救的 ABCDEF 原则为：

A（airway）：保持呼吸道通畅，注意胸部损伤，必要时气管插管，胸腔闭式引流等。

B（bleeding）：快速建立静脉通路，补充血容量，同时控制出血。

C（center nerve system）：意识变化。

D（digest）：消化系统损伤的处理。

E（excretion）：泌尿生殖系统的处理。

F（fracture）：骨折的处理。

（一）非手术治疗

稳定骨折，如单纯骨盆前环耻骨支坐骨支骨折，不论单侧或双侧，除个别骨块游离突出需要手法压回，一般均不需要手术治疗。一般休息 2~4 周，年老体弱者则时间稍长。可采用骨盆兜带固定、手法复位、患肢骨牵引。

（二）手术治疗

1. 骨盆骨折患者分类

（1）一般情况不稳定、骨盆环骨折不稳定的患者：应急诊行手术控制出血，进一步监测、复苏,病情稳定后 1~2 周内行内固定术。

（2）一般情况不稳定、骨盆环骨折稳定的患者:首先进行复苏,控制出血,先治疗其他部位的重要损伤,待一般情况稳定后,再进一步评估骨盆骨折情况。

（3）一般情况稳定、骨盆环骨折不稳定的患者:应密切观察 24~48h,避免潜在或延迟的出血,如果情况稳定,仔细评估后制订下一步方案。

（4）一般情况稳定、骨盆环骨折稳定的患者:多采用保守治疗,其中移位明显者、合并神经症状者、对功能要求较高者可行手术治疗。

2. 手术方式

（1）外固定支架固定术:适用于有明显移位的、开放性不稳定骨折。

（2）切开复位内固定术:适用于耻骨联合分离 >2.5cm 或者耻骨支分离 >2cm,下肢不等长超过 1.5cm 者,或者伴随严重的骨盆畸形者。

（3）骨盆经皮微创术:适用于骶髂关节脱位、骶骨骨折、骨盆前环耻骨支骨折;骶骨畸形和过度肥胖是相对禁忌证。

【护理】

（一）非手术治疗护理 / 术前护理

1. 失血性休克的护理

（1）关键是密切观察血压、脉搏、意识变化,及时补充血容量,治疗病因并制止其继续失血。

（2）补液原则:先晶后胶、先快后慢、先盐后糖,首选等渗盐水、平衡液,先输入晶体液增加循环血量,降低血液黏稠度,改善微循环,继而输入胶体液或血液制品。根据血压回升情况及时调整输液量。

（3）及时配合医生迅速准备好一切抢救物品,并建立两条以上静脉通路,心电监护、吸氧并注意保暖,留置尿管,尽量减少搬动,采用休克体位。

2. 腹部内脏损伤的护理　骨盆骨折绝大多数为高能量损伤,同时,骨盆本身的变形、移位和剪切力作用均可引起腹部内脏的损伤。

（1）密切观察患者腹部情况,有无压痛、腹胀、腹肌紧张、反跳痛、肠鸣音减弱等。

（2）对可疑病例及时进行腹腔穿刺,若抽出不凝血性液体,则提示肝、脾或肠系膜血管破裂可能;若抽出混浊液体,则提示胃肠道损伤可能。如有空腔脏器的损伤,告知患者禁饮禁食,并准确记录 24h 出入量。

（3）若抽出尿液,则提示膀胱损伤。即使腹腔穿刺结果为阴性,亦不能排除有腹腔内脏损伤的可能。行腹部 B 超或其他影像学检查,有助于判断有无腹腔实质性或空腔脏器的损伤。如抗休克治疗后仍无法纠正休克症状或出现进行性腹胀,应及时请普外科会诊后行剖腹探查及脏器修补术。

3. 患肢的观察与护理　查看患肢血液循环情况,注意观察足趾末梢皮肤的颜色、温度,足背动脉搏动情况,足趾的屈伸活动、感觉情况,有无神经损伤症状,如足下垂等。

4. 疼痛管理　进行合理的疼痛评估,内容包括疼痛部位、性质、持续时间,并与医生一起制订疼痛管理方案。

5. 预防静脉血栓　在患者病情允许的情况下,嘱患者每日饮水 ≥2 000ml,在锻炼患肢的同时,指导患者进行双上肢及健侧下肢全范围关节活动和功能锻炼。必要时遵医嘱注射抗凝血药物。

6. 骨牵引护理 严密观察患肢血液循环及肢体活动情况,每日定时检查牵引绳及牵引弓的位置,保持克氏针针孔处皮肤干燥、无渗出。指导患者进行肌肉收缩练习,如股四头肌等长收缩,并帮助患者推动髌骨,预防下肢肌肉萎缩及膝关节粘连。牵引重量不可随意增减,以免影响骨折复位或肢体畸形的矫正。经常检查牵引架的位置,如有错位或松动,及时通知医生,并配合医生进行处理。

7. 预防压力性损伤 避免骨隆突处长期受压,保持皮肤清洁干燥,制订并执行个体化失禁管理计划。

8. 功能锻炼 伤后2~3周内需要卧床休息,期间注意髋关节微屈位下活动双下肢膝关节、踝关节,以不引起疼痛或致轻痛为度,避免同侧髋关节过度前屈、外展外旋引起疼痛。可进行踝泵、股四头肌等长收缩练习,强化上肢肌力锻炼。

(二)术后护理

1. 预防低血容量性休克 按时巡视,及时发现血容量不足的症状,如烦躁、出汗、尿量减少等,密切观察引流液的颜色及量,若引流液每小时>100ml,或伤口渗血较多,应及时汇报医生,并配合处理。

2. 腹膜后血肿的护理 严密观察患者的腹部体征,包括腹部压痛、肌紧张,反跳痛的程度、范围、是否局限,有无移动性浊音等,并注意倾听患者的主诉;定时测量腹围;确诊后严格禁食,禁食期间经静脉输注营养物质,恢复饮食前做好健康教育;为预防继发性感染,可加用抗生素并输入足量的液体,加强基础护理。

3. 膀胱、尿道损伤的护理 观察患者有无血尿、排尿困难、少尿、无尿等症状。如膀胱颈部或后壁劈裂会有明显的腹膜刺激征,导尿时无尿液流出;如有尿道断裂,则表现出尿道出血、排尿障碍、疼痛等症状。保持尿管通畅,鼓励多饮水。尿道不完全撕裂时,留置尿管2周并妥善固定。对于行膀胱造瘘的患者保持引流管通畅,防止扭曲或折叠。造瘘管一般留置1~2周,拔管前先夹管,观察能否自行排尿,如排尿困难或切口处有漏尿,则延期拔管。

4. 直肠肛门损伤的护理 检查肛门有无疼痛、触痛、出血,必要时做直肠指诊。若行结肠造口术,保持造口周围皮肤清洁干燥,观察有无局部感染征象。

5. 神经损伤的护理 注意有无会阴区、下肢麻木及运动障碍,以判断有无腰骶神经丛和坐骨神经损伤;患肢保持外展中立位,指导肌肉收缩锻炼,防止失用性肌萎缩。

6. 脂肪栓塞综合征的护理 骨盆内静脉丛破裂及骨髓腔破坏,骨髓脂肪溢出随破裂的静脉窦进入血液循环,引起肺、脑、肾等部位的脂肪栓塞。患者要绝对卧床休息,给予高流量吸氧、抗凝、溶栓等处理,监测生命体征、意识、血气分析和凝血时间等指标变化。

7. 功能锻炼

(1)卧床期:应以髋、膝、踝的活动度和双下肢肌力训练为主。踝泵练习;股四头肌(大腿前侧肌群)等长收缩练习;腘绳肌(大腿后侧肌群)等长收缩练习;在不增加疼痛的前提下,尽可能多做。同时,强化上肢肌力,以维持基本身体素质,为体位转移和下地扶拐行走等做准备,但必须在床上进行,必须确保练习时骨盆无受力和移动。

(2)活动期:伤后2~3周,患者损伤局部疼痛减轻可以开始下述练习。

1)轻柔的髋关节活动度练习:必须在床上仰卧进行,同时必须保证轻柔缓慢主动动作。不可勉强进行,更不能由非专业人员帮助暴力推拿。整个练习过程控制在无痛或轻微疼痛范围内。10~15 次 / 组,2~3 组 /d。先练习髋关节屈伸,再练习内、外旋,最后练习外展内收。

2)直抬腿练习:尽量伸直膝关节后直腿抬高至足跟离床 15cm,保持至力竭为 1 次,5~10 次 / 组,2~3 组 /d。

3)后抬腿练习:尽量伸直膝关节后直腿抬高至足尖离床 5cm,保持至力竭为 1 次,5~10次 / 组。2~3 组 /d。

4)骨折愈合程度至牢固可侧卧时,开始侧抬腿练习:尽量伸直膝关节后直腿抬高至无痛角度,保持至力竭为 1 次,5~10 次 / 组,2~3 组 /d。

(3)行走期:经专业医生复查许可后,开始负重和平衡练习。随骨折愈合的牢固程度,负重由 1/4 体重→ 1/3 体重→ 1/2 体重→ 2/3 体重→ 4/5 体重→ 100% 体重逐渐过渡。可在平板健康秤上让患腿负重,以明确部分体重负重的感觉。逐渐至可达到患侧单腿完全负重站立。5min/ 次,2 次 /d。①开始前后、侧向跨步练习:要求动作缓慢、有控制、上体不晃动。力量增强后可双手提重物为负荷或在踝关节处加沙袋为负荷。20 次 / 组,组间间隔 30s,2~4 组连续,2~3 次 /d。②恢复髋关节周围肌肉力量练习:要求动作缓慢、有控制,无或微痛,逐渐增加力度和运动量。20 次 / 组,组间间隔 30s,2~4 组连续,2~3 次 /d。

注意:骨盆骨折手术后患者可以根据医师评定结果,如果骨折内固定稳定可以提早进入行走期训练。

【健康教育】

1. 术后患者可取平卧位或健侧卧位,坐位需遵医嘱。

2. 饮食鼓励进高热量、高蛋白、富含维生素、易消化的饮食。适当增加粗纤维食物,以防发生便秘。

3. 鼓励患者保持良好精神状态,积极帮助患者解决问题。

4. 注意观察伤口,如出现红、肿、热、痛、渗出等感染征象,不要擅自处理,到正规医院就诊治疗。

5. 指导患者回家后继续进行功能锻炼。

6. 定期门诊复查,并说明复查的重要性,如出现病情变化,及时来医院就诊。

知识拓展

骨盆骨折合并膀胱及尿道损伤

1. 膀胱及尿道损伤 是骨盆骨折常见的合并伤,发生率为 13%。尿道损伤常见于男性,女性中膀胱损伤更常见。

2. 膀胱破裂 多由耻骨联合及耻骨支骨折脱位后间接暴力引起,膀胱造影检查确诊率可达 85%~100%。一旦确诊破裂,则应施行膀胱修补造口术。术后充分引流,留置尿管时间要达 4 周。

3. 尿道损伤 多由骨盆骨折时撕裂、牵拉甚至移位的骨折块切割所致,尿道外口滴血或有血迹、有尿意但不能排尿,是尿道损伤的重要表现。

Ⅲ 自 测 题

一、单选题

1. 骨盆骨折最严重的并发症（E）

A. 尿道损伤   B. 膀胱损伤

C. 直肠损伤   D. 神经损伤

E. 盆腔血管损伤

2. 易发生休克的骨折（A）

A. 骨盆骨折   B. 股骨颈骨折

C. 肱骨髁上骨折   D. 锁骨骨折

3. 某患者从工地高空坠落，出现血压下降，腹胀，腹痛。查体见髂骨挤压试验阳性，双下肢不等长，会阴部瘀斑。最可能的诊断是（D）

A. 股骨干骨折   B. 股骨颈骨折

C. 髋关节脱位   D. 骨盆骨折

4. 患者，男性，30岁，车翻时砸伤下腹部，查体：耻骨联合处压痛，挤压试验阳性，膀胱胀满，导尿管插入一定深度未引出尿液，导尿管尖端见血迹，此时应考虑（D）

A. 导尿管插入深度不对   B. 导尿管插入方法不对

C. 骨盆骨折合并尿道断裂   D. 骨盆骨折合并膀胱损伤

E. 导尿管阻塞

二、多选题

1. 严重创伤后常见的并发症主要有（ABCDE）

A. 休克   B. 感染

C. 脂肪栓塞综合征   D. 急性肾衰竭

E. 应激性溃疡

2. 患者，女性，20岁，车祸伤，入院X线片示骨盆骨折。若患者持续出现低血压，要了解有无腹部脏器破裂出血，非首选的检查是（ABCE）

A. B超检查   B. CT检查

C. MRI检查   D. 腹腔诊断性穿刺

E. 导尿

3. 骨盆骨折患者不能自主排尿，下腹部压痛明显，留置尿管后，**不正确**的处理措施包括（ABCE）

A. 给予利尿剂   B. 加快输液速度

C. 立即手术进行内固定   D. 向膀胱注入生理盐水并回抽

E. 行B超检查

第二节 髋臼骨折的护理

学习目标

1. 了解髋臼骨折分型。
2. 熟悉髋臼骨折的治疗方法。
3. 掌握髋臼骨折的护理要点。

【概述】

髋臼骨折(acetabular fracture)是由强大暴力作用于股骨头和髋臼之间造成的,约占全身骨折的 0.7%。髋臼骨折多为高能量损伤,主要发生于青壮年。髋臼骨折的复位质量是影响其远期效果的最重要因素。因其骨折累及关节面,故常见创伤性关节炎、股骨头坏死等并发症。

髋臼由髂骨、坐骨和耻骨组成。坐骨神经和臀上血管、神经位于髂骨后下方和坐骨大切迹。

髋臼骨折为关节内骨折,需要解剖复位内固定。髋臼骨折后导致股骨头与髋臼之间失去正常的解剖对应关系,股骨头与髋臼的接触面积明显减少,关节面负重不均匀,导致创伤性关节炎。

【病因与损伤机制】

1. **直接暴力损伤** 绝大多数由直接暴力引起,暴力直接作用于大转子,导致髋臼骨折时股骨头在髋臼内位置决定了骨折的类型。下肢外旋、外展位可致前柱损伤;下肢内旋位可致后柱损伤;下肢中立位,大转子直接暴力伤可致髋臼横行骨折;髋关节外展位可引起低位横行骨折,内收位可致高位横行骨折。

2. **间接暴力损伤** 髋关节、膝关节均处于屈曲状态下,间接暴力导致髋臼后壁骨折,又称仪表盘损伤。髋关节屈曲的程度决定了髋臼后壁骨折的位置,髋关节屈曲的程度越大,导致后壁骨折的位置越靠下方;髋关节屈曲的程度越小,导致后壁骨折的位置越靠上方。

【诊断】

(一)症状和体征

明确外伤史,受累髋关节疼痛,活动受限。疼痛的部位可位于腹股沟区、臀后侧及髋关节外侧区。

髋部体征通常表现为局部肿胀,部分患者可观察到皮下瘀斑。髋部有压痛和叩击痛,关节活动受限,不能站立及行走。下肢短缩,内收内旋畸形提示为髋关节后脱位,臀部可触及股骨头;外展外旋畸形则提示髋关节前脱位。

（二）辅助检查

1. X 线检查 髋臼骨折的类型复杂，需要拍摄骨盆前后位、闭孔斜位和髂骨斜位的 X 线片。

2. CT 平扫 + 三维重建 能精确判断骨折的粉碎程度、股骨头的损伤、骨盆血肿、关节面的嵌压、关节内游离骨块、髋关节脱位和骶髂关节损伤情况。三维重建能立体再现骨折的整体移位情况。

3. MRI 检查 对髋臼骨折的分类、诊断意义不大，但对于判断股骨头的血供状态和游离骨块的存活状态有帮助。

（三）分型

目前广泛采用的是 Letournel-Judet 分型，其主要从解剖结构的改变来分型（图 2-2-2）。

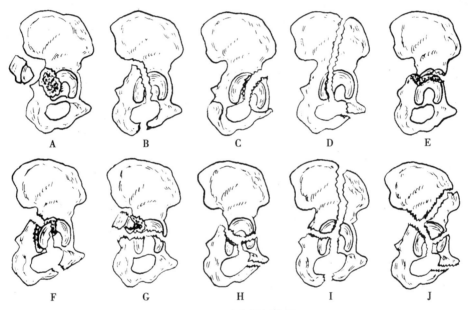

图 2-2-2 髋臼骨折分型

A. 后壁骨折；B. 后柱骨折；C. 前壁骨折；D. 前柱骨折；E. 横断骨折；F. 后柱伴后壁骨折；G. 横断伴后壁骨折；H. T 形骨折；I. 前柱伴后半横行骨折；J. 双柱骨折。

1. 简单骨折 横行或累及髋臼的一个柱或壁的骨折。

（1）后壁骨折：常合并股骨头后脱位，后柱的稳定性不受影响。

（2）后柱骨折：可伴随股骨头的中心脱位。

（3）前壁骨折：前柱保持完整，坐骨、耻骨支无骨折。

（4）前柱骨折：髂耻线连续性中断，股骨头前内侧脱位。

（5）横行骨折：骨折线越高，髋臼顶的损伤越重，预后越差。

2. 复杂骨折 两个简单骨折并存，包括 T 形骨折、横断伴后壁骨折、前柱伴后半横行骨折和双柱骨折。

【治疗】

髋臼骨折多为高能量损伤，多合并重要脏器损伤及多发性骨折，首先稳定生命体征，纠正休克，并处理可能存在的实质脏器损伤，再行髋臼骨折治疗。

（一）非手术治疗

非手术治疗适应证：

1. 有禁忌证者，如年老、体弱及合并有全身系统性疾病的患者，手术可能会带来巨大风险者。

2. 局部感染，由于骨牵引针或其他原因造成手术切口范围有感染存在者。

3. 伴有骨质疏松的患者。

4. 无移位或移位小于 3mm 的髋臼骨折。

5. 低位的前柱骨折或低位的横断骨折。

6. 粉碎的双柱骨折经闭合处理而恢复髋臼完整性者。

保守治疗的目的是防止骨折移位进一步增加，通常患者取平卧位，最好置于屈髋屈膝位。采用股骨髁上或胫骨结节骨牵引，牵引重量不宜过大，持续牵引 5~7d，每日被动活动髋关节数次；牵引时间 6~8 周，去牵引后，不负重练习关节功能；8~12 周开始逐渐负重行走。

（二）手术治疗

1. 适应证

（1）髋关节不稳定：后壁骨折、前壁骨折、方形区骨折。

（2）头臼不匹配：髋臼顶部骨折、高位的横行或 T 形骨折、移位的双柱骨折、髋关节内残留骨块、股骨头骨折、软组织嵌入。

（3）其他手术指征：骨折复位后发生股神经或坐骨神经损伤，或损伤加重，神经可能被卡压，需要行手术松解；前柱骨折合并股血管损伤，在修补血管的同时可将髋臼骨折一并复位固定；合并同侧股骨干骨折或膝关节损伤时，无法实施牵引复位，可同时手术修复损伤。

2. 手术时机　髋臼骨折手术治疗最佳时机为损伤后 5~7d。时间过长，血肿机化、软组织挛缩、早期骨痂等均妨碍骨折复位。

当髋臼骨折存在以下情况时，须行急诊手术：骨折脱位不能复位，预示有骨块或软组织嵌在关节内；复位后不稳定，易发生再脱位；闭合复位后坐骨神经损伤加重，临床判断有神经卡压；合并血管损伤；开放性骨折。

如 1 周内不能行髋臼骨折手术，应对髋臼骨折进行骨牵引，以防骨折端软组织挛缩而造成后期手术困难。

3. 手术目的　关节面的精确复位，以达到髋关节的良好对合关系。

4. 手术方法　包括切开复位重建钢板或髋臼 W 型安全角度接骨板内固定、空心钉固定及全髋关节置换术。

【护理】

（一）非手术治疗护理 / 术前护理

1. 病情观察　观察血压和意识状态的变化，防止低血容量性休克的发生。

2. 骨牵引护理　牵引重量为患者体重的 1/10~1/7，不可随意增减重量，严密观察患肢血液循环及肢体活动情况。每日定时检查牵引绳及牵引弓的位置，保持克氏针针孔处的皮肤干燥、无渗出。指导患者进行肌肉收缩练习，如股四头肌等长收缩，并帮助患者推动髌骨，预防下肢肌肉萎缩及膝关节粘连。

3. 预防压力性损伤　保持皮肤清洁干燥，避免皮肤暴露于过度潮湿环境中，降低压力性损伤发生风险。

4. 合并损伤的护理

（1）合并股骨头脱位：主要表现为髋部肿胀、疼痛、大腿内旋或外旋畸形。闭合复位后予以患肢牵引制动，牵引时保持患肢中立位，外展 15°~20°，维持有效牵引。

（2）颅脑外伤：合并颅脑外伤时，严密监测患者的生命体征、意识、瞳孔变化，以及有无头痛、呕吐症状，观察鼻腔和耳道有无流血、流液，保持局部清洁，禁忌填塞，防止颅内感染。

（3）尿道损伤：主要表现为尿道口流血、排尿困难、会阴部肿胀。确诊尿道损伤后，迅速给予留置尿管，以解决排尿困难，减轻局部肿胀，利于尿道修复。操作时避免动作粗暴，以免加重尿道损伤。观察尿液的颜色、性质、量，保持引流通畅，每日进行会阴护理，定期更换尿袋。在无腹部不适的情况下，嘱患者多饮水，每日尿量维持在 2 000ml 以上，并保持会阴部清洁，预防泌尿系感染。

（二）术后护理

1. 管道护理　保持引流管通畅，记录引流液的颜色、量和性质，术后 1h 内引流量超过 200ml 且呈鲜红色，提示伤口有活动性出血；术后 24h 出血量超过 800ml，及时报告医生，并配合医生进行处理。

2. 坐骨神经损伤　术后注意观察患肢有无麻木及足背伸活动障碍，给予"丁字鞋"固定，患肢保持中立位，防止外旋压迫腓总神经。膝下垫软枕，使膝关节屈曲 >60°，避免对损伤神经的过度牵拉，口服或肌内注射甲钴胺以营养神经。

3. 功能锻炼

（1）术后 1 周：术后 24h 进行股四头肌等长收缩锻炼、踝关节跖屈背伸锻炼。

（2）术后 2 周：进行膝关节屈伸活动锻炼，也可进行持续被动关节活动。术后 4 周内禁止做患髋的主动外展和被动内收运动。

（3）术后 6 周：进行屈髋、外展肌群锻炼，逐渐加大外展活动度，协助患者坐卧，进行双髋关节屈曲、膝关节屈伸锻炼。

（4）术后 8~10 周：指导患者双拐行走，遵循避免负重（脚尖点地负重约 5kg）—部分负重—完全负重的原则。

【健康教育】

1. 指导患者出院后继续进行康复锻炼，预防并发症的发生。

2. 肢体的功能康复锻炼动作应轻、稳，幅度由小到大，循序渐进。

3. 告知患者定期复查，及时调整康复计划。

知识拓展

骨盆骨折外固定支架固定

外固定支架固定适用于开放性污染骨盆骨折，前方软组织受损严重、合并全身多发性骨折，旋转不稳定而垂直向稳定的骨盆骨折；通过外固定支架固定可以获得精确的稳定。其适应证为：

1. 前后方挤压暴力损伤，外固定支架适用于稳定的开书样骨盆骨折。

2. 侧方挤压暴力损伤，外固定支架适用于骨盆的内旋损伤。

3. 垂直剪切暴力损伤,外固定支架适用于垂直、旋转方向不稳定骨折。

4. 血管损伤,外固定支架可以控制出血。

5. 耻骨上膀胱造口,外固定支架可以避免细菌污染。

6. 开放性骨盆骨折,特别是合并腹部损伤、腹腔污染的情况下,外固定支架将控制骨折移位,减少潜在感染风险。

自 测 题

一、单选题

1. 髋臼骨折合并髋关节中心脱位者,应采用何种治疗(A)

A. 骨牵引　　　　　　　　　　　　B. 皮牵引

C. 手法复位及石膏外固定　　　　　D. 介入疗法(髂内动脉造影及栓塞)

E. 骨盆兜悬吊牵引法

2. 鉴别髋关节前脱位和后脱位的主要依据是(E)

A. 外伤史　　　　　　　　　　　　B. 外伤时的体位

C. 外伤暴力的大小　　　　　　　　D. 髋关节 X 线片正侧位的表现

E. 患侧髋关节肢体的表现

3. 髋臼骨折合并股骨头脱位,牵引时患肢保持的体位是(B)

A. 屈髋位　　　　　　　　　　　　B. 中立位,外展 15°~20°

C. 内收体位　　　　　　　　　　　D. 外展位

4. 髋关节后脱位的并发症中,下列哪项最<u>不常见</u>(C)

A. 髋臼后缘骨折　　　　　　　　　B. 股骨头骨折

C. 股骨神经损伤　　　　　　　　　D. 坐骨神经损伤

E. 髋臼壁骨折

二、多选题

1. 髋臼骨折的抢救原则是(ABCD)

A. 保持呼吸道通畅　　　　　　　　B. 补充血容量

C. 处理消化系统损伤　　　　　　　D. 观察尿色及尿量

E. 保持 PCO_2 在 30~50mmHg

2. 不属于髋臼复杂骨折类型的是(BE)

A. T 形骨折　　　　　　　　　　　B. 后壁骨折

C. 双柱骨折　　　　　　　　　　　D. 后柱伴后壁骨折

E. 前柱骨折

（彭贵凌　鲁雪梅　高　远）

第三章 关节脱位与护理

第一节 肩锁关节脱位的护理

学习目标

1. 了解肩锁关节脱位的表现。
2. 熟悉肩锁关节脱位的分型。
3. 掌握肩锁关节脱位的护理。

【概述】

肩锁关节脱位（dislocation of the acromioclavicular joint），十分常见，多见于青年，暴力是引起肩锁关节脱位的主要原因，约占全身关节脱位的 10%。

肩锁关节由肩峰的锁骨关节面与锁骨外端的肩峰关节面构成关节，部分关节内存在纤维软骨盘。关节面多呈垂直方向，关节囊薄弱，由周围的韧带维持其稳定性。维系肩锁关节的主要韧带是肩锁韧带和喙锁韧带。

【病因与损伤机制】

1. 直接暴力 约占 70%，受伤时患侧位摔倒，上肢内收，患肩直接着地使肩峰受到向下的暴力，导致肩锁关节损伤。

2. 间接暴力 较少见，手在过伸位摔伤，暴力沿上臂进行传达，通过肱骨头，作用于肩峰，产生肩锁韧带损伤，而不损伤喙锁韧带。

【诊断】

（一）症状和体征

由于肩锁关节位于皮下，表现为局部高起，出现"阶梯"状畸形；双侧对比明显，患侧肩部疼痛、肿胀、畸形；伤肢外展或上举均困难，前屈和后伸运动受限，局部疼痛加剧。查体时肩锁关节处有压痛，锁骨肩峰端有漂浮感。

（二）辅助检查

X 线片可显示锁骨外端向上移位，包括前后位片和侧位片。肩锁关节半脱位向上移位轻，肿胀不明显，诊断比较困难，需要双上肢同时拍摄 X 线片，对比检查，方可明确诊断。

（三）分型

依据 Rockwood 提出的分型方法，肩锁关节脱位分为六型（图 2-3-1）。

1. Ⅰ型 肩锁韧带损伤，肩关节完整，喙锁韧带完整，三角肌和斜方肌完整。

2. Ⅱ型 肩锁韧带断裂，锁骨远端水平方向不稳定、垂直方向稳定。

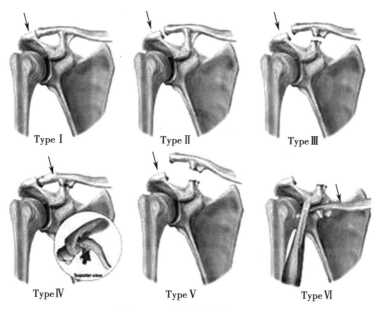

Type Ⅰ　　　　　　Type Ⅱ　　　　　　Type Ⅲ

Type Ⅳ　　　　　　Type Ⅴ　　　　　　Type Ⅵ

图 2-3-1　肩锁关节脱位分型

3. Ⅲ型　肩锁韧带及喙锁韧带均断裂,三角肌和斜方肌纤维从锁骨远端分离。

4. Ⅳ型　肩关节向后脱位。

5. Ⅴ型　更为严重的Ⅲ型损伤,三角肌和斜方肌从锁骨的外 1/2 分离。

6. Ⅵ型　锁骨远端向下方脱位。

【治疗】

（一）非手术治疗

非手术治疗适用于Ⅰ型和Ⅱ型损伤。

Ⅰ型损伤:用三角巾固定 2 周。

Ⅱ型损伤:多主张保守治疗。

三角巾固定方法:在锁骨肩峰端放置保护垫,用弹性胶带压迫锁骨外端向下,使上臂和肩胛骨向上,固定 4 周,开始循序渐进活动。

（二）手术治疗

手术治疗适用于Ⅲ型及以上损伤。

手术方式:肩锁关节切开复位内固定、韧带修复重建、锁骨远端切除术、肌肉动力移位。

【护理】

（一）非手术治疗护理 / 术前护理

1. **患肢护理**　24h 内患肢冷敷,消肿止痛,避免冻伤;24h 后局部热敷,减轻肌肉痉挛引起的疼痛,避免烫伤。

2. **体位护理**　注意患肢放置,坐位或者站立位时将患侧上肢使用悬臂吊带悬挂于胸前并制动,平卧位时将患侧手臂前屈位平放于枕垫上,以减轻重力牵拉导致的疼痛。

3. **疼痛护理**　疼痛时,常规给予镇痛药,操作动作应准确、轻柔,以减轻疼痛。

（二）术后护理

1. **病情观察**　伤口敷料保持清洁干燥,发生渗血、渗液后及时更换敷料,积极预防感染。

2. 疼痛护理 及时避免、纠正包扎松紧度及肢体摆放位置不当引起的疼痛。

3. 饮食指导 进食清淡、易消化的食物,逐渐增加高热量、高蛋白、富含纤维素和钙质的食物,适应功能锻炼和机体康复需要。

4. 功能锻炼

(1)术后 3d 内:主动伸屈指间关节、掌指关节、腕关节及肘关节,进行肩关节周围肌肉等长收缩练习。在健侧上肢辅助下进行患肩被动练习,包括外展、后伸、内收、前屈的"钟摆"锻炼和肩关节上举"爬墙"运动。

(2)术后 1 周:被动屈肩,主动耸肩,小范围主动或主动助力外展患肩,角度逐渐加大。

(3)术后 2 周:主动屈肘外展患肩,主动内收后伸患肩,适当伸肘位主动外展患肩,手指做爬墙运动,角度逐渐加大。

(4)术后 3 周:患肩行摸背、上举活动,可使用滑轮吊环训练器练习,4 周后可持重物训练。

(5)练习过程中,肩关节活动范围要逐渐加大,循序渐进,以疼痛可忍受为限,并逐步过渡到主动练习。早期康复训练常会引起伤口疼痛、紧张等,可同时辅以镇痛治疗。

5. 并发症预防与护理

(1)切口感染:观察切口有无红肿,有渗出及时更换;注意体温变化;为防止切口感染,遵医嘱使用抗生素。

(2)肩峰下磨损疼痛:与活动量过大、损伤肩部软组织有关。指导患者适量运动,循序渐进恢复功能。

(3)肩关节功能障碍:术后早期指导并协助患者进行功能锻炼,增加关节活动度和肌肉力量,适当配合按摩、理疗,以松解肩关节周围组织的粘连、挛缩。

(4)神经损伤:术后严密观察患肢感觉、运动情况,如出现患肢肌肉无力、感觉麻木,及时通知医师并处理。

【健康教育】

1. 出院后继续康复训练,避免肩部超负荷负重,外出时患肢用颈腕吊带悬吊,走路保持身体平衡,避免患肩碰撞重物。

2. 患者肩关节功能锻炼应从肩关节被动前屈、后伸,并逐渐过渡到主动前屈、后伸练习,训练时动作应缓慢轻柔。术后 3~6 周后应继续加强患者肩关节主动锻炼,锻炼肩关节上举、内收、前屈、后伸、内旋、外旋功能。术后 3 个月内避免剧烈活动。禁忌用患肢支撑身体,谨防因体位变动不当而造成再脱位。

3. 功能锻炼应控制活动范围及力量大小,以刚好引起轻度疼痛为宜,遵循循序渐进、主动参与的个体化原则。

4. 半年内按时随访,每月 1 次,如果肩部出现肿痛、感觉异常应及时检查。纠正运动误区,并拍患肩 X 线片。

知识拓展

肩锁关节脱位治疗——肩锁间固定

1. 克氏针固定 以往采用克氏针交叉固定治疗肩锁关节脱位,因固定不牢靠,克氏针断裂、游走刺破胸膜腔等并发症,临床上很少使用。

2. 锁骨远端截骨 关节镜下锁骨远端部分斜切术用于治疗非嵌插Ⅳ型肩锁关节脱位,创伤小,可显著减轻疼痛,改善日常生活质量,并能尽早恢复功能。

3. 锁骨钩钢板固定 是国内外治疗肩锁关节脱位最常用的方法,符合肩锁关节的解剖及生物力学特点,操作简单,将此钢板钩朝向外侧插入肩峰下,钢板内侧以螺钉固定,依靠杠杆作用复位并维持肩锁关节的稳定,为韧带愈合提供了一个稳定的无张力环境。

自 测 题

一、单选题

1. 关于肩锁关节脱位,描述**不正确**的是(C)
A. 由锁骨肩峰端与肩峰内侧面构成
B. 常见损伤机制为患肩着地,上臂内收
C. 损伤类型Ⅳ型为向前脱位
D. Ⅲ型损伤适用手术治疗
E. 非手术治疗固定4周,开始循序渐进活动

2. 关于肩锁关节功能锻炼,描述**不正确**的是(C)
A. 术后前臂吊带悬吊保护3周,避免负重
B. 术后3d内主动伸屈指间关节、掌指关节、腕关节及肘关节,进行肩关节周围肌肉等长收缩练习
C. 术后1周开始主动屈肩,主动耸肩,小范围主动或主动助力外展患肩,角度逐渐加大
D. 术后3周后患肩行摸背、上举活动,可使用滑轮吊环训练器练习,4周后可持重物训练
E. 肩关节活动范围要逐渐加大,循序渐进,以疼痛可忍受为限,并逐步过渡到主动练习

二、多选题

1. 关于肩锁关节脱位,描述正确的是(ABCE)
A. 多见于年轻人的运动创伤
B. 多因直接暴力致伤
C. 严重者,肩锁韧带与喙锁韧带均破裂
D. X线摄片阴性发现,可以排除肩锁关节脱位
E. 肩锁韧带与喙锁韧带均破裂者,应该手术治疗

2. 肩锁关节的鉴别诊断包括(ACD)
A. 肩关节前脱位　　　　　　　　　　B. 肩关节周围炎
C. 肱骨外科颈骨折　　　　　　　　　D. 肩峰骨折
E. 锁骨骨折

第二节 肩关节脱位的护理

学习目标

1. 了解肩关节脱位的临床表现。
2. 熟悉肩关节脱位的复位后注意事项。
3. 掌握肩关节脱位的护理。

【概述】

肩关节脱位(dislocation of the shoulder joint),也称为盂肱关节脱位。参与肩关节运动的关节包括盂肱关节、肩锁关节、胸锁关节及肩胸(肩胛骨与胸壁形成)关节,以盂肱关节的活动为主。肩关节脱位是最常见的关节脱位,约占全身脱位的50%,好发生于青壮年,男性多于女性,创伤是肩关节脱位的主要原因,多为间接暴力所致。

肱骨头面大,肩胛盂浅而面小,肱骨头相对大而圆,关节囊和韧带松弛薄弱,虽有利于肩关节活动,但也使关节结构不稳定,加之外力作用常可致肩关节脱位。初期治疗不当,可发生肩关节的反复脱位。

【病因与损伤机制】

1. 间接暴力 是关节脱位的主要原因。

(1)传导暴力:当患者躯干向前外侧倾斜,跌倒时,手掌撑地,肱骨干外展姿势,由手掌传导至肱骨头的暴力可冲破肩关节囊的壁,向前脱位多见。如果暴力继续作用,可造成喙突下脱位或锁骨下脱位;极个别暴力强大者,肱骨头可重建胸腔,形成胸腔内脱位。上臂强力内旋跌倒手掌撑地,传导暴力使肱骨头向后脱位。

(2)杠杆暴力:肩关节极度外展、外旋或后伸时,肱骨颈或肱骨大结节抵触于肩峰时构成杠杆的支点,使肱骨头向肩胛盂下滑出发生脱位,形成肩胛盂下脱位,继续滑至肩胛前部成为喙突下脱位。

2. 直接暴力 系从前方直接打击肱骨头,使其冲破关节囊后壁和盂唇软骨而形成肩关节后脱位。

【诊断】

(一)症状和体征

肩关节脱位表现为肩关节局部肿胀,疼痛,活动受限。常用健侧手扶持患肢前臂,头倾向患肩。肩关节前脱位后,关节盂空虚,肩峰明显突出,肩部失去饱满圆钝的外形,呈现"方肩"畸形;在腋窝、喙突下或锁骨下可触及肱骨头,下臂有明显的外展内旋畸形;患侧肘关节的内侧贴着胸前臂,患侧手掌不能触摸健侧肩部,即杜加斯征阳性。肩关节后脱位在肩关节后侧冈下可摸到肱骨头,肩部前侧空虚。

（二）辅助检查

1. **X 线检查**　行胸部侧位、肩胛骨正位、肩胛骨侧位、腋内旋和外旋位 X 线片,了解脱位情况,明确是否合并骨折。

2. **CT 检查**　能清楚显示盂肱关节脱位的方向,盂缘及骨软骨损伤情况。

3. **MRI 检查**　可进一步了解关节囊、韧带及肩袖损伤情况。

（三）分型

1. 根据脱位方向分为前脱位、后脱位、上脱位和下脱位。

2. 根据肱骨头脱位方向分为盂下脱位、喙突下脱位、锁骨下脱位和胸内脱位,以喙突下脱位最常见,胸内脱位最罕见。

3. 根据发病原因和发生机制分为外伤性脱位、病理性脱位和复发性脱位。

4. 根据脱位延续时间分为新鲜脱位和陈旧脱位。

【治疗】

（一）非手术治疗

1. 对新鲜肩关节脱位,手法复位多能获得很好的疗效。常用复位手法有:手牵足蹬法和悬垂法。小儿创伤性脱位很少需要手法复位,通常可自行复位。

2. 固定复位成功后,前脱位应将患肢保持在内收、内旋位置,腋部放棉垫,屈肘 90°,再以三角巾悬吊、绷带或石膏固定胸前。3 周后可逐渐做肩关节摆动和旋转运动,但要防止过度外展、外旋,以防再脱位;后脱位复位后则固定于相反的位置（即外展、外旋和后伸位）。

3. **手法复位后注意事项**　患者 <40 岁宜制动 3~4 周;>40 岁患者,制动时间可相应缩短,因为年长患者复发性肩关节脱位发生率相对低,且易发生肩关节僵硬。年龄越大,制动时间越应适度缩短,宜早期进行功能锻炼。固定期间须主动活动腕部和手指,制动解除后开始主动进行腕关节、手的活动,循序渐进,切忌操之过急,逐渐练习肩关节各个方向的活动,使活动范围得到最大限度的恢复。

（二）手术治疗

1. **手术指征**　麻醉充分,仍不能完全复位者;有软组织覆盖;肩胛盂骨折移位;合并大结节骨折和肱骨头移位明显。

2. **手术方法**　包括切开复位内固定术、关节镜微创手术。

【护理】

（一）非手术治疗护理 / 术前护理

1. **心理护理**　安慰和鼓励患者,讲解疾病相关知识,减轻患者恐惧焦虑、紧张情绪,取得患者的信任。

2. **体位护理**　①局部制动:置患肢于胸前悬吊体位。②卧床时可用软枕垫高患肢。③离床活动时,用前臂吊带或三角巾悬吊患肢于胸前,将肩关节固定于内收、内旋位,肘关节屈曲 90°,腋窝处垫软枕。④若患者关节囊出现明显破损,将患侧手放置于对侧肩部,并将肘部紧贴胸壁。

3. **疼痛护理**　应用心理暗示、转移注意力或松弛疗法等非药物镇痛方法缓解疼痛,必要时遵医嘱应用镇痛剂。

4. **功能锻炼**　固定期间活动腕部和手指,进行肱二头肌、肱三头肌舒缩练习,疼痛、肿胀减轻后,指导健侧手缓慢推动患肢外展与内收。

（二）术后护理

1. 病情观察　严密观察外固定的松紧适宜度与患肢的末梢血运,观察患肢的感觉和运动。

2. 饮食护理　合理选择高蛋白、高热量及富含维生素、易消化食物,避免食用刺激性食物。

3. 功能锻炼　由于手术方式不同及个体差异,每位患者的功能锻炼均应在医护人员指导下进行。

（1）手术当天:麻醉清醒后,指导患者活动手指及腕关节。

（2）术后1~2d:指导患者进行张手握拳运动,在不增加疼痛的基础上反复进行,有利于患肢肿胀的消退。

（3）术后3~7d:继续以上练习,患者卧床,去除支具,在保护肩关节的情况下协助患者进行肘关节缓慢、有力的屈伸活动,同时进行肱三头肌等长收缩及耸肩练习。

（4）术后2~3周:行肩关节"钟摆运动"时,身体前屈至上身与地面平行,先前后摆动再左右摆动,适应后再行绕环动作,活动范围逐渐增大,保持在无痛或微痛状态下进行练习。

（5）术后4~6周:进行肱二头肌等长收缩练习,斜上方爬墙运动。

（6）术后7~12周:逐渐增加肩关节主动力量练习,如抬臂、耸肩练习,并逐渐增加肩关节全范围被动屈伸及被动外旋练习,如正向、侧向"爬墙"练习,活动范围根据疼痛程度的减轻而逐渐增大,直至达到健侧水平。

（7）术后4~6个月:进行肩关节各个方向的抗阻力练习,并逐渐增加负荷训练,强化肩部肌力训练,恢复各个方向肩关节的主动活动能力,达到正常生活行为能力。

4. 并发症的预防与护理　做好急性期复位、固定和恢复期功能锻炼。避免或减少肩袖损伤、肱骨大结节撕脱骨折、腋神经或臂丛损伤、肩关节僵硬和复发性肩关节脱位的发生。

【健康教育】

1. 向患者介绍功能锻炼的目的和方法,尤其是老年人,提高对该病的认识,并取得合作。

2. 指导患者功能锻炼。固定期间,禁止做上臂外旋活动,以免影响软组织修复;固定去除后,禁止做强力的被动牵拉活动,以免造成软组织损伤及并发骨化性肌炎;陈旧性脱位,固定期间应加强肩部按摩理疗。

3. 宜进食易消化、清淡且富有营养的食物,忌食辛辣之物。

4. 定期复查。查看外固定及骨折愈合情况。在骨折后1个月、3个月、6个月复查X线片,了解骨折愈合情况,以确定下一步治疗方案及锻炼计划。

知识拓展

手牵足蹬法

患者取仰卧位,术者位于患侧,术者两手握住患肢腕部持续牵引,足跟置于患侧腋窝,两手用稳定持续的力量牵引,牵引中足跟向外推挤肱骨头,同时旋转、内收上臂,复位时可听到响声,即提示复位成功,再做杜加斯征检查,由阳性转为阴性。一般左肩脱位用左足,右肩脱位用右足。

‖ 自 测 题

一、单选题

1. 小儿肩关节脱位最常见的类型是（D）

A. 半脱位   B. 后脱位

C. 下脱位   D. 前脱位

E. 上脱位

2. 新鲜肩关节前脱位的患者，首选的治疗方法是（C）

A. 皮牵引   B. 悬吊牵引

C. 手法复位外固定   D. 骨牵引

E. 手术切开复位内固定

3. 某患者跌倒，手掌撑地，肩外展外旋，出现肩痛、肿胀、活动受限，体检杜加斯征（＋），该患者肩部的畸形是（B）

A. 肩过度后伸屈曲   B. 方肩

C. 屈曲外展、外旋   D. 肩过度膨隆

E. 内收、内旋

二、多选题

1. 肩关节脱位的并发症有（ABCD）

A. 腋神经损伤   B. 臂神经损失

C. 肱骨头骨折   D. 肱骨大结节骨折

E. 肱骨干骨折

2. 手法复位成功的标志包括（ABCD）

A. 疼痛减轻   B. 原肩胛盂处空虚感消失

C. 方肩畸形消失   D. 杜加斯征阴性

E. 弹性固定

第三节　腰椎滑脱的护理

学习目标

1. 了解腰椎滑脱的分类和治疗。
2. 熟悉腰椎滑脱的临床表现。
3. 掌握腰椎滑脱的护理。

【概述】

腰椎滑脱在脊柱滑脱中最常见，系指相邻两椎体发生向前或向后相对位移。该病好发

于 50 岁以上人群,女性多于男性,临床上多以Ⅰ度滑脱为主。

【病因与损伤机制】

1. 先天发育不全。

2. 急性外伤、后伸性外伤产生的急性骨折。

3. 慢性损伤,站立位时,下腰椎负重较大,骨质相对薄弱的峡部,长期反复作用导致疲劳性骨折和慢性损伤。

4. 退行性变,小关节磨损,发生退行性改变,关节突变水平,椎间盘退变,椎间不稳,前韧带松弛,从而发生滑脱。

5. 其他,如由于全身、局部肿瘤或炎症病变,发生病理性滑脱。

主要病理基础是腰椎解剖结构或稳定状态遭到破坏,导致椎体滑移,进而刺激周围组织,神经受压而引起一系列临床症状。

【诊断】

(一)症状和体征

临床症状的表现和轻重不一,主要症状包括以下几方面:

1. **腰骶部疼痛**　多表现为钝痛,极少数人出现严重的尾骨疼痛。可在劳累后出现,或于一次扭伤之后持续存在。站立、弯腰时加重,卧床休息后减轻或消失。

2. **坐骨神经受累**　表现为下肢放射痛和麻木,直腿抬高试验多为阳性。

3. **间歇性跛行**　神经受压或合并腰椎管狭窄则常出现。

4. **马尾神经牵拉**　可出现下肢乏力、鞍区麻木及大小便功能障碍等症状。

5. 走路出现摇摆,触诊时腰部有台阶感,棘突压痛。

(二)辅助检查

1. **X 线检查**　腰椎正位、侧位及斜位片,明确脱位的部位、类型和移位情况。

2. **CT 检查**　进一步明确峡部完整性情况。

3. **MRI 检查**　观察和确定脊髓、神经及椎间盘损伤的程度和范围。

(三)分型

1. **依据滑脱原因分类**　①先天发育不良性腰椎滑脱;②峡部病变性腰椎滑脱;③退行性腰椎滑脱;④创伤性腰椎滑脱;⑤病理性腰椎滑脱;⑥医源性腰椎滑脱。

2. **根据 X 线片上位椎体向前滑移程度分类**　①Ⅰ度:滑脱不超过 1/4 者;②Ⅱ度:滑脱在 1/4~1/2 者;③Ⅲ度:滑脱在 1/2~3/4 者;④Ⅳ度:滑脱 >3/4 者。

【治疗】

约有 50% 的腰椎滑脱患者会出现症状,其中大多数可以通过保守治疗缓解,最终只有 10% 的患者接受手术治疗。

(一)非手术治疗

保守治疗包括卧床休息、腰背肌锻炼、带腰围或支具;适当有氧运动,以减轻体重;禁止进行增加腰部负重的活动,如提重物、弯腰等;物理治疗,如热疗;如有疼痛症状,可口服镇痛药物治疗。

(二)手术治疗

1. **手术指征**　持续性腰背疼痛,经保守治疗不缓解;伴有持续神经根压迫症状或椎管狭窄症状者;严重腰椎滑脱;X 线检查证实滑脱进展。

2. **手术方式** 腰椎管减压、腰椎滑脱复位、脊柱内固定术、植骨融合术和峡部关节直接修复术。

3. **手术并发症** 包括术中出血、血管损伤、硬脊膜损伤、马尾神经损伤、神经根损伤、感染、脑脊液漏、深静脉血栓、肺部感染等。

【护理】

（一）非手术治疗护理/术前护理

1. **生活护理** 卧床休息，避免重体力活动及剧烈运动，给予生活帮助。

2. **支具固定** 正确佩戴，减轻腰部负担。

3. **用药护理** 使用非甾体抗炎药及脱水消肿药物，以减轻神经受压引起的炎性反应，消炎止痛。

4. **牵引护理** 牵引的重量不宜过大，一般取患者体重的 60%~80%，从小重量开始，逐渐增加，以患者能承受为宜。

（二）术后护理

1. **体位护理** 术后去枕平卧 6h，压迫止血；对患者行轴线翻身，防止脊柱弯曲，动作要轻柔。

2. **病情观察** 观察双下肢及足趾活动情况，有无活动受限、麻木及皮肤感觉异常；检查大小便功能障碍等情况，同时应与术前神经功能相比较。

3. **伤口护理** 严密观察手术切口处有无红、肿、热、痛及渗血情况，如发现异常及时报告医生给予处理。

4. **疼痛护理** 必要时遵医嘱使用药物镇痛或给予自控镇痛泵止痛。

5. **饮食护理** 根据患者实际情况，给予高蛋白、高维生素、高热量饮食，增强机体抵抗力。

6. **并发症预防与护理**

（1）腹胀、便秘：指导患者术后饮食清淡、易消化，适量进食粗纤维食物，术后前 3d 禁食牛奶、豆浆等胀气食物。

（2）神经根粘连：术后第 2 天行直腿抬高训练，每日逐渐增加抬高幅度与次数。

（3）脑脊液漏：严密观察引流液，若引流液呈淡红色，患者伴有恶心、呕吐、头痛等症状，应考虑硬脊膜破裂，脑脊液流出，应立即报告医生。

（4）腰椎间隙感染：如手术 3d 后体温仍大于 38.0℃、切口红肿等，应考虑是否感染，并正确处理。

7. **功能锻炼**

（1）术后 24h：行股四头肌收缩、踝关节背伸、跖屈及膝关节屈伸活动。

（2）术后 48h：根据患者体质及手术切口疼痛情况开始行双下肢直腿主动和被动抬高运动，双下肢交替进行。

（3）术后 3~5d：患者佩戴腰部支具下床活动，活动次数及活动量要因人而异，量力而行，循序渐进。

（4）早期进行腰背肌功能锻炼，以患者不感到疲劳为宜。增强脊柱稳定性，防止神经根粘连，避免下肢深静脉血栓形成等，主要锻炼方法包括五点支撑法、四点支撑法、三点支撑法、飞燕法。

【健康教育】

1. 出院后卧硬板床佩戴腰围 3~6 个月,在此期间避免弯腰、扭腰、负重及剧烈运动。

2. 长期从事弯腰工作者,嘱其改变劳动姿势,继续加强腰背肌功能锻炼,增强脊柱的稳定性。

3. 定期复查。

知识拓展

腰椎滑脱稳定性评估分型

2015 年 Simmonds 等总结了关于腰椎滑脱的回顾性系统评价,提出了腰椎滑脱稳定性评估分型。

1. Ⅰ型(稳定型) 无或有轻微下腰痛,有骨赘形成、终板硬化及韧带骨化等再稳定征象,椎间盘高度严重变窄,过屈位 X 线片有前凸角或者动态 X 线片上滑移 <3mm,T_2 加权项 MRI 无小关节积液表现,此型给予单纯减压治疗。

2. Ⅱ型(潜在失稳型) 下腰痛为主要或次要症状,有部分再稳定征象,椎间盘高度减少,过屈位 X 线片前凸角 <0° 并且动态 X 线片上平移 3~5mm,脊柱无牵拉时 T_2 加权项 MRI 为小关节积液表现,此型给予减压联合后路融合。

3. Ⅲ型(失稳型) 下腰痛为主要或次要症状,无再稳定征象,椎间盘高度正常或者轻度减少,过屈位 X 线片有后凸角或动态 X 线片上平移 >5mm,T_2 加权项 MRI 为大量小关节积液表现,此型给予减压联合后路融合 + 椎间融合术。

自 测 题

一、单选题

1. Ⅳ度腰椎滑脱是(D)

A. 椎体前移 30%　　　　　　　　　B. 椎体前移 50%

C. 椎体前移 70%　　　　　　　　　D. 椎体前移 90%

E. 椎体前移至 S 椎体前方

2. 腰椎间盘突出症常见的临床症状是(D)

A. 腰僵硬　　　　　　　　　　　　B. 腰部活动受限

C. 双下肢发紫　　　　　　　　　　D. 腰痛伴坐骨神经痛

E. 大小便失禁

3. 依据 X 线片,腰椎滑脱在 1/4~1/2 者,属于(B)度

A. Ⅰ度　　　　　　　　　　　　　B. Ⅱ度

C. Ⅲ度　　　　　　　　　　　　　D. Ⅳ度

E. Ⅴ度

二、多选题

1. 腰椎滑脱的手术指征包括(ABCD)

A. 持续性腰背疼痛,经保守治疗不缓解

B. 伴有持续神经根压迫症状或椎管狭窄症状

C. 严重腰椎滑脱

D. X 线检查证实滑脱进展

E. 滑脱大于 40%

2. 腰椎滑脱的类型包括（ABCDE）

A. 先天发育不良性腰椎滑脱　　　　　B. 峡部病变性腰椎滑脱

C. 退行性腰椎滑脱　　　　　　　　　D. 创伤性腰椎滑脱

E. 病理性腰椎滑脱

第四节　颈椎滑脱的护理

学习目标

1. 了解颈椎滑脱的分型和治疗。

2. 熟悉颈椎滑脱的临床表现。

3. 掌握颈椎滑脱的护理。

【概述】

颈椎滑脱相对于腰椎而言比较少见,是由于椎间盘和/或小关节等结构相互制约关系丧失而导致的椎体滑移。临床上常因颈部酸痛、疲劳乏力,或伴有手臂麻木疼痛而就诊。

【病因与损伤机制】

1. 颈椎的过度活动、椎体之间滑动力的变化,以及颈椎前凸的损失可能会导致颈椎椎间盘和小关节（主要是 $C_3\sim C_4$ 与 $C_4\sim C_5$ 之间）应力的变化,继而引起颈椎矢状面的失衡,即引起退行性颈椎滑脱。

2. 外伤性颈椎滑脱多因屈曲暴力作用下,上位颈椎向前移位所致,病理上主要表现双侧小关节的半脱位或脱位,可伴有关节囊、椎间盘和周围韧带的部分撕裂、局部出血、炎性水肿、脊髓损伤、断裂等。

【诊断】

（一）症状和体征

主要症状表现为单侧或双上肢放射痛、麻木,并具有颈肩痛的临床特点。

一般阳性体征较少,主要是颈部僵硬,肌肉痉挛,颈椎活动轻度受限,活动时症状加重;有神经根性症状者,可出现相应神经根支配区的感觉减退;合并椎管狭窄的患者,可出现脊髓受压的锥体束表现。

（二）辅助检查

1. X 线检查　颈椎正、侧位片,颈椎动力位片对颈椎滑脱的诊断具有重要意义。

2. MRI 检查 可以了解小关节脱位情况及脊髓损伤情况。

（三）分型

1. **根据原因分类** 退行性颈椎滑脱，发生率为 19.7%；创伤性颈椎滑脱。

2. **根据上位椎体滑移方向分类** ①椎体前滑脱：上位椎体向前滑动而椎弓根完好；②椎体后滑脱：上位椎体向后滑动而椎弓根完好。

【治疗】

（一）非手术治疗

对于无明显临床症状者，可采取保守治疗，包括头颅牵引、颈托固定、理疗，注意日常工作和生活时的体位，加强颈部的保护等措施。

（二）手术治疗

1. **手术指征** 症状严重、颈椎不稳、保守治疗无效、出现神经根或脊髓损伤症状。

2. **手术方式** 颈前路或颈后路滑脱节段椎体融合术。

注意事项：复位时用力宜均匀缓慢，陈旧性脱位关节突不能复位，则不能使用暴力强求复位，可在原位固定，再考虑手术治疗。

【护理】

（一）非手术治疗护理 / 术前护理

1. **卧床休息** 卧床是颈椎滑脱最基本的非手术治疗，可以消除颈椎的负重状态。

2. **颅骨牵引** 患者平卧，颈中立位，纵向颅骨牵引，牵引质量 4.5~8.0kg，牵引过程中密切观察四肢感觉、活动情况。

（二）术后护理

1. **用药护理** 术后 72h 静脉滴注甘露醇和甲基强的松龙，以预防脊髓水肿和脊髓缺血再灌注损伤；常规抗炎、止血及营养神经治疗。术后 24~72h 拔除引流管。

2. **功能锻炼**

（1）术后严格限制颈部活动，维持颅骨牵引 2~3 周或使用颈托固定，10d 拆线后，颈胸支具固定 3 个月，避免颈椎过度的扭转、长时间前屈、睡觉时枕头不宜过高。

（2）术后在伤口不断恢复的同时，积极锻炼四肢的肌肉力量及功能活动。上肢的锻炼包括肩、臂、腕的活动，握拳练习及精细动作的训练，如穿针、系扣子、拿筷子等。下肢的锻炼包括股四头肌的等长收缩练习、各足趾的背屈活动及踝泵运动。

3. 其余护理同本章"第三节 腰椎滑脱的护理"术后护理。

【健康教育】

1. 定期复查颈椎正、侧位 X 线片。

2. 长期从事低头者，嘱其改变姿势，继续加强颈部功能锻炼。

知识拓展

退行性颈椎滑脱的分类

Lee 等通过影像学对比研究，提出将退行性颈椎滑脱分为前滑脱和后滑脱两大类。

1. **前滑脱** 分为三类。①发生在退变椎体的上位椎体，伴有滑脱节段关节突关节及椎间盘退变,为最常见的类型;②发生在退变椎体,伴有同节段关节突关节及椎间盘退变;③发生在退变椎体,存在关节突关节退变但没有椎间盘退变。

2. 后滑脱 分为两类。①退变椎体上位椎体的滑脱;②退变椎体本身的滑脱。

自 测 题

一、单选题

1. 关节脱位在整复成功时发出的响声是(C)

A. 肌腱弹跳声　　　　　　　　　　　B. 关节弹响声

C. 入臼声　　　　　　　　　　　　　D. 骨擦音

E. 摩擦声

2. 关于关节脱位的处理原则,**错误**的是(D)

A. 以手法复位为主　　　　　　　　　B. 功能锻炼以主动锻炼为主

C. 功能锻炼时切忌粗暴的被动活动　　D. 固定时间越长越好

E. 一般固定 2~3 周

3. 骨折、脱位共有的特殊体征是(A)

A. 畸形　　　　　　　　　　　　　　B. 异常活动

C. 骨擦音　　　　　　　　　　　　　D. 弹性固定

E. 关节部位空虚

二、多选题

1. 颈椎滑脱的保守治疗包括(ABCDE)

A. 头颅牵引　　　　　　　　　　　　B. 颈托固定

C. 理疗　　　　　　　　　　　　　　D. 注意日常工作和生活时的体位

E. 加强颈部的保护

2. 关于颈椎滑脱,描述正确的是(ABCD)

A. 复位时用力宜均匀缓慢

B. 陈旧性脱位关节突不能暴力复位

C. 维持颅骨牵引 2~3 周

D. 使用颈托固定

E. 10d 拆线后以颈胸石膏固定 6 个月

三、案例分析题

患者,男性,64 岁,摔伤后主诉双上肢放射痛、麻木,颈肩痛,表现为颈部僵硬,肌肉痉挛,颈椎活动轻度受限,活动时症状加重。X 线检查显示:C_3/C_4 与 C_4/C_5 之间椎体滑移。

问题 1. 患者最可能的诊断是什么?

答:外伤性颈椎滑脱。

问题 2. 针对该患者,有哪些治疗措施?

答:可采取保守治疗,包括头颅牵引、颈托固定、理疗,注意日常工作和生活时的体位,加强颈部的保护等措施。如无缓解,则须进一步检查,确定治疗方案。

第五节 肘关节脱位的护理

学习目标

1. 了解肘关节脱位的分类和治疗。
2. 熟悉肘关节脱位的临床表现。
3. 掌握肘关节脱位的护理。

【概述】

肘关节脱位（dislocation of elbow joint），好发于 10~20 岁青少年，多为运动损伤，占肘关节损伤的 3%~6%，发病高峰年龄在 13~14 岁。肘关节后部关节囊及韧带较薄弱，易发生后脱位。肘关节脱位的发生率仅次于肩关节脱位，其中，以肘关节"恐怖三联征"最严重，它属于肘关节内复杂骨折脱位的一种类型。

肘关节由肱骨下端和尺骨、桡骨上端构成，包括肱尺关节、肱桡关节和桡尺近侧关节三个关节。可做前屈、后伸运动，也参与前臂的旋前和旋后运动。

【病因与损伤机制】

肘关节脱位主要由间接暴力引起。肘部系前臂和上臂的连接结构，暴力的传导和杠杆作用是引起肘关节脱位的基本外力形式。肘关节脱位的主要病理特点有肘窝血肿易骨化，影响关节功能；侧方脱位时，关节囊损伤严重，应防止粘连；可并发骨折或尺神经损伤。

【诊断】

（一）症状和体征

肘关节肿胀，关节置于半屈曲状，伸屈活动受限。

查体可见：①肘后凸畸形；②前臂处于半屈位，伴有弹性固定；③肘后出现空虚感，可叩到凹陷；④肘后三角关系失常；⑤若患肢前臂或手麻木、胀痛、运动不灵活等，则可出现正中神经或尺神经损伤，亦可出现动脉受压的临床表现。

（二）辅助检查

1. X 线检查　明确脱位的类型、移位情况及有无合并骨折。对于陈旧性关节脱位，X 线检查有助于明确有无骨化性肌炎或缺血性骨坏死。

2. CT 平扫 + 三维重建　观察尺骨鹰嘴、肱骨滑车和桡骨小头相互间的结构关系和关节腔病变，多角度显示骨折线的走行及关节面的受累程度，更为直观地显示肘关节的损伤情况。

3. MRI 检查　可评估肘关节周围韧带肌腱等软组织的病理改变，有助于全面评价肘关节病变。

（三）分型

1. **后脱位** 最常见，以青少年为主要发生对象。间接暴力跌倒，肘关节伸直位，暴力传至尺桡骨上端、尺骨鹰嘴突处产生杠杆作用，尺桡骨近端脱向肱骨远端后方，肱骨髁向前脱出导致肘关节后脱位。

2. **前脱位** 较少见。直接暴力使肘关节从后方受到打击，导致尺骨鹰嘴骨折和肘关节前脱位。这种损伤肘部软组织损伤较严重，血管、神经损伤常见。

3. **侧方脱位** 青少年多见，前臂处于半屈位 120°~135°，并有弹性固定。

4. **肘关节分裂脱位** 极少见。

【治疗】

（一）非手术治疗

手法复位适用于新鲜肘关节脱位或合并骨折的脱位；对于陈旧性骨折，为期较短者亦可先试行手法复位。

手法复位前，评估手、腕及前臂的神经血管功能，特别是肱动脉及正中神经的功能，主要是因两者在手法复位中容易发生嵌压。

（二）手术治疗

1. **适应证** 尺骨鹰嘴骨折伴有分离移位的；肘关节脱位合并肱骨内上髁撕脱骨折；陈旧性肘关节脱位；习惯性肘关节脱位。

2. **手术目的** 恢复肘关节的正常解剖、生物力学关系，重建肘关节的稳定性。早期功能锻炼的目的是避免肘关节僵硬。

3. **手术方法** 包括闭合复位外固定术、切开复位内固定术、关节成形术、肘关节韧带重建术。

4. **术后并发症** 包括前臂缺血性肌挛缩和骨筋膜隔室综合征，肘内、外翻畸形，骨化性肌炎、尺神经炎、骨折不愈合、肘关节僵硬、创伤性关节炎等。

【护理】

（一）非手术治疗护理/术前护理

1. **心理护理** 及时给予精神安慰，减轻患者紧张心理。

2. **患肢观察** 密切观察患肢的血液循环、功能及感觉、运动情况，随时调整支具或石膏的松紧度，时刻警惕前臂缺血性坏死情况的发生。

3. **体位护理** 保持肩关节中立位，患肢持续前臂兜带固定保护，移动患者时托扶患肢，动作要轻柔，避免引起疼痛。

4. **肿胀护理** 早期冷敷，减轻损伤部位的出血和水肿。

5. **外固定护理** 经常查看固定位置有无移动，有无局部压迫症状，固定时限一般为 4 周，如合并骨折可适当延长时间，防止因固定时间过长发生关节僵硬。

（二）术后护理

1. **病情观察** ①密切观察患肢肘关节肿胀程度；②切口渗血情况；③患肢末梢血运，包括桡动脉搏动，皮肤温度、颜色、感觉，手指有无麻木、肢端青紫等情况，并与健肢对比，如有异常及时处理。

2. **疼痛护理** 给予疼痛评估，根据评估结果采取镇痛措施。

3. **饮食护理** 给予高蛋白、富含维生素、易消化饮食，鼓励多饮水。

4. 用药护理 术后遵医嘱给予脱水消肿治疗,并注意观察药物的疗效及不良反应。

5. 功能锻炼

(1)术后1~2周:鼓励患者早期活动肩及手指各关节。解除固定后,练习肘部伸屈及前臂旋转主动活动。严禁强力扳拉,防止关节周围软组织发生骨化性肌炎。每天分时段进行锻炼。

(2)术后2~3周:逐步进行肘关节屈伸及前臂旋前、旋后等主动运动。

(3)术后3~6周:除了增加肘关节的生理活动范围外,还应重视增强患者肌肉力量的训练。肌力训练以患者主动运动及抗阻运动为主。进行抗阻运动时,先采用徒手抗阻力方式进行,力量要轻柔,待患者适应后,再采用上肢关节活动器、肘关节活动器、腕关节活动器及哑铃等进行锻炼。

(4)术后6周:除上述治疗外,及时加入日常生活活动能力(ADL)训练,如旋转门手柄、拧手巾等,并鼓励患者在日常生活中尽量使用患侧肢体。

【健康教育】

1. 向患者及家属讲解肘关节脱位治疗和康复知识。

2. 讲述功能锻炼的方法及重要性,制订康复计划。

3. 定期门诊随访。

知识拓展

单纯肘关节脱位手法复位方法

患者取半坐位,局部或臂丛麻醉,如损伤时间短(30min内)亦可不实施麻醉,助手双手紧握患肢上臂,术者双手紧握腕部,着力牵引将肘关节屈曲60° ~90°并稍加旋前,常可听到复位响声或复位的振动感。复位成功的标志为肘关节恢复正常活动,肘后三角关系恢复正常。复位后给予屈肘90°功能位,石膏托外固定,用三角巾或前臂吊带悬吊于胸前3周。抬高患肢,以维持肘关节的中心复位并保护修复后的软组织,防止静脉回流障碍,减轻患肢肿胀。3周后拆除石膏,做主动功能锻炼,不宜做强烈的被动活动。

自 测 题

一、单选题

1. 单纯肘关节脱位时可出现(D)

A. 骨擦音   B. 反常活动

C. 关节饱满   D. 肘后三角关系失常

E. 鹰嘴固定压痛

2. 小儿肘关节脱位的高峰年龄是(E)

A. 6~8岁   B. 8~10岁

C. 10~11岁   D. 11~12岁

E. 13~14岁

3. 某患者外伤致肘关节脱位后,疼痛剧烈难忍,**不正确**的措施是（ D ）

A. 伤后 48h 内,局部冷敷

B. 进行护理操作或移动患者时,应托住患肢

C. 采用心理暗示方法缓解疼痛

D. 避免使用吗啡

E. 伤后 48h 后,局部热敷

二、多选题

1. 肘关节后脱位的常见术后并发症包括（ABCDE ）

A. 缺血性肌挛缩　　　　　　　B. 肘内、外翻畸形

C. 尺神经炎　　　　　　　　　D. 骨化性肌炎

E. 骨折不愈合

2. 肘关节脱位的分型有（ABCD ）

A. 后脱位　　　　　　　　　　B. 前脱位

C. 侧方脱位　　　　　　　　　D. 肘关节分裂脱位

E. 上脱位

第六节　桡骨头半脱位的护理

学习目标

1. 了解桡骨头半脱位的治疗。
2. 熟悉桡骨头半脱位的临床表现。
3. 掌握桡骨头半脱位的护理。

【概述】

桡骨头半脱位,俗称牵拉肘或脱臼,是桡骨头向远端滑移,恢复原位时,环状韧带远侧缘在桡骨颈附着处的骨膜发生横行断裂。多发生在 5 岁以下,以 2~3 岁最常见。男性多于女性,左侧略多于右侧。

桡骨头呈椭圆形,最近端为浅凹状关节面,与肱骨小头凸面形成关节,与肱尺关节一起完成屈伸活动。桡骨头及桡骨颈位于肘关节囊内,没有韧带、肌腱附着,因此稳定性差。

【病因与损伤机制】

幼儿期桡骨头发育尚未健全,环状韧带松弛薄弱,当肘关节处于伸展、前臂处于旋前位,手腕或前臂突然受到纵向牵拉时,桡骨头可从环状韧带内向下脱位,牵引力去除时,环韧带即可卡于桡骨头与肱骨小头之间,形成半脱位。

桡骨头半脱位主要由直接或间接暴力导致,或成人在幼儿肘关节伸直时用力牵拉外臂所致。

【诊断】

（一）症状和体征

疼痛,患儿哭闹不止,肘关节呈略屈或伸展位,前臂处于旋前位。检查所见体征很少,无肿胀和畸形,肘关节略屈曲,桡骨头处有压痛,患肢旋后受限明显。

（二）辅助检查

X线检查一般无异常表现,部分患儿侧位片显示肘关节有明显的新月征。

【治疗】

（一）非手术治疗

1. **手法复位** 一手握住患儿的前臂和腕部,另一手握住肘关节,拇指压住桡骨小头,前臂做旋后并逐渐将肘关节屈曲90°,多能获得复位。复位成功时常能感到肱桡关节处的弹跳感,疼痛即刻消除,患儿停止哭闹,并可抬起前臂用手持物。若桡骨头半脱位时间长,复位后症状不能立刻消除,需要观察一段时间后,才能明确复位是否成功。复位后不必固定,须告诫家长不可再暴力牵拉,以免复发。

2. **复位后注意事项** 复位后可用三角巾将上肢悬吊3~5d,减少活动。对于习惯性半脱位,手法复位后,用上肢石膏托固定肘关节,前臂稳定7~10d。

（二）手术治疗

手术治疗,年龄要在3岁以后,采用桡骨小头切开复位,在桡骨干中部旋前圆肌附着点处行短缩截骨、环状韧带重建术。采用克氏针暂时固定桡骨小头与肱骨小头。石膏固定6周后拔除克氏针。

【护理】

（一）非手术治疗护理/术前护理

1. **心理护理** 给予患者精神安慰,向患者及家属介绍有关脱位的治疗和康复的相关知识,减少后顾之忧,树立治疗疾病的信心。

2. **疼痛** 脱位48h内局部冷敷,消肿止痛;48h后局部热敷,减轻肌肉痉挛引起疼痛。

3. **功能锻炼** 复位后对前臂进行悬吊,1周内不得对前臂进行牵引;复位后5d左右进行康复训练。

4. **预防再脱位** 避免间接暴力,行走时不要过度牵拉患儿腕部,应连衣袖一同牵拉。穿衣服时应避免手部旋前位牵拉,应和衣袖同时牵拉。

（二）术后护理

1. **病情观察** 耐心倾听患者主诉,如有无疼痛、麻木等,若被动活动关节引起剧痛,患者感觉肢体疼痛、麻木,说明发生了血液循环障碍。

2. **疼痛护理** 用心理暗示等方法,转移注意力,必要时遵医嘱使用镇痛药;移动患者时,托扶患肢,动作轻柔,避免加重患者疼痛。

3. **功能锻炼** 术后复位后5d左右进行康复训练;防止过度牵拉而再次脱位;对患儿实时监护和陪护,防止因过度活动再次伤害患肢。

4. **饮食护理** 鼓励患者多食用富含纤维素、蛋白、维生素、钙、铁等的食物,增强自身抵抗力,促进早期康复。

【健康教育】

1. 告知患儿及家长预防复发的方法。

（1）出院后家长带小儿走路时应选择平整的地面。

（2）在下台阶登楼梯时放慢脚步，不应过分用力牵拉，牵拉时必须牵拉双肘关节以上部位。

（3）小儿摔倒时要用双手将其抱起，勿牵拉一侧上肢使其爬起。

（4）给5岁以下小儿穿脱衣服时，动作要轻柔，勿过分牵拉、旋转小儿前臂。

（5）玩耍时，避免将上肢压在身下、肘关节被迫过度外伸。

（6）成人与小儿嬉闹时，应注意方法，不能单牵（提）手。

（7）出现再脱位时，家长保持患儿肘关节制动，避免移动关节，冰敷患处，及时就医。

2. 向家长示范佩戴三角巾的方法，讲解正确的佩戴位置。由于小儿好动，缺乏自我保护能力，家长要加强监督和保护的意识。

3. 定期门诊复查。

知识拓展

小儿桡骨头半脱位的发病机制

前臂处于屈曲旋前状态时，桡骨受力方向不在肱骨纵轴线上，此时当腕部突然受到猛力牵拉，桡骨头容易滑向肱骨小头的前内方。由于儿童环状韧带相对薄弱，肱桡关节出现一定范围内以水平方向为主的侧向移动；桡骨头关节面呈现臼状，当桡骨头侧向移动时，肱骨小头就自然从桡骨头的臼状面凹陷中间滑向相对外凸的边缘，特别是当杵状的肱骨小头的最突出点跨越了桡骨头臼状面的外缘时牵拉停止，就可能被卡住而形成桡骨头半脱位。

自测题

一、单选题

1. 3岁患儿上楼梯时，其父向上牵拉右上肢，患儿哭叫，诉肘部疼痛，不肯用右手取物，该患儿最可能的诊断是（C）

 A. 肘关节脱位   B. 桡骨头骨折

 C. 桡骨头半脱位   D. 肌肉牵拉伤

 E. 尺骨鹰嘴撕脱伤

2. 患儿男，4岁，诊断为桡骨头半脱位，予以小夹板固定。以下护理措施中，**不妥**的是（A）

 A. 缚夹板的带结以不能上下移动为宜   B. 前1周内应随时调整缚带松紧度

 C. 指导患者早期进行患肢功能练习   D. 肢端疼痛、发绀等应立即复诊

 E. 抬高患肢

二、多选题

1. 预防小儿桡骨头半脱位的正确措施是（ABCDE）

 A. 避免暴力牵拉   B. 注意运动强度

 C. 进行肘关节肌肉力量训练   D. 改善不良习惯

E. 佩戴护肘

2. 关于桡骨头半脱位,说法正确的是(ADE)

A. 以 2~3 岁小儿最常见

B. 男性少于女性

C. 左侧少于右侧

D. 应防止过度牵拉而再次脱位

E. 肘关节旋转、屈伸活动正常,恢复取物活动是复位成功的标志

第七节　腕关节脱位的护理

学习目标

1. 了解腕关节脱位的分类和治疗。
2. 熟悉腕关节脱位的临床表现。
3. 掌握腕关节脱位的护理。

【概述】

　　腕关节脱位是手腕在背屈时腕部受重压、高处跌落或摔倒时手掌支撑着地,暴力集中于头月关节,致使头月骨周围的腕掌背侧韧带发生断裂,使之产生脱位。

　　腕关节是一组复杂的骨关节,将手的运动和应力传递到前臂和上肢。腕关节的活动是由两排共 8 块腕骨(包括头状骨、钩骨、月骨、舟骨、三角骨、豌豆骨、小多角骨、大多角骨)通过精密的相互作用组成。腕关节产生自然运动时,每个腕骨不仅需要上、下、前、后翻转,而且需要每一个腕骨围绕自身的轴旋转和滚动。

【病因与损伤机制】

　　1. **月骨脱位**　　是手于外撑位跌倒所致。

　　2. **月骨周围脱位**　　是摔倒时手背伸、尺偏和旋前位着地所致。

　　3. **舟状骨脱位**　　有旋转性半脱位和全脱位两种类型,前者系腕关节移位时致舟状骨近端发生脱位,较常见;后者系直接暴力所致,罕见。

【诊断】

（一）症状和体征

　　手背部肿胀、疼痛、手腕活动受限,甚至腕关节活动功能丧失。腕间关节脱位时多伴有严重的软组织撕裂伤。

　　查体可见腕背侧压痛明显,腕背侧可触及骨端隆起畸形,沿纵轴叩击掌骨头时有松脱感;掌骨基底部在腕背明显隆起,腕骨相对显得塌陷;患侧桡骨远端隆起并有明显压痛,正中神经分布区有麻木感,手指呈半屈位。

（二）辅助检查

1. X 线检查　是诊断腕关节脱位最基本的方法。

2. CT 检查　能较清楚地显示脱位的方向与程度。

（三）分型

1. **背侧月骨周围脱位**　较常见,月骨位置无变化,舟状骨近段向背侧旋转。

2. **月骨前脱位**　如跌倒时腕呈极度背屈位,月骨被头状骨和桡骨挤向掌侧脱位。

3. **掌侧月骨周围脱位**　即月骨向背侧脱位,此种病例少见。在腕过伸位前臂旋后手部猛然着地后可发生,易漏诊。

4. **经舟状骨骨折**　背侧月骨周围脱位是舟状骨腰部骨折后,远段随头状骨向背侧移位,近段和月骨相连与桡骨保持正常关系。

5. **舟状骨脱位**　单纯舟状骨脱位甚罕见。

【治疗】

（一）非手术治疗

2~3 周内的脱位于臂丛麻醉下行手法复位,腕屈 30° 石膏外固定 2 周,患腕功能位固定 4 周。

伴骨折者石膏固定 8~10 周,2 周后改为中立位,继续固定 4~6 周。

（二）手术复位

手术切开复位内固定,术后石膏托外固定拇外展、腕关节中立位 4 周（舟状骨克氏针固定后石膏固定 8 周）。

【护理】

（一）非手术治疗护理 / 术前护理

1. **病情观察**　耐心倾听患者主诉,如有无疼痛、麻木等,若被动活动手腕引起剧痛,患者感觉肢体疼痛、麻木,说明发生了血液循环障碍。

2. **石膏固定护理**　石膏松紧度适宜,以伸进一指为宜;注意观察患肢末梢血运情况;观察石膏边缘皮肤颜色、温度的变化;保持石膏的清洁干燥。

（二）术后护理

1. **常规护理**　同术前。

2. **功能锻炼**

（1）健侧手帮助患肢手腕做背伸、掌屈、尺偏和桡偏活动,两手背相对锻炼掌屈,两手掌相对使前臂放于胸前或将手掌平放桌面上使前臂垂直于桌面锻炼背伸。

（2）掌指关节和指间关节功能锻炼简单者为用力握拳与伸指。抓握一系列不同粗细的圆棍,从粗到细。练习对掌捏物,用一组大小不同的物体,如橡皮、纽扣、曲别针等,从大到小练习捏起上述物体。

（3）肌力的锻炼除抓握物体、伸指等外,可利用提拉重锤、抓哑铃、弹簧拉力计等进行。

（4）习惯性反复脱位者需要保持有效固定并严格遵医嘱坚持功能锻炼,避免各种导致脱位的原因。

【健康教育】

1. 向患者及其家属讲解脱位的治疗和康复相关知识,说明复位后固定的目的、方法、重要性及注意事项。

2. 向患者及其家属说明功能锻炼的重要性和方法,循序渐进,科学进行功能锻炼,防止锻炼不当或过早锻炼再次引起脱位。

3. 定期随访,按时复查。

知识拓展

腕关节脱位的常见受伤机制

月骨脱位,手于外撑位跌倒;经茎突和舟状骨的月骨脱位,手于外撑位跌倒,腕过度背伸;月骨周围脱位,摔倒时手背伸、尺偏和旋前位着地;经舟状骨月骨周围脱位,摔倒时手背伸、尺偏和旋前位着地;经茎突和舟状骨的月骨周围脱位,跌倒时手掌着地,腕过度背伸;三角骨月骨周围脱位与月骨周围脱位相似;舟状骨脱位,舟状骨全脱位为直接暴力所致,罕见。

▌自 测 题

一、单选题

1. 下列关节脱位中复位及固定较为困难的是(D)

A. 肩关节脱位　　　　　　　　　B. 肘关节脱位

C. 腕关节脱位　　　　　　　　　D. 掌指关节脱位

E. 指间关节脱位

2. 患者,男性,35 岁,因不慎跌倒,手掌撑地,腕部肿胀,酸痛无力,局部有压痛,桡腕关节功能活动受限,X 线片无骨折征象,应考虑诊断是(D)

A. 腕关节盘损伤　　　　　　　　B. 桡腕关节扭挫伤

C. 腕管综合征　　　　　　　　　D. 腕关节脱位

E. 腕关节韧带损伤

二、多选题

1. 腕关节脱位的分类包括(ABC)

A. 月骨脱位　　　　　　　　　　B. 月骨周围脱位

C. 腕间关节前脱位　　　　　　　D. 腕间关节后脱位

E. 月骨半脱位

2. 关于腕关节脱位,描述正确的有(ABCDE)

A. 暴力集中于头月关节

B. 月骨脱位多见于手于外撑位跌倒所致

C. 掌侧月骨周围脱位较少见

D. 腕背侧压痛明显

E. 术后腕关节保持中立位 4 周

第八节 髋关节脱位的护理

学习目标

1. 了解髋关节脱位的分类和治疗。
2. 熟悉髋关节脱位的临床表现。
3. 掌握髋关节脱位的护理。

【概述】

髋关节脱位是一种高能量创伤,多为车祸伤,好发于青壮年。髋关节周围有坚强的韧带和强壮的肌群,是人体最大杵臼关节,由股骨头和髋臼构成,髋臼深而大,结构稳定,只有强大暴力才能导致髋关节脱位。

髋关节脱位常合并股骨头、髋臼后壁或股骨颈骨折,以及其他部位骨骼和重要脏器损伤。髋关节脱位常分为后脱位、前脱位及中心脱位,其中以后脱位常见,约占90%。

【病因与损伤机制】

(一)病因

1. **创伤因素** 多为高暴力损伤,暴力间接作用于髋关节引起的脱位,是导致脱位最常见的原因,多发生于青壮年。

2. **病理改变** 关节结构发生病变,骨端遭到破坏,不能维持关节面正常的对合关系,如关节结核或类风湿性关节炎导致的脱位。

3. **先天性关节发育不良** 胚胎发育异常导致关节先天性发育不良,出生后即发生脱位且逐渐加重,如先天性髋关节脱位。

4. **习惯性脱位** 创伤性脱位后,关节囊及韧带松弛或在骨附着处被撕脱,使关节结构不稳定,轻微外力即可导致再脱位,如此反复,形成习惯性脱位。

(二)损伤机制

髋关节脱位的方向同受伤时的体位有很大相关性。

1. **髋关节后脱位** 最常见的致伤场景是机动车乘客,屈膝、屈髋,同时可伴有内收,突然制动膝部受撞击所致。

2. **髋关节前脱位** 最常见的场景是摩托车驾驶员,屈髋、外旋、外展、突然制动、大腿高度外展。

3. **合并损伤的髋关节后脱位** 合并股骨头骨折和髋臼骨折的髋关节后脱位同受伤时体位有很大相关性,屈曲、内旋的角度越大,越容易发生单纯性后脱位;而部分屈曲、内旋时,容易合并髋臼后壁骨折,或者股骨头的剪切骨折。

【诊断】

（一）症状和体征

1. **症状** 表现为患侧髋关节肿胀、疼痛，主动活动功能丧失，被动活动时引起剧烈疼痛。

2. **体征** 患肢短缩、髋关节呈屈曲畸形状。查体时可见。

（1）髋关节后脱位：下肢处于屈髋、内收、内旋、短缩畸形。8%~19% 合并坐骨神经损伤，而且闭合复位过程中亦有可能损伤坐骨神经，因此在复位前后应仔细评估坐骨神经情况。

（2）髋关节前脱位：下肢处于外旋、屈髋、外展位，合并周围骨折损伤也较少见。

（3）髋关节中心脱位：患肢短缩畸形，髋关节活动受限。

（二）辅助检查

1. **X 线检查** 是诊断髋部脱位、骨折的最基本方法，大部分的髋关节脱位 X 线片都能正确显示，关节间隙较健侧增大者提示前脱位，较健侧缩小者提示后脱位。

2. **CT 检查** 能清楚显示脱位的方向与程度，显示髋关节内是否有碎骨片的存在。

3. **MRI 检查** 不常用，但对股骨头血运判断有一定帮助。

（三）分型

髋关节脱位的 Thompson 和 Epstein 分型如下：

Ⅰ型：单纯性脱位或合并小块骨折。

Ⅱ型：脱位合并髋臼后壁单一大块骨折。

Ⅲ型：脱位合并髋臼后壁粉碎性骨折，伴或不伴有一处较大的骨折块。

Ⅳ型：脱位合并髋臼顶壁骨折。

Ⅴ型：脱位合并股骨头骨折。

【治疗】

（一）非手术治疗

1. **手法复位适应证** 所有髋关节脱位的患者，包括合并股骨头骨折和髋关节骨折的患者，均应首选尝试闭合复位。

2. **手法复位禁忌证** 合并同侧股骨颈骨折、股骨干骨折等不便于闭合复位损伤的患者是其禁忌证。

3. 闭合复位方法

（1）Allis 法：患者平卧位，助手协助固定骨盆，并在牵引过程中自内向外推挤大腿根部，术者一手或前臂套住患肢腘窝，使患肢屈髋、屈膝，沿股骨长轴方向牵引并内收，术者另一只手握住患肢踝关节，通过左右摆动小腿，柔和地旋转股骨，帮助髋关节复位。适用于髋关节后脱位（图 2-3-2）。

（2）Stimson 法：患者俯卧于治疗床上，双下肢悬空，助手协助固定骨盆避免跌落，患肢屈曲 90°，一手置于腘窝后，结合下肢的重力并

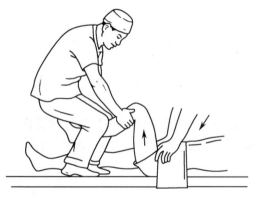

图 2-3-2 **Allis 复位法**

沿股骨轴线向下牵引,一手握住患肢踝关节,通过左右摆动小腿,柔和地旋转股骨,帮助髋关节复位。适用于髋关节后脱位。

（3）Bigelow法:患者平卧位,助手协助固定骨盆,术者一手握住患肢踝关节,另一前臂弯曲套住患肢腘窝,沿股骨长轴持续牵引;将患肢尽量内收、内旋、屈曲,患肢膝关节自内侧贴紧躯干;牵引患肢使髋关节外展、外旋将股骨头送入髋臼,并逐渐伸直患肢。

4. 手法复位后注意事项

（1）复位宜早,最初24~48h是复位的黄金时期,最好24h内复位完毕,48~72h后再行复位十分困难,并发症增多,关节功能亦明显减退。

（2）固定期间,鼓励患者进行股四头肌收缩锻炼和其余未固定关节的活动,3周后开始活动髋关节,4周去除皮牵引后使用双拐,3个月后如股骨头血供正常,开始负重。在X线检查证实股骨头血供良好后,方可弃拐负重行走。

（3）复位后做小腿皮牵引,维持患肢于伸直外展位,应避免髋关节屈曲、内收、内旋的活动。

（4）牵引期间,禁止患者坐起,4周后去除牵引开始扶拐下地活动。不能合作的患者,复位后可用髋人字石膏固定髋部于伸直外展位。

（5）由于股骨头脱位后有发生缺血性坏死的可能性,因此患肢不要过早负重,以免股骨头受压塌陷。

（二）手术治疗

1. 手术指征 髋关节脱位闭合复位失败或不满意者;髋臼后壁骨折范围>25%或髋关节不稳者;复位造成坐骨神经损伤者。

2. 手术目的 恢复髋关节的正常解剖关系;恢复髋关节的同心圆结构,确保髋关节的稳定性;去除关节内的游离骨块;恢复髋关节的正常活动。

3. 术后注意事项 行手术切开复位后,根据情况采用髋人字石膏或支具固定4~5周,或持续皮牵引或穿丁字鞋固定患肢2~3周,固定期间患肢保持外展中立位,3周内禁止患者坐起。

【护理】

（一）非手术治疗护理/术前护理

1. 牵引护理 检查牵引位置是否有效;牵引重量不随意增减,牵引绳不可随意放松,不能有其他外力;保持对抗牵引,牵引方向与肢体长轴成直线。

2. 病情观察 耐心倾听患者主诉,如有无疼痛、麻木等,若患者感觉肢体疼痛、麻木,说明发生了血液循环障碍。

（二）术后护理

1. 体位护理 术后保持患肢外展中立位（患肢外展30°,足尖向上,髋关节、膝关节各屈曲30°),两腿间安放枕头。

2. 皮肤护理

（1）预防压力性损伤,保持床铺整洁,勤翻身,勤擦洗,动作轻柔。

（2）认真观察肢体水肿程度、肤色、温度及感觉的情况,双侧对比,对受压处要仔细检查,发现异常及时处理,做好预防工作。

（3）为减少骨隆突处受压,必要时可使用气圈、棉垫。

3. 功能锻炼

（1）术后麻醉清醒后,即开始规律进行患肢股四头肌主动收缩及踝关节的屈伸活动,辅以被动按摩,促进静脉血液回流。

(2)健侧下肢也需要进行抬高运动和膝关节屈伸运动,防止肌肉萎缩、关节僵直、下肢深静脉血栓形成。

(3)一般术后 3~7d 可扶患者坐于床沿,10d 可在床边站立,待 14d 伤口拆线后可扶拐或借助步行器下地活动。

4. 并发症的预防和护理

(1)预防术后髋关节脱位:术后平卧时,维持患肢处于外展位;侧卧时注意保持屈膝和屈髋,避免内旋和盘腿。

(2)预防静脉血栓:骨科大手术围手术期深静脉血栓形成的高发期是术后 24h 内,预防应尽早进行。观察患肢血运的变化、感觉的变化及是否有腓肠肌压痛,使用抗凝血药物后观察有无出血风险。鼓励患者做肢体的被动和主动运动,增加床上活动量。

(3)预防感染:术后保持切口敷料的干燥清洁,保持引流通畅,防止引流液逆行;训练有效咳嗽,必要时给予雾化吸入;保持会阴部清洁干燥,保证每日饮水 1 000~1 500ml,尽早拔除尿管。鼓励患者进食营养丰富的食物,以增加患者的抵抗力。同时,应遵医嘱给予抗生素治疗。

【健康教育】

1. 继续加强髋关节功能锻炼,促使关节早日恢复正常活动度。

2. 股骨头脱位后有发生缺血性坏死的可能,因此患肢不宜过早负重。3 个月后拍片复查,证实股骨头血液循环良好,再逐渐负重行走。

3. 不建议从事站立和过多行走的工作,5 年内应定期拍片复查,如发现有股骨头无菌性坏死或骨性关节炎征象,应尽早接受治疗。

4. 生活指导

(1)卧位指导:术后 1 个月内,指导家属按要求协助患者上下床;1 个月后根据复查情况,患者自行先铺好盖被再上床,平躺时双腿中间放梯型垫,向健侧侧卧时,应先夹一体位垫,保持患侧肢体呈伸直位,使肩、腰、髋部呈一轴线。

(2)拾物指导:术后 1 个月内禁止弯腰拾物,请他人代劳;1 个月复查后,根据恢复情况,指导患者健肢微屈髋屈膝,患肢伸直于身体正后方,弯腰拾物。

(3)坐、站位指导:站立时,双腿叉开与肩同宽;坐下时,双腿叉开与肩同宽,调整或增加座椅(选择一张靠背椅或扶手靠背椅)和马桶高度,双手扶稳再缓缓坐下,患侧屈髋 ≤90°。遵循"三不"原则:不要交叉双腿,不要坐矮椅或沙发,不要屈膝而坐。

(4)穿裤指导:穿裤时先患侧后健侧,脱裤时先健侧后患侧。尽量穿宽松的裤子。

(5)穿鞋袜指导:术后 1 个月内家属代劳;1 个月后避免弯腰 >90°,坐高凳(屈髋 ≤90°),患肢屈膝外展后伸位穿袜(或借助长柄夹子),穿鞋时先用脚尖挑起鞋,再用长柄鞋拔从外侧将鞋提起。

(6)上下楼梯:①上楼梯法。健肢→双拐→患肢,健肢先上楼,重心前移,再上拐杖,患肢跟上。②下楼梯法。双拐→患肢→健肢,先下拐杖,患肢下楼,重心前倾,再下健肢。

(7)体育生活指导:术后避免举重物,尽量穿低跟的软底鞋,散步、原地单车或游泳通常是没有限度的,保持适当体重,避免做对人工髋关节产生过度压力造成磨损的活动,如跳跃、快跑、滑冰、打网球、过多爬山等。

（8）行走转身指导：向患侧转，转身时大转弯小脚步，转动整个身体，避免只转动上身，髋关节突然旋转。

（9）环境指导：注意通风，调节室温，保暖防寒，避免呼吸道感染等；保持心情愉快，利于健康；穿防滑鞋避免摔倒；检查居家安全；在常用区域之间保持通道畅通。

（10）沐浴指导：拆线后 1 周至 2 个月洗澡最好选择淋浴，避免泡澡。

知识拓展

全髋关节置换术后髋关节脱位的影响因素

1. 自身因素　高龄人群、过度肥胖、性别、长期卧床患者等，原因是髋关节周围的软组织疏松、肌肉萎缩及瘢痕组织的形成，导致术后髋关节的肌力不能维持在正常的水平。

2. 手术因素　手术入路与脱位有着密切的关系，研究发现前外侧入路易引起前脱位，后外侧入路易引起后脱位，外侧入路脱位的发生率最低，后外侧入路脱位发生率较高。

3. 体位及训练不当　如训练过程中肢体过度外旋、外展易引起前脱位，过度内收、内旋易引起后脱位。

自测题

一、单选题

1. 髋关节脱位最常见的类型是（B）

A. 前脱位　　　　　　　　　　　　B. 后脱位

C. 中心脱位　　　　　　　　　　　D. 合并髋臼骨折的脱位

E. 合并股骨头骨折的脱位

2. 鉴别髋关节前脱位与髋关节后脱位的主要依据是（E）

A. 外伤史　　　　　　　　　　　　B. 外伤时的体位

C. 外伤暴力的大小　　　　　　　　D. 髋关节 X 线正侧片的表现

E. 患髋肢体的畸形表现

3. 髋关节后脱位的并发症中，下列哪项**最不常见**（C）

A. 髋臼后缘骨折　　　　　　　　　B. 股骨头骨折

C. 股神经损伤　　　　　　　　　　D. 坐骨神经损伤

E. 髋臼壁骨折

4. 髋关节后脱位Ⅰ型处理的最佳时期是（A）

A. 24h 复位完毕　　　　　　　　　B. 48h 复位完毕

C. 72h 复位完毕　　　　　　　　　D. 1 周复位完毕

E. 3 周复位完毕

5. 某患者乘车时急刹车，右膝前方受到撞击，髋关节运动障碍，处于屈曲内收、内旋、畸形状态，髋关节后脱位，该患者可能出现哪些合并损伤（A）

A. 坐骨神经　　　　　　　　　　　B. 股神经

    C. 闭孔神经　　　　　　　　　D. 胫神经

    E. 腓总神经

二、多选题

1. 髋关节后脱位复位时,说法**错误**的有（BCDE）

A. 必须在全麻或椎管内麻醉下行手法复位

B. 必须切开复位

C. 不需行任何麻醉即可手法复位

D. 必须在 X 线透视监视下进行复位

E. 复位成功后必须石膏外固定 2~3 周

2. 髋关节脱位患者的临床表现包括（BCDE）

A. 患肢延长　　　　　　　　　B. 大粗隆上移

C. 疼痛、功能障碍　　　　　　D. 失血性休克

E. 患肢屈曲、内收、内旋畸形

第九节　先天性畸形的护理

学习目标

1. 了解先天性畸形的治疗。

2. 熟悉先天性畸形的临床表现。

3. 掌握先天性畸形的护理。

一、先天性肌源性斜颈

（一）概述

先天性肌源性斜颈（congenital torticollis）是各种原因引起一侧胸锁乳突肌纤维性挛缩,导致颈部和头面部向患侧偏斜畸形。

（二）病因与病理机制

目前尚未明确病因。多数学者支持产伤或宫内姿势不良引起局部缺血的学说,一侧胸锁乳突肌因产伤致血肿,形成血肿后机化,继而挛缩;宫内胎位不正,使一侧胸锁乳突肌承受过多的压力,致局部缺血,继而挛缩。也有学者认为是先天性或遗传因素所致,此外还有子宫内、外感染及动静脉栓塞等学说。

（三）诊断

1. 症状　胸锁乳突肌纤维性挛缩、变短,呈条索状,牵拉枕部偏向患侧,下颌转向健侧肩部。患儿双侧面部不对称,健侧饱满,患侧变小,双眼、双耳不在同一平面。患侧颈部深筋

膜增厚和挛缩,严重者导致颈椎、上胸椎侧凸畸形。

2. 体征 出生 5d 后,在胸锁乳突肌胸骨头与锁骨头的交叉部位附近可触及小肿块,一般在出生后 10~14d 肿块急速增大,20d 时达最大程度,1 个月以后肿块软化缩小。

3. 辅助检查

(1)X 线检查:可较直观地发现病变部位及性质,为诊断和鉴别诊断提供可靠的依据。

(2)B 超检查:显示胸锁乳突肌及其周围的解剖结构,确定肿块的位置及性能,有利于作出鉴别诊断。

(3)CT、MRI 检查:了解病变部位及性质。

(四)治疗

1. 非手术治疗 适用于 1 岁以内的婴儿,目的在于促进局部肿块消散,防止胸锁乳突肌挛缩,包括局部热敷、按摩、手法矫正和矫形帽外固定。

2. 手术疗法 适用于 1 岁以上患儿,最佳手术年龄为 1~4 岁,胸锁乳突肌切断术是最常用的手术方式。病情轻者,术后应用颈围保持略过度矫正位。伴有软组织挛缩者,术后佩戴头颈胸矫形器固定 4~6 周。

(五)护理

1. 非手术护理

(1)心理护理:安抚患儿的情绪,允许患儿哭喊,发泄不满;尊重鼓励患儿,增加安全感和信任感;和家长沟通,讲解疾病的知识及治疗的效果。

(2)牵引护理:睡眠时保持患儿头部在矫正位,两侧用小沙袋固定,也可戴与头围适应的斜颈矫形帽背甲固定头部。哺乳时固定卧于健侧,利用灯光、玩具等引导患儿头部向健侧方向转,促进自行姿势纠正。

(3)康复锻炼

1)按摩:一定要注意手法。让患儿侧卧在母亲或家人的大腿上,患侧在上,背朝向按摩者。用拇指与中指或示指捏住包块,顺着胸锁乳突肌的走向,先由上向下,然后由下向上反复多次进行捏揉。捏揉时,注意使患儿的皮肤随手指移动,手指力量抵达包块,切不可将手指在皮肤上搓动摩擦,以免损伤婴儿娇嫩的皮肤。开始按摩时,先轻轻地捏揉 20~30 次,然后逐渐加大手指的力量。捏揉约 10min 后,包块的浅层有稍软的感觉,说明手法正确,如果捏揉包块的硬度不变软,说明按摩的手法和指力不适当。当包块柔软后,再用拇、示两指捏住包块,垂直方向左右拨动,以增加其长度。每日 1 次,每次不超过 20min。

2)被动牵拉颈部:固定患儿肩部,头部先向健侧牵动,然后下颌转向患侧,每个动作缓慢进行,每日做颈部被动活动 3~4 次,每次 1min 左右,可防止胸锁乳突肌萎缩。

2. 手术护理

(1)心理护理:用通俗语言启发、诱导、鼓励患儿坚强、勇敢,取得其配合。同时做好家属的心理疏导。

(2)术前准备:术前清洁皮肤,训练床上大小便,指导患儿及家属颈部康复锻炼的方法,使家属能正确领会并掌握,为术后康复锻炼做好准备。

(3)体位护理:患儿术后仰卧,用沙袋将头固定,偏向健侧,下颌转向患侧的位置。

(4)观察生命体征:密切观察患儿呼吸频率、节律的变化,及时清除呼吸道分泌物及呕吐物,保持呼吸道通畅。

（5）观察面色：注意观察面肌活动、眼裂、鼻、口位置是否正常；颈是否后仰和是否有提肩活动，以了解术中是否有面神经和副神经的损伤。

（6）观察伤口：注意观察伤口有无渗血、渗液，颈部有无瘀斑、肿胀，伤口出血过多时，及时通知医生酌情更换敷料或加压包扎。局部可应用物理治疗，促进伤口愈合，同时预防局部感染。

（7）疼痛护理：术后 1~2d 内减少搬动，置患儿于舒适体位；在进行各项护理操作时，动作轻柔，以免引起疼痛；分散其注意力或遵医嘱给予镇痛药。

（8）颌枕带牵引护理：术后第 2 天，待病情稳定后行颈部颌枕带牵引 1~2 周，以矫正残余畸形和防止肌断端发生粘连；抬高床头 10~20cm，保持头颈部于伸展中立位并略向健侧倾斜；牵引重量为体重的 1/10，最大重量不超过 5kg。

（9）康复护理

1）颈部固定：对于大于 6 岁的患儿，术后 1~2d 就可以佩戴颈部矫形支具加以固定，以达到被动牵伸肌肉和过度矫正作用。

2）伴有复视者：术后加强视力训练。将一物体放在距离患儿 1.5m 处，让患儿集中注视一定的时间，每日训练时间可在 3h 左右。

（六）健康教育

1. 出院后佩戴胸颈联合支具 3~6 个月，进一步矫形并维持矫形效果。

2. 指导患儿家长熟练掌握康复训练的方法。

3. 定期门诊复查，指导支具佩戴及观察恢复情况。

二、先天性马蹄内翻足

（一）概述

先天性马蹄内翻足（congenital equinovarus）是常见的儿童足部畸形，包括足内翻、踝跖屈、前足内收和胫骨内旋，不同程度畸形因素导致的畸形有较大差异。男性多于女性，双侧发病约占一半，病因不清可能系胚胎发育异常所致。

（二）病因与病理机制

1. **神经肌肉病变学说**　先天性马蹄内翻足小腿肌群中普遍存在腓骨肌肌力持续减弱，小腿内后方肌肉挛缩，造成肌力不平衡，导致骨骼、关节的变化，最终出现畸形。

2. **血管发育异常**　可能导致足内侧供血供氧不足，足内侧肌肉缺血、挛缩，发育受阻，导致畸形。

3. **软组织发育异常**　电镜下可观察到细胞外基质的改变，发现组织器官纤维化及瘢痕性纤维结缔组织增生。

4. **骨骼发育异常**　跗骨的骨化较晚，以距骨的改变为主，骨化中心小且偏位，位于距骨的前下方，距骨骨化中心前面和表面的软骨内被过多不成熟的血管分割，距骨颈生长受阻，导致距骨畸形。

5. **遗传基因因素**　同源异形基因（Hox gene）、Tbx3 基因表达失控可能是导致畸形的易感因素。

6. **外源性致畸因素**　母亲吸烟与否、婴儿出生时的季节、母亲胎次、文化程度等对先天性畸形的形成有着巨大的影响。

7. 胎儿宫内发育阻滞。

（三）诊断

1. **症状**　典型的马蹄内翻足表现为前足较宽、足跟尖小、足的内侧缘短、外侧缘长。

2. **体征**　前足内收、跟骨内翻、踝关节内翻及小腿内旋呈马蹄样畸形。

3. **辅助检查**　X线检查。

4. **分型**

（1）僵硬型：畸形严重，踝与距下关节跖屈畸形明显，距骨跖屈，可从足背侧皮下摸到突出的距骨头，长期负重后足背外侧可出现增厚的滑囊和胼胝，少数发生溃疡，常同时有其他畸形。

（2）松软型：宫内位置异常所致，畸形较轻，足跟大小接近正常；踝及足背外侧有轻度皮肤皱褶，小腿肌肉萎缩变细不明显；容易矫正，疗效易巩固，不易复发，预后好。

（四）治疗

1. **非手术治疗**

（1）Ponseti矫形方法：适用于新生儿及6个月以下婴幼儿。①手法按摩、石膏固定：将畸形的组成部分按一定程序逐个予以矫正，然后用石膏管型固定（通常门诊固定4~6次）。②跟腱松解术：石膏固定达到足部外展75°以上时，可进行跟腱松解术，术后石膏固定3周，3周后拆除石膏，同时更换矫形鞋。③矫形鞋治疗：术后佩戴Dennis-Brown矫形鞋进一步治疗，通常到4岁。

（2）French按摩技术：操作时屈膝90°，首先一手握住足跟，另一只手推前半足向外展，矫正前足内收，其次握住足跟进行外翻，最后以手掌拖住足底进行背伸，矫正马蹄，每日多次手法矫正，直至畸形矫正。

2. **手术治疗**　手术方法：①广泛软组织松解术；②经皮跟腱切断术；③胫前肌外移术；④外固定支架术；⑤足部截骨矫形术；⑥三关节融合术。

（五）护理

1. **非手术护理**

（1）放松按摩：患儿仰卧位或者家长抱住患儿，从患足小腿部分向足部进行螺旋形按摩，注意力量的轻柔与均衡性。注意按摩的手法，用拇指和四指沿着患儿胫骨前肌、胫骨后肌、趾长屈肌、踇长屈肌用揉捏的方式进行圆滑性揉捏，刺激患儿深部组织、血管及神经等。提弹挛缩的跟腱，促使患儿足外翻外展，使其踝关节形态属于比较正常的水平。

（2）安全护理：定时巡视患儿，固定病床脚刹，加床挡，合理安排陪护。

（3）功能锻炼：①双手抱住患儿，让患儿以双脚跟并拢的形式站立，双足外展，双足底部要接触到地面。患儿屈膝屈髋下蹲和站立，每天需要进行3次，每次持续反复这种动作5~10次，逐渐增加锻炼的次数。②矫形鞋穿戴1~2年，根据患儿实际情况对其足矫形后位置进行稳定，日间要正常地行走，晚上带上矫形器。

2. **手术护理**

（1）病情观察：密切观察生命体征变化，注意切口渗液、渗血情况，保持敷料干燥。

（2）饮食护理：给予高蛋白、易消化、高热量、营养丰富的食物。

（3）体位护理：抬高患肢，注意维持患足的位置。

（4）石膏护理：石膏未干前，勿挤压石膏，防石膏变形。保持石膏创面清洁干燥，勿向石膏中塞异物。观察伤口处石膏有无渗血，给予标记与记录，如渗血范围扩大，及时报告医生处理。观察末梢皮肤温度、颜色、运动、感觉等，如发现皮肤苍白或发绀、皮温低、感觉麻木、剧烈疼痛、不能活动足趾等异常，及时通知医生处理。倾听患儿主诉，防止石膏内压力性损伤，必要时行石膏修整或松解。

（5）功能锻炼：石膏固定撤除后，加强足趾和踝关节的功能锻炼。

（六）健康教育

1. 术后可行适当功能锻炼，锻炼应循序渐进，不可盲目进行。

2. 指导患儿家长注意观察患肢皮肤情况，如有问题及时就诊。

3. 去除石膏后，必须穿戴支具 3 个月，指导患儿家属正确使用矫形支具，不可随意去除，坚持 2~4 年，防止复发。

4. 定期门诊复查。

三、发育性髋关节脱位

（一）概念

发育性髋关节脱位（developmental of the hip joint，DDH），又称先天性髋关节脱位或发育性髋关节发育不良。主要由于髋臼、股骨头、关节囊、韧带和附近肌肉先天性发育不良或异常，导致关节松弛，而引起髋关节的脱位或半脱位。常见于女性婴幼儿，男女比例约为 1∶6，左侧比右侧多见。

（二）病因与病理机制

1. 髋关节囊和韧带松弛。

2. **内分泌因素**　DDH 患者体内雌激素、松弛素较正常人高。

3. **机械因素**

（1）胎位因素：臀位胎儿，尤其是伸腿臀位，双髋关节处于过伸状态，髋关节受到牵拉，股骨头与髋臼处于非同心圆关系，因此容易发生髋关节脱位。

（2）体位因素：保持髋关节伸直内收位的体位是 DDH 发病的危险因素。

4. 遗传因素。

5. **主要病理特点**　髂腰肌紧张、挛缩，压迫髋臼的入口；关节囊变形呈葫芦样；股骨头颈变形，主要有股骨头呈椭圆形、股骨颈短、股骨颈前倾角增大；髋臼变形，主要有髋臼窝浅小、呈三角形、髋臼指数增大、关节盂唇内卷；股骨头圆韧带增粗变长，关节软骨变性等。

（三）诊断

1. **症状**

（1）新生儿和婴儿期：患儿肢体呈屈曲状不敢伸直，活动较健侧差，无力，牵拉下肢时则可伸直，但松手后又呈屈曲状（弹响固定）；少数婴儿下肢呈外旋位、外展位或两下肢呈交叉位，甚至髋关节完全呈僵直状态。

（2）幼儿期：站立时臀部后耸、腰部前凸更为突出；双下肢不对称，患肢缩短；单侧脱位患儿的走路步态呈"甩髋"式跛行，双侧脱位呈"鸭步态"，单侧脱位者患侧大转子上移。

2. 体征

（1）屈膝、屈髋外展试验：若两髋、两膝各屈至 90°，后外展只能至 50° ~60° 则为阳性；若只能外展至 40° ~50° 为强阳性。

（2）Galeazzi 征：患儿仰卧，屈膝屈髋 90° 时，患侧膝关节低于健侧，称为 Galeazzi 征阳性。

（3）入口弹跳试验（Ortolani 试验）：婴儿仰卧，助手固定骨盆，检查者一手拇指置于股骨内侧正对大转子处，其余四指置于股骨大转子处，另一手将同侧髋、膝各屈曲 90° 并逐渐外展，同时四指将大粗隆向前、向内推压，可听到弹响或感到弹跳。

3. 辅助检查

（1）超声检查：便于早期筛查。

（2）X 线检查：测量并评估以下指标：髋臼指数、Shenton 线（沈通线）、中心边缘角（CE 角）。

（3）CT 检查：可以很好地评价髋关节同心性。

（4）MRI 检查：能清晰显示骨、软骨、韧带、关节囊及关节液等各种结构。

4. 分型　Crowe 分型根据股骨头从髋臼脱位的严重程度分型，最为常用。

（1）Ⅰ型：股骨头半脱位，脱位率小于 50%。

（2）Ⅱ型：股骨头半脱位，脱位率 50%~75%。

（3）Ⅲ型：股骨头半脱位，脱位率 75%~100%。

（4）Ⅳ型：股骨头全脱位，脱位率大于 100%。

（四）治疗

预后的关键在于早期诊断和早期治疗，治疗越早，效果越佳。发育性髋关节脱位的治疗与年龄相关，随着年龄的增大，病理改变越重，治疗效果越差，应根据不同的病理变化选择不同的治疗方法。

1. 非手术治疗　新生儿期（0~6 个月）为治疗该病的黄金时间，治疗的目的在于稳定髋关节。首选 Pavlik 吊带，维持髋关节屈曲 100° ~110°、外展 20° ~50°，24h 持续使用，定期检查，使用 2~4 个月后换为外展支具维持固定，至髋臼指数 <25°。也有用连衣裤套法、外展位褓裸支具法，维持 4 个月以上。

2. 手术治疗

（1）婴儿期（6 个月 ~1.5 岁）：首选麻醉下闭合复位，石膏或支具固定髋关节于屈髋 95°，外展 40° ~45° 位置。复位前应切断长收肌腱，必要时同时切断髂腰肌以减轻复位后对股骨头的压力，降低股骨头缺血性坏死的发生率。3 个月后更换外展位支具或石膏固定 3~6 个月。

（2）幼儿期（1.5~3 岁）：多数学者主张 1.5 岁后行切开复位为最佳选择，还纳股骨头于真臼内，并行骨盆或股骨截骨术，重建头臼的正常关系。

（3）儿童期及以上（3 岁以上）：常见手术方式有骨盆截骨术、髋臼截骨术、骨盆内移截骨术。

（五）护理

术前患侧做股骨髁上克氏针骨牵引，3 岁以下亦考虑皮牵引，牵引后复查 X 线片。

1. 非手术护理

（1）骨牵引护理：部分患者术前需要行股骨髁上骨牵引或胫骨结节牵引，目的是使挛缩肌肉得以松弛,使股骨头下降至髋臼水平,为手术复位成功创造条件,预防或减少并发症的发生。注意维持有效牵引。

（2）石膏固定护理:注意观察患肢末梢血运情况,皮肤护理,保持石膏的清洁干燥。

2. 手术护理

（1）心理护理:多与患儿家长沟通,使家长消除顾虑,主动积极配合治疗和功能锻炼。

（2）术前准备:进行适应性训练,如床上大小便、功能锻炼等。

（3）饮食护理:鼓励患儿进食,给予易消化的高蛋白、高能量、高维生素饮食。

（4）安全护理:定时巡视患儿,固定病床脚刹,加床挡,合理安排陪护。

（5）引流管护理:保持引流通畅,妥善固定,防止滑脱。

（6）功能锻炼:①麻醉清醒后可进行踝、趾等小关节及肌肉等长收缩运动。②拆除石膏后,行床上髋关节、膝关节功能的锻炼,防止关节僵硬。③术后 7~8 周,根据患儿年龄,指导患者行主动锻炼。患者可练习坐起、屈髋运动,当患儿能够独立掌握时,再渐进指导患儿进行髋关节的外展外旋、内收内旋等活动,直至能够下蹲。

（六）健康教育

1. 出院时向患儿家长讲解功能锻炼的重要性,嘱咐家长继续监督患儿进行锻炼,锻炼应循序渐进。

2. 指导患儿家长注意观察,如发现肢端变凉、发绀、苍白或在进行锻炼时有剧烈疼痛,应及时就诊。

3. 去除石膏后,采用双下肢皮牵引时,注意有效牵引。

4. 用玩具引导患儿进行屈髋练习,即在患儿两足间放玩具,让其去拿,并逐渐将玩具放远,反复练习(患儿对某种玩具厌倦时更换玩具)。

5. 去除皮牵引后,继续在床上练习髋关节屈伸及交叉运动,3~6 个月内不负重,6 个月后如无股骨头缺血性坏死迹象,可试行下地,练习步行。

6. 定期门诊复查。

知识拓展

儿童发育性髋关节脱位的治疗新进展

小儿出生至 6 个月是目前国内外公认的治疗发育性髋关节脱位的黄金阶段,经过保守治疗即可获得较好的效果。首选的治疗方式为 Pavlik 吊带,治疗要求每周复查超声调整松紧,3 周后观察髋关节是否取得稳定的同心圆复位,如已取得理想复位,则应佩戴 8~12 周,逐渐停止。7~18 个月的幼儿则选用闭合复位石膏固定,若闭合复位失败可选用关节镜下清除术。

自 测 题

一、单选题

1. 先天性肌源性斜颈的最佳手术时间是（D）

A. 出生后 3 个月以内　　　　　　　　B. 出生后 6 个月以内

C. 1 岁以内   D. 1 岁以上

E. 12 岁以上

2. 先天性马蹄内翻足的患儿，1 岁以内应采取的治疗措施为（D）

A. 全麻下矫正足跟内翻

B. 石膏矫正

C. 软组织松解手术

D. 反复多次行手法矫正，使患足外翻、外展及背伸

E. 三关节融合术

3. 关于发育性髋关节脱位的说法，正确的是（B）

A. 治疗时间对预后无影响   B. 治疗最早，效果越佳

C. 病理改变对治疗效果影响不大   D. 早期诊断不明，可以半年后再复查

E. 患儿呈醉酒步态

4. 治疗发育性髋关节脱位的黄金时间（A）

A. 0~6 个月   B. 6 个月至 1.5 岁

C. 1.5~3 岁   D. 3 岁以上

E. 12 岁以上

二、多选题

1. 关于先天性髋关节脱位的说法，正确的是（ABCD）

A. 两侧大腿内侧皮肤褶皱不对称   B. Aillis 征阳性

C. Tendelenburg 征阳性   D. Ortolani 征阳性

E. 男性发病率远远高于女性

2. 关于马蹄内翻足患儿石膏固定的护理，正确的是（ABCDE）

A. 石膏未干前，勿挤压石膏，防石膏变形

B. 观察伤口处石膏有无渗血，给予标记与记录

C. 观察末梢皮肤温度、颜色、运动、感觉

D. 倾听患儿主诉，防止石膏内压力性损伤，必要时行石膏修整或松解

E. 石膏固定撤除后，加强足趾和踝关节的功能锻炼

（李伦兰　陈玉娥　鲁雪梅　高远）

第四章 脊柱损伤与护理

第一节 寰枢关节脱位的护理

【概述】

寰枢关节脱位（atlantoaxial dislocation）是颈椎的第一节（寰椎）与第二节（枢椎）之间的关节失去正常的对合关系，发生关节功能障碍和 / 或神经压迫的病理改变。

寰枢关节结构复杂，具有与其他颈椎不同的解剖学特征。寰枢椎之间有 4 个关节，包括两个中间的车轴关节及两个侧方的摩动关节，前者即寰椎前弓齿突凹与齿突前关节面之间的关节，以及寰椎横韧带前面与齿突后关节面之间的关节；后者即两侧寰枢椎关节突之间的关节。寰椎在颈椎中具有最大的活动度，也是最不稳定的。寰枢椎的稳定由齿突和其后方的横韧带及翼状韧带来维持。旋转头部时，翼状韧带一侧松弛，对侧紧张，控制其旋转运动，而且限制其侧屈运动。另外，寰枢关节囊松弛，而且关节面呈水平位。这些都是寰枢关节容易发生脱位的原因。

【病因与损伤机制】

（一）外伤

外伤因素如急性寰枢椎骨折；陈旧性寰枢椎骨折；急性韧带损伤导致真性脱位、慢性韧带损伤致寰椎和枕骨融合。

（二）先天性异常

先天性畸形在孩童时期就发生严重的脱位，或先天性畸形仅有潜在不稳定倾向而终身不发病，部分患者则可能随年龄增长及退行性变、外伤等其他因素的累加而出现临床症状，如寰枕发育异常、齿突发育异常、先天性颈椎融合、韧带缺损或松弛。

（三）退变

在外伤和先天性畸形的病理基础上，横韧带、关节囊及周围韧带容易出现劳损退变，导致寰枢椎运动节段松弛不稳。

（四）炎症

寰枢椎部位的感染性疾病有结核和化脓性骨髓炎，非感染性疾病有类风湿性关节炎、强直性脊柱炎、干癣性关节炎等。

（五）肿瘤

肿瘤包括原发性肿瘤和转移性寰枢椎肿瘤。

（六）特发性

原因不明的一类疾病。

（七）手术

脊柱的各种减压手术虽可切除占位病变，并解除对脊髓、神经根的压迫，但也使脊柱赖以获得稳定的结构而受到不同程度的破坏。

【诊断】

（一）症状和体征

1. 枕部及颈部疼痛。

2. 斜颈、C_2 棘突隆起及颈椎有显著的运动受限。

3. 有脊髓、延髓或脑神经损害的表现。当颈部进行旋转活动时，由于前方有齿突、后方有向前脱位的寰椎后弓和枕骨大孔后缘的压迫，易出现脊髓损害的表现，当颈椎活动和颈部遭受轻微外伤时，可使症状加重。

4. 病程长者，可有缓慢的进行性的肩胛带、上肢及手内侧肌萎缩。

5. 椎动脉供血不全的症状，眩晕可单独出现，或合并脊髓损害症状。

6. 合并小脑扁桃体疝者，出现共济失调等小脑损害症状。

（二）辅助检查

1. **X 线检查**　可显示寰枢关节间隙，正常成人不超过 3mm，儿童为 5mm，若此间隙增大为 5mm 或更大时，则应认为有不稳或脱位存在。

2. **CT 检查**　可清楚观察寰枢椎结构变化及脊髓受压程度。

3. **MRI 检查**　可清楚观察脊髓受压形态、位置、程度、范围及脊髓信号异常与否。

（三）分型

根据复位的可能性和难易程度，分为 3 个临床类型。

1. **可复型**　经牵引等保守治疗能复位的称可复型寰枢椎脱位。其中又分易复型和缓复型，易复型为单纯颅骨牵引或单纯颌枕带牵引后能复位者；缓复型为经上述牵引方法处理后不能复位，而经头颈双向牵引 1~2 周能复位者。

2. **难复型**　经头颈双向牵引 1~2 周不能复位者。

3. **不可复型**　经口咽前路瘢痕松解后，毫无松动迹象，再行双向牵引不能复位者（或经头颈双向牵引毫无松动迹象），且螺旋 CT 三维重建显示 C_1~C_2 之间有骨性连接者均为不可复型。

【治疗】

寰枢关节脱位不是一个独立的临床疾病。因此，寰枢关节脱位的治疗原则，除针对原发疾病与损伤之外，更应强调矫正脱位，解除压迫，重建稳定。

（一）非手术治疗

1. **适应证**　寰枢关节脱位程度轻微，寰枢关节间隙 <5mm，仅有颈或枕部疼痛，无锥体束征者。

2. **治疗方法**

（1）固定和制动：早期应行头颅牵引复位，一般牵引时间为 2 周，若复位成功后移，可行

Halo-Vest 支架硬式颈托制动 6~12 周，以防止因损伤部位移位而产生脊髓再损伤。

（2）减轻脊髓水肿和继发性损害：伤后 6h 内治疗是关键时期，24h 内是畸形期应抓紧尽早治疗时机。

（3）严密观察：半年左右定期复查临床表现有无进行性加重，摄颈椎侧位片观察脱位有何变化。

（二）手术治疗

1. 适应证 寰枢关节处于颈椎高位，尽早手术治疗为最佳治疗方法。

（1）枢椎脱位，有脊髓神经功能障碍者。

（2）寰枢椎脱位，虽无脊髓神经功能障碍，但持续颈部疼痛不减轻、有交感神经症状（如头晕、视物不清、睁眼无力、胸前憋闷而心电图正常等）者。

（3）寰枢椎脱位，寰齿前间隙（ADI）≥5mm 或非手术治疗中发现 ADI 增加，应积极手术治疗。

（4）不可修复的寰枢椎脱位。

2. 治疗方法

（1）减压：寰枢关节脱位的减压有两大原则。①复位减压：手术方法将 C_1~C_2 复位，既能使两椎骨的椎管相重叠的面积增加，使受压脊髓得到减压，同时还能使前移的头颅和寰椎重心恢复到身体力线上。②原位切除致压物减压：切除脊髓前方的致压物减压，原位固定融合的治疗方案。

（2）固定融合方案：寰枢椎固定融合手术方案，包括：枕颈固定融合；临时固定不融合；植骨融合技术。

（3）具体手术方式：①寰枢椎后弓钢丝固定，后弓间植骨融合术（Brooks-Genkins 手术）；②后路经寰枢侧块关节固定融合手术（Magerl 手术）；③后路寰椎侧块螺钉结合枢椎椎弓根螺钉固定术；④C_2 椎弓根螺钉、枕颈接骨板固定术；⑤借助枢椎椎板螺钉的寰枢椎固定术；⑥经口颅椎区腹侧减压术；⑦经口松解复位治疗难复性寰枢关节脱位。

【护理】

（一）非手术治疗护理

1. 严格遵医嘱佩戴颈部支具固定颈部。

2. 加强项背肌锻炼，可采用专用于颈椎锻炼的颈椎康复器。

（二）手术治疗护理

1. 牵引护理

（1）Halo-Vest 支架：此支架是颈胸金属外固定支架，由于其体积较为庞大，护理中首先让患者了解 Halo-Vest 支架的优点、作用方法、适应证、佩戴时间、疗效等，使患者能够积极配合治疗。

（2）Halo-Vest 支架护理：预防颅钉松动，上架后 3d 内每天调整颅钉松紧，保持 Halo-Vest 支架的正常位置，此后每周复查调整，防止再移位。密切观察各个螺钉有无松动，固定带有无脱扣，背心的固定带松紧是否适宜。佩戴 Halo-Vest 支架，还应注意观察患者呼吸情况，以免过紧造成患者呼吸障碍。

（3）颅骨牵引护理：患者取仰卧位，在头部两侧放置沙袋。保持头颈部处于正立位。牵引过程中注意始终保持牵引绳、头、颈和躯干成一直线。遵医嘱应用适宜牵引重量，保持牵引锤悬空,牵引绳上不能放置任何物品,以免影响牵引效果。告知家属维持有效牵引的重要性,牵引重量根据病情遵医嘱调节,不可随意增减。

2. 术前护理

（1）如采用经口咽入路治疗手段时,术前进行口腔护理:术前1周给予患者甲硝唑口服,术前3d每天用0.05%氯己定溶液或0.02%氯己定漱口液每天三餐后及睡前含漱,每次5~10ml。由于手术为口腔入路,口咽部结构复杂,因此术前请口腔科医生会诊。彻底消毒牙齿及牙龈。术前了解有无鼻窦炎、牙龈炎、咽喉炎等口鼻腔疾患,如有相关疾病,及时处理,保持口腔清洁。目前最新的研究观点认为,应在术前对患者口咽分泌物进行常规培养及计数,根据其口腔清洁情况确定口服甲硝唑和漱口开始的时间。

（2）非语言训练:患者术后可能不能发声,手术前要训练患者学习用手势、写字交流,还可以教会患者用面部表情主诉不适的方法,如皱眉表示难受、眨眼表示想小便,以代替术后语言表达困难、肢体暂时性瘫痪所造成的交流不便,满足患者的需要。

（3）心理护理:护士应做好解释工作,根据患者心理变化情况,给予个性化的心理支持。向患者及家属介绍疾病相关知识及近年来手术进展情况、手术安全性,术后注意事项及可能发生的症状和对症处理方案,以消除其紧张及恐惧感。对术后恢复程度的讲解实事求是,使患者及家属有充分的心理准备。

（4）其他术前训练:包括大小便训练、佩戴颈部支具、口腔护理训练、唤醒试验、呼吸系统训练等。

3. 术后护理

（1）病情观察:严密监测生命体征变化,注意四肢运动、感觉情况,并与术前比较,着重预防脊髓创伤性水肿,血压增高、呼吸减慢的脊髓危象,发现异常,应及时报告医生并处理。

（2）体位护理:遵医嘱予患者采取平卧位或半卧位,同时保持颈部中立位,并且进行颈部制动。轴线翻身保护皮肤,防止压力性损伤发生。

（3）气道管理:根据患者病情,及时准确评估,术后尽早拔除经鼻气管导管或气管插管,减少肺部感染的发生。留置鼻气管导管或气管插管期间,注意吸痰,吸痰时密切观察患者的呼吸频率及节律、口唇颜色、面色及血氧饱和度等变化;鼓励清醒患者有效咳嗽,保持气道通畅。

（4）营养支持:由于手术伤口位于咽后壁,术中常规留置胃管,术后4h即可鼻饲温水,术后6h开始鼻饲营养液。鼻饲时及鼻饲后为患者摇高床头30°,防止胃内容物反流。一般术后第5~7天经口进食,从流食逐渐过渡至半流食,术后10~14d可正常饮食。

（5）功能锻炼:患者术后6h麻醉消失后,即开始进行手指及腕关节活动、足趾及踝关节活动;术后第1天,即可做肢体抬高、关节屈伸活动,逐日增加活动量。以主动运动为主,被动运动为辅,指导患者活动量逐渐递增,动作由粗向细过渡,循序渐进。术后第1~2天,患者佩戴颈部支具进行床上坐起活动,术后第3天在医务人员指导下逐渐进行床边活动。

如有肌力减退,给予被动按摩患肢,预防肌萎缩;对瘫痪肢体由近向远依次按摩,按摩手法宜重,时间宜短;对痉挛性瘫痪手法宜轻,时间宜长。每天2~3次,每次约15min。改善关节活动度,预防关节僵直、挛缩、畸形,对患肢给予关节全范围内被动活动,先近端大关节再远小关节。根据各关节功能做屈伸或旋转运动,活动范围由小到大,循序渐进,直至达到最大生理范围。每个关节活动 3~5 次,每天 2~3 次。增强肌力训练,促进功能恢复。

（6）并发症预防:主要包括术后肺部感染、低钠血症、脑脊液漏、伤口感染及急性呼吸道梗阻。

【健康教育】

1. 指导患者和家属正确使用颈部支具,术后严格佩戴 3 个月。

2. 注意颈部保暖,穿防滑鞋,以运动鞋为宜,防止摔伤,多参加户外活动锻炼身体。

3. 出院后颈部仍不能剧烈活动,可缓慢左右旋转或轻微上下活动颈部,以患者不觉颈部疼痛和劳累为度,避免不良姿势,如颈椎过度扭转、长时间前屈、睡觉时枕头过高等,以免影响术后疗效。

4. 加强营养,进食高蛋白、高热量及富含维生素、钙、铁的食物,以促进术后康复。

5. 术后 3 个月、6 个月及 1 年定期复查拍片,了解植骨块融合情况,观察内固定有无松动,如有四肢感觉、运动异常随时就诊。

知识拓展

小脑扁桃体下疝畸形

小脑扁桃体下疝畸形又名阿诺德 - 奇阿（Arnold - Chiari）畸形,为常见的先天性发育异常,是由于胚胎发育异常使小脑扁桃体下部下降至枕骨大孔以下、颈椎管内,严重者部分延髓下段、第四脑室、小脑下蚓部也下疝入椎管内。常合并有脊髓空洞,也可引起脑脊液循环受阻引起脑积水。小脑扁桃体下疝畸形常伴其他颅颈区畸形,如脊髓脊膜膨出颈椎裂和小脑发育不全等。可表现为头痛、头面部上肢力弱、肩臂部痛温觉减退、吞咽困难、眩晕、恶心、共济失调,甚至瘫痪等症状。

自 测 题

一、单选题

1. 寰枢关节脱位是发生（A）和 / 或神经压迫的病理改变

A. 关节功能障碍　　B. 疼痛　　　　　　C. 肿胀　　　　　　D. 皮肤颜色改变

2. 根据复位的可能性和难易程度,寰枢关节脱位分为（B）个临床类型

A. 2　　　　　　　　B. 3　　　　　　　　C. 4　　　　　　　　D. 5

3. 寰枢关节脱位术后一般需要佩戴支具至少（C）个月

A. 1　　　　　　　　B. 2　　　　　　　　C. 3　　　　　　　　D. 4

4. 寰枢椎之间有（D）个关节

A. 1　　　　　　　　B. 2　　　　　　　　C. 3　　　　　　　　D. 4

二、多选题

1. 先天性寰枢关节脱位主要包括（ABCD）

A. 寰枕发育异常　　　　　　　　　　　　B. 齿突发育异常

C. 先天性颈椎融合　　　　　　　　　　　D. 韧带缺损或松弛

2. 关于寰枢关节脱位经口咽入路治疗后气道护理,正确的是(ABC)

A. 术后尽早拔除经鼻气管导管或气管插管,减少肺部感染的发生

B. 留置鼻气管导管或气管插管期间,注意吸痰

C. 鼓励清醒患者有效咳嗽,保持气道通畅

D. 每次吸痰不超过 30s

第二节　颈椎骨折的护理

学习目标

1. 了解颈椎骨折的病因及病理机制。

2. 熟悉颈椎骨折的治疗方法。

3. 掌握颈椎骨折的围手术期护理要点。

【概述】

颈椎骨折是寰枕关节至 C_7 的骨折脱位,分为上颈椎(C_1~C_2)与下颈椎(C_3~C_7)损伤,颈椎损伤通常为高能量损伤,最多见于交通伤及高空坠落伤。颈椎骨折中 40% 合并神经损伤,下颈椎损伤合并脊髓损伤的发生率较上颈椎损伤常见。

颈椎生理前凸 25°, C_7 垂线落于 S_1。寰椎、枢椎结构特殊,为上颈椎;第 3~7 颈椎结构相似,为下颈椎,是损伤最易发生的部位。第 1~6 颈椎左右都有横突孔,里面有椎动脉穿过。

颈椎椎体呈前屈状,与颈部向前屈曲、向后伸展和旋转运动有关。颈椎具有支持头颅、保护脊髓及通过颈部供应颅脑的血管、神经的作用,处于灵活运动的特殊环境之中。

【病因及损伤机制】

1. **直接暴力**　较为少见,常为直接外力所致。

2. **间接暴力**　较为常见,主要为作用于头部、足或臀部的暴力纵向传导至颈椎的特定节段,引起椎体骨折或脱位,根据暴力作用的方向不同分为 5 种:

(1)垂直压缩暴力:椎体节段受到与脊柱平行的轴向暴力。

(2)屈曲压缩暴力:脊柱屈曲位状态,以致椎体压缩改变,严重合并脱位或小关节绞锁。

(3)后伸压缩暴力:脊柱后伸位状态,导致前纵韧带,后方骨韧带复合体的损伤。

(4)侧向压缩暴力:暴力来自椎体一侧,表现为一侧椎体和小关节损伤。

(5)旋转压缩暴力:脊柱呈旋转状态,多与上述类型损伤并发。

【诊断】

(一)症状和体征

1. **上颈椎损伤**

(1)寰枢关节脱位:主要表现为四肢瘫痪和呼吸困难,短期内死于呼吸衰竭。

（2）寰枢关节半脱位：表现为头颈部倾斜，颈部疼痛、僵直、枕神经痛。

（3）寰椎骨折：表现为枕下区域疼痛和颈部僵硬，头呈强迫前倾位。

（4）枢椎椎弓骨折：表现为枕颈部疼痛，头部活动受限，枕大神经分布区疼痛。

（5）齿状突骨折：表现为颈部疼痛，头颈部旋转受限。

2. 下颈椎损伤

（1）过伸性损伤：又称挥鞭性损伤，表现为颌面及鼻部擦伤，局部疼痛、压痛及活动受限，脊髓中央管综合征。瘫痪症状上肢重于下肢，手部重于臂部、触觉重于深感觉。

（2）椎体压缩性损伤：表现为局部疼痛、活动受限，头颈部呈前倾僵直状态。

（3）椎体爆裂性骨折：表现为头颈部疼痛和运动功能丧失。神经根受压出现肩臂和手部麻木、疼痛或感觉过敏。脊髓损伤多较严重，甚至脊髓完全损伤，损伤平面以下感觉、运动、括约肌功能障碍，可出现严重呼吸困难。

（4）颈椎单侧及小关节脱位：表现为颈部剧痛、颈肌痉挛、头颈部强迫体位。

（5）颈椎前方半脱位：表现为局部疼痛，头颈伸屈和旋转受限，颈肌痉挛，局部压痛。

（二）辅助检查

1. X 线检查 包括颈椎正、侧位 X 线片。正位 X 线片观察颈椎序列，有无侧方移位；合格的侧位片，应包括自颅底至 T_1 椎体，颈部较短患者，向下牵拉上臂后摄片，以显示下颈椎。

2. CT 检查 可以多层面评估骨质破坏的细节；更好地显示颈胸交界区的结构。

3. MRI 检查 评估软组织损伤的细节。

（三）分型

1. 上颈椎损伤的分型

（1）寰椎骨折 Levine 分型（图 2-4-1）

Ⅰ型：仅突起处骨折。

Ⅱ型：后弓单处骨折；稳定骨折，通常过伸位挤压损伤。

Ⅲ型：前弓单处骨折；稳定骨折，通常过屈位挤压损伤。

（2）枢椎骨折分型：Anderson 分型是齿突骨折最常见的类型。

Ⅰ型：齿突尖撕脱骨折。

Ⅱ型：位于齿突基底部。该处血运较差，不易愈合。

Ⅲ型：骨折线延续至枢椎椎体，斜形骨折愈合率较高。

（3）创伤性枢椎滑脱（Hangman 骨折）：枢椎上下关节突之间连接区的骨折，常用 Levine-Edwards 分型。

Ⅰ型：骨折不伴成角，前滑脱 <3mm。

Ⅱ型：枢椎前移位超过 3mm 或伴成角。

Ⅲ型：双侧椎弓根骨折合并关节突移位或绞锁，此型骨折严重不稳定，常伴脊髓损害。

2. 下颈椎损伤的分型 采用下颈椎损伤分类（SLIC）系统对下颈椎损伤严重程度进行评分。总分 <4 分，推荐非手术治疗；总分 >5 分（包含 5 分），

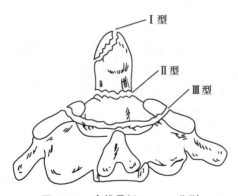

图 2-4-1 寰椎骨折 Levine 分型

推荐手术治疗；评分 4 分（临界值），可以行手术治疗，也可以行非手术治疗。

【治疗】

（一）非手术治疗

1. 外固定矫形支具治疗

（1）颈部支具：适用于稳定性损伤，尤其是老年患者，固定时间 6~8 周。

（2）颈胸固定支架：如 Minerva 支架、Yale 支架等。这些支架舒适并能起到足够的固定作用，因而可用于治疗多种类型骨折患者。缺点是佩戴和拆除步骤烦琐，并且在下颌及枕部产生过高的压力。如果脊柱损伤节段在 C_7~T_1 以下，单独使用颈胸支具达不到有效的制动目的。

（3）Halo-Vest 支架：可提供最大程度颈部稳定的外固定装置。对上颈椎损伤除 II 型齿突骨折外均可获得理想的固定效果。但该固定不适用于下颈椎不稳定性损伤。

2. 牵引治疗压缩性骨折　如果不合并其他骨性损伤或脊髓损伤时，采用枕颌带牵引 4~6 周，佩戴颈围领 6~8 周。

（二）手术治疗

1. 手术目的　当神经受压迫时，行脊髓减压术，为神经恢复提供条件；恢复椎体位置，并维持对位；固定脊柱，尽快恢复患者可以直立或坐起，避免长期卧床；减少晚期的畸形程度；尽可能减少融合关节；避免不良事件发生。

2. 手术方式　包括颈椎前路、后路和前后路联合。减压 + 复位 + 固定植骨是"金标准"。

【护理】

（一）非手术治疗护理 / 术前护理

1. 病情观察　监测生命体征，观察呼吸频率、节律、深浅度及血氧饱和度情况；观察躯体感觉平面、四肢运动及肌力变化，大小便等脊髓、神经功能状况。

2. 体位护理　平卧位，避免颈椎过伸、过屈，保持颈部中立位，佩戴颈托；翻身时头、颈、肩在同一轴线上，避免扭曲，以防引起继发或加重损伤。

3. 颅骨牵引护理　观察颅钉是否稳妥、有无松动，保持有效牵引，注意观察生命体征及主诉。

4. 心理护理　消除患者顾虑，增强患者信心，配合治疗和护理。

（二）术后护理

1. 监测生命体征　保持呼吸道通畅，注意观察前路手术患者的呼吸频率和节律，警惕有无血肿压迫气道，或出现喉头水肿导致呼吸困难。同时观察患者神志、面色、口唇颜色、尿量的变化。

2. 脊髓神经功能的观察　由于手术的牵拉及周围血肿的压迫均可造成脊髓及神经的损伤，密切观察患者有无出现声音嘶哑、四肢感觉运动障碍、大小便功能障碍，注意与术前进行对比，动态观察，及时发现异常并处理。

3. 体位护理　术后返病室由医生固定肩颈部，护士托肩、臀保持脊柱水平位搬动患者至病床。患者使用薄枕，颈部两侧使用沙袋固定制动。

4. 呼吸道观察　由于手术过程中对咽喉和气管的牵拉及插管的刺激，术后可能出现痰多、咽部不适、吞咽和呼吸困难。指导患者进行正确有效的咳嗽，给予雾化吸入治疗。

5. 伤口引流管护理 保持伤口负压引流通畅,观察引流液的颜色、性质、量,并准确记录。判断有无活动性出血,若引流液量多且呈淡红色,考虑脑脊液漏的发生,及时报告医生进行处理。

6. 疼痛的护理 术后根据医嘱使用镇痛药,并指导患者服用润喉片以减轻患者咽部症状,尽量减轻患者的痛苦。

7. 饮食指导 如患者术后出现喉上神经内支(感觉支)损伤,进食饮水时易发生呛咳,因此建议进食固体或糊状食物。

8. 并发症的预防及护理

(1)颈部血肿:前路手术后观察伤口周围及颈部是否肿胀,呼吸是否困难,面部有无青紫,以及时发现血肿,床旁常规备气管切开包,以备急需。

(2)硬脊膜外血肿:询问患者有无头晕及枕后疼痛等不适,及时发现硬脊膜外血肿表现。

(3)术后吞咽困难:由于前路手术对咽、食管的牵拉及术后的肿胀,患者可能出现短暂的咽喉疼痛与吞咽困难,3~5d消失。初期可酌情给予冷的流质、半流质饮食,症状消失后改普通饮食。

(4)脑脊液漏:术后一旦出现脑脊液漏,应采取卧床休息,头低脚高位,避免咳嗽及用力屏气,预防感染及电解质紊乱,给予支持治疗。若患者出现颅内压降低症状,可适当增加每日补液量。

(5)注意压力性损伤、泌尿系感染、下肢深静脉血栓形成的发生,并做好相关预防措施。

9. 功能锻炼 患者在颈部制动的同时应尽早进行四肢功能锻炼,如有双手无力者可借助橡皮球做握拳锻炼,在握拳基础上行抬举锻炼。

(1)C_4完全性损伤:由于呼吸肌大部分受损,故呼吸功能差,应加强呼吸功能的训练,通过做深呼吸、大声唱歌和说话来达到这一目的。每天应通过各种方法使患者有一定的站立时间,以减缓骨质疏松的发生和预防泌尿系感染及利于排便。每天都应由他人活动四肢关节,以预防四肢关节僵硬。

(2)C_5完全性损伤:增加肱二头肌(屈肘肌)的肌力;学习使用矮靠背轮椅,并在平地上自己驱动;可把勺子固定于患者手上,练习自己进食;呼吸功能训练;站立训练;被动关节活动训练。

(3)C_6完全性损伤:驱动轮椅的训练;单侧交替给臀部减压(用肘勾住轮椅扶手,身体向同侧倾斜,使对侧减压),每30min进行1次,每次15s;利用床脚的绳梯从床上坐起。

(4)C_7完全性损伤:上肢残存肌力增强训练;坐在轮椅上可把双手撑在扶手上进行减压,每30min进行1次,每次15s;用滑板进行转移。

10. 颈部支具的使用 术后卧床1~3d后,可佩戴颈部支具进行床旁及下床活动。

【健康教育】

1. 告知患者伤口定期换药,遵医嘱按规定时间拆线。

2. 指导患者颈部按要求规范佩戴支具,并进行四肢功能锻炼。

3. 告知患者须按时门诊复查,如出现病情变化,及时来医院就诊。

知识拓展

颈椎前路术后喉神经损伤表现

喉返神经含支配声带的运动神经，一侧损伤，引起声音嘶哑，双侧损伤可导致失音或严重的呼吸困难，甚至窒息。喉上神经损伤主要表现为：损伤外支（运动支）环甲肌瘫痪，引起声带松弛，音调降低；内支（感觉支）损伤，喉部黏膜感觉丧失，进食饮水时容易发生呛咳。

自 测 题

一、单选题

1. 下颈椎骨折是哪部分的骨折（D）
A. $C_1 \sim C_2$　　B. $C_2 \sim C_3$　　C. $C_2 \sim C_7$　　D. $C_3 \sim C_7$

2. 颈椎压缩性骨折如果不合并其他骨性损伤或脊髓损伤时采用佩戴颈围领（D）周
A. 1~2 周　　B. 2~3 周　　C. 4~6 周　　D. 6~8 周

3. 颈椎骨折术后体位是（A）
A. 颈部制动　　B. 上肢限制活动　　C. 下肢限定活动　　D. 胸腰部限制活动

4. 颈椎骨折术后如出现喉上神经内支（感觉支）损伤，主要表现为（A）
A. 饮水时易发生呛咳　　　　B. 声音嘶哑
C. 疼痛　　　　　　　　　　D. 感觉减退

二、多选题

1. 颈椎骨折按骨折机制分类的基础上再根据骨折形态学分为不同类型，具体包括（ABCD）
A. 屈曲损伤　　　　　　B. 轴向压缩损伤
C. 轴向压缩屈曲损伤　　D. 过伸损伤

2. 颈椎骨折术后常见并发症包括（ABCD）
A. 颈部血肿　　　　　　B. 下肢深静脉血栓形成
C. 呼吸困难　　　　　　D. 脑脊液漏

第三节　胸椎骨折的护理

学习目标

1. 了解胸椎骨折的病因及病理机制。
2. 熟悉胸椎骨折的治疗方法。
3. 掌握胸椎骨折的围手术期护理要点。

【概述】

胸椎骨折(fracture of thoracic vertebrae)是一种较为常见的损伤,多见于外力造成的胸椎骨损伤,也可以伴有肋骨的骨折,多见于外伤性骨折,少数见于病理性骨折。

脊柱的解剖部位对确定损伤稳定性十分重要。从解剖上来讲,胸椎功能区 T_1~T_{10} 由于胸廓参与其构成,具有较强的稳定性,骨折的发生率相对较低。而对于胸腰段 T_{11}~L_2 节段,此处是脊柱应力传导、活动交接点,大约60%的胸腰段损伤发生在此特殊的解剖区域。

胸椎脊柱是一个完整坚固的骨韧带复合体,还包括胸骨和肋骨,其完整性使胸椎脊柱更为稳定。胸椎脊柱为生理性后凸,椎管及胸髓均较颈椎和腰椎细。胸椎小关节起源方向为冠状方向,抗旋转稳定性差,多个平面的肋骨和横突骨折提示脊柱不稳,常合并肺和邻近血管损伤。

【病因及损伤机制】

1. **间接暴力** 多见,以高处坠落、足臀部着地而产生屈曲型损伤多见,也可因弯腰工作、重物打击背肩部,使脊柱突然屈曲而致伤。

2. **直接暴力** 较少见,常见的有工伤事故、交通事故等。

3. **肌肉拉力** 是因肌肉突然收缩而致的横突骨折或棘突撕脱性骨折。

4. **病理性骨折** 因骨髓炎、骨结核、骨肿瘤等骨骼本身病变引起的骨折。

5. **骨质疏松** 老年人由于本身存在骨质疏松,平时低暴力损伤,如滑倒、跌倒等,就可导致骨折。

受力模式可以是压缩、分离、屈伸、扭曲和剪切等的单独或共同作用。

【诊断】

（一）症状和体征

1. **症状** 腰背部疼痛;不能站立、翻身,腰背肌屈伸时疼痛加剧;下肢的感觉、肌力减退等。

2. **体征** 压痛与叩击痛;腰背部肌紧张,棘突间可触及明显的间隙或台阶及后凸畸形或异常的侧凸畸形,均是脊柱骨折的高度可疑征象。

（二）辅助检查

1. **X线检查** 胸椎正、侧位片,了解骨折部位、损伤类型、骨折-脱位的严重程度。

2. **CT检查** 了解椎体、椎弓和关节突损伤情况及椎管容积的改变。

3. **MRI检查** 对于有脊髓和神经损伤者为重要检查手段,以了解椎骨、椎间盘对脊髓的压迫,脊髓损伤后的血肿、液化和变性等。

（三）分型

Dennis分型是一种基于患者X线表现的分类方式。

1. **压缩性骨折** 椎体前缘骨折,而中柱结构完好,通常为稳定骨折;椎体压缩>50%、成角>20°~30°,多个相邻椎体压缩时为不稳定损伤。

2. **爆裂骨折** 椎体后壁(脊髓中柱)的破裂,累及后柱者为不稳定骨折。

3. **屈曲分离骨折** 以前柱为支点,后柱和中柱在张力作用下断裂,前柱可有压缩性损伤。为不稳定骨折,多数患者没有神经症状。

4. **骨折移位** 三柱都受到破坏,存在移位畸形。为不稳定骨折,神经损伤发生率高。

【治疗】

（一）非手术治疗

非手术治疗包括卧床休息、闭合复位、支具制动、功能康复等。急性期应卧床,卧床时间一般为 1~3 个月,然后可在支具的保护下下地行走,支具佩戴时间一般为 3~4 个月。卧床时间主要取决于患者对疼痛的耐受程度及其伴随损伤。尽管保守治疗的临床效果较为明显,但长期卧床可能造成深静脉血栓形成、肺部感染等并发症。

（二）手术治疗

1. 手术方式　前方入路、后方入路和前后方联合入路,其中后路手术在临床上应用广泛。

2. 微创治疗　微创手术治疗胸腰椎骨折的适应证较窄,仅适用于单纯压缩性骨折、老年骨质疏松性骨折、Chance 骨折和后柱结构破坏不严重且椎管狭窄 <50% 的爆裂性骨折。

【护理】

（一）非手术治疗护理／术前护理

1. 体位护理　绝对卧床休息,卧床期间遵循轴线翻身的原则。鼓励患者活动四肢,特别是双下肢的活动,如进行踝关节的跖屈背伸、直腿抬高等运动,促进血液循环,防止肌肉萎缩。

2. 感觉运动　定时观察患者双下肢感觉、运动情况,评判肌力是否出现异常。

3. 预防并发症　鼓励患者卧床期间深呼吸、咳嗽,防止肺部感染;定时予以轴线翻身,预防压力性损伤;遵医嘱予以使用抗血栓压力带、间歇性充气加压泵及药物,预防深静脉血栓;鼓励患者多饮水,预防泌尿系感染;予以相关饮食指导并鼓励其进行腹部按摩,以预防便秘。

4. 严格遵医嘱　指导患者采用正确方法佩戴胸腰部支具。

5. 肋骨骨折合并血气胸护理　肋骨骨折合并血气胸在发病后,病情进展极快,且易引发失血性休克、急性肺水肿等并发症,对患者的生命安全产生极大的威胁。临床多采用胸腔闭式引流治疗。胸腔闭式引流护理主要包括:①观察胸腔引流瓶上的刻度并且准确记录引流液的量、颜色、性质,一般情况下引流量为 <100ml/h,或 <500ml/24h,并且置管当天多为血性引流液。②保持引流通畅,妥善固定引流管,防止受压堵塞。③拔管护理:选择合适的拔管时机,在 24h 引流量 <100ml,且胸部 X 线片显示肺复张良好的情况下,试拔管 24h（夹闭引流管）,观察患者无呼吸困难、气促等异常情况出现,即可拔管。拔管后 24h 内密切监测患者的病情,如有异常,立即通知主治医师,如有必要再次置管。

（二）术后护理

1. 监测生命体征　监测血压、脉搏、呼吸、血氧饱和度的变化。给予低流量吸氧,保持呼吸道通畅;同时观察患者神志、面色、口唇颜色、有无痰鸣音;监测体温变化。

2. 神经功能的观察　由于手术的牵拉及骨折复位可造成脊髓及神经的损伤,易导致双下肢疼痛、麻木、活动障碍及大小便异常等神经系统症状。术后应密切观察双下肢肌肉力量、运动恢复情况及感觉,注意与术前进行对比,做好护理记录,及时与医生沟通,给予相应处理。

3. 疼痛的护理　为患者提供安静舒适的环境外,做好心理护理,同时根据医嘱使用镇痛药,尽量减轻患者疼痛。

4. 体位护理　术后平卧 6h,以减轻伤口疼痛和术后出血。如恶心呕吐,头可偏向一侧,防止呕吐物反流引起窒息。之后可每 2h 轴线翻身一次,翻身时保持脊柱平直,勿屈曲、扭转。

5. 伤口引流观察　若引流液量多且呈淡红色,考虑脑脊液漏的发生,及时报告医生进行处理。

6. 饮食指导　患者在术后麻醉完全清醒后,即可饮水,进食清淡、易消化饮食,如粥、馄饨、烂面条等,术后第 1 天可正常饮食。指导患者尽量避免进食容易产气的食物,如豆浆、鲜牛奶、甜食等。

7. 潜在并发症的预防及护理

(1)脑脊液漏:观察引流液的性质、颜色、量,若引流量多且呈淡红色,同时患者伴有头痛、恶心、呕吐等症状,考虑脑脊液漏的发生。遵医嘱给予患者去枕平卧位,必要时头低脚高位,观察伤口敷料有无渗出,及时通知医生换药。

(2)压力性损伤:由于患者术前可能伴有截瘫,注意观察患者的皮肤情况,定时协助轴线翻身,每 2h 一次,避免局部皮肤长期受压产生压力性损伤,可以使用压力性损伤垫、压力性损伤膜保护,对于截瘫患者,注意翻身时保持双下肢功能位,增加患者舒适感,同时予以患者营养支持。

(3)深静脉血栓形成:鼓励患者尽早进行踝关节屈伸练习及双下肢直腿抬高运动,促进下肢静脉血液回流,必要时遵医嘱使用抗血栓压力带、间歇性充气加压泵及药物,预防深静脉血栓形成。若出现下肢肿胀,患者主诉疼痛等不适时,须做双下肢彩超检查,一旦确诊血栓形成,注意观察下肢皮温、肿胀、足背动脉搏动情况,每天测量腿围等,同时监测生命体征,遵医嘱用药,防止肺栓塞的发生。

8. 功能锻炼

(1)$C_8 \sim T_2$ 完全性损伤:对患肢的训练,加强上肢肌肉强度和耐力的训练,可通过使用哑铃、拉力器等各种器材来达到这一目的;坐位注意练习撑起减压练习;尽力进行各种轮椅技巧练习,以提高患者的适应能力;转移训练仍然必要;由于上肢功能完好,应进行适宜的职业训练。

(2)$T_3 \sim T_{12}$ 完全性损伤:利用长下肢支具、拐、助行器或步行双杠可做治疗性步行训练,此种步行虽无实用价值,但给患者能站立行走的感觉,使患者产生强大的心理支持。下肢负重可减缓骨质疏松的发生,下肢活动可改善血液、淋巴循环,促进二便排泄,减少对他人的依赖,因此应大力开展这项训练。

【健康教育】

1. 功能锻炼　踝、膝关节的主动屈伸及直腿抬高锻炼,促进血液循环,增加肌肉力量,防止神经根粘连。

2. 支具的使用　患者下床活动佩戴支具,要求大小合适,松紧适宜,以患者自觉不影响正常呼吸为宜。患者出院后遵医嘱佩戴支具 3~6 个月。

3. 下床指导　起床时,先将身体沿轴线翻向一侧,靠近床边,用对侧上肢支撑床面,使上半身保持平直起床,同时双下肢垂于床边。坐起后没有头晕、眼花等不适后,再下地行走,避免长时间卧床后突然站立引起直立性低血压而跌倒。

4. 出院指导　定期复查,伤口出现红、肿、热、痛等异常时及时就诊。捡拾物品时,尽量保持腰背部平直,下蹲时弯曲膝部代替弯腰,禁止脊柱弯曲、扭转、提重物等活动。

5. 必要时指导患者坚持抗骨质疏松治疗。

知识拓展

间 歇 导 尿

早期间歇导尿是膀胱训练、协助膀胱排空的一种重要方式。间歇导尿包括无菌间歇导尿和清洁间歇导尿。无菌间歇导尿更有助于减少泌尿系感染和菌尿的发生。对于出现排尿功能障碍的早期脊髓损伤患者,应首先排除泌尿系统器官的损伤(如膀胱破裂、尿道损伤等),在生命体征稳定后,如果不存在间歇导尿禁忌证,应尽早开始间歇导尿。

间歇导尿的禁忌证:①并发尿道或膀胱损伤(尿道出血、血尿);②并发尿道畸形、狭窄、尿道炎、尿道脓肿;③并发膀胱颈梗阻、严重前列腺增生症;④并发膀胱输尿管反流、肾积水;⑤盆底肌肉或尿道外括约肌严重痉挛;⑥严重自主神经过反射;⑦严重尿失禁。

自 测 题

一、单选题

1. 胸椎骨折患者急性期卧床时间一般为(A)

A. 1~3 个月 B. 3~6 个月

C. 6~8 个月 D. 3~4 个月

2. 胸腰段骨折中最常见的一类是(A)

A. 压缩性骨折 B. 旋转型损伤

C. 爆裂骨折 D. 屈曲伸展型骨折

3. 胸椎有几个节段(A)

A. 12 B. 11

C. 10 D. 8

4. 椎体高度丢失(C)以上表示脊柱不稳定

A. 30%~40% B. 40%~50%

C. 50%~60% D. 60%~70%

二、多选题

1. 胸椎骨折常见的病因(ABCD)

A. 间接暴力 B. 直接暴力

C. 肌肉拉力 D. 病理性骨折

2. 胸椎骨折术后常见并发症包括(ABCD)

A. 脑脊液漏 B. 压力性损伤

C. 神经根损伤 D. 气胸

第四节　腰椎骨折的护理

学习目标

1. 了解腰椎骨折的病因及病理机制。
2. 熟悉腰椎骨折的治疗方法。
3. 掌握腰椎骨折的护理要点。

【概述】

　　腰椎骨折是一种较为常见的损伤,多由外伤、病变等导致腰椎椎体骨折,除了骨结构损伤外,常伴有脊髓、马尾神经等损伤,引起截瘫,甚至死亡。胸腰椎骨折合并伤发生率为68%,其中严重合并伤占25%。

　　腰椎位于脊柱的下部,上接胸椎,下接骶椎。腰椎的前部由5节椎体借助于椎间盘和前纵韧带连接而成;腰椎的后部则由各椎节的椎弓、椎板、横突和棘突等构成,其间借助于关节、韧带和肌肉连接,腰椎的前后结构之间围成椎孔,各椎节依次联结成椎管,其间容纳脊髓下端、圆锥和马尾神经。

　　腰椎具有运动、负荷和稳定功能,其中负荷和稳定功能尤为重要。

【病因及损伤机制】

　　1. **间接暴力**　占绝大部分,以高处坠落、足臀部着地而产生屈曲型损伤多见,也可因弯腰工作、重物打击背、肩部,使脊柱突然屈曲而致伤。

　　2. **直接暴力**　较少见。

　　3. **肌肉拉力**　因肌肉突然收缩而致的横突骨折或棘突撕脱性骨折。

　　4. **病理性骨折**　因骨髓炎、骨结核、骨肿瘤等骨骼本身病变引起的骨折。

　　5. **骨质疏松**　依据损伤的暴力、暴力作用方式和受暴力作用时体位的不同,损伤也不同,常见有压缩暴力、屈曲暴力、屈曲旋转暴力、屈曲分离暴力、平移暴力、伸屈暴力。

【诊断】

（一）症状和体征

　　1. 腰背部疼痛;患者不能站立、翻身,腰背肌屈伸时疼痛加剧。

　　2. 肢体麻木、活动无力、损伤平面以下感觉迟钝或消失。

　　3. 排便无力、尿潴留。

　　4. 在体检中,可触及明显的间隙或台阶及后凸畸形或异常的侧凸畸形。

（二）辅助检查

　　1. **X线检查**　了解骨折部位、损伤类型、骨折-脱位的严重程度。

　　2. **CT检查**　能够提供椎体椎管矢状径的情况,能够反映脊柱轴径面骨折的移位程度、移位方向、脊髓受挤压程度及血肿大小。

3. MRI 检查 了解椎骨、椎间盘对脊髓的压迫,脊髓损伤后的血肿、液化和变性等。

【治疗】

（一）非手术治疗

非手术治疗包括给予卧硬板床、支具固定等。

（二）手术治疗

1. 手术目的 主要是骨折脱位复位减压,恢复并维持脊柱的稳定性,为损伤脊髓的功能恢复创造有利条件,减少创伤的并发症。

2. 手术方法 椎管减压、切开复位内固定术、植骨融合术。

【护理】

（一）非手术治疗护理 / 术前护理

1. 体位护理 绝对卧床休息,仰卧位或侧卧位,卧床期间遵循轴线翻身的原则。

2. 感觉、运动 定时观察患者双下肢感觉、运动情况,评判肌力是否出现异常。

3. 预防并发症 预防肺炎、压力性损伤等并发症。

4. 严格遵医嘱 指导患者采用正确方法佩戴胸腰部支具。

5. 疼痛护理 采用多模式、规律、剂量足的治疗方案,临床观察效果良好。

6. 排气排便的观察与护理 部分骨折可合并腹膜后血肿,由于血肿的刺激,患者可能会出现恶心、腹胀、便秘,甚至肠梗阻。因此要观察患者排气排便情况,并指导防止便秘的方法,及时发现肠梗阻,及早治疗。

7. 心理护理 了解患者病情,掌握情绪变化,主动与患者交谈,主动倾听,关心鼓励患者,增强患者信心,配合治疗和护理。

（二）术后护理

1. 脊髓神经功能的观察 术后应密切观察双下肢肌肉力量、运动及感觉恢复情况,注意与术前进行对比,做好护理记录,及时与医生沟通,给予相应处理。

2. 疼痛的护理 术后急性疼痛通常选择超前镇痛模式、多模式镇痛。

3. 体位护理 术后平卧 6h,以减轻伤口疼痛和术后出血。如恶心呕吐,头可偏向一侧,防止呕吐物反流,引起窒息。之后可每 2h 轴线翻身一次,翻身时保持脊柱平直,勿屈曲、扭转。

4. 管道护理 保持伤口负压引流的通畅,观察引流液的颜色、性质、量是否正常,并准确记录。

5. 功能锻炼

（1）L_1~L_2 完全性损伤:训练患者用双拐和膝、踝、足支具进行四点步态行走;练习从轮椅上独自站起;上下楼梯;身体条件优越者应练习安全跌倒和重新爬起,这对借助支具和拐行走的患者非常重要,以免跌倒时损伤和倒地后不能自立爬起;其他训练同 T_3~T_{12} 损伤的患者。

（2）腰及腰以下完全性损伤:因这类患者残疾程度相对较轻,康复训练主要以双下肢残存肌力为主,可利用沙袋等各种方法来提高肌力;用双拐练习四点步态;用手杖练习行走。

（3）伤后 1 周内可进行腰背肌锻炼,但在脊柱骨折伴腰背肌严重挫伤或撕裂伤时,锻炼应推迟到 3~4 周。复位期：练习主动挺腹；伤后 1 周：腰背肌锻炼，仰卧位锻炼"五点支撑法"；伤后 2~3 周：开始练习"三点支撑法"；伤后 3~4 周：开始练习"四点支撑法"；伤后 5~6 周：开始练习俯卧背伸，练习"飞燕点水"。

【健康教育】

锻炼方式先易后难，时间由短到长，范围由小到大，动作由轻到重；切忌粗暴剧烈，防加重损伤。

知识拓展

腰椎压缩性骨折

由于骨量降低使腰椎的承重能力下降，其在受到垂直压力时导致腰椎前缘的高度丧失，出现腰椎压缩性骨折。典型的腰椎压缩性骨折患者会有明显的腰背痛，尤其在活动后加重。腰椎压缩不超过 1/3，是稳定骨折，行保守治疗，卧床休息 4~6 周后佩戴围腰可以下地；疼痛较重者，可以采取微创的椎体成形术进行治疗，当天即可下地行走。腰椎压缩超过 1/2 是不稳定压缩性骨折，推荐进行椎体成形术。如果腰椎压缩性骨折引起神经压迫或者神经刺激症状，则是椎体成形术的禁忌证，应当进行其他手术治疗方式。

自 测 题

一、单选题

1. 腰椎有几个节段（C）

A. 3   B. 4   C. 5   D. 6

2. 腰椎骨折术后体位是（A）

A. 术后 6h 内平卧   B. 侧卧位

C. 坐位   D. 半卧位

3. 腰椎术后佩戴支具的时间为（A）

A. 3~6 个月   B. 1~2 个月

C. 2~3 个月   D. 6~8 个月

二、多选题

1. 腰椎骨折的常见病因有（BCD）

A. 直接暴力   B. 间接暴力

C. 骨质疏松   D. 病理性骨折

2. 腰椎骨折术后康复锻炼方法包括（ABCD）

A. 五点支撑法   B. 四点支撑法

C. 三点支撑法   D. 飞燕法

第五节　脊髓损伤的护理

【概述】

脊髓损伤是脊柱骨折的严重并发症（14%~60% 并发脊髓损伤），高发于青年人，多由工伤、交通事故导致，或在运动等活动中发生。脊髓损伤多发生于颈椎下段，其次多为胸腰段。

脊髓损伤由于椎体的移位或碎骨片突入椎管内，使脊髓或马尾神经产生不同程度的损伤。胸腰段损伤使下肢的感觉与运动产生障碍，称为截瘫；而颈段脊髓损伤后，双上肢也有神经功能障碍，为四肢瘫痪。

脊髓具有一定弹性，在正常无张力情况下能稍伸长或缩短。

【病因及损伤机制】

1. **直接暴力**　外力直接打在脊柱上，造成椎板、棘突骨折或脱位，压迫脊髓引起损伤。

2. **间接暴力**　如坠落、"挥鞭"伤等，暴力作用于身体其他部位，再传导至脊柱，通过杠杆力的作用，使脊柱脊髓受损。常见有屈曲暴力、伸直暴力、旋转暴力、垂直压缩暴力。

【诊断】

（一）症状和体征

1. **脊髓休克**　即损伤节段以下的脊髓功能消失，表现为损伤节段以下感觉丧失，肌肉呈迟缓性瘫痪，深浅反射均消失。休克期后，损伤节段以下脊髓功能恢复，可出现上运动神经元损伤的表现，表现为痉挛性瘫痪。

2. **运动、感觉及括约肌功能障碍**　运动障碍方面，下肢表现为痉挛性截瘫，腱反射亢进，病理征阳性；括约肌功能障碍表现为尿失禁或尿潴留，以及大便失禁或便秘。

（二）辅助检查

1. **X 线检查**　明确可疑部位有无骨折，协助确定损伤类型。

2. **CT 检查**　显示骨性结构损伤情况，可显示骨块和异物对椎管的侵占。

3. **MRI 检查**　更准确显示软组织损伤，显示硬脊膜外间隙，以便观察血肿、骨块、椎间盘组织及骨刺，直接显示脊髓本身的损伤，对脊髓损伤的预后提供参考依据。

（三）分型

美国脊髓损伤协会（ASIA）在 1997 年修订的脊髓损伤分级方法，已成为目前国际上脊髓损伤程度的评定标准。具体为：

A 完全损伤：骶区（S_4、S_5）无任何感觉和运动功能。

B 不完全损伤：损伤平面以下，包括骶区（S_4、S_5）存在感觉功能，但无运动功能。

C 不完全损伤：损伤平面以下存在运动功能，大部分关键肌的肌力 <3 级。

D 不完全损伤：损伤平面以下存在运动功能，大部分关键肌的肌力 ≥3 级。

E 正常：感觉、运动功能正常。

【治疗】

脊髓损伤的治疗原则：治疗越早越好；有脊柱骨折脱位者尽早给予复位；采用综合治疗；预防及治疗并发症；功能重建与康复。

（一）非手术治疗

伤后 6h 内是关键时期，24h 内为急性期，应尽早治疗。

1. 脊髓损伤的大剂量激素冲击疗法　甲基强的松龙冲击疗法是脊髓损伤临床药物治疗的重要手段，其主要作用机制是减轻脊髓损伤后的炎症反应从而改善预后。甲基强的松龙冲击疗法的用药时间及给药剂量是影响治疗效果的关键因素。最新指南指出，对于无明确禁忌的伤后 8h 内颈段脊髓损伤患者，推荐甲基强的松龙 24h 静脉冲击疗法：第一剂量为 30mg/kg 作为冲击量于 15min 内静脉输入，其配制浓度是 25mg/ml，间隔 45min；后 23h，每小时剂量 5.4mg/kg。

2. 急性脊髓损伤的物理治疗

（1）维持脊髓灌注压：最新指南指出，在脊髓损伤后前 7d，推荐持续监测血流动力学，同时维持平均动脉压 85~90mmHg（1mmHg=0.133kPa）的范围内。维持平均动脉压的目的在于保证脊髓灌注压，静脉输液或使用升压药如去甲肾上腺素可改善脊髓损伤后脊髓局部的灌注压及血流动力学。

（2）低温疗法：可分为系统性低温和局部低温两种模式。系统性低温可降低机体基础代谢率并减轻系统性炎症反应，而局部低温只降低损伤脊髓局部的温度。临床试验表明，脊髓损伤后 6h 内系统性低温（32~34℃）治疗持续 48h 可获得最佳的治疗效果，而局部低温的临床效果则存在争议。

3. 康复治疗　晚期治疗时通过积极的康复锻炼措施，有助于提高脊髓损伤患者肢体功能，重建二便排泄功能，改善患者生活质量。

（二）手术治疗

1. 对于不完全脊髓损伤患者使用手术减压，有神经功能改善的可能。

2. 对于完全脊髓损伤患者，早期的手术固定，有助于重建脊柱的稳定性和降低死亡率。早期通过手术治疗，可以积极抢救并保护残存的脊髓功能，防止脊髓的进一步损伤，促使残存的脊髓功能恢复。

【护理】

（一）非手术治疗护理 / 术前护理

1. 院前急救原则，尽早制动、正确搬运转送避免脊髓二次损伤。在急救过程中，保持呼吸道通畅、供氧及维持血压是最重要的。如果发现可疑的脊柱损伤，密切观察病情变化，尤其是脊髓神经功能障碍，即使仅是一过性的出现，亦应让伤员立即平卧于硬板上。因压力性损伤可发生在 2h 之后，所以应尽快让伤员改用防压力性损伤卧具。

2. 保护受伤的脊柱部位，在搬运和翻身时遵循轴线翻身的原则。

3. 遵医嘱予以相应的治疗和用药护理，监测生命体征，必要时遵医嘱记录出入量。

4. 应用甲基强的松龙冲击疗法时,需要监测生命体征,包括监测血压、脉搏、呼吸、血氧饱和度的变化,给予低流量吸氧,保持呼吸道通畅。同时还应做到以下几点:

(1)严格控制用药时间窗:一经确认为脊髓损伤,应争分夺秒力争在 8h 内开始进行大剂量甲基强的松龙冲击治疗,超过 8h 时间窗的治疗不仅无助于保护神经功能,反而会加重脊髓继发性损伤。

(2)严格用药剂量:甲基强的松龙的药理特性具有量效关系,因此应严格遵医嘱根据患者的体重(kg)精确计算、配制药量。

(3)采用合理的给药方法:甲基强的松龙用专用溶媒溶解后很不稳定,需要现配现用,禁止与其他药物或液体混合。为准确给药,采用时间段 - 药量给药方法,把 15min 的药量细分到每分钟给药量,最好应用输液泵;把 23h 的药量细分到每小时给药量(ml),使用微量注射泵及时、安全给药,杜绝输液时快时慢、先慢后快的不规则给药,发挥最佳药效。

(4)严密观察用药后各种并发症

1)心血管并发症:短时间内静脉注射大剂量甲基强的松龙时,由于物质代谢和水盐代谢紊乱,可能会引起心律失常、循环性虚脱及心搏骤停,因此治疗时必须给予心电监护,床旁备好抢救物品。

2)应激性溃疡出血:大剂量甲基强的松龙冲击疗法可诱发或加剧胃及十二指肠溃疡,甚至造成消化道出血及穿孔。冲击治疗过程中,应密切观察血压、脉搏和大便颜色,重视患者的自觉症状,给予胃黏膜保护剂。如肠鸣音亢进、血压下降、脉搏加速、患者面色苍白,警惕应激性溃疡出血。

3)感染:大剂量甲基强的松龙冲击疗法,会抑制机体免疫系统,使患者的抵抗力急剧下降,在护理过程中,严格遵守无菌操作原则,防止医源性感染;加强口腔护理、皮肤护理;防止呼吸道感染。

4)其他副作用:甲基强的松龙属于糖皮质类药物,短时间内大剂量使用还可出现眩晕、血压升高、血糖升高、精神异常、电解质紊乱等副作用,但均为一过性表现,停药后即可恢复。定期监测血糖和血压,根据结果给予相应处理。

5. **生活护理** 了解患者的生活习惯,尽可能满足患者日常生活需要。能够进食的患者鼓励加强营养,合理安排饮食,给予高蛋白质、高热量的饮食,多吃新鲜果蔬,多饮水,以利排便通畅。少吃甜食和易产气食物,以免腹胀。不能进食的患者遵医嘱予以鼻饲或肠外营养支持。

6. **心理护理** 有目的地制订阶段性心理护理措施,逐步改变患者的心理状态,促进康复。

(二)术后护理

1. **功能锻炼** 鼓励患者进行四肢主动活动,如上肢外展、扩胸运动、两手捏橡皮球的训练及手指的各种动作;加强踝、足趾的运动,做膝关节的屈伸活动,按摩下肢等。四肢瘫痪者由他人协助进行被动活动。

股四头肌的训练具体方法:

(1)患者仰卧,下肢放于枕头上,收紧股前部肌肉使膝压向地板,从小的压力开始逐渐到达最大,然后再减轻。

(2)仰面坐在地板上,双上肢向后支撑,双膝伸直,双膝下方垫枕头,两膝间夹一枕头,双膝向内同时挤压枕头,在保持挤压的条件下,收紧股前部肌肉,使双膝同时下压膝后方的枕头。

(3)仰卧,屈双膝,双下肢交替屈髋伸膝,做直腿抬高。随着病情的恢复,可进行抗阻训练,如沙袋训练,即患者仰卧,屈髋、屈膝或坐位,沙袋放在患者小腿远端前面,伸直膝关节。

2. 并发症预防及处理

（1）呼吸道感染:对于四肢瘫痪的患者,呼吸困难是最常见的并发症,预防方法如下:

1）注意保暖,避免受寒而诱发呼吸道感染。

2）做好口腔护理,保持口腔清洁,预防口腔黏膜干燥,提高黏膜吞噬、灭菌的能力。

3）鼓励患者有效咳嗽咳痰:咳嗽是一种清除肺内痰液的反射性防卫动作。向患者讲明咳嗽的意义,指导患者进行有效咳嗽。

4）翻身时叩背,通过叩击振动背部,直接使附着在肺泡周围及支气管壁的痰液活动脱落而排出。建议使用机械排痰仪辅助排痰治疗。

5）痰液黏稠不易咳出时,可行雾化吸入,2~3 次/d,稀释痰液,以利于痰液的引流和排出。

6）如患者咳嗽无力,可定时予以口鼻吸痰。

（2）压力性损伤:压力性损伤是截瘫患者最常见的并发症之一,预防方法如下:

1）保持床铺清洁、平整、干燥,无皱褶、无渣屑,使患者舒适。

2）使用气垫床,或在床单下铺防压力性损伤垫,以减轻皮肤压力。

3）根据患者情况每 2h 翻身 1 次。

4）保持皮肤清洁和完整,每天用温水清洁皮肤,为患者翻身或更换床单时,一定要抬起患者的躯体,避免拖、拉、拽等动作损伤皮肤。

5）皮肤擦伤,受汗液、尿液浸渍后,应积极处理,避免形成压力性损伤,促进早日康复。

（3）泌尿系感染:脊髓损伤患者均有不同程度的排尿障碍,其中尤以泌尿系感染最为严重,处理不当可直接威胁生命。预防方法如下:

1）保持尿道口的清洁,每天用清水清洁尿道口 2 次。

2）鼓励患者多饮水,>2 000ml/d,冲出尿中沉渣。

3）不能自行排尿者,予以导尿,留置尿管,每天擦洗尿管 2 次。

4）观察尿液的颜色和性状,如有异常及时处理。

（4）高热与低温:颈段脊髓损伤后,由于交感神经系统与副交感神经系统失去平衡,交感神经系统较运动、感觉神经恢复快,多在伤后 1 个月开始恢复,需要 2 年左右才趋于完善。①高热患者:宜用物理方法降温,可用乙醇擦浴或用冰袋分别置于颈部、腋窝及腹股沟等大血管走行部位,还可使用冬眠合剂。冬眠合剂除有降温作用外,还有止痛及安眠作用。②低温患者:应缓慢进行复温。对低温下出现的低血压,因有效循环血量减少,升压药物只起暂时作用。血液已浓缩,不宜输血。输液时要适当加温,并适当稀释葡萄糖液和右旋糖酐,加入适量胰岛素,以促进葡萄糖的分解,另外还应纠正酸碱代谢紊乱及电解质失衡,给予能量合剂。

（5）排便障碍:脊髓损伤患者多有便秘,出现排便困难。治疗便秘在于促进结肠特别是左半结肠的蠕动;训练排便反射,每天让患者定时取坐位或半坐位,按压下腹部以增加腹压,并给予适当刺激;养成定时排便习惯,必要时可予以药物灌肠、缓泻剂及治疗胃肠紊乱的药物等。

（6）深静脉血栓形成:截瘫患者为下肢深静脉血栓形成的高发人群。预防下肢深静脉血栓形成须做好以下几点:

1）基本预防:鼓励患者尽早进行主动或被动踝关节屈伸练习,以及双下肢直腿抬高运动,促进下肢静脉血液回流,多饮水以减少血液黏滞度等。

2）物理预防:遵医嘱使用抗血栓压力带、间歇性充气加压泵治疗。

3）药物预防：遵医嘱使用低分子量肝素等药物进行预防。

4）若出现下肢肿胀，须做双下肢彩超检查，一旦确诊血栓形成，注意观察下肢皮温、肿胀、足背动脉搏动情况，每天测量腿围等，同时监测生命体征，遵医嘱用药，防止肺栓塞的发生。

【健康教育】

1. 疾病早期对患者及家属的健康教育主要包括饮食指导、功能锻炼指导、并发症预防等。后期对患者及家属的健康教育主要为包括后期康复训练。后期康复训练中最主要的是日常生活动作训练。

2. 训练根据对象特点具体考虑，其中达到个人生活自理和家务劳作标准是比较重要的一项内容，具体包括：①能完成床上活动，包括体位变换、坐位平衡、上身前后和左右移动及上肢某些动作；②离床并可乘坐轮椅、如厕、洗漱等；③自我更衣、进食、床上整理和书写；④读书、炊事劳务；⑤乘坐轮椅外出活动。

知识拓展

脊髓损伤使用甲基强的松龙冲击治疗的目的

1. 抑制损伤、脊髓脂质过氧化，减少细胞内钙聚集，降低乳酸水平，改善循环和抑制脊髓损伤后缺血。

2. 通过抑制损伤局部白介素类物质释放达到抗炎效果。

3. 维持脊髓血供，减少组织缺血，稳定细胞膜，提高细胞内有氧呼吸能力，清除自由基，降低细胞内钙离子浓度，降低前列腺素和血栓素水平，从而减轻脊髓水肿程度。

4. 早期使用甲基强的松龙可以促进神经功能恢复。

自 测 题

一、单选题

1. 甲基强的松龙冲击疗法时，后 23h 的剂量为（ A ）

A. 5.4mg/kg   B. 2.4mg/kg   C. 3.4mg/kg   D. 4.4mg/kg

2. 脊髓损伤后 6h 内系统性低温（32~34℃）治疗持续（ A ）可获得最佳的治疗效果

A. 48h   B. 24h   C. 36h   D. 72h

3. 美国脊髓损伤协会（ASIA）在 1997 年修订的分级方法将脊髓损伤分为几级（ A ）

A. 5   B. 4   C. 3   D. 2

二、多选题

1. 应用甲基强的松龙冲击疗法时，应做到（ ABCD ）

A. 严格控制用药时间窗   B. 严格控制用药剂量

C. 采用合理的给药方法   D. 严密观察用药后各种并发症

2. 脊髓损伤患者常见并发症包括（ ABCD ）

A. 呼吸道感染   B. 压力性损伤   C. 泌尿系感染   D. 高热

（陈亚萍　鲁雪梅　高 远）

第五章　脊柱疾病与护理

第一节　颈椎退行性疾病的护理

学习目标

1. 了解颈椎病的概念、分型。
2. 熟悉颈椎病的常见症状。
3. 掌握颈椎病术后并发症窒息和喉上、喉返神经损伤的护理方法。

【概述】

颈椎间盘退行性改变是颈椎病发生和发展的最基本原因,是颈椎间盘退变本身及其继发性椎间关节退变刺激或压迫邻近组织,所致脊髓、神经、血管损害而出现的各种症状和体征。本病好发年龄多在中年或中年以上,男性居多,好发部位依次 C_4~C_5、C_5~C_6 和 C_6~C_7。

颈椎功能单位由两个相邻椎体、椎间盘、关节突关节和钩椎关节(又称 Luschka 关节或钩突)构成。颈椎位于头颅和活动度较小的胸椎之间,活动度较大,容易退变。突然的过度活动或持续不良体位容易使颈椎受到慢性损伤产生退行性变(图 2-5-1)。

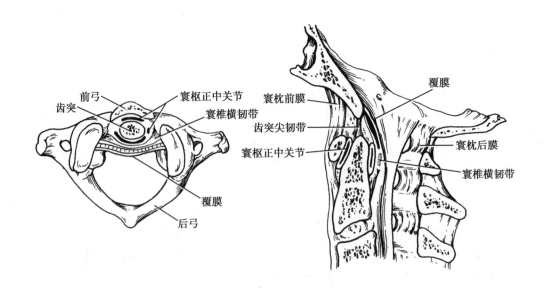

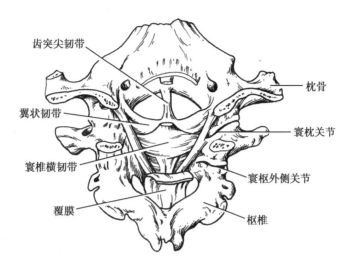

图 2-5-1　颈椎解剖图

【病因与病理机制】

1. **颈椎自身的退变**　是颈椎病发生与发展的主要因素,颈椎的退变还包括韧带与椎间盘间隙的出现、椎体边缘骨刺形成、椎间小关节变性、韧带的增生和骨化等。

2. **发育性颈椎管狭窄**　颈椎病的发病基础。

3. **颈椎的先天性畸形**　如先天性颈椎融合、棘突畸形等。

4. **慢性劳损**　如不良的睡眠体位、不良的工作姿势、不恰当的体育锻炼。

5. **头颈部外伤**　如交通意外、运动性损伤、医源性意外等。

6. **咽喉部炎症**　引起的反复咳嗽会诱发或加重颈椎病病情。

【诊断】

（一）症状和体征

1. **症状**

（1）颈部酸、痛、胀、不适及活动受限。

（2）受累椎节的脊神经根分布区神经根性疼痛、麻木、肌力下降。

（3）步态不稳,足踩棉花感。

（4）偏头痛、耳鸣、听力减退。

（5）胸骨后烧灼感、吞咽困难感。

2. **体征**

（1）神经根型颈椎病:查体时压颈试验和上肢牵拉试验阳性。

（2）脊髓型颈椎病:膝反射、跟腱反射亢进。霍夫曼征及巴宾斯基征阳性。

（二）辅助检查

1. **X线检查**　颈椎正、侧位及斜位片可显示椎间隙狭窄,椎间孔变窄,曲度变直,椎体前缘骨刺,椎体后缘增生,椎间盘间隙变窄,钩椎关节及小关节增生等。

2. **CT检查**　可显示椎体的骨质增生,椎间盘变性,韧带骨化。

3. **MRI检查**　可显示颈椎管狭窄,硬脊膜受压等情况。

（三）分型

1. 颈型 颈椎病的早期阶段，表现为颈部的疼痛、不适感、活动受限。

2. 神经根型 由于单侧或双侧神经根受刺激或受压引起，表现为相应支配区域的感觉、运动及反射改变。

3. 脊髓型 脊髓受刺激或压迫所引起，可出现感觉、运动、反射及排便功能障碍。

4. 椎动脉型 椎动脉受到刺激和压迫，导致血管狭窄、折曲而造成椎动脉供血不全症状，甚至猝倒。

5. 食管压迫型 由椎间盘退变继发前纵韧带骨化、椎体前缘骨刺形成所致，表现为吞咽困难。

6. 混合型 以上 5 种类型中有 2 种以上存在于同一患者时称为混合型颈椎病。

【治疗】

（一）非手术治疗

大多数颈椎病早期症状轻者，可尝试非手术治疗，这是对颈椎病行之有效的治疗手段。通常采用的方法是休息制动、颈椎牵引、佩戴颈托制动、口服非甾体抗炎药、理疗、封闭、针灸等。

（二）手术治疗

1. 手术目的 解除对脊髓或神经根的压迫，恢复颈椎的稳定性。

2. 适应证 颈椎髓核突出及脱出者、以椎体后缘骨质增生为主的颈椎病、颈椎不稳定、食管压迫型颈椎病、后纵韧带骨化症者。

3. 常见手术方式 ①颈椎前路人工椎间盘置换术；②颈椎前路椎间盘切除植骨融合术；③颈椎前路椎体次全切减压植骨融合术；④颈椎前路切除钩椎关节椎间孔扩大减压术；⑤颈椎后路半椎板切除减压术；⑥颈椎后路全椎板切除术；⑦颈椎后路椎板单（双）开门椎管扩大成形术；⑧颈椎前后路联合手术。

【护理】

（一）非手术治疗护理/术前护理

1. 颈椎牵引 枕颌吊带法牵引，牵引物重量为 3~6kg，2 周为一疗程，牵引过程中注意观察病情，询问患者感受，防止因过度牵引造成颈髓损伤。

2. 疼痛护理 指导患者热敷，减少肌肉痉挛，缓解疼痛。根据疼痛评分遵医嘱给予口服非甾体抗炎药。

3. 佩戴颈托 根据测量颈围与颈高的数据，参照颈托型号对照表选择合适号码的颈托。颈围指脖颈最大周长，颈高指从下颌角到锁骨上窝的垂直距离。严格遵医嘱佩戴，不能久带，否则可造成颈部肌肉失用性萎缩。

4. 安全护理 肌力减弱者应防止烫伤、跌倒。椎动脉型颈椎病者避免头部过快转动，按要求佩戴颈托，防止晕厥引发跌倒。

5. 术前训练

（1）气管、食管推移练习：适用于颈椎前路手术患者，以适应术中反复牵拉气管、食管的操作，避免术后出现呼吸困难、咳嗽、反复吞咽困难等并发症。具体方法：患者取仰卧位，枕头垫于肩下，头后伸，用自己的第 2~4 指或拇指置于切口侧的内脏鞘与血管神经鞘之间，持续向非手术侧推移，或用另一手牵拉，开始时力量缓和，持续 10~20min/ 次，之后逐渐增至

30~40min/次,每次必须将气管牵过中线,如此训练3~5d。手术入路一般为右侧,但如果病变位于左侧或右侧已经做过手术,也可从左侧进入,此时应向反方向训练。

（2）呼吸功能训练:颈髓受压会导致呼吸功能减退,加上有些患者长期吸烟或患有慢性阻塞性肺疾病,患者常伴有不同程度的肺功能低下。因此,术前指导患者进行深呼吸、吹气球等训练,以增加肺的通气功能;术前1周戒烟。具体方法见本章"第二节　胸椎退行性疾病的护理"。

（3）俯卧位训练:适用于颈椎后路手术患者,以适应术中长时间俯卧位并预防呼吸受阻。具体方法:患者取俯卧位,头下垫一软枕,头偏向一侧,两臂上举置于头部两侧,胸部及耻骨联合处垫一海绵垫,使腹部置空不受压,以利于呼吸和腹腔静脉回流。一般在术前1~2d练习,每日数次,循序渐进。

（二）术后护理

1. **病情观察**　监测血压、脉搏、呼吸、血氧饱和度变化,保持低流量吸氧,观察患者神志、面色、尿量的变化。

2. **脊髓神经功能的观察**　观察患者有无喉返神经、喉上神经损伤,有无肢体感觉或运动障碍、大小便功能障碍,并与术前对比,发现情况后及时报告医生并处理。

3. **切口及管道护理**　对于颈椎前路手术,如短时间内出血量多或少,并伴有颈部增粗、切口周围皮肤张力增高、发声改变、胸闷、气短、呼吸困难、口唇发绀等症状,应立即报告医生处理。紧急情况下,协助医生在床边拆除缝线清除积血。

注意保持引流管通畅,防止引流管扭曲、松动、漏气、脱出,准确记录引流量。观察引流液颜色和引流量,如24h出血超过200ml,应考虑活动性出血,如引流量多且较清亮,考虑脑脊液漏,应及时报告医生处理。

4. **体位护理**　术后4~6h可进行轴线翻身,保持头、颈、躯干呈一直线,防止颈部旋转。注意观察有无胸闷、四肢感觉或运动异常等。卧床时限根据手术情况确定,行颈椎内固定手术者,一般术后第2天拔除引流管,佩戴颈托后取半坐位并逐渐下床活动。上颈椎单纯植骨未行内固定手术者卧床3个月,待颈椎融合后下地,卧床期间翻身须保持头颈与躯干呈一直线。下颈椎前路减压植骨未行内固定者也须卧床待颈椎稳定性恢复后下地。

5. **饮食护理**　由于术中气管插管及对咽、喉、气管、食管牵拉刺激,颈椎术后患者常有喉头水肿、吞咽困难,开始进食时应进半流食,温度不宜过高,吞咽速度不宜过快,逐渐过渡到普食。

6. **并发症的护理**

（1）窒息:是颈椎前路手术最危急的并发症,多发生于术后24h内,导致窒息的原因包括:麻醉时气管插管刺激及颈椎前路手术时将气管、食管牵拉过中线造成的气管水肿和喉头水肿;术后切口出血压迫;移植骨松动移位压迫气管等。术后应常规在床边备气管切开包、负压吸引器、开口器、拉舌器。严密观察患者呼吸,监测血氧饱和度。发现患者有呼吸费力、口唇发绀等症状时,立即报告医生,准备行气管切开或切口开放引流。

（2）喉上、喉返神经损伤:颈椎前路术后,单侧喉返神经损伤表现为声音嘶哑,发声费力;双侧喉返神经损伤表现可导致失声,严重者可引起窒息。喉上神经外支（运动支）损伤表现为声带松弛、音调降低;喉上神经内支（感觉支）损伤表现为饮水容易误吸导致呛咳。术后可出现因插管、牵拉刺激导致的轻度声嘶、呛咳,一般在1~2d内恢复,应与神经损伤症状鉴别,指导患者合理饮食,配合治疗。

（3）食管瘘:颈椎前路术后罕见但严重的并发症,如出现颈部切口肿胀、疼痛、发热等应警惕。口服亚甲蓝、行食管镜检查等可确诊,确诊后应立即行手术缝合,禁食,给予营养支持,控制感染。

（4）轴性疼痛:是颈椎后路手术严重并发症,因后纵韧带复合体破坏、椎旁肌损伤、术后活动度减少、小关节囊的颈神经后支受刺激或损伤导致术后长期伴有颈肩部疼痛、酸胀、沉重感和肌肉痉挛,发生率 5.2%~61.5%,应给予多模式镇痛及局部封闭等镇痛方法。

（5）C_5 神经根麻痹:术后即刻出现,多与直接的神经损伤有关;一段时间出现,与神经牵拉(脊髓漂移时 C_5 神经根最短,张力高易被牵拉)、局部缺血或再损伤导致肩部感觉障碍、抬肩屈肘功能障碍有关,发生率 3.2%~28%。倾听患者主诉,早期给予止痛、消肿、营养神经治疗,为了避免神经受到牵拉,指导患者下地活动时,疼痛侧上肢可以给予贴胸固定,避免下垂。

（6）深部血肿:颈椎后路手术创伤较大,如止血不彻底、缝合时残留死腔会导致有活动性出血,合并引流不畅可出现深部血肿,压迫脊髓导致相应平面以下感觉、运动障碍。如有引流量过多或过少合并突然的感觉、运动功能障碍,应立即报告医生处理。

（7）脑脊液漏:多节段后纵韧带、黄韧带骨化及骨赘术中不可避免直接损伤硬脊膜所致。引流液在 150~410ml 左右,平均 320ml,发生率 4.9%。术后观察切口引流液的颜色及量,引流液量大、颜色呈淡血性时,及时报告医生,患者主诉有颅内压降低症状时,遵医嘱给予去枕平卧位或头低脚高位,间断夹闭引流管、静脉补液,切口加压包扎等治疗,必要时行腰大池引流。

（8）切口感染:后路手术易发生切口感染,因切口内血肿、无菌操作不严格、引流不畅、患者仰卧位、出汗多导致术后 3d 体温升高,白细胞、C 反应蛋白及血沉均增高。术后卧床期间可以不戴颈托,必要时取俯卧位,换药时严格执行无菌操作,保持切口敷料干燥,有渗液及时更换。保持切口引流通畅,遵医嘱应用抗生素,定时监测体温及局部疼痛性质,有跳痛者报告医生。

（9）植骨块脱落、移位:多发生于术后 5~7d 以内,由于咳嗽、颈椎旋转等造成椎体与植骨块相互移位。护理的关键在于避免受凉感冒,并防止颈椎过度屈伸,禁止旋转;卧床期间,搬动或翻身时保持头颈和躯干呈一直线;术后初期下床活动严格佩戴颈托。

7. 功能锻炼 肢体能够活动者均要求做主动运动以增强肌肉力量,肢体不能活动者应协助并指导家属做好关节的被动活动以防肌肉萎缩和关节僵硬。锻炼目标应在对患者年龄、体质、感觉运动的功能、脊髓及神经受损的情况综合评估后确定。术后根据卧床情况,进行四肢的主、被动功能锻炼。具体方法如下:

（1）术后 1d,踝关节跖屈背伸运动,双手握力训练。

（2）术后 3d,做双上肢爬墙运动。

方法:身体面向墙壁站立,距离墙体约 20cm,使除拇指外其余四指指尖放在平胸部位的墙面上,顺势往上进行手指爬墙动作至最大幅度,然后慢慢还原,双侧上肢依次进行爬墙运动。

（3）术后 3d 至 3 个月,做颈部肌肉等长收缩运动。

方法:取坐位或站立位,上身直立,双手交叉放于枕后,头部用力向后仰,同时双手与头部对抗,用力抵住枕后使头部不能向后仰,每次坚持 10s,放松。每日 2 次,每次重复 3 次。

（4）术后 3 个月摘颈托后,可做颈肩部肌肉训练。

1）颈部抗阻训练:方法一同颈部肌肉等长收缩运动;方法二取坐位,使背部靠在椅背上,颈椎保持中立位,双手交叉置于前额,颈部尽可能地向前移动,双手与之对抗,坚持 10s,放松,重复 3 次,每日 2 次。

2）颈部拉伸训练:取坐位或站立位,一侧手臂屈曲背后,对侧手臂扳住头部,使头部靠近对侧手臂,坚持 30s,放松,两侧交替进行,重复 3 次。

3）俯卧位抬头训练:取俯卧位,双肘置于床面上,脖颈向前、向下充分伸展,使下巴贴近胸口,缓慢向上仰头,逐渐看到天花板,坚持 10s,如此每日反复 5 次。

4）肩胛骨回缩拉伸训练:取站立位,目视前方,挺胸,头颈部保持中立,双臂缓慢向后、向下挤压后背并保持 30s,每日 2 组,每组 5 次。

5）颈部旋转训练:取站立位或坐位,保持中立,使上半身不动,头部分别缓慢向左、向右旋转至最大且最舒服的位置,保持 5~10s,重复 5 次,每日 2 次。

【健康教育】

1. 日常生活指导

（1）颈托佩戴:保持颈椎自然状态,松紧适度,术后佩戴颈托 3 个月;卧床期间可以摘掉颈托,坐起、站立、行走时均配戴。复查后解除颈托需要循序渐进,降低佩戴时间和频次,直到解除。

（2）饮食指导:注意补充钙质和各类营养物质,荤素搭配;保持大便通畅,避免因便秘用力时腹压增加导致虚脱。

（3）保持正确姿势:枕头的高度在头部压下后应与自己的拳头高度相等或略低;久卧起床时,采用三步起床法;穿衣、袜子、鞋子时要保持颈部直立;避免点头、摇头、负重;长期伏案工作连续 0.5~1h,应抬头向外平视半分钟,使颈部肌肉放松。工作或生活中长时间低头,可使植骨块脱落或内固定松动。

（4）切口结痂脱落后方可淋浴,切口若有渗液、红肿、疼痛及麻木加重,四肢肌力减退等症状,及时就医。

2. 出院后 3 个月、6 个月、12 个月复查。

知识拓展

颈椎阳性体征检查

1. **压颈试验** 患者端坐,头后仰并偏向患侧,医师用手掌在其头顶加压,出现颈痛并向患手放射为阳性,也称椎间孔挤压试验。

2. **霍夫曼征** 医师左手持患者腕关节上方,右手以中指及示指夹持患者中指,稍向上提,使患者腕部处于轻度过伸位,然后以拇指迅速刮弹患者中指指甲,由于中指深屈肌受到牵引而引起拇指及其余三指的轻微掌屈反应,称为霍夫曼征阳性。此征为上肢锥体束征,多见于颈髓病变。

3. **巴宾斯基征** 嘱患者仰卧,膝及髋关节伸直,医师以手持患者踝部,用钝头竹签由后向前划足底外侧至小趾掌关节处再转向（踇）趾侧,正常表现为足趾向跖面屈曲,即巴宾斯基征阴性。巴宾斯基征阳性表现为(踇)趾缓缓背伸,其他四趾呈扇形展开,见于锥体束损害。

自测题

一、单选题

1. 颈椎病发生的主要原因是(A)

A. 椎间盘变性   B. 先天性畸形

C. 头颈部外伤   D. 咽喉部炎症

E. 上呼吸道感染

2. 压颈试验和上肢牵拉试验阳性的颈椎病类型是(B)

A. 颈型   B. 神经根型

C. 脊髓型   D. 椎动脉型

E. 食管压迫型

3. 容易发生猝倒的颈椎病类型是(D)

A. 颈型   B. 神经根型

C. 脊髓型   D. 椎动脉型

E. 食管压迫型

4. 颈椎病术后最危急的并发症是(A)

A. 窒息   B. 切口血肿

C. 神经损伤   D. 植骨块脱落

E. 食管瘘

5. 颈椎病术后因插管、牵拉刺激导致的轻度声嘶、呛咳,一般在(C)内恢复

A. 1h   B. 6h

C. 1~2d   D. 1周

E. 1个月

二、多选题

1. 颈椎病的病因有(ABCDE)

A. 颈椎自身退变   B. 颈椎先天性畸形

C. 长期不良的工作姿势   D. 长期不良的睡眠体位

E. 头颈部外伤

2. 颈椎病安全护理的内容包括(ABCDE)

A. 持物不稳者防止烫伤

B. 步态不稳者防止跌倒

C. 步态不稳者生活场所设置扶手

D. 椎动脉型颈椎病者防止猝倒

E. 椎动脉型颈椎病者下床活动时佩戴颈托

三、案例分析题

患者,男性,55岁,右颈肩部疼痛1年,伴右手麻木3个月。查体:颈椎生理弧度消失,

第 5~6 颈椎棘突间压痛,右侧颈肩部肌肉紧张,右手掌桡侧皮肤感觉减退,右肱二头肌反射亢进,霍夫曼征(+),诊断为颈椎病。

问题 1. 患者行颈椎前路手术,术后 7h 出现呼吸费力、口唇发绀。患者可能出现了什么情况?

答:患者可能出现了窒息。窒息是颈椎前路手术最危急的并发症,多发生于术后 24h 内,导致窒息的原因包括:麻醉时气管插管刺激及颈椎前路手术时将气管、食管牵拉过中线造成的气管水肿和喉头水肿;术后切口出血压迫;移植骨松动移位压迫气管等。

问题 2. 该患者的术前护理措施有哪些?

答:(1)观察患者呼吸,监测血氧饱和度。发现患者有呼吸费力、张口呼吸、应答迟缓、口唇发绀等症状时,立即报告医生,并准备行气管切开或切口开放引流。

(2)对患者及家属进行心理安慰,解除其因窒息所致恐惧,减轻焦虑。向患者说明手术的必要性,并做好家属工作,以利配合。

第二节　胸椎退行性疾病的护理

学习目标

1. 了解胸椎管狭窄症的概念、病因。
2. 熟悉胸椎管狭窄症的症状。
3. 掌握胸椎管狭窄症术后脊髓损伤和脑脊液漏等并发症的护理方法。

【概述】

胸椎管狭窄症是由发育异常或椎间盘退变、椎体及关节突关节的增生内聚、后纵韧带骨化、黄韧带肥厚等造成的胸椎管狭窄引起的脊髓、脊神经受压的综合征。多见于中年男性,好发于下胸椎,尤其是 T_7~T_{11} 胸椎节段,起病缓慢,起初多表现为下肢麻木、无力、发凉、僵硬,较严重者站立及步态不稳,甚至截瘫。胸椎管狭窄症少于颈椎管狭窄症,更少于腰椎管狭窄症。

【病因与病理机制】

1. 退行性改变　构成胸椎管后壁及侧后壁的结构退变,如胸椎板增厚,关节突增生、肥大,黄韧带肥厚、骨化,硬脊膜增厚等。

2. 后纵韧带骨化　后纵韧带发生骨性改变,可以伴有胸椎关节的退变。

3. 先天或发育性因素造成椎管狭窄。

4. 继发性因素　如强直性脊柱炎后期脊柱后凸畸形或脊柱骨折后的胸椎管狭窄等。

【诊断】

(一)症状和体征

1. 症状

(1)症状不典型:单一下肢或双下肢麻木、僵硬不灵活。

（2）轻者间歇性跛行,重者可有站立及步态不稳。

（3）胸部束带感:可伴有胸闷、腹胀,病变平面高者可有呼吸困难。

（4）大小便功能障碍:一般出现较晚。

2. 体征

（1）病变节段以下皮肤感觉减退或消失。

（2）下肢肌张力增高,肌力减弱。

（3）病变节段以下浅反射（腹壁反射、提睾反射、肛门反射）消失,深反射（膝反射、跟腱反射、踝阵挛、髌阵挛）亢进。

（4）病理征:巴宾斯基征、霍夫曼征阳性。

（二）辅助检查

1. X线检查　可显示胸椎退变、增生,关节突增生、肥大,黄韧带骨化、后纵韧带骨化等。

2. CT检查　可见关节突关节肥大、黄韧带骨化、后纵韧带骨化等。

3. MRI检查　可显示椎管狭窄、脊髓受压情况。

（三）分型

单椎关节型、多椎关节型、跳跃型、后纵韧带骨化型、伴椎间盘突出型。

【治疗】

（一）非手术治疗

适用于症状较轻者,主要措施包括休息、胸部制动、镇痛。

（二）手术治疗

胸椎管狭窄症诊断一经确立,应尽早手术治疗,特别是脊髓损害发展较快者。一旦脊髓出现变性,则预后差,且易造成完全瘫痪。

手术方法包括椎管减压、椎间盘切除术。

【护理】

（一）非手术治疗护理/术前护理

1. 心理护理　对于肌力减弱或截瘫的患者给予心理支持,使患者积极配合治疗和护理,正确对待手术治疗效果。

2. 呼吸功能训练　为提高患者对手术的耐受性,术前应指导患者进行以下呼吸功能训练:

（1）深呼吸练习:患者平卧,嘱患者做最大努力吸气,护士将双手置于患者胸部高1cm处,扩胸以胸部触及双手掌心,呼气时用双手向前挤压前胸部和腹部,抬高膈肌,帮助呼出残气,每天3次,每次50下。

（2）吹气球练习:鼓励患者一次性将气球吹得尽可能大,放松5~10s,然后重复上述动作,每次10~15min,3次/d。

（3）有效咳嗽练习:先深吸一口气,在吸气终末屏气片刻,将腹肌收缩,腹壁内收,然后爆发性咳嗽,将气道内分泌物咳出,应避免餐后或饮水时进行。

（4）呼吸功能训练器的使用:呼吸功能训练器由软管和器械外壳组成,软管使用时随时安装,分别与器械外面的接口、咬嘴相连,使用时将器械垂直放平稳,用嘴含住软管一头的咬嘴,在正常呼吸的前提下,通过咬嘴长呼气,依靠呼出的气体保持浮子处于上升状态,呼气结束后松开咬嘴,开始吸气,保持呼吸均衡,依据自身承受能力不断重复训练,循序渐进。

（二）术后护理

1. 病情观察 持续心电、血压、氧饱和度监测,注意观察患者神志、面色、尿量、皮肤黏膜的变化,有无血容量不足的征象;记录出入量。

2. 脊髓神经功能的观察 密切观察患者双下肢感觉、运动情况,有无大小便功能障碍,并与术前对比,发现病情变化及时报告医生。

3. 管道护理 密切观察切口局部渗血、渗液及引流情况。术后尽量不夹闭引流管,避免切口内形成血肿压迫硬脊膜,造成神经功能受损。一般引流管放置24~48h,引流量逐渐减少后可拔除。

4. 疼痛护理 给予多模式镇痛及局部封闭等镇痛方法。为患者提供安静舒适的环境,同时做好心理护理。

5. 体位护理 患者术后平卧4~6h,以压迫切口减少出血及预防全麻术后呕吐。术后6h可进行轴线翻身,保持脊柱平直,勿屈曲扭转,避免脊柱过度扭曲造成切口出血。后路手术脊柱稳定性较好,可在疼痛缓解后下床活动;前路手术一般需要在支具保护下方可下床活动。下肢麻木无力、步态不稳的患者更应加以保护。

6. 并发症的预防及护理

（1）脊髓损伤:表现为原有截瘫症状加重或术前脊髓神经功能正常的患者出现双下肢麻木、疼痛、活动障碍、大小便障碍等一系列神经系统症状。如出现上述情况,立即报告医生及时处理,给予20%甘露醇脱水治疗及神经节苷脂、甲泼尼龙冲击治疗,必要时行高压氧治疗。

（2）脑脊液漏:表现为切口渗出大量淡血性液体,患者可能出现恶心、呕吐和头痛等不适。一旦出现脑脊液漏,患者应取去枕平卧位或头低脚高位,有渗液及时更换敷料,用消毒棉垫覆盖后沙袋加压,保持床单清洁干燥,静脉应用抗生素及等渗盐水,必要时抽吸切口皮下渗液,探查切口修补硬脊膜或肌瓣填塞。

（3）血肿形成:血肿多见于术后24h内,有切口血肿和椎管内血肿。主要原因为切口局部渗血多而引流不畅,切口局部血肿有增加切口感染的可能,并引起切口裂开;椎管内血肿可引起脊髓压迫。临床表现为切口局部疼痛加重,肿胀明显,脊髓压迫出现瘫痪症状。处理原则是急诊手术清理血肿,消除出血原因。

7. 功能锻炼 根据脊髓受损的程度、运动感觉功能情况,以及患者的年龄、体质,进行功能康复评估,确定功能锻炼目标,根据患者的具体情况,指导其进行四肢功能训练。瘫痪的肌肉和关节进行被动运动,未瘫痪部分肌肉和关节做主动运动。对肢体不能活动的,做好各关节的被动活动和肌肉按摩,以防肌肉萎缩和关节僵硬,锻炼应循序渐进、量力而行,避免操之过急。

【健康教育】

1. 日常生活指导

（1）饮食指导:注意生活规律及饮食卫生,饮食宜多样化,保持营养均衡,宜进食高蛋白、高纤维素、富含钙和铁、易消化的食物以增强体质。保持心情愉快。

（2）支具佩戴:起床活动时,佩戴支具,采用三步起床法,避免突然站立引起直立性低血压而跌倒。

（3）生活指导：捡拾东西、提鞋子时尽量保持腰背部平直，以下蹲弯曲膝部代替弯腰，物体尽量靠近身体；取高处物品时，用矮凳垫脚，勿踮脚取物。

（4）如厕指导：3个月内排便时不建议使用蹲便，避免引起内固定松动。

（5）正确姿势：生活和工作中保持正确的姿势，避免久站久坐，避免弯腰负重；避免胸腰段的剧烈活动。

2. 出院指导

（1）支具佩戴：使用支具的患者一般继续佩戴3个月，术后3个月来院复查，如植骨融合良好可遵医嘱去除支具。

（2）定时复查：出院后3个月、6个月、12个月复查。

（3）生活指导：半年至1年内避免重体力活动，使用硬板床，减少椎间盘承受的压力。

（4）功能锻炼：指导患者继续进行功能训练。步态不稳者活动时要避免摔倒。

知识拓展

神 经 反 射

反射是通过反射弧完成的，一个反射弧包括感受器、传入神经、中枢、传出神经、效应器。反射弧中任何一部分发生病变，都可使反射活动受到影响。根据刺激的部位，可将反射分为浅反射和深反射。刺激皮肤或黏膜引起的反应为浅反射，如腹壁反射、提睾反射、肛门反射等；刺激骨膜、肌腱引起的反应是通过深部感受器完成的，称为深反射，也称腱反射，如膝反射、跟腱反射、踝阵挛、髌阵挛等。

反射活动是受高级中枢控制的，锥体束对浅反射具有易化作用，如一侧腹壁反射消失见于同侧锥体束病损；锥体束对深反射具有抑制作用，故锥体束有病变，反射活动失去抑制，因而出现反射亢进。

‖ 自 测 题

一、单选题

1. 发病率最低的疾病是（B）

A. 颈椎管狭窄症 　　　　　　　　　B. 胸椎管狭窄症

C. 腰椎管狭窄症 　　　　　　　　　D. 腰椎间盘突出症

E. 骨质疏松

2. 胸椎管狭窄症好发于（C）

A. $T_1 \sim T_4$ 　　　　　　　　　　　B. $T_3 \sim T_6$

C. $T_7 \sim T_{11}$ 　　　　　　　　　　D. $T_8 \sim T_{12}$

E. $T_5 \sim T_{10}$

3. 胸椎管狭窄症有效的治疗方法是（E）

A. 理疗 　　　　　　　　　　　　　B. 针灸

C. 按摩 　　　　　　　　　　　　　D. 口服药物

E. 手术

4. 胸椎管狭窄症术后最严重的并发症是（A）

A. 脊髓损伤   B. 脑脊液漏

C. 血肿形成   D. 引流管脱落

E. 呼吸道感染

5. 胸椎管狭窄症术前有效咳嗽训练，一般控制在（C）以内

A. 1min   B. 3min

C. 5min   D. 10min

E. 15min

二、多选题

1. 胸椎管狭窄症的临床表现有（ABCD）

A. 下肢麻木、僵硬   B. 站立及步态不稳

C. 胸部束带感   D. 大小便功能障碍

E. 双上肢无力

2. 关于胸椎管狭窄症术后功能锻炼，描述正确的有（BCDE）

A. 瘫痪的肌肉和关节不进行训练

B. 未瘫痪的肌肉和关节做主动运动

C. 肢体不能活动的，做好关节的被动活动和肌肉按摩

D. 循序渐进

E. 根据患者的年龄、体质等具体情况进行

三、案例分析题

患者，男性，45岁，进行性步态不稳5年，加重伴胸部束带感1个月。查体：剑突平面以下皮肤感觉减退，双下肢肌力减退，霍夫曼征（+），巴宾斯基征（+），胸椎MRI检查示：$T_9 \sim T_{10}$椎管狭窄。诊断为胸椎管狭窄症。患者行胸椎后路减压植骨融合手术治疗，术中可见明显的黄韧带骨化。术后第2天引流量增多，引流出约1 000ml淡红色液体。患者主诉头晕、恶心。

问题1. 患者可能出现了什么情况？

答：患者可能出现了脑脊液漏。胸椎管狭窄症手术患者脑脊液漏发生的可能性较其他脊柱手术大，尤其黄韧带骨化与硬脊膜粘连时更易发生。表现为渗出大量淡血性液体，引流量大。

问题2. 该给予患者什么样的护理？

答：一旦出现脑脊液漏，患者应取去枕平卧位或取头低脚高位，有渗液及时更换敷料，用消毒棉垫覆盖后沙袋加压，保持床单清洁干燥，静脉应用抗生素及等渗盐水，必要时抽吸切口皮下脑脊液，探查切口修补硬脊膜或肌瓣填塞。

第三节　腰椎退行性疾病的护理

【概述】

腰椎退行性疾病主要包括腰椎间盘突出症、腰椎管狭窄症。

腰椎间盘退变属于脊柱老化症状,生理变化主要集中在椎间盘。椎间盘内的髓核使两个椎体之间有一定伸缩能力和活动能力。当发生退变时,髓核含水量下降,退变到一定程度后发生椎间盘膨出,之后出现椎间盘突出,最后形成狭窄,即统称为椎间盘的退变。

椎间盘由软骨、纤维环和髓核三个部分组成。生理功能主要有:①保持脊柱的高度,维持身高;②联结椎间盘上下两椎体,并使椎体间有一定活动度;③使椎体表面承受相同的力;④缓冲作用;⑤维持侧方关节突一定的距离和高度;⑥保持椎间孔的大小;⑦维持脊柱的曲度(图 2-5-2)。

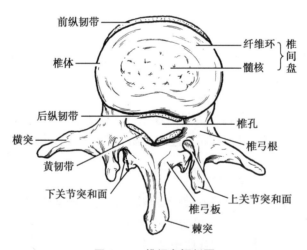

图 2-5-2　椎间盘解剖图

【病因与病理机制】

(一)腰椎间盘突出症

腰椎间盘突出症是因腰椎间盘变性、破裂后髓核突向后方或突至椎板内致使相邻组织受刺激或压迫而出现的一系列临床症状。主要由椎间盘的退变引起,也与外伤、职业(如驾驶员长期处于坐位,体力劳动者过度负荷)、遗传等因素相关。

（二）腰椎管狭窄症

腰椎管狭窄症是各种原因引起的骨质增生或纤维组织增生肥厚,导致椎管或神经根管的矢状径较正常者狭窄,刺激或压迫由此通过的脊神经根或马尾神经而引起的一系列临床症状。可由椎管骨性结构发育不良、软骨发育不良、骶裂等先天性因素引起,也可由椎间盘膨出、椎体后缘增生、黄韧带肥厚、腰椎骨关节外伤等获得性因素引起。

【诊断】

（一）症状和体征

患者主要表现为腰痛及腰椎支撑功能下降,特征是站立劳累后加重,卧床休息后减轻;下肢疼痛麻木,间歇性跛行;大小便和性功能障碍。

腰椎间盘突出症患者直腿抬高试验及加强试验常阳性,并有下肢麻木感。腰椎管狭窄症患者主诉多而体征少（患者有很多主诉但体检多无阳性所见,直腿抬高试验常阴性）,间歇性跛行。

（二）辅助检查

1. X 线检查 能直接反映腰部有无侧突、生理曲度的变化、椎间隙有无狭窄等。

2. CT 检查 观察横截面的骨性组织和软组织的关系,对峡部病变的诊断有重要价值。

3. MRI 检查 全面观察各椎间盘退变情况,也可以了解髓核突出的程度和位置,以及对硬脊膜的压迫情况,并鉴别是否存在椎管内其他占位性病变。

（三）分型

1. **腰椎间盘突出症** 根据髓核突出的部位和方向分为椎体型和椎管型,其中椎管型包括中央型、中央旁型、侧型、外侧型、最外侧型。

2. **腰椎管狭窄症** 分为原发性和后天获得性。

【治疗】

（一）非手术治疗

卧床休息,能够使腰椎周围肌肉得到休息,避免进一步的神经肌肉损伤,急性发作期应严格卧床休息;腰部佩戴支具固定;适当理疗,对缓解肌肉性疼痛有一定效果;可使用非甾体抗炎药、肌肉松弛药缓解症状。

（二）手术治疗

1. **手术目的** 解除对脊髓和神经根的压迫,维持脊柱的稳定性。

2. **适应证** 诊断明确,经正规非手术治疗无效并影响工作和生活;明确的神经功能损害,尤其马尾神经损伤严重;进行性加重的滑脱,脊柱不稳者。

3. **手术方法** ①椎板切除术和髓核摘除术;②半椎板切除髓核摘除;③椎板开窗髓核摘除术;④椎管减压、植骨融合术;⑤显微镜外科椎间盘切除术;⑥经皮内镜下腰椎间盘切除术。

【护理】

（一）非手术治疗护理 / 术前护理

1. **体位护理** 卧位时椎间盘承受的压力比站立时降低 50%,故卧床休息可减轻负重和体重对椎间盘的压力,缓解疼痛。

2. 疼痛护理 根据患者疼痛评分遵医嘱给予多模式镇痛。

3. 腰围佩戴 选择合适尺寸的腰围,教会患者佩戴腰围的方法,腰围能加强腰椎的稳定性,对腰椎起到保护和制动的作用。腰围的规格要与自身腰的长度、周径相适应,腰围上缘达肋下缘,腰围下缘至臀裂,松紧度以进两指为宜。不要使用过窄的腰围,以免腰椎过度前凸,也不要使用过短的腰围,以免腹部过紧。

4. 有效牵引 牵引期间观察患者体位、牵引线及重量是否正确,牵引带压迫部位的皮肤有无疼痛、红肿、破损等。

5. 安全护理 患者肌力下降致双下肢无力时应防跌倒,指导患者穿平跟鞋,保持地面干燥,走廊、浴室、厕所等日常生活场所有扶手,以防步态不稳而跌倒。

（二）术后护理

1. 病情观察 给予持续心电监测,观察患者体温、脉搏、血压、呼吸及面色等情况,发现异常及时报告医生。如出现体温升高并伴有腰部剧烈疼痛,可能是椎间隙感染,应及时处理。关注患者血压的波动情况,了解患者术中血压的情况,预防术后患者因血压的波动造成血肿。

2. 体位护理

（1）患者搬运:患者返回病房后,由三人将患者平移至床上,保持躯干于同一水平;同时防止各种管路脱落。

（2）术后平卧4~6h后,协助患者轴线翻身,平卧或侧卧交替,无压力性损伤风险的患者,翻身频次以患者舒适为宜。

3. 管道护理

（1）观察手术切口敷料有无渗液及渗出液的颜色、性状、量等。

（2）保持切口引流管通畅,定时检查引流管、引流袋有无漏气,引流管有无脱出。

（3）观察并记录引流液的性质、量;如果引流量增加、引流液颜色淡红并伴有头痛、恶心等症状,可能是出现脑脊液漏;如果引流量增加、颜色鲜红并伴有血压下降、心率加快等症状,可能是出血;应立即报告医生及时处理。

4. 感觉运动功能观察 定时评估患者的双下肢感觉、运动情况,与术前对比观察;发现有神经功能受损情况应及时报告医生协助处理。

5. 饮食护理 腰椎术后患者有进食欲望,无恶心、呕吐等麻醉反应且肠功能恢复后,即可开始逐渐进食,有伴随疾病的患者,应按医嘱给予相应特殊饮食,保证营养的摄入。

6. 并发症的护理

（1）脊髓或神经根损伤:若发现患者出现脊髓神经受损加重,立即通知医生,对症给予脱水、激素、营养神经类药物治疗。

（2）硬脊膜外血肿:若切口渗血渗液过多或疼痛加剧,患者可表现为术后迟发的、渐进性的下肢神经损害症状加重,一旦发现,应及时清除血肿和处理切口。

（3）脑脊液漏:硬脊膜损伤导致脑脊液漏是腰椎术中常见的并发症。脑脊液位于椎管内,由软脊膜、硬脊膜包裹,术中由于剥离粘连组织,导致硬脊膜、软脊膜破裂,致使脑脊液渗出。充分了解患者术中的情况,观察负压引流的颜色、量和性质。若术后引流袋内引流出淡黄色液体,患者出现头痛、呕吐等症状,应考虑为脑脊液漏,须立即报告医生给予处理;同时适当抬高床尾10°~15°;监测及补充电解质;遵医嘱按时使用抗生素预防颅内感染发生。

必要时探查切口,行裂口缝合或修补硬脊膜。

7. 功能锻炼

（1）术后第1天:开始进行股四头肌等长收缩和直腿抬高训练,防止肌无力及神经根粘连。股四头肌等长收缩训练方法:将双腿伸直,用力紧绷坚持5~10s再放松,交替进行;直腿抬高训练方法:取仰卧位,足踝背伸,直腿上抬,抬高角度为45°,抬高过程中膝部保持伸直,坚持5s,放松将腿放回床面,短暂放松肌肉后重复上诉动作,循序渐进,开始训练时抬腿次数不宜太多,以免因神经根水肿而加重疼痛。

（2）术后2~3d:进行坐位和站立位训练,指导患者掌握正确起床方法,协助床旁活动,避免跌倒。

（3）术后4~6周:指导患者锻炼腰背肌,以增加腰背肌肌力、预防肌萎缩和增强脊柱稳定性。

三点式:患者仰卧位,屈膝90°,头、双脚做支撑,臀部背部离开床面,臀部抬高30~40cm,坚持10s后落下,休息3~5min后再抬起,依据自身情况每天进行锻炼。

五点式:仰卧位,在三点支撑法的基础上双手叉腰,肘关节支撑床面,做法及次数同前。

飞燕式:俯卧于平整床面或有软垫的地面,去枕,双手背于腰后,挺胸抬头,使头、胸离开床面,同时膝关节伸直,两腿用力向上离开支撑面,使身体呈弓形,如飞燕点水姿势,保持3~5s,然后放松,每日练习5~10次。

（4）下床活动:拔除引流后,佩戴支具,遵医嘱下床活动,下床后活动量以不疲劳为度,循序渐进。

【健康教育】

1. 日常生活指导

（1）腰围佩戴:术后佩戴腰围时间一般为2~3个月,遵医嘱解除腰部支具,需要循序渐进,降低佩戴时间和频次,直到解除;长期佩戴会使腰背肌发生失用性萎缩及关节强直。

（2）饮食指导:多吃水果蔬菜,少食辛辣、刺激食物。防止饮食不当引起便秘,避免因便秘用力时腹压降低导致虚脱,如遇此情况发生,应立即取平卧位,保持环境通风,症状慢慢会缓解。

（3）注意保暖,特别是腰部、双下肢;避免做增加腹压的动作,如剧烈咳嗽、打喷嚏等,防止腹压增加引发神经症状。

（4）保持正确姿势:指导患者卧、站、坐、活动时采取正确姿势。①仰卧时,双膝下可置一软枕,变换卧位时采取轴线翻身方法。②起床时,先翻身侧卧于床边,用一侧上肢支撑床面,使上半身保持平直起床;或采取俯卧位起床法,先翻身俯卧于床上,双下肢缓慢移至床下,双足踩在地面上,双上肢支撑身体离开床面。③站立时,挺胸、脊背挺直、收小腹。④坐位时,双脚平踏地面,背部平靠于椅背,臀部坐满整个椅面。⑤捡拾物品时,尽量保持腰背部平直,下蹲屈膝接近物品。⑥半年内,避免搬提重物或进行重体力劳动及剧烈体育运动。

（5）切口结痂脱落后方可洗澡,切口若有渗液、隆起、疼痛加重,双下肢肌力减退等要及时就医。

2. 定期复查　复查时间为术后3个月、6个月、12个月。

知识拓展

椎间盘压迫神经根引起疼痛的机制

1. 机械压迫学说　　机械压迫神经根是引起腰背痛、坐骨神经痛的主要原因。受压迫的神经根处于牵张状态容易损伤，继而发生神经根炎症和水肿，导致神经张力增高，神经功能障碍逐渐加剧。

2. 化学性神经根炎学说　　由于神经根无束膜化学屏障，髓核的蛋白多糖对神经根有强烈的化学刺激，激活纤维环、后纵韧带的伤害感受器，产生化学性神经根炎。

3. 椎间盘自身免疫学说　　椎间盘髓核组织是体内最大的、无血管的封闭组织，与周围循环毫无接触，因此人体髓核组织被排除在机体免疫机制之外。当椎间盘退变，髓核突出，髓核中的蛋白多糖成为抗原，产生免疫反应。

自　测　题

一、单选题

1. 腰椎间盘突出症最常见的症状是（A）

A. 腰痛　　　　　　　　　　　　　B. 下肢放射痛

C. 下肢麻木　　　　　　　　　　　D. 大小便费力

E. 间歇性跛行

2. 主诉多而体征少是（B）的特点

A. 腰椎间盘突出症　　　　　　　　B. 腰椎管狭窄症

C. 腰椎滑脱　　　　　　　　　　　D. 颈椎病

E. 胸椎管狭窄症

3. 诊断腰椎滑脱最简单有效的检查是（A）

A. X线检查　　　　　　　　　　　B. CT检查

C. MRI检查　　　　　　　　　　　D. 骨密度检查

E. 电生理检查

4. 直腿抬高试验及加强试验阳性的是（A）

A. 腰椎间盘突出症　　　　　　　　B. 腰椎管狭窄症

C. 腰椎滑脱　　　　　　　　　　　D. 颈椎病

E. 胸椎管狭窄症

5. 查体时腰椎触诊有台阶感的是（C）

A. 腰椎间盘突出症　　　　　　　　B. 腰椎管狭窄症

C. 腰椎滑脱　　　　　　　　　　　D. 腰椎骨折

E. 胸椎管狭窄症

二、多选题

1. 常见的腰椎退行性疾病包括（ABC）

A. 腰椎间盘突出症　　　　　　　　B. 腰椎管狭窄症

C. 腰椎滑脱

D. 腰椎骨折

E. 腰椎峡部裂

2. 腰椎手术后较常见的并发症有（ABC）

A. 脑脊液漏

B. 下肢深静脉血栓形成

C. 椎间隙感染

D. 脂肪栓塞

E. 低血容量性休克

三、案例分析题

患者，女性，57 岁，反复腰痛 10 年、加重伴左下肢放射痛 1 个月。查体：左侧直腿抬高试验及加强试验阳性，腰椎 MRI 检查示：L_4~L_5 椎间盘突出。诊断为腰椎间盘突出症。患者行腰椎后路减压植骨融合手术治疗，手术过程顺利。术后拒绝使用血栓弹力袜。术后第 3 天出现右小腿略肿胀，触痛。

问题 1. 患者可能出现了什么情况？

答：患者可能出现了下肢深静脉血栓形成。由于手术本身引起凝血功能改变，加上术后长期卧床、肌肉活动少，致使血流速度缓慢，易发生深静脉血栓形成。如术后发现肢体肿胀、伴有触痛或皮温升高等情况，应怀疑深静脉血栓形成。超声检查、查凝血功能可以确诊。

问题 2. 为预防该并发症的发生，应给予该患者什么样的护理？

答：应指导患者术后常规使用血栓弹力袜，早期做关节主动屈伸活动，定时翻身，促进血液循环。

第四节　脊柱侧凸的护理

学习目标

1. 了解脊柱侧凸的概念和分型。
2. 熟悉脊柱侧凸的治疗方法。
3. 掌握脊柱侧凸的术后护理。

【概述】

脊柱侧凸（scoliosis），俗称脊柱侧弯，是脊柱的一个或数个节段向侧方弯曲伴有椎体旋转的三维脊柱畸形。国际脊柱侧凸研究学会（SRS）将脊柱侧凸定义为：应用 Cobb 法测量站立正位 X 线像的脊柱侧方弯曲，如角度大于 10°，为脊柱侧凸。脊柱侧凸通常在横断位上伴有脊柱的旋转和矢状面上后凸或前凸的增加或减少，它是一种症状或 X 线征，可由多种疾病引起，脊柱侧凸是危害青少年最常见的脊柱畸形。

【病因与病理机制】

1. **先天性脊柱侧凸**　由特定的先天性椎体异常引起，如半椎体、分节不良等。

2. **神经肌肉性脊柱侧凸**　由神经或肌肉方面的疾病导致肌力不平衡引起。

3. **非结构性脊柱侧凸** 可由姿势性侧弯、腰腿疼痛、髋关节挛缩等引起。

4. **特发性脊柱侧凸** 病因及病理机制尚不清楚,可能与遗传、椎旁肌肌力不平衡、褪黑素等有关。

【诊断】

（一）症状和体征

常有胸腰背部的疼痛;内脏压迫症状,如心脏移位、心功能受限、肺活量减少、消化不良、食欲减退;神经根性疼痛及脊髓麻痹症。

查体可见剃刀背畸形、两肩及两侧髂前上棘不等高,胸廓不对称、骨盆倾斜;皮肤可有咖啡斑、毛发或凹陷,胸廓不对称。

（二）辅助检查

1. **X 线检查** 可观察到脊柱侧凸并用于测量侧凸角度,可以评价脊柱整体形态、畸形的严重程度及骨骼的成熟程度。

2. **CT 检查** 可显示椎体结构及椎管受压情况。

3. **MRI 检查** 可显示椎管内异常。

（三）分型

临床上一般习惯按病因分为结构性和非结构性脊柱侧凸。

1. **结构性脊柱侧凸**

（1）特发性脊柱侧凸最多见,约占全部脊柱侧凸的 80%。

（2）先天性脊柱侧凸。

（3）神经肌肉性脊柱侧凸。

（4）间质病变性脊柱侧凸。

（5）神经纤维瘤病性脊柱侧凸。

（6）类风湿性疾病性脊柱侧凸。

（7）其他:如创伤、骨软骨营养不良、代谢障碍等合并脊柱侧凸。

2. **非结构性脊柱侧凸** 包括姿势不正、神经根刺激等,如髓核突出或肿瘤刺激神经根引起的侧凸。还有双下肢不等长、髋关节挛缩及某些炎症引起的侧凸。进行病因治疗后,脊柱侧凸即能消除。

【治疗】

（一）非手术治疗

患者年龄较小,Cobb 角小于 40°,病情进展慢者可采用体操锻炼、游泳等锻炼加强背部肌肉力量,也可通过佩戴支具预防或矫正畸形。

（二）手术治疗

1. **适应证** 支具治疗不能控制畸形发展,侧凸度数继续增加、心肺功能障碍及畸形严重者、Cobb 角大于 40°。

2. **手术方法** 包括后路脊柱矫形融合内固定术、多节段脊柱截骨矫形植骨融合内固定术、前路松解 + 后路脊柱矫形融合内固定术。

【护理】

（一）非手术治疗护理 / 术前护理

1. **心理护理** 患者多为青少年,往往有自卑心理,且病史较长,治疗时间较久,疗效较差,常有悲观情绪,心理承受能力差,护士要主动了解其心理状况,多与其交流沟通,介绍手术成功的病例及疾病的相关知识,讲解术前、术后注意事项,减轻患者焦虑情绪,使其主动配合治疗。

2. 呼吸功能的训练　脊柱侧凸患者常有严重的胸廓畸形,正常肺组织发育受到压制,限制了肺容量的增大,致使肺的通气量减少。术前患者肺活量等于或低于正常值 35% 时,提示术后可能有肺部并发症。指导患者进行肺功能的锻炼,促进肺扩张,增加肺活量,提高有效肺通气,改善肺功能,使患者在术后早期能有效清除呼吸道分泌物,保持气道通畅,促进肺复张,预防肺部感染。

（1）训练咳嗽、咳痰能力:鼓励患者做有效的扩胸运动和上下楼梯,指导患者深呼吸后用腹部力量进行咳嗽、咳痰。

（2）腹式呼吸训练:患者采取仰卧或坐位,将一只手放在腹部肚脐处,放松全身,先自然呼吸,然后吸气,最大限度地向外扩张腹部,使腹部鼓起,胸部保持不动。腹部自然凹进,向内朝脊柱方向收,胸部保持不动。最大限度地向内收缩腹部,把所有废气从肺部呼出去,这样做时,横膈膜自然而然地升起。循环往复,每日 3 次,每次 30min。

（3）通气训练:指导患者进行吸气呼气锻炼,如练习吹气球或使用呼吸训练器。

（4）缩唇呼吸:患者先闭口放松,用鼻自然吸气,再缩唇将气体慢慢呼出,注意收腹,同时将吸气和呼气时间比控制在 1：2,每次训练 20min,每日 4 次。

3. 体位训练　指导患者进行俯卧位训练,以适应术中卧位的需要,教会患者床上轴线翻身及侧身卧床的方法,以适应术后体位要求和预防压力性损伤。

4. 支具佩戴　术前教会患者及家属正确佩戴支具的流程及注意事项,增加患者对支具佩戴的依从性。支具佩戴方法:协助患者轴线翻身,取侧卧位,将支具后片置于患者后背部,后片底部中心靠近臀裂,使躯干置于后片支具内,协助患者转为平卧,将支具前片盖于后片之上,压紧,系扣,调节松紧度,观察有无呼吸困难。

（二）术后护理

1. 病情观察　给予持续心电监护,观察患者心率、血压、呼吸、氧饱和度、体温等情况;脊柱矫形手术创伤大,出血多,易发生血容量不足,应准确记录出入量,如患者出现意识差,表情淡漠,主诉口渴,皮肤黏膜干燥,弹性差,脉率大于 100 次 /min,同时尿少,尿色深,血压有下降趋势,应警惕低血容量性休克,立即通知医生处理,做好抗休克准备。

2. 切口及管道护理　保持切口处清洁干燥,有外渗时及时更换切口敷料;保持引流管通畅,妥善固定,防止受压、打折。术后 1~2d 内,特别是 24h 内要密切观察引流液的颜色、性质和量。如引流液过多,应警惕有脑脊液漏的发生,有异常及时报告医生,对症处理。

3. 疼痛护理　由于手术创伤大,剥离深,耐受力差,应向患者解释疼痛的原因,协助采取舒适卧位,及时给予疼痛评估,并将结果报告医生,根据疼痛评分采取相应措施。

4. 并发症的预防及护理

（1）预防压力性损伤:患者因手术切口大、疼痛不敢活动,易引起压力性损伤。建立翻身卡,每 2h 轴线翻身 1 次,翻身时注意动作轻柔;保持床单位清洁整齐。

（2）预防切口感染:术后注意观察体温是否在 38.5℃以上,切口有无红肿和渗液;护理操作时应遵循无菌操作原则;遵医嘱按时应用抗生素;加强营养,增强机体抵抗力。

（3）预防坠积性肺炎：向患者解释疼痛的原因和有效咳嗽的必要性；鼓励和指导患者有效咳嗽，特别应注意呼吸音，如患者呼吸费力，痰鸣音重，应给予雾化吸入，促进痰液排出。

（4）脊髓神经损伤的观察：重视患者主诉，观察双下肢的感觉、运动情况，如有肢体发沉、肢端疼痛、麻木或肢端无法移动等，应立即报告医师，及时处理，预防不可逆的神经损伤。

（5）预防腹胀：由于肠系膜血管及交感神经干的刺激，术后应用镇痛药物等因素导致术后肠蠕动恢复减慢，术后12h内易出现腹胀。术后全麻清醒后，即可饮少量温开水，无恶心呕吐、呛咳等不适可进食开胃流质，以促进肠蠕动，以流质—半流质—软食—普食逐渐过渡，术后第1天恢复正常饮食。

5. 功能锻炼

（1）麻醉清醒后，即可嘱患者行深呼吸、有效咳嗽训练，双下肢股四头肌等长收缩练习。

（2）卧床期间行踝关节跖屈背伸运动和直腿抬高运动。

（3）患者佩戴好支具后采取坐位或仰卧位，做深呼吸，吸气时尽量扩张凹侧胸廓，呼气时有意识使凸侧胸廓躲避支具的压迫。

（4）躯干核心肌群训练：长期使用支具，可能出现腰背部肌肉萎缩、僵硬，核心肌群训练可以改善肌肉的紧张性。训练频次及时间根据患者自身情况制订，以循序渐进，不引起疲劳为宜。

具体方法：

1）腰背肌锻炼，可采取五点式、三点式或飞燕式；具体方法见本章"第三节 腰椎退行性疾病的护理"。

2）腹肌锻炼：腹肌收缩练习，紧缩下腹及臀部肌肉，保持3~5s，然后放松；单侧抱膝运动，平卧屈膝紧缩下腹及臀部肌肉，双手抱膝，保持3~5s，然后放松，恢复原来姿势。

3）平板支撑练习：俯卧位，以手肘和脚尖作为支撑点，手肘打开与肩膀同宽，处于身体正下方。腹部收紧，臀部、上背部和头部在同一水平线上。

【健康教育】

1. 日常生活指导

（1）支具佩戴：遵医嘱佩戴腰围或支具3~6个月，除平躺外其他时间都应佩戴。

（2）保持正确姿势：指导患者每天对镜检查自己姿势，特别是保持双肩水平。半年内不可做极度弯腰、转体动作等动作，保持正确卧、站、坐等正确姿势。

（3）切口结痂脱落后方可洗澡。出院后出现体温升高，切口疼痛，周围皮温较高，有液体渗出，可能是切口感染，应立即来院就诊；出现双下肢突然疼痛加重、活动受限、感觉异常（麻木、发沉），可能是切口肿胀，压迫神经，应及时就医。

（4）饮食护理：采取均衡饮食，摄入足够热量和微量元素的同时，进食富含高维生素的食物，如新鲜的瓜果蔬菜、乳制品、肉类等；保证患者进食时间充足，不宜过快、过量，进食时保持身心放松，遵循少食多餐原则。

2. 复查时间为术后3个月、6个月、12个月。

知识拓展

Cobb 角

在侧位 X 线片上,Cobb 角的测量是在侧凸曲线上最近椎体上终板和最远椎体下终板延长线之间的夹角。Cobb 角是判断脊柱侧凸手术指征及术后随访观察的重要指标。在儿童脊柱侧凸中,Cobb 角在 20°~30° 时可持续进展,并应该进行连续的 X 线摄片随诊检查。

自　测　题

一、单选题

1. 脊柱侧凸角度测量是在站立位(A)上进行

A. X 线片 　　　　　　　　　　　B. CT 片

C. 三维 CT 　　　　　　　　　　　D. MRI

E. 骨扫描

2. 脊柱侧凸是站立正位 X 线片上应用 Cobb 法测量脊柱侧方弯曲角度大于(A)

A. 10° 　　　　　　　　　　　　　B. 20°

C. 30° 　　　　　　　　　　　　　D. 40°

E. 50°

3. 最常见的脊柱侧凸是(E)

A. 先天性脊柱侧凸 　　　　　　　B. 神经肌肉性脊柱侧凸

C. 间质病变性脊柱侧凸 　　　　　D. 类风湿性疾病性脊柱侧凸

E. 特发性脊柱侧凸

4. 一般认为,Cobb 角小于(D),病情进展慢者,可以采用非手术治疗

A. 10° 　　　　　　　　　　　　　B. 20°

C. 30° 　　　　　　　　　　　　　D. 40°

E. 50°

5. 先天性脊柱侧凸的原因是(A)

A. 半椎体、分节不良 　　　　　　B. 神经或肌肉疾病

C. 姿势性侧弯 　　　　　　　　　D. 腰腿疼痛

E. 髋关节挛缩

二、多选题

1. 非结构性脊柱侧凸的原因包括(ACDE)

A. 姿势不正 　　　　　　　　　　B. 遗传

C. 神经根刺激 　　　　　　　　　D. 双下肢不等长

E. 髋关节挛缩

2. 脊柱侧凸术后较常见的并发症有(ABCDE)

A. 压力性损伤 　　　　　　　　　B. 切口感染

C. 坠积性肺炎 　　　　　　　　　D. 脊髓损伤

E. 胃肠道反应

三、案例分析题

患者,女性,16岁,发现双肩不等高1年、加重1个月。查体可见剃刀背畸形,骨盆无倾斜,未见异常毛发。站立位脊柱全长X线片示:脊柱侧凸。诊断为特发性脊柱侧凸。患者行脊柱后路截骨矫形内固定手术治疗,手术过程顺利。术后患者诉切口疼痛。术后第5天出现咳嗽,测体温37.8℃,听诊左下肺闻及湿啰音。

问题1. 患者可能出现了什么情况?

答:患者可能出现了坠积性肺炎。

问题2. 该并发症发生后,应给予该患者什么样的护理?

答:肺不张及肺部感染的危险与术后切口疼痛、害怕咳嗽及呼吸道分泌物增多有关,向患者解释疼痛的原因和有效咳嗽的必要性;鼓励和指导患者按照术前学会的方法进行有效咳嗽,特别应注意呼吸音,如患者呼吸费力、痰鸣音重,应使用雾化吸入,促进痰液排出。

第五节　强直性脊柱炎的护理

学习目标

1. 了解强直性脊柱炎的概念。
2. 熟悉强直性脊柱炎的常见症状。
3. 掌握强直性脊柱炎围手术期的护理方法。

【概述】

强直性脊柱炎(ankylosing spondylitis, AS)是脊柱的慢性进行性炎症,是一种以骶髂关节和脊柱附着点炎症为主要病变的疾病,病变常从骶髂关节开始逐渐向上蔓延至脊柱,导致纤维性或骨性强直和畸形。本病好发于16~30岁的青壮年,男性占90%,有明显的家族遗传史。强直性脊柱炎HLA-B27的阳性率可高达88%~96%。

【病因与病理机制】

病因尚不明确,与以下几种因素有关:

1. **遗传**　遗传因素有重要作用,AS患者一级亲属的患病率较正常人群高120倍。

2. **感染**　研究发现AS患者在活动期中,肠道肺炎克雷伯菌的携带率与病情活动成正相关。

3. **其他**　AS患者补体水平高。创伤、内分泌、代谢障碍和变态反应也可能是发病因素。

【诊断】

(一)症状和体征

患者主要表现有低热、乏力、食欲缺乏等;下腰背部和/或骶髂部疼痛;骶髂关节僵硬,胸椎、胸肋关节、颈椎相继出现僵硬；腰部不能伸屈，活动受限。

查体可见脊柱可有异常弯曲，脊柱、胸廓活动受限；躯干和髋关节屈曲，驼背畸形，严重者可强直大于90°屈曲，不能平视，视野仅限于足下。

（二）辅助检查

1. **实验室检查**　可有贫血、血沉加快、HLA-B27 阳性。

2. **X 线检查**　初期 X 线片可显示出现骶髂关节的融合，可特征性地表现为双侧受累。脊柱在 X 线上表现为"竹节状"。

3. **CT 检查**　可显示脊柱的融合和形态改变。

（三）分型

目前 AS 尚无统一的分型标准。

【治疗】

（一）非手术治疗

非手术治疗的目的是缓解疼痛，改善功能。

1. **日常生活指导**　如垫薄枕、睡硬板床等。

2. **体育锻炼**　通过锻炼扩胸、颈椎活动、腰椎活动、下蹲和游泳等方式，维持脊柱的活动度。

3. **药物治疗**　非甾体抗炎药能够控制症状，改善腰背部疼痛和僵硬，减轻关节肿胀和疼痛；柳氮磺吡啶可控制疾病活动性；糖皮质激素具有很强的消炎镇痛作用，但不宜长期使用；注射用重组人 II 型肿瘤坏死因子受体 - 抗体融合蛋白对控制强直性脊柱炎进展具有很好的效果。

（二）手术治疗

1. **手术目的**　减轻疼痛，提高功能。

2. **适应证**　病变晚期，脊柱、髋关节、膝关节发生畸形强直，严重影响功能者；发生颈椎及胸腰椎骨折。

3. **手术方式**　为矫正矢状面平衡，脊柱后路截骨矫形术是常见的方法，病情严重者可择期再行髋关节置换术。

【护理】

（一）非手术治疗护理 / 术前护理

1. **心理护理**　介绍同种疾病手术过程，让患者树立战胜疾病的信心。避免各种不利于治疗护理的语言刺激，从而使患者配合各种检查、治疗和护理。

2. **呼吸功能训练**　脊柱后凸患者多存在胸廓畸形，呼吸肌功能障碍致限制性通气不足，同时胸背部手术后常使功能降低 12%~18%。为了提高患者对麻醉和手术的耐受力，对其进行呼吸功能训练来增加肺活量，以改善肺功能，预防术后肺炎、肺不张等并发症发生。功能锻炼方法包括深呼吸、吹气球、有效咳嗽。

3. **体位训练**　指导患者进行俯卧位训练，以适应术中卧位的需要，教会患者床上轴线翻身及侧身卧床的方法，以适应术后体位要求和预防压力性损伤。

4. **皮肤的准备**　强直性脊柱炎患者多消瘦，骨隆突明显，腹部皮肤凹陷；入院后检查皮肤，包括腹部皱褶处、背部、双髋部、骶尾部骨隆突处，有无压红，给予透明敷料保护，卧床患者骨隆突处垫以软枕，避免再次受压；由于术后腹部皮肤会撑开，张力增大，术前从入院开始,用润肤乳膏每天涂抹,按摩腹部皮肤,每天 3~4 次,每次 5~10min。腹部皮肤牵拉锻炼:术前每天指导患者面对墙壁双手触墙,尽量沿墙壁向上触摸,每天 3 次,每次 15~20min,屈伸髋关节于最大活动范围,每 10 次为一组,每天完成 10 组。

（二）术后护理

1. 病情观察 持续心电监护,术后 24h 内,每小时监测一次患者的生命体征,保证血氧饱和度维持在 95% 以上;注意观察患者神志、面色、尿量、皮肤黏膜的情况,血压、心率变化,有无血容量不足征象;准确记录出入量。

2. 切口及管道护理 保持切口处敷料清洁干燥,有渗血渗液及时更换敷料。保持引流管通畅,妥善固定,防止受压、折叠;记录引流液颜色及量;引流液颜色变淡,引流量增加伴有头痛、恶心等症状,可能是出现脑脊液漏;引流颜色鲜红、量多,可能是出血,均应立即报告医生及时处理。

3. 疼痛的护理 根据疼痛评分,及时报告医生采取相应的措施。应给予多模式镇痛及局部封闭等镇痛方法,并为患者提供安静舒适的环境,同时做好心理护理。

4. 体位护理 患者术后平卧或斜坡卧位 4~6h,平卧位时头颈部垫软枕,双腿屈曲,适当增加枕头的高度,确保颈部不悬空;侧卧时腰后及双膝间垫软枕,保持舒适体位,根据患者的具体情况给予适当的调整,减轻切口张力,缓解疼痛。变换体位时采用轴线翻身方法。

5. 皮肤护理 观察患者腹部皮肤牵拉情况,有无张力性水疱,做到班班交接;出现张力性水疱,消毒水疱部位皮肤后,取无菌注射器在水疱较低处穿刺,抽吸疱内液体,无菌棉签轻挤,使疱壁紧贴皮肤上,避免皮肤进一步破坏,给予透明贴膜保护直到水疱自行吸收结痂后撕掉贴膜。

6. 并发症的护理

（1）肠系膜上动脉压迫综合征:由于脊柱矫形使脊柱（尤其是胸腰段）的弯曲发生变化,脊柱前的软组织由原来的松弛状态变得紧张,使十二指肠悬韧带上提,造成十二指肠受压梗阻,患者出现恶心、呕吐、腹胀等肠系膜上动脉压迫综合征表现。另因麻醉、手术创伤、牵拉等刺激而导致胃肠功能紊乱。术后出现恶心、呕吐、腹胀,肛门排气、排便功能障碍。术后饮食按照流质—半流质—软食—普食逐渐过渡;禁食甜食、牛奶、豆制品等易产气食物,食物要高营养、高纤维、易消化,注意少量多餐。

（2）预防切口感染:术后注意观察体温是否在 38.5℃ 以上,切口有无红肿和渗液;护理操作时应遵循无菌操作原则;遵医嘱按时应用抗生素;保持床单位清洁,加强营养,增强机体抵抗力。

（3）预防坠积性肺炎:指导患者做有效咳嗽,术后护士每班评估患者肺部情况,特别应注意呼吸音变化,如患者呼吸费力、痰鸣音重,应给予雾化吸入,促进痰液排出;鼓励患者行各项功能锻炼,评估患者情况后,尽早下床活动。

（4）脊髓神经损伤的观察:术后护士每班评估患者双下肢的感觉、运动情况;重视患者主诉,如主诉有肢体发沉,肢端疼痛、麻木或肢端无法移动等情况,查体发现感觉、运动功能减退,应立即报告医师,及时处理,预防不可逆的神经损伤。

（5）脑脊液漏观察:具体方法见本章"第三节 腰椎退行性疾病的护理"。

7. 功能锻炼

（1）麻醉清醒后，即可嘱患者行深呼吸、有效咳嗽训练，双下肢股四头肌等长收缩练习。

（2）卧床期间，行踝关节跖屈背伸运动和直腿抬高运动，四肢关节活动度练习。

（3）平卧位训练：术后 1d 起，根据患者手术矫形情况开始进行平卧位训练，适度降低床头高度，以患者不感觉疼痛加重为宜；每天逐渐增加角度和训练时间，直至患者能完全平卧。

（4）行走训练：卧位佩戴好支具，采用三步起床法，初次下床活动必须在医护人员协助下进行，早期下床行走可使用助行器或在他人协助下进行，避免跌倒。每日行走时间根据患者的具体情况制订，以患者不疲劳为宜。

【健康教育】

1. 日常生活指导

（1）支具佩戴：遵医嘱佩戴支具 3~6 个月，除平躺外其他时间都应佩戴；停止佩戴支具时间由医生根据患者复查情况决定。

（2）保持正确姿势：半年内不可做极度弯腰、转体等动作，保持正确卧、站、坐等正确姿势。颈椎融合的患者平卧位时，头颈部垫软枕，适当增加枕头的高度，确保颈部不悬空，避免颈椎应力性骨折。6~12 个月避免重体力劳动及剧烈体育运动。

（3）一般术后 2 周，切口结痂后采取淋浴方式洗澡；出院后如出现切口肿胀、渗液，双下肢突然疼痛加重、活动受限、感觉异常（麻木、发沉）等症状，应立即来院就诊。

（4）饮食护理：患者胃肠蠕动恢复后可进流食，以后逐渐过渡到半流食和普食，应多进食高蛋白、高维生素、富含纤维素的食物，遵循少食多餐原则。

2. 出院后 3 个月、6 个月、12 个月来院复查。

知识拓展

强直性脊柱炎的诊断标准——修订的纽约标准（1984）

1. 下腰背痛的病程持续至少 3 个月，疼痛随活动改善，但休息不减轻。

2. 腰椎在前后和侧屈方向活动受限。

3. 胸廓扩展范围小于同年龄和性别的正常值。

4. 双侧骶髂关节炎 2~4 级，或单侧骶髂关节炎 3~4 级。

如果患者具备此病分别附加 1~3 条中的任何一条，可被确诊为强直性脊柱炎。

自 测 题

一、单选题

1. 强直性脊柱炎主要侵犯（E）

A. 颈椎   B. 胸椎

C. 腰椎   D. 全脊柱

E. 全脊柱及骶髂关节

2. 强直性脊柱炎首先出现僵硬的部位是（D）

A. 颈椎　　　　　　　　　　　　B. 胸椎

C. 腰椎　　　　　　　　　　　　D. 骶髂关节

E. 胸肋关节

3. 对诊断强直性脊柱炎最有帮助的检验结果是（A）

A. HLA-B27 阳性　　　　　　　　B. HLA-B27 阴性

C. 抗"O"因子阳性　　　　　　　D. 抗"O"因子阴性

E. 类风湿因子阳性

4. 强直性脊柱炎的特征性 X 线表现是（E）

A. 椎体骨质破坏　　　　　　　　B. 关节面增生

C. 关节半脱位　　　　　　　　　D. 关节间隙增宽

E. 椎旁韧带骨化呈竹节状改变

5. 强直性脊柱炎病情严重的患者除了行脊柱截骨手术外,经常还须行（A）

A. 髋关节置换术　　　　　　　　B. 膝关节置换术

C. 膝关节融合术　　　　　　　　D. 踝关节融合术

E. 骨盆截骨术

二、多选题

1. 强直性脊柱炎的病因有（ABCDE）

A. 遗传　　　　　　　　　　　　B. 感染

C. 内分泌障碍　　　　　　　　　D. 代谢障碍

E. 变态反应

2. 强直性脊柱炎术后较常见的并发症包括（ABCD）

A. 肠系膜上动脉压迫综合征　　　B. 切口感染

C. 坠积性肺炎　　　　　　　　　D. 脊髓神经损伤

E. 颈肩痛

三、案例分析题

患者,男性,30岁,因反复腰背部疼痛 5 年,加重伴双髋关节疼痛、活动受限 3 个月入院。查体见脊柱后凸畸形,颈椎活动度尚可,腰椎、双髋关节活动受限。经检查诊断为强直性脊柱炎。患者行脊椎后路截骨矫形术。术后 8h 出现恶心、腹胀不适。

问题 1. 患者可能出现了什么情况?

答:患者可能出现了肠系膜上动脉压迫综合征。由于脊柱矫形使脊柱(尤其是胸腰段)的弯曲发生变化,脊柱前的软组织由原来的松弛状态变得紧张,使十二指肠悬韧带上提,造成十二指肠受压梗阻,患者出现恶心、呕吐、腹胀等肠系膜上动脉压迫综合征表现。另因麻醉、手术创伤、牵拉等刺激而导致胃肠功能紊乱。术后出现恶心、呕吐、腹胀,肛门排气、排便功能障碍。

问题 2. 应给予该患者哪些护理措施?

答:术后全麻清醒后,即可饮少量温开水,无恶心呕吐、呛咳等不适,可进食流质饮食,以促进肠蠕动,然后向半流质—软食—普食逐渐过渡,禁食甜食、牛奶、豆制品等易产气食物,食物要高营养、高纤维、易消化,注意少量多餐。术后如发生腹胀可采用芒硝外敷。

第六节　骨质疏松的护理

学习目标

1. 了解骨质疏松的概念、病因。
2. 熟悉骨质疏松的治疗方法。
3. 掌握骨质疏松的护理方法。

【概述】

骨质疏松是以骨量减少、骨的显微结构受损、骨骼脆性增加,从而导致骨骼发生骨折的危险性升高为特征的一种全身性骨骼疾病。

【病因与病理机制】

随着年龄的增长,中老年人骨丢失重建处于负平衡。目前研究认为骨质疏松与以下因素密切相关:

1. 内分泌因素　性激素分泌减少、降钙素减少、甲亢、糖皮质激素分泌过多等均可导致骨质疏松。

2. 营养因素　蛋白质及钙的丢失使得骨量减少。

3. 废用因素　户外运动减少不利于骨量的维持。

4. 遗传、免疫因素　成骨不全症系常染色体显性遗传。高半胱氨酸尿症系常染色体隐性遗传。

【诊断】

（一）症状

1. 疼痛　原发性骨质疏松最常见的症状之一,以腰背痛多见。

2. 骨折　是骨质疏松最常见和最严重的并发症。

3. 呼吸功能下降　由胸腰椎压缩、脊柱后凸畸形引起胸廓畸形、呼吸不畅。

（二）体征

查体可见身长缩短、驼背,这是由骨质疏松引起椎体压缩造成的。

（三）辅助检查

1. 骨密度测定　骨密度的减低可用于骨质疏松的诊断、观察进展、判断治疗效果。

2. X线检查　可查吸气时（排除肺纹理）胸椎侧位像、腰椎侧位像、骨盆及股骨近端正侧位像及双手像。早期可见骨小梁减少、变细和骨皮质变薄,后期椎体骨小梁结构稀疏。

（四）分型

1. 原发性骨质疏松　是随年龄增长发生的一种生理性退行性变,可分为两型,即Ⅰ型（绝经后骨质疏松）和Ⅱ型（老年性骨质疏松）。

2. 继发性骨质疏松 继发于其他疾病或药物等的骨质疏松,如甲亢性骨质疏松、糖尿病性骨质疏松等。

3. 特发性骨质疏松 常见于青少年或成人,多有遗传家族史。

【治疗】

（一）非手术治疗

1. 抗骨吸收药,如降钙素、三磷酸盐等。

2. 促进骨形成药物,如氟化物、促进合成代谢的类固醇等。

3. 矿化作用药,如钙制剂、维生素 D 等,其中碳酸钙较好。

（二）手术治疗

经皮椎体成形术（PVP）和经皮球囊扩张椎体后凸成形术（PKP）已成为治疗由骨质疏松引起的脊柱压缩性骨折的首选方法。这一手术具有操作简单、创伤小、见效快、并发症发生率低等优点。

【护理】

（一）术前护理

1. **心理护理** 用安慰性、鼓励性语言多与患者沟通,耐心向患者及家属讲解术中感受及术后效果,使患者及家属全面认识该技术,从而树立信心,消除顾虑。

2. **体位训练** 指导患者进行俯卧位训练,掌握轴线翻身方法。

3. **支具佩戴** 指导患者正确佩戴支具/腰围,掌握注意事项,增加患者的对支具/腰围使用的依从性。

（二）术后护理

1. **病情观察** 注意观察生命体征的变化,尤其是呼吸情况,观察患者是否突发胸闷、发绀、呼吸急促等情况,警惕肺栓塞发生。

2. **切口的护理** 保持切口处清洁干燥,及时更换切口敷料。

3. **疼痛的护理** 协助采取舒适卧位,维持安静舒适环境,分散注意力。根据疼痛评分遵医嘱给予镇痛药物治疗。

4. **并发症的预防及护理**

（1）炎症反应:观察术后患者是否出现腰部灼热感,因骨水泥聚合产热可能引起发热和腰部肿胀感,体温升高一般为 37.5~38.6℃,术后 1~3d 给予抗炎药物可有效缓解。

（2）脊髓神经损伤的观察:骨水泥渗漏引起脊髓、神经根压迫症状。术中骨水泥注入椎体时,如漏入硬脊膜外、椎间孔、椎间盘,会引起对脊髓、神经根的压迫。术后观察双下肢的感觉、运动情况并做好记录。

（3）肺栓塞:骨水泥向周围静脉,尤其是椎体静脉丛的渗漏,可造成异位栓子及肺栓塞。若在术后患者出现不明原因的呼吸困难、胸痛、晕厥或休克,应立即给予吸氧并向医生报告。

5. **功能锻炼**

（1）术后患者返回病房,指导患者做股四头肌等长收缩及直腿抬高锻炼,轴线翻身。

（2）术后可佩戴支具/腰围下床如厕,术日除上厕所外,尽量卧床休息;第 2 天可佩戴支具/腰围下床活动。

（3）腰背肌锻炼:加强腰背肌的力量,增加脊柱的稳定性。具体方法见本章"第三节腰椎退行性疾病的护理"。

【健康教育】

（一）日常生活指导

1. 术后离床活动应佩戴支具 / 腰围,出院后遵医嘱佩戴支具 / 腰围 3~6 个月。

2. 避免弯腰劳累、提取重物等任何增加脊柱负荷的动作,不能参加重体力劳动,注意防止跌倒的发生,避免再次发生骨折。

3. 加强营养,多食高钙食品,如奶类、虾皮、豆制品等。

（二）骨质疏松治疗

患者应适当参加户外活动,多接受阳光照射,促使机体钙质形成,必要时辅助药物,增加骨密度,改善骨质疏松。

（三）定期复查

患者出院后 3 个月、6 个月来院复查。

知识拓展

骨密度测定

骨密度测定是通过计算骨质对 X 线的吸收量,来反映骨质密度的一种方法。临床上常用的是双能 X 线骨密度测量。临床上选择多处部位进行测定,如腰椎、髋部等。骨密度的测量对骨质疏松、骨质软化、纤维性骨炎等影响钙磷代谢的疾病的诊断、治疗、随访观察有重要意义。

临床工作中通常用 T 值来判断骨密度是否正常,T 值划分为三个区间,各自代表不同的意义:–1<T 值 <1 表示骨密度值正常;–2.5<T 值 <–1 表示骨量低、骨质流失;T 值 <–2.5 表示骨质疏松。

自测题

一、单选题

1. 骨质疏松最常见的症状是（B）

A. 颈肩痛　　　　　　　　　　　B. 腰背痛

C. 腿痛　　　　　　　　　　　　D. 晨僵

E. 小关节疼痛

2. 骨质疏松最常见和最严重的并发症是（A）

A. 骨折　　　　　　　　　　　　B. 骨质增生

C. 消化不良　　　　　　　　　　D. 贫血

E. 强直性脊柱炎

3. 诊断和判断骨质疏松程度最有效的检查是（D）

A. X 线检查　　　　　　　　　　B. CT 检查

C. MRI 检查　　　　　　　　　　D. 骨密度测定

E. PET-CT

4. 骨质疏松患者补充钙剂的成分主要是（A）

A. 碳酸钙 　　　　　　　　　　　　B. 磷酸钙

C. 草酸钙 　　　　　　　　　　　　D. 氯化钙

E. 硫酸钙

5. 经皮椎体成形术术前需要禁食的时间是（A）

A. 不需要禁食 　　　　　　　　　　B. 1h

C. 2h 　　　　　　　　　　　　　　D. 3h

E. 4h

二、多选题

1. 骨质疏松可以口服的药物有（ABCDE）

A. 钙剂 　　　　　　　　　　　　　B. 降钙素

C. 维生素 D 　　　　　　　　　　　D. 三磷酸盐

E. 骨化三醇

2. 经皮椎体成形术的并发症包括（ABC）

A. 炎症反应 　　　　　　　　　　　B. 脊髓损伤

C. 肺栓塞 　　　　　　　　　　　　D. 消化不良

E. 坠积性肺炎

三、案例分析题

患者,女性,65 岁,因反复腰背痛半年就诊,经骨密度检测诊断骨质疏松,行经皮椎体成形术,术后 4h 出现呼吸困难、胸痛。

问题 1. 患者可能出现了什么情况?

答:患者可能出现了肺栓塞。骨水泥向周围静脉,尤其是椎体静脉丛的渗漏,可造成异位栓子及肺栓塞。若术后患者出现不明原因的呼吸困难、胸痛、晕厥或休克,则可能出现了肺栓塞。

问题 2. 作为一名护士,该如何处理?

答:护士应立即给予吸氧同时向医生报告,行胸部 X 线检查,查血气分析及凝血功能;严重者给予气管插管,呼吸机辅助呼吸。

（苏晓静　陈雪梅　许蕊凤　王 洁）

第六章 人工关节置换术与护理

第一节 肩关节置换术的护理

学习目标

1. 了解肩关节置换术的手术方式。
2. 熟悉肩关节置换术的适应证及禁忌证。
3. 掌握肩关节置换术的护理、康复锻炼方法。

【概述】

肩关节由一个较大的肱骨头和较小的肩胛盂组成,尽管肩关节通常被认为是一个球窝关节,但肱骨头并不包容于关节盂内,特殊的解剖结构使其具有比其他任何关节更大的活动度。同时,肩关节本身并不稳定,必须依靠静力性和动力性的稳定结构才能获得运动和稳定,其中肩袖及关节囊起到特别重要的作用。有专家认为肩袖不仅能稳定盂肱关节并允许关节有极大的活动范围,还能作为固定上肢的活动支点。只有通过与支点的反作用,三角肌收缩才能抬高肱骨。在肩关节正常的功能性活动中,肩袖必须与包括三角肌在内的其他肌肉一起协同作用才能完成。

【病因与病理机制】

（一）病因

人工肩关节置换术,目前主要用于治疗伴有明显肩关节疼痛和功能受限的原发性和继发性盂肱关节骨关节炎、类风湿性关节炎、肩袖损伤所致的终末期骨关节病与严重的肩部创伤及并发症,包括肱骨近端复杂骨折或骨折脱位、陈旧性骨折脱位、骨折不愈合或畸形愈合及骨折术后并发症等。

（二）病理机制

1. 盂肱关节骨关节炎 以关节软骨退行性变和继发性骨质增生为特征的慢性关节疾病。最早、最主要的病理变化发生在关节软骨。

2. 类风湿性关节炎 基本病理是关节滑膜的慢性炎症。主要为滑膜衬里细胞增生、间质大量炎性细胞浸润,以及微血管新生、血管翳的形成及软骨和骨组织破坏等。

3. 肩部创伤及并发症 创伤是年轻人发生肩袖损伤的主要原因,由摔倒时手外展着地或手持重物,肩关节突然外展上举或扭伤而引起。中老年患者其肩袖组织因长期遭受肩峰下撞击、磨损而发生退变。

【诊断】

（一）症状与体征

1. 盂肱关节骨关节炎 早期症状表现为疼痛，活动后疼痛加重，休息后缓解。晚期患者休息后疼痛仍不能缓解。晨起或者静息后的关节僵硬。关节骨变大、骨摩擦音、低皮温和关节活动范围减小。

2. 类风湿性关节炎 关节疼痛、肿胀，95%以上患者有关节晨僵，骨摩擦音。病变持续发展，关节活动受限，晚期关节出现不同程度畸形。

3. 严重的肩部创伤及并发症 表现为活动时疼痛，患者不能主动使用患肩，当上臂伸直肩关节内旋、外展时，大结节与肩峰间压痛明显。肩袖完全断裂时，因其丧失对肱骨头的稳定作用，肩关节外展功能受到严重影响。肩袖部分撕裂时，患者仍能外展上臂，但有60°~120°疼痛弧。

（二）辅助检查

1. 实验室检查 伴有滑膜炎的患者可出现C反应蛋白和红细胞沉降率轻度升高；类风湿性关节炎患者血红蛋白减少，白细胞计数正常或降低。70%~80%的类风湿因子阳性。

2. X线检查 可判断肩关节骨性结构改变。

3. MRI检查 可帮助确定肌腱损伤的损伤部位和严重程度。

（三）分型

1. 盂肱关节骨关节炎 分为原发性盂肱关节骨关节炎、继发性盂肱关节骨关节炎。

2. 类风湿性关节炎 根据起病方式分为3型：隐匿型、急性型、中间型。

3. 肩袖损伤

（1）部分撕裂：滑囊侧部分撕裂、腱间撕裂、关节侧部分撕裂。

（2）全层撕裂：小撕裂<1cm，中度撕裂1~3cm，大型撕裂3~5cm，巨大撕裂>5cm。

【治疗】

根据手术方式的不同，肩关节置换术包括半肩关节置换（肱骨头置换）术、全肩关节置换术及反式全肩关节置换术。相对于反式肩关节置换术，半肩关节置换术和全肩关节置换术又被称为解剖型肩关节置换术。

（一）人工肱骨头置换术

人工肱骨头置换术仅用假体替换肱骨头，仍完整地保留患者自体近侧的关节盂，其目的是把肱骨头关节面恢复到正常位置和形状。

1. 适应证

（1）肱骨头关节面破坏严重，但肩胛盂软骨面完整，并有足够的肩胛盂弧度稳定肱骨头。

（2）缺乏足够的骨质支撑肩胛盂假体。

（3）肩袖关节病或严重类风湿性关节炎。

（4）既往曾有关节感染后遗症，造成关节功能受限。

（5）关节需要负重（职业、运动或下肢瘫痪需要大量负重）。

2. 禁忌证

（1）近期感染。

（2）神经性关节病。

（3）关节瘫痪性疾病。

（4）肩袖和三角肌功能不全，患者不配合。

（5）很早以前的化脓性关节病为相对禁忌证。

（二）全肩关节置换术

人工全肩关节置换术的适应证主要是同时存在肱骨头和关节盂病变的患者，即同时进行肱骨头和肩胛盂的关节面假体置换，目前已发展为成熟的手术。

1. 适应证

（1）肩关节骨折、脱位、关节结构严重破坏者。

（2）严重的骨性关节炎、类风湿性关节炎、创伤性关节炎、关节强直者。

（3）肩关节低度恶性肿瘤及破坏广泛的良性肿瘤、肩关节结核稳定2年以上者。

2. 禁忌证

（1）活动性或近期的感染。

（2）神经性关节炎。

（3）三角肌和肩袖均瘫痪且功能完全丧失。

（4）身体衰弱和无法治疗的肩关节不稳。

（5）不可修复性肩袖撕裂是肩胛盂置换的相对禁忌证。

（三）反式全肩关节置换术

反式全肩关节置换术的适应证包括无法修复的肱骨大结节骨折、肱骨近端陈旧性骨折不愈合（或合并骨缺损）、半肩关节置换失败翻修、陈旧性锁定前脱位合并肱骨近端骨折、合并有肩袖功能障碍、严重骨质疏松的肱骨近端骨折等，而腋神经损伤或三角肌功能不良的肱骨近端骨折是反式全肩关节置换术的绝对禁忌证。

（四）肩关节置换术术后并发症

与其他主要关节置换手术相比，全肩关节置换术术后并发症较少。据估计，全肩关节置换术术后的总并发症发生率低于10%。

1. 术中并发症

（1）骨折：术中最常见的并发症是骨折，主要是肱骨干骨折。多数术中肱骨干骨折可用长柄假体和环扎钢丝固定。如果假体柄超过骨折以远在3个皮质直径以上时，肱骨近侧干骺端骨折可用标准柄关节和环扎钢丝来处理。远端骨折可能需要标准钢板螺钉固定和钢丝环扎。

（2）神经损伤：发生率较低，腋神经是最易受损的神经。术中肱骨干骨折或行骨折内固定时可以损伤桡神经。上臂处于外展90°位或外旋和后伸位会牵拉臂丛造成神经损伤。

2. 术后并发症

（1）不稳：最为常见，发生率为0~22%，占所有全肩关节置换术并发症的38%。不稳可发生在任何方向，引起不同程度的半脱位和脱位。

（2）肩袖撕裂：发生率是全肩关节置换术常见并发症的第2位，为2%~14%。非甾体抗炎药，热敷，加强三角肌、肩袖和肩胛带肌的锻炼常有效。只有当患者症状明显，出现明显的功能障碍或手术后发生急性外伤时才考虑手术治疗。

（3）感染：全肩关节置换术术后感染罕见（低于0.5%），金黄色葡萄球菌或革兰氏阳性菌最常见。早期感染（术后3~6周），并且病原菌是革兰氏阳性菌，建议保留假体，冲洗并清创,同时静脉输注敏感抗生素,治疗有效。感染晚期或病原菌是革兰氏阴性菌,一般主张去除假体和所有骨水泥静脉输注敏感抗生素 6 周,血沉及 C 反应蛋白基本正常后用抗生素骨水泥植入翻修假体。

（4）假体松动:关节盂假体松动较肱骨假体松动常见。如果存在关节盂假体松动,而患者无症状,须继续观察。如假体松动,同时有疼痛、活动度降低和功能不全,应进一步检查以确定是否需要行假体翻修术。

（5）异位骨化:通常发生于术后早期,是低度的、非进展性,并不影响临床效果。

（6）关节僵硬:术后关节僵硬往往由于软组织松解不够或关节过度充填,以及康复锻炼不够引起。

（7）假体周围骨折。

【护理】

（一）术前护理

1. 心理护理　根据患者的年龄、职业、文化程度针对性地做好精神安慰和心理疏导。讲解手术方法及成功案例,指导正确对待疾病,让其充满信心。

2. 术前准备

（1）讲解各种检查（药敏试验、心电图、胸部 X 线检查、配血,血、尿常规等）的目的及注意事项,并配合完善检查。评估患者健康情况及并存疾病,监测患者血压、血糖,如有异常,及时与医生沟通。

（2）讲解术前准备的目的及方法,遵医嘱完成皮肤准备、禁饮禁食、给药、备血等术前准备。

（3）术前睡眠管理:优化睡眠管理尤为重要,尽可能减少手术应激及环境改变对睡眠的影响,及时对患者睡眠情况进行评估。失眠患者加强心理护理及药物干预。

（4）术前当晚沐浴,更换病员服。仔细检查患者皮肤情况,排除牙龈炎、鼻窦炎、手足癣等潜在感染病灶。

（5）术前指导患者深呼吸、有效咳嗽咳痰,预防术后肺部感染。

（6）指导患者进食高蛋白饮食。

（7）锻炼方法以松、握拳运动为基本锻炼,以主动运动为主。

（二）术后护理

1. 病情观察　术后 24h 内密切监测生命体征,观察患者神志、意识、面色、生命体征、尿量的变化,并详细记录,若有异常及时对症处理。

2. 体位护理　术后可给予平卧位,使用外展支架,使肩关节位于外展 50°~60°,前屈 45°,旋转中立位。术后 1d 可采取半卧位或健侧卧位,可给予前臂吊带悬吊,上臂垫软枕,保持患侧肩呈中立位,屈肘 90°。禁止术侧卧位,以免造成置换的肩关节受压引起脱位。

3. 患肢血液观察　重点关注患肢末梢血液循环,以及患肢的感觉、活动和肢端皮温、颜色情况,出现异常及时通知医生处理。

4. 术后并发症的预防

（1）感染:在人工肩关节置换中发生率较低,一旦发生将产生严重后果。术后密切观察患者体温及切口疼痛情况,保持切口敷料的干燥、清洁,保持引流的通畅,防止引流液逆行。遵医嘱给予抗生素治疗。如果是革兰氏阳性菌感染,可早期进行伤口探查,若假体固定稳定,在彻底清创灌洗和使用足量、敏感抗生素基础上可保留假体。如果为革兰氏阴性菌感染或深部感染,则应取出所有生物材料包括骨水泥,进行彻底的清创灌洗,并合理使用抗生素时间维持 6 周。

(2)肩关节脱位:由于早期置换的肱骨头周围的软组织尚未修复,以致关节未稳定,如患者体位不正确、肢体活动不当均可造成肩关节脱位。术后体位一定按照要求护理。

(3)疼痛:术后加强宣教,正确进行疼痛评估,合理应用镇痛剂,给予患者心理疏导,采用听音乐等多种方式,转移患者注意力,减轻患者疼痛。

5. 功能锻炼 人工肩关节置换术功能锻炼计划应根据患者三角肌、肩袖功能结构是否完好来制订。肩关节置换术术后的康复锻炼总体分三期。

(1)第一期:以被动 - 辅助性的活动练习为主,辅以局部理疗。

1)术后 1~3 周:术后应立即使用悬吊绷带或其他制动器材。术后第 1 天可做腕指关节的主动活动,如握、松拳训练。肘关节应避免主动伸屈,可做肌肉等长收缩练习。术后第 3 天可以指导患者进行辅助性被动伸屈肘关节及患肩外旋活动,方法如下:双手握短棒,用健侧肢体带动患侧屈肘靠近身体,然后进行患肩的被动外旋活动。

2)术后 4~5d:可于仰卧位进行辅助性的肩关节被动上举运动,方法如下:仰卧位,健侧肢体握住患侧手腕,屈肘靠近身体,用健侧带动患侧进行患肩被动上举活动,这一练习可使肩关节获得早期活动范围,但不影响修复的三角肌和肩胛下肌。

3)术后 1 周:可进行辅助性的肩关节被动悬摆运动,方法如下:患者弯腰,双手握短棒,由健侧带动患侧肩关节来回悬摆,在掌握辅助性过伸练习和悬摆练习后,在健侧上肢带动下开始肩关节辅助性被动内旋这一重要功能锻炼。在开始力量恢复练习前,肩关节被动上举、内旋和外旋练习应逐渐达到最大限度。

(2)第二期:以主动 - 辅助性的活动练习为主。一旦肩周组织的连续性修复后,就应逐渐增加这类练习,变被动 - 辅助性活动为主动 - 辅助性活动。此期为术后 4~6 周,但应注意,为保护肩胛下肌,术后 6 周内应避免肩关节主动内旋活动,如避免双手撑起身体这类引起肩胛下肌强烈性收缩的活动。

(3)第三期:进一步的肌肉拉伸和抗阻力力量练习。此期约为术后 6 周以后。此期可去除悬吊绷带或其他制动器材。术后 8~10 周开始无限制的肩关节活动练习,但患者不得参加身体接触的运动或力量性训练。

上述康复锻炼方法以使患者感到舒适,不引起疼痛为标准。所有锻炼方式每天重复 5 次,每次 10min。所有康复计划完成后,肩关节的活动通常恢复到正常肩关节活动的 2/3。

【健康教育】

1. 禁止剧烈活动,避免投、掷等挥动手臂的动作,以免引起置换关节脱位。

2. 指导多进食富含蛋白质、维生素、钙铁的食物,增加自身抵抗力。

3. 6 个月内,每月复诊一次,有下列情况应及时就诊:患肢出现胀痛,局部切口出现红、肿、热、痛,伤口敷料有渗血、渗液。

4. 术后居家生活指导

(1)出院后坚持做肩关节功能练习,注意遵循循序渐进原则。

(2)强调注意事项,以防假体松动、折断、脱位及假体周围骨折。肩关节置换术后的患者不可参加接触性体育运动或反复抬举运动。术后 6 周内不可举重超过一杯水重量

（0.5kg）的物品。术后 6 周禁止直抬手臂或将手背到体后。术后禁止用患侧前臂将自己从床上或椅子上撑起等。

知识拓展

全肩关节假体分类

1. 非限制型假体　由肩胛盂假体和肱骨头假体组成,两者的曲面相匹配。其设计与正常人体解剖结构相一致,由于两部分假体之间无任何机械性连接,其稳定性完全依赖周围软组织的完整性。适用于肩关节盂受累,关节面不光滑者。

2. 半制型假体　适用于肩袖损伤者。

3. 限制型假体　人工全肩关节的最早设计为限制型。限制是通过曲面较小的球头安放在较深的臼窝中实现的,希望以此减少或防止脱位。由于假体的头臼之间有机械制约,不存在任何相对位移而难以缓冲外力,因此后期骨 - 假体间松动率较高。适用于肩袖损伤难以修补者、三角肌功能良好者。

▌自测题

一、单选题

1. 肩关节的结构包括（A）

A. 肩胛骨关节盂和肱骨头　　　　　B. 肩胛骨和肱骨头

C. 肩胛骨和锁骨头　　　　　　　　D. 肩胛关节盂和锁骨头

2. 反式全肩关节置换术的禁忌证是（D）

A. 骨性关节炎

B. 腋神经损失

C. 肩袖反复修复无效

D. 腋神经损伤或三角肌功能不良的肱骨近端骨折

3. 全肩关节置换术的禁忌证是（D）

A. 肩关节骨折　　　　　　　　　　B. 严重的类风湿性关节炎、创伤性关节炎

C. 肩关节低度恶性肿瘤　　　　　　D. 三角肌和肩袖均瘫痪且功能完全丧失

4. 肩关节属于（C）

A. 平面关节　　　　　　　　　　　B. 单轴关节

C. 球窝关节　　　　　　　　　　　D. 双轴关节

5. 肩关节置换术后第一阶段功能锻炼**不包括**（D）

A. 张力握拳练习　　　　　　　　　B. 腕关节主动、被动屈伸练习

C. 肘关节练习　　　　　　　　　　D. 爬墙练习

二、多选题

1. 肩关节置换的目的是（ABCD）

A. 缓解疼痛　　　　　　　　　　　B. 稳定关节

C. 矫正畸形

D. 改善关节功能

E. 改善肌肉力量

2. 肩关节置换术术后并发症包括（ABCDE）

A. 肩袖撕裂

B. 假体松动

C. 假体脱位

D. 术后感染

E. 臂丛神经或腋神经损伤

第二节　肘关节置换术的护理

学习目标

1. 了解肘关节置换术的适应证。

2. 熟悉肘关节置换术的治疗。

3. 掌握肘关节置换术的护理。

【概述】

肘关节是全身关节中结构最为复杂的关节之一,由肱尺骨滑车关节、肱桡关节和上尺桡关节构成,在上肢关节中其功能重要性超过肩关节和腕关节。肘关节的主要活动是屈伸运动及前臂的旋前旋后运动,这是不能被其他关节运动所替代的。

人工肘关节置换术能有效解除肘关节活动疼痛、恢复活动稳定性并改善活动弧。目前,肘关节置换分为全肘关节置换和半肘关节置换（肱骨远端半关节置换）。

【病因与病理机制】

（一）病因

1. 类风湿性关节炎。

2. 创伤性关节炎。

3. 其他治疗方法无效的,肘关节严重疼痛、功能障碍、关节严重不稳定者。

（二）病理机制

1. **类风湿性关节炎**　基本病理是关节滑膜的慢性炎症。主要为滑膜衬里细胞增生、间质大量炎性细胞浸润,以及微血管新生、血管翳的形成及软骨和骨组织破坏等。

2. **创伤性关节炎**　由机械损伤和生物学因素综合作用的结果。创伤或负荷强度超过关节软骨可承受范围就会造成软骨损害,成熟软骨细胞再生能力差,较为严重的关节软骨形态结构破坏往往是不可逆的。多种生物学因素,如炎症、细胞凋亡、衰老等,也会促成关节软骨创伤后的继发病理改变。

【诊断】

（一）症状与体征

1. **类风湿性关节炎**　关节疼痛、肿胀,95% 以上患者有关节晨僵,骨摩擦音。病变持续发展,关节活动受限,晚期关节出现不同程度畸形。根据起病方式分为三型:隐匿型、急性型、中间型。

2. 创伤性关节炎 早期常常没有明显临床症状,随着病情进展可表现为关节疼痛、关节肿胀、活动受限。若未得到有效控制,病情将会缓慢进展不断加重,如形成骨刺、滑膜炎、关节部位肌肉痉挛、关节畸形等。

(二)辅助检查

1. 类风湿性关节炎

(1)实验室检查:血红蛋白减少,白细胞计数正常或降低,但淋巴细胞计数增加。70%~80% 的类风湿因子阳性。血沉加快、C 反应蛋白增高。

(2)X 线检查:早期关节周围软组织肿大,关节间隙增宽,关节周围骨质疏松;晚期关节间隙消失,最终出现骨性强直。

2. 创伤性关节炎 根据症状及既往病史、影像学检查诊断疾病。

【治疗】

(一)人工肘关节置换术的适应证

(1)肘关节严重疼痛,功能活动受限,影响生活质量,且尚存足够放置假体的骨基是人工肘关节置换术最重要的指征。

(2)强直于非功能位晚期类风湿性关节炎,肘关节有严重疼痛和活动受限,为最常见的手术适应证。

(3)因创伤、感染、肿瘤而引起的肱骨远端或肱骨髁存在骨质缺损,经保守治疗无效,病变严重,人工肘关节置换术作为一种补救性手术,多数患者仍可获得较为满意的疗效。其中感染患者至少完全稳定 1 年方可考虑手术。

(4)严重的原发性骨性关节炎,经其他治疗无效者。

(5)肘关节成形术失败者。

(6)相对适应证:既往行桡骨小头切除或滑膜切除者,可应用非限制型假体置换。严重肘关节韧带松弛导致肘关节不稳者。肱骨远端缺损超过 2cm 者,需要用特制假体。

(二)人工肘关节置换术的禁忌证

(1)活动性感染或近期内有化脓性关节炎病史者。

(2)神经性关节病变者。

(3)肘部主要运动肌肌力差或肌肉肌腱等组织受到破坏,造成肘关节主动屈伸活动功能丧失者。

(4)各种原因所致肘关节骨组织大块缺损,或严重骨质疏松,术后难以维持假体稳定者。

(5)相对禁忌证:营养不良。肘关节局部皮肤存在广泛瘢痕。肘关节周围存在严重异位骨化。

(三)肘关节置换术术后并发症及处理

1. 伤口感染 是肘关节置换术后一个严重的并发症,人工肘关节置换术后感染一旦确诊,需要彻底清创,清除所有异物,如经过 6 周抗生素治疗,培养无细菌生长,骨和软组织无明显破坏,可再插入假体。对于人工肘关节置换术后的慢性深部感染患者,切除式关节成形术可能是唯一可行的方法。

2. 假体松动 是肘关节置换术后最常见的并发症和施行翻修的主要原因,与假体位置不好或骨水泥使用不当有关,松动一般发生于肱骨假体。诊断主要依据为 X 线检查,表现为假体移位、下沉、断裂,以及骨溶解、吸收等。术后应指导患者正确进行功能锻炼,避免剧烈运动及提携重物等。

3. 肘关节不稳 主要包括脱位和半脱位。应用非限制型假体获得稳定的必要条件是充足的骨量、完整的前关节囊和侧副韧带及准确安放假体。应用半限制型假体发生不稳常与假体设计或假体安装力线异常有关,修正假体轴承的准确力线是处理不稳的重要措施。对于易发生术后不稳定者,可行尺侧副韧带或肱三头肌紧缩术提高稳定性,或术后肘部制动3~4 周。

4. 尺神经损伤 术后尺神经压迫损伤较为常见,与术中过分牵拉、神经周围血肿、压迫、骨水泥热效应等有关。如术后出现尺神经支配肌群的运动功能减退,立即进行神经探查。如神经支配区感觉减退,可暂观察,一般在数天至 1 年内自行恢复者不需要手术探查。

5. 假体周围骨折 可发生在关节或假体柄的骨 - 假体混合节段。依据骨折发生部位分为:①I 型,累及肱骨上髁的骨折;②II 型,发生在假体柄周围的骨干骨折;③III 型,肱骨柄尖部的近端肱骨骨折或尺骨柄尖部的远端尺骨骨折。发生假体周围骨折后最简易有效的固定方法是采用形状记忆合金锯齿环抱器,环抱器的内径略小于肱骨或尺骨相应平面的外径。

6. 异位骨化 发生率较低,若对功能影响不大,一般无须特殊处理。为防止异位骨化发生,手术时操作应轻柔细致,认真止血,减少不必要的损伤,手术结束时应用大量抗生素盐水冲洗,洗尽伤口内残留碎屑,放置引流,减少血肿发生。

【护理】

(一)术前护理

1. 心理护理 采用文字讲解、图片介绍、亲自示范等方式,耐心地向患者及其家属讲解手术的方式、过程、注意事项及康复过程。

2. 术前准备

(1)完善各项检查,如心电图、胸部 X 线检查、配血、血尿常规、药敏试验等,评估患者健康情况及并存疾病,监测患者血压、血糖,如有异常,及时与医生沟通。

(2)指导术前功能锻炼,主要以肱二、肱三头肌的收缩练习为主,以预防患肢肌力下降或肌肉萎缩的发生,并为术后康复训练奠定基础。

(3)加强营养,增强机体抵抗力。

(4)清洁皮肤,术前沐浴。

(5)超前镇痛,促进睡眠。

(6)指导深呼吸、有效咳嗽咳痰,多饮水,预防感冒。

(二)术后护理

1. 病情观察 密切观察生命体征、电解质变化等。注意患肢皮肤色泽、温度、感觉、运动、肿胀及伤口敷料渗血情况,有无手指麻木、肢体青紫、切口出血等神经血管损伤症状出现,及时发现,及时报告处理。

2. 体位护理 术后平卧 6h 后,即可下地活动,保持患肢处于功能位,患肢肘关节屈曲

60°~90°,患肢给予石膏托固定,软枕垫高,或用前臂吊带将患肢吊起抬高,防止静脉回流障碍,减轻患肢肿痛。

3. 管道护理　严密观察引流液的颜色、性质、量,并及时记录。

4. 术后并发症的预防

(1)感染:保持伤口周围皮肤的清洁、干燥,密切观察伤口有无渗血、渗液,有无红、肿、热、痛现象,观察体温变化情况。术后遵医嘱正确使用抗生素。同时增强营养,促进伤口的快速愈合。

(2)脱位:告知患者保持正确体位的重要性,加强防范意识,时刻保持肘关节的功能位,并指导正确的功能锻炼方法。

(3)疼痛管理:在患者进行功能锻炼前 30min 可给予口服镇痛药物,锻炼后给予冰袋外敷 30min 帮助消肿止痛。

5. 功能锻炼

(1)术后当天:被动活动患者的患肢各关节,协助做手指的屈伸活动。在患者病情平稳的情况下,指导患者行肢体远端到近端的训练,最大限度握拳持续 10s,松拳 10s,腕关节上下、旋转活动,每天 3 次,每次 20 个。肘关节暂不活动。

(2)术后第 1~3 天:指导患者肘关节活动度的训练方法,肘关节轻微活动小于 30°,如用健侧上肢帮助患肢做被动肘伸展、屈曲或家属协助,每天 3 次,一次 10min,主动握拳、松拳。

(3)术后 4~14d:继续加强肘关节活动度和肌力的训练方法,肘关节活动小于 90°,肘关节主动轻微旋前 10°至旋后 10°。指导日常生活活动的自我照顾方法和技巧,以患者主观运动强度作为运动监测指标。保持创口干燥,术后 2 周拆线。

(4)术后 3~4 周:加强主动辅助屈肘运动和被动引力辅助练习,保持前臂完全旋前位,肘关节伸直不超过 30°。

(5)术后 6 周内:避免用患肢捡拾任何物品,不举超过 5kg 的重物,不参加引起上肢冲击应力的运动,如网球、高尔夫球等。可行患侧肢体的内旋锻炼,如日常吃饭、扣纽扣、穿衣等。6 周后加强肘关节的主动锻炼,在患者肘关节活动接近正常范围及运动治疗过程中无疼痛,可以加做哑铃训练,从 0.5kg 开始练习,以患者适度为宜。也可应用 CPM 机在家被动训练,初起 0°~45°,第 2 周 0°~90°,第 3 周 0°~130°,每天 2 次,每次 30min。

(6)术后 12 周后:此时肘关节活动度一般有明显提高,但功能康复还需要持续 1 年。上肢活动多、负荷大的患者,容易导致假体无菌性松动,建议不要提举超过 4.5kg 的重物,术后终身应有所控制地、保护性地使用患肢,禁提 5kg 以上重物,以及避免任何使用球拍类的运动和投掷运动,以及滑水、上举等剧烈运动。

【健康教育】

1. 患者出院时,责任护士将康复计划交予患者及家属,按计划循序渐进,加强肩、腕及手指、肘关节屈伸功能锻炼,尽可能完成最大范围关节活动度,防止术后瘢痕挛缩、粘连,导致关节僵硬,避免关节脱位,禁止锤击、砍树等类似动作。

2. 注意营养均衡,多食高蛋白、高维生素食物,提高机体抵抗力,促进伤口愈合。术后 3 个月、6 个月、1 年门诊复查或电话随访、咨询和指导,如发现关节红肿,疼痛及时随诊。

知识拓展

人工肘关节置换术的假体类型

根据人工肘关节肱骨部件与尺骨部件组成结构的不同可分为三类。

1. 完全限制型假体　即铰链式人工肘关节,多为金属对金属铰链式结构,采用骨水泥进行固定。多用于肘关节骨质结构遭广泛破坏、骨丢失严重或软组织制约作用严重损坏时的补救性手术。

2. 半限制型假体　即铰链式人工肘关节,由锁钉或咬合匹配装置连接的金属 - 超高分子量聚乙烯关节。利于应力转移到关节周围的软组织,提高假体稳定性,并可完成一定程度的内、外翻和旋转运动,临床上又称为"松弛"的铰链。

3. 非限制型假体　即表面置换式人工肘关节,其多由金属 - 超高分子量聚乙烯组成,部件间没有链接结构,而是模仿肘关节的正常解剖关系,依靠假体间咬合匹配关系及周围韧带结构维持稳定性。不适用于骨量丢失严重或关节囊、韧带破坏广泛者。

自　测　题

一、单选题

1. 肘关节的组成结构是(D)

A. 肱桡关节和上尺桡关节

B. 肱尺骨滑车关节和上尺桡关节

C. 肱尺骨滑车关节、肱桡关节和下尺桡关节

D. 肱尺骨滑车关节、肱桡关节和上尺桡关节

2. 肘关节置换术的适应证是(C)

A. 神经性关节病变

B. 肘关节活动性感染

C. 强直于非功能位晚期类风湿性关节炎

D. 严重骨质疏松

3. 肘关节置换术后最常见的并发症和施行翻修的主要原因是(A)

A. 假体松动　　　　　　　　　　B. 假体周围骨折

C. 肘关节不稳　　　　　　　　　D. 异位骨化

4. 以下说法正确的是(C)

A. 肘关节置换术后痊愈的患者可提 6kg 的重物

B. 肘关节置换术后第 3 周,肘关节伸直可达到 40°

C. 肘关节置换术后痊愈的患者不能进行滑水运动

D. 肘关节感染患者完全稳定半年后可行肘关节置换术

二、多选题

1. 肘关节置换术术后并发症包括(ABCDE)

A. 假体周围骨折　　　　　　　　B. 尺神经损伤

C. 异位骨化
D. 肘关节不稳

E. 假体松动

2. 肘关节的运动形式包括（ACD）

A. 屈伸运动
B. 外展运动

C. 前臂的旋前运动
D. 前臂的旋后运动

E. 内收运动

第三节 髋关节置换术的护理

1. 了解髋关节置换术的手术方式。
2. 熟悉髋关节置换术的适应证及禁忌证。
3. 掌握髋关节置换术的护理。

【概述】

髋关节为杵臼关节,是由球形股骨头和凹形髋臼组成的相对稳定的滑膜关节结构,周围由强大的关节囊、韧带和肌群包绕,是人体最大、最深的关节,在人体运动中将躯体重量均匀传至下肢,具有负重、平衡和控制下肢多方向运动的功能,可做前屈、后伸、内收、外展、内旋和外旋等运动。

【病因与病理机制】

（一）病因

1. 股骨头坏死。
2. 先天性髋关节发育不良或儿童期髋关节发育畸形。
3. 髋关节退行性变,如骨性关节炎。
4. 髋臼或股骨头粉碎性骨折无法行内固定手术,老年性股骨颈、股骨粗隆间骨折。
5. 化脓性关节炎、髋关节结核等感染性疾病,一般需要感染控制后行关节置换术。
6. 髋关节类风湿性关节炎、强直性脊柱炎累及髋关节者。
7. 髋部肿瘤等。

（二）病理机制

1. **股骨头坏死** 长期酗酒、使用激素及股骨颈骨折等原因,导致股骨头血液循环障碍,引起股骨头缺血、坏死、骨小梁断裂、股骨头塌陷、股骨头形状与髋臼不匹配,导致髋关节机械轴承装置功能障碍。

2. **先天性髋关节发育不良** 髋关节发育不良的病理变化,主要是脱位后继发性改变,随年龄增加而日益加重,表现在骨骼与软组织。髋臼缺乏股骨头的应力刺激,致使髋臼不能随生长而发育。髋臼逐渐变浅、变形、充满纤维脂肪组织。股骨头脱位后骨骺发育迟缓、发育小、受臀肌压迫变形。股骨颈变粗而短。盆骨倾斜,脊柱出现代偿性侧弯。盂唇受股骨头压迫而内翻,阻碍股骨头复位。关节囊被拉长,顶部增厚。

3. 骨性关节炎　以关节软骨退行性变和继发性骨质增生为特征的慢性关节疾病。最早、最主要的病理变化发生在关节软骨。

4. 股骨颈骨折　多见于老年患者,其主要原因为骨质疏松,使骨小梁变得极其脆弱,大多遭遇轻微外伤时即可发生骨折。

5. 强直性脊柱炎　是以骶髂关节和脊柱慢性炎症病变为主的疾病。病理改变包括肌腱端炎和滑膜炎、骶髂关节炎等。

【诊断】

（一）症状与体征

1. 股骨头坏死　以腹股沟和臀部、大腿根部为主的髋关节痛,髋关节屈伸、内外旋活动均受限,有髋部外伤史、皮质类固醇应用史、酗酒史。

2. 先天性髋关节发育不良　站立前期可见臀部及腹股沟皮肤褶纹不对称,患侧褶纹浅短并升高。股骨大粗隆上移使臀部增宽,患肢短缩并外旋。站立后期可见患儿跛行、摇摆步态、下肢不等长、腰椎前凸增大、髋外展受限。股动脉搏动减弱。被动活动时,髋关节松弛。膝高低征阳性、Ortolani 试验阳性、Barlow 试验阳性、单腿独立试验阳性。

3. 骨性关节炎　早期症状表现为疼痛,活动后疼痛加重,休息后缓解。晚期患者休息后疼痛仍不能缓解。晨起或者静息后关节僵硬。关节骨变大、摩擦音、低皮温和关节活动范围减小。

4. 股骨颈骨折　伤后患髋疼痛,不能站立和行走,患肢呈短缩、外旋畸形。

5. 强直性脊柱炎　早期多表现为不明原因的腰痛和单侧或双侧骶髂部疼痛,伴僵硬感,可向臀部和大腿放射,劳累或天气变化时加重,休息后可缓解。晨起或休息后脊柱僵硬,持续至少 30min,活动后得到改善。以后症状逐渐向上发展,胸背疼痛僵硬,胸肋关节僵硬,呼吸扩张度减少,有胸部压迫感。随着病变发展,脊柱活动度逐渐受限直至强直。

（二）辅助检查

1. 实验室检查　血常规、蛋白电泳、免疫复合物及血清补体等指标正常。伴有滑膜炎的患者可出现 C 反应蛋白和红细胞沉降率轻度升高。

2. X 线检查　非对称性关节间隙变窄,软骨下骨硬化和 / 或囊性变,关节边缘增生和骨赘形成或伴有不同程度的关节积液,部分关节内可见游离体或关节变形。

（三）分型

1. 股骨头坏死　根据 Ficat 分期法,分为 4 期:①Ⅰ期,X 线片正常,但髋关节僵硬和疼痛,且伴有髋关节部分功能受限;②Ⅱ期,X 线片上有骨重建的迹象而股骨头外形及关节间隙无改变;③Ⅲ期,X 线片上骨的连续性遭到破坏,股骨头顶端可有塌陷或变扁,尤以与髋臼接触处明显;④Ⅳ期,X 线片示股骨头进一步塌陷,关节间隙变窄,呈典型的骨关节炎表现。

2. 先天性髋关节发育不良　包括髋关节脱位、半脱位及髋臼发育不良。

3. 关节骨关节炎　原发性关节骨关节炎、继发性关节骨关节炎。

4. 股骨颈骨折　见第二篇第一章"第六节　股骨颈骨折的护理"。

【治疗】

（一）人工髋关节置换术的类型

1. 人工股骨头置换术　属于半关节置换,即用人工材料将病变股骨头置换。人工股骨头置换操作简便,手术时间短,价格较低。置换后关节活动较好,可早期下地活动,减少老年患者长期卧床的并发症等优点。其缺点是在置换一段时间后可引起髋臼磨损,可能需要行人工全髋关节置换术。故比较适用于高龄股骨颈骨折患者。

(1)适应证:①股骨颈骨折,年龄75岁以上,受伤前仍进行日常生活自理,一般情况差,预期年限不超过10~15年者。②陈旧性股骨颈骨折不愈合,年龄超过75岁,股骨颈部已吸收,而髋臼仍保持正常者。③股骨颈骨折患者不能很好配合治疗,如偏瘫、帕金森病或精神病患者,行人工股骨头置换术可使患者早期下床,减少并发症。④股骨头良性肿瘤,不宜行刮除植骨者。对于恶性肿瘤转移引起股骨颈病理性骨折,为减轻患者痛苦,可行人工股骨头置换术。

(2)禁忌证:对于有严重心、肺疾患不能耐受手术者、严重糖尿病患者、髋关节化脓性感染者,以及髋臼破坏较重或髋臼已有明显退行性变者,均不宜选用人工股骨头置换术。

2. 人工全髋关节置换术 是利用人工材料将人体的股骨头和髋臼置换。人工全髋关节置换术是目前治疗髋关节疾患的有效手术方法之一,能消除或缓解疼痛,增加关节活动度,纠正下肢不等长、增加关节的稳定性,纠正髋关节的畸形。

(1)适应证:股骨颈骨折,包括新鲜股骨颈骨折、头下型或经颈型股骨颈骨折预期发生骨折不愈合、股骨头缺血坏死可能性大者,未经治疗的陈旧性股骨颈骨折、头臼均发生破坏明显伴有疼痛影响髋关节功能者,经过其他手术内固定治疗或保守治疗骨折不愈合、股骨头发生坏死者,髋关节骨性关节炎、类风湿性关节炎、强直性脊柱炎髋关节受累晚期、感染性髋关节炎后关节强直病变稳定者;非创伤性股骨头缺血性坏死,包括特发性、长期服用可的松、酒精中毒、减压病、红斑狼疮、镰状细胞贫血等原因引起的股骨头缺血性坏死者;截骨术后、头颈切除术或人工股骨头术后病例;骨肿瘤位于股骨头颈部或髋臼的低度恶性肿瘤患者。

(2)禁忌证:髋关节感染或其他部位的活动性感染和骨髓炎是髋关节置换术的绝对禁忌证。任何可能显著增加后遗症发生危险的不稳定疾病也是人工髋关节置换的绝对禁忌证。相对禁忌证包括神经系统疾病、外展肌功能不全、神经营养性关节炎等。

3. 髋关节表面置换术 与传统全髋关节置换术相比,髋关节表面置换术仅置换病变部分骨质,较好地保存了股骨颈骨量,而且基本保持了关节原有的解剖形态,使力的分布和传导更符合正常生物力学模式。现代髋关节表面置换术的特点包括尽可能少的骨切除、大直径的股骨头、高硬度耐磨损的金属对金属摩擦界面、髋臼侧非骨水泥和股骨侧骨水泥的杂交式固定等。

(1)适应证:目前髋关节表面置换术适应证仍然较窄,主要用于年龄<55岁较小面积的股骨头缺血性坏死、畸形较轻的骨关节炎、发育性髋关节发育不良(Ⅰ、Ⅱ型)等。

(2)禁忌证:除与人工髋关节置换术禁忌证相同外,还包括骨质量差,Kerboul角>200°或囊性病灶>1cm,股骨头变形、股骨颈增宽、头颈比例缩小。

(二)人工髋关节材料

1. 金属材料 以其良好的力学性能、易加工性和可靠性在人工关节中被广泛应用,常用来制作结构复杂和必须承受很大力量的人工关节。早期的人工关节是不锈钢制造的,但因其耐腐蚀性和强度不及钛合金和钴合金,已逐渐被后两者所取代。

2. 超高分子量聚乙烯 是一种线型结构的具有优异综合性能的热塑性工程塑料,具有耐冲击、耐磨损、自润滑性、耐化学腐蚀等性能。在人工关节中,主要作用衬垫材料,承载上下骨的摩擦与运动。

3. **陶瓷材料**　不仅有良好的生物相容性,而且具有超高硬度、耐磨性和耐腐蚀性,能够解决金属和高分子假体材料的磨损颗粒引起的骨溶解问题,同时克服假体在体内释放金属离子的问题。主要有氧化铝、氧化锆和羟基磷灰石生物活性陶瓷等。但在关节置换术后可能发生陶瓷假体碎裂的并发症,导致手术失败。

（三）髋关节置换术术后并发症

1. **髋关节不稳定**　是全髋关节置换术后常见的第二大并发症,仅次于假体松动,发生率为 1.7%~5.1%。根据目前最常用的 Dorr 全髋关节置换术后脱位分型,将全髋关节置换术后不稳分为四型:

（1）Ⅰ型:假体位置正常性脱位,其假体位置正确,软组织平衡,脱位是由于不恰当的患肢活动引起的。

（2）Ⅱ型:软组织失衡性脱位,即髋关节肌肉功能长度改变,主要由撞击引起,少部分由滑移引起,假体位置不当引起撞击式脱位,假体张力过松,则引起滑移式脱位,也可增加撞击机会。

（3）Ⅲ型:假体放置不良性脱位。

（4）Ⅳ型:同时存在软组织失衡和假体位置不良性脱位,髋臼的前倾角及外翻角是髋关节稳定性的重要因素,一般通过术后 X 线片的测量分析假体放置位置。

2. **骨吸收及骨溶解**　全髋关节置换术后骨吸收和骨溶解是影响人工关节远期疗效的主要原因,可引起患肢疼痛、活动障碍、假体松动、断裂、假体周围骨折等并发症。

3. **假体周围感染**　是人工髋关节置换术后常见的并发症之一,随着无菌技术、手术技巧的进步,其发生率下降至 0.7%~2%。按部位可分为局限在皮肤、皮下组织的浅部感染和感染灶累及关节腔的深部感染。一旦发生感染会导致再感染、骨质严重缺损,甚至截肢等灾难性后果,早期诊断、及时处理极其重要。急性感染者典型表现多为红肿热痛。慢性感染者可形成窦道。

4. **神经血管损伤**　最常损伤的血管是髂外动脉和股动脉及其分支和伴随静脉。全髋关节置换术并发神经损伤的发生率为 0.5%~2%,受累神经主要是股神经、坐骨神经、臀上神经,偶见闭孔神经或股外侧皮神经损伤。髋关节置换术后出现神经损伤恢复期可持续 2~3 年,而且功能的改善往往不理想。

5. **异位骨化**　常见的临床表现为进行性关节活动受限,轻者关节周围红肿、疼痛,重者关节活动障碍,甚至关节强直、伴不同程度疼痛、红斑。

6. **假体周围骨折**　相关危险因素包括高龄、骨质疏松、类风湿性关节炎、假体松动、帕金森病、佩吉特病（Paget 病）、骨溶解、骨缺损等。骨质条件越差,在骨皮质薄弱区发生假体周围骨折的危险性越高。此外,手术技术及假体的选择和固定方式对假体周围骨折的发生也有很大影响。

7. **深静脉血栓形成**　表现为患肢肿胀、发硬、疼痛、活动后加重,偶有发热、心率加快。

8. **下肢不等长**　髋关节置换术后双下肢不等长现象十分常见。综合目前文献资料,髋关节置换术后双下肢不等长的发生率一般为 50%~80%,术后患肢与对侧肢体相差平均10mm,大约 5% 的患者术后需要调整鞋子高度来平衡步态。

【护理】

（一）术前护理

1. **心理护理**　介绍治疗效果好的病例,增加疾病恢复的信心。同时做好家属的思想工作,避免患者情绪波动,尽早康复。

2. 术前准备

(1)讲解各种检查(过敏试验、心电图、胸部 X 线检查、配血、血尿常规等)的目的及注意事项,并配合完善检查。评估患者健康情况及并存疾病,监测患者血压、血糖,如有异常,及时与医生沟通。

(2)指导患者抬臀,练习床上使用小便器。讲解更换卧位的重要性,预防压力性损伤。

(3)卧床者指导患肢做踝泵运动、等长收缩运动,促进血液循环,防止肌肉萎缩,关节僵硬。

(4)讲解术前准备的目的及方法,遵医嘱完成皮肤准备、禁饮禁食、给药、备血等术前准备。

(5)术前告知患者预防血栓的重要性,鼓励患者主动活动,以达到预防血栓的目的。

3. 功能锻炼 术前功能锻炼计划主要包括肌力训练、关节活动度锻炼、步态训练、负重和行走锻炼。锻炼方式以伸屈踝关节为基本锻炼,髋关节置换患者强调主动屈髋(髂腰肌)、展髋(臀中肌)和伸膝(股四头肌及腘绳肌)肌肉力量锻炼,以主动运动为主,辅以负重和行走锻炼,包括助行器和拐杖的模拟使用。

(二)术后护理

1. 病情观察 监测生命体征并记录,观察切口渗血及引流情况,保持引流通畅。

2. 体位护理 患肢保持外展 15°~30°中立位,防止髋关节脱位,可两腿之间放置一梯形垫,膝部垫一薄枕。对于有脱位高风险的患者,术后患肢穿"丁字鞋"(防旋鞋)或行皮牵引。6h 后可适当摇高床头 15°~30°。术后 1d,可半卧位休息,但屈髋小于 90°,避免患侧卧位。健侧卧位时两腿之间夹一定位枕,保持患肢外展位,避免过度屈髋内收。

3. 肢体护理 密切观察患肢感觉、活动和肢端皮温、颜色的情况,出现异常及时通知医生处理。

4. 积极采取各种措施缓解疼痛。

5. 术后并发症的预防

(1)术后出血:主要观察引流液的颜色、量、性质,切口敷料是否有渗出及生命体征的变化,可遵医嘱给予止血药及局部压迫止血。

(2)深静脉血栓形成:骨科大手术围手术期深静脉血栓形成的高发期是术后 24h 内,预防应尽早进行。观察患肢血运、感觉的变化及是否有腓肠肌压痛,使用抗凝血药物后观察有无出血风险。

(3)感染:全髋关节置换术患者发生术后感染是灾难性的。术后保持切口敷料的干燥清洁,保持引流的通畅,防止引流液逆行。鼓励患者进食营养丰富的食物,以增加患者的抵抗力。同时,应遵医嘱给予抗生素治疗。

(4)假体松动、假体脱位:造成脱位的原因很多,包括患者的性别、年龄、依从性、术者经验、手术入路、假体的选择和安装、局部软组织张力等。同时,与患者术后的体位不正确及活动不当有关。预防的关键就是对患者进行有效的健康宣教及正确的功能锻炼指导。

6. 功能锻炼 以加速康复理念为指导,遵照个体化、循序渐进和全面性原则,鼓励患者早期功能锻炼。髋关节置换术后不限制屈髋、展髋及屈膝的康复锻炼,但早期禁止髋内收、内旋动作,预防脱位。

(1)手术当天:麻醉清醒后,即可开始进行康复锻炼,主要以伸屈踝及伸膝锻炼为主。术后 2~4h 开始屈髋、髋外展、伸膝和直腿抬高运动,注意屈髋角度 <90°。

（2）床上功能锻炼：主要包括伸膝运动、屈髋运动、髋外展锻炼和直腿抬高运动，同时加强股四头肌收缩锻炼，以提高行走时患者的耐受力度。

（3）髋关节置换术后 4~6h，如果生命体征平稳，术中无假体不稳定或假体周围骨折等，即可在助行器辅助下行走。

（4）术后早期鼓励患者多下地行走，认真观察正常人的走路姿势，早期先减慢步伐加强正确姿势模仿，逐步增加行走速度，不断纠正异常步态等来逐步改进患者的步态。

【健康教育】

1. 禁止剧烈活动，鼓励患者尽早使用患肢完成日常活动，但要避免转身、俯身的动作，以免引起置换关节脱位、松动，甚至假体柄折断等。

2. 加强营养，多进富含蛋白质、维生素、钙、铁的食物，增加自身抵抗力，适当控制体重的增加，以减少对关节的负重。

3. 6个月内，每月复诊一次，如果患肢出现胀痛，局部切口出现红、肿、热、痛，应及时就诊。及时治疗全身性隐匿病灶，如呼吸道感染、泌尿系感染、扁桃体炎、牙痛等，防止关节远期感染等。

4. 人工髋关节置换术康复出院的患者，在日常生活中仍要注意以下几个问题：

（1）坐位：术后第 1 个月内坐的时间不宜过长，以免导致髋关节水肿，亦可用抬高患肢来改善，保持膝关节低于或等于髋部，不宜坐过低的椅子、沙发，不要交叉腿和踝，前弯腰不要超过 90°，坐时身体向后靠腿向前伸。

（2）行走：先用助行器辅助行走，待重心稳定，改用双侧拐杖。

（3）如厕：用加高的自制坐便器，或在辅助下身体后倾患肢前伸，注意保持膝关节低于髋部。

（4）取物：取物时不要弯腰捡地上的东西，不要突然转身或伸手去取身后的物品。

（5）乘车：臀部位置向前坐，身体向后靠，腿尽量前伸。

（6）淋浴：在伤口愈合后，扶持可靠把手进行淋浴。

（7）穿脱鞋袜：请别人帮忙或使用鞋拔子，选择不系带子的松紧鞋、宽松裤，行后外侧切口者可内侧提鞋，行前内侧切口者可外侧提鞋。

（8）完全康复后可进行的体育活动：散步、园艺、骑车、保龄球、乒乓球、游泳、跳舞，并保持适当的体重。避免进行对髋关节产生过度压力造成磨损的活动，如跳跃、快跑、滑雪、滑冰、网球等。

知识拓展

深静脉血栓形成的危险因素

深静脉血栓形成包括三方面主要因素：

1. 静脉内膜损伤因素 创伤、手术、化学性损伤、感染性损伤等。

2. 静脉血流淤滞 既往 VTE 病史、术中应用止血带、瘫痪、制动等。

3. 高凝状态 高龄、肥胖、全身麻醉、中心静脉插管、红细胞增多症、巨球蛋白血症、骨髓增生异常综合征、人工血管或血管腔内移植物等。

凡涉及以上因素的临床情况均可增加深静脉血栓形成风险。接受髋关节置换的患者均具有以上三方面危险因素,是深静脉血栓发生的极高危人群。当骨科大手术伴有其他危险因素时,发生深静脉血栓的风险更高。

自　测　题

一、单选题

1. 髋关节置换术的绝对禁忌证包括（D）

A. 糖尿病

B. 肥胖

C. 冠心病

D. 全身或局部的任何活动性感染

E. 高血压

2. 髋关节置换材料中陶瓷的特点**不包括**（C）

A. 磨损低

B. 硬度高

C. 血清内金属离子升高

D. 表面光滑

E. 股骨头存在碎裂风险

3. 下列髋关节骨关节炎治疗措施中**不正确**的是（D）

A. 控制体重

B. 予以消炎镇痛药

C. 予以软骨保护药物

D. 加强关节负重训练

E. 晚期行髋关节置换手术

4. 股骨头置换术的适应证是（A）

A. 股骨头、颈部位的良性肿瘤,不能行刮除植骨术者

B. 强直性脊柱炎引起的髋关节强直

C. 创伤性骨关节炎

D. 类风湿性关节炎

E. 创伤性、医源性或继发性股骨头坏死年龄较轻者

5. 髋关节置换术最常见的并发症是（C）

A. 血管神经损伤

B. 出血和血肿的形成

C. 深静脉血栓形成

D. 异位骨化

E. 感染

二、多选题

1. 与全髋关节置换术后骨溶解有关的因素包括（BCD）

A. 使用骨水泥

B. 聚乙烯磨损颗粒

C. 陶瓷磨损颗粒

D. 关节滑膜没有完全切除

E. 金属磨损颗粒

2. 髋关节置换术的特点包括（ABD）

A. 减轻疼痛

B. 矫正畸形

C. 一劳永逸

D. 改善活动

E. 手术简单

第四节 膝关节置换术的护理

学习目标

1. 了解膝关节置换术的适应证。
2. 熟悉膝关节置换术的治疗。
3. 掌握膝关节置换术的护理。

【概述】

膝关节是由胫股关节和髌股关节构成的椭圆屈戌关节,组成膝关节的骨骼有股骨远端、胫骨近端和髌骨。人工膝关节置换术作为一种治疗膝关节疾病的手段已成为临床常用的手术。膝关节置换术的目标是解除关节疼痛、改善关节功能、纠正关节畸形和获得长期稳定。

【病因与病理机制】

（一）病因

1. 老年退变性膝关节骨性关节炎。
2. 类风湿性关节炎和强直性脊柱炎。
3. 其他非感染性关节炎引起的膝关节病损并伴有疼痛和功能障碍。
4. 创伤性关节炎。
5. 大面积的膝关节骨软骨坏死或其他病变不能通过常规手术方式修复。
6. 感染性关节炎后遗的关节破坏,在确认无活动性感染的情况下,可作为膝关节置换的相对适应证。
7. 涉及膝关节面的肿瘤切除后无法获得良好关节功能重建。

（二）病理机制

1. **老年退变性膝关节骨性关节炎** 关节软骨的退变、磨损,关节间隙变窄等。
2. **类风湿性关节炎** 基本病理是关节滑膜的慢性炎症。
3. **创伤性关节炎** 机械损伤和生物学因素综合作用的结果。
4. **强直性脊柱炎** 病理改变包括肌腱端炎和滑膜炎、骶髂关节炎等。

【诊断】

（一）症状与体征

1. **骨关节炎** 早期症状表现为疼痛,活动后疼痛加重,休息后缓解。晚期患者休息后疼痛仍不能缓解。晨起或者静息后的关节僵硬。关节骨变大、骨摩擦音、低皮温和关节活动范围减小、肌肉萎缩、软组织挛缩可引起关节无力,行走软腿或关节绞锁,不能完全伸直或活动障碍。

2. **类风湿性关节炎** 关节疼痛、肿胀,95% 以上患者有关节晨僵,骨摩擦音。病变持续发展,关节活动受限,晚期关节出现不同程度畸形。

3. 创伤性关节炎 早期常常没有明显临床症状,随着病情进展可表现为:关节疼痛、关节肿胀、活动受限。若未得到有效控制,病情将会缓慢进展不断加重,如形成骨刺、滑膜炎、关节部位肌肉痉挛、关节畸形等。

4. 强直性脊柱炎 早期多表现为不明原因的腰痛和单侧或双侧骶髂部疼痛,伴僵硬感,可向臀部和大腿放射,劳累或天气变化时加重,休息后可缓解。

（二）辅助检查

同本章"第三节 髋关节置换术的护理"。

（三）分型

1. 骨关节炎 分为原发性骨关节炎、继发性骨关节炎。

2. 类风湿性关节炎 根据起病方式分为 3 型:隐匿型、急性型、中间型。

【治疗】

（一）人工膝关节置换术的类型

1. 非限制型人工全膝关节置换术

（1）适应证:①老年退变性膝关节骨性关节炎,已明显影响关节活动和生活能力,经保守治疗不能改善症状者;②类风湿性关节炎和强直性脊柱炎的膝关节晚期病变者;③其他非感染性关节炎,引起膝关节病损并伴有疼痛和功能障碍者,如大骨节病、血友病性关节炎等;④创伤性关节炎,严重影响功能及因半月板损伤或切除后导致的继发性骨关节炎者;⑤大面积的膝关节骨软骨坏死或其他病变不能通过常规手术方式修复者;⑥感染性关节炎后遗的关节破坏,在确认无活动性感染的情况下,可作为膝关节置换的相对适应证;⑦涉及膝关节面的肿瘤切除后无法获得良好关节功能重建者。可能需要特殊定制的假体。

（2）禁忌证:①膝关节周围或全身存在活动性感染病灶应为手术的绝对禁忌证;②膝关节肌肉瘫痪或神经性关节病变,包括肌性膝反张等;③全身情况差或伴有未纠正的糖尿病,得到控制后方可考虑手术;④其他可预见的导致手术危险和术后功能不良的病理情况;⑤对无痛且长期功能位融合的病例不应作为人工关节置换的适应证。

2. 髁限制性膝关节置换术 适应证:①髁限制性膝关节假体在初次置换中主要应用于冠状面不稳;严重的膝关节退变合并周围韧带损伤。②膝关节失稳性关节病;失稳性外伤性继发性关节炎;内侧副韧带功能不全;外侧副韧带功能不全。③无法平衡屈曲间隙和伸直间隙;严重的膝部畸形内翻畸形大于 25°,外翻畸形大于 15°。④神经营养性膝关节病。⑤不适合表面假体置换者;膝关节假体翻修手术。

3. 可旋转稳定型膝关节置换术 适应证:严重膝关节退变合并周围韧带损伤、创伤性膝关节炎、膝关节假体的翻修手术、不再适合表面假体置换者、膝关节肿瘤。

4. 微创全膝关节置换术 适应证:膝关节结构较稳定,关节周围没有严重的骨缺损、膝关节没有进行过开放性手术。体重与身高成正比,不能过度肥胖。膝关节重度畸形,没有严重的 X 型畸形。

（二）人工膝关节置换术的材料

钴合金和超高分子聚乙烯组成的假体仍是膝关节材料的"金标准",即以钴钛合金构成的股骨、胫骨假体和以超高分子聚乙烯组成的胫骨平台衬垫,是目前人工膝关节假体最好的组合。而目前最常用的是钛合金和钛金属,应术前询问患者过敏史。

（三）膝关节置换术术后并发症

1. 深静脉血栓形成 年龄超过 40 岁的女性患者,肥胖、静脉曲张、有吸烟史及糖尿病、冠心病者更容易发生。腘静脉以上部位的血栓诱发肺栓塞的比例高。

2. 感染　全膝关节置换术的感染率为 1%~2%。感染一般发生在骨水泥和骨组织交接处。感染的来源可来自血源性或手术感染。金黄色葡萄球菌感染占 50% 左右,链球菌感染占 25%,革兰氏阴性杆菌占 25% 左右,血源性感染占 20%~40%。膝关节感染的临床表现不一致,有些表现为急性感染症状,如高热、关节肿胀、充血等,也可表现为长时间的关节疼痛,窦道形成而局部肿胀不明显。关节疼痛是膝深部感染的重要指征,提示膝部有急性炎症或慢性炎症引起假体松动。

3. 伤口愈合不良　包括皮肤边缘坏死、血肿、窦道形成。

4. 假体松动　在全膝关节置换术后 2 年,胫骨假体松动率占 10%,而股骨假体很少松动。对于体重大、活动较多的男性骨性关节炎患者,膝关节假体松动率明显增加。

5. 股骨或胫骨干的骨折　股骨干骨折多发生在股骨和胫骨假体柄端部,经非手术治疗多可愈合。在髁型人工膝关节可发生股骨或胫骨髁部骨折,常需再置换手术。

6. 腓总神经损伤　发生率约 5%,多由于纠正膝关节畸形牵拉所致,多数可经非手术治疗逐步恢复。

【护理】

（一）术前护理

术前护理同本章"第三节　髋关节置换术的护理"。

（二）术后护理

1. 严密监测生命体征并记录。

2. 术后伤口渗血、渗液较多,放置引流管引流。引流期间应保持引流通畅和负压状态。注意观察引流液的颜色、性质、量,并做好记录。引流液过多时要及时更换,注意无菌操作。

3. 严密观察患肢末梢血液循环,密切观察患肢感觉、活动和肢端皮温、肤色的情况,出现异常及时通知医生处理。

4. 术后并发症预防　同本章"第三节　髋关节置换术的护理"。

5. 功能锻炼　术后康复锻炼应及早进行,因关节制动 1 周后,关节周围的肌肉即可发生萎缩。适当的、有控制的负重能使韧带纤维细胞及胶原纤维的排列更有序,提高韧带的质量和愈合率。

（1）足踝锻炼:患者在麻醉清醒后,即可开始踝关节活动,最大角度屈伸踝关节,在踝关节背伸、跖屈运动的同时也要加强踝关节的旋转运动。

（2）股四头肌等长收缩锻炼:麻醉清醒后,即可开始,配合足踝运动,促进股四头肌力量的恢复。

（3）直腿抬高锻炼:术后早期患者可以在膝关节支具保护下进行,尽量伸直患肢并抬离床面 20cm,期间可主动行踝关节背伸、跖屈运动。

（4）仰卧位屈膝锻炼:在加速康复膝关节置换术后第 1 天,即可开始行膝关节屈曲功能锻炼。患者取仰卧位,双手十指交叉抱住大腿中 1/3 处,最大限度屈曲髋关节,使大腿紧贴腹壁并维持。绷紧脚尖,用力向下弯曲膝关节,达到最大忍耐限度后维持 5s,再缓慢伸直膝关节。

（5）坐位屈伸膝关节锻炼:患者坐于床沿或椅子上,大腿平放于床面,双手可握住床沿,保持身体中立位,跖屈踝关节并绷紧,最大限度屈曲膝关节后维持 5s,再缓慢伸直膝关节,休息 5s 后重复,10~20 次 / 组。如患者肌力较差,可将健侧足跟放于患侧足跟前方,健侧缓慢下压使膝关节尽量屈曲。

（6）机器辅助运动：仅适用于关节僵硬、高龄患者而肌力较差者或合并基础疾病而不适宜行主动康复锻炼者。

（7）助行器及拐杖的使用：同本章"第三节 髋关节置换术的护理"。

（8）步态训练：同本章"第三节 髋关节置换术的护理"。

【健康教育】

1. 禁止剧烈活动，鼓励患者尽早使用患肢完成日常活动，但避免做跳跃和急转运动，以免引起置换关节脱位、松动，甚至假体柄折断等。

2. 加强营养，多进富含蛋白质、维生素、钙、铁的食物，增加自身抵抗力，适当控制体重的增加，以减少对关节的负重。

3. 复查6个月内，有下列情况应及时就诊：患肢出现胀痛，局部切口出现红、肿、热、痛。及时治疗全身性隐匿病灶，如呼吸道感染、泌尿系感染、扁桃体炎、牙痛等，防止关节远期感染等。

4. 膝关节置换术后日常保健

（1）出院后继续做强化肌肉的运动。

（2）出院3个月后到医院复查，拍摄X线片，了解关节假体的位置及稳定性是否良好。术后半年再复查一次，以后每半年都要进行拍片检查。如果出现不适，如关节红肿、疼痛或活动不便及膝关节因意外情况受伤，及时到医院检查。

（3）6个月后可做温和的运动，如慢走，但剧烈运动仍被禁止，如打球等。

（4）建议最好在行走平稳后再骑自行车。在康复训练的过程中，可以在医生的指导下辅助进行一些物理治疗。患者在生活中还应注意：保持合适的体重，注意预防骨质疏松，避免过多剧烈运动，不要做剧烈的跳跃和急停急转运动，以尽可能地延长假体的使用寿命。

知识拓展

膝关节置换疼痛管理

疼痛的处理原则包括五个方面：

1. 重视健康宣教 重视对患者健康教育，得到患者的配合，达到理想的疼痛治疗效果。

2. 选择合适的疼痛强度评估方法 如数字分级评分法（NRS）、文字描述评估量表（VDS）、视觉模拟评分法（VAS）、修订版面部表情疼痛量表（FPS-R）等。

3. 尽早治疗疼痛 超前镇痛。

4. 提倡多模式镇痛 常用模式为弱阿片类药物与非甾体抗炎药的联合使用，以及非甾体抗炎药和阿片类药物或局麻药联合用药。应注意避免重复使用同类药物。

5. 注重个体化镇痛 个体化镇痛的最终目标是应用最小的剂量达到最佳的镇痛效果。

自 测 题

一、单选题

1. 人工膝关节置换术的适应证**不包括**（D）

A. 骨关节炎　　　　　　　　　　　　B. 血友病性关节炎

C. 类风湿性关节炎 D. 无症状的膝关节强直

2. 关于膝关节置换术,描述**错误**的是(D)

A. 是一种用人工关节代替、置换严重病损膝关节的重要治疗手段

B. 可适用于治疗各种无菌性膝关节炎终末期

C. 术后会存在疼痛、功能障碍等问题

D. 只有老年人才适合做全膝关节置换

3. 膝关节置换术术后感染的主要临床症状有(A)

A. 持续疼痛及关节发热 B. 关节畸形

C. 肌力下降 D. 贫血、水肿

4. 膝关节置换术后常见问题**不包括**(B)

A. 疼痛 B. 骨质增生

C. 运动功能障碍 D. 深静脉血栓形成

5. 膝关节置换术后引起疼痛的原因**不包括**(D)

A. 手术创伤 B. 术后感染

C. 关节不稳、关节积液 D. 静息痛

二、多选题

1. 人工膝关节置换术术前常规检查包括(ABCDE)

A. 站立位双下肢全长负重 X 线检查 B. 患膝正侧位 X 线检查

C. 髌骨轴位 X 线检查 D. 心电图

E. 胸部 X 线检查

2. 膝关节置换术术后常见并发症包括(ABCDE)

A. 深静脉血栓形成 B. 感染

C. 伤口愈合不良 D. 假体松动

E. 腓总神经损伤

第五节 踝关节置换术的护理

学习目标

1. 了解踝关节置换术的适应证。

2. 熟悉踝关节置换术的治疗。

3. 掌握踝关节置换术的护理。

【概述】

踝关节是身体的主要负重关节之一。与其他负重关节比较,踝关节活动范围小,但更为稳定。踝关节面比髋、膝关节面积小,承受的体重却最大,作用于踝关节的承受应力无法得

到缓冲,因此踝关节恢复良好的关节功能十分重要。一旦关节功能丧失,虽不影响负重,但许多运动均会受到一定的限制。

虽然踝关节骨关节炎的发生率远低于髋、膝关节,但对于下肢功能造成的影响与两者相仿。保守治疗效果不佳时常需要考虑手术治疗。针对踝关节晚期病变的各种手术方式中,踝关节融合术能消除和纠正踝关节的疼痛和畸形,恢复患者一定的行动能力,因此一直作为主要的治疗方法。踝关节融合术的近期疗效和中期疗效很好,但对于长期来说,常导致难治性距下关节和跗骨间关节的骨性关节炎。踝关节置换术可以解除疼痛、避免术后长期固定,并保留一定稳定而有一定活动度的踝关节,使多数患者行走接近正常并能满足日常生活包括骑车、慢跑等需要。

【病因与病理机制】

(一)病因

疼痛的踝关节和有退行性改变但有足够稳定性的踝关节为使用踝关节假体的适应证。类风湿性关节炎、创伤性关节炎属常见手术体征。对于距骨缺血性坏死伴塌陷的患者,可进行踝关节融合也可行踝关节置换术。

(二)病理机制

1. **类风湿性关节炎** 基本病理是关节滑膜的慢性炎症。

2. **创伤性关节炎** 机械损伤和生物学因素综合作用的结果。

3. **距骨缺血性坏死** 较多见。距骨是全身骨骼中唯一无肌肉起止附着的骨骼,踝关节遭受严重损伤时,可使距骨的血供遭到完全破坏而发生缺血性坏死,最终导致距骨体塌陷变形,造成踝关节骨性关节炎。

【诊断】

(一)症状与体征

1. **类风湿性关节炎** 见本章"第四节 膝关节置换术的护理"。

2. **创伤性关节炎** 见本章"第四节 膝关节置换术的护理"。

3. **距骨缺血性坏死** 主要是疼痛和活动受限,因距骨体塌陷变形,关节软骨面损伤,产生骨性关节炎。活动时产生疼痛。患者因疼痛和关节间隙变窄而导致踝关节屈伸活动均受限。晚期可出现距骨体塌陷变形,形态变小变扁,骨质硬化,关节间隙变窄。

(二)辅助检查

1. **实验室检查** 同本章"第三节 髋关节置换术的护理"。

2. **X线、MRI检查** 根据外伤史及临床症状,拍摄X线正位、侧位及斜位片,对诊断和分型极为重要。

(三)分型

1. **类风湿性关节炎** 根据起病方式分为3型:隐匿型、急性型、中间型。

2. **距骨缺血性坏死** ①Ⅰ型:距骨颈骨折而无脱位,其韧带未受损,血液供应尚完整,距骨体坏死率不超过10%。②Ⅱ型:距骨颈骨折合并距下关节脱位,骨间韧带遭受损失,距骨体的血液供应减少,坏死率上升至20%~40%。③Ⅲ型:距骨颈骨折合并距下关节脱位,坏死率高达70%。

【治疗】

（一）人工踝关节置换术的类型

人工踝关节假体使用的材料主要是高分子聚乙烯 - 金属组合。假体在设计时充分考虑踝关节解剖特点，包括骨性结构和软组织结构，尤其是韧带，同时满足踝关节的生物力学特点及关节的活动度和稳定性。

1. 活动或固定衬垫踝关节假体 分为三部分假体和两部分假体。三部分假体在两部分假体的基础上发展而来，带有一个滑动衬垫，解决了假体限制性问题的同时克服了对旋转运动的阻碍。活动衬垫假体在胫骨和衬垫之间允许旋转和滑动，而距骨和衬垫之间允许屈伸活动。关节面限制性减少的同时降低了剪切应力，而关节面之间的高匹配减少了聚乙烯衬垫的磨损。

2. 骨水泥或非骨水泥固定 人工踝关节的固定分为骨水泥和非骨水泥两类，总体上认为非骨水泥假体置换效果较好，骨水泥假体容易产生较高的无菌性松动率。同时非骨水泥假体截骨量少，有利于今后的翻修和融合。

3. 带全距骨假体的全踝全距骨关节置换术 距骨肿瘤、缺血性坏死或粉碎性骨折脱位患者，可能需要做全距骨切除、全踝 + 全距骨假体置换术。此手术术后处理与全踝关节置换手术相同。

（二）人工踝关节置换术的适应证

凡已具有踝关节融合术指征的非感染性病例，大多可考虑全踝关节置换术：

1. 陈旧性踝关节骨折脱位，遗留严重创伤性关节炎，伴有明显疼痛和功能障碍。

2. 类风湿性关节炎，特别是双侧者。

3. 其他关节炎，如系统性红斑狼疮或血友病性关节炎。

4. 距骨缺血性坏死或肿瘤。

5. 无感染史或局部感染已完全控制 1 年以上，踝关节内、外侧副韧带正常。

6. 年龄以中、老年为好，但不能作为掌握适应证的主要因素。

（三）人工踝关节置换术的禁忌证

1. 有近期感染史。

2. 踝关节侧副韧带完全断裂或肌肉瘫痪而有明显踝关节失稳。

3. 神经系统疾病，如小腿远端、足部感觉缺失或神经性关节病。

4. 畸形过大无法通过手术矫正，如胫距关节内、外翻或马蹄畸形大于 35°。

5. 相对禁忌证为严重骨质疏松或牛皮癣性关节炎。

（四）踝关节置换术术后并发症

1. 伤口愈合不良 是踝关节置换术术后主要并发症之一。多由于局部血液供应欠佳，切口下方伸肌腱支持带断裂及过早运动引起。预防方法是术中注意皮缘血液供应的保护和在术中防止过度牵拉和压迫。类风湿性关节炎患者由于软组织常同时受到侵犯而丧失弹性，尤其需要注意创缘的牵拉损伤。

2. 感染 分为切口浅表感染和深部感染。如果假体松动，取出假体、骨水泥等所有异物，彻底清除坏死组织，实施一期关节融合或延期假体再置换。

3. 假体松动 分为放射学松动和临床松动。临床松动可引起疼痛，是手术失败的主要原因。如松动与关节失稳有关，源于一侧或双侧副韧带松弛，且无法通过改变假体厚度加以克服,应改为踝关节融合术。如踝关节稳定性好且无内、外翻畸形,可做翻修手术,取出原假体和骨水泥,置入新假体。

4. 疼痛 常与松动或感染有关。假体和腓骨间撞击也是引起疼痛的原因之一。机械性疼痛常因距骨与内、外踝之间的关节面未同时置换而引起,应选择合适假体常规做全踝关节置换。

5. 内、外踝骨折 与手术中锯片或骨凿不当有关。对于无移位的骨折可用石膏托固定8周左右。如骨折移位,无法保持对位,则加用内固定。

【护理】

(一)术前护理

同本章"第三节 髋关节置换术的护理"。

(二)术后护理

1. 病情观察 术后24h内密切观察患者神志、意识、面色、生命体征、尿量的变化,并详细记录,若有异常及时对症处理。

2. 石膏护理 患肢行小腿石膏外固定,保持外展20°~30°中立位,以软枕抬高30cm,当天尽量减少搬运石膏的次数,避免手指压迫石膏出现凹陷,注意保持石膏的清洁和干燥,并告知患者石膏固定的注意事项。

3. 血液循环观察 关注石膏固定患肢末梢血液循环,以及患肢的感觉、活动和肢端皮肤温度、皮肤颜色的情况,出现异常及时通知医生处理。

4. 管道护理 术后接负压吸引器持续引流,应保持引流管的通畅,并妥善固定,防止扭曲、折叠和堵塞,防止逆行感染。

5. 伤口观察 观察伤口敷料渗血情况,石膏固定后伤口渗血较多时,应密切观察,立即通知医生进一步处理。

6. 术后并发症的护理 人工踝关节置换术术后全身性并发症发生率不及人工全髋、全膝关节置换术高,但术后局部并发症发生率远比人工全髋、全膝关节置换术高。其中,以局部疼痛、伤口感染和愈合不良最为常见。

(1)伤口愈合不良:是术后主要并发症之一,发生率在40%左右。因局部血液供应欠佳、切口下方肌腱断裂和活动过早引起。保持切口敷料的清洁干燥,一旦污染及时更换,按医嘱正确及时使用抗生素,防止手术切口感染。

(2)术后疼痛:加强宣教,合理应用镇痛剂,嘱咐患者使用双拐限制过早负重,控制体重,减少大运动量活动。

(3)感染:保持伤口敷料干燥、引流管通畅,加强巡视,观察有无血肿形成,术后使用有效抗生素预防感染,观察体温变化,加强营养,促进伤口愈合。

(4)关节功能障碍:石膏托固定期间,仍须进行功能锻炼,如运动后疼痛和痉挛时间超过1h,应考虑运动过度,对下一次锻炼时间和力度进行适当调整。

(5)深静脉血栓形成:同本章"第三节 髋关节置换术的护理"。

(6)假体松动:术后预防感染,延长制动时间、避免不当的大运动量活动至关重要,同时要控制患者体重,减轻假体承受的应力。防止外伤,预防骨质疏松。如果假体发生松动,骨组织良好,可行一期翻修术或踝关节融合术。

7. 功能锻炼

(1)术后踝关节行短腿石膏中立位固定至少6周,保证软组织愈合和骨组织固定。因此肢体尽可能抬高,直至软组织愈合。

（2）术后第 1 天即可进行股四头肌等长收缩练习。

（3）脚趾屈曲与背伸运动主要是最大限度屈伸患肢小关节,并带动小腿肌肉运动。

（4）臀收缩运动:平卧,收缩臀肌保持 10s 后放松,双手着力,做抬臀运动。

（5）直腿抬高运动:仰卧,患肢伸直平放在床上,保持膝关节伸直,缓缓抬起下肢约 45°,停留 3~5s,再缓缓放下,以不疲劳为宜。

（6）术后 6~8 周开始主动屈伸练习,去掉小腿石膏,改用踝关节支具和弹力袜稳定踝关节内、外侧和减轻水肿。在踝关节支具保护下逐步增加踝关节活动度和载荷程度。术后一般需要 8~16 周时间才能逐渐恢复正常的行走步态。

（7）随着疼痛逐渐消失和肿胀减退,必要时在医师的指导下,增加主动抗阻力屈伸和内、外翻练习,直至踝关节恢复正常内在稳定性,而无须依靠踝关节支具保护。

（8）完全康复后进行适当的体育运动,如散步、跳舞、骑自行车、游泳等。

（9）避免重体力劳动和剧烈运动,控制体重,进行日常生活的训练。

【健康教育】

1. 避免剧烈运动,保持适当体重,继续进行功能锻炼。

2. 加强营养,增强自身抵抗力,适当控制体重的增加,以减少假体的负重,保持正确的姿势,避免踝关节处于不正常体位下导致假体松动或脱位,如踝内、外翻等,指导患者正确穿衣、穿鞋穿袜。

3. 定期复查,如出现患肢胀痛,局部红肿热痛,应及时治疗全身隐匿性病灶,如呼吸道感染、泌尿系感染等,防止踝关节远期感染。

4. 在医院进行人工踝关节置换术康复出院的患者,在日常生活中仍要注意以下几个问题:

（1）出院后,继续做强化肌肉的运动。

（2）出院 3 个月后到医院复查,拍摄 X 线片,了解关节假体的位置及稳定性是否良好。术后半年再复查 1 次,以后每半年都要进行拍片检查。如果出现不适,如关节红肿疼痛或活动不便及踝关节因意外情况受伤,要及时到医院检查。

（3）3 个月后可做温和的运动,如慢走,但剧烈运动仍被禁止,如打球、跑步等。

（4）康复训练的过程中,可以在医生的指导下辅助进行一些物理治疗。患者在以后的生活中,还应注意保持合适的体重,注意预防骨质疏松,避免过多剧烈运动,不要做剧烈的跳跃和急停、急转运动,以尽可能地延长假体的使用寿命。

知识拓展

人工踝关节置换术后临床评估

为了对临床结果进行适当的分析,以下参数/评数可供量化分析:

1. 踝关节活动范围　测量应在负重位下进行,将量角器沿小腿和足的外缘放置。

2. 疼痛缓解评分　术后疼痛缓解程度根据视觉模拟评分法（VAS）来评估。

3. 功能评估　根据美国足踝矫形外科协会（AOFAS）的后足评分进行评估,生活质量量表（SF-36）可评估踝关节置换术后对日常生活的影响程度。

▮ 自 测 题

一、单选题

1. 人工踝关节置换术的适应证**不包括**（D）

A. 陈旧性踝关节骨折脱位

B. 类风湿性关节炎

C. 其他关节炎,如系统性红斑狼疮或血友病性关节炎

D. 踝关节侧副韧带完全断裂或肌肉瘫痪而有明显踝关节失稳者

2. 关于踝关节融合术,描述**错误**的是（D）

A. 踝关节融合术能消除踝关节的疼痛

B. 踝关节融合术能纠正踝关节畸形

C. 踝关节融合术能恢复患者一定的行动能力

D. 踝关节融合术后不易导致难治性距下关节和跗骨间关节的骨性关节炎

3. 踝关节的正确组成是（C）

A. 胫骨和距骨
B. 腓骨和距骨

C. 胫腓骨下端和距骨
D. 胫腓骨下端和舟骨

4. 踝关节置换术的绝对禁忌证是（A）

A. 神经源性关节病性退行性疾病,如神经性关节病

B. 骨质疏松

C. 骨性关节炎

D. 类风湿性关节炎

5. 人工踝关节假体使用的材料主要是（B）

A. 陶瓷 - 陶瓷组合
B. 高分子聚乙烯 - 金属组合

C. 陶瓷 - 金属组合
D. 陶瓷 - 高分子聚乙烯组合

二、多选题

1. 人工踝关节置换术后石膏固定的注意事项包括（ABCD）

A. 保持外展 20°~30° 中立位,以软枕抬高 30cm

B. 术后当天尽量减少搬运石膏的次数

C. 避免手指压迫石膏出现凹陷

D. 注意保持石膏的清洁和干燥

2. 踝关节置换术术后常见并发症包括（BCD）

A. 静脉血栓栓塞症
B. 感染

C. 术后疼痛
D. 伤口愈合不良

（周文娟　陈玉娥　许蕊凤　王 洁）

第七章　骨与关节感染、结核的护理

第一节　化脓性骨髓炎的护理

学习目标

1. 了解化脓性骨髓炎的病因。
2. 熟悉化脓性骨髓炎的临床表现。
3. 掌握急性血源性骨髓炎的护理。

【概述】

化脓性骨髓炎（suppurative osteomyelitis）是由化脓性致病菌引起的骨膜、骨密质、骨松质及骨髓组织的炎症。按其临床表现可分为急性和慢性骨髓炎。按其感染途径可分为三种。①血源性骨髓炎：指由其他部位化脓性感染的致病菌经血液循环传播至骨骼所引起的骨髓炎；②创伤后骨髓炎：由开放性骨折或骨手术后感染引起的骨髓炎；③外来性骨髓炎：由邻近软组织感染直接蔓延至骨骼引起的骨髓炎。临床上以血源性骨髓炎最常见。本节仅讨论血源性骨髓炎患者的护理。

血源性骨髓炎可分为急性血源性骨髓炎和慢性血源性骨髓炎。多见于儿童和少年，最常见于3~15岁，男多于女。好发于长骨干骺端，股骨下端和胫骨上端发病率最高，其次是肱骨及髂骨。临床上以急性血源性骨髓炎最多见。

【病因与病理机制】

（一）病因

1. **急性血源性骨髓炎**

（1）致病菌因素：最常见的致病菌为金黄色葡萄球菌，其次是乙型溶血性链球菌和白色葡萄球菌。

（2）机体因素：身体其他部位的感染病灶，如疖、痈、扁桃体炎和中耳炎等，在处理不当或机体抵抗力下降时，细菌进入血液循环，菌栓进入骨营养动脉后往往受阻于长骨干骺端的毛细血管内，细菌在此停留、繁殖，形成化脓性感染。

2. **慢性血源性骨髓炎**　多因急性骨髓炎治疗不及时或治疗不彻底转变而成；少数因致病菌毒力较低，或患者抵抗力较强，在发病时即出现亚急性或慢性骨髓炎的表现。

（二）病理

1. **急性血源性骨髓炎**　早期以骨质破坏和坏死为主，晚期以新生骨形成为主。

2. **慢性血源性骨髓炎**　病灶区内遗留死腔、死骨、窦道是慢性骨髓炎的基本病理改变。

【诊断】

（一）症状及体征

1. 急性血源性骨髓炎 主要表现为全身中毒症状和局部炎症,部分患者可发生病理性骨折。

（1）全身表现:起病急骤,早期即有寒战、高热(体温在39℃以上)、脉快、头痛、食欲减退等全身中毒症状。严重者可有烦躁不安、意识改变、血压下降等感染性休克等症状。

（2）局部表现:早期患肢剧痛,活动时加重;患肢常保持半屈曲位,肌肉挛缩,局部有深压痛。数日后,患处出现皮肤红肿、皮温增高、压痛明显、包块或有波动感。脓肿穿破皮肤时,可见窦道或有脓液排出。1~2周后,因骨髓破坏可出现病理性骨折的体征。

2. 慢性血源性骨髓炎

（1）全身表现:可有衰弱、贫血、消瘦等症状。

（2）局部表现:在病变静止期可无症状,仅见患肢局部增粗、变形;幼年期发病者,可有肢体短缩或内、外翻畸形。病变局部常有反复发作的红肿、压痛、窦道排脓和小的死骨等,窦道周围皮肤色素沉着或有湿疹样皮炎。

（二）辅助检查

1. 实验室检查 急性血源性骨髓炎血白细胞计数和中性粒细胞比例增高,红细胞沉降率加快,血细菌培养可为阳性。

2. 局部分层穿刺 有助于急性骨髓炎的诊断。只要抽得脓液、涂片检查发现脓细胞或细菌即可确定诊断。脓液做细菌培养和药敏试验,可明确致病菌的种类,指导抗菌药物的应用。

3. 影像学检查

（1）X线检查:急性血源性骨髓炎早期无异常发现,发病2周后可见干骺端有虫蚀样破坏、骨脱钙;以后可见葱皮状、花边状或骨针样骨膜反应。慢性血源性骨髓炎显示骨干失去原有外形,骨质增厚、硬化、包壳形成、有死骨或死腔等。

（2）CT检查:急性血源性骨髓炎可较早发现骨膜下脓肿。慢性血源性骨髓炎可显示脓肿与小片死骨。

（3）MRI检查:有助于早期发现局限于骨内的炎性病灶,并能观察病灶范围,具有早期诊断价值。

（4）核素骨显像:急性血源性骨髓炎发病48h后,即可出现阳性结果,但有时有假阳性。

（5）窦道造影检查:慢性血源性骨髓炎经窦道注入水溶性碘溶液做造影检查,可显示窦道和脓腔情况。

（6）B超检查:超声虽不能穿过骨骼,但能够探测到早期软组织的改变,可以弥补X线检查对软组织病变不易显示的不足。骨膜下脓肿在儿童骨髓炎早期较为常见,可为B超早期诊断提供病理依据。

（三）诊断

急性血源性化脓性骨髓炎的诊断:①穿刺见脓;②骨穿刺物或血培养阳性;③典型症状和体征;④骨髓炎典型的放射学表现。具备上述2条即可诊断。

【治疗】

早期诊断、及时治疗、积极控制并防止炎症扩散，及时切开减压引流脓液，防止死骨形成及演变为慢性骨髓炎。局部制动，全身辅助治疗。

（一）急性血源性骨髓炎

1. 非手术治疗

（1）抗生素治疗：应采用及时、足量、有效的联合用药原则。一般选用广谱抗生素、静脉给药，根据血液培养和细菌对抗的敏感程度，以及临床疗效调整抗生素。抗生素应至少 4~7 周，持续用药至症状和体征完全消失后 2 周，以巩固疗效。

（2）支持治疗：高热者给予降温和补液，维持水电解质及酸碱平衡；增加营养摄入，经口摄入不足时，给予肠外营养支持；必要时少量多次输注新鲜血液或注射免疫球蛋白等，以增强全身抵抗力。

（3）患肢制动：患肢用皮牵引或石膏托固定于功能位，以减轻疼痛、防止关节挛缩畸形及病理性骨折。

2. 手术治疗 手术目的在于引流脓液、减压或减轻毒性症状，防止转成慢性骨髓炎。手术宜早，如用大剂量抗生素 2~3d，体温不下降，中毒症状不减轻，反而有加剧趋势者，应争取早期手术。手术方式为局部钻孔引流术或开窗减压引流术，引流骨髓腔脓液，用生理盐水冲洗髓腔，可在骨髓腔内滴入抗生素。

（二）慢性血源性骨髓炎

慢性骨髓炎以手术治疗为主。尽可能彻底清除病灶，去除死骨，清除增生的瘢痕和肉芽组织，消灭死腔，改善局部血液循环，为愈合创造条件，必须采用手术和药物综合疗法。

手术方法包括蝶形手术、病骨切除术、肌瓣填塞、庆大霉素 - 骨水泥珠链填塞和二期植骨术、截肢术。

【护理】

（一）非手术治疗护理 / 术前护理

1. 休息与制动 急性期卧床休息，抬高患肢，并用皮牵引或石膏托固定于功能位，可促进静脉回流、解除肌肉痉挛或缓解疼痛，还可预防畸形和病理性骨折。移动患侧肢体时，应在有效支撑或扶托下轻稳进行，避免患处产生应力而导致疼痛或骨折。

2. 控制感染 应用抗生素时合理安排用药顺序，注意药物浓度及速度，保证药物在单位时间内有效输入；注意药物副作用和毒性反应；警惕双重感染发生，如假膜性肠炎和真菌感染引起的腹泻。

3. 高热护理 严密监测体温，给予物理降温或药物降温；降温过程中观察患者有无大汗、血压下降、脉速、虚脱等现象，鼓励患者多饮水，每日水摄入量在 2 500~3 000ml 为宜，以补充高热消耗的大量水分，同时促进毒物和代谢产物的排出。

4. 营养支持 加强营养，鼓励患者进食高蛋白、高热量、高维生素和易消化的食物，必要时给予肠内或肠外营养支持，改善患者营养状况，增强机体抵抗力。

5. 疼痛护理 转移患者注意力缓解疼痛，必要时遵医嘱给予镇痛药物，并观察药物效果。

6. 病情观察 若出现意识改变、高热、血压下降等，应警惕感染性休克；观察有无心肌炎、心包炎、肺脓肿等并发症表现；观察血常规、红细胞沉降率、细菌培养、X线、CT等检查的结果，以评估病情有无好转或加重。

7. 心理护理　了解患者及家属心情，增加对疾病的认知，取得其在治疗上的配合。

8. 功能锻炼　指导患者进行固定部位肌肉的等长收缩锻炼，进行非固定部位的关节功能锻炼，以防止肌肉萎缩、关节僵硬和骨质疏松。

（二）术后护理

1. 体位护理　抬高患肢，保持有效制动。

2. 病情观察　注意观察生命体征、意识、尿量等，注意有无体液不足等征象，必要时加快输液速度。

3. 伤口护理　观察切口敷料有无渗血或渗液，必要时及时更换敷料。观察闭式冲洗系统是否通畅，有无液体渗漏情况。

4. 管道护理　①应妥善接好冲洗管和引流管，入水管应高出床面60~70cm，引流袋应低于患肢50cm，以防引流液逆流。②保持进水管通畅、出水管处于负压状态，防止管道受压或曲折。③遵医嘱滴注抗生素溶液，一般每日1 500~2 000ml进行24h持续滴注，术后24h内滴注速度可稍快，防止血凝块、坏死组织堵塞，以后根据引流液的性质调节滴注速度。④观察引流液的性质和量，保持出入量平衡。⑤及时更换冲洗液，倾倒引流液，注意严格无菌操作；管道连接处保持清洁、干燥，引流袋或瓶每日更换。⑥若连续冲洗时间达到3周或经冲洗后体温恢复正常、引出液清亮、连续3次细菌培养结果阴性，应做好拔管准备。

5. 并发症护理

（1）休克：建立2条以上静脉通路，恢复循环血量，纠正酸碱平衡失调，改善组织灌注量，持续心电监护、低流量吸氧，抽取动、静脉血标本，测量中心静脉压，留置导尿并观察尿量，做好记录。

（2）关节障碍：术后患肢局部固定，保持功能位，防止畸形。加强肌肉等长收缩练习，防止肌肉萎缩和关节僵硬。

（3）压力性损伤：在石膏固定期间，注意检查皮肤，特别加强观察骨隆突处及石膏边缘皮肤有无红肿、摩擦伤。若石膏内有异味，则提示可能形成压力性损伤，皮肤形成溃疡、坏死，应立即报告医生进行处理。

（4）病理性骨折：在骨髓炎急性期由于骨质吸收及手术钻孔开窗引流，易发生病理性骨折。因此，妥善固定患肢，搬动时动作轻柔，早期限制活动及负重，做好宣教。

【健康教育】

1. 加强营养，提高机体抵抗力，及时治疗体内的化脓性感染灶，避免过度疲劳、受凉、损伤等诱发急性血源性骨髓炎的因素。

2. 告知患者急性期务必遵医嘱按疗程合理用药，以防转为慢性骨髓炎；慢性骨髓炎应及时进行彻底治疗，以防反复发作。按要求进行功能锻炼，以防止肌肉萎缩和关节僵硬，促进病变肢体尽快恢复正常功能。

知识拓展

无典型临床表现的急性血源性骨髓炎

警惕无典型临床表现的急性血源性骨髓炎,由于广谱抗生素的早期应用,不少急性血源性骨髓炎失去了典型的临床表现。其特点是儿童股骨发病率增高;无明显原发感染病史;全身中毒症状轻;局部隐痛;压痛是唯一的体征。

自 测 题

一、单选题

1. 急性骨髓炎转为慢性骨髓炎的原因是(C)

A. 机体抵抗力低   B. 细菌毒力过于强大

C. 治疗不及时和不恰当   D. 局部血运不好

E. 肢体活动过早

2. 慢性骨髓炎迁延不愈反复发作的主要原因是(B)

A. 窦道的形成   B. 死骨的残留

C. 瘢痕组织增生   D. 机体抵抗力低

E. 细菌毒力太强

3. 急性骨髓炎在骨膜下或骨髓内抽得脓液后,最关键的治疗措施是(D)

A. 多次抽脓并注入抗生素

B. 进行脓液细菌培养及药敏试验,据结果调整用药

C. 联合使用大量抗生素

D. 局部引流

E. 局部固定防止病理性骨折

4. 形成急性血源性骨髓炎大块死骨的原因主要是(B)

A. 骨膜血管断裂   B. 骨的滋养血管栓塞

C. 脓肿直接破坏骨组织   D. 病理骨折

E. 身体抵抗力差

二、多选题

1. 急性血源性骨髓炎的临床表现包括(ABCDE)

A. 起病急,伴有寒战、高热   B. 意识改变

C. 患肢剧痛   D. 局部皮肤红肿

E. 局部可见窦道或脓液排出

2. 急性血源性骨髓炎的护理措施包括(ABCE)

A. 患肢固定于功能位   B. 加强全身支持

C. 观察并发症发生   D. 体温正常后即可停用抗生素

E. 炎症控制后指导功能锻炼

第二节 化脓性关节炎的护理

学习目标

1. 了解化脓性关节炎的病因病理。
2. 熟悉化脓性关节炎的临床表现。
3. 掌握化脓性关节炎的护理。

【概述】

化脓性关节炎为关节内化脓性感染,可引起关节破坏及功能丧失,又称细菌性关节炎或败血症性关节炎。多见于儿童、老年体弱和慢性关节病患者,男性居多,男女之比(2~3):1。受累的多为单一的肢体大关节,如髋关节、膝关节及肘关节等。如为火器损伤,根据受伤部位而定,一般膝、肘关节发生率较高。

【病因与病理机制】

(一)病因

1. 致病菌因素　最常见的致病菌是金黄色葡萄球菌,约占85%,其次是白色葡萄球菌、淋病双球菌、肺炎链球菌及肠道杆菌等。致病菌可通过4条途径进入关节内:血源性、邻近关节的化脓性感染、开放性关节损伤、医源性。

2. 机体因素　如身体其他部位存在化脓性感染灶、开放性关节损伤、营养不良等。外伤是本病常见的诱发因素。

(二)病理

化脓性关节炎的病变过程大致可分为3个阶段,但病变的发展是一个逐渐演变的过程,有时演变缓慢,有时发展迅速而难以区分。

1. 浆液性渗出期　感染首先引起关节囊滑膜充血、水肿,有白细胞浸润及浆液性渗出物,渗出物中含有大量白细胞。此期关节软骨未遭损害,如治疗及时,渗出物可完全吸收,关节功能完全恢复正常。本期病理改变为可逆性。

2. 浆液纤维素性渗出期　病变继续发展,渗出物增多,外观黏稠、混浊,白细胞亦增加,随着滑膜炎程度的加重,血管对大分子物质的通透性明显增加。此期关节软骨出现不同程度的损坏,治愈后可遗留不同程度的关节功能障碍,部分病理已成为不可逆性。

3. 脓性渗出期　炎症侵犯到软骨下骨质,滑膜和关节软骨均遭破坏,渗出液已转为明显脓性。此期导致关节重度粘连,甚至纤维性或骨性强直,治愈后可遗留重度关节功能障碍,病变为不可逆性。

【诊断】

（一）症状及体征

患者起病急骤，表现为寒战、高热，体温可达 39℃以上，甚至出现谵妄与昏迷，小儿可见惊厥。全身中毒症状严重。病变关节处疼痛剧烈。

浅表关节如膝、肘和踝关节，局部红、肿、热、痛和压痛明显；关节常处于半屈曲位，以减轻疼痛；膝关节积液时，可有浮髌试验阳性。深部关节如髋关节，局部红、肿、热不明显，以疼痛为主；关节常处于屈曲、外旋、外展位，以缓解疼痛，患者因剧痛而拒绝任何物理检查。

（二）辅助检查

1. 实验室检查　周围血白细胞计数和中性粒细胞比例增高，红细胞沉降率增快，血培养可阳性。

2. 影像学检查　早期仅见关节囊肿胀，关节间隙增宽。首先出现的骨改变是骨质疏松；以后因关节软骨破坏出现关节间隙变窄；继而出现关节面的骨质破坏或增生；病变严重时，可形成关节畸形或骨性强直。

3. 关节腔穿刺　可抽出关节液，关节液的外观因病变的过程不同而呈浆液性、纤维蛋白性或脓性。镜检可见大量脓细胞，细菌培养可明确致病菌，以上结果对早期诊断有重要价值。

4. 关节镜检查　可直接观察关节腔化脓性感染的特征，取活组织标本送病理学检查，并可吸取关节液做各种实验室检查，对早期诊断也有重要价值。

【治疗】

早期诊断、早期治疗是治愈感染、保全关节功能和生命的关键。

（一）非手术治疗

抗生素治疗要早期、足量。全身性使用广谱抗生素，而后可根据关节液细菌培养及药敏试验结果选择敏感抗生素。支持治疗：给予高热量、高维生素、高蛋白饮食，必要时少量多次输注新鲜血。关节腔局部持续药物灌注冲洗，患肢制动。

（二）手术治疗

手术方式包括关节镜手术、关节切开引流术、关节矫形术。

【护理】

（一）非手术治疗护理／术前护理

1. 维持正常体温

（1）控制感染：遵医嘱应用抗生素。

（2）降温：物理降温，以防高热惊厥发生。

（3）卧床休息。

（4）营养支持：给予高蛋白质和高热量饮食，注意食物的色、香、味，鼓励少食多餐，必要时输注新鲜血或人血白蛋白，增加抵抗力。

2. 疼痛护理　给予抬高患肢，限制患肢活动，维持肢体于功能位。必要时应用镇痛药物。

3. 避免意外伤害　对出现高热、惊厥、谵妄、昏迷等中枢神经系统功能紊乱症状者，应用床栏、约束带等保护措施，必要时遵医嘱给予镇静药物。

4. 石膏固定护理　保持固定效果，防止关节畸形和病理性骨折；密切观察固定肢体远端的血液循环，防止肢体缺血性坏死。

（二）术后护理

1. 管道护理 保持有效引流，妥善固定导管，拧紧连接接头防止松动；翻身或转运患者时，妥善安置管道，以防脱出；躁动患者适当约束四肢，以防自行拔出引流管。拔管前引流液连续3次培养阴性，引流液清亮无脓时，先将冲洗管拔除，3d后再考虑拔除引流管。

2. 病情观察 观察生命体征的变化，防止休克发生；鼓励患者加强肌肉的等长收缩锻炼，防止肌肉萎缩和关节僵硬。

3. 功能锻炼 在对病变关节进行局部治疗后，可将患肢置于功能锻炼器上进行持续被动运动；急性炎症消退时，一般在3周后，即可鼓励患者做主动锻炼。

【健康教育】

1. 加强营养，增强机体抵抗力，保持皮肤清洁；注意休息，适量劳动，注意劳逸结合。

2. 出院后继续功能锻炼，直至关节恢复正常功能。石膏托固定者，维持功能位置，观察末端血供，做到动静结合。

3. 遵医嘱继续按时服药。

4. 定期到医院门诊复查，如有局部红、肿等感染现象，立即就诊。

知识拓展

化脓性关节炎的鉴别诊断（穿刺液检查）

1. **化脓性关节炎** 穿刺液清-混-脓性，大量脓细胞，可找到革兰氏阳性球菌。

2. **关节结核** 穿刺液清-混，可发现抗酸杆菌。

3. **风湿性关节炎** 穿刺液清，少量白细胞。

4. **类风湿性关节炎** 穿刺液清-草绿色，混浊，中等量白细胞，类风湿因子阳性。

5. **创伤性关节炎** 穿刺液清，少量白细胞。

6. **痛风** 穿刺液清-混，内有尿酸盐结晶。

自 测 题

一、选择题

1. 化脓性关节炎经穿刺及关节内注入抗生素治疗后，未能控制症状时，应当（B）

A. 调整抗生素种类　　　　　　　　　　B. 调整并加大抗生素全身用量

C. 增加关节穿刺次数　　　　　　　　　D. 增加关节内抗生素用量

E. 切开引流

2. 急性化脓性关节炎的临床表现是（D）

A. 关节痛：病情缓慢，肿而不红，穿刺有脓液

B. 关节痛：游走性，轻度红、肿、热，与天气变化有关

C. 关节痛：多发性，有畸形及功能障碍，穿刺液白细胞计数增高，中性粒细胞比例占75%

D. 关节痛：急性发作，高热、红肿明显，不能活动，白细胞计数增高，关节液白细胞计数甚高，中性粒细胞比例占90%

E. 关节附近痛：急性发作，高热，红肿不明显，深压痛，不愿意活动关节，白细胞计数明显增高

3. 化脓性关节炎最常见的致病菌是（A）

A. 金黄色葡萄球菌   B. 溶血性链球菌

C. 肺炎双球菌   D. 大肠埃希菌

E. 铜绿假单胞菌

4. 早期诊断化脓性关节炎，最有诊断价值的检查是（E）

A. X 线检查   B. 血沉

C. 血培养   D. 血细胞计数及分类

E. 关节穿刺及关节液检查

5. 关节腔灌洗的护理措施中**错误**的是（B）

A. 引流瓶低于床面 20cm

B. 术后 12~24h 应缓慢滴入

C. 冲洗液为含抗生素的生理盐水

D. 引流管的滴入管应高于床面 60~70cm

E. 正常情况下，引流液的颜色逐渐变浅

二、多选题

1. 化脓性关节炎的好发部位包括（AB）

A. 膝关节   B. 髋关节

C. 肘关节   D. 踝关节

E. 肩关节

2. 化脓性关节炎病变的发展大致可分为（ABC）三个阶段

A. 浆液性渗出期   B. 浆液纤维素性渗出期

C. 脓性渗出期   D. 蛋白性渗出期

E. 血性液渗出期

第三节　膝关节结核的护理

学习目标

1. 了解膝关节结核的病因、病理。
2. 熟悉膝关节结核的临床表现。
3. 掌握膝关节结核的护理。

【概述】

膝关节结核（tuberculosis of knee joint）是由结核分枝杆菌侵入骨或关节而引起的一种

继发性感染性疾病,占全身骨关节结核的第 2 位,仅次于脊柱结核。这主要与膝关节滑膜面积大、松质骨丰富、下肢负重大、活动多且易扭伤等因素有关。儿童或青壮年是高发人群,单关节较为多见,多位于股骨下端和胫骨上端。

【病因与病理机制】

膝关节是全身关节中滑膜最多的关节。结核分枝杆菌主要侵犯滑膜或骨端,膝关节滑膜结核的发病率最高,以炎性浸润和渗出为主,表现为膝关节肿胀和积液。病变经滑膜附着处侵袭至骨骼,产生边缘性骨侵蚀,沿软骨下潜行发展,关节软骨板脱落而形成全关节结核。后期膝关节结核易发生寒性脓肿破溃,并发混合感染成为慢性窦道。

关节韧带结构的毁坏引起病理性半脱位或脱位。病变静止后产生膝关节纤维性或骨性强直,常有屈曲挛缩及内、外翻畸形。

【诊断】

（一）症状和体征

1. **全身症状**　较轻,起病缓慢,有低热、乏力、食欲缺乏、消瘦、贫血等。全关节结核疼痛剧烈,儿童表现为夜啼、易哭闹。

2. **体征**

（1）压痛:单纯骨结核局部压痛明显;全关节结核剧烈疼痛伴广泛膝部压痛;脓肿破溃或病变吸收好转后,疼痛减轻。

（2）肿胀:膝关节位置表浅,肿胀和积液明显"白肿",浮髌试验阳性。关节持续积液和失用性肌萎缩,使膝部呈梭形畸形。

（3）跛行:单纯滑膜结核可有轻度跛行,膝关节伸直受限。全关节结核患者膝关节明显受限,甚至不能行走。

（4）寒性脓肿和窦道:单纯滑膜结核寒性脓肿多见于腘窝部、膝关节两侧和小腿周围,脓肿破溃后形成慢性窦道,常年不愈,窦道周围皮肤瘢痕硬化,皮肤色素沉着。

（5）畸形:单纯滑膜结核主要是轻度屈曲畸形,膝关节过伸受限。全关节结核可产生膝关节内、外翻畸形和半脱位;双下肢不等长。

（二）辅助检查

1. **实验室检查**　红细胞沉降率增快;存在混合感染时白细胞计数升高。

2. **影像学检查**

（1）X 线检查:可见髌上囊肿胀,股骨远端及胫骨近端局限性骨质疏松;后期可见关节间隙消失、强直、畸形、病理性脱位。

（2）CT 和 MRI 检查:MRI 能早期发现和诊断膝关节结核病变,明确病变程度及累及范围,判定关节破坏程度。

（3）B 超检查:高频超声可显示膝关节结核的滑膜厚度、积液程度、软骨及骨质破坏程度。

3. **关节镜检查**　对膝关节滑膜结核早期诊断具有独特价值,可同时行关节液培养、组织活检及滑膜切除术。

【治疗】

单纯滑膜结核应用全身抗结核药物治疗,80% 左右的病例可以治愈,在结核病灶活动期和手术前、后规范应用抗结核药物治疗（一般 12~18 个月）。

（一）非手术治疗

1. **关节制动**　限制患者活动量,注意休息,下肢牵引或石膏固定,适用于早期单纯滑膜结核和早期骨结核。

2. **关节穿刺**　注药先抽吸关节积液,再将抗结核药物直接注入关节腔内。

3. **窦道换药**　通常用于治疗混合感染。

4. **支持治疗**　加强营养,增加抵抗力。

（二）手术治疗

手术治疗包括膝关节滑膜切除术、膝关节结核病灶清除术、关节融合术、膝关节置换术。

【护理】

（一）非手术治疗护理/术前护理

1. **休息与制动**　关节结核应采取合适的体位,确保制动效果,减轻疼痛,预防脱位和病理性骨折。对使用牵引、石膏托固定和制动的患者,还应做好相关护理。

2. **加强营养**　给予高热量、高蛋白、高维生素饮食,对严重贫血或低蛋白血症的患者,遵医嘱补充铁剂、输注新鲜血液或白蛋白等。

3. **用药护理**　遵医嘱给予抗结核药物,并指导患者按时、按量、按疗程用药。用药期间,警惕药物的不良反应,如利福平可导致肝功能损害,异烟肼可引起多发性神经炎,链霉素能造成肾和听神经损害等,及早采取相应的防治措施,必要时更换其他药物。

4. **皮肤护理**　窦道应定时换药,并注意保护周围皮肤,防止脓液浸渍造成损害。

5. **观察病情**　观察用药后发热、乏力、食欲缺乏有无好转;体重有无增加;局部疼痛、肿胀、功能障碍等有无好转;红细胞沉降率是否正常或接近正常;有无眩晕、口周麻木、耳鸣、听力异常、肢端麻木或感觉异常、胃部不适、恶心、肝区疼痛、黄疸、尿常规改变等表现,一旦发现,应通知医生并配合处理。

6. **功能锻炼**　根据病情,帮助患者拟定康复锻炼计划,并指导患者进行康复锻炼。

（二）术后护理

1. **体位**　膝关节结核手术后,患者保持下肢抬高、膝关节屈曲 10°~15°体位。

2. **观察病情**　若出现意识改变、尿量减少、肢体发凉、皮肤苍白、毛细血管充盈时间延长等,应考虑循环血量不足,及时通知医生并协助处理。

3. **用药护理**　术后遵医嘱继续给予抗结核药物 3~6 个月,有化脓菌混合感染者,继续使用抗生素治疗。告知患者继续抗结核治疗的重要性,并指导患者坚持用药,注意药物的不良反应,一旦发现异常,及时就诊。

4. **切口护理**　观察敷料固定是否牢固,有无渗血、渗液;切口有无红、肿、热、痛等感染征象。

5. **功能锻炼**　强度应视病情而定,并遵循"循序渐进、持之以恒"的原则。锻炼过程中若患者出现不良反应,应暂停锻炼,并进行相应处理。

【健康教育】

1. 告知患者出院后继续加强营养,适当锻炼,以提高机体的免疫力。

2. 告知患者骨关节结核有可能复发,必须坚持长期用药,没有医嘱不可随意停药。告知患者及家属抗结核药物的不良反应及其表现特点,嘱其自我观察,一旦发现不良反应,及时与医院取得联系。用药期间,每 3 个月来医院复查 1 次,一般用药满 2 年达到痊愈标准后,方可在医生的指导下停止用药。

知识拓展

抗结核药物的治疗原则

骨关节结核的药物治疗应遵循抗结核药物的治疗原则：早期、联合、适量、规律、全程。

1. 早期 初期多为可逆改变，应尽早治疗。

2. 联合 2 种或 2 种以上药物联合应用，可提高疗效，降低毒性，减少或延缓耐药菌的发生。

3. 适量 指每种抗结核药物发挥最佳效果，又不发生或少发生不良反应的剂量。

4. 规律 按规定的方案在规定的时间内，坚持规律用药是化学治疗成功的关键。

5. 全程 完成规定的疗程是确保疗效的前提。

自 测 题

一、选择题

1. 某青年男性患者，右膝关节慢性肿痛半年，活动障碍，但皮肤色泽正常，X 线片示关节间隙变窄，诊断考虑为（C）

    A. 单纯骨结核   B. 单纯滑膜结核

    C. 全关节结核   D. 化脓性关节炎

    E. 化脓性骨髓炎合并关节炎

2. 某女性患者，诊断为右膝关节单纯滑膜结核，已行滑膜切除术后 3 周，病情恢复平稳，此时对膝关节的处理原则是（D）

    A. 待病情稳定后施关节融合术

    B. 用石膏管型固定于功能位促其骨性强直

    C. 继续皮牵引 3 个月，避免关节活动

    D. 逐渐开始练习不负重关节活动

    E. 必须大运动量，加强练习关节活动

二、多选题

1. 膝关节结核的典型体征包括（ABCDE）

    A. 压痛   B. 关节"白肿"

    C. 跛行   D. 寒性脓肿

    E. 关节畸形

2. 抗结核药物的治疗原则包括（ABCDE）

    A. 早期   B. 联合

    C. 适量   D. 规律

    E. 全程

第四节 髋关节结核的护理

学习目标

1. 了解髋关节结核的临床表现。
2. 熟悉髋关节结核的处理原则。
3. 掌握髋关节结核的护理。

【概述】

髋关节结核(tuberculosis of hip joint)属继发性病变,是结核分枝杆菌通过血液循环侵入髋关节而引起的感染,仅次于脊柱和膝关节,位居第3位。本病好发于儿童,且多为单侧性发病。

【病因与病理机制】

髋关节结核以单纯滑膜结核多见,单纯骨结核的好发部位在髋臼上缘或股骨头的边缘部分。表现为骨质破坏,出现死骨和空洞,形成脓肿;后期会产生寒性脓肿与病理性脱位。并可向腹股沟区或大粗隆处穿破,形成窦道,并易合并感染。

【诊断】

(一)症状及体征

1. **早期症状** 髋部疼痛,休息后可缓解。病变发展为全关节结核时,疼痛剧烈、不能平卧、不敢移动患肢。髋关节出现寒性脓肿伴有窦道形成,病理性脱位。

2. **体征**

(1)压痛:3种检查试验有助于诊断。①"4"字试验:包含髋关节屈曲、外展、外旋三种运动,髋关节结核者试验结果为阳性(图2-7-1)。②髋关节过伸试验:用来检查儿童早期髋关节结核。③托马斯征:用来检查髋关节有无屈曲畸形。

(2)窦道。

(3)畸形髋关节表现为屈曲、内收、内旋畸形,髋关节强直与下肢不等长。

(4)跛行。

(二)辅助检查

1. **X线检查** 局限性骨质疏松是最早的表现,后期常有破坏性关节炎伴有少量反应性硬化表现,关节的完全破坏,出现空洞和死骨,伴有病理性脱位。

2. **CT检查** 可显示髋关节内积液量、骨与软组织侵害。

3. **MRI检查** 早期显示骨内的炎性浸润、关节积液、软骨破坏。

4. **B超检查** 可以发现关节积液及寒性脓肿,可进行引导下穿刺活检,有助于确诊。

5. **关节镜检查** 对诊断滑膜结核有一定价值。

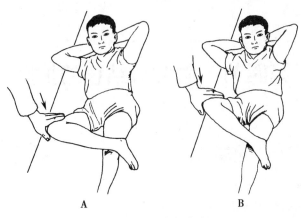

图 2-7-1 "4" 字试验
A. 阴性；B. 阳性。

【治疗】

（一）非手术治疗

髋部剧烈疼痛及肌肉挛缩或屈曲畸形者应做皮牵引或骨牵引以缓解疼痛，矫正畸形。

（二）手术治疗

手术方法包括滑膜切除术、病灶清除术、关节融合术、截骨矫形术、关节成形术。

【护理】

（一）非手术治疗护理／术前护理

1. **休息与制动** 牵引期间注意保持有效牵引，在膝外侧垫棉垫，防止压迫腓总神经，预防足下垂。

2. **加强营养** 给予高热量、高蛋白、高维生素饮食，并注意膳食结构和营养搭配。

3. **用药护理** 常用的抗结核药物有异烟肼、利福平、乙胺丁醇、链霉素、对氨基水杨酸钠和阿米卡星，一般主张 2~3 种药物联合应用。用药满 2 年，达到以下标准时可停药：①全身情况良好，体温正常。②局部症状消失，无疼痛，窦道闭合。③X 线检查显示脓肿消失或已钙化；无死骨，病灶边缘轮廓清晰。④测 3 次红细胞沉降率，结果均正常。⑤起床活动已 1 年，仍能保持上述 4 项指标。

4. **皮肤护理** 对卧床的患者应做好皮肤护理，以防压力性损伤；对窦道应定时换药，并注意保护周围皮肤，防止脓液浸渍造成损害。

5. **观察病情** 有无截瘫、关节脱位等并发症表现。若药物治疗后，病情无好转甚至加重，应做好手术治疗准备。

6. **功能锻炼** 根据病情帮助患者拟定康复锻炼计划，并指导患者进行康复锻炼。

（二）术后护理

1. **体位护理** 髋关节结核手术后，置患肢外展 15°，伸直中立位。

2. **病情观察** 测量生命体征，必要时进行连续心电监护。

3. **用药护理** 指导患者坚持用药，注意药物的不良反应。

4. **切口护理** 观察敷料固定是否牢固，有无渗血、渗液；切口有无红、肿、热、痛等感染征象。

5. **功能锻炼** 早期行踝关节屈伸活动和股四头肌收缩锻炼。行全髋关节置换术的患者术后保持患肢外展中立位,避免患侧髋关节内收、内旋、屈髋超过90°,以防人工髋关节脱位。

【健康教育】

1. **康复指导**　指导患者出院后继续加强营养,适当锻炼,提高机体免疫力。

2. **治疗指导**　告知患者必须坚持长期用药,不可随意停药。

知识拓展

髋关节结核的鉴别诊断

1. 一过性髋关节滑膜炎　多见于8岁以下儿童,一般有上呼吸道感染病史。

2. 儿童股骨头骨软骨病　髋关节活动很少受限,血沉正常。

3. 类风湿性关节炎　病变呈多发性和对称性,病变关节有典型的晨僵。

4. 化脓性关节炎　发病急骤,有高热。

5. 强直性脊柱炎　双侧骶髂关节、腰椎疼痛,两侧发病。

⫾ 自 测 题

一、单选题

1. 关于髋关节结核的叙述,**错误**的是(B)

A. 儿童多见

B. 早期病变以单纯骨结核多见

C. 可出现膝关节处疼痛

D. 进行性关节间隙变窄为早期 X 线征象

E. "4" 字试验阳性

2. 髋关节结核会出现(A)

A. 托马斯征阳性　　　　　　　　　B. 搭肩试验阳

C. 直腿抬高试验阳性　　　　　　　D. 压头试验阳性

E. 拾物试验阳性

3. 髋关节结核出现托马斯征阳性是因为(D)

A. 疼痛　　　　　　　　　　　　　B. 肿胀

C. 高热　　　　　　　　　　　　　D. 肌肉痉挛

E. 关节脱位

二、多选题

1. 髋关节滑膜结核的早期临床表现有(ABE)

A. 跛行　　　　　　　　　　　　　B. 关节疼痛

C. 局部肿胀显著　　　　　　　　　D. 全身中毒症状明显

E. X 线检查关节间隙增宽

2. 髋关节结核可引起(ABCDE)

A. 外伤性脱位　　　　　　　　　　B. 病理性脱位

C. 完全性脱位
D. 先天性脱位
E. 习惯性脱位

第五节 脊柱结核的护理

学习目标

1. 了解脊柱结核的病因、病理。
2. 熟悉脊柱结核的临床表现。
3. 掌握脊柱结核的护理。

【概述】

脊柱结核(tuberculosis of spine)发病率占骨与关节结核的首位,约占 50%,其中绝大多数发生于椎体。椎体以松质骨为主,它的滋养动脉为终末动脉,结核分枝杆菌容易停留在椎体部位。整个脊柱中,腰椎负重和活动最大,结核发病率最高,其次是胸椎、颈椎,骶椎结核相对少见。儿童、成人均可发生。

【病因与病理机制】

原发病灶多为肺结核,其活动期结核分枝杆菌经血液循环传播到骨与关节,结核分枝杆菌潜伏于骨与关节后,多在人体免疫力低下时发病。

椎体结核可分为中心型和边缘型两种(图 2-7-2)。

1. **中心型** 多见于 10 岁以下儿童,好发于胸椎。病变始于椎体中心松质骨,进展快,椎体常可压缩成楔形而椎间隙正常。一般只侵犯一个椎体,也可侵及椎间盘和邻近椎体。

2. **边缘型** 常见于成人,好发于腰椎。病变局限于椎体的上下缘,很快侵犯至椎间盘及相邻的椎体,使椎间隙变窄或消失。椎间盘破坏是此型的特征。椎体破坏后形成的寒性脓肿有 2 种表现形式:椎旁脓肿、流注脓肿。截瘫是脊柱结核的严重并发症。

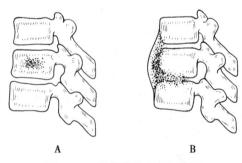

图 2-7-2 脊柱结核病理示意图
A. 中心型;B. 边缘型。

【诊断】

(一)症状及体征

1. **全身症状** 常有全身不适、乏力、食欲减退、身体消瘦、午后低热、潮热盗汗等轻度中毒症状及自主神经功能紊乱的症状。儿童患者发热较常见,还会出现不喜欢玩耍、啼哭和夜间惊叫等现象。大部分患者有营养不良及贫血。

2. 疼痛　出现较早,疼痛程度与病变程度成正比,行走、劳累后加剧,休息后减轻。疼痛可分为局部性和放射性两种。疼痛性质不定,可为钝痛、酸痛或隐痛,以轻微钝痛多见,但夜间患者多能较好睡眠,与恶性肿瘤不同。

3. 姿势异常　病变部位不同,患者所采取的姿势各异。颈椎结核常表现为斜颈、头前倾、颈缩短和双手托下颌;胸腰椎、腰椎及腰骶椎结核患者站立或走路时,尽量将头与躯干后仰,坐时喜用手扶椅,以减轻体重对受累椎体的压力。腰椎结核患者在站立或行走时,往往用手扶住腰部,从地上拾物时尽量屈膝、屈髋、避免弯腰,起立时用手扶大腿前方,即拾物试验阳性。

4. 脊柱畸形　脊柱后凸较常见,胸椎及胸腰椎患者后凸畸形明显。

5. 肌肉痉挛　为脊柱结核较早出现的症状,儿童更为明显。开始表现为脊柱椎旁肌肉因疼痛引起的反射性痉挛,继而转变为痉挛性肌紧张,而引起一些异常姿势,即强迫体位。在儿童和青年人时,可见到"缰绳症"和脊柱侧凸等。晚间儿童入睡后,限制脊柱活动,使脊柱处于某一特定无痛位置的肌肉痉挛松弛,在翻身或变换体位时造成疼痛,致小儿突然疼痛而引起的"小儿夜啼"较为常见。

6. 脊柱活动受限　由于病灶周围肌肉的保护性痉挛,受累脊柱活动受限,运动范围较大的颈椎和腰椎容易被查出,活动度较小的胸椎则不易查出。

7. 寒性脓肿　常为患者就诊的体征之一,有时将脓肿误认为肿瘤。有的脓肿位置深,不易早期发现,因此应在脓肿的好发部位去寻找脓肿的病灶。

8. 神经功能障碍　约占脊柱结核的10%,产生的原因是结核病变物质(脓液、干酪、肉芽、死骨、纤维增生等)及病变破坏的椎体后缘骨质对神经根或脊髓压迫所致。轻者仅表现为神经根刺激症状,严重者可出现脊髓横断性传导障碍,使人体某一水平截面以下的感觉、运动及括约肌功能的丧失,即截瘫,这是脊柱结核的严重并发症。

（二）辅助检查

1. 实验室检查

（1）血液学检查:血沉对结核活动期的诊断有帮助,但不具特异性。酶联免疫斑点试验（enzyme-linked immunospot assay）具有敏感度高等特点,目前已成为脊柱结核一个重要的诊断方法。

（2）结核菌培养:留取痰液或抽取脓肿脓液涂片镜检找到抗酸杆菌或结核分枝杆菌可诊断为结核病,阳性率50%~60%,确诊率不高。

（3）生物学检测:利福平耐药实时荧光定量核酸扩增检测技术（Xpert MTB/RIF）对脊柱结核的早期快速诊断具有较高价值,而且可以同时检测利福平耐药性。

2. 病理学检查　可确诊。方法:①粗针头吸取;②小切口活检;③手术取标本。

3. 影像学检查

（1）X线检查:主要表现为骨质破坏和椎间隙狭窄。

（2）CT检查:从多层面、多角度显示骨质破坏情况,能够很好地显示死骨、空洞范围。对腰大肌脓肿有独特的诊断价值。

（3）MRI检查:对脊柱结核早期及附件骨质或椎间盘破坏、椎旁脓肿、椎管侵犯、韧带扩散、脊膜强化、钙化检出率均较CT检出率高。

【治疗】

治疗原则:全身支持、化疗、局部制动及外科干预;化疗是结核治愈的根本措施,外科治疗为辅。治疗目的是消除感染,防止脊柱畸形和神经功能障碍。

（一）非手术治疗

1. 支持治疗 休息、避免劳累、加强营养。

2. 抗结核药物治疗 骨关节结核标准化化疗方案共需要 9~18 个月,易出现患者依从性差及耐药等情况。临床上常用且疗效较好的药物是异烟肼、利福平、乙胺丁醇、链霉素、卡那霉素等。一般联合应用 3~4 种药物,可减少耐药菌株。临床上将吡嗪酰胺与其他抗结核药物联合使用,因为吡嗪酰胺对细胞内结核分枝杆菌有效,而且每天不超过 0.6~1.0g,对肝脏反应小。用药期间定期复查肝肾功能。儿童慎用乙胺丁醇及链霉素。

3. 局部制动 佩戴颈托、腰围等固定支具,限制脊柱活动,减轻疼痛,预防和矫正畸形,一般可佩戴 6~12 个月。

4. 牵引治疗 颈椎结核患者可予以枕颌带牵引和颅骨牵引,防止脱位、病理性骨折和后凸畸形。

（二）手术治疗

手术方式包括:①单纯病灶清除术;②病灶清除并植骨融合术;③病灶清除、植骨融合并内固定术;④胸腹腔镜及脊柱内镜手术。

【护理】

（一）非手术治疗护理/术前护理

1. 心理护理 耐心向患者及家属介绍疾病相关知识、治疗手段、效果,多与患者沟通,提高患者对手术的信心,积极配合治疗。

2. 疼痛护理 疼痛严重者,严格卧床休息,局部制动,减少活动,进行轴线翻身。必要时按阶梯镇痛原则给予镇痛药物治疗。

3. 营养支持 鼓励患者摄取高热量、高蛋白、高维生素、易消化饮食,增加抵抗力。凝血功能差者,术前使用维生素 K 改善凝血功能。

4. 用药护理 观察治疗效果,用药后是否体温下降、局部疼痛减轻、血沉正常或接近正常、食欲改善及体重增加,如有上述改变,说明药物治疗有效。抗结核药物具有一定的不良反应,如异烟肼可出现末梢神经炎、肝脏损害和精神症状;利福平和吡嗪酰胺可出现胃肠道反应和肝脏损害;链霉素主要为听力受损、肾损伤和过敏反应;乙胺丁醇可出现球后神经炎和末梢神经障碍。服药期间要严密观察不良反应,做到及时发现、及时处理。

5. 呼吸功能训练 术前教会患者掌握正确的深呼吸方法,便于术后尽早进行锻炼,促进肺复张,减少并发症。

6. 预防病理性骨折 脊柱结核患者不能下地活动,一旦发生病理性骨折导致瘫痪或瘫痪加重,向患者强调卧床休息的重要性。进行床上排便训练,以免术后由于不习惯而造成排便困难。术前可预防性给予患者口服通便、促消化药物。

（二）术后护理

1. 一般护理 手术出血量多,易发生血容量不足,低血容量会影响脊髓功能的恢复。严密观察患者面色改变,有无恶心、哈欠、头晕等容量不足的早期征象。

2. 脊髓神经功能观察 术中器械牵拉、内固定等影响均可能使脊髓功能损伤。术后应严密观察患者双下肢感觉、运动及肌力情况，并与术前进行比较。术后应详细记录，如出现局部、单侧或双下肢麻木、疼痛加重、活动或感觉减弱甚至消失，应立即报告医生。尽快查找原因，早期处理，必要时再次手术探查。

3. **管道护理**

（1）伤口引流管：妥善固定各引流管道，观察伤口渗血及引流液的量和颜色；保持引流管负压状态，确保有效引流；准确记录引流液的量、颜色、性质；保持伤口敷料干燥。

（2）胸腔引流管：更换引流袋和搬运患者时注意，务必双重夹闭管道，以防空气进入胸膜腔。定时记录引流液的性状、颜色、量，注意呼吸及有无皮下气肿。一般引流时间为48~72h。当胸部 X 线检查提示无气胸且引流量小于 50ml/d 时，可夹闭胸腔引流管。夹闭24h 内观察患者有无胸闷、呼吸困难、切口漏气、渗血、皮下气肿等，如无上述症状可行拔管。

4. **呼吸道护理**　术后给予氧气雾化吸入，促进排痰；指导有效咳嗽，咳嗽时护士可用手随患者呼吸挤压两侧胸廓，以减轻胸壁振动和切口疼痛。

5. **体位护理**　一般术后平卧 6h，压迫止血；6h 后开始轴线翻身，每 2h 翻身 1 次。手术当日一般健侧卧位与仰卧位交替，避免患侧卧位，以免折叠引流管、加重疼痛及影响肺部通气。颈椎术后翻身时应保持头与躯干成一直线，如内固定坚固、病情允许，术后第 3 天可摇高床头鼓励患者早期活动。病灶清除和椎间融合的患者，术后制动时间为颈椎 3 个月，胸、腰椎 5~6 个月，当植骨已融合，可起床活动，不需要佩戴任何支具。

6. **胃肠道护理**　肛门排气后可逐渐进流质、半流质、普食，早期进食要少量多餐，不要过早进食含糖高的食物和豆类食品，以免加重腹胀。

7. **乳糜漏**　胸椎手术易损伤胸导管，如发生损伤要及时缝扎。一旦发现引流物为混浊白色，引流量大于 200ml，应视为乳糜漏，立即禁食，维持水电解质平衡，一般能自愈。经 1~2 周治疗不能愈合者，可考虑开胸手术结扎胸导管。

【健康教育】

1. **功能锻炼**　根据术后恢复情况，循序渐进锻炼。

2. **复查时间**　出院后 3 个月、6 个月、1 年复诊，以了解疾病的转归。

3. **劳逸结合**　注意饮食营养，增强抵抗力，机体抵抗力下降易导致疾病复发。

4. **坚持服药**　治疗用药时间较长，一般抗结核治疗 12~18 个月。观察药物毒性反应，定期到医院检查血常规、血沉、肝功能、听力等，并及时向医生汇报主观症状。

知识拓展

经皮脊柱内镜技术

经皮脊柱内镜技术可以实现椎管及神经根减压，减少结核感染的炎性负荷，降低感染扩散风险，恢复结核病灶局部血运。

经皮脊柱内镜技术治疗脊柱结核具有以下优点：

1. 经皮脊柱内镜自带光源且可成像，可在显示器上放大，具有清晰的镜下视野，可以彻底清创。

2. 经皮脊柱内镜清创引流手术创伤小，局麻下即可进行，不能耐受开放性手术的年老体弱患者也可以接受。

3. 经皮脊柱内镜清创引流手术可迅速改善患者临床症状,缩短脊柱结核病程。

4. 可在结核感染灶直接使用抗结核药物,维持感染灶高抗结核药物浓度,同时减少抗结核药物副作用。

5. 脊柱内镜清创引流费用较开放性手术低。

自 测 题

一、单选题

1. 脊柱结核最易发生在脊椎的(B)

A. 横突   B. 椎体

C. 棘突   D. 关节突

E. 椎板

2. 关于脊柱结核的叙述,正确的是(D)

A. 骨与关节结核中发病率最低

B. 一般无脊柱畸形

C. 疼痛是最先出现的症状,以夜间痛显著

D. 寒性脓肿是少数患者就医的最早体征

E. 一般没有低热、盗汗等全身症状

3. 脊柱结核最严重的并发症是(D)

A. 椎体的病理性骨折   B. 脊柱的活动功能障碍

C. 窦道形成,混合感染   D. 截瘫

E. 骨骺受累时可影响生长发育

4. 最易引起椎旁寒性脓肿的脊椎结核是(B)

A. 椎体中心型   B. 边缘型

C. 韧带下型   D. 附件型

E. 混合型

二、多选题

1. 脊柱结核好发于椎体的原因为(ABCDE)

A. 椎体上肌肉附着少   B. 椎体血供少

C. 椎体的滋养动脉为终末动脉   D. 椎体内以松质骨为主

E. 椎体负重大,易受损伤

2. 关于脊柱结核的叙述,正确的是(BE)

A. 以胸椎结核发病率最高

B. 分中心型和边缘型两种

C. 均多见于10岁以下儿童

D. 中心型椎体结核以溶骨为主

E. 椎体结核占99%、椎弓结核占1%左右

(周 阳 许蕊凤 王 洁)

第八章　骨肿瘤与护理

第一节　良性肿瘤的护理

学习目标

1. 了解常见良性肿瘤的辅助检查及鉴别诊断。
2. 熟悉良性骨肿瘤的临床表现及治疗要点。
3. 掌握良性骨肿瘤的护理。

【概述】

骨肿瘤是发生在骨内或起源于各种骨组织成分的肿瘤,不论是原发性、继发性还是转移性统称为骨肿瘤。良性肿瘤多见于儿童和青少年,以骨软骨瘤发病率最高,多为原发性骨肿瘤。

良性骨肿瘤包括来源于基本组织的骨瘤、骨旁肉瘤、骨样骨瘤、良性骨母细胞瘤、软骨瘤、良性软骨细胞瘤、纤维瘤、骨巨细胞瘤,以及来源于骨附属组织的血管瘤、神经瘤、神经鞘瘤、神经纤维瘤等。

【分类与流行病学】

（一）骨样骨瘤

骨样骨瘤约占良性骨肿瘤的 12%,好发年龄为 30 岁之前,男性多见。长骨的骨样骨瘤多见于股骨和胫骨干骺端。20% 的骨样骨瘤发生于脊柱的后柱,表现为背部疼痛和侧弯畸形。

（二）骨母细胞瘤

骨母细胞瘤是一种罕见的成骨肿瘤,占良性骨肿瘤的 3%,10~30 岁发病,男性患病率是女性的 2 倍,常见于长骨,1/3 的患者病灶于脊柱后柱,多为腰椎和骶椎。

（三）骨软骨瘤

骨软骨瘤是一种常见良性肿瘤,占良性肿瘤的 31.6%~35.8%,常在 20 岁之前发病,见于长骨干骺端,如股骨远端、胫骨近端和肱骨近端。

（四）骨巨细胞瘤

巨细胞瘤是一种未知起源的肿瘤,占良性骨肿瘤的 15%~20%,好发年龄为 20~40 岁,女性多于男性。30% 的患者可出现病理性骨折。股骨远端、胫骨近端和桡骨远端是常见的发病部位。

【诊断】

骨肿瘤的诊断原则必须是临床表现、影像学和病理学三者结合。

（一）临床表现

评估一个可能患有肿瘤的初诊患者,要详细询问病史及进行全面检查。详尽真实的病史有助于对骨肿瘤的诊断,并可作为准确诊断的重要依据之一。

1. **年龄、性别差异**　对于不同种类骨原发肿瘤,其发病年龄存在很大差异,但对于某一特定类型肿瘤,年龄可成为决定性因素或与其他疾病鉴别的关键点。性别和部分骨肿瘤的发生有一定关系,但在临床工作中对诊断帮助不大。

2. **好发部位**　许多骨肿瘤有其特定的好发部位,肿瘤的大小和位置对诊断也相当重要。例如,骨巨细胞瘤总位于骺端和近骨端,而且通常在生长软骨停止生长时发生。

3. **症状**

（1）局部包块:逐渐长大的包块是诊断骨肿瘤的依据。良性包块生长缓慢,不易发现,肿块对周围组织影响不大,对关节活动影响少,常表现为质硬而无压痛。

（2）疼痛:是最主要的常见症状。良性骨肿瘤病程缓慢,疼痛不明显。

（3）病理性骨折:轻微创伤引起的病理性骨折是良性骨肿瘤的首发症状,也是恶性骨肿瘤的常见并发症。

（4）压迫症状:肿瘤位于脊柱者可压迫脊髓、神经根引起疼痛、麻木或截瘫;在骨盆可压迫直肠、膀胱,出现便秘与排尿困难等。35%的良性原发性脊柱肿瘤患者出现神经功能障碍。

4. **体征**　良性肿瘤和早期的恶性肿瘤很少有明显的全身症状,个别良性肿瘤患者会因为精神过度紧张而出现衰弱无力。查体可在患处出现肿胀、色素沉着和静脉怒张等局部体征,通过触诊,可了解肿块大小、形态、范围和坚实度,以及与软组织的粘连程度。

（二）影像学检查

影像学检查在骨肿瘤诊断中不可缺少,可提供肿瘤的特点。

1. **X线检查**　是诊断骨肿瘤不可缺少的基本手段。良性骨肿瘤X线表现一般为肿瘤骨质改变规则,密度均匀、边缘清晰,一般无骨膜反应和软组织阴影。

2. **CT和MRI检查**　对了解肿瘤范围及与邻近器官、组织解剖关系有重要意义。

3. **同位素扫描、PET-CT检查**　可显示多发病灶、跳跃病灶或转移灶。PET-CT检查有望成为全身肿瘤的主要筛查方法之一。

4. **动脉造影检查**　已较少单纯用于诊断,多在对肿瘤进行动脉灌注化疗或栓塞治疗时结合应用。

（三）活检和病理学检查

大多数良性骨肿瘤在临床评估和影像学检查后可诊断清楚。根据患者提供的临床信息和影像学表现,诊断仍不明确且不能排除恶性可能时,可考虑活检,获取病变组织标本行病理学检查。活检结果是确诊骨肿瘤尤其是恶性骨肿瘤的最终标准。

（四）肿瘤和非肿瘤病变的鉴别诊断

1. **结核**　在脊柱炎症性疾患中最为常见。主要鉴别点:①结核常伴有全身中毒症状,如全身不适、倦怠乏力、身体消瘦、午后低热及夜间盗汗等。患者可合并有肺结核、泌尿系结核等其他部位的结核。②结核颈部疼痛常在卧床休息后可减轻,夜间痛不明显。③结核在好转时,首先表现为骨质破坏停止进展,破坏区的边缘变为清楚和增密,破坏区内逐渐出现骨质硬化现象。经短期的抗结核治疗有效。

2. 骨质疏松性骨折 椎体骨质疏松与脊柱肿瘤在病因上完全不同,但骨质疏松性骨折后可导致相似的症状。研究认为,MRI 上椎体转移灶可依据以下特点与骨质疏松性骨折相鉴别:①椎体后缘骨皮质后凸;②硬脊膜外肿块;③T_1 加权成像椎体或椎弓根弥漫性低信号改变;④T_2 加权成像或增强后高信号或不均匀信号改变。

在诊断中还应注意与椎间盘突出、原发性恶性肿瘤、血管及脊髓疾病相鉴别。

【治疗】

良性骨肿瘤主要采用手术治疗,少数外生良性肿瘤可无须治疗。若肿瘤过大,生长过快,有恶变倾向或影响患肢功能时,应手术切除。手术界限和方法主要以良性骨肿瘤病损的外科分期为指导。

1. 刮除植骨术 适用于良性骨肿瘤及瘤样病变。术中彻底刮除病灶至正常骨组织,再用药物或理化方式杀死残留细胞后置入填充物。填充材料中,自体骨移植愈合较好,也可使用其他生物活性骨修复材料。

2. 外生性骨肿瘤切除术 如软骨肉瘤切除术,手术的关键是完整切除骨质、软骨帽及软骨外膜,防止复发。

3. 截肢手术 少数肿瘤过大,易复发,累及神经血管、有恶变倾向者,则考虑截肢手术。

【护理】

（一）非手术治疗护理 / 术前护理

1. 心理护理 向患者介绍疾病相关知识,解答患者对疾病的疑问,缓解患者对肿瘤所产生的恐惧与焦虑。

2. 术前功能训练

（1）胃肠准备:术前 1 周训练患者在床上大小便,尤其是脊柱（骶骨）及下肢肿瘤患者。

（2）呼吸功能训练:术前应在床上进行深呼吸、有效咳嗽、咳痰练习,特别是有呼吸道基础疾病的老年患者或者胸椎手术患者,可结合吹气球进行练习。

3. 营养支持 合理安排饮食,加强营养,增强抵抗力及修复愈合能力,对体质虚弱、高龄、进食少的患者,可静脉补充营养。

（二）术后护理

1. 病情观察 生命体征等的监测。

2. 体位护理 患者处于舒适卧位,脊柱肿瘤患者取平卧位 4~6h 后再更换体位,翻身时注意保持轴线翻身。四肢肿瘤患者应抬高患肢,促进血液循环,减轻术后患肢水肿。截肢术后患者,不宜抬高患肢,抬高会导致残端上翘,不利于假肢的安装,但水肿较为严重者可抬高。

3. 管道护理 由于骨肿瘤手术创面较大,渗血、渗液容易积聚引起感染,而且会造成对伤口周围组织的压迫,术后伤口要常规放置 1~2 根引流管,一般多给予负压引流。保持引流管的通畅,妥善固定,不扭曲。注意观察引流液的颜色、性质,准确记录引流量。密切观察伤口敷料是否有渗血,患肢是否肿胀,判断是否有血肿形成。

4. 疼痛护理 有效的镇痛方法有助于提高患者的舒适感,正确评估手术后切口疼痛,采用预防用药,定时给药,多模式镇痛。

5. 并发症的预防与护理

（1）感染:监测体温,注意观察伤口有无红、肿、热、痛等症状。观察患者意识、瞳孔、生命体征的变化,如果患者出现持续高热、剧烈头痛、颈项强直等脑膜刺激症状时,应高度怀疑颅内感染。

（2）压力性损伤:注意保护颈部、臀部及骨隆突处受压皮肤,预防医疗器械相关压力性损伤。

（3）下肢深静脉血栓形成:鼓励患者加强肢体功能锻炼,嘱患者及家属肢体活动时用力勿过猛,速度勿过快,以免损伤皮肤肌肉;给予穿着抗血栓压力带;必要时遵医嘱使用抗凝血药物。

【健康教育】

1. 饮食指导 加强营养,补充日常机体所需。

2. 功能锻炼 教会患者正确使用助行器、拐杖等行走用具。下地行走时,不能负重,告知家属必须陪伴患者进行功能锻炼,做好防跌倒措施。

3. 出院指导 告知患者及家属术后定期门诊随访,定期拍摄 X 线片,以了解肿瘤切除部位的骨修复情况,再根据检查结果决定康复锻炼方案。

知识拓展

栓 塞 技 术

1. 术前栓塞被认为是以手术为主的椎体肿瘤综合治疗中的一项重要手段。经栓塞后手术的出血量可明显减少,有助于肿瘤的切除或完全切除。

2. 栓塞后应尽早手术,明胶海绵栓塞时应在 24~48h 内手术,以免血管再通和邻近侧支循环的重建。

3. 栓塞术后穿刺点加压包扎、抗感染及加速造影剂的代谢,适当使用激素以减轻栓塞引起的肿胀压迫症状。

‖自 测 题

一、单选题

1. 脊柱肿瘤进行全身检查的目的是（A）

A. 明确肿瘤性质   B. 明确受累范围

C. 判断病理性骨折   D. 判断神经损伤程度

2. 椎管内肿瘤的特征性表现是（A）

A. 神经根痛表现为夜间疼痛或平卧痛加重

B. 脊髓半切综合征

C. 平面以下完全性肢体瘫痪

D. 自主神经功能障碍

3. 属于良性肿瘤的是（C）

A. 骨肉瘤   B. 骨髓瘤

C. 骨样骨瘤   D. 尤文肉瘤

4. 良性骨肿瘤的特征为（C）

A. 生长慢,有症状　　　　　　　　B. 生长快,无症状

C. 生长慢,无症状　　　　　　　　D. 生长快,有症状

5. 患者,男性,16 岁,洗浴时无意中触及右大腿下端内侧硬性突起,无疼痛,膝关节运动良好,最可能的诊断是(B)

A. 软骨瘤　　　　　　　　　　　　B. 骨软骨瘤

C. 骨巨细胞瘤　　　　　　　　　　D. 骨囊肿

二、多选题

1. 脊椎肿瘤按发病部位可分为(ABC)

A. 硬脊膜外肿瘤　　　　　　　　　B. 髓外硬脊膜内肿瘤

C. 髓内肿瘤　　　　　　　　　　　D. 髓外肿瘤

2. 按肿瘤的一般命名法,肿瘤可以称为(ABCD)

A. 良性肿瘤　　　　　　　　　　　B. 恶性肿瘤

C. 癌　　　　　　　　　　　　　　D. 肉瘤

第二节　恶性肿瘤的护理

学习目标

1. 了解骨髓瘤、脊索瘤、骨肉瘤、软骨肉瘤的治疗。
2. 熟悉恶性骨肿瘤的临床表现。
3. 掌握恶性骨肿瘤的护理。

【概述】

恶性骨肿瘤又称"骨癌",可分为原发性骨肿瘤、继发性骨肿瘤与转移瘤三种。原发性骨肿瘤是局部组织长出的恶性肿瘤,原发性恶性骨肿瘤以骨肉瘤、软骨肉瘤、纤维肉瘤多见;继发性骨肿瘤则由良性骨肿瘤转变而来,转移性骨肿瘤则是其他系统的恶性肿瘤发生远处转移,转移至骨骼的结果,常见肺癌、前列腺癌、肝癌、甲状腺癌、子宫颈癌等。

【分类与流行病学】

(一)原发性恶性肿瘤

1. **骨巨细胞瘤**　是一种原发的、具有局部侵袭性的良性或称界限性骨肿瘤,是常见的原发性骨肿瘤之一,又称为破骨细胞瘤。发病年龄多在 20~40 岁,20 岁以下及 55 岁以上发病率较低,女性稍多。好发部位为长骨干骺端和椎体,特别是股骨远端和胫骨近端。

2. **骨肉瘤**　是骨的原发性恶性肿瘤,占全部原发性骨恶性肿瘤的 20%,恶性程度高,预后差。好发于青少年,男性发病率高于女性,好发部位为股骨远端、胫骨近端和肱骨近端的干骺端。

3. 骨髓瘤　是最常见的恶性原发性骨肿瘤,占所有原发性骨肿瘤的 45%。本病多见于 40 岁以上的男性,主要发生于 50~70 岁。好发部位为含有造血骨髓的骨骼,依次为脊柱、骨盆、肋骨、颅骨和胸骨。初期骨髓瘤多发生于椎体,本病需要与骨转移癌做鉴别。

4. 软骨肉瘤　为恶性软骨源性肿瘤,好发于成人和老年人,发病的年龄范围较广分布在 11~60 岁,30~60 岁多见,儿童的软骨肉瘤预后差。好发部位骨盆最多见,其次是股骨近端、肱骨近端和肋骨。

5. 脊索瘤　可发生于任何年龄,由脊索组织残留的衍生物演变为瘤体,由于演变过程缓慢,因此好发年龄大多数在 40~50 岁,男性多于女性。大部分发生在脊柱和颅底,以骶尾椎最多见。

（二）转移性脊柱肿瘤

转移性脊柱肿瘤是原发于骨外的恶性肿瘤,通过血行、淋巴等途径转移至脊柱,并继续生长。转移性脊柱肿瘤较原发性脊柱肿瘤常见,其发病率是原发性肿瘤的 35~40 倍,其中以胸腰椎为多见,其次为颈椎。据统计,转移至脊椎的恶性肿瘤仅次于肺和肝脏,居第 3 位。容易产生脊柱转移的恶性肿瘤中,乳腺癌、肺癌、前列腺癌最为多见。

【诊断】

骨肿瘤的诊断原则必须是临床表现、影像学和病理学三者结合。

（一）临床表现

1. 年龄、性别差异　软骨肉瘤很少在儿童中发生;浆细胞瘤和脊索瘤只在成年期才能见到。

2. 好发部位　位于中轴骨或骨盆、肩胛骨的骨软骨瘤容易恶变;软骨性肿瘤总是位于骺端或位于连接或跨越生长软骨的骨端,在颅骨中见不到软骨性肿瘤;脊索瘤几乎在颅底、骶骨或脊椎上发生,肢体部位极罕见。

3. 症状

（1）疼痛:是恶性肿瘤最主要的常见症状,开始时为间歇性,后来发展为持续性,夜间明显。晚期疼痛加重,影响工作、休息和睡眠,需要服药以镇痛。

（2）局部包块:逐渐长大的包块是诊断骨肿瘤的依据。恶性骨肿瘤生长迅速,病史短,增大的肿瘤可有皮温增高和静脉曲张,位于长骨骨端、干骺端可有关节肿胀和活动受限。肿块的界限不清晰,周围组织有浸润,表面红热,有静脉充盈,压痛明显,血液循环丰富的可闻及杂音。

（3）病理性骨折:轻微创伤引起的病理性骨折是良性骨肿瘤的首发症状,也是恶性骨肿瘤的常见并发症,具有单纯骨折一样的肿胀、疼痛、畸形和异常活动。

（4）压迫症状:当肿瘤压迫或侵犯脊髓、神经根或椎旁神经丛时,会出现相应的神经功能障碍,表现通常为神经支配区域的疼痛、感觉与运动功能障碍及自主神经功能紊乱等。

4. 体征

（1）全身症状:约 15%~20% 的骨肉瘤患者临床就诊时已经发生了远处转移。最为常见的转移部位是肺,因而可出现呼吸系统症状。恶性肿瘤晚期可有贫血、消瘦、低热、乏力、食欲减退、体重下降等,甚至出现恶病质。远处转移多数为血行转移,偶见淋巴转移。

（2）局部体征:查体可见患处出现肿胀、色素沉着和浅静脉怒张。通过触诊,可以了解肿块的大小、形态、范围和坚实度,以及与软组织的粘连程度。生长迅速或恶性程度较高的骨肿瘤一般不会有坚实感,而是有橡皮样的弹性感。其在早期,局部的皮色和质地正常或近似正常,皮肤与肿瘤无粘连。到晚期,皮质变薄,浅静脉扩张,与肿瘤发生粘连。

（二）辅助检查

1. X线检查　是诊断骨肿瘤不可缺少的基本手段。恶性骨肿瘤显示骨质破坏明显,密度不均、边界不清,皮质穿破,可见骨膜反应,如 Codman 三角或放射状阴影,可见软组织内不规则阴影或瘤骨阴影。

2. CT 和 MRI 检查　对了解肿瘤范围及与邻近器官、组织解剖关系有重要意义。

3. 同位素扫描、PET-CT 检查　可显示多发病灶、跳跃病灶或转移灶。PET-CT 检查有望成为全身肿瘤的主要筛查方法之一。

4. 动脉造影检查　多在对肿瘤进行动脉灌注化疗或栓塞治疗时结合应用。

5. 活组织检查　根据患者提供的临床信息和影像学表现,诊断仍不明确且不能排除恶性可能时,可考虑活检,获取病变组织标本行病理学检查。活检结果是确诊骨肿瘤尤其是恶性骨肿瘤的最终标准,对肿瘤诊断极为重要,尤其在对肿瘤进行化疗、放疗和破坏性手术如截肢前,必须要有病理学诊断。主要的方法有穿刺和切开活检。

6. 实验室检查　主要表现为红细胞沉降率加快,碱性磷酸酶或乳酸脱氢酶升高,其中乳酸脱氢酶的异常提示预后不良。血清铜、锌及铜/锌对骨肉瘤的诊断、转移判断及预后估计有一定的作用。

（三）肿瘤分期

骨骼肌肉肿瘤的外科分期系统:肿瘤病理分级用 G（即 grade）表示,肿瘤解剖定位用 T（即 site）表示,有无局部与远处转移用 M（即 metastasis）表示。肿瘤病理分级反映肿瘤的生物学行为和侵袭性程度,肿瘤解剖定位是评估预后的重要因素,有局部与远处转移表示病变失控预后不好,影响治疗方案的制订和手术方法的选择。

良性及恶性骨与软组织肿瘤的分期依据 Enneking 分期方法,良性肿瘤的分期指定用阿拉伯数字表示,恶性肿瘤用罗马数字。

1. 良性肿瘤分期

（1）1期（潜伏性）:生物学不活跃,边界清晰,常偶然发现（如非骨化性纤维瘤）。

（2）2期（活跃性）:有临床症状,有限的骨破坏,可存在病理性骨折（如动脉瘤样骨囊肿）。

（3）3期（侵袭性）:侵袭性,有骨破坏或软组织浸润,可突破生理屏障（如骨巨细胞瘤）。

2. 恶性肿瘤分期　如表 2-8-1 所示。

表 2-8-1　骨骼肌肉系统恶性肿瘤的 Enneking 分期

分期	分级	部位	转移
Ⅰ A	低度恶性	间室内	无
Ⅰ B	低度恶性	间室外	无
Ⅱ A	高度恶性	间室内	无
Ⅱ B	高度恶性	间室外	无
Ⅲ	任何分级	任何部位	局部或远处转移

（四）鉴别诊断

良性骨肿瘤与恶性骨肿瘤的临床鉴别见表 2-8-2。

表 2-8-2　良性骨肿瘤与恶性骨肿瘤的临床鉴别

分类	临床表现	良性骨肿瘤	恶性骨肿瘤
症状	骨破坏（肿瘤生长）	缓慢	迅速
	疼痛程度	无或轻微	剧烈
	神经脊髓受压情况	无或轻微	有、进行性加重
	全身变化	无	发热、贫血、晚期恶病质
局部体征	触及肿块	不易	不易
	颈椎活动限制	无	有
转移		无	晚期可有
骨破坏程度		局限	广泛
影像学表现	骨破坏边界	清楚	不规则
	软组织影像	无软组织肿块影	有软组织肿块影
实验室检查	血象及酶		贫血、血沉及碱性磷酸酶增高

【治疗】

恶性骨肿瘤趋向于综合治疗。根据不同类型的肿瘤和具体情况选择手术、化疗、放疗、栓塞疗法或免疫疗法。一般以手术为主，结合其他疗法。

（一）手术治疗

常用的手术方式有刮除、局部切除、彻底性切除。

（二）化学治疗（化疗）

适用于骨肉瘤、尤因肉瘤、恶性纤维组织细胞瘤等。可经静脉给药或区域灌注。对于全身化疗敏感的肿瘤，如尤文肉瘤、淋巴瘤、骨髓瘤、精原细胞瘤和神经母细胞瘤等，化疗可作为一线治疗方案。

目前最常用的骨肉瘤经典化疗药物：表柔比星、甲氨蝶呤、顺铂及异环磷酰胺。沿用至今的标准骨肉瘤治疗方案：新辅助化疗—手术—辅助化疗。新辅助化疗可消灭可能存在的微小转移灶；最大可能地缩小原发灶，消灭水肿区域，使肿瘤边界清楚，利于肿瘤的局部切除；判断肿瘤化疗效果，确定化疗方案的有效性；确定术后化疗方案，减少肿瘤复发和转移。

化疗应尽早进行，化疗前应对患者进行系统性检查，如肾功能、心功能、骨髓造血功能，有时需要监测血药浓度（甲氨蝶呤大剂量化疗时）。所谓大剂量甲氨蝶呤是指每次的剂量比常规剂量大 100 倍以上（一般为 $2\sim5g/m^2$），一般静脉输注 4~6h，使一段时间内血中药物浓度达到较高水平，促使甲氨蝶呤进入细胞内的浓度达到 $0.1\mu mol/L$ 以上的有效浓度。大剂量甲氨蝶呤与常规剂量相比疗效更好，但也可以引起严重的不良反应，如骨髓抑制、严重黏膜炎、肾功能衰竭、消化道反应、肝功能损害等。因此，甲氨蝶呤治疗一段时间后必须使用亚叶酸钙解救治疗。

（三）放射治疗（放疗）

放射治疗适用于对放射线敏感的肿瘤,如骨髓源性肿瘤等,对手术不能彻底切除或不适宜手术者也可辅以放疗。放疗的优点是对于主要的血管、神经、结缔组织及空腔脏器都能治疗到,引起并发症的风险相对较低,因此对于患者外观的影响比手术切除要小,功能保留较多。在化疗、放疗的同时,可以配合使用一些中药,减轻毒副作用,增强放疗、化疗的疗效,增强体质,以更好地完成治疗。

（四）生物治疗

分子靶向药物开发和肿瘤免疫、肿瘤分子生物学技术的发展为生物治疗的研究奠定了方法学基础,生物治疗有可能成为骨肿瘤治疗的新突破点。

【护理】

（一）手术护理

1. 术前准备 常规准备同一般手术,特殊准备如肠道准备,行骨盆及骶骨肿瘤切除者,术前 3d 开始进食半流质饮食,术前 1d 进食流质饮食,术前 1d 开始服用清洁肠道的药物,术前 1d 和术晨各灌肠一次。

2. 心理护理 可以结合心理弹性评估量表、感知压力量表、焦虑抑郁测试量表,对恶性骨肿瘤患者进行心理评估,针对患者具体情况,制订个性化的心理疏导方案。

3. 术后护理

（1）病情观察:监测各项生命体征,了解患者麻醉和手术方式、术中情况,切口和引流情况,及时补充血容量,预防和控制休克的发生。

（2）伤口护理:观察伤口有无渗液、渗血,保持引流通畅。对于截肢患者,床旁备止血带,以备大出血时及时止血。

（3）疼痛护理:在准确评估的基础上,可按照 WHO 推荐的三阶梯镇痛原则给予用药护理,注意对药物不良反应进行护理。

4. 并发症的预防与护理

（1）感染:术后保持手术切口敷料清洁干燥,观察伤口有无渗血、渗液情况,积极预防肺部及泌尿系感染。

（2）硬脊膜外血肿:椎旁肌肉、椎骨和硬脊膜外静脉丛止血不彻底,术后可形成血肿,可造成瘫痪加重,患者表现为肢体感觉减弱或消失,肌力呈持续性下降,多在术后 72h 内发生,如发现患者伤口引流液减少并伴有肌力的下降,应立即汇报医生,对症处理,必要时再次手术清除血肿,彻底止血。

（3）脊髓水肿:常因手术操作损伤脊髓造成,临床表现类似血肿,严密观察患者肢体感觉情况,评估肌力情况,临床治疗以脱水、使用激素药物为主,如甲基强的松龙、甘露醇等。

（4）脑脊液漏:严密观察伤口引流液的颜色、性质、量,如发现患者引流液呈淡红色血性液体,引流液持续性增多,患者主诉头晕头痛,应警惕脑脊液的发生,汇报医生,加强换药,使用抗生素,去枕平卧,控制引流量。

（5）压力性损伤:定时调整体位,如有颈托固定的患者在颈托内放置小方巾减少颈托边缘对皮肤的压力,颈托边缘皮肤使用合适敷料保护皮肤及减轻压力,预防医疗器械相关压力性损伤发生。

（6）下肢深静脉血栓形成：鼓励患者加强肢体功能锻炼，循序渐进。

（7）伤口不愈合：部分恶性肿瘤巨大，手术后伤口内空腔大，伤口内容易积存大量积血或积液，并且伤口软组织少，血供差，导致伤口愈合缓慢。

（8）幻肢痛：指主观感觉已切除的肢体仍然存在，并有不同程度、不同性质疼痛的幻觉现象，是截肢患者术后最常见的并发症。帮助患者学会正确面对现实，加强残肢运动，感到疼痛时轻叩残端，从空间和距离的确认中慢慢消除患肢感，消除幻肢痛的主观感觉。必要时可使用镇静、镇痛药。对于长期的顽固性疼痛，可行神经阻断手术。

（二）化疗护理

1. 用药前注意事项

（1）向患者说明化疗的目的、重要性，化疗时和化疗后可能出现的反应及预防措施，取得患者的理解与配合。

（2）测量身高、体重：由于化疗药物大多按体表面积和体重计算用量，应在患者清晨排空大小便、空腹、只穿贴身衣裤、不穿鞋的情况下严格准确测量。

（3）化疗前安置中心静脉导管（CVC）、经外周静脉穿刺的中心静脉导管（PICC）或输液港，保证用药安全，减少化疗药物外渗风险及并发症。

2. 化疗不良反应

（1）胃肠道反应：常发生在用药当日及次日，表现为恶心、呕吐、食欲缺乏，个别表现为上腹痛，可给予保胃止吐药及泼尼松进行治疗。日常饮食则应以清淡、易消化的半流质食物为主，坚持少食多餐原则。

（2）骨髓抑制：化疗后会有不同程度的白细胞下降，个别患者白细胞可下降至 2×10^9/L以下。用药后常规应用升白细胞药物，当白细胞降至 2×10^9/L 以下时，特别注意预防感冒，预防感染，可将患者隔离，及时处理感染病灶。骨髓抑制者定时接受血细胞检查，若血小板严重下降，则输注集落刺激因子、全血等。

（3）肝功能受损：接受大剂量化疗的患者中约 1/3 患者可有转氨酶升高，持续时间在1周至4个月不等，大部分在3周内恢复。

（4）心肌受损：多柔比星对心肌有损害，常表现为心悸、期前收缩、T波低平或倒置，应密切观察。

（5）感染：可出现多发疖疮、败血症。

（6）溃疡：多表现为口腔溃疡，根据患者口腔黏膜炎的情况，选用不同的漱口液，如0.8%替硝唑、2.5%碳酸氢钠、0.05%氯己定溶液交替含漱。患者就餐后及时使用生理盐水或碳酸氢钠溶液漱口。甲氨蝶呤大剂量化疗时，遵医嘱使用亚叶酸钙漱口。

（7）脱发：做好宣教，减轻患者心理顾虑，可让患者佩戴假发。

（8）肾功能受损：多数抗肿瘤药物均由肾脏排出，化疗时需要保持水化和尿液的碱化，每天液体入量保持在 3 000ml 以上，准确记录出入量，鼓励患者多饮水，必要时每日监测尿的 pH。

（9）腹泻、便秘：有些化疗药引起患者腹泻，可调整饮食，遵医嘱给予止泻药，注意肛门清洁；发生便秘时，多饮水，多食富含纤维素的食物，适当运动增加肠道蠕动，遵医嘱给予缓泻剂。

3. 用药时注意事项

（1）大剂量化疗会引起患者全身反应，治疗前应对患者做全面检查，包括心、肺、肝、肾、血液等方面。治疗中,应给予适当的支持疗法,补充维生素 B、维生素 C。

(2)化疗时应注意患者的水化及碱化。常规在使用化疗药物前 1d 静脉输入 3 000ml 液体,鼓励多饮水,保证尿量,及时检查肾功能。

(3)使用大剂量甲氨蝶呤时,应特别注意亚叶酸钙的使用,因其可解救甲氨蝶呤的毒性作用。甲氨蝶呤与叶酸的结构相似,与二氢叶酸还原酶具有较高的亲和力,可在细胞内竞争性地与二氢叶酸还原酶结合,阻断二氢叶酸转变为四氢叶酸,从而抑制 DNA 的合成。亚叶酸钙进入体内后,通过四氢叶酸还原酶转变为四氢叶酸,从而有效拮抗甲氨蝶呤的作用。因此,外源性给予亚叶酸钙可以越过甲氨蝶呤所作用的部位,使正常的生化反应能够继续进行,从而起到解救作用。异环磷酰胺化疗时,须每 4h 使一次用美司钠,预防出血性膀胱炎。

(4)使用多柔比星前,应做心电图检查,化疗后嘱患者平卧位休息,必要时予以心电监护,观察心率。

(5)使用化疗药物要做到四个严格:严格执行"三查八对",严格按医嘱剂量给药,严格执行无菌技术,严格按规定时间给药。避光输注药物须按要求执行。

(6)用药过程中加强巡视,观察有无化疗药物外渗,针口处有无红肿热痛的现象。

4. 化疗相关指导

(1)饮食指导:蛋白质是肿瘤患者重要的营养物质,因此化疗期间应进高蛋白、高热量、高维生素饮食,注意色香味,以少食多餐为原则,避免油腻、辛辣刺激性食物。

(2)做好口腔护理:由于化疗药物会影响增殖活跃的黏膜组织,为寄生口腔及肠道的细菌提供了入侵的途径,所以化疗容易引起口腔炎、舌炎、食管炎和口腔溃疡。因此,应指导患者每日饭后漱口,早晚用软毛牙刷仔细清洁口腔,用力要轻,避免损伤,或用复方替硝唑含漱液漱口。

(3)保护好输液肢体:由于化疗药物的刺激性很大,化疗药物一旦外渗,轻者引起局部红肿疼痛,重者引起局部溃烂坏死。因此,化疗时患者输液肢体要避免过度活动,如有疼痛或异常感觉,立即给予处理。

(4)注意补充水分:由于多数化疗药物由肾脏排出,因此化疗药物对肾脏的毒性是不可避免的,为了减轻化疗药物对肾脏的不良反应,应指导患者在化疗期间多饮水,每天饮水量 2 000~3 000ml 以上,以促进毒素的排泄。

(5)避免大便干结:化疗期间患者常伴有大便干结,护士要鼓励患者多饮水、多吃蔬菜和水果,增加饮食中粗纤维含量,适当进行活动。

(6)保持良好心态:鼓励患者坚持化疗,保持积极的心态。

(三)放疗护理

1. 不良反应

(1)一般反应:可表现为食欲缺乏、疲乏无力、头晕头痛、免疫力下降等。

(2)消化道反应:表现为恶心、呕吐、消化不良、腹胀、腹泻等。

(3)骨髓抑制:表现为白细胞、红细胞、血小板降低等,白细胞降低常见。

(4)局部反应:红斑、渗出、溃疡、口干;病理性骨折、放射性脊髓炎引起的感觉运动障碍,重者可有截瘫。

(5)皮肤反应:根据损伤程度分为三度。Ⅰ度:仅表现为红斑,有灼痛和刺痒,称为干反应；Ⅱ度：为渗出、糜烂，称为湿反应；Ⅲ度：为经久不愈的溃疡或坏死。

2. 注意事项　放疗患者进入放射治疗室不能带金属物品，如手表、项链、钢笔、耳环、义齿、钥匙等，以免增加射线吸收，加重皮肤损伤。放射部位皮肤保持清洁，避免受损、感染。

3. 健康指导

（1）通过健康教育使患者了解放疗的必要性，以及放疗中与放疗后可能出现的反应。

（2）注意皮肤的保护，保持照射区皮肤清洁干燥；清洁时勿用肥皂，勿用力擦洗照射部位，毛巾要柔软。避免粘贴胶布和涂抹刺激性药物；避免在阳光下暴晒，禁用热水袋；切忌手指抓挠皮肤，如果奇痒难忍，可用手掌轻轻拍击，也可扑些薄荷淀粉、爽身粉，既能止痒，又能使局部皮肤干燥。

（3）外出时，防止日光直射，剃胡须时避免剃破皮肤造成感染，皮肤脱屑时切忌用手撕剥。

（4）放疗前要加强营养，鼓励患者进食。

【健康教育】

1. 鼓励患者进食高蛋白、高热量、高维生素和易消化的食物，忌刺激性食物，忌易胀气食物、生冷饮食，忌烟酒。由于骶骨肿瘤患者术中可能发生肠道污染且伤口靠近肛门，因此术后须根据医嘱禁食禁饮一段时间。

2. 根据手术部位、手术情况在医生指导下逐步进行功能锻炼。预防骨折，严防过早负重导致病理性骨折，制订活动计划，逐步达到生活自理，坚持功能锻炼，循序渐进，持之以恒，戴护具逐步下床活动，以防意外受伤。

3. 告知患者及家属术后定期门诊复查随访。放化疗期间定期门诊随访，检查肝功能、血常规等，术后每3个月复查一次，6个月后每半年复查一次，至少复查5年。定期拍摄X线片，以了解肿瘤切除部位的骨修复情况，再根据检查结果决定康复锻炼方案。对于需要佩戴支具的患者，应教会其正确穿脱支具，掌握穿脱护具的时间，学会观察肢端循环、调节支具松紧度。

知识拓展

恶性肿瘤内科治疗原则

1. 化学治疗　目前仍是恶性肿瘤最重要的内科治疗手段，包括新辅助化疗、根治性化疗、姑息性化疗等。

2. 内分泌治疗　通过各种方法阻断激素对肿瘤的作用，使激素依赖性肿瘤的生长逐渐被抑制直至死亡，包括消除激素治疗、激素竞争治疗、抗激素治疗、反馈抑制激素治疗等。

3. 生物治疗　是通过生物制剂调动患者自身防御机制，激发机体自身的免疫保护作用，增强免疫系统的能力，从而达到抑制或阻止肿瘤生长、转移和复发目的的一种治疗方法。

4. 分子靶向治疗　是在细胞分子水平上，针对已经明确的致癌位点，设计相应的治疗药物，药物进入体内会特意选择致癌位点来结合发生作用，使肿瘤细胞特异性死亡，而不会波及肿瘤周围的正常组织细胞。

自 测 题

一、单选题

1. 恶性骨肿瘤最主要的确诊依据是（E）

A. 家族史 B. 临床表现有明显的体征

C. 影像学检查 D. 实验室检查

E. 病理学检查

2. Codman 三角或"日光射线"现象见于（B）

A. 骨巨细胞瘤 B. 骨肉瘤

C. 尤因肉瘤 D. 骨髓瘤

E. 脊索瘤

3. 骨肉瘤最早出现的症状为（B）

A. 肿胀 B. 局部剧痛

C. 皮温升高 D. 压痛

E. 静脉怒张

4. 骨肉瘤可见到（B）

A. 局部肿块，无触痛，外伤后发现 B. 表面静脉怒张

C. 多发生于扁平骨及不规则骨 D. 发病后迅速出现瘫痪

E. 病理性骨折后可自愈

二、多选题

1. 恶性骨肿瘤的转移途径包括（ABCD）

A. 血行转移 B. 淋巴扩散转移

C. 局部转移 D. 种植性扩散

E. 消化道转移

2. 骶骨肿瘤的临床表现有（ABCDE）

A. 慢性腰腿痛 B. 排尿困难

C. 便秘 D. 剧烈疼痛

E. 足踝运动障碍

第三节 颈椎肿瘤的护理

学习目标

1. 了解颈椎肿瘤的疾病基础知识。
2. 熟悉颈椎肿瘤的治疗方法。
3. 掌握颈椎肿瘤术后并发症的护理。

【概述】

颈椎肿瘤是发生于颈椎及其附属组织、血管、神经、脊髓等的原发性与继发性肿瘤及一些瘤样病变,是严重危害人类健康的疾病之一。发病率较低,致残率和致死率较高,尤其是上颈椎肿瘤。上颈椎肿瘤较少见,常无典型的临床表现,早期诊断困难,手术治疗难度大,风险高。

肿瘤易造成上颈髓压迫,致高位截瘫,甚至危及生命。$C_3 \sim C_7$ 椎体肿瘤易引起膈肌受损,导致患者出现呼吸困难。部分肿瘤生长包绕椎动脉,每侧动脉均有静脉丛伴行,术中如静脉丛被撕破,很难止血。此外,颈椎肿瘤手术易导致患者喉上神经、喉返神经、咽部等损伤而出现一系列临床表现。由于局部解剖结构复杂,毗邻重要血管、神经及脊髓,完整切除肿瘤组织的手术风险及难度远远大于颈椎常规手术。

【诊断】

(一)症状和体征

颈椎良性肿瘤全身症状较少见,转移性颈椎肿瘤晚期出现消瘦、乏力、贫血及低热等全身症状。

1. **疼痛**　往往是颈椎肿瘤的最初症状,有时是患者就诊时的唯一症状。疼痛主要是肿瘤侵犯局部组织造成组织内张力增高所致,当肿瘤侵及邻近神经根时则可出现相应神经根支配部位的疼痛,颈椎肿瘤可引起上肢疼痛,还可伴随出现麻木及肌肉力量的改变。不同部位肿瘤,可以引起相应的、具有一定特征性表现的疼痛。枢椎齿突肿瘤可产生严重的颈部疼痛,并经枕部放射到头顶部,颈部活动时(尤其是前屈时)疼痛加重,能诱发放射到手臂或后背部尖锐的放电样异常感觉,或诱发从上肢到下肢的麻木、乏力。C_7 和 T_1 椎体肿瘤的疼痛可从一侧或双侧肩后部,经臂的内侧达肘部或手的尺侧,也可能出现环小指麻木、无力,手内在肌、伸腕伸指肌、肱三头肌失用性萎缩。霍纳综合征提示椎旁的交感神经受累。

2. **神经功能障碍**　除疼痛以外,神经功能障碍是颈椎肿瘤最常见的临床症状,主要由肿瘤组织压迫脊髓或神经根所引起,少数情况源自肿瘤(如瘤栓)造成的脊髓血液循环障碍。颈椎肿瘤压迫脊髓后,多表现为病变水平若干椎节以下的截面性或节段性感觉减退,同时出现运动功能的改变,甚至瘫痪,临床症状多以肌张力增高、肌腱反射亢进等上运动神经元损害表现为特点。在 C_4 平面以上时,可出现心慌、胸闷、呼吸困难。

3. **局部肿块**　多见于颈椎后方结构上的较大肿瘤,可看到皮肤和软组织隆起并触及包块。根据肿瘤性质不同,局部温度可为正常或升高,肿物压痛常较轻或不明显。

4. **脊柱畸形**　可由肿瘤造成的局部神经根刺激出现颈部畸形,也可由椎体病理性骨折而出现脊柱后凸。

(二)辅助检查

1. **影像学检查**　X线检查、CT 检查、MRI 检查、PET-CT 检查等。

2. **呼吸功能检查**　肺功能、动脉血气分析。

3. **实验室检查**　血常规、凝血功能、血型鉴定、血栓弹力图、肿瘤标志物等。

4. **病理学检查**　术前行病理学活检,既有助于明确病变类型,也能为制订化疗、放疗、手术方案及评估预后提供依据。

【治疗】

(一)非手术治疗

非手术治疗颈椎转移性肿瘤主要适用于脊柱稳定性良好、未出现神经功能障碍、疼痛通过药物可得到缓解的患者。非手术治疗主要包括放射治疗、化学治疗等。

（二）手术治疗

颈椎肿瘤常需要前路、后路或前后路联合进行手术的切除、减压和内固定,以达到治疗的目的。但具体入路的选择需要根据病变侵及的部位和破坏的范围而定,以便达到对肿瘤的最佳显露和彻底切除,同时应避免损伤颈部重要的血管神经,以防各种并发症的发生。

1. **手术目的**　彻底切除肿瘤组织并建立颈椎的长久稳定性,最终使患者得到治愈。此为颈椎肿瘤治疗的最高目标。不少良性肿瘤、某些侵占较局限的低度恶性肿瘤可通过彻底性手术切除达到这样的临床效果,保持或恢复脊髓及神经根功能,并有效延长患者的生存期,减轻患者痛苦,改善生存质量。

2. **手术指征**　原发性肿瘤已得到很好控制,转移瘤仅限于单一部位者;病理性骨折造成脊柱不稳、疼痛及椎管内侵占者;对化疗不敏感的转移瘤;已做过放疗或其他辅助性治疗,神经损害症状仍继续加重者;脊柱有潜在不稳定倾向者。

3. **手术注意事项**

（1）行颈椎肿瘤的全脊椎切除术,手术前应常规做 MRI 检查,以了解颈部两侧椎动脉的解剖部位与形态,为术中椎动脉的显露与处理提供参考依据。

（2）经颌下入路行上颈椎肿瘤的全脊椎切除术时,须先进行前方的手术。因为上颈椎肿瘤的全脊椎切除术可在头 - 胸外固定支架保护下完成。

（3）位于上颈椎前部的肿瘤,如采用经口腔入路完成,应常规行气管切开,以利于手术后早期呼吸道的护理。

【护理】

（一）术前护理

1. **心理护理**　颈椎肿瘤手术难度大、风险高,应给予患者良好的身心照顾,尽量满足其生活需求,减轻焦虑程度。

2. **皮肤准备**　男性患者术晨剃胡须,剪短头发;检查术野皮肤有无疖、肿、皮肤划伤;督促患者洗澡更衣,剪指（趾）甲、理发。

3. **物品准备**　术前 2d 为患者选择型号合适的颈托,使其逐渐适应在床上戴颈托、翻身和术后的起床活动。

4. **呼吸功能训练**　指导、协助患者进行有效咳嗽咳痰,及时清除呼吸道分泌物,保持呼吸道通畅。

5. **营养支持治疗**　术前应进行全面的营养风险评估。合并下述任一情况时应视为存在严重营养风险并通知医生:①6 个月内体重下降 10%~15% 或更多。②患者进食量低于推荐摄入量的 60%,持续 >10d。③体重指数（BMI）<18.5kg/m^2。④血清白蛋白 <30g/L（无肝、肾功能不全）。经过筛查和评估,有营养不良或存在风险的患者应接受营养治疗。对该类患者应进行支持治疗,首选肠内营养。可指导患者进食高蛋白、高维生素、高热量饮食,遵医嘱添加口服肠内营养辅助制剂。

6. **术前胃、肠道准备**　手术前晚禁饮禁食。

7. **体位护理**　颈椎前路术前练习去枕平卧位;颈椎后路术前 3~5d 指导患者练习俯卧位。方法:患者俯卧位,胸前垫一软枕,双臂自然屈曲放于两侧。

（二）术后护理

1. 床单位准备 铺麻醉床,备氧气、心电监护仪、气管切开包,根据麻醉方式,备负压吸引器、急救物品及药品;各种仪器调试至正常运转后备用。

2. 病情观察 重点观察呼吸的频率、节律、深浅和有无缺氧的表现,如呼吸频率增快、口唇发绀、鼻翼扇动等。关注患者有无胸闷、憋气等不适。

3. 伤口护理 观察颈部伤口渗血、渗液、肿胀等情况,注意颈部有无增粗,发声是否改变。保持颈部伤口引流管在位、引流通畅,观察引流液的颜色、性质、量,并准确记录。

4. 观察吞咽与进食情况 尤其在术后 24~72h 内,出现进食困难,应及时汇报医生。

5. 观察四肢感觉及运动功能。

6. 颈部固定 搬动患者前,先戴好围领。搬动患者或帮助患者翻身时,保持颈部中立位,由专人保护头颈部,避免颈部扭曲或过伸,防止颈部损伤。

7. 肺部护理 协助患者翻身叩背,鼓励患者深呼吸和咳嗽,以利痰液排出。痰液黏稠者,遵医嘱可联合选择吸入用黏液溶解剂,以降低痰液黏滞性,以利于咳出。

8. 体位护理 平卧位和侧卧位交替,预防压力性损伤,侧卧时枕高应与肩同宽,防止颈部侧屈。在无脑脊液漏的情况下,经医生同意后,给予患者佩戴颈托后取半卧位,逐步过渡到端坐位。

9. 饮食护理 评估患者有无明显吞咽困难,在病情允许的情况下尽快恢复经口进食,术后第 1 天进流食,恢复通气后评估吞咽情况,无吞咽困难、无咽喉部肿痛者,遵医嘱可由流质饮食转为半流饮食,摄入量根据胃肠耐受量逐渐增加。当经口能量摄入少于正常量的 60% 时,遵医嘱添加口服肠内营养辅助制剂。逐渐过渡到正常饮食。

（三）并发症的预防及护理

1. 颈深部血肿 是颈椎手术常见并发症。前路手术的颈深部血肿危险性大,严重者可因压迫气管窒息而死亡。

（1）原因:①术中骨质创面难以止血、手术伤及血管丰富的颈长肌等;②术后出血结扎血管的线头脱落或小血管破裂;③伤口引流管引流不畅。

（2）临床表现:多见于手术后当日,尤以 12~24h 内多见;表现为颈部增粗、发声改变,重者可出现进行性呼吸困难、口唇发绀、鼻翼扇动等呼吸困难症状。同时可伴有四肢肌力下降。

（3）护理措施及处理

1）密切监测患者呼吸、血氧饱和度,关注患者有无呼吸困难。

2）检查患者颈部伤口及周围有无肿胀;保持颈部伤口引流管引流通畅。

3）准确评估患者四肢肌力并与术前对比,有无肌力进行性下降。

4）急救处理:通知医生并立即加大吸氧流量,开放气道;遵医嘱给予脱水药物静脉输入;准备切开缝合包和负压吸引装置,配合医生进行床旁伤口拆线,去除颈深部血肿;必要时,给予简易呼吸器辅助呼吸,待呼吸情况改善后完善术前准备送手术室进一步探查。

2. 脊髓神经功能障碍

（1）原因:①术中对脊髓的牵拉刺激使脊髓水肿平面上升,波及延髓呼吸中枢,引起呼吸抑制、呼吸肌麻痹、四肢肌力下降;②伤口血肿压迫导致脊髓神经功能障碍。

（2）临床表现：患者出现呼吸困难、血氧饱和度下降，但无鼻翼扇动、三凹征等梗阻性呼吸困难的体征；同时伴有四肢感觉、运动障碍或进行性加重。

（3）护理措施及处理：①密切监测患者呼吸、血氧饱和度，关注患者有无呼吸困难；②准确评估患者四肢肌力并与术前对比，有无肌力进行性下降；③加大吸氧流量，加大伤口负压引流，遵医嘱用药。

3. 分泌物堵塞上呼吸道

（1）原因：①长时间的麻醉及随后的肺膨胀不全；②术后疼痛使患者难以主动咳痰或深呼吸，导致呼吸道分泌物增多，排痰不畅，是呼吸道梗阻的主要原因。

（2）临床表现：患者突然呼吸困难、口唇发绀、鼻翼扇动、血氧饱和度下降，喉头痰鸣音明显，听诊主支气管湿啰音，提示痰液阻塞。严重时意识丧失。检查颈部伤口无肿胀、伤口引流管正常；评估肌力正常，无四肢感觉、运动功能障碍。

（3）护理措施及处理：①密切监测患者呼吸、血氧饱和度，关注患者有无呼吸困难；②观察患者有无喉头部痰鸣音，并及时汇报医生，雾化吸入、静脉输注或口服化痰药物；③鼓励患者咳嗽、咳痰，并给予翻身、叩背；④给予有效吸痰，必要时给予简易呼吸器辅助呼吸，配合医生进行紧急气管插管或气管切开等抢救。

4. 喉头水肿

（1）原因：多见于颈椎前路手术患者。①术中长时间气管插管造成的损伤；②术中长时间、过度牵拉气管食管。

（2）临床表现：①伴有短暂的声音嘶哑与发声困难，严重的喉头水肿与痉挛虽不多见，但一旦发生可引起窒息甚至死亡；②表现为突发严重吸气性呼吸困难、三凹征、发绀等；③吸痰时无痰液吸出，医生气管插管时可发现口腔、咽部、喉头水肿，气管插管困难。

（3）护理措施及处理

1）评估肿胀程度。

2）可食用冰冷食物，如冰砖、雪糕等，减轻咽喉部的水肿与充血。

3）遵医嘱给予雾化吸入，静脉给予激素、脱水剂等。

4）急救处理：通知医生抢救并立即开放气道，加大氧流量吸氧，给予激素类药物雾化吸入，必要时给予简易呼吸器辅助呼吸，同时准备好负压吸引装置、气管切开包等物品，经以上措施无缓解者，立即配合医生进行气管切开。

5. 脑脊液漏

（1）原因：①术中硬脊膜误伤；②硬脊膜切开后缝合或修补不严密。

（2）临床表现：表现为伤口处引流液由血性变为淡红色或淡黄色清亮液体，引流量增多，应警惕为脑脊液漏。一般于术后 3~4d 发生。

（3）处理措施：①伤口引流管可给予常压引流或拔管处理，伤口处用厚敷料换药局部加压包扎。②保持伤口敷料清洁干燥，有渗出随时换药，加大抗生素的用量，防止感染。③避免剧烈咳嗽、用力排便等增高腹压的动作。④体位护理，脑脊液漏患者绝对卧床，可采取去枕平卧或头高足低位。⑤遵医嘱用药补液，如应用可通过血脑屏障的广谱抗菌药物，以及白蛋白、氨基酸、血浆等营养支持。⑥必要时，医生根据患者病情放置腰大池引流管进行引流。⑦经口前路脑脊液漏患者，术后常规维持鼻饲饮食 7d，如脑脊液漏仍未愈合，延长至确定渗漏愈合后方可拔除鼻饲管。

6. 喉返神经、喉上神经损伤

（1）原因：多见于颈前路手术。①术中钳夹；②牵拉过度；③牵开器长时间压迫喉部神经。

（2）临床表现：①喉上神经内支损伤，引起术后进食尤其是食用流质食物或饮水时出现呛咳，外支损伤致环甲肌麻痹，声带松弛，声调变低。②喉返神经损伤，可引起声带麻痹，表现为声音嘶哑、憋气。多为暂时性，伤后 1~3 个月内可以恢复。

（3）护理措施及处理：术后立即诱导患者大声讲话，以了解声音有无异常。声音嘶哑者鼓励进行发声训练，饮水呛咳者在恢复前可给予固体类饮食。大多数患者可在 2~4 周自行修复。

7. 食管、气管损伤

（1）原因：①颈椎肿瘤侵犯食管、气管；②手术误伤。

（2）临床表现：进食时出现呛咳，吸痰时有食物残渣，换药时伤口处有食物残渣渗出。此种并发症不多见，但易引起纵隔感染导致死亡，术后一旦发现，及时报告医生，行手术修补和伤口灌洗术。

（3）护理措施及处理：密切观察伤口引流液的颜色、质量，发现异常及时汇报医生。一旦怀疑损伤，禁饮禁食，留置胃管，做好胃管护理与鼻饲护理。

【健康教育】

1. 术后继续佩戴颈托 4~6 周。避免颈部活动。避免颈部突然受力，导致损伤。禁止做低头、仰头、旋转等动作。

2. 保持正确的体位。

3. 坚持功能锻炼。术后 3 个月禁止负重、抬重物。

4. 术后 2~3 个月复查，如伤口出现红肿、渗液、疼痛等，立即就诊。

知识拓展

腰大池引流的护理要点

1. 控制引流量与速度　滴速为 2~4 滴 /min，每小时引流量 6~12ml。

2. 预防感染　每日监测体温，及时倾倒引流袋内脑脊液，观察腰大池引流管的穿刺部位有无渗血、渗液；每班观察敷料是否清洁干燥。

3. 妥善固定导管　穿刺处引流管用可调式缝针翼，局部缝针加透明敷料固定延伸在体外的导管，顺着腰部至腋中线方向用透明敷料固定。

4. 保持有效引流　避免导管受压、扭曲、打折、堵塞。

5. 营养支持，维持水电解质平衡　鼓励患者进食，遵医嘱静脉补充白蛋白、电解质等。

自测题

一、单选题

1. 颈椎肿瘤术后出现声音嘶哑的原因主要是（B）

A. 喉上神经损伤　　　　　　　　　　B. 喉返神经损伤

C. 气管插管　　　　　　　　　　D. 食管、气管损伤

2.（A）是颈前路较危急的并发症,处理不及时可造成患者窒息死亡

A. 颈部水肿　　　　　　　　　　B. 喉上、喉返神经受损

C. 脊髓神经受损　　　　　　　　D. 肺部感染

二、多选题

1. 颈椎肿瘤术后常见并发症有（ABCD）

A. 颈深部血肿　　　　　　　　　B. 喉头水肿

C. 脊髓神经功能障碍　　　　　　D. 分泌物阻塞呼吸道

2. 颈椎后路手术并发症有（ABC）

A. 瘫痪加重　　　　　　　　　　B. 轴性症状

C. 硬脊膜外血肿　　　　　　　　D. 颈部僵硬

第四节　胸腰椎肿瘤的护理

学习目标

1. 了解胸腰椎肿瘤的基础知识。

2. 熟悉胸腰椎肿瘤的治疗。

3. 掌握胸腰椎肿瘤的护理要点。

【概述】

　　胸腰椎肿瘤是生长于椎体、椎管、椎管内神经或周围软组织的各种瘤样病变。发病率不高,但病种繁多,无论良性肿瘤还是恶性肿瘤,对脊柱的承重、运动、保护功能都会造成很大影响。恶性肿瘤常发于脊柱下部椎体。肿瘤压迫腰椎神经根或动脉会引起一系列症状和体征,主要表现为肢体乏力、麻木,严重者可致双下肢截瘫,二便功能障碍。

【诊断】

（一）症状和体征

1. 全身症状　恶性肿瘤或脊柱转移瘤可表现为神经系统、呼吸系统、心血管系统、消化系统等症状。一旦出现上述症状,应及时去医院诊治。

2. 局部症状

（1）疼痛:最早出现,也最常见的症状。一般是慢性的腰背痛、肋间神经痛、肩背部麻木,早期较轻,往往容易被忽视而耽误治疗,甚至有患者当作是肺部问题进行检查治疗而忽略了脊柱问题。不同部位肿瘤,可以引起相应的、具有一定特征性表现的疼痛。中胸段脊柱肿瘤产生的放射样疼痛一般围绕胸背部,呈束带感;侵及下胸椎或上腰椎的肿瘤产生的疼痛会放射到腹前壁;L_1椎体肿瘤产生的疼痛可以放射到一侧或两侧的骶髂部、髂前上棘或腹

股沟,产生膀胱、直肠功能缺失或性功能障碍;伴有大腿麻木无力时,则提示脊髓圆锥部受压;肿瘤累及下腰椎,可以出现类似坐骨神经痛的症状和神经功能障碍。这种疼痛常常卧床休息时不减轻,反而加重。

(2)乏力:胸椎肿瘤患者经常出汗或无汗,胸闷、头昏、消化不良等;严重时出现站立不稳、行走困难、大小便异常、胸背疼痛及驼背。腰椎转移瘤压迫脊髓神经时,可出现四肢的无力症状,行走时下肢无力可导致出现"踩棉花"的"打飘感"。有时候可因突然间的劳累、外伤导致肿瘤进展,症状会急剧加重。

(3)麻木:压迫神经同样会导致感觉异常,包括四肢的感觉异常、麻木等。有时候会被误认为是颈椎病、腰椎间盘突出症等。

(4)瘫痪:当脊髓神经完全被压坏时,可出现肿瘤平面以下的感觉、活动功能丧失,进而出现瘫痪。

(二)辅助检查

主要是影像学检查,如 X 线检查、CT 检查、MRI 检查、PET-CT 检查等。

【治疗】

手术切除是许多髓内肿瘤和硬脊膜内髓外肿瘤的首选。影响脊柱稳定性的,一期应行胸腰椎内固定,以维持脊柱的稳定性。有脊髓及神经根压迫症状者,手术应以在手术显微镜下解除对神经的压迫为主。

恶性肿瘤可先活检明确病理,根据病理性质行放化疗或其他方法治疗,但是对于影响脊柱稳定性的恶性脊柱肿瘤,可手术行肿瘤切除及脊柱内固定,达到缓解症状及维持脊柱稳定的目的,为术后放化疗提供依据。有肢体活动障碍者,应行康复治疗。

【护理】

(一)术前护理

1. 心理护理 胸腰椎肿瘤手术难度大、风险高,患者往往会产生一系列心理反应。医护人员应正确引导和对待这些反应。

2. 呼吸功能训练 指导、协助患者进行有效咳嗽咳痰,及时清除呼吸道分泌物,保持呼吸道通畅。术前有肺部感染、肺功能差及慢性阻塞性肺疾病者,术前 3~7d 遵医嘱给予抗感染、祛痰、平喘等治疗。

(二)术后护理

1. 按全麻术后常规护理。

2. 病情观察 遵医嘱监测生命体征,对开胸手术者,行心电监护 2~3d,重点监护患者的呼吸情况和血氧饱和度情况,持续低流量吸氧,确保患者的血氧饱和度≥90%,当患者的血氧饱和度≥95% 稳定 2~3d,可停止吸氧,但仍需要观察呼吸的频率和深度的变化。

3. 体位护理 术后清醒无须去枕平卧 6h;后路手术一般术后当天返回病房后,前 6h 平卧,压迫止血;之后可每 2h 轴线翻身一次,翻身角度在 30°~60°,翻身时保持头、颈、躯干三点成一水平线,防止脊柱旋转、屈曲过伸。平卧位和侧卧位交替。

4. 管道护理 妥善固定导管,保持引流管通畅,注意观察引流液颜色、性质、液量,短时间内有大量血性液体或无色液体引出时,提示可能有活动性出血或脑脊液漏,应立即报告医生,采取有效措施。

5. 神经功能的观察 患者麻醉恢复后,检查其双下肢的感觉和运动功能,并牵拉导尿管检查膀胱功能,如发现双下肢感觉、运动有异常,及时报告医生。

6. 肺部护理 按时翻身叩背,鼓励患者咳嗽、深呼吸,痰液黏稠不易咳出时,根据患者病情遵医嘱给予雾化吸入,必要时吸痰,保持呼吸道通畅。

7. 饮食护理 在病情允许的情况下,尽快恢复经口进食,在没有出现恶心呕吐的情况下,术后4h即可开始饮水,无不良反应即可给予流食。术后第1天进流质饮食,患者一旦恢复通气后可由流质饮食转为半流质饮食,摄入量根据胃肠耐受量逐渐增加,以后视病情逐渐过渡到软普食、普食。

8. 功能锻炼 手术当日床上进行四肢及关节活动,术后24h行直腿抬高训练,术后3~4周进行腰背肌功能锻炼。原则:先易后难,循序渐进,忌粗暴剧烈,防加重损伤。截瘫患者早期可行被动功能锻炼。

9. 加强切口管理,预防感染

(1)切口渗液:保持切口清洁干燥,渗液较多时及时换药。

(2)切口出血、周围瘀斑:遵医嘱监测出凝血时间、凝血酶原和国际标准化比值;使用抗凝剂期间,观察患者有无皮下或黏膜出血、伤口渗血加重等情况,根据具体情况进行调整。

(3)切口周围水疱:预防切口周围水疱,切口敷料可选择高顺应性和拉伸性、易贴易揭的敷料,并且有良好的渗液吸收能力和防护能力,可减少更换敷料频率,不损害切口周围皮肤。

(三)并发症的预防护理

1. 血气胸

(1)原因:①术中切除胸椎肿瘤时会造成胸膜缺损,以至于有部分血液、气体进入胸腔挤压肺部;②术后伤口内有活动性出血无法及时引出时,漏至胸腔内从而挤压肺部。

(2)临床表现:①胸后路普通伤口引流管引流液如果大于100ml/h连续4h,且为鲜红色血性液体,提示胸后路伤口内有活动性出血;②观察患者是否有憋气及胸口压迫感、呼吸急促,同时伴有心跳加快、血氧饱和度下降,警惕患者是否发生血气胸。

(3)护理措施及处理

1)胸椎肿瘤术后患者全身麻醉清醒后,抬高床头15°~30°,以改善通气。保持呼吸道通畅,及时清理呼吸道分泌物。

2)密切监测患者血压,呼吸频率、节律,血氧饱和度。

3)急救处理:一旦怀疑发生血气胸,立即给予有效的高浓度吸氧,加大负压引流以减轻胸腔压迫,并通知医生。遵医嘱给予止血药;超声检查,协助医生行胸腔穿刺置管术,密切观察患者生命体征变化。

2. 血肿

(1)原因:①伤口引流不畅,积血不能及时引出;②椎管内静脉丛活动性出血。

(2)临床表现:患者双下肢肌力出现进行性下降,主诉下肢无力、麻木。

(3)护理措施及处理

1)出现感觉减退和肌力减弱并进行性加重,应立即汇报医生。

2)密切观察引流管、引流量及敷料渗血的情况。

3）术后监测及控制血压，及时治疗咳嗽、便秘，减轻腹压骤然增高。

4）急救处理：如无引流液引出，应立即检查导管有无受压、打折，加大负压，进行排查，若仍无引流液，立即汇报医生。

3. 脊髓神经功能障碍

（1）原因：①术中对脊髓的过度牵拉刺激，导致术后脊髓水肿加重，引起四肢肌力下降；②伤口血肿压迫导致脊髓神经功能障碍。

（2）临床表现：患者出现呼吸困难、血氧饱和度下降，但无鼻翼扇动、三凹征等梗阻性呼吸困难的体征；同时伴有四肢感觉、运动障碍或进行性加重。

（3）护理措施及处理

1）密切监测患者呼吸、血氧饱和度，关注患者有无呼吸困难。

2）准确评估患者四肢肌力，并与术前对比，有无肌力进行性下降。

3）急救处理：遵医嘱给予激素、脱水类药物以减轻脊髓的损伤，配合抢救，待呼吸情况改善后，完善术前准备送手术室进一步探查。

【健康教育】

1. 出院后应继续佩戴腰围 6~8 周（卧床不戴，练习蹲坐的时间视病情而定），嘱患者出院后加强功能锻炼，避免剧烈活动，防止再次受伤，定时复查，门诊随访。

2. 术后 2~3 个月门诊复查，如有不适，随时复诊。

知识拓展

胸腔闭式引流的目的

1. 排出胸膜腔内积液、积血、积气。

2. 恢复和保持胸膜腔负压。

3. 维持纵隔的正常位置。

4. 促使术侧肺迅速膨胀。

5. 发现胸膜腔内活动性出血、支气管残端瘘等。

自 测 题

一、单选题

1. 为明确胸部损伤有无肋骨骨折、血气胸及纵隔移位，应首选的检查是（B）

A. 胸腔穿刺术　　　　　　　　　　B. 胸部 X 线检查

C. 胸部超声检查　　　　　　　　　D. 胸部血管造影检查

2. 胸腔闭式引流的确切拔管指征是（A）

A. 引流量减少　　　　　　　　　　B. 引流量正常

C. 生命体征异常　　　　　　　　　D. 憋气

3. 形成血肿即可压迫脊髓的出血量为（B）

A. 大于 10ml　　　　　　　　　　B. 大于 15ml

C. 大于 20ml
D. 大于 30ml

二、多选题

1. 胸腔闭式引流的目的包括（ABC）

A. 引流胸腔内积气、积血和积液
B. 重建负压保持纵隔的正常位置

C. 促进肺膨胀
D. 减轻疼痛

2. 胸椎肿瘤患者的主要症状包括（ABCD）

A. 肋间神经痛
B. 下肢无力，有"踩棉花"感

C. 四肢麻木
D. 有束带感

第五节　骶骨肿瘤的护理

学习目标

1. 了解骶骨肿瘤的基础知识。
2. 熟悉骶骨肿瘤的治疗方法。
3. 掌握骶骨肿瘤的护理要点。

【概述】

骶骨肿瘤是原发于或转移至骶骨区域骨结构、神经系统及周围软组织的肿瘤的统称。骶骨常见的原发性良性肿瘤有骨母细胞瘤、动脉瘤样骨囊肿等；原发性交界性肿瘤包括脊索瘤、骨巨细胞瘤等；而原发性恶性肿瘤包括骨肉瘤、软骨肉瘤等。

骶骨的转移癌较少见，多数由肾癌、前列腺癌周围播散所致。据相关统计，在骨肿瘤当中，良性骶骨肿瘤的发病率是 1.16%，而恶性骶骨肿瘤的发病率是 3.91%。因为发病部位较为特殊，且发展的时间较为缓慢，发生的位置比较深，骶骨肿瘤的早期症状多数不典型，容易为患者所忽视，就诊时肿瘤往往已生长至很大，所以临床上很难为骶骨肿瘤作出及时且正确的诊断。

【诊断】

（一）症状和体征

骶骨肿瘤的早期症状往往不明显，主要包括骶尾部、会阴区酸痛不适，容易被患者忽略；中晚期随着肿瘤体积增大，破坏骨质，压迫神经、血管并侵入盆腔、腹腔，患者会出现一系列局部及全身症状。

1. 全身症状　以臀部或者腰部胀痛、酸痛及持续性疼痛为多见，存在括约肌功能障碍及放射痛等现象。中晚期可出现体重下降、食欲缺乏、恶病质等。

2. 局部症状　早期主要为骶尾部、会阴区压痛和肿胀，骶骨尾部或者臀部可触及弹性肿块，触摸则为乒乓球样触觉，并存在轻微的压痛感，局部皮温一定程度升高；肛门指诊能触及直肠黏膜在骶骨肿瘤的表面，一部分患者存在下腹部扪及肿块等症状。

3. 并发症状 肿瘤侵犯腰骶神经后患者可能会出现下肢疼痛、麻木，会阴区麻木、大小便功能障碍及性功能障碍。肿瘤压迫髂静脉、下腔静脉会导致下肢水肿，甚至湿性坏疽。压迫直肠可能导致便秘、直肠穿孔、感染等症状。

（二）辅助检查

骶骨肿瘤包含多种病理类型，诊断需要根据患者的临床症状、体征、影像学检查和病理学检查进行综合判断。

【治疗】

骶骨肿瘤的治疗包括许多方面，目前最有效的治疗方式以手术为主，同时辅以各类辅助治疗手段的综合性治疗。骶骨肿瘤治疗的主要目的是最大限度地根除肿瘤、防止复发，同时尽可能保留患者神经功能。

1. 药物治疗 目前对骶骨肿瘤治疗有效的药物有限；手术前予以针对性敏感药物治疗若干疗程，可显著缩小肿瘤体积，减少肿瘤血供，降低手术风险。

2. 辅助治疗 新的辅助治疗方法，如质子重离子治疗，在某些骶骨肿瘤类型中也有较好的疗效，如骶骨脊索瘤，该类肿瘤对于普通放疗、化疗均不敏感，手术后易复发，质子重离子治疗可达到较好的肿瘤控制效果。

3. 手术治疗 手术切除肿瘤是治疗骶骨肿瘤最直接有效、最关键的治疗手段。骶骨肿瘤具有手术风险高、出血量多、术后并发症多的特点，目前对于外科医生仍是巨大挑战。骶骨肿瘤手术的入路主要包括后入路、前入路及前后联合入路等几种方式。

【护理】

（一）术前护理

1. 术前数字减影血管造影（DSA）检查 了解肿瘤部位、范围及血供，经髂内动脉行瘤体血管明胶海绵或钢圈栓塞以减少术中出血。观察患者穿刺部位有无出血、渗血情况，腹股沟穿刺部位均用沙袋加压包扎 24h，并嘱患者术侧肢体制动 24h，不能弯曲抬举肢体，可在床上水平移动，以防穿刺部位出血及栓子脱落。观察术侧下肢的温度、颜色、痛触觉及足背动脉搏动情况，并注意与对侧肢体相比较，如有术侧肢体疼痛、麻木等异常，及时报告医师处理。术后平卧 24h，24h 后去除加压沙袋及绷带，保留一块无菌纱布，保持局部干燥无菌，观察穿刺处有无出血及感染征兆，发现异常及时处理。

2. 心理护理 评估患者的心理状态，并向其介绍治疗方案、围手术期注意事项和手术成功病例，尽可能消除其恐惧心理，保证患者在良好的心理状态下接受手术治疗。

3. 术前胃、肠道准备 根据患者病情遵医嘱进行术前肠道准备，以防术中污染，减少腹部并发症的发生。

4. 括约肌收缩训练 指导患者术前做括约肌收缩训练，以增强盆底肌肌肉力量，增加尿道筋膜张力，提高术后排便控制能力。

（二）术后护理

1. 病情观察 骶骨肿瘤术中出血量大，可根据血压调节输液滴速，补充血容量，防止发生低血容量性休克。大量输血输液时，观察肺功能情况，防止发生肺水肿。

2. 管道护理 骶骨肿瘤手术患者伤口一般放置 2 根负压引流管，深部 1 根，浅层 1 根，准确记录引流液色、质、量，以便医生掌握拔管时机。

3. 胃肠道护理 骶骨前路由于术中牵拉刺激后腹膜或肠道，患者术后 12~24h 肠蠕动减弱或消失,鼓励患者早期翻身及下肢活动以促进肠蠕动恢复,后路手术患者可做腹部环形按摩。

4. 功能锻炼 骶骨肿瘤切除术后应卧床休息 3 个月,卧床期间下肢锻炼的同时进行上肢活动、深呼吸及扩胸运动,以增强心肺功能。

5. 肺部护理 按时翻身叩背,鼓励患者咳嗽、深呼吸,雾化吸入,必要时吸痰,保持呼吸道通畅。

6. 伤口观察 加强切口管理,预防感染。

7. 神经源性膀胱护理 脊柱肿瘤压迫或手术致脊髓损伤时,导致神经源性膀胱。通过体格检查,尿常规、尿培养,肾功能检查,泌尿系统 B 超检查,尿动力学检查等,评估膀胱功能;选取 12~14 号、首选硅胶材质尿管进行间歇导尿及膀胱再训练;预防处理尿路损伤出血、泌尿系感染、尿路结石等并发症;进行饮水计划、记录排尿日记等膀胱自我管理的健康教育;定期随访及复查等。

8. 神经源性肠道护理 搭配均衡的饮食管理;养成按时吃饭、定时定点排便的习惯;物理疗法,如腹部顺时针按摩;局部触发排便,如使用栓剂、手指直肠刺激、盆底肌训练;药物排便等。通过这些护理措施减少肠道排便问题,实现定时、规律、干净排便。

9. 失禁相关性皮炎的护理 重在预防,评估风险,实施结构化皮肤护理方案。

（三）并发症的预防及护理

1. 伤口不愈合

（1）原因:①骶骨肿瘤较大,术后伤口内空腔大,伤口内容易积存大量积血或积液,并且伤口软组织少,血供差,导致伤口愈合缓慢;②骶骨肿瘤患者自身营养差也会引起伤口愈合困难;③骶骨肿瘤手术伤口接近肛门,大小便污染伤口,引起伤口感染。

（2）临床表现:观察伤口内有无积血积液时,发现伤口处膨起,有波动感,轻压伤口从缝线处流出血性液体。

（3）护理措施及处理:①术后第 2 天采取左右侧卧位,尽量少用平卧位,并在骶尾部放置水垫,以免压迫伤口影响血液供应,或使脂肪液化,伤口更加不易愈合。②给予留置导尿管,对于中低位骶骨肿瘤术后患者,大便几乎每次都会污染伤口及敷料。护理时可用尿垫或敷料垫保护伤口,每次便后如有污染及时换药。给予营养支持,促进伤口愈合。伤口感染或不愈合、软组织缺损多、创面覆盖困难者,可再次手术,行肌皮瓣转移术。

2. 大小便功能障碍

（1）原因:骶骨肿瘤切除术中会损伤或切除控制大小便的骶神经。

（2）临床表现:术后患者会出现不同程度的会阴部麻木,尿潴留、尿失禁、便秘或腹泻。

（3）护理措施及处理:做好会阴护理、留置导尿管护理,以及肛周皮肤护理。指导患者进行排便功能训练。

【健康教育】

1. 嘱患者睡软硬适中的床铺,外出和行走时需要佩戴腰围,防止内固定的松动;坚持腰骶肌锻炼,防止肌肉萎缩;增强自我保护意识,纠正不良姿势,拾物时应屈膝下蹲;2 个月内不弯腰,半年内避免重体力劳动,穿平跟鞋,如有不适,及时就诊。

2. 出院后应继续佩戴腰围 6~8 周,嘱患者出院后加强功能锻炼,避免剧烈活动,防止再次受伤。2~3 个月门诊复查。

知识拓展

排尿、排便功能训练方法

1. 提肛肌收缩训练 指导患者呼气时下腹部、会阴及肛门同时收缩,吸气时放松。

2. 排便反射训练 每日早餐后 30min 开始训练排便,无论有无便意均定时练习 15min,以促进大脑皮质建立排便反射。同时在晨起和睡前进行腹部按摩,以脐为中心顺时针按摩腹部,每次 10~15min 以促进肠蠕动。

3. 个体化放尿 按照留置导尿管常规护理,当其有尿意或膀胱充盈至平脐时放尿,并嘱患者有意识地参与排尿,以促进相关神经肌肉的参与,从而产生排尿感和排空感。

4. Crede 手压法 手掌放在充盈膀胱的底部,向膀胱体部环形轻柔按摩 3~5min,并逐渐加压向耻骨下方推移,挤压膀胱逼尿排出直至无尿液流出时放手。严格按指征慎重选择,在尿流动力学检查允许的前提下,除外已有膀胱输尿管反流的病例,并严密随访,观察上尿路安全状态。

自 测 题

一、单选题

1. 骶骨肿瘤术后,易发生大小便功能障碍的原因是(D)

A. 术后卧床时间长 　　　　　　　　B. 体位不适应

C. 肠蠕动未恢复 　　　　　　　　　D. 骶神经受损

2. Crede 手压法中,手掌放在充盈膀胱的(B)

A. 顶部 　　　　　　　　　　　　　B. 底部

C. 左侧 　　　　　　　　　　　　　D. 右侧

3. 骶骨肿瘤术前进行 DSA 检查的主要目的是(C)

A. 减少术后伤口感染 　　　　　　　B. 确认肿瘤大小

C. 减少术中出血 　　　　　　　　　D. 明确肿瘤部位

二、多选题

1. 骶骨肿瘤的临床表现有(ABCD)

A. 慢性腰腿痛 　　　　　　　　　　B. 排尿困难

C. 便秘 　　　　　　　　　　　　　D. 剧烈疼痛

2. 骶骨肿瘤易被误诊为(ABCD)

A. 脊索瘤 　　　　　　　　　　　　B. 骨巨细胞瘤

C. 神经纤维瘤 　　　　　　　　　　D. 腰椎间盘突出症

第六节　四肢肿瘤的护理

1. 了解四肢肿瘤的基础知识。
2. 熟悉四肢肿瘤的治疗。
3. 掌握四肢肿瘤的护理要点。

【概述】

四肢肿瘤泛指发生于四肢骨骼系统的肿瘤。根据其发生部位不同,可以分为上肢肿瘤、下肢肿瘤。四肢肿瘤既可以是原发于骨骼肌肉系统的肿瘤,也可以由全身其他部位肿瘤转移而来。常见的原发性肿瘤包括骨肉瘤、软骨肉瘤、骨巨细胞瘤及骨软骨瘤等。转移性肿瘤可以来源于全身任何部位,如乳腺癌、前列腺癌、肺癌、肾癌等。

【诊断】

（一）症状和体征

四肢肿瘤早期缺乏典型的临床症状,偶尔可于四肢骨骼浅表部位触及肿块。随着肿瘤的生长,逐渐可以出现疼痛、活动障碍、局部肿胀等症状。不同类型的肿瘤可有部分特征性症状。

1. **疼痛**　是生长迅速的肿瘤最显著的症状。良性肿瘤多无疼痛,但对于某些膨胀性生长的肿瘤,如骨样骨瘤等,反应性的骨生长可以产生剧痛。恶性肿瘤几乎都伴随疼痛,夜间痛是肿瘤患者特征性的表现之一。

2. **局部肿块与肿胀**　四肢肿瘤由于表面软组织覆盖相对较少,肿瘤生长到一定程度均可在体表发现肿块。良性肿瘤生长缓慢,肿块大小可在数年内没有明显变化。恶性肿瘤生长较快,尤其像骨肉瘤等好发于关节周围的恶性肿瘤,因肿瘤过度生长,可以出现明显的肿块,伴有局部皮肤紧绷,表面静脉怒张,皮温增高等症状。

3. **功能障碍和压迫症状**　四肢肿瘤如邻近关节,可能因肿块占位等影响局部关节的活动。肿瘤生长压迫周围神经可引起相应神经支配区域的症状。

4. **病理性骨折**　四肢骨骼系统的肿瘤往往伴随着骨质的改变,容易在轻微外力的影响下发生病理性骨折。

良性肿瘤一般无明显全身症状。原发性恶性肿瘤患者晚期可出现贫血、消瘦、食欲缺乏、体重下降、低热等全身症状;肿瘤若发生远处转移可有相应靶器官损伤的症状,如骨肉瘤肺转移患者可出现咳嗽、胸痛等症状。四肢转移性肿瘤的全身症状主要受原发性肿瘤影响。

（二）辅助检查

四肢肿瘤的诊断必须做到临床、影像学及病理学三结合。

1. **X 线、CT 检查**　可以直接判断肿瘤为溶骨性或成骨性病灶。

2. **MRI 检查** 可以对肿瘤的性质判断提供依据,可以明确肿瘤软组织浸润的范围等。

3. **PET-CT 检查** 根据肿瘤病灶放射性元素的异常代谢可以为肿瘤诊断及鉴别提供依据。

4. **病理学检查** 是肿瘤诊断的"金标准",通过病理学检查可以明确肿瘤的性质、来源、恶性程度等,是骨肿瘤临床治疗的重要指导依据。

【治疗】

对于多数的良性肿瘤,可以通过外科手术直接切除肿瘤。手术方式可以选择刮除或瘤段切除。对于手术造成的骨缺损,可以用自体骨灭活肿瘤后回填或利用异体骨进行重建。

对于恶性肿瘤而言,要充分考虑肿瘤的病理特征及临床分期。对于放化疗敏感的肿瘤,可以先行化疗、放疗,再进行手术切除,手术后补充放疗及化疗,这一治疗方案被称为"新辅助化疗",是骨肉瘤等恶性肿瘤的标准治疗方案。对于无法手术或患者全身状况不支持手术的患者,则需要选择针对性的化疗或放疗。

1. **截肢术** 截肢的界限以恰到安全平面为好,过低易导致残端复发,过高没有必要。①胸廓肩胛间离断术(上四分之一截除术):肩胛带的恶性肿瘤,可以有多种方式的保肢手术。但对一些较晚期的病例,如侵犯血管神经束,无保肢适应证者,可施行上四分之一截除术。②半骨盆截除术(下四分之一截除术):对于骨盆肿瘤、髋关节周围肿瘤及臀部软组织肿瘤,在各种保肢手术均不能得到安全界限的情况下(尤其是重要的血管神经束受侵犯),均可施行半骨盆截除术,使患者最大限度地解除肿瘤的负荷及减轻疼痛,挽救或延长生命,因而是一种并不少见的手术。

2. **保肢术** 与截肢术相比,有较高的围手术期及长期并发症发生率,费用较昂贵,需要与患者和家属进行良好的讨论和沟通,可能需要多种手术以治疗并发症。①金属假体置换保肢术;②局部消融保肢术,即微波原位灭活保肢术,邻近大关节结构得以完整保留,近远期并发症发生率低,肢体功能得以最大限度保留。

【护理】

(一)术前护理

术前护理同本章"第三节 颈椎肿瘤的护理"。

(二)术后护理

1. **常规护理** 同本章"第三节 颈椎肿瘤的护理"。

2. **截肢术后护理**

(1)病情观察:术后心电监护,观察残端出血情况;为防止残端出血,床旁应备有止血带。

(2)体位护理:下肢截肢者,每3~4h俯卧20~30min并将残肢用枕头支托,压迫向下,仰卧位时不可抬高患肢。术后残肢应用牵引或夹板固定在功能位置。同时密切观察患侧血运、感觉、运动及局部渗血情况。

(三)并发症的预防及护理

绝大多数截肢患者在术后相当长的一段时间内感到已切除的肢体仍然有疼痛或其他异常的感觉,称为幻肢痛。截肢前一定要做好患者的心理护理,让患者有充分的思想准备,术后也要用合适的方式引导患者重视残肢,正确接受截肢的现实。指导患者应用放松疗法等自我调节的手段逐渐消除幻肢痛。对于幻肢痛持续时间较长的患者,可轻叩残端,或用热敷、理疗、封闭、神经阻滞等方法消除幻肢痛。必要时遵医嘱给予安慰剂治疗。适当的残肢活动和早期行走亦有利于缓解。

【健康教育】

1. 保持伤口清洁、干燥,如有剧烈疼痛、渗血渗液、发热等,应及时就诊。

2. 术后 2~3 个月门诊复查,如有不适,随时复诊。

知识拓展

骨软骨肉瘤分型

1. 中央型　来源于骨的髓腔,常见于股骨近端、肱骨近端。

2. 继发型　起源于先前存在的软骨病变。

3. 间叶型　是高度恶性肿瘤,出现原处转移、局部及原处复发的概率极高。

4. 去分化型　最常见于肱骨、股骨和骨盆。

5. 透明细胞型　是低级别肿瘤。

6. 骨膜型　常见于股骨干。

自 测 题

一、单选题

1. 关于骨肿瘤手术的护理措施,描述**错误**的是(B)

A. 观察生命体征　　　　　　　　B. 术后立即进行关节活动

C. 观察残端出血情况　　　　　　D. 观察患侧血运

2. 关于恶性肿瘤保肢手术,描述**错误**的是(D)

A. 必须保证各个部位均达到广泛或根治的切除边界

B. 肢体重建包括骨与关节重建和软组织重建

C. 近远期并发症发生率低

D. 已替代截肢手术

二、多选题

1. 截肢术后的护理措施包括(ABCD)

A. 心理支持　　　　　　　　　　B. 防止伤口出血,局部观察

C. 患肢痛的护理　　　　　　　　D. 指导患者进行残肢锻炼

2. 截肢术后幻肢痛的处理方法包括(ABCD)

A. 热敷　　　　B. 理疗　　　　C. 封闭　　　　D. 神经阻滞

(李晓林　程凌燕　许蕊凤　王 洁)

第九章　骨科微创手术与护理

第一节　肩关节镜手术的护理

学习目标

1. 了解肩关节疾病的概念、损伤机制及辅助检查。
2. 熟悉肩关节损伤的诊断。
3. 掌握肩关节镜手术的护理措施。

【概述】

肩关节是典型的球窝关节,广义的肩关节主要由盂肱关节、肩锁关节、胸锁关节和肩胛骨胸廓等4个关节组成,狭义的肩关节则指盂肱关节。肩关节的软组织由浅至深包括三角肌、胸大肌、胸锁筋膜、肩关节后方筋膜、肩袖肌肉和关节囊。肩袖肌肉由冈上肌、冈下肌、肩胛下肌和小圆肌组成。

肩关节可进行外展、内收、前屈、后伸、内旋、外旋及环转等动作,是全身活动度最大的关节,但同时也是最不稳定的关节之一。因此,不稳定是盂肱关节最常见的问题,肩关节脱位的发生率占全身关节脱位的50%,其中95%为前方脱位。

随着全民健身普及和人口老龄化的到来,肩袖损伤已成为导致肩部疼痛及功能障碍最常见的原因之一,其发病率为5%~39%。除此之外,钙化性肩袖肌腱炎和肩周炎等也是肩关节常见疾病。

肩关节镜手术是目前治疗肩关节疾病的重要方法之一,其通过微创手段解决肩关节疼痛并恢复功能,具有创伤小、恢复快等优点。

【病因与损伤机制】

1. **肩关节不稳定**　包括脱位和半脱位。肩关节脱位的主要病因是创伤和先天性韧带松弛,偶尔可见因癫痫发作和电击造成的脱位。肩关节半脱位多由于长期进行肩关节过度运动引起,如长期进行棒球投掷。肩关节前脱位最为常见,常因间接暴力所致,外力迫使肩关节外展、过伸及外旋,导致前方关节囊、盂肱韧带和肩袖受到过度应力,从而使肱骨头向前下脱出关节盂,形成前脱位。脱位常造成盂唇撕裂,即班卡特损伤(Bankart injury),有时甚至伴有关节盂和肱骨头的骨性缺损。复发性肩关节前脱位的损伤机制与初次脱位相同,但通常所需外力明显减小。

2. **肩袖损伤**　病因主要是外伤和退行性变,因此在肩关节创伤和中老年中比较常见,由于肩关节反复旋转或超常范围的运动,引起肩袖肌腱和肩峰下滑囊受到反复牵扯,并与肩峰和喙肩韧带不断摩擦及挤压所致。其发病率占肩关节疾病的17%~41%。肩袖损伤可分为部分性损伤(肌腱损伤的深度 <50%)和全层损伤。全层损伤根据 Post 分型,可分为:小型损伤 <1cm,中型损伤 1~3cm,大型损伤 3~5cm,巨大损伤 >5cm。

3. **钙化性肩袖肌腱炎** 是由于肌腱内钙质沉积所引起的炎症反应。在肩关节的常规检查中,有 2.7%~22% 的患者有肩袖钙盐沉积,其中 34%~45% 的患者有临床症状。其病因不明确,可能是患者先前有肩关节撞击征,由于长期撞击导致肌腱纤维的退变,钙盐结晶进入肩袖组织的肌腱及滑囊,发生钙化性改变,钙盐沉积也可能与局部的血运和代谢因素有关。钙化性肌腱炎的病理过程通常分为三期:第一期为钙化前期,肌腱组织无症状地发生纤维软骨化生;第二期为钙化期,肌腱内发生软骨细胞介导的钙化,形成钙化物沉积;第三期为钙化后期,钙化灶吸收及正常肌腱组织重建。

【诊断】

(一)症状

1. **肩关节脱位** 常见症状肩部肿胀、疼痛、功能障碍,患臂常固定于肩外轻度外展位、内旋位,患者常用对侧手托扶患肢,喙突下、腋窝或锁骨下可触及肱骨头。

2. **肩袖损伤** 常见症状包括肩部疼痛、活动受限、无力、功能障碍,有的还会出现绞锁、弹响、不稳等症状,患者疼痛多在肩关节前方或外侧,一般在活动时加重,特别是过顶动作时,常有夜间痛。活动受限以上举受限最为多见,且为主动活动受限,而被动活动不受限。

(二)查体

1. **肩袖损伤** 冈上肌试验(Jobe test)阳性,落臂试验阳性;Apley 摸背试验(Apley Scratch test)阳性(冈上肌);Lag 试验和吹号手征(冈下肌和小圆肌);压腹试验阳性,抬离试验阳性(肩胛下肌)。

2. **肩峰撞击征** 肩峰撞击诱发试验(Neer test)阳性,疼痛弧征、霍金斯征(Hawkins sign)阳性。

3. **肩关节盂唇损伤(SLAP)** 勒血通畅试验(vascular patency after anastomsis)阳性,Speed 试验、弹响试验、肱二头肌抗阻力试验、肱二头肌载荷试验一及试验二、压缩 - 旋转试验阳性。

4. **肩关节脱位** 方肩畸形,杜加斯征阳性(复位前),沟槽征、恐惧试验阳性。

(三)辅助检查

1. **X 线检查** 常规拍摄肩关节中立位、内旋位、外旋位的前后位,冈上肌出口位、腋位及轴位 X 线片,主要显示肩峰、肱骨头、关节盂及肩锁关节等。对肩部骨折、肩峰下撞击、肩关节脱位、钙化性肩袖肌腱炎、肩关节游离体和肩锁关节损伤等诊断具有参考价值。

2. **肩关节腔造影检查** 对全层肩袖损伤的诊断有较高的准确性、敏感性和特异性。

3. **B 超检查** 诊断肩袖损伤准确性较高,具有可动态观察的优势,但对操作者的依赖性较强。

4. **MRI 检查** 是目前临床诊断肩袖损伤和盂唇损伤最常用的方法。

5. **CT 扫描** 对骨性班卡特损伤的诊断有较高的准确性和特异性,还可以准确定位钙化性肩袖肌腱炎的位置。

【治疗】

肩关节损伤的治疗方法取决于患者年龄、健康状况、病程、发病机制和损伤情况等因素。

（一）非手术治疗

首次肩关节脱位,结合年龄、运动需求和损伤情况,评估后可进行保守治疗。特别是肩关节不稳并非继发于创伤的患者,非手术治疗往往效果较好。肩袖损伤在早期,特别是部分撕裂或小撕裂应先进行非手术治疗,通常包括口服药物及外用药物、康复训练、理疗等。钙化性肩袖肌腱炎大多非手术治疗可以治愈,无效者才考虑手术治疗。

（二）手术治疗

关节镜手术的目的是恢复肩关节的功能,改善疼痛,如对盂唇进行修复,关节囊进行紧缩来恢复肩关节稳定性,对肩袖进行缝合,改善活动受限、力弱和疼痛等。目前常进行的已经开展的肩关节镜下手术包括肩峰成形术、肩袖探查修补术、盂唇修整缝合术、游离体取出术、滑膜切除术、钙化灶清除术、Latarjet 手术、脱位改良 Bristow 术、上关节囊重建术、肱二头肌肌腱移位术、肩胛上神经松解术、关节囊松解术、肩锁关节重建术等。

【护理】

（一）非手术治疗护理 / 术前护理

1. 心理护理　帮助患者了解手术及疾病的相关知识,解除患者顾虑,使患者积极配合治疗。

2. 一般护理　了解患者身体健康状况,督促患者完成术前检查。

3. 呼吸道护理　肩关节手术采取全身麻醉,术中进行气管插管。为了有效预防术后呼吸道并发症的发生,患者须术前戒烟,掌握有效呼吸及咳嗽的方法。

4. 皮肤护理　肩关节手术的皮肤准备范围是患侧前后中线以内,患侧颈部及以下,患侧剑突以上胸背部皮肤及患侧上肢皮肤,患侧腋窝。备皮时动作轻柔,避免损伤皮肤,备皮后告知患者保护患肢皮肤的重要性,叮嘱患者患肢皮肤应避免蚊虫叮咬、损伤等。

5. 肠道护理　全麻患者术前 8h 开始禁食,术前 2h 禁饮,避免术中因呕吐导致吸入性肺炎或者误吸等风险。

6. 支具护理　术前根据患者手术需要为患者准备合适的肩关节支具,并教会患者如何佩戴支具及如何变换体位,并为患者讲解注意事项。

7. 功能锻炼　术前告知患者康复的重要性,鼓励患者参与练习,教会患者握拳训练方法,同时尽早开始腕、肘关节的主动功能锻炼,以预防患肢的功能障碍。①握拳训练:用力握拳,并保持 5s,然后用力伸开手指,感觉手指与手掌之间有拉伸感。每次连续进行 5~10 次握拳训练,每日 5~6 次。②腕关节锻炼:腕关节屈伸运动。③肘关节锻炼:肩关节中立位,进行肘关节屈伸运动。

（二）术后护理

1. 体位护理　术后协助患者取平卧位,患肢上臂下垫软枕,予以抬高,避免肿胀,促进血液回流。

2. 饮食护理　全麻患者清醒后,可协助患者头偏向一侧,少量进水,进水时应防止患者误吸,观察患者有无恶心呕吐等症状;指导患者首次进食以清淡、易消化饮食为主,避免食用豆类、牛奶、甜食等引起腹胀。

3. 病情观察　监测生命体征,低流量吸氧;密切观察患肢情况,注意与健侧肢体对比,包括患肢感觉、运动、皮肤颜色、末梢血运、动脉搏动等情况,发现异常及时通知医生采取措施。

4. **疼痛护理** 使用疼痛评分量表对患者进行疼痛评估,轻度疼痛可教会患者转移注意力方法、放松方法,适当调节体位帮助减轻疼痛;中重度疼痛遵医嘱应用镇痛药物,密切观察患者的用药反应。

5. **并发症护理** 术后观察伤口周围有无红、肿、热、痛,伤口敷料出现渗血渗液时及时更换,避免伤口感染;监测患者体温,注意观察患肢专科情况,如患肢动脉搏动、感觉、肿胀、活动等情况,避免出现血管神经损伤,发现异常及时汇报医生。

6. **功能锻炼** 麻醉作用消失后,鼓励患者进行前臂及手部灵活性训练和肘关节屈伸训练。术后注意事项:肩关节支具悬吊固定3周,每天至少取下肩关节支具2次,遵医嘱逐渐增加肩部活动范围,目的在于让肩关节愈合,防止再次损伤。术后1周内,患者进行钟摆及圆周运动;术后2周内进行闭链被动训练;术后3周内进行半主动训练。

【健康教育】

1. 合理饮食,多进食蔬菜、水果、维生素、蛋白质丰富食物,促进伤口愈合。

2. 告知患者伤口定期换药,遵医嘱按规定时间拆线。

3. 指导患者回家后患侧上肢继续遵医嘱进行肩关节支具悬吊固定,使肩关节处于外展位,并进行功能锻炼,防止关节粘连。

4. 告知患者须按时门诊复查,如出现病情变化,及时来医院就诊。

5. 夜间需要佩戴肩关节支具,每日早晨下地前调整肩关节支具,使患肢处于功能位。进行功能锻炼时,可将肩关节支具取下。

知识拓展

肩关节周围炎

肩关节周围炎是发生于肩关节囊、韧带、肌腱及滑囊等肩关节周围软组织的退行性变和慢性损伤性炎症,又称肩周炎,俗称冻结肩。多发于50岁左右人群,故又称"五十肩",女性多于男性。肩关节周围炎的病因有很多,主要包括肩关节周围病变及肩外疾病。

自测题

一、单选题

1. 肩袖损伤最常见的症状是(A)
A. 疼痛 B. 肌无力 C. 僵硬 D. 弹响

2. 肩袖最易损伤(A)
A. 冈上肌 B. 冈下肌 C. 小圆肌 D. 肩胛下肌

3. 全身**最不稳定**的关节是(C)
A. 膝关节 B. 腕关节 C. 肩关节 D. 踝关节

4. **不是**肩关节的组成部分的是(D)
A. 肩胛骨 B. 锁骨 C. 肱骨 D. 尺骨

5. 狭义的肩关节是（A）

A. 盂肱关节   B. 肩锁关节

C. 胸锁关节   D. 肩胛骨胸廓关节

二、多选题

1. 肩袖损伤的症状包括（ABCD）

A. 疼痛   B. 无力

C. 功能障碍   D. 弹响、绞索、僵硬

2. 肩袖损伤的病因主要是（BC）

A. 运动   B. 外伤

C. 退行性变   D. 先天性

第二节　肘关节镜手术的护理

学习目标

1. 了解肘关节疾病的病因、损伤机制、诊断及治疗原则。
2. 熟悉肱骨外上髁炎的病因、病理表现及分型。
3. 掌握肘关节镜手术的护理。

【概述】

  肘关节由肱骨、桡骨、尺骨及其关节囊、韧带组成。肘关节包括肱尺关节、肱桡关节、尺桡关节3个关节和6个相应的关节面。关节的活动有屈伸、旋转及轻度的内、外翻运动。屈伸范围为140°~150°。肘关节两侧有侧副韧带加强，防止肘关节过度内收及外展。肘关节常见的运动疾病有肱骨外上髁炎、肘关节骨关节病等。

  肘关节镜手术常见的适应证包括肱骨外上髁炎的松解、滑膜部分切除（特别是在类风湿疾病中）、游离体摘除、切除有症状的滑膜皱襞、剥脱性骨软骨炎的治疗、肱骨和鹰嘴骨赘的清除，以及创伤性或退行性肘关节粘连的松解等。肘关节镜手术的基本禁忌证是正常骨或软组织解剖变形，危及关节镜安全进入到关节内。肘关节镜手术麻醉方式包括全身麻醉及臂丛神经阻滞麻醉。

【病因与损伤机制】

（一）肱骨外上髁炎（又名网球肘）

  肱骨外上髁炎，又名网球肘，多见于网球运动员、家庭主妇、砖瓦工、木工等长期反复用力做肘部活动者。肱骨外上髁炎主要由肱骨外上髁伸肌总腱止点的慢性劳损及牵拉引起，尤其是桡侧腕短伸肌，当外力作用于该肌或其受到被动牵扯时，会使肌腱附着处发生不同程度的急慢性累积性损伤，导致其撕裂、出血、机化和粘连。

肱骨外上髁炎的病理表现主要包括：伸腕肌腱纤维由肱骨外上髁的部分撕脱；肱桡关节处局限性滑膜炎滑膜嵌入；支配伸肌的神经分支的炎症引起症状；环状韧带变性。

（二）肘关节骨关节病

此病多见于标枪、体操运动员及从事重体力劳动的农民和工人等，发病率较高。发生后，肘关节屈伸受限，对运动技能的发挥及提高影响很大。肘关节骨关节病主要由肘关节超常范围的不合槽运动引起，肘的过度外展、过屈、过伸都会引起此病。由于受伤动作不同，病理部位也各有特点。

1. 投掷肘 由于肘过伸，鹰嘴猛烈撞击鹰嘴窝出现骨赘，或逐渐出现游离体。

2. 慢性劳损型 肘的反复过伸、伸屈，使桡骨小头和肱骨小头之间，鹰嘴与鹰嘴窝之间不断挤压、摩擦，逐渐劳损致伤。

3. 急性肘外伤继发骨关节病 由高处落下，手掌支撑不正，损伤一瞬间伴有肘关节不合槽的错动，造成关节软骨损伤，再继发伤部周围软骨变性，最后导致肘的骨关节病。

【诊断】

（一）症状

1. 肱骨外上髁炎

（1）多数发病缓慢，症状初期患者自觉肘关节外上方活动时疼痛，逐渐发展为持续性疼痛。

（2）不能持重，手不能用力握物，重者出现患肢突然失力。

（3）肘关节不能完全伸直，肘或腕关节僵硬或活动受限。

2. 肘关节骨关节病

（1）肘关节活动受限，肘关节不能完全伸直。

（2）屈伸活动时疼痛。

（3）出现弹响音、绞锁等现象。

（二）体征

1. 肱骨外上髁炎 肱骨外上髁或腱止点、桡骨小头、肱桡关节隙处压痛，肱骨外上髁前下联合腱处压痛。腕伸肌紧张试验（Mills sign）阳性，抗阻伸腕试验阳性。

2. 肘关节骨关节病 肘关节伸屈度减少，伸直与屈曲时疼痛，尺骨鹰嘴周围有压痛。个别可摸到游离体。

（三）辅助检查

辅助检查包括 X 线、CT、MRI 等检查。

（四）分型

1. 肱骨外上髁炎 根据临床症状与病理表现分为三期：

（1）Ⅰ期：为肘关节外侧轻度疼痛，劳累后诱发；组织学表现为急性、反复性炎性反应，无血管纤维增生，非手术治疗可获得较为满意的结果。

（2）Ⅱ期：为活动后疼痛明显，有时静息痛，休息后可恢复；组织学出现血管纤维增生。

（3）Ⅲ期：为静息痛、夜间痛，日常功能受限，显微镜下可见广泛血管纤维增生，可伴有完全性或部分肌腱断裂，非手术治疗无效。

2. 肘关节骨关节病

（1）投掷时因损伤动作不同，分为伸展型投掷肘、外展型投掷肘两种类型。

（2）体操运动员的肘关节骨关节病分型：慢性劳损型、急性肘外伤继发骨关节病。

【治疗】

（一）非手术治疗

传统保守治疗方法较多，包括功能锻炼、冰敷、适当休息、体外冲击波治疗、物理因子治疗、口服非甾体抗炎药、使用外用药、激素封闭治疗、针灸电针刺激等，需要根据患者具体情况进行选择。

（二）手术治疗

对于保守治疗无效或效果欠佳，严重影响工作和生活的顽固性肱骨外上髁炎和肘关节骨关节病可以采取手术治疗。现有手术治疗方法包括经皮手术、开放性手术，以及关节镜微创手术等。

1. 肱骨外上髁炎的手术治疗　根据病变部位不同，可采用的手术方法：①伸肌总腱的横断或剥离延长；②环状韧带部分切除；③嵌入滑膜切除；④切除伸肌总腱的神经分支。近年来，关节镜下治疗肱骨外上髁炎由于其微创、安全、术后恢复快等优势，逐渐进入临床，成为治疗顽固性肱骨外上髁炎的常用方法，其主要方式为肘关节镜下嵌入滑膜切除、伸肌总腱止点病灶清理及锚钉缝合固定等。

2. 肘关节骨关节病的手术治疗　分为开放性手术和关节镜微创手术，两种手术各有优缺点。对于关节外病变，如关节周围的肌肉僵硬、较大的瘢痕及骨畸形等，通常需要行开放性手术进行松解治疗。对于关节内的病变，通常在关节镜下进行处理，手术方式包括关节囊松解、滑膜清理、游离体取出、骨赘切除、鹰嘴窝及冠状窝成型、软骨成型等。

【护理】

（一）非手术治疗护理/术前护理

1. 心理护理　患者入院后及时向患者做环境及入院介绍，告知患者手术及疾病的相关知识及注意事项，减轻患者心理负担。

2. 一般护理　完善各项术前检查，告知检查项目及注意事项，及时追踪患者各项检查、检验结果，如有异常及时通知医生；告知患者合理清淡饮食，保证良好睡眠。

3. 皮肤护理　备皮范围上至肩关节、下至腕关节，包括腋毛，备皮后洗澡剪指甲。

4. 支具护理　教会患者肘关节支具的佩戴方法。

5. 胃肠道护理　全麻患者术前 8h 禁食，术前 2h 禁饮。

（二）术后护理

1. 饮食护理　告知患者进食进水时间、进食内容及出现不适时的对策。

2. 患肢护理　密切观察患肢的感觉、运动情况，观察伤口渗血、渗液及末梢循环情况，如有异常及时通知医生进行处理。可采用冷疗（如冰袋或低温持续冷敷装置）减少炎症渗出，但应避免皮肤冻伤。

3. 体位护理　患者平卧时，肘关节下垫软枕予以抬高患肢，促进血液循环，缓解水肿，减轻伤口的张力；患者也可行健侧卧位。待患者麻醉消退后，可遵医嘱下床活动，第一次下床时，评估患者有无头晕等不适，评估跌倒评分。患者坐起时，协助重新调整支具位置。

4. 并发症的观察与预防　轻度并发症包括血肿、伤口愈合延迟、持续渗液、表浅感染、一过性神经损伤、活动度轻度受限（不影响日常生活）；重度并发症包括深部感染、持续神经损伤无恢复、活动度明显受限（异位骨化、影响生活）。注意密切观察患者生命体征变化、末梢循环及感觉、运动情况,保持敷料干燥和清洁。

5. 功能锻炼 术后患者功能锻炼的目的是恢复肘关节活动度,防止关节粘连、挛缩、关节僵硬。功能锻炼过程应循序渐进,避免急于求成,防止骨化性肌炎等并发症。患者麻醉清醒后嘱其练习患肢手握拳活动及适当的肩关节活动,以减轻肿胀,促进血液的循环。

肘关节支具屈曲 90°位固定,康复锻炼时去掉支具,肘关节在疼痛可耐受情况下做屈伸练习,每次屈伸练习达到一定的关节活动度,避免小范围内反复屈伸练习,避免加重关节水肿,锻炼结束后给予冷疗,减少关节渗出。

【健康教育】

1. 告知患者,如体温升高(>38.5℃)或者突然出现的剧烈疼痛及患肢功能障碍等情况,及时通知医生并定期复查。

2. 向患者讲解康复锻炼的重要性,指导家属辅助患者进行康复功能练习。

3. 术后 1~2 周拆线,拆线后结痂脱落即可洗澡。

知识拓展

肘关节剥脱性骨软骨炎

肘关节剥脱性骨软骨炎通常发生于 10~17 岁,多见于男性。症状表现为肘关节外侧疼痛,在重复性负重活动后加重,如投掷棒球或做体操时。体格检查可见主动压力试验时肱骨小头轻度疼痛。

该病一般在肘关节镜下行微创手术治疗。术后早期可开始轻微关节活动度练习。术后至少 6 周、关节活动度完全恢复后,方可进行肘关节负重或力量练习。在术后 3~4 个月、症状消失且力量恢复时才可恢复运动。

自测题

一、单选题

1. "网球肘"的病理机制为(B)

A. 肘关节软骨变性 　　　　　　　　　B. 肌腱附着处机化和粘连

C. 肱骨内上髁肌肉韧带撕脱 　　　　　D. 肱骨小头软骨蜕变剥脱

2. 肱骨外上髁炎根据临床表现分为几期(B)

A. 2 期 　　　　　B. 3 期 　　　　　C. 4 期 　　　　　D. 5 期

3. 正常肘关节的屈伸范围应为(C)

A. 100°~120° 　　　　　　　　　　　B. 120°~140°

C. 140°~150° 　　　　　　　　　　　D. 150°~160°

二、多选题

1. 肘关节镜术后可能发生的并发症包括(ABC)

A. 一过性神经损伤 　　　　　　　　　B. 骨筋膜隔室综合征

C. 关节感染 　　　　　　　　　　　　D. 静脉血栓形成

2. 肱骨外上髁炎的临床表现包括（ABC）

A. 晨僵,同时伴有肘关节活动受限

B. 用力握拳、伸腕时,肘关节外侧疼痛加重

C. 不能持重物,手不能用力握

D. 前臂做旋前或旋后运动时会加重疼痛

第三节　髋关节镜手术的护理

学习目标

1. 了解髋关节镜的相关内容。
2. 熟悉髋关节撞击综合征的相关知识。
3. 掌握髋关节镜手术的护理。

【概述】

髋关节是人体最大的关节,其周围肌肉及韧带、关节囊组织丰厚,由于股骨头呈球面形状,且关节位置深,导致关节镜下视野及可操作空间狭小,因此髋关节镜技术要求苛刻、操作难度大,其应用和进展落后于全身其他关节。

髋关节镜可用于中央间室和外周间室疾病的诊治。中央间室包括股骨头和髋臼关节面、盂唇和圆韧带。外周间室包括股骨颈和周围关节囊及滑膜。关节镜诊疗髋关节疾病对关节血运和稳定性破坏较小,对减轻疼痛、改善关节活动功能、延缓关节置换时间具有积极的作用。目前,髋关节镜手术最常用于髋关节撞击综合征等髋关节病变及损伤的手术治疗。

（一）适应证

髋关节撞击综合征、髋关节内游离体、髋关节盂唇损伤、髋关节软骨损伤、髋关节骨关节病、早期股骨头缺血性坏死、髋关节滑膜炎、髋臼或股骨头软骨病变、圆韧带断裂或撞击、髋臼发育不良、类风湿性关节炎、滑膜软骨瘤病、色素沉着绒毛结节性滑膜炎。

（二）禁忌证

严重骨性关节炎的患者,文献报道关节镜手术效果很差,不建议这一类患者行关节镜手术;败血症关节炎、全身活动性感染、皮肤溃疡、骨髓炎、脓肿形成等患者,不建议行关节镜手术,应行关节切开术;关节强直是重要的手术禁忌证,因为如果髋关节无法牵开、扩张,关节镜器械不能安全地进入关节腔;发育不良伴股骨头移位（向外移位 >1cm,或者穿破沈通线）意味着更严重的结构不稳,应该考虑开放性手术矫正。

【病因与损伤机制】

（一）病因

1. 髋臼后倾、髋臼内陷、深髋臼、髋臼前突、髋内翻、极度髋外翻。

2. 股骨颈骨折内固定术后股骨颈畸形愈合。

3. 股骨头头骺滑脱症。

4. 髋关节发育不良。

5. 儿童股骨头无菌性坏死。

6. 头骺缺血坏死、外伤后畸形。

7. 股骨近端截骨术后变形。

8. 马方综合征。

（二）损伤机制

一般认为髋关节撞击综合征的发生源于股骨近端或髋臼侧的解剖形态学异常，导致活动时两者发生撞击。

1. **股骨侧的畸形**　主要是股骨头颈交界区前上缘骨性突起、股骨头形态不规则（如非球形）等，称为凸轮型撞击。

2. **髋臼侧的畸形**　常见的畸形有髋臼过深、髋臼内陷、髋臼后倾、盂唇骨化等。一般为髋臼前外方的过度覆盖导致了髋臼前缘和股骨头颈之间的异常接触，称为钳夹型撞击。

3. **髋关节撞击综合征**　也可发生在髋部解剖结构接近正常，但髋关节有过度即超生理活动范围的患者身上。

【诊断】

（一）症状

1. 凸轮型撞击经常发生在青壮年男性，钳夹型撞击在中年女性中更为常见。

2. 典型的髋关节撞击综合征患者是活跃的 20~50 岁中青年，进行性髋关节疼痛而没有外伤史。疼痛通常在腹股沟、大转子和臀部，甚至可能辐射到膝盖。

3. 疼痛常与活动相关，休息可缓解。

4. 剧烈活动或长时间保持坐位（如车内或低矮沙发）可加重症状，随病情发展可出现腰背部、骶髂关节、臀部或股骨大粗隆处疼痛。

5. 髋关节绞锁、弹响和不稳定感（不稳定感常见于合并先天性髋关节发育不良或临界先天性髋关节发育不良的患者）。

6. 出现"死腿征"，即在改变体位（如久坐站立或转身）时髋关节出现较重的疼痛或绞锁，但片刻活动后恢复正常。

7. 病史较长者诉关节僵硬、乏力和活动度下降。

（二）体征

1. **"C 形征"**　患者通常使用拇指和示指包绕髋关节来描述疼痛部位。

2. **前方撞击试验**　患者仰卧位，检查者将髋关节屈曲至 90°，同时内收、内旋；或将患髋屈曲至 90°，同时外展、外旋。上述动作使股骨头颈部与髋臼前内侧缘接触，出现髋关节或腹股沟区疼痛或卡压症状为阳性。

3. **后方撞击试验**　患者仰卧位，患肢从床缘自由垂下，尽量后伸并外旋髋关节。上述动作使股骨头颈部与髋臼后外侧缘接触，出现髋关节或腹股沟区疼痛为阳性。

4. **"4"字试验**　非特异性，但多为阳性。

5. **McCarthy 试验**　髋关节屈曲，在内旋或外旋位将髋关节快速伸直，出现疼痛者为阳性。

6. 过屈试验、屈曲内收内旋试验阳性。

（三）辅助检查

1. **X 线检查** 骨盆正位片、双侧髋关节 45°Dunn 位片和蛙位片，显示股骨近端、髋臼缘的骨性解剖异常表现。

2. **CT 检查** 较 X 线更直观地显示股骨近端、髋臼缘的骨性解剖异常，能更准确地测量髋关节的形态学指标，以及 X 线不能测量的指标，能显示更细微的骨性改变。

3. **MRI 检查** 可直接显示髋臼盂唇和关节软骨的损伤。

（四）分型

根据髋关节解剖异常的部位，髋关节撞击综合征可以分为凸轮型撞击（股骨侧）、钳夹型撞击（髋臼侧）和混合型（股骨髋臼双侧）。

【治疗】

（一）非手术治疗

1. 改善生活方式，控制体重，减少运动量，避免过度屈曲，以减轻关节撞击。

2. 进行髋关节周围肌肉力量康复功能锻炼（臀中肌、腰背肌、股四头肌）。

3. 应用非甾体抗炎药及营养软骨药物。

4. 理疗。

（二）手术治疗

1. **开放性手术治疗** 通常采用安全外科脱位技术，可以充分显露股骨头和髋臼畸形位置并显示软骨病变，缺点为手术损伤大、术后并发症多、功能恢复时间长。

2. **髋关节镜手术治疗** 随着髋关节镜技术的进步，目前髋关节镜手术已成为最流行的手术方法之一，其为微创手术，手术损伤小，术后并发症少、疼痛轻、恢复快，可明确撞击部位及盂唇和关节软骨的任何损伤，手术彻底，并且其早、中期临床随访满意度高。

【护理】

（一）非手术治疗护理 / 术前护理

1. **一般护理** 术前评估患者全身状况了解患者有无既往史，既往用药情况及药物过敏史，了解患者入院时的身体状况，有无其他疾病，完善术前各项检查。

2. **拐杖使用护理** 患者下床活动时，要使用拐杖辅助行走，为了确保患者安全，防止关节和盂唇再次损伤，教会患者正确的持拐方法，防止术后再受伤。

3. **皮肤的护理** 髋关节镜手术的备皮上界至肋缘，下界至小腿下 1/3，躯干前后过中线及会阴区。如皮肤有疖肿、抓伤、严重脚癣或体温异常等影响手术的因素，应及时通知医生。

4. **术前特殊练习** 术前应教会患者如何使用便器，如何床上排尿。

5. **功能锻炼** 术前告知患者康复的重要性，鼓励患者参与练习，教会患者踝泵练习方法，有利于促进血液循环，防止下肢深静脉血栓形成。

（二）术后护理

1. **患肢护理** 患肢用软枕抬高 15°~30°，盂唇缝合术后，一般采用外展中立位，关节适当屈曲，使膝关节处于松弛状态，以减轻术后切口疼痛及患肢肿胀。

2. **病情观察** 术后密切观察患肢的专科情况，包括患肢足趾活动、皮肤颜色、皮肤温度、末梢血运、感觉情况等，注意与健侧肢体对比，发现异常及时通知医生采取措施。告知患者麻醉清醒后，即可进行足趾活动，防止下肢深静脉血栓形成。

3. 并发症的护理

（1）神经麻痹：表现为患肢的感觉及运动障碍，但症状表现轻微，2周内自行缓解，术后观察患肢感觉情况。

（2）会阴部挤压伤：表现为会阴部肿胀、充血伴感觉异常。术后观察患者会阴部皮肤有无红肿及感觉情况，有异常及时通知医生，遵医嘱给予相应处理。

4. 功能锻炼

（1）1个月内限制负重。

（2）活动范围：术侧下肢不做直腿抬高、外旋动作。髋关节屈曲活动度1个月内前屈不超过90°，后伸不超过0°。各方向活动的练习，6周内尽量不要旋转活动。循序渐进进行肌肉力量的训练，4周内主动抬腿应谨慎。

【健康教育】

1. 告知患者伤口定期换药，遵医嘱按规定时间拆线。

2. 指导患者回家后正确进行功能锻炼。

3. 告知患者须按时门诊复查，如出现病情变化，及时来医院就诊。

知识拓展

髋关节撞击综合征

髋关节撞击综合征也称股骨髋臼撞击综合征（femoro-acetabular impingement，FAI）。瑞士学者Ganz于2003年提出FAI的概念。由于股骨近端和/或髋臼解剖异常，髋关节运动时股骨近端和髋臼边缘发生异常碰撞，导致髋臼盂唇和/或相邻髋臼软骨的退行性改变，引起髋关节慢性疼痛，尤其在髋关节屈曲内旋时明显疼痛和关节屈曲内旋受限等一系列症状，最终导致骨关节炎。

自测题

一、单选题

1. 髋关节撞击综合征的分型**不包括**（D）

A. 凸轮型

B. 钳夹型

C. 混合型

D. 凹轮型

2. 髋关节镜手术的备皮范围为（A）

A. 髋关节上下10cm及会阴区

B. 髋关节上下10cm，不包括会阴区

C. 髋关节上下5cm及会阴区

D. 髋关节上下5cm，不包括会阴区

3. 髋关节镜手术的术后护理要点**不包括**（C）

A. 患肢绷带包扎

B. 抬高患肢

C. 局部热敷以促进血液循环

D. 早期主动活动踝关节及脚趾

4. 髋关节镜手术术后康复过程中，1个月内髋关节屈曲小于（B）

A. 60°   B. 90°   C. 100°   D. 120°

二、多选题

1. 髋关节撞击综合征的症状包括（ABCD）

A. 局部疼痛　　　　　B. 肿胀　　　　C. 下肢麻木　　　　D. 跛行

2. 髋关节镜手术的禁忌证包括（ABCD）

A. 髋关节强直　　　　　　　　B. 严重骨性关节炎

C. 髋关节进行性破坏　　　　　D. 关节僵硬

第四节　膝关节镜手术的护理

学习目标

1. 了解膝关节镜手术的基础知识。

2. 熟悉膝关节镜手术的适应证。

3. 掌握膝关节镜手术的护理。

【概述】

膝关节属于铰链型滑膜关节。关节被关节囊包绕，有关节内韧带，关节内韧带和关节囊的内部被滑膜覆盖。关节面包括 3 个部分，股骨、胫骨和髌骨，组成胫股关节和髌股关节，胫股关节之间有半月板，起到增大关节面积、减小压强和一定程度的稳定关节的作用。

膝关节的韧带包括关节内的前交叉韧带、后交叉韧带和关节外的内侧副韧带复合体、后外侧复合体、前外侧复合体、内侧髌股韧带。

关节镜手术是一种微创手术，同时具有诊断和治疗两种功能。关节镜技术的应用最初从四肢最大的滑膜关节——膝关节开始，逐渐发展到人体的各大关节，然后扩展到小关节。因此，膝关节是关节镜技术开展最多的部位，也是关节镜外科的基础。

【病因与损伤机制】

（一）适应证

半月板损伤、交叉韧带损伤、髌骨脱位、软骨损伤，以及膝关节滑膜病变，其中包括滑膜软骨瘤病、色素沉着绒毛结节性滑膜炎、痛风性关节炎、滑膜皱襞等。

（二）损伤机制

1. 半月板损伤　除了先天性因素导致的盘状半月板病变以外，半月板损伤分为两类：创伤性半月板损伤和退行性半月板损伤。创伤性半月板损伤是膝关节的扭转和轴向应力导致的，可合并膝关节韧带损伤，损伤后半月板发生纤维环的断裂和分离，撕裂类型包括纵裂（包括桶柄状裂）、放射状裂（包括瓣状裂或斜裂）、后根部损伤、RAMP 区（半月板后角与后内侧关节囊移行区域）损伤。退行性半月板损伤为水平裂，和年龄、体重、下肢力线、负重活动等有关。

2. 交叉韧带损伤　前交叉韧带损伤和后交叉韧带损伤的损伤机制包括直接暴力和间

接暴力,前交叉韧带损伤常见于间接暴力损伤,为膝关节的内、外旋和外翻。后交叉韧带常发生于作用在胫骨近端的直接后向暴力。交叉韧带的创伤性损伤形式包括部分撕裂、完全撕裂和撕脱骨折。交叉韧带损伤可合并半月板损伤和关节外韧带损伤。

3. 脱位　髌骨脱位包括创伤性急性髌骨脱位、复发性髌骨脱位、习惯性髌骨脱位、先天性髌骨脱位。每种髌骨脱位的发生机制各有不同。创伤性急性髌骨脱位是由于膝关节的扭转暴力,伤后内侧髌股韧带(medial patellofemoral ligament, MPFL)撕裂,可合并髌骨关节面的软骨损伤。复发性髌骨脱位不仅有 MPFL 的损伤,且可能合并高位髌骨、膝关节外翻、股骨滑车畸形、胫骨结节 - 股骨滑车间距异常、胫骨或股骨旋转异常。习惯性髌骨脱位的病理机制包括伸膝装置的短缩、低位髌骨、髌骨外侧稳定结构的挛缩、膝外翻、股骨滑车畸形。先天性髌骨脱位少见,为出生时股骨髁间窝无髌骨,髌骨永久脱位,其病理机制尚不明确。

4. 膝关节软骨损伤　病理机制包括创伤性软骨或骨软骨撕裂、慢性软骨磨损或变性,与慢性病变和下肢力线异常、关节内游离体、慢性关节不稳定、滑膜皱襞等有关。

5. 膝关节滑膜病变　包括不明原因的异常增生和 / 或化生,如色素沉着绒毛结节性滑膜炎、滑膜软骨瘤病;发育异常,如滑膜皱襞;炎性疾病,如滑膜炎;全身疾病在膝关节表现的一部分,如痛风性关节炎。异常的增生或化生常需要关节镜治疗,其他情况关节镜通常不作为首选治疗手段。

【诊断】

（一）半月板损伤

1. 症状　疼痛、肿胀、关节内弹响、关节绞锁感、"打软腿",通常与运动相关。

2. 体征

（1）测量双膝关节活动度。

（2）关节间隙压痛:对于半月板撕裂通常比较准确,阳性率处于 77%~86%,压痛部位通常位于半月板撕裂处的顶端。

（3）半月板回旋挤压试验:患者取仰卧位,检查者一手握住患膝,另一手握住足部或踝部,开始时将膝关节置于屈曲位,然后联合施加内旋内翻应力或外旋外翻应力,如在伸直过程中,于一定角度感觉到有弹响,并伴有疼痛,则为阳性。

（4）Apley 摸背试验:患者取俯卧位,屈膝 90°,大腿固定于检查床上。检查者握住足部,对小腿施加轴向压力并旋转足部,出现内侧或者外侧疼痛为阳性。

3. 影像学检查　首选 MRI,T_2WI 或质子密度像观察,半月板撕裂的表现为切断半月板实质的高信号条带,与关节液相通。可观察到"幽灵半月板征"、双前角征、双后交叉韧带征等。

（二）交叉韧带损伤

1. 症状　急性损伤以疼痛、肿胀、关节活动受限为主,慢性主要表现为"打软腿"等不稳感,可伴有疼痛、绞锁。

2. 体征

（1）前抽屉试验:患者取仰卧位,屈膝 90°,稳定足部,在胫骨近端后方施加向前方的力量,评估胫骨近端向前方的移位程度和止点性质。主要用于评估胫骨近端的前方移位。如果错动幅度超过 5mm,为阳性。

（2）拉赫曼试验(Lachman test):患者取仰卧位,屈膝 20°~30°,检查者用一手稳定股骨远端,用另一手对胫骨近端施加向前方的力量,测试胫骨相对于股骨向前方移位程度和止点性质。与健侧对比,若前移大于 5mm 或向前无阻抗为阳性。目前认为该检查最为敏感,检查前交叉韧带断裂的敏感性高达 95%。

(3)轴移试验:患者取仰卧位,检查者一手握小腿远端,一手扶住胫腓骨近端,施加外翻内旋和轴向的应力,缓慢屈曲膝关节,在屈膝 30°~40° 时,由于髂胫束由伸膝装置变为屈膝装置,向前半脱位的外侧胫骨平台会发生复位现象,为阳性。该试验用于检查前交叉韧带损伤后出现的旋转不稳定。

(4)后抽屉试验:患者取仰卧位,屈膝 90°,对胫骨近端施加向后方的力量,评估并记录胫骨后移的程度和止点性质。如果移动幅度超过 5mm,为阳性。

(5)Godfrey 下沉试验:患者取仰卧位,患者双侧下肢膝关节和髋关节同时屈曲 90°,检查者用手支撑起患者的足部,使患者放松肌肉,观察胫骨结节在重力作用下是否出现下沉,出现下沉者为阳性。

(6)反向拉赫曼试验:以相反的方式施行拉赫曼试验,也就是在屈膝 20°~30° 位,施行后抽屉试验。

3. 影像学检查　首选 MRI,损伤表现为韧带连续性中断、走行改变、信号驳杂或缺失等。对吻征、股骨外髁的切迹加深、固定性胫骨前移、Segond 骨折都是前交叉韧带损伤的间接征象。

(三)髌骨脱位

1. 症状　急性损伤为滑车空虚、疼痛、肿胀、屈伸受限。慢性为反复的髌骨脱位。

2. 体征

(1)髌骨外推试验与髌骨外推恐惧试验:平卧位,膝关节伸直或轻度屈曲,向外推动髌骨。外移超过髌骨横径的 1/2 为阳性。试验过程中,如果患者出现明显的不适和恐惧,为髌骨外推恐惧试验阳性。

(2)"J" 形征或反 "J" 形征:复发性髌骨脱位时,每次伸膝时脱位的髌骨运动轨迹为 "J" 形征;习惯性髌骨脱位时,每次屈膝时脱位的髌骨运动轨迹为反 "J" 形征。

(3)膝外翻、扁平足、髌骨斜视等提示下肢力线异常的体征。

3. 影像学检查　膝关节正位片可以观察髌骨的大致位置。膝关节纯侧位片可以观察滑车形态异常。膝关节轴位像主要包括 Merchant 位和 Laurin 位像,观察指标包括股骨滑车沟角、适合角、外侧髌股角、髌股指数等。髋、膝、踝 CT 检查可以进一步评估骨性结构异常。膝关节 MRI 检查可以观察 MPFL 的损伤和骨软骨损伤。

(四)软骨损伤

1. 症状　疼痛、反复肿胀,伴游离体产生时可有绞锁。

2. 体征

(1)提示膝关节积液的体征:积液诱发试验、浮髌试验。

(2)提示下肢力线异常的体征:膝内翻或膝外翻。

(3)提示髌骨异常的体征:髌骨脱位的相关体征。

3. 影像学检查　首选 MRI,检查质子密度像,可以直接观察损伤的软骨位置、范围和深度。X 线和 CT 检查可以帮助定位合并的膝关节游离体。

(五)膝关节滑膜病变

1. 症状　疼痛、肿胀。滑膜软骨瘤时可出现活动范围受限和绞锁。滑膜皱襞可能伴屈伸膝时膝关节前方疼痛性弹响。

2. **体征**　缺乏特异性特征。

3. **影像学检查**　首选 MRI,可以观察异常增生的滑膜,偶尔能看见滑膜皱襞。疑为滑膜软骨瘤时,可进行 CT 和 X 线检查定位病变组织。

【治疗】

半月板损伤的关节镜手术治疗包括膝关节镜下半月板部分切除或成形术、半月板切除术、半月板缝合术、半月板囊肿切除术、半月板根部重建术。交叉韧带损伤的关节镜手术治疗包括前交叉韧带重建术、后交叉韧带重建术、撕脱骨折镜下复位与内固定术等。髌骨脱位的治疗中,关节镜主要用于术中观察,髌骨外侧支持带关节囊部分的松解。软骨损伤的关节镜手术治疗包括微骨折术、软骨修复术、植骨术、骨软骨骨折的内固定术、游离体取出术等。滑膜病变的关节镜手术治疗包括滑膜切除术、关节冲洗术、游离体取出术等。

【护理】

(一)非手术治疗护理 / 术前护理

1. **护理评估**　询问患者近 1 周内有无感冒、发热、腹泻等影响手术的因素。询问患者既往史和过敏史。

2. **健康指导**　为行韧带重建、韧带缝合和半月板缝合手术的患者选择合适的关节支具,并告知其使用方法、时间及目的。

3. **功能锻炼**

(1)踝关节跖屈背伸运动:患肢伸直,绷紧足尖,同时膝部用力向下压,足用力做上勾和下踩的动作,每个动作持续 3~5s,上勾、下踩为一次,10 次为 1 组,每天做 10 组。

(2)近端肌力训练:包括大腿、躯干、上肢肌力练习,保持全身的适应状态。

4. **备皮**　皮肤准备范围上至患肢大腿根部,下至足尖。备皮时,观察患肢皮肤有无破损、炎症等,备皮后嘱患者洗澡、更衣、剪指(趾)甲。

(二)术后护理

1. **意识状态**　观察患者神志及反应能力、语言发声情况。

2. **皮肤护理**　患者术中取平卧位,重点观察头枕部、骶尾部、足跟、大腿根部的皮肤情况。

3. **患肢护理**　观察患肢感觉运动情况,皮肤色泽温度,是否能触及足背动脉搏动;伤口敷料有无渗血、渗液,绷带松解是否适宜。伤口周围给予冰敷,收缩血管,减少出血;术后给予抬高患肢 3~5d,抬高患肢的高度要高于心脏水平,促进血液回流,减轻肿胀。

4. **管道护理**　尿管、引流管等给予妥善固定。

5. **支具佩戴**　根据病情需要,佩戴膝关节支具,检查佩戴是否正确,松紧是否适宜,教会患者佩戴方法。

6. **功能锻炼**

(1)踝关节跖屈背伸练习。

(2)近端肌力训练。

(3)直腿抬高练习:仰卧,平躺在床上,腿伸直,勾起脚尖,随后缓慢抬起,大约抬至下肢与床面成 30°,数 10 个数(坚持 10~15s),随后下肢缓慢落到床面,休息 5s,依次反复练习,10 次 / 组,随着患肢肌力的增强,可逐渐延长抬腿时间。做以上练习时,应注意个体差异,避免过度疲劳。

（4）步行训练：重点学会拄拐非负重行走（患肢可以触地但是不要使劲踩地），不宜每日长时间行走锻炼。遵医嘱增加患肢负重力量。

（5）支具使用：遵医嘱调节支具角度，支具屈曲范围为0°~90°。注意支具的旋转轴线必须与膝关节屈伸轴线保持一致。床上功能锻炼、下地步行训练和睡觉时必须佩戴支具。

（6）注意事项

1）早期康复锻炼的过程枯燥痛苦，患者要持之以恒才能获得更好的功能恢复。

2）每日训练按顺序进行：肌力练习→拄拐行走练习→活动度练习→冰敷。

3）患侧关节肿胀、疼痛会伴随整个康复训练过程，训练结束立刻用冰袋进行冰敷10~15min，以缓解肿胀疼痛，降低局部温度。

【健康教育】

1. 膝关节镜手术后仍可遵循原有的饮食习惯，注意饮食卫生，科学合理搭配饮食，以增强机体素质。

2. 出院后服药期间严格遵照医生处方服用，并自我观察疗效，如有不良反应，应及时看医生。

3. 出院后告知患者定期换药，保持伤口的清洁干燥，术后10~14d拆线，拆线后伤口自然结痂脱落后方可洗澡。

4. 出院后如伤口处出现红、肿、热、痛等炎症反应，应及时就医。

5. 术后屈曲活动度范围、患肢负重力量应遵医嘱进行，4周后到门诊复查。

6. 告知功能锻炼的重要性，嘱患者坚持功能锻炼。

知识拓展

膝关节镜手术的禁忌证

1. 绝对禁忌证 手术区域皮肤感染或者外伤后污染明显者；全身状态差，无法耐受手术者；接受手术的关节因急性外伤或者手术，关节囊存在较大的裂口，关节腔无法得到良好的充盈，关节镜和器械缺乏操作空间，而且灌注液体同时外溢进入软组织内。

2. 相对禁忌证 关节间隙严重狭窄，甚至已经骨性强直，镜下操作困难；出血性疾病；膝关节周围的肿瘤、骨质疏松，反应性交感神经营养不良综合征；某些侵犯骨骼的病变，镜下手术无法达到治疗目的；儿童和高龄患者。

自 测 题

一、单选题

1. 关节镜技术是从哪个关节开展的（A）

A. 膝关节   B. 肩关节   C. 髋关节   D. 踝关节

2. 半月板损伤的症状**不包括**（D）

A. 疼痛   B. 肿胀

C. 关节内弹响   D. 脱位感

3. 前交叉韧带损伤的体征包括（D）

A. 半月板回旋挤压试验 　　　　　　B. 关节间隙压痛

C. Apley 摸背试验 　　　　　　　　D. 前抽屉试验

4. 膝关节镜手术术后护理要点**不包括**（B）

A. 冷敷 　　　　　　　　　　　　　B. 热敷

C. 抬高患肢 　　　　　　　　　　　D. 穿抗血栓压力带

5. 预防深静脉血栓形成的方法**不包括**（C）

A. 穿抗血栓压力带 　　　　　　　　B. 抬高患肢

C. 冷敷 　　　　　　　　　　　　　D. 踝关节跖屈背伸运动

6. 膝关节镜手术术后功能锻炼的内容**不包括**（D）

A. 踝关节跖屈背伸运动 　　　　　　B. 直腿抬高

C. 膝关节伸直弯曲练习 　　　　　　D. 钟摆运动

二、多选题

1. 膝关节镜手术术后的护理观察要点有（ABCDE）

A. 术后监测患者生命体征 　　　　　B. 观察皮肤的完整性

C. 观察患肢的感觉运动及肿胀情况 　D. 观察患肢的包扎固定情况

E. 观察患者的意识状态

2. 膝关节内结构包括（ABCD）

A. 滑膜 　　　　　　　　　　　　　B. 半月板

C. 前交叉韧带 　　　　　　　　　　D. 后交叉韧带

E. 关节囊

第五节　踝关节镜手术的护理

学习目标

1. 了解踝关节疾病的病因及损伤机制。

2. 熟悉踝关节疾病的症状及体征。

3. 掌握踝关节镜手术的相关护理。

【概述】

踝关节由胫骨远端关节面、内踝关节面及腓骨外踝关节面共同形成的"冂"形关节窝及距骨滑车关节头构成了一个铰链式滑车关节。胫骨端内侧有伸向下的骨隆突，与距骨远端外侧形成关节称之内踝。腓骨远端内侧与距骨近端外侧形成的关节面称之外踝。外踝比内踝低，胫骨下端的骨隆突可防止踝关节外翻，有骨性阻挡作用。

踝关节韧带由胫腓韧带、内踝韧带和外踝韧带组成。胫腓韧带连接胫骨及腓骨远端，维持踝穴的宽度,强力外旋时,背伸、轴向旋转时可能伤及该韧带。内踝韧带较厚,呈扇形分布,又称三角韧带,是踝关节中最坚强的韧带,有防止踝关节外翻的功能。外踝韧带由距腓前韧带、距腓后韧带和跟腓韧带组成,限制距骨内旋、前移和内翻,维持外踝稳定性。距腓前韧带是踝关节前部关节囊的加强,是外踝韧带的主要稳定结构,也是最容易受到损伤的韧带。

踝关节的运动方式是背伸和跖屈。背伸时,距骨滑车较宽的前部进入踝穴,关节稳定;跖屈时,距骨滑车较窄的后部进入踝穴,踝关节较松弛且能做侧方运动,此时踝关节容易发生扭伤。因外踝比内踝长而低,外踝有骨性阻挡、外翻暴力时,多见的损伤是外踝骨折;内踝韧带坚固,外踝韧带薄弱,踝关节内翻损伤较多见。伤及外踝韧带,如不及时治疗,可造成慢性踝关节不稳、关节软骨损伤,甚至创伤性关节炎。

【病因与损伤机制】

踝关节外踝韧带损伤主要是由于踝关节扭伤造成的。踝关节处于跖屈位时,发生内翻或内旋应力或两者联合所致,如在凹凸不平的地面上行走、跑步、跳跃或下楼梯等都可发生外踝韧带损伤。首先是前外侧关节囊和距腓前韧带损伤,之后可合并跟腓韧带不同程度撕裂,而距腓后韧带很少发生损伤。

距骨软骨损伤是累及距骨穹隆关节软骨面和/或软骨下骨质的损伤。多为创伤所致。多数患者有踝关节不稳或反复扭伤史,当踝关节背伸、内翻和外旋时,距骨关节面外缘与腓骨关节面发生撞击,导致距骨外侧软骨损伤。当踝关节跖屈内翻时,距骨后部进入踝穴,距骨上关节面内缘与胫骨关节面撞击,导致距骨内侧的骨软骨损伤。

【诊断】

（一）症状

1. 踝关节外侧副韧带的损伤

（1）急性期:急性损伤后,踝关节突感疼痛,关节活动时疼痛加重,局部皮下淤血、发绀。踝关节前外侧和足背部进一步肿胀。跛行,足跖部不敢着地,患足不敢负重。韧带的起止点压痛明显。

（2）慢性期:自觉踝关节酸胀不适,尤以天气变化时明显,走路时自觉踝关节不稳定,并常常骤然内翻扭伤,甚至发生踝关节反复的扭伤脱位。

2. 距骨软骨损伤　距骨软骨损伤后出现疼痛、肿胀、僵硬、打软无力、绞锁症状。

（二）体征

1. 踝关节韧带损伤　前抽屉试验阳性、距骨倾斜试验阳性。

2. 距骨软骨损伤　患者很少出现体征,甚至无体征出现,部分患者因损伤区域滑膜增生嵌顿在关节间隙中可有明显的局部压痛。

（三）辅助检查

1. 踝穴负重位 X 线检查　急性外踝韧带损伤时,一般在 X 线片上无明显阳性发现,但慢性踝关节不稳在 X 线片上可见踝关节间隙变大,软骨损伤伴有囊性变时在损伤区域可见边界明显的低密度区。

2. 踝关节 CT 检查　双踝 CT 平扫对下胫腓联合损伤有诊断意义。三维重建可明确软骨损伤囊性变的位置、大小,对指定手术策略具有指导意义。

3. 踝关节 MRI 检查　可发现早期的软骨损伤,可明确骨挫伤范围,对韧带损伤也具有一定的诊断意义。

（四）分型

1. 踝关节扭伤

（1）按解剖学分级

1）Ⅰ级：距腓前韧带断裂。

2）Ⅱ级：距腓前韧带和跟腓韧带断裂。

3）Ⅲ级：跟腓韧带、距腓前韧带和距腓后韧带 3 条韧带均断裂。

（2）按照韧带损伤程度分度

1）Ⅰ度：韧带拉长。

2）Ⅱ度：韧带部分断裂。

3）Ⅲ度：韧带完全断裂。

2. 距骨软骨损伤　分为 6 期。

（1）0 期：正常。

（2）1 期：关节软骨面保持完整，但在 T_2WI 上呈高信号。

（3）2 期：关节面原纤维形成或有裂隙，但未累及软骨下骨质。

（4）3 期：软骨片悬垂或软骨下骨质暴露。

（5）4 期：有松弛、无移位的骨碎片。

（6）5 期：有移位的骨碎片。

【治疗】

关节镜技术是诊疗关节损伤与疾病的重要手段。首先，关节镜具有诊断作用，是关节内损伤的诊断"金标准"，关节镜手术的第一步就是在镜下对关节腔进行全面的检查，明确损伤的部位、类型、程度，然后有的放矢地进行手术治疗。其次，在手术治疗层面，关节镜可完成关节内取病理活检、滑膜切除、游离体取出、软骨修整微骨折等手术。最后，随着技术的不断进步，关节镜可进行很多新的微创术式，如关节镜下外踝韧带修复、跟腱末端病的治疗、关节镜下踝关节融合等。

【护理】

（一）非手术治疗护理 / 术前护理

1. **皮肤护理**　踝关节手术备皮范围是患肢大腿根部至足尖，备皮后清洁。

2. **饮食护理**　术前一晚饮食清淡，21：00 后禁食，24：00 后禁饮。

3. **肠道护理**　术前排空肠道。

4. **功能锻炼**　术前告知患者康复的重要性，鼓励患者参与练习，教会患者患肢足趾活动及股四头肌收缩练习方法，避免患者术后因为康复不当造成患肢肿胀、血栓等情况发生。

（二）术后护理

1. **伤口护理**　术后观察患肢伤口敷料是否有渗血情况，观察伤口周围有无红肿热痛，伤口敷料出现渗血渗液时及时更换，避免伤口感染。

2. **支具护理**　定时查看患肢支具固定位置是否合适。

3. **患肢护理**　如患肢动脉搏动、感觉、活动等情况出现异常，及时汇报医生，避免出现血管神经损伤。

4. **管道护理**　妥善固定尿管，高度距地面至少 15cm，标识清晰。

5. 功能锻炼

（1）第一阶段（0~4周）功能锻炼：不要过多下地活动，坐位、仰卧位抬高患肢；近端肌力训练：包括大腿、躯干、上肢肌力练习，保持全身的适应状态。下地步行需要双拐辅助。

1）毛巾牵伸：仅限于中立位背伸，活动时将支具上托松开，训练完之后再次固定。术后第2天开始，每天约20次，之后逐渐增加，至第4周增加为每天300次。要求达到活动范围，每天可分2~3次练习。

2）蹬床板练习：患者可以平躺或坐在床上，将患侧肢体伸直，脚掌完全蹬在床板（或墙上）进行踝关节肌肉力量等长肌力练习。收缩肌肉但保持踝关节不动，术后第2天开始，每天约10次，之后逐渐增加，至第4周增加为每天300次。

（2）第二阶段（5~12周）功能锻炼

1）主动关节活动度练习：主动外翻、跖屈、内翻（圆周运动，字母A~Z运动）。

2）肌力练习：以训练完略感酸痛为宜，切忌训练不足或者过度疲劳。足趾抓握毛巾、抓取石头等。

【健康教育】

1. 营养均衡，饮食宜清淡，忌辛辣，戒烟限酒。
2. 告知患者伤口定期换药，遵医嘱按规定时间拆线。
3. 遵医嘱继续使用抗血栓压力带至术后1个月，每日进行功能锻炼，活动量逐渐增加。
4. 早期下地活动需要拄拐，患肢部分负重。

知识拓展

前踝撞击综合征

前踝撞击综合征可由胫骨和距骨前方骨赘、踝关节背伸致前方软组织受压引起。患者踝关节疼痛并伴有前方关节线压痛，侧位X线片并不能显示骨赘，而前方内侧位X线片通常可以。MRI可以显示骨赘但对软组织撞击敏感性较低。仔细的体格检查和诊断性封闭有助于明确诊断。如果改变运动方式和制动不能缓解症状，则可采用关节镜清理来减轻症状。

自 测 题

一、单选题

1. 关于踝关节的组成，说法正确的是（D）

A. 胫骨和距骨
B. 腓骨和距骨
C. 股骨和腓骨
D. 胫腓骨下关节面和距骨滑车头

2. 外踝韧带的组成是（D）

A. 距腓前韧带和距腓后韧带

B. 距腓前韧带、距腓后韧带和前交叉韧带

C. 距腓前韧带、跟腓韧带和后交叉韧带

D. 距腓前韧带、距腓后韧带和跟腓韧带

3. 踝关节韧带损伤最常见于（B）

A. 内侧韧带　　　　B. 外侧韧带　　　C. 十字韧带　　　D. 三角韧带

4. 踝关节扭挫伤多见的类型（A）

A. 内翻扭伤　　　　　　　　　　B. 外翻扭伤

C. 背身扭伤　　　　　　　　　　D. 纵向挤压伤

5. 踝部韧带急性伤的处理措施是（A）

A. 冷敷　　　　　　　　　　　　B. 热敷

C. 按摩　　　　　　　　　　　　D. 使用活血化瘀药物

二、多选题

1. 踝关节外侧副韧带损伤的表现包括（AB）

A. 踝关节前抽屉试验阳性　　　　B. 踝关节内翻试验阳性

C. 足外旋试验阴性　　　　　　　D. 小腿横向挤压试验阳性

2. 关于踝关节韧带手术后的功能锻炼，描述**不正确**的是（CD）

A. 活动足趾　　　　　　　　　　B. 尽早下地

C. 3d 不能下地　　　　　　　　　D. 踝泵练习

第六节　椎间孔镜手术的护理

学习目标

1. 了解椎间孔镜手术的原理。
2. 熟悉椎间孔镜手术的适应证。
3. 掌握椎间孔镜手术的护理。

【概述】

椎间孔镜手术是一种新型的微创手术，用于治疗腰椎间盘突出症（lumbar disc herniation）。它具有创伤小、治疗精准的优点，能够减轻患者手术痛苦，缩短治疗周期。腰椎间盘突出症是较为常见的疾患之一，主要是因为腰椎间盘各部分（髓核、纤维环及软骨板），尤其是髓核，有不同程度的退行性改变后，在外力因素的作用下，椎间盘的纤维环破裂，髓核组织从破裂处突出（或脱出）于后方或椎管内，导致相邻脊神经根遭受刺激或压迫，从而产生腰部疼痛，一侧下肢或双下肢麻木、疼痛等一系列临床症状。椎间孔镜技术则是通过在患者腰部侧后方建立通道，直达病变部位，在不过多破坏后方肌肉和骨骼的情况下，摘除突出的椎间盘，是当前最热门的腰椎微创手术技术之一。本节主要讲述腰椎椎间孔镜手术治疗及护理。

【病因与病理机制】

（一）腰椎间盘的退行性改变

腰椎间盘的退行性改变是基本因素。髓核的退变主要表现为含水量的降低，并可因失水引起椎节失稳、松动等小范围的病理改变;纤维环的退变主要表现为坚韧程度的降低。

（二）损伤

长期反复的外力造成轻微损害,加重了退变的程度。

（三）椎间盘自身解剖因素

椎间盘在成年之后逐渐缺乏血液循环,修复能力差。在上述因素作用的基础上,某种可导致椎间盘所承受压力突然升高的诱发因素,可能使弹性较差的髓核穿过已变得不太坚韧的纤维环,造成髓核突出。

（四）遗传因素

腰椎间盘突出症有家族性发病的报道。

（五）腰骶先天异常

腰骶先天异常包括腰椎骶化、骶椎腰化、半椎体畸形、小关节畸形和关节突不对称等。上述因素可使下腰椎承受的应力发生改变,从而构成椎间盘内压升高和易发生退变和损伤。

（六）诱发因素

在椎间盘退行性变的基础上,某种可诱发椎间隙压力突然升高的因素可致髓核突出。常见的诱发因素有腹压增加、腰姿不正、突然负重、妊娠、受寒和受潮等。

【诊断】

（一）症状

1. 腰痛　是大多数患者最先出现的症状,发生率约91%。由于纤维环外层及后纵韧带受到髓核刺激,经窦椎神经而产生下腰部感应痛,有时可伴有臀部疼痛。

2. 下肢放射痛　表现为坐骨神经痛,典型坐骨神经痛是从下腰部向臀部、大腿后方、小腿外侧直到足部的放射痛,在打喷嚏、咳嗽等腹压增高的情况下疼痛会加剧。

3. 马尾神经症状　向正后方突出的髓核或脱垂、游离椎间盘组织压迫马尾神经,主要表现为大、小便障碍,会阴和肛周感觉异常。严重者可出现大小便失控及双下肢不完全性瘫痪等症状,临床上少见。

（二）体征

1. 一般体征

（1）腰椎侧凸是一种为减轻疼痛而出现的姿势性代偿畸形。

（2）腰部活动受限。

（3）压痛、叩痛及竖脊肌痉挛压痛及叩痛。

2. 特殊体征

（1）直腿抬高试验及加强试验:同本篇第五章"第三节　腰椎退行性疾病的护理"。

（2）股神经牵拉试验:患者取俯卧位,患肢膝关节完全伸直。检查者将伸直的下肢高抬,使髋关节处于过伸位,当过伸到一定程度出现大腿前方股神经分布区域疼痛时,则为阳性。此项试验主要用于检查 L_2~L_3 和 L_3~L_4 椎间盘突出的患者。

3. 神经系统表现

（1）感觉障碍:视受累脊神经根的不同而出现该神经支配区感觉异常。阳性率达80%以上。早期多表现为皮肤感觉过敏,渐而出现麻木、刺痛及感觉减退。因受累神经根以单节单侧为多,故感觉障碍范围较小;但如果马尾神经受累(中央型及中央旁型),则感觉障碍范围较广泛。

（2）肌力下降：70%~75% 的患者出现肌力下降，L_5 神经根受累时，踝及趾背伸力下降，S_1 神经根受累时，趾及足跖屈力下降。

（3）反射改变：亦为本病易发生的典型体征之一。L_4 神经根受累时，可出现膝跳反射障碍，早期表现活跃，之后迅速变为反射减退；L_5 神经根受损时对反射多无影响。S_1 神经根受累时，可出现跟腱反射障碍。反射改变对受累神经的定位意义较大。

【治疗】

（一）手术治疗原理

椎间孔镜手术通过在椎间孔安全三角区、椎间盘纤维环之外，彻底清除突出或脱垂的髓核和增生的骨质来解除其对神经根的压迫，消除由于对神经压迫造成的疼痛，其手术方法是通过特殊设计的椎间孔镜和相应的配套脊柱微创手术器械、成像和图像处理系统等共同组成的一个脊柱微创手术系统。在彻底切除突出或脱出髓核的同时，清除骨质增生、治疗椎管狭窄等。

（二）安全三角区

Kambin 三角，即腰椎"安全三角工作区"，前界为出口神经根，下界为下椎体的上终板，内界延伸为行走神经根与硬脊膜。

（三）手术入路

1. 后外侧安全三角区入路　适用于单纯椎间盘突出和部分脱垂型病例，无法处理游离型病变。

2. 远外侧或水平入路　主要针对中央型巨大突出，突出组织压迫椎管超过上关节突连线。

3. 后路或椎板间入路　主要用于高髂嵴和 L_5 横突肥大，经椎间孔穿刺入路困难的患者。

4. 椎间孔入路　几乎适用于所有类型椎间盘突出。

【护理】

（一）术前护理

1. 心理护理　增加与患者的情感交流，充分告知患者手术治疗方案、手术的必要性及手术方式、可能产生的获益，让患者做好充分的思想准备，向家属做好术前术后的宣教，让家属平复患者的心理。

2. 疼痛的护理　疼痛与疾病本身有关，平卧硬板床，帮助患者寻找最佳舒适状态，并帮助患者控制注意力及进行放松训练，根据疼痛评分，按照三阶梯镇痛原则给药。

3. 佩戴腰围　腰围上至下肋弓，下至髂嵴下，后侧不宜过分前凸，前方也不宜束扎过紧。

4. 体位训练　椎间孔镜手术为俯卧位，指导患者进行俯卧位训练，以适应术中卧位的需要。

5. 安全护理　病室及走廊地面不宜过湿，以免患者下床锻炼滑倒而发生意外。

（二）术后护理

1. 病情观察　注意观察生命体征的变化、神志及自理能力；评估患者有无跌倒风险因素。

2. 切口的护理　注意观察手术切口，保持切口处敷料清洁干燥，有渗血、渗液，及时更换敷料。

3. **感觉、运动功能观察** 评估患者的双下肢感觉、运动情况,观察患者二便情况有无异常。如患者下肢疼痛、麻木不消失或较术前加重,肛门周围感觉丧失或加重等应立即报告医生,及时处理。

4. **并发症护理**

(1)椎间隙感染:椎间孔镜下髓核摘除术患者椎间隙感染较少见,一旦发生则较为严重。手术部位出现红肿,椎体附件旁肿胀、疼痛,活动后加重,一般镇痛药不能缓解,患者呈强迫体位,还可出现低热、切口分泌物,早期红细胞沉降率增快。处理方法:嘱咐患者卧床休息,腰部制动,及时告知医师进行对症处理。疼痛较为严重者必要时可给予镇痛、抗炎药物治疗。

(2)脑脊液漏:椎间孔镜手术切口小、部位深,对于硬脊膜外间隙狭小或黄韧带肥厚、粘连者,极易损伤硬脊膜,引发脑脊液漏。患者出现头痛、头晕,伴有恶心、呕吐等症状,伤口创面渗血、渗液多,且稀薄色淡,则应考虑该并发症发生。处理方法:将患者置于头低脚高位,及时更换敷料,保持敷料清洁。严重者可密缝切口,积极预防感染,并可静脉输注白蛋白,以增加颅内渗透压,加强组织愈合。

(3)深部血肿:由于椎间孔镜手术创伤小,此种情况极少发生,一旦发生则难以引流,故术后应严密观察并及时处理。患者通常表现为疼痛症状加重,重新出现神经根症状,局部压痛,一旦发现,通报医生及时处理。

(4)神经根痛觉过敏:部分患者术后可能会出现神经根性过敏、烧灼样神经根痛,此为椎间孔镜手术中最为常见的并发症,可经营养神经、消炎镇痛类药物治疗后好转。

(5)神经根粘连:及时有效的功能锻炼能够预防该并发症的发生。

5. **功能锻炼**

(1)术后第1天,开始进行股四头肌等长收缩和直腿抬高锻炼,防止肌无力及神经根粘连。

(2)术后3周开始指导患者锻炼腰背肌,以增加腰背肌肌力、预防肌萎缩和增强脊柱稳定性。

6. **定期复查** 复查时间为术后3个月、6个月、12个月。

【健康教育】

1. **腰围佩戴** 术后6h,即可在腰围保护下下床在室内活动,年龄大的患者注意预防跌倒,有术后并发症者,应推迟下床时间。佩戴腰围1个月,6个月内避免持重物及重体力劳动。

2. **保持正确姿势** 指导患者日常生活中采取正确的姿势,经常改变体位,避免用单一姿势站或坐的时间太久,女性患者应避免长时间穿高跟鞋站立或行走。

3. **饮食护理** 合理饮食,加强营养,多食用富含蛋白质、粗纤维等易消化食物,保持大便通畅。多食用富含钙的食物,预防骨质疏松,增强机体抵抗力。向患者说明控制体重的重要性,进低脂饮食,防止肥胖,减轻腰椎负重。

知识拓展

BEIS 技术

BEIS 含义:B(更宽广的手术视野、适应证和扩展空间);E(易学习掌握);I(术后立即见效);S(手术标准化)。

　　BEIS技术的核心技术是改进了原有的经椎间孔入路脊柱内镜手术系统（TESSYS）手术入路,规范了镜下操作程序,强调镜下的解剖,总结出了技术规范化、操作标准化、手术流程化。手术特点是以神经根和硬脊膜为靶点进行椎间孔扩大成型,黄韧带成型、纤维环成型、后纵韧带成型,髓核摘除、骨性或硬化结构的摘除等多方向减压松解的新技术。

‖ 自 测 题

一、单选题

1. 腰椎间盘突出症术后佩戴腰围的时间是（A）

A. 3个月　　　　　　　　　　　　B. 1个月

C. 2周　　　　　　　　　　　　　D. 3~6个月

2. 腰椎术后患者出现头痛头晕可能发生了什么并发症（A）

A. 脑脊液漏　　　　　　　　　　　B. 深部血肿

C. 椎间隙感染　　　　　　　　　　D. 神经根粘连

3. 几乎适用于所有类型椎间盘突出的手术入路方式是（D）

A. 后外侧入路　　　　　　　　　　B. 水平入路

C. 后路入路　　　　　　　　　　　D. 椎间孔入路

二、多选题

1. 椎间孔镜手术的优点包括（ABCD）

A. 手术创伤小　　　　　　　　　　B. 手术时间短

C. 出血量少　　　　　　　　　　　D. 恢复快

2. 以下说法正确的是（ABD）

A. 椎间孔镜是一个配备有灯光的管子

B. 腰椎安全三角工作区是前界为出口神经根、下界为下椎体的上终板、内界延伸为行走神经根与硬脊膜

C. 椎间孔镜手术也适用于腰椎间盘突出合并广泛腰椎管狭窄者

D. 腰围选择:上至下肋弓,下至髂嵴下,后侧不宜过分前凸,前方也不宜束扎过紧

第七节　跟腱缝合术的护理

学习目标

1. 了解跟腱断裂的概念、病因及病理机制。

2. 熟悉跟腱断裂的诊断及治疗。

3. 掌握跟腱断裂围手术期的护理及健康教育。

【概述】

跟腱断裂作为最常见的运动系统损伤之一,其发病率约为 18/1 000 000,随着国民经济水平和全民健康意识的不断提高,以及全民健康体育运动的开展,我国跟腱断裂发病率也呈快速增长趋势。

跟腱作为人体最粗大的肌腱,由腓肠肌和比目鱼肌肌腱在小腿中部汇聚延续形成,附着于跟骨结节后面,长约 15cm。作为将小腿力量传导至足部的最重要结构,跟腱主要功能是屈小腿、跖屈踝关节,表现为提踵、使足跟离地蹬地,在人类行走、奔跑及攀岩等运动中有不可或缺的重要作用。有研究显示,跟腱在快跑时承受的力量是体重的 12.5 倍,所承受的牵拉力可达 900kg,而在跳跃或骑自行车时承受的力量则达到体重的 6~8 倍。这一特殊力学结构特点决定了长期、慢性的跟腱劳损或运动过程中的闭合性扭伤暴力等极易造成跟腱损伤甚至断裂的发生。

【病因与病理机制】

根据病因及受伤机制的不同,跟腱损伤一般可分为以下两类:

1. 直接损伤

(1)开放性损伤:常见为刀刃、玻璃等利器导致的切割伤。

(2)闭合性损伤:常见于处于紧张状态的跟腱,遭受外力的直接打击进而发生损伤甚至断裂。

2. 间接损伤 多与踝关节处于过伸位时遭受扭转暴力有关,常见于普通人剧烈运动或某些特殊项目(如篮球、羽毛球等)运动员训练过程中。

同时,跟腱长期慢性牵拉劳损可产生跟腱炎、腱周炎和跟腱组织变性影响跟腱血供,在终末次损伤前就存在腱束散在不完全断裂损伤。如遇突然暴力,则跟腱解剖学连续性中断,即发生闭合性跟腱断裂。

此类跟腱断裂多见于距跟腱止点 4~6cm 处。因该区域血运相对较少,且踝关节过伸位突然用力时该位置应力集中,易发生断裂。腱的断端呈马尾状,断端间隙有血肿,但出血很少,腱围多同时破裂,但跖肌腱却常常完好无损。

【诊断】

(一)病史

有对跟腱的明确的锐器或钝器的直接切割、打击,或者剧烈运动过程中自觉被人从背后踹了一脚或有棒击感;患者受伤时,多有自己或别人可以听到的清脆的响声。

(二)症状

1. 开放性损伤 多见跟腱区域有较深皮肤伤口,伤口内有时可见跟腱组织。

2. 闭合性损伤 患者伤后跟腱局部出现肿胀,疼痛可不明显,足跖屈或蹬地无力,站立行走困难;部分患者伤后可步行,但呈跛行、单足提踵无力。为时较久者或可见轻度肿胀或皮下淤血,以跟腱上 1/3 断裂时较为明显。腓肠肌部位疼痛或伴有麻木、发胀感。

(三)体格检查

跟腱饱满外观消失,有时可见断裂区域体表有一凹陷。跟腱触诊发现其连续性中断,可有压痛。患者踝关节跖屈力量明显减弱,不能提后足跟站立(提踵试验阳性)。

最重要的体格检查方法是汤普森试验(Thompson test),方法是让患者俯卧,两足置床沿外,然后用手捏小腿三头肌肌腹;若踝不能跖屈,为汤普森试验阳性,提示跟腱断裂。这个试验不仅具有术前诊断意义,对于术中判断跟腱断端缝合张力亦有重要意义。此外,Matles 试验、勒血通畅试验等对于判断跟腱断裂也具有重要意义。

（四）辅助检查

1. MRI 检查 是诊断跟腱断裂的最可靠的影像学证据,可以判断跟腱变性的程度、断裂的位置。

2. 超声检查 作为一种有效便捷的检查方法,亦可明确跟腱是否断裂、断裂的位置。

3. 普通 X 线检查 可用于判断是否伴有跟腱附着部位的急性撕脱骨折。

（五）分型

1. 根据损伤程度分类 可大致分为挫伤、部分断裂和完全断裂。

2. 根据其病理变化特点和断裂后的时间分类 对于跟腱完全断裂,中国人民解放军总医院建议应分为三种情况:急性损伤(伤后 10d 以内)、亚急性损伤(伤后 10~20d)、陈旧性损伤(伤后 20d 以上)。

根据患者病史、症状、体征及影像学检查跟腱断裂诊断一般并不困难,但容易被年轻医师忽视而漏诊或误诊。因此,结合病史、症状、体征和客观影像学检查进行综合判断是十分重要的。

【治疗】

1. 保守治疗 尽管保守治疗在伤口感染和神经损伤方面存在优势,但再断裂率和提踵无力一直是该方法存在的问题。因此,对于运动员及对运动功能有一定要求的患者,多选择手术治疗以尽可能恢复患肢功能。

2. 手术治疗

（1）传统切开手术:缝合修复对于传统切开手术缝合而言,其缝合的跟腱力量强、再断裂率低,目前在临床治疗中较为多见。然而,由于跟腱位置表浅,仅有皮肤和皮下组织覆盖,而切开手术需要长达 10~15cm 手术切口显露,术后伤口感染、伤口裂开、甚至跟腱外露等并发症的发生导致患者往往需要长时间的换药乃至皮瓣移植,已然成为困扰临床医生的难题。

（2）经皮微创缝合术:多借助辅助缝合手术器械,通过小切口甚至不切口,对跟腱断端进行缝合修复,使得伤口并发症的发生率大大降低。但是,跟腱缝合强度和腓肠神经医源性损伤问题一直没有得到解决,据统计经皮微创缝合术中腓肠神经医源性损伤发生率可达 13%。

（3）通道辅助微创缝合术:针对跟腱断裂经皮微创缝合术存在的问题,中国人民解放军总医院骨科唐佩福主任和陈华主任提出一种全新的跟腱断裂微创缝合修复理念和技术——通道辅助微创缝合系统(CAMIR)。

【护理】

（一）术前护理

1. 皮肤护理 患足皮肤的护理是预防跟腱术后感染的关键之一。术前必须要彻底清洁足部皮肤。如皮肤有疖肿、抓伤、严重脚癣等情况,应及时通知医生。

2. 适应训练 术前指导患者行下肢长腿支具适应性佩戴训练,指导患者如何自行佩戴及注意事项。指导患者进行拐杖的使用训练,指导其如何安全使用。

（二）术后护理

1. 一般护理 手术多采用局部或神经阻滞麻醉,术后患者如无恶心、呕吐等不适,即可正常进食,但要因人而异,视患者自身情况而定。

2. 患肢护理　抬高患肢,高于患者的心脏,利于静脉和淋巴回流,防止患肢肿胀。密切观察患肢血运、皮肤温度、感觉、足趾活动情况,发现问题及时通知医生及时处理。

3. 石膏护理　术后患肢行长腿石膏固定,期间注意保护石膏、避免石膏折断、变形,失去石膏作用。石膏固定期间,注意患者主诉,如剧烈的疼痛、麻木、感觉减退等要特别引起注意,及时通知医生检查。

4. 支具护理　下肢支具佩戴简便,相比石膏固定观察伤口出血情况更便捷。术后下肢支具佩戴期间不能随意摘取,要维持跟腱的功能位,利于跟腱的修复。定时检查支具松紧度及患肢血运情况;定时打开支具上托透气,防止皮肤因出汗浸渍。

5. 康复护理　跟腱断裂术后一般采用支具或石膏固定,术后屈膝10°~15°、跖屈30°位,长腿支具固定4周,而后改为短腿支具固定2周。急性跟腱断裂术后6周换跟腱靴并下地负重。陈旧性跟腱断裂及局部封闭治疗致跟腱断裂应酌情将术后康复阶段延后2周,以避免跟腱愈合延迟导致再断裂的发生。术后康复各阶段应配合相应的力量训练以诱导跟腱愈合和重塑,并预防制动、废用对已愈合组织的负面影响。

【健康教育】

（一）术后功能锻炼

1. 术后长腿石膏或支具固定,膝关节固定于屈膝20°~25°（该位置跟腱的张力最小,保障跟腱无张力愈合）。术后即可扶拐下地进行适当活动。

2. 术后29~35d　更换短腿石膏托或支具（长腿支具或石膏托锯短到腓骨小头下3cm,开始让膝关节活动）,每日去掉石膏托或支具,将跟腱区放在温水浸泡,跟腱按摩。在支具的保护下适当做踝背伸和跖屈活动,每日睡觉时必须佩戴支具或石膏。

3. 术后35~42d　可行膝关节牵伸、膝关节屈伸、足跟滑移、推髌训练。

4. 术后42~63d　去除短腿石膏或支具,穿跟腱靴行走。跟腱靴内垫一块由10层薄板组成的高2.5~3cm的脚跟垫,逐渐降低高度,在2~3周内恢复到平底鞋行走,行走过程中患脚逐渐负重。

5. 术后63~84d　全脚掌着地行走,练习踝关节功能,使踝关节的活动度完全正常。此期间踝关节可行主动背伸、跖屈、提踵练习。此时从事较轻松工作的人可以开始工作。

（二）术后注意事项

1. 若出现跟腱切口周围突然疼痛、肿胀,体温38.5℃以上或再次受伤,及时复查。

2. 若出现活动后术区肿胀疼痛,应休息、冰敷、门诊复查。

知识拓展

通道辅助微创缝合系统（CAMIR）

1. 通过一套缝合系统,使用一种切开修复常用的缝合方式实现断裂跟腱的微创缝合,手术切口由原来的10~15cm缩小为1.5~2cm,避免了跟腱缝合过程中腓肠神经损伤的机会。

2. 该技术通过建立安全缝合通道避免腓肠神经损伤,充分利用腱鞘相对跟腱存在一定程度滑移的特性,采用"缝纫机"原理及卵圆钳带线技术对断裂跟腱进行改良Bunnel缝合,实现微创缝合修复的同时,保证缝合修复跟腱力量。

3. 针对跟腱闭合性损伤马尾状断端,将跟腱断端马尾状腱束梳理牵拉并将交错部分纵向重叠,保留自体肌腱组织,通过横向缝合或捆扎腱束完成固定,彻底消除腱束间间隙,增加腱束间摩擦力和接触面积,以促进腱性组织内源性愈合,防止瘢痕形成。

▌ 自 测 题

一、单选题

1. 跟腱断裂初期最合适的处理方式是(A)

A. 冰敷　　　　　　　　　　　B. 热敷

C. 按摩　　　　　　　　　　　D. 理疗

2. 关于急性跟腱断裂术前泡脚,描述错误的是(D)

A. 水温30℃　　　　　　　　　B. 0.02%高锰酸钾溶液

C. 每次20min　　　　　　　　D. 水温39~41℃

3. 关于汤普森试验,描述正确的是(C)

A. 患者俯仰卧　　　　　　　　B. 两足平齐床沿

C. 用手捏小腿三头肌肌腹　　　D. 这个试验仅有诊断意义

4. 关于跟腱断裂患者患肢的护理,描述错误的是(C)

A. 抬高患肢,高度要高于患者心脏

B. 密切观察患肢血运、皮肤温度、感觉、足趾活动情况

C. 手术当日不可自行抬腿翻身,防止缝合的跟腱再次断裂

D. 告知麻醉消退后,即可进行足趾活动防止下肢深静脉血栓形成

二、多选题

1. 关于跟腱断裂患者术后石膏护理,描述正确的是(AB)

A. 注意保护石膏、避免折断变形

B. 注意倾听患者主诉

C. 剧烈疼痛伴麻木时应及时给予镇痛药

D. 患者感觉石膏较重活动不便时可暂不下地

2. 关于跟腱断裂的临床表现,描述正确的是(ABCD)

A. 损伤时明显的响声,随即感觉行走困难

B. 物理检查可看到并触及肌腱缺损形成的凹陷

C. 功能障碍可不明显

D. 超声可探查

（王姝南　陈雪梅　许蕊凤　王　洁）

第十章 周围神经血管损伤与护理

第一节 周围神经损伤的护理

【概述】

周围神经由大量的神经纤维组成。神经纤维是神经元胞体的突起,由轴索、髓鞘和施万鞘组成。

周围神经损伤是周围运动、感觉和自主神经的结构和功能障碍,多见于有骨折刺伤、肢体脱臼牵拉、骨折后外固定卡压或过紧、断肢再植,刀伤、软组织损伤神经粘连,脊椎根性神经压迫、骨骼退行性变挤压神经、肢体供血障碍,重金属、化学中毒接触等病史的患者。其类型有脊神经根、臂丛神经、正中神经、尺神经、桡神经、坐骨神经、股神经、腓总神经、胫神经、指神经损伤等。

【病因与病理机制】

(一)病因

1. 上肢主要神经损伤

(1)臂丛神经损伤:多由牵拉暴力所致,常见汽车或摩托车事故,高处坠落伤,重物压伤肩颈部,机器绞榨伤,以及胎儿难产等。牵拉暴力过重可造成全臂丛损伤,甚至神经根从脊髓发出处撕脱。

(2)正中神经损伤:常由儿童肱骨髁上骨折和腕部切割伤引起。

(3)尺神经损伤:易在腕部和肘部损伤。

(4)桡神经损伤:肱骨中段后方至肱骨中、下 1/3 交界处骨折时容易引起桡神经损伤。

2. 下肢周围神经损伤

(1)股神经损伤:如闭合性牵拉性损伤、开放性锐器伤等。

(2)坐骨神经损伤:如髋关节后脱位、臀部刀伤、臀肌挛缩手术及臀部肌内注射药物等。

(3)胫神经损伤:股骨髁上骨折及膝关节脱位易损伤胫神经。

(4)腓总神经损伤:腓骨头、颈部骨折易引起腓总神经损伤。

(二)病理机制

神经断裂后,神经纤维、神经元胞体靶器官均出现病理改变。神经再生表现为伤后

1周,近端轴索长出许多再生的支芽,如神经两断端连接,再生的支芽可长入远端的施万鞘内,以每天1~2mm的速度生长,直到终末器官恢复功能。神经修复要经过变性、再生、穿越修复处瘢痕及终末器官、生长成熟等过程,生长周期长。

【诊断】

（一）症状和体征

1. **臂丛神经损伤** 可表现为上臂丛、下臂丛或全臂丛神经损伤。

（1）上臂丛：C_5、C_6神经根或上干损伤,因冈上肌、冈下肌、三角肌、小圆肌、肱二头肌麻痹表现为肩外展和屈肘功能障碍。

（2）下臂丛：C_8、T_1神经根或下干损伤,表现为尺神经支配肌肉麻痹及部分正中神经和桡神经功能障碍。单独颈神经根或中干损伤少见,常合并上干或下干损伤,表现为桡神经功能障碍。

（3）全臂丛：表现为整个上肢肌呈弛缓性麻痹。若臂丛神经为根性撕脱伤,可出现霍纳综合征,即病侧眼睑下垂、眼裂变窄、瞳孔缩小、额面部无汗等。相应支配的皮肤感觉区域出现感觉减退或消失。

2. **正中神经损伤** 腕部损伤时所支配的鱼际肌和蚓状肌麻痹表现为拇指对掌功能障碍和手的桡侧半感觉障碍,特别示、中指远节感觉消失。肘上损伤所支配的前臂肌亦麻痹,另有拇指和示、中指屈曲功能障碍。

3. **尺神经损伤、腕部损伤** 主要表现为骨间肌、第3~4蚓状肌、拇收肌麻痹所致环、小指爪形手畸形及手指内收、外展障碍和拇示指捏夹试验（Froment test）阳性,以及手部尺侧和尺侧一个半手指感觉障碍,特别是小指感觉消失；肘上损伤除以上表现外另有环、小指末节屈曲功能障碍,一般仅表现为屈曲无力。

4. **桡神经损伤** 表现为伸腕、伸拇、伸指、前臂旋后障碍及手背桡侧（虎口区）感觉异常。典型的畸形是垂腕。若为桡骨头脱位所致的桡神经深支损伤,因桡侧腕长伸肌功能完好,伸腕功能基本正常（桡偏）,而仅有伸拇、伸指障碍,无手部感觉障碍。

5. **股神经损伤** 表现为股四头肌麻痹所致膝关节伸直障碍及股前和小腿内侧感觉障碍。

6. **坐骨神经损伤** 表现依损伤平面而定。髋关节后脱位、臀部刀伤、臀肌挛缩手术及臀部肌内注射药物均可致其高位损伤,引起股后部肌肉及小腿和足部所有肌肉全部瘫痪,导致膝关节不能屈,踝关节与足趾运动功能完全丧失,呈足下垂；小腿后外侧和足部感觉丧失；若损伤位于股后中、下部,则腘绳肌正常,膝关节屈曲功能保留,仅表现踝、足趾功能障碍。

7. **胫神经损伤** 表现为小腿后侧屈肌群及足底内在肌麻痹,出现踝跖屈、内收、内翻障碍,足趾跖屈、外展和内收障碍,小腿后侧、足背外侧、跟外侧和足底感觉功能障碍。

8. **腓总神经损伤** 表现为小腿前外侧伸肌麻痹,出现踝背伸、外翻功能障碍,呈足内翻下垂畸形。伸跗、伸趾功能丧失,小腿前外侧和足背前、内侧感觉障碍。

（二）辅助检查

1. **蒂内尔征（Tinel 征）** 局部按压或叩击神经干,局部出现针刺性疼痛,并有麻痛感向该神经支配区放射为阳性,表示为神经损伤部位。若从神经修复处向远端沿神经干叩击,Tinel 征阳性则是神经恢复的表现。因此 Tinel 征对神经损伤诊断及功能恢复的评估有重要意义。

2. 神经电生理检查　肌电检查和体感诱发电位对于判断神经损伤的部位和程度,以及观察损伤神经再生及功能恢复情况有重要价值。

（三）分类

损伤按照程度、性质分类,常用 Seddon 分类法。

1. 神经传导功能障碍　表现为暂时的感觉、运动丧失,神经纤维结构无改变,数日或数周内便自行恢复功能。多由轻度牵拉、短时间压迫引起。

2. 神经轴索中断　病理表现为断裂的轴索远端变性或脱髓鞘。神经内膜管完整,轴索可沿施万鞘管长入末梢。神经功能障碍多可自行恢复,由钝性打击或持续压迫引起。

3. 神经断裂　神经功能丧失,经手术修复,方能恢复功能。

【治疗】

（一）治疗原则

1. 闭合性损伤　多为神经传导功能障碍和神经轴索断裂,自行恢复。应观察 3 个月,期间可进行必要的药物和物理治疗,采用 Tinel 征和肌电图评估。若恢复,或部分神经功能恢复后停留在一定水平不再有进展,则应手术探查。

2. 开放性损伤　一期修复,即伤后 6~8h 内即行手术,适宜污染轻的切割伤,并且具备技术和设备条件;延期修复,伤后 2~4 周,适宜未行一期修复神经,且伤口无感染者;二期修复为伤后 2~4 个月,适宜于伤口曾感染或火器伤、高速震荡伤,其损伤的程度和范围不易确定。

（二）手术治疗

神经损伤的修复方法有以下几种:神经松解术、神经缝合术、神经移植术、神经移位术、神经植入术。

（三）不同部位神经损伤的治疗

1. 臂丛神经损伤　若为根性撕脱伤,则应早期探查,行神经移位术;若为开放性、药物性或手术性损伤,应早期修复;闭合性牵拉伤,可观察 3 个月,若无明显功能恢复者应手术探查,行神经松解、缝合或移植术;晚期臂丛神经损伤或神经修复后功能无恢复者,可采用剩余有功能的肌肉行肌肉（腱）移位术或关节融合术,重建部分重要功能。

2. 正中神经闭合性挤压损伤　应予以短期观察,如无恢复表现,则应手术探查。如为开放性损伤,应争取行一期修复或延期修复。若神经修复后,功能无恢复,则行肌腱移位重建拇指对掌功能。

3. 尺神经损伤　尺神经修复后手内肌功能恢复较差,特别是高位损伤。因此应尽早手术探查,采用显微外科技术修复。晚期可通过功能重建矫正爪形手畸形。

4. 桡神经损伤　肱骨骨折所致桡神经损伤多为挤压挫伤,应首先复位骨折、固定,观察 2~3 个月;若肱桡肌功能恢复,则可继续观察,否则应手术探查;晚期功能不恢复者,可行肌腱移位重建伸腕、伸拇、伸指功能,效果良好。

5. 股神经损伤　闭合牵拉性股神经损伤可持续观察;开放性锐器伤,应一期手术修复,伸膝功能无恢复者可行股二头肌腱与半腱肌腱移位重建。

6. 坐骨神经损伤　高位损伤预后较差,应尽早手术探查,根据情况行神经松解或修复手术。

7. 胫神经损伤　此类损伤多为挫伤,观察 2~3 个月,无恢复征象,则应手术探查。

8. **腓总神经损伤** 应尽早手术探查。功能无恢复者,晚期可行肌腱移位矫正足下垂畸形。

【护理】

（一）非手术治疗护理

1. **常规护理**

（1）病情观察与评估:①了解受伤部位有无皮下淤血、肿胀及身体其他部位有无损伤。②评估损伤神经所支配肌肉的感觉、运动功能,动脉搏动情况、肌力等异常情况。观察有无经其传导的反射消失。评估有无出现无汗、肌肉萎缩情况。③评估患肢血液循环情况。

（2）体位护理:避免患侧卧位,避免患肢长时间下垂。

（3）饮食护理:饮食宜增加营养,多进食高热量、高蛋白、易消化食物,忌食辛辣刺激、生冷及油腻食物。

（4）用药护理:应用营养神经的药物,如肌苷、维生素 B_1、维生素 B_6、维生素 B_2 等,注意观察其不良反应。

（5）患肢保护与功能锻炼

1）预防再损伤:避免烫伤、冻伤、碰伤等再损伤。协助患者经常用温水擦洗患肢,恢复皮肤温度。

2）急性期宜减少活动和提重物。经常用温水擦洗患肢,避免日常活动过度引起区域性炎性反应,可经常行向心性涂油按摩和未固定关节的被动活动。

3）感觉丧失的皮肤保护:可穿戴防护手套,训练用健手试探接触物体温度的习惯,经常涂抹油脂性护肤霜。

4）指导患肢主、被动活动,并可配合针灸、按摩、推拿等治疗。

2. **神经病理性疼痛护理** 评估患者疼痛的部位、发生时间及持续时间、性质、程度,是否表现为烧灼、痉挛、电击样或压榨样疼痛;分散注意力,使用物理治疗等方法减轻疼痛;必要时,联合药物治疗。

（二）手术治疗护理

1. **术前护理**

（1）心理护理:做好患者的心理疏导,让患者了解治疗方法、神经的恢复时间及预后。

（2）术前功能锻炼:术前每天指导并协助患者按摩患肢肌肉,被动活动各关节。幅度由小到大、由少到多,静止时使用支架,使患肢处于功能位。

（3）完善术前准备。

2. **术后护理**

（1）病情观察与评估:评估神经所支配肌肉的感觉、运动功能,动脉搏动情况、肌力等异常情况。

（2）体位护理:①上肢神经损伤术后,患肢固定于功能位,用软枕垫高,高于心脏,利于静脉回流,防止肢体肿胀。对肌力严重破坏者,给予佩戴支具,以防关节挛缩畸形,尤其要防止肩关节脱位。②股神经损伤患者用髋人字石膏屈髋固定 4 周,坐骨神经和胫、腓神经损伤患者用石膏或支具防止髋关节屈曲和膝关节伸直。腓总神经损伤者,应固定踝关节于功能位,防止足下垂。

（3）疼痛护理:避免引起疼痛加重的因素,如体位不当、固定过紧、伤肢位置、操作频繁等。遵医嘱采用药物治疗,原则是多模式、个体化镇痛。

(4)治疗护理:术后石膏固定者,评估患肢感觉、运动功能,石膏松紧度及有无渗血、渗液、异味,石膏边缘皮肤情况。石膏塑形期不可抓提、按压,搬运时用手掌平托。保持石膏清洁干燥。如使用肩关节外展支架固定,保持肩关节外展有效固定。

(5)管道护理:妥善固定管道,保持管道通畅。

(6)用药护理:遵医嘱使用消炎、营养神经等药物,观察有无药物不良反应,及时处理。

(7)患肢保护:寒冷季节,注意患肢保暖,以防冻伤。

(8)心理护理:神经损伤后再生速度慢,治疗周期较长,临床症状短期内不会有明显的改善。针对不同年龄、性别、职业的患者,用良好的言语、真诚的态度对患者进行安慰、劝解和指导,帮助患者做好充分的思想准备,防止焦虑、急躁等不良情绪产生。同时做好患者家属的思想工作。

(9)功能锻炼

1)感觉功能训练:患者对物体有触觉后,即可开始,如用手指接触一些钝性物体,先在直视下,然后闭眼练习。之后对移动的物体进行接触识别,再让其触摸各种形状大小的物体。

2)肌力训练:对未固定关节要进行充分的运动训练及肢体按摩,防止肌肉萎缩和关节僵硬。早期进行被动活动,速度要慢,力量不可过猛。

(10)术后特殊护理

1)臂丛神经损伤患者行健侧 C_7 转位修复术:患肢肩关节前屈内收、屈肘贴胸位,应用头 - 肩 - 胸 - 上肢石膏外固定 6 周,使修复神经断端处于松弛状态。不可随意移动或去除固定,避免牵拉患肢,以免使吻合的神经发生断裂。协助调整体位时,保证头、颈、胸、上肢相对固定。

2)臂丛神经损伤患者行膈神经移位术:密切监测生命体位变化,尤其要注意观察呼吸变化,如频率、节律等情况。观察患者有无呼吸困难,保持呼吸道通畅,鼓励患者多做深呼吸运动。

(11)并发症护理

1)乳糜漏:如引流液的颜色为乳白色液体,提示有可能发生乳糜漏。处理:继续观察并记录引流液的性质、量、颜色。观察体温变化。先禁食,供给低脂肪、中链脂肪酸、静脉营养,避免长链脂肪酸的摄入。遵医嘱予沙袋压迫伤口部位。妥善固定引流管,防止管道受压、扭曲、堵塞,遵医嘱夹管。如伤口敷料有渗液,及时报告医生换药。

2)出血:如引流管持续引出鲜红色液体≥100ml/h 或 24h≥300ml,需要警惕出血可能。当引流液颜色由暗红转至鲜红,患者出现心慌、气短、烦躁等症状并有生命体征改变时,提示出血量大,须紧急处理。颈部血肿可给予盐袋压迫止血,必要时急诊手术探查止血。

3)感染:如术后 3~4d 起,伤口出现渗血、渗液,局部有红肿热痛,伴体温变化,应怀疑伤口感染。处理:继续观察体温变化;观察伤口渗液情况;保持引流通畅;遵医嘱予以抗感染治疗,严格执行无菌操作。

4)肌肉萎缩和神经根粘连:早期康复治疗的作用主要是改善受损神经组织的血液循环,促进神经修复。后期康复治疗的作用主要是增强患肢肌力,建立重建肌的协调运动功能,促进感觉功能恢复,建立代偿功能。

【健康教育】

1. 向患者及家属解释神经损伤的临床表现、常见检查与治疗方法。

2. 向患者及家属解释治疗的重要性及神经修复的时间及可能预后,介绍成功案例,树立患者及家属的信心。

3. 指导患者及家属进行病情自我观察,如何配合各项治疗与护理。

4. 指导患者及家属掌握功能锻炼的方法,积极配合。

5. 按要求定期复查。

知识拓展

膈神经损伤

1. 膈神经分布 膈神经由第 3~5 颈神经的前支组成,是颈丛神经中最大的一支,支配一侧膈肌,经膈肌活动调节呼吸活动,在呼吸功能中起较重要的作用。

2. 膈肌的功能 膈为主要的呼吸肌,收缩时,膈穹窿下降,胸腔容积扩大,以助吸气;松弛时膈穹窿上升恢复原位,胸腔容积减少,以助呼气。

3. 膈神经损伤表现 同侧的膈肌瘫痪,腹式呼吸减弱或消失,严重者可有窒息感。膈神经受刺激时可发生嗝逆。

自测题

一、单选题

1. 发生小指爪形手畸形的损伤是(C)

A. 尺神经 　　　　B. 正中神经 　　　　C. 桡神经 　　　　D. 腓总神经

2. 发生足下垂的损伤是(D)

A. 尺神经 　　　　B. 正中神经 　　　　C. 桡神经 　　　　D. 腓总神经

3. 下肢术后若出现患肢肿胀、疼痛、足背动脉减弱或消失提示(D)

A. 出血 　　　　B. 包扎过紧 　　　　C. 神经损伤 　　　　D. 静脉血栓

4. 不是臂丛神经损伤的疼痛特点的是(D)

A. 烧灼痛 　　　　B. 电击样痛 　　　　C. 麻木样痛 　　　　D. 关节痛

二、多选题

1. 正中神经损伤的临床表现包括(ABCE)

A. 患肢前臂不能旋前 　　　　　　B. 拇指、示指不能屈曲

C. 大鱼际区肌肉萎缩 　　　　　　D. 小指爪形手畸形

E. 猿手畸形

2. 腓总神经损伤的临床表现包括(ABCD)

A. 小腿前外侧伸肌麻痹,呈足内翻下垂畸形

B. 伸趾功能丧失

C. 小腿前外侧和足背前、内侧感觉障碍

D. 足不能背屈

E. 足底感觉功能障碍

第二节 周围血管损伤的护理

学习目标

1. 了解周围血管损伤的定义、病因及病理机制。
2. 熟悉周围血管损伤的临床表现及诊断。
3. 掌握周围血管损伤的护理。

【概述】

周围血管损伤是主干血管损伤,可能导致永久性功能障碍或肢体丢失,甚至死亡等严重后果。

【病因与病理机制】

（一）病因

1. **直接损伤** 包括锐性损伤,如刀伤、刺伤、枪弹伤、手术及血管腔内损伤等开放性损伤;钝性损伤,如挤压伤、挫伤、外来压迫（止血带、绷带、石膏固定等）、骨折断端与关节脱位等,大多为闭合性损伤。

2. **间接损伤** 包括创伤造成的动脉强烈持续痉挛;过度伸展动作引起的血管撕裂伤;快速活动中突然减速造成的血管震荡伤。

（二）病理机制

1. **血管连续性破坏** 如血管壁穿孔,部分或完全断裂,甚至部分缺损。

2. **血管壁损伤** 血管连续性未中断,可表现为外膜损伤、血管壁血肿、内膜撕裂或卷曲,最终因继发血栓导致管腔阻塞。

3. **热力造成的血管损伤** 多见于枪弹伤,除了直接引起血管破裂外,同时引起血管壁广泛烧灼伤。

4. **继发性病理改变** 包括继发性血栓形成,血管损伤部位周围血肿,假性动脉瘤,损伤性动静脉瘘等。

【诊断】

发生在主干动、静脉行程中任何部位的严重创伤,均应怀疑有血管损伤的可能性。创伤部位大量出血、搏动性血肿、肢体明显肿胀、远端动脉搏动消失等,是动脉或静脉损伤的临床征象。

下列检查有助于血管损伤的诊断:

1. **多普勒超声检查** 在创伤以远部位检测,出现单相低抛物线波形,提示近端动脉阻塞,舒张期末呈高流速血流波形或逆向血流波形,提示近端存在动静脉瘘。

2. CT血管造影检查(CTA)　能显示血管损伤的部位及范围,对动脉损伤的显示优于静脉。

3. 血管造影检查　诊断性血管造影:血管损伤的临床征象模糊、CTA不能显示或创伤部位的手术切口不能直接探查可疑的损伤血管时可用。有明确的血管损伤临床表现,需要做血管造影明确损伤部位和范围,为选择术式提供依据。根据伤情,选择在术前或术中施行。

4. 术中检查　术中主要辨认血管壁损伤的程度和范围。

【治疗】

(一)急救止血

创口以纱布加压包扎止血;创伤近端用止血带或空气止血带压迫止血,必须记录时间;损伤血管显露于创口时可用血管钳或无损伤血管钳钳夹止血。

(二)手术处理

基本原则为止血清创,处理损伤血管。

1. 止血清创　修剪无活力的血管壁,清除血管腔内的血栓、组织碎片及异物。

2. 处理损伤血管　主干动、静脉损伤在病情和技术条件允许时,应积极争取修复。对于非主干动、静脉损伤,或患者处于不可能耐受血管重建术等情况下,可结扎损伤的血管。

【护理】

(一)术前护理

1. 病情观察与评估

(1)评估血管损伤的严重程度,密切观察出血量、性状、颜色。如果从伤口处喷射性或搏动性流出鲜红色的血液,提示动脉损伤;若从伤口处流出暗红色血液,提示静脉损伤。

(2)密切观察患者生命体征、意识、瞳孔、尿量的变化,必要时监测中心静脉压变化。

(3)观察四肢皮温;评估患肢血液循环情况,皮肤颜色、温度、肿胀、毛细血管充盈反应等。

(4)评估疼痛的部位、发生与持续时间、程度。

2. 体位护理　患肢保暖、制动。患肢禁止压迫、穿刺及测血压,防止血肿破裂。

3. 治疗护理

(1)尽快迅速排除造成继续损伤的因素,使患者脱离危险环境。

(2)及时迅速采取止血措施:血管裂口直接压迫,其次近端动脉压迫止血法,特别是用手指压迫动脉裂口处简单易行,能达到确切止血的目的,但不能持久,如果损伤血管显露在外可采用止血钳钳夹止血。必要时做好术前准备,手术治疗。

(3)遵医嘱予持续心电监护及吸氧,及时发现休克现象,建立多条静脉通道,积极进行抗休克处理。

(二)术后护理

1. 病情观察与评估

(1)密切观察患者生命体征变化,观察由于失血引起心、脑、肾等重要脏器的功能变化,记录尿量。

（2）观察伤口敷料有无渗血、渗液，引流液颜色、性状、量。

（3）密切观察患肢血液循环的情况：触摸患肢足背动脉及胫后动脉，若发现动脉搏动减弱或消失；皮肤苍白、皮肤温度低，并出现疼痛、麻木，应高度怀疑患肢血液循环障碍、是否血栓形成。

（4）评估疼痛的部位、发生与持续时间、程度。

2. 体位护理 患肢保暖、制动，静脉血管术后患肢抬高至心脏水平以上 20~30cm，动脉血管术后患肢平置或略低于心脏水平。

3. 饮食护理 饮食宜增加营养，多进食高热量、高蛋白、易消化的食物，忌食辛辣刺激食物。

4. 管道护理 妥善固定管道，保持管道通畅。

5. 用药护理 遵医嘱使用抗生素。若行血管移植，抗凝治疗 6 周左右，以预防血栓的形成。单纯的动脉损伤修复后可使用肝素；有严重合并伤或严重损伤的患者，不宜使用肝素抗凝，以防止广泛出血，可静脉滴注低分子右旋糖酐，可以进食的患者遵医嘱口服肠溶阿司匹林或华法林。

6. 并发症护理

（1）出血：如引流管持续引出鲜红色液体≥100ml/h 或 24h≥300ml，需要警惕出血可能；当引流液颜色由暗红转至鲜红，患者出现心慌、气短、烦躁等症状并有生命体征改变时，提示出血量大，须紧急处理。术中应彻底止血；局部加压止血；严格控制抗凝血药物的剂量及速度。定时复查凝血酶原时间。

（2）感染：伤口出现渗血、渗液，局部有红肿热痛，伴体温变化，应怀疑伤口感染。保持引流管通畅；按医嘱予以抗感染治疗，严格执行无菌操作。发现伤口有渗液，应及时报告医生，及时更换。

（3）吻合口假性动脉瘤：如吻合口局部出现搏动性包块，可闻及血管杂音；有感染时还伴有红、肿、热、痛，警惕发生吻合口假性动脉瘤。一旦形成假性动脉瘤，立即停用抗凝血药物；吻合口给予压迫止血；定期复查凝血酶原时间；保持吻合口清洁，及时消毒创面，必要时遵医嘱抗感染治疗。

【健康教育】

1. 告知患者及家属血管损伤的临床表现与治疗方法。

2. 指导患者及家属进行病情自我观察，如何配合各项治疗与护理。

3. 指导患者适当活动，注意休息，避免再次外伤。

知识拓展

动、静脉出血的临床表现

1. 动脉出血 血色鲜红，血随心脏的收缩而大量涌出，呈喷射状，出血速度快，出血量大；远端肢体缺血，损伤远端动脉搏动减弱，皮肤苍白，肢体发冷、麻木。

2. 静脉出血 血色暗红，血液缓慢流出，出血速度慢，出血量逐渐增多；远端肢体淤血，静脉栓塞后，皮肤发紫、湿冷，凹陷性水肿，肌肉变硬。

‖ 自　测　题

一、单选题

1. **不是**动脉损伤的表现是（E）

A. 血色鲜红
B. 血随心脏的收缩而大量涌出
C. 出血速度快
D. 出血量大
E. 出血速度慢

2. **不是**静脉损伤的表现是（B）

A. 血色暗红
B. 出血速度快
C. 远端肢体淤血
D. 皮肤发紫、湿冷
E. 出血量逐渐增多

3. 周围血管损伤术后出现感染,处理**不正确**的是（C）

A. 观察引流管的颜色、量、性状
B. 观察伤口渗液情况
C. 保留感染的人工血管
D. 按医嘱予以抗感染治疗
E. 严格执行无菌操作

4. 周围血管损伤术后出现吻合口假性动脉瘤,处理**不正确**的是（A）

A. 继续抗凝治疗
B. 停用抗凝血药物
C. 定期复查凝血酶原时间
D. 保持吻合口清洁
E. 必要时遵医嘱抗感染治疗

二、多选题

1. 止血的方法有（ABCDE）

A. 指压法
B. 加压包扎法
C. 加垫屈肢止血法
D. 缚止血带法
E. 血管夹钳夹法

2. 关于止血,说法正确的是（ABD）

A. 修剪无活力的血管壁,清除血管腔内异物
B. 创口使用纱布加压包扎止血
C. 创伤远端使用止血带压迫止血
D. 损伤暴露血管可用止血钳止血

（黄天雯　高远）

第十一章　手外伤、显微外科与护理

第一节　手外伤的护理

【概述】

手外伤多为综合伤,常伴有皮肤、骨、关节、肌腱、神经和血管损伤,完全或不完全断指、断掌和断腕等也有发生。手抓、握、捏、持功能的发挥建立在其解剖复杂、组织结构精细的基础之上,由不同原因所致的手外伤,轻者遗留瘢痕,重者功能障碍,甚至缺失。

【病因与病理机制】

1. **刺伤**　由尖、锐利物造成,如钉、针、竹签等。其特点是伤口小、深,污染物被带入造成深部组织感染,可引起神经、血管损伤,易漏诊,应高度重视。

2. **切割伤**　如刀、玻璃、电锯等所致。伤口较齐,污染较轻,可造成血管、神经、肌腱断裂,重者致断指断掌。

3. **钝器伤**　如捶打击、重物压砸导致,皮肤可裂开或撕脱,可造成神经、肌腱、血管损伤,严重者可造成手部毁损。

4. **挤压伤**　不同致伤物造成的损伤也不同,如门窗挤压可引起甲下血肿、甲床破裂、末节指骨骨折。若车轮、机器滚轴挤压,可致广泛皮肤撕脱或脱套,同时合并深部组织损伤,多发性骨折,甚至发生毁损伤。

5. **火器伤**　由雷管、鞭炮和枪炮所致。伤口呈多样性、组织损伤重、污染重、坏死组织多、易感染。

【诊断】

(一)皮肤损伤检查

了解创口的部位和性质,是否有深部组织损伤;皮肤是否有缺损及缺损的范围;特别是皮肤损伤后的活力判断至关重要。判断皮肤活力有以下方法:

1. **皮肤的颜色与温度**　如与周围一致,则表示活力良好。苍白、青紫、冰凉者,表示活力不良。

2. **毛细血管回流试验**　手指按压皮肤时,呈白色,放开手指皮肤由白很快转红表示活力良好。撤除压力后,由白色变为潮红色的时间≤2s。若皮肤颜色恢复慢,甚至不恢复,则活力不良或无活力。

3. 皮肤边缘出血状况　用无菌纱布擦拭或用无菌组织剪修剪皮肤边缘时,有点状鲜红色血液渗出,表示皮肤活力良好。如不出血,则活力差。

（二）肌腱损伤检查

检查手部不同平面的伸屈肌腱,断裂可使手表现为不同的体位。

1. 手部休息位姿势改变,如屈指肌腱断裂,该指伸直角度加大;伸指肌断裂,该指屈曲角度加大;屈伸肌腱的不平衡导致手指主动屈伸指功能障碍。特殊部位的肌腱断裂可出现典型手指畸形。

2. 掌指关节部位的屈指深浅肌腱断裂,手指呈伸直位,伸指肌腱断裂时其呈屈曲位;近节指骨背侧伸肌腱损伤则近侧指间关节屈曲;中节指骨背侧伸肌腱损伤时,远侧指间关节屈曲呈锤状指畸形。

3. 对于腕关节,由于多条肌腱参与其背伸、掌屈活动,其中一条断裂可无明显功能障碍。而当屈指深浅肌腱断裂时,掌指关节仍可因手部骨间肌、蚓状肌的收缩而产生屈曲活动。

4. 检查指深屈肌腱时,应固定近侧指间关节于伸直位,嘱患者主动屈曲远侧指间关节,若不能,则提示该肌腱断裂。

5. 检查指浅屈肌腱时,应固定伤指之外的三指于伸直位,嘱患者主动屈曲近侧指间关节,若不能,则提示该肌腱断裂。若手指近、远侧指间关节均不能主动屈曲,提示浅深肌腱均断裂。拇长屈肌腱的检查是固定拇指掌指关节于伸直位,嘱患者屈曲拇指指间关节（图 2-11-1）。

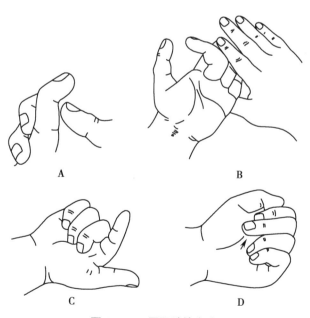

图 2-11-1　屈肌腱检查法
A. 指深屈肌腱检查法；B. 指浅屈肌腱检查法；C. 指浅屈肌腱断裂；D. 指深屈肌腱断裂。

（三）神经损伤检查

臂丛神经的终末支,即正中神经、尺神经和桡神经,支配手部的运动和感觉,在腕平面及以远部位,正中神经、尺神经支配手部内在肌运动及感觉功能,而桡神经仅支配感觉（图2-11-2）。

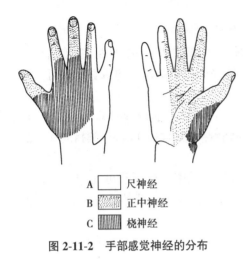

A ☐ 尺神经
B ▨ 正中神经
C ▥ 桡神经

图2-11-2 手部感觉神经的分布

1. **正中神经损伤** 其运动功能障碍表现为拇短展肌、拇对掌肌麻痹所致的拇外展、对掌功能及拇、示指捏物功能丧失;感觉障碍位于手掌桡侧半,拇、示、中指和环指桡侧半,拇指指间关节和示、中指及环指桡侧半近侧指间关节以远的背面。

2. **尺神经运动功能障碍** 为第3~4蚓状肌麻痹所致的环、小指爪形手畸形,骨间肌和拇收肌麻痹所致的拇示指捏夹试验阳性,即示指与拇指对指时,示指近侧指间关节屈曲,远侧指间关节过伸,而拇指的掌指关节过伸、指间关节屈曲;感觉障碍位于手掌尺侧、环指尺侧及小指掌背侧。

3. **桡神经损伤** 感觉障碍位于手背桡侧和桡侧两个半手指近侧指间关节以近部位。

（四）血管损伤检查

了解手指的颜色、温度、毛细血管回流和动脉搏动状况。若为动脉损伤,则表现为皮肤颜色苍白、皮温降低、指腹瘪陷、毛细血管回流缓慢或消失、动脉搏动减弱或消失。若静脉回流障碍,则表现为皮肤青紫肿胀、毛细血管回流加快、动脉搏动存在。

（五）骨关节损伤检查

检查手部各关节活动时,以关节伸直位为0°,注意双侧对比。不同关节活动度不同,正常情况下,腕关节掌屈50°~60°,背伸50°~60°,桡偏25°~30°,尺偏30°~40°。可将两手掌合拢用力伸胸和两手背合拢用力屈腕,观察双侧腕关节活动度的差别。

拇指掌指关节屈伸范围大者可达90°,一般为30°~40°,指间关节为80°~90°,拇指外展即拇指与手掌平行方向伸展为90°,内收至示指近节桡侧为0°。拇指对掌以拇指腹与小指腹对合为标准。

手指掌指关节屈曲80°~90°,过伸0°~20°;近侧指间关节屈曲90°~100°,伸0°;远侧指间关节屈曲70°~90°,伸0°。手指以中指为中心,远离中指为外展,靠拢中指为内收,内收外展的活动度为30°~40°。

【治疗】

（一）现场急救

1. **止血** 包括指压法、加压包扎法、加垫屈肢止血法、缚止血带法、血管夹钳夹法、填塞止血法。

加压包扎是手外伤最简单而行之有效的止血方法,可用于创面止血,以及腕平面的尺桡动脉断裂出血。禁忌采用束带类物品在腕平面以上捆扎,捆扎过紧、时间过长易导致手指坏死;若捆扎压力不够,只将静脉阻断而动脉未能完全阻断,出血会更加严重。

2. **创面包扎** 采用无菌敷料或清洁布类包扎伤口,避免进一步污染。创口内不宜用药水或抗感染药物。

3. **局部固定** 可因地制宜、就地取材,如木板、竹片、硬纸板,固定至腕平面以上,以减轻转运途中因局部反常活动引起的疼痛,防止组织进一步损伤。

4. **迅速转运** 赢得处理的最佳时机。

（二）手术治疗

手部开放性损伤的治疗中,最重要的是使污染的开放性伤口经过外科处理,变为清洁的闭合伤口,使其达到一期愈合。

（三）手部骨折的治疗原则

早期整复,选择合适的固定方法,正确的固定位置和固定范围,创造早期运动的条件,防止关节僵直。

【护理】

（一）术前护理

1. **病情观察与评估**

（1）观察上肢各关节的活动情况,了解手部以外身体其他部分有无损伤。

（2）观察手部受伤情况,如皮肤完整性、出血、肿胀、伤口污染程度,以及有无畸形等,观察手指感觉及主动运动功能。

（3）观察生命体征变化及全身情况。

（4）观察止血与包扎的效果,有无再出血。

2. **体位** 抬高患肢,高于心脏水平 20~30cm。

3. **饮食护理**

（1）急症入院患者予禁食、禁饮。

（2）择期手术患者给予高钙、高蛋白、丰富维生素、易消化食物,鼓励患者多饮水。

4. **术前检查** 如胸部 X 线检查、心电图、血尿常规、出凝血试验、肝肾功能检查等,及时追踪检查结果。

5. **皮肤护理** 备皮、修剪指甲、充分清洁患肢,特别注意手及腕部皱褶处皮肤。

6. **功能锻炼** 指导进行患肢肌肉的收缩训练、握拳训练等。

（二）术后护理

1. **病情观察与评估** 观察伤口渗血、渗液情况;观察肢端血液循环及感觉、运动、疼痛情况等。

2. **对症处理** 评估疼痛的情况,遵医嘱使用镇痛泵或使用镇痛药,观察镇痛效果。

3. **呼吸道管理** 鼓励患者进行深呼吸、有效咳嗽、咳痰,必要给予雾化吸入。

4. **用药护理** 遵医嘱使用消炎、抗凝等药物,观察有无药物不良反应,及时给予处理。

5. **局部保暖** 遵医嘱给予红外线或鹅颈灯局部保温,灯与患处距离 30~50cm,照灯持续 5~7d。

6. **制动** 将患肢制动在功能位,防止修复的组织断裂或再移位。

7. **功能锻炼**

（1）清创缝合术后:开始患肢肩、肘、腕关节的缓慢活动,练习握拳、屈伸手指、腕部屈伸和旋转活动。

（2）手部骨折和关节脱位术后:石膏固定期间积极屈伸活动正常手指,患手患指开始以被动活动为主,用健手辅助进行各关节的屈伸,活动量以不引起再损伤为限;去除外固定后,开始做缓慢的主动屈伸活动。

（3）手部肌腱松解术后：术后24h开始做患指主动屈伸活动,当患指主动活动无痛、活动范围正常时,开始抗阻力活动。肌腱修复术后用石膏托等固定,首先活动未固定关节,术后3周内不能活动患指;3周后外固定解除后进行患指的主被动活动,练习手指屈伸、对指、抓、捻、握等姿势,训练灵活性。

（4）腕关节附近骨折术后：术后1周患者手指在疼痛耐受范围内,做握拳、伸拳、对指、对掌主动练习;另外加强肩关节、肘关节活动度的练习和关节周围肌肉力量的练习;术后1~2周开始腕关节主动活动练习,包括腕掌屈、腕背伸、腕桡侧屈、腕尺侧屈;术后2~6周继续加强上述腕关节活动度的练习,另增加肌力练习,如橡皮筋阻力练习;术后6周后继续肩、肘、腕、手指关节的主动运动,特别是腕关节活动度的训练,如拧毛巾练习、拧杯盖练习。

【健康教育】

1. 指导患者及家属进行病情自我观察,如何配合各项治疗与护理。

2. 评估患者及家属对健康教育内容的掌握程度,配合治疗与护理的依从性,及时满足患者需求。

3. 做好出院指导,指导患者适当活动,注意休息,避免再次外伤。

知识拓展

血管通畅试验

血管通畅试验(Allen test),又称艾伦试验,是判断尺、桡动脉是否通畅的有效方法之一。具体方法：嘱患者用力握拳,检查者两手拇指分别用力按压、阻断腕与前臂交界处的尺、桡动脉,嘱患者手掌放松、伸指,此时手掌部皮肤苍白,然后放开尺动脉,手掌迅速变红。重复上述试验,更替放开桡动脉继续压迫尺动脉,得到相同结果表明尺、桡动脉循环畅通。否则,可能为解剖变异或不通畅。

自 测 题

一、单选题

1. 手外伤后创口出血,在转送途中,首先采用的止血方法是（D）

A. 缚止血带　　　　　　　　　　　　B. 患肢抬高

C. 手压法　　　　　　　　　　　　　D. 局部加压包扎

E. 钳夹止血

2. 手部骨折的治疗原则**不正确**的是（D）

A. 早期整复　　　　　　　　　　　　B. 选择合适的固定方法

C. 选择正确的固定位置和固定范围　　D. 避免早期运动,以免骨折移位

E. 创造早期运动的条件,防止关节僵直

3. 减轻肢体肿胀程度的措施中**不正确**的是（A）

A. 早期热敷　　　　　　　　　　　　B. 早期冷敷

C. 抬高患肢　　　　　　　　　　　　D. 外固定松紧合适

E. 遵医嘱给予消肿药物治疗

二、多选题

1. 皮肤损伤的临床表现包括（ABCDE）

A. 如与周围一致,则表示活力良好

B. 苍白、青紫、冰凉者,表示活力不良

C. 正常组织撤除压力后,由白色变为潮红色的时间≤2s

D. 用无菌纱布擦拭,有点状鲜红色血液渗出,表示皮肤活力良好

E. 用无菌纱布擦拭,如不出血,则活力差

2. 关于手部骨折和关节脱位术后功能锻炼,描述正确的是（BCDE）

A. 一般用石膏、铝板功能固定 1~2 周

B. 固定期间积极屈伸活动正常手指

C. 患指开始以被动活动为主

D. 活动量以不引起再损伤为限

E. 如有关节屈伸障碍可用健手协助患指做被动活动

第二节　断指（趾）再植的护理

学习目标

1. 了解断指（趾）的病因及病理机制。
2. 熟悉断指（趾）的治疗方法。
3. 掌握断指（趾）再植术的护理。

【概述】

断指（趾）再植术是将完全或不完全离断的指（趾）体,采用显微外科技术对其行清创、骨骼固定,以及修复肌腱和神经,进行血管吻合,将指（趾）体重新缝合到原位,使其完全存活并恢复一定功能的精细手术。

【病因与病理机制】

日常生活中的很多因素容易导致指（趾）体离断,如切割伤、绞伤、爆炸伤、碾压伤等,不同致伤因素,指（趾）体的损伤程度不同,对于患者的预后也会产生不同程度的影响。

【诊断】

（一）完全性断指（趾）

外伤所致指（趾）断离,没有任何组织相连或虽有受伤失活组织相连,清创时必须切除,称为完全性断指（趾）。

（二）不完全性断指（趾）

凡伤指（趾）断面有主要血管断裂合并骨折脱位,伤指断面相连的软组织少于断面总量的 1/4,伤指断面相连皮肤不超过周径的 1/8,不吻合血管,伤指（趾）远端将发生坏死称为不完全性断指（趾）。

【治疗】

（一）适应证及禁忌证

1. 全身情况 是再植的必要条件,若为复合伤或多发伤,应以抢救生命为主,断指（趾）置于 0~4℃冰箱内,待生命体征稳定后再植。

2. 肢体损伤程度 与损伤性质有关,锐器切割伤只发生离断平面的组织断裂,断面整齐、污染轻、重要组织挫伤轻,再植成活率高。碾压伤的组织损伤严重,若损伤范围不大,切除碾压组织后将指（趾）体进行一定的短缩,仍有较高的再植成活率。而撕脱伤的组织损伤广泛,血管、神经、肌腱从不同平面撕脱,常需要复杂的血管移植,再植成功率较低,即使成功,功能恢复差。

3. 再植时限 一般以外伤后 6~8h 为限,早期冷藏或寒冷季节可适当延长。再植时限与离断平面有密切关系,断指因组织结构特殊,对全身情况影响不大,可延长至 12~24h。

4. 年龄 断指（趾）再植与年龄无明确因果关系,但老年患者体质差,经常合并有慢性器质性疾病,是否再植应慎重。

5. 再植禁忌证 有下列情况之一,禁忌再植:

（1）合并全身性慢性疾病,或合并严重脏器损伤,不能耐受长时间手术,有出血倾向者。

（2）断指（趾）多发性骨折、严重软组织挫伤、血管床严重破坏,血管、神经、肌腱高位撕脱,预计术后功能恢复差。

（3）断指（趾）经刺激性液体或其他消毒液长时间浸泡者。

（4）高温季节,离断时间过长,断肢未经冷藏保存者。

（5）合并精神异常,不愿合作,无再植要求者。

（二）断指（趾）急救

急救措施包括止血、包扎、固定、离断指（趾）保存,迅速转运。

1. 断指（趾）处理 如断指（趾）仍在机器中,切勿强行拉出,以免加重损伤。应关闭机器,小心取出,必要时拆除机器零部件。

2. 止血 伤指（趾）断端加压包扎,仍有活动性出血者,用止血带止血,或用止血钳夹闭血管断端。

3. 断指（趾）保存 断指（趾）用清洁敷料包扎减少污染,置于塑料袋中密封,再放于加盖的容器内,外周放入冰块保护。切忌将断指（趾）浸泡于任何溶液中。到达医院后,检查断指（趾）,用无菌敷料包裹,放于无菌盘中,置于 0~4℃冰箱内。

（三）手术治疗

治疗原则:彻底清创、修整重建骨支架、缝合肌（肉）腱、重建血液循环、缝合神经、闭合创口、包扎。程序如下:

1. 彻底清创 一般分两组同时清创离断指（趾）体的远近端,仔细寻找、修整、标记血管、神经、肌腱。

2. 修整重建骨支架 为了减少血管神经缝合后张力,适当修整和缩短骨骼,骨折固定要求简便迅速、剥离较少、固定可靠、利于愈合。

3. **缝合肌（肉）腱** 骨支架重建后，吻合血管前，在适当张力下缝合肌肉、肌腱。

4. **重建血液循环** 将动、静脉彻底清创至正常组织，在无张力下吻合，若有血管缺损应行血管移位或移植。吻合血管应尽可能多，动脉、静脉比例以 1:2 为宜。一般先吻合静脉，后吻合动脉。

5. **缝合神经** 应尽可能一期修复。无张力状态下缝合神经外膜，若有缺损，应行神经移植。

6. **闭合创口** 断指（趾）再植后创口应尽可能闭合，无法闭合时可采用负压封闭技术。为了避免形成环形瘢痕，可采用"Z"字成形术，使直线创口变为曲线创口。

7. **包扎** 用温生理盐水清洗血迹，多层无菌敷料松软包扎，指间分开，指端外露，以便观察指（趾）远端血运。

【护理】

（一）术前护理

1. 观察意识状态，测量及记录生命体征；观察受伤部位及患肢末梢血液循环、感觉、运动情况；观察伤口出血情况。

2. **体位** 抬高患肢，妥善保管断指（趾）。

3. 禁烟、禁食，完善术前准备。

4. **心理护理** 讲解手术的知识，介绍成功案例，主动配合治疗。

（二）术后护理

1. **体位** 绝对卧床 1~2 周，患肢抬高促进静脉回流，减轻肿胀。严禁患侧卧位，以免患肢受压影响血供。

2. **病情观察与评估**

（1）保温：室温保持 20~25℃，术后一周内用 60W 烤灯照射再植指（趾），照射距离30~50cm。严禁寒冷刺激，以防发生血管痉挛。烤灯照射时，应避免强光对患者眼部的刺激，同时告知患者及家属不可随意调节烤灯的距离和位置。若患指（趾）血液循环较差，则不宜用烤灯，以免增加局部组织代谢。

（2）血运观察：主要从皮肤颜色、温度、指（趾）张力、毛细血管充盈时间等指标来观察，要动态观察、综合判断，及时发现和处理血管危象。

（3）毛细血管充盈时间观察：用小指指腹或棉签轻压，正常情况下，指压皮肤后松开手指，1~2s 内皮肤毛细血管迅速充盈。血管栓塞时毛细血管回流受阻，皮肤呈现苍白。

（4）组织张力观察：轻微肿胀是正常表现。用以下符号表示肿胀程度：

1）Ⅰ度肿胀：皮纹变浅。

2）Ⅱ度肿胀：皮纹消失。

3）Ⅲ度肿胀：出现水疱。

（5）伤口观察：伤口局部出血情况，如渗血、渗液多，提示存在活动性出血；观察伤口局部有无红、肿、热、痛等局部症状；实验室检查有无白细胞异常。如异常，及时报告医生进行处理。

3. **饮食护理** 高热量、高蛋白、高维生素、易消化饮食，多饮水。不宜进食刺激性强的食物。

4. 疼痛护理 评估疼痛的情况,按医嘱使用镇痛泵或使用镇痛药,观察镇痛效果。

5. 用药护理 按医嘱使用抗感染药物、抗凝及解痉药物、镇痛药物,观察药物不良反应,定期复查血常规。

6. 严禁主动、被动吸烟,因香烟中尼古丁可致血管痉挛。

7. 功能锻炼

(1)早期(术后4周内):以被动活动为主,在不影响骨折愈合的情况下,对未制动的关节,可行轻微被动屈伸活动及指间关节屈曲练习。

(2)中期(术后5周至3个月):指导患者进行主动活动,练习掌指及指间关节的伸屈、对掌、分指和握拳等动作。

(3)晚期(术后3个月):主要以手指屈伸、拇指内收、外展、对掌等练习为主,后续可进行抗阻力锻炼和全幅度关节活动锻炼,提升肌肉力量,使患者的运动功能和感觉功能快速恢复。

【健康教育】

1. 患肢保护 告知患者注意保护断指(趾),勿自行拆除石膏,防止患断指(趾)碰撞及振动,以免血管吻合部位再次破裂出血。断指(趾)早期不能承受重力,勿提重物。注意患指(趾)保暖。

2. 饮食护理 强调吸烟、饮酒的危害,禁烟酒至少3个月,加强营养。

3. 康复锻炼 定期复查,并在专业康复师指导下进行功能锻炼,最大程度地恢复患指(趾)功能。

知识拓展

动静脉血管危象

1. 正常情况 指(趾)腹饱满、皮肤颜色红润、皮温较健侧稍高,毛细血管充盈反应良好,指腹末端侧方切开1~2s有鲜红色血液流出。

2. 动脉危象 皮肤苍白、皮温降低、毛细血管回流消失、指腹干瘪、指腹侧方切开不出血,提示动脉供血中断。

3. 静脉危象 指腹由红润变成暗红色,且指腹张力高、毛细血管充盈反应加快、皮温逐渐降低、指腹切开即流出暗紫色血液,则是静脉回流障碍。

Ⅲ 自 测 题

一、单选题

1. 再植的断指(趾),最好的保存方法是(D)

  A. 放于无菌生理盐水中   B. 放于林格液中

  C. 放于75%乙醇溶液中   D. 无菌纱布包裹、密封,0~4℃冰箱保存

  E. 断手放于冰水中

2. 断指(趾)再植术后功能锻炼应从什么时间开始(D)

  A. 2周   B. 3周

C. 4 周　　　　　　　　　　　　　D. 6 周

E. 2 个月

3. 断指再植术后 28h 患者,发现患指指甲发绀,指腹肿胀,毛细血管充盈反应存在,皮温正常,其原因可能是(B)

A. 动脉痉挛或栓塞　　　　　　　　B. 静脉痉挛或栓塞

C. 再灌注综合征所致　　　　　　　D. 创口有活动性出血

E. 创口感染

二、多选题

1. 断指(趾)再植术后发生动脉危象的临床表现包括(BCD)

A. 颜色青紫　　　　　　　　　　　B. 指腹张力低

C. 指温下降　　　　　　　　　　　D. 无毛细血管

E. 充盈时间

2. 断指(趾)患者的护理要点**不正确**的是(ACD)

A. 断指(趾)的放入冰水中浸泡保存　　B. 不完全离断的肢体用夹板固定

C. 烤灯间断照射保暖　　　　　　　　D. 静脉危象时放低手枕

第三节　皮瓣移植的护理

学习目标

1. 了解不同种类皮瓣及特点。

2. 熟悉皮瓣移植术的适应证、皮瓣修复的原则。

3. 掌握皮瓣移植术的护理。

【概述】

皮瓣是带有自身血液供应,包含皮肤组织的获得组织块,是外科组织瓣的一种。皮瓣移植术是将某一部位带有血供皮肤及皮下组织的皮瓣转移到另一部位,达到消灭创面、整复畸形和缺损的目的。

临床常见的皮瓣的分类:

1. 按皮瓣形态分类　扁平皮瓣和管型皮瓣。

2. 按取材及修复部位的远近、转移方式来分　局部皮瓣和远位皮瓣。

3. 按血液循环类型分类　随意型皮瓣和轴型皮瓣。

4. 按其蒂部情况不同分类　可分为半岛状皮瓣(即皮瓣有皮肤蒂与供区相连)和岛状皮瓣(即皮瓣与供区仅有血管蒂相连)。

【病因与病理机制】

皮瓣转移后能否成活,主要取决于皮瓣的微循环生理功能能否得到维持。微循环的微动脉、毛细血管、微静脉,直接参与组织细胞的物质代谢交换,输入氧和养料,运走代谢产物,使组织能进行正常的生理活动而得以成活。

微循环生理功能的维持必须具备以下条件:微血管中的体液是流动的,不流动就不能进行交换;微血管具有正常的通透性;微血管前的心脏和大、小动脉,以及微血管后的大、小静脉,功能结构正常,能正常泵出和输送、引流血液;微血管数量和管径正常。

众多实验证明,皮瓣切取后从蒂部向远端血液循环逐渐减少,术后 1~2h,血流量急剧下降到最低点;12~24h 后,血流量逐渐增加;术后 4~6d,受区血管逐渐长入皮瓣而建立新的血液循环;1 周后血流量上升到术前的 65%,由于血流量逐渐增加,代谢紊乱状态也随之得到改善而趋于正常,皮瓣得以完全成活。

【诊断】

皮瓣移植术的适应证:

1. 外伤致人体皮肤损伤伴坏死或缺损,有骨、关节、肌肉、血管、神经等组织外露,无法利用周围皮肤直接覆盖伤口。

2. 创面修复时为了获得接近正常的皮肤色泽、质地和优良的外形效果及功能恢复更完善。

3. 手指再造皮肤缺损。

4. 慢性溃疡修复。

5. 器官再造。

【治疗】

(一)皮瓣修复遵循的原则

1. 当邻近皮瓣修复与远位皮瓣修复的效果相同时,采用前者,放弃后者。

2. 带蒂皮瓣和游离皮瓣修复效果相同时,采用前者,放弃后者。

3. 只可用次要部位的皮瓣移植修复重要部位,不能用重要部位的皮瓣移植修复次要部位。

4. 皮瓣修复手术既要考虑受区形态,如皮肤颜色、厚薄、质地、毛发等,以及功能感觉等,也要考虑尽可能减少对供区的形态和功能的损害。

5. 对于吻合血管的游离皮瓣需要注意:皮瓣血管解剖位置恒定、血管蒂应有足够长度;血管口径与受区血管口径类似,便于吻合;供皮区切取方便、部位隐蔽,切取后最好供皮区能直接闭合。

6. 皮瓣修复手术也要考虑患者的年龄、职业、性别、受区条件、全身情况及患者的愿望等因素,既做到成活率高,功能和形态好,还应确保患者痛苦少、病程短、花费少等要求。

(二)皮瓣种类及特点

1. **游离皮瓣** 是根据临床实际需要,切取血管蒂的组织瓣,断蒂后移至受区覆盖其组织缺损,并且需要使蒂部血管和受区血管相吻合,从而保证皮瓣成活的一类皮瓣。优点主要在于修复面积大,供皮瓣区域隐蔽,愈合后的瘢痕不易外露。血管恒定,适宜吻接;应用广泛,皮瓣形状可灵活设计。缺点在于有时皮下脂肪厚,需要二期皮瓣修整;供区有瘢痕,影响美观。主要包括肩胛皮瓣、背阔肌皮瓣、股前外侧皮瓣、腓动脉营养的穿支皮瓣、微型皮瓣。

2. **腹部皮瓣** 可以腹壁浅血管为蒂,也可以旋髂浅血管为蒂,还可以是两组血管双重血供形成腹部皮瓣,主要适用于手或者前臂的较大面积皮肤缺损或手指脱套伤的修复;局部转移修复会阴部;也适用于各种类型的阴茎缺损及再造阴茎。优点:修复的面积大,切取方便;供区部位隐蔽,不会影响美观;术后供区无功能障碍;手术简便安全,皮瓣的成活率高。缺点在于需要二期手术断蒂,住院时间较长。部分患者皮瓣臃肿,须进行皮瓣修整。蒂部容易牵拉及扭曲。患者术后的舒适感较差。

3. 交腿皮瓣 用健侧下肢的皮瓣修复对侧下肢软组织缺损的手术方法称为两腿交叉皮瓣,简称交腿皮瓣。治疗小腿及足部严重创伤,伴有皮肤软组织大面积缺损或小腿及足部溃疡而邻近皮瓣无法修复的损伤。缺点在于经彩色多普勒超声检查胫前或胫后动脉,一条主干血流通畅,而另一条因损伤缺损或闭塞而不适宜做游离皮瓣移植及不能用局部带血管蒂皮瓣修复,以往术后采用石膏固定双小腿,患者被强制性固定整个双下肢而极为痛苦;皮瓣血运不易观察,皮肤易发生压力性损伤。

【护理】

(一)术前护理

1. 病情观察与评估

(1)全身评估:重点评估患者的外伤史、手术史、有无慢性疾病,如糖尿病、高血压、心脏疾患等。糖尿病患者伤口愈合困难,且易诱发感染和血管栓塞,对皮瓣成活不利,因此,应在术前将患者的血糖控制在正常范围。

(2)专科评估:评估患者皮肤缺损的程度,受区皮肤有无红肿、破溃、异常分泌物等炎症表现,皮瓣供区血管有无静脉炎,有无栓塞,皮肤有无感染、湿疹或者破损;评估受伤肢体的末梢血运、运动和感觉功能情况;评估患者有无活动性出血、创伤性休克、感染等并发症的发生。

2. 病室准备 提供安静、清洁、舒适的环境;准备烤灯。

3. 皮肤准备

(1)缺损创面的护理:患肢用软枕垫高20°~30°,高于心脏水平。保持伤口敷料及周围皮肤清洁干燥,渗血渗液较多,应及时换药,预防创面感染。皮肤准备范围应符合手术要求。

(2)供皮区护理:检查皮瓣供皮区皮肤有无创伤、瘢痕等,禁止在供区肢体侧做静脉穿刺、给药,避免对供区血管造成损伤,进而影响转移、移植术后皮瓣的成活。

4. 心理护理 告知患者有关手术的正确信息,使患者做好充分的心理准备。

(二)术后护理

1. 病室环境 病房空气流通,室温20~25℃,病房禁烟,减少探视人员。

2. 体位护理 患肢置于软枕上,保持高于心脏水平5~10cm,局部制动,绝对卧床休息7~10d。绝对卧床期间,患者不得大幅度翻身或坐起;夜间要防止患者入睡后不自觉地移动或活动肢体。

3. 病情观察与评估

(1)移植皮瓣血液循环的观察:皮瓣区域应充分暴露,包括缝线边缘,以便护士更快、更准确地观察皮瓣血运情况,皮瓣应在自然光线、关闭烤灯的前提下观察,患者术后72h内应每0.5~1h观察一次转移皮瓣的情况,可通过颜色、皮温、肿胀程度、毛细血管充盈反应等指标,耐心细致地全面观察,综合判断。

1)颜色:移植皮瓣一般为红润或同供区,观察时应注意避免干扰因素,如光线、皮肤消毒剂等的影响,将烤灯偏离或关掉,在自然光线下观察。

2）皮温：正常指标的皮瓣皮温应在 33~35℃，比健侧处低 2℃。术后 3d 每小时测量温度，与健侧对照，测量皮温的部位要相对固定。

3）肿胀程度：患者术后皮瓣轻度肿胀属于正常表现，用以下符号表示肿胀程度。①Ⅰ度肿胀：皮纹变浅；②Ⅱ度肿胀：皮纹消失；③Ⅲ度肿胀：出现水疱。

4）毛细血管充盈反应：用小指指腹或用棉签轻压皮瓣使之苍白，去除压迫后，皮瓣在 1~2s 内转为红润。如果皮瓣出现表中的情况，可能发生了血管危象，应立即报告医师（表 2-11-1）。

表 2-11-1　动脉危象和静脉危象的鉴别方法

项目	静脉危象	动脉危象
发生时间	发生于吻合术后 10~24h 内逐渐发生，进展慢	发生于吻合术后 1~3h
变化速度	发紫	突然出现，进展快
皮肤颜色	丰满、膨胀或伴有水疱	苍白
皮肤张力	不明显或消失	瘪陷
皮纹	下降	加深
皮温	早期加快、晚期消失	下降
毛细血管充盈反应	有暗红色血液渗出	缓慢或消失
针刺		无血液渗出

（2）伤口观察与评估：观察伤口敷料是否有渗血、渗液，切口是否有红、肿、热、痛及炎症分泌物；注意有无脂肪液化：脂肪液化表现为切口无疼痛、无红肿，无脓性分泌物，但有黄色液体外溢或在拆线时切口部分或全部突然裂开，且脂肪液化更易发生在肥胖患者身上。

4. 饮食护理　鼓励患者进食高热量、高蛋白、高维生素饮食；鼓励多饮温开水，多吃蔬菜、水果，保持大小便通畅；勿喝冰冻饮料；禁止刺激性强的食物。

5. 保暖　按医嘱予以红外线或鹅颈灯局部保温，灯与患处距离 40~60cm，照灯持续 10~14d。

6. 疼痛护理　患肢制动易产生关节僵硬、胀痛，应与伤口疼痛合理区分。根据患者的疼痛程度，遵医嘱合理使用镇痛药物，评估药物效果，以防因疼痛诱发血管痉挛，从而影响皮瓣血运。

7. 用药护理

（1）抗炎：遵医嘱使用消炎药物。

（2）抗痉挛：遵医嘱予以罂粟碱肌内注射，使用时间 10~14d，根据情况调整用药频次，两侧臀部交替进行注射。

（3）抗凝：低分子右旋糖酐、肝素钠，两种药物交替使用，并注意观察患者有无自发性出血，皮瓣、伤口、牙龈、皮下、消化道、鼻腔等出血情况。定期监测患者凝血功能。

（4）抗痛：采取超前、按时、及时、多模式、个体化镇痛，治疗护理操作应做到动作轻柔、集中。

8. 功能锻炼 卧床期间,指导患者进行双下肢踝泵运动、股四头肌收缩、屈膝屈髋运动,指导换着深呼吸及有效咳嗽。

9. 并发症的观察及护理

(1)出血:若患者伤口敷料渗血范围不断扩大,或引流管 1h 引流出鲜红色血性液体约 200ml,或引流管迅速引流出鲜红色血性液体约 100ml,出现心率快、脉搏减弱、血压下降;头晕、眼花、口渴、恶心、呕吐,甚至出现烦躁及表情淡漠,立即告知医生,迅速建立静脉通道,补充血容量。必要时协助医生做好血管探查的准备。

(2)血管危象:及时发现血管危象,及时干预,可提高皮瓣的成活率。注意观察皮瓣下有无血肿,若因血肿造成吻合静脉受压,应及时查看引流管是否受压,保持引流通畅,必要时行血肿清除,协助医生做好血管探查的准备。

(3)关节僵硬:护理人员应指导患者对制动关节适当进行按摩,在外固定解除后,尽早循序渐进地进行功能锻炼。

(4)皮瓣水肿:患肢抬高制动,患肢略高于心脏水平,以促进静脉回流,减轻组织水肿。

(5)感染:观察体温变化及伤口情况,遵医嘱合理使用抗生素,加强营养,增强全身抵抗力。术后如患者持续体温升高或伤口疼痛、有异味,应告知医生处理。

10. 皮瓣断蒂的护理

(1)断蒂前的皮瓣锻炼及注意事项:皮瓣建立充足的血液循环时间大约需要 3 周,早期合理的血管阻断训练,对于皮瓣与患肢的毛细血管网的血供早日形成有利,使断蒂时间提前,有利于肢体功能的恢复,改善患者的生活质量。训练一般在术后 2 周开始,医生用止血带系住皮瓣蒂部然后用止血钳夹住止血带。训练第 1 天为 1~2 次,每次 15~20min,遵循循序渐进原则,并延长阻断血流时间,每天阻断 3~4 次,每次 1h,皮瓣仍能保持红润,有弹性,皮温正常,说明皮瓣已从另一端获得足够的血液供应,皮瓣已成活,可行断蒂术。

(2)断蒂术后的护理:观察伤口敷料及渗血渗液情况,注意保暖。指导患者加强各关节功能锻炼,制订锻炼计划,多项锻炼方法交替进行,以患者不觉疲劳为宜。

【健康教育】

1. 告知患者及家属皮瓣移植的相关知识及配合注意事项。

2. 提供个性化、系统的健康教育指导,预防并发症。

3. 做好出院指导,制订功能锻炼计划,明确复诊时间。

4. 指导患者对皮瓣进行保护,注意保暖和防止冻伤、烫伤或者划伤。下肢皮瓣者为了防止再损伤,应避免长时间站立与行走;足部皮瓣患者注意皮瓣保护,穿宽松柔软的鞋子,勿打赤脚,以防皮瓣损伤;手部皮瓣患者,勿用患手试水温,以防烫伤,天气寒冷时,应带棉手套,以防冻伤。严禁使用热水袋,有异常及时就诊。

知识拓展

皮 瓣 危 象

1. 由于手术时间长、术中出血多,术后应用抗凝、扩血管药物出现有效血容量不足,导致微循环障碍,刺激交感 - 肾上腺髓质系统和心血管系统,引起小动脉、微动静脉、小静脉收缩,静脉短路开放,外周阻力增加,心排血量减少,使皮瓣移植区域血液供应不良,发生动脉危象。

2.皮瓣危象好发在夜间和凌晨,与夜间迷走神经张力高、血管内膜损伤致血流动力学改变、神经对血管的支配作用及激素分泌等有关,护士要重视夜间巡视,特别是2:00~6:00,重点关注液体的输注速度和体位。密切观察药物效果及不良反应。

▕▎自 测 题

一、单选题

1. 皮瓣移植术后3h,血管吻合通畅,皮瓣的皮温应比供区(A)

A. 高1~2℃　　　　　　　　　　　　B. 高2~3℃

C. 高3~4℃　　　　　　　　　　　　D. 低1~2℃

E. 一致

2. 关于皮瓣的肿胀程度,描述**不正确**的是(D)

A. Ⅰ度,皮纹变浅　　　　　　　　　B. Ⅱ度,皮纹消失

C. Ⅲ度,出现水疱　　　　　　　　　D. Ⅳ度皮肤裂开

E. 术后轻度肿胀为正常情况

3. 正常皮瓣的温度是(C)

A. 30~32℃　　　　　　　　　　　　B. 31~33℃

C. 33~35℃　　　　　　　　　　　　D. 34~36℃

E. 35~37℃

4. 若皮瓣出现肤色暗紫,皮温正常或偏高,毛细血管充盈反应缩短,组织张力高,提示发生了(B)

A. 动脉危象　　　　　　　　　　　　B. 静脉危象

C. 血液循环不良　　　　　　　　　　D. A+B+C

E. A+B

二、多选题

1. 关于吻合神经、血管游离股薄肌移植术后患者的体位护理,描述正确的是(ABD)

A. 绝对卧床10~14d　　　　　　　　B. 抬高患肢

C. 患侧卧位　　　　　　　　　　　　D. 患肢制动

E. 早期(术后3d内)离床活动

2. 皮瓣移植术后,患者的出院注意事项包括(ACDE)

A. 术后3个月内严禁主动和被动吸烟　B. 术后1个月内行皮瓣修整术

C. 注意保暖和防止冻伤、烫伤或者划伤　D. 下肢皮瓣者避免长时间站立与行走

E. 严禁使用热水袋,有异常及时就诊

（黄天雯　高远）

第十二章　骨科康复护理

第一节　概　　述

学习目标

1. 了解康复护理的内涵。
2. 熟悉骨科康复治疗中护士的角色。
3. 掌握骨科康复护理的原则与内容。

一、康复护理的内涵

康复护理是护理学和康复医学结合所产生的一门专科护理技术；是在康复计划的实施过程中，由护士配合康复医师和治疗师等康复专业人员对康复对象进行基础护理和实施各种康复护理专门技术，以预防继发性残疾，减轻残疾的影响，实现最大限度的功能改善和重返社会。骨科患者，尤其是因工伤、交通事故而致残的患者的生活质量受到了严重的影响，如何更有效地提高患者的生活质量，已成为骨科康复护理的重要课题。

骨科患者的康复护理是在康复医学理论指导下，围绕全面康复的目标，密切配合康复医师及其他专业人员，对骨科患者实施科学的、完善的、准确的、连续的护理技术。目的是促进患者肢体功能的恢复，降低致残率，提高生活质量，最终以良好积极的心态重新回归家庭、回归社会，实现自我价值。

骨科康复护理的主要对象为与骨科有关的先天发育障碍及因疾病和损伤导致的各种功能障碍患者，主要包括创伤、运动医学、脊柱病变、关节病变、骨肿瘤等主要病种的患者。

二、骨科康复护理的原则与内容

骨科康复护理是康复医疗中必不可少的重要组成部分，手术只为患者提供了必要的康复基础，而康复护理则是促进患者功能恢复的必要手段。骨科患者不论采取手术治疗还是保守治疗，都需要良好的康复计划和康复措施。想要关节功能恢复至正常，早期康复护理的介入尤为重要。它的内容具体包括：

1. 维持患者肢体功能。
2. 协助患者对功能障碍肢体的训练。

3. 防范其他并发症的形成。

4. 对患者进行心理辅助的支持。

5. 对患者及家属的健康指导。

6. 协调康复成员之间的关系

7. 维持康复治疗的持续性。

8. 协助患者重返家庭和社会。

三、护士在骨科康复治疗中的角色

1. **照顾者** 骨科康复护理人员为康复对象提供一切所需的日常生活活动照顾和医疗护理活动项目,发现康复护理问题,拟定康复护理计划,实施康复护理措施,防范其他并发症的发生,个性化进行整体护理,并实施预防性康复照顾。

2. **健康教育者** 骨科患者社会角色的转换往往是突发的,患者在没有心理准备之下进入患者角色,患者及家属常常手足无措,担忧焦虑,同时迫切需要了解相关疾病情况与知识:病情是否严重、伤残程度、需要做哪些检查、手术后效果、是否影响工作、住院费用、疼痛情况等。作为骨科护理人员,需要对患者及其家属提出的问题进行解答,同时在患者治疗期间提供相应的治疗性咨询服务。

3. **早期康复执行者** 骨科患者入院接触最早的工作人员即为护理人员,在快速康复理念的指导下,护理人员需要从患者入院时评估患者是否纳入快速康复,并对其实施促进患者快速康复的措施,如肺功能训练、膀胱功能训练、气管推移训练等。

4. **协调者** 患者在住院期间产生的一切需要均要护理人员进行协调,如患者睡眠欠佳、疼痛、焦虑均需要护理人员与医师沟通处理;如患者有社会、职业、家庭心理等方面的问题,护理人员有责任联系家属、单位、心理治疗师协商解决。

5. **督导康复治疗的继续执行者** 患者在康复治疗过程中,由于伤残病情的需要,常需要一个团队来完成治疗,如骨科临床医师、康复治疗师、支具工程师、心理治疗师、言语治疗师、物理治疗师等共同为患者服务。但由于时间、空间、患者病情发展情况等因素,治疗师不像护理人员 24h 都与患者接触。当患者在康复锻炼过程中遇到困难时,更多依靠骨科康复护理团队解决。

6. **咨询者** 运用语言和书面交流的技巧,帮助患者解决各方面的困难。特别是对于出院的患者,护士应为其提供出院健康指导,如康复锻炼方式、复查时间、用药方法、复印病历时间及方法等。

四、骨科康复护理发展趋势

在骨科康复护理学中,骨科患者的康复和护理更是紧密相连,不可分割。在加速康复快速发展的今天,更需要骨科护理人员将康复护理工作精细化到心理康复、运动康复、感觉康复、物理康复和社会康复等方面,以实现骨科康复一体化与快速康复流程,促进患者更好、更快、更全面康复,重返社会,推动学科发展。

第二节 康复功能评定内容及方法

学习目标

1. 了解肌张力、关节活动范围、平衡和协调的概念。
2. 熟悉骨科康复功能评定内容及方法。

一、肌力评定

此部分内容详见第一篇第四章"第一节 肌力检查方法"。

二、肌张力评定

（一）概述

肌张力是肌肉组织在静息状态下的一种不随意的、持续的、微小的收缩，即在做被动运动时，所显示的肌肉紧张度。正常的肌张力能够维持主动肌和拮抗肌的平衡运动，使关节有序固定，肢体保持一定的姿势，有利于肢体协调运动。

肌张力评定主要是手法检查，首先观察并触摸受检肌肉在放松、静止状况下的紧张度，然后通过被动运动来判断。肌张力分类如下：

1. 正常肌张力 肌张力是维持身体各种姿势和正常活动的基础，根据身体所处的状态分为静止性肌张力、姿势性肌张力和运动性肌张力。正常的肌张力可以与关节和肌肉进行同步的运动，能够维持原动肌与拮抗肌之间的平衡，具有固定肢体某一姿势的能力，肢体被动时具有一定的弹性和轻度的抵抗感。

2. 异常肌张力 由于神经系统病损或肌肉受损的不同状态，异常肌张力可分为肌张力增高、肌张力降低和肌张力障碍。

（1）肌张力增高：肌腹紧张度增高。患者在肢体放松的状态下，检查者以不同的速度对患者的关节做被动运动时，感觉有明显阻力，甚至很难进行被动运动。

（2）肌张力降低：检查者被动活动患者关节时，几乎感觉不到阻力。患者自己不能抬起肢体，检查者松手时，肢体即向重力方向下落。肌张力显著降低时，肌肉不能保持正常的外形和弹性，表现为松弛无力。

（3）肌张力障碍：肌肉张力紊乱，或高或低，无规律交替出现。

（二）肌张力评价方法

1. 临床分级 肌张力临床分级是一种定量评定方法，检查者根据被动活动肢体时所感觉到的肢体反应或阻力将其分为 0~4 级（表 2-12-1）。

表 2-12-1　肌张力的临床分级

分级	肌张力	标准
0	软瘫	被动活动肢体无反应
1	低张力	被动活动肢体反应减弱
2	正常	被动活动肢体反应正常
3	轻、中度增高	被动活动肢体有阻力反应
4	重度增高	被动活动肢体有持续性阻力反应

2. 肌痉挛的分级　目前多采用改良 Ashworth 痉挛量表进行评定。评定时,患者宜采用仰卧位,检查者分别对其上、下肢关节进行被动运动,按所感受的阻力来分级评定(表 2-12-2)。

表 2-12-2　肌痉挛的临床分级

级别	评定标准
0 级	肌张力不增加,被动活动患侧肢体在整个 ROM 内均无阻力
1 级	肌张力稍微增加,被动活动患侧肢体到 ROM 之末时出现轻微阻力
1+ 级	肌张力轻度增加,被动活动患侧肢体时在 ROM 后 50% 范围内突然出现卡住,并在此后的被动活动中均有较小的阻力
2 级	肌张力较明显增加,被动活动患侧肢体在通过 ROM 的大部分时阻力均明显增加,但受累部分仍能较容易地活动
3 级	肌张力严重增加,被动活动患侧肢体在整个 ROM 内均有阻力,活动比较困难
4 级	僵直,患侧肢体僵硬,被动活动十分困难

注:ROM(range of motion),指关节活动范围。

三、关节活动范围测量

(一)概述

关节活动范围(range of motion, ROM)是关节的运动弧度或关节的远端向近端运动,远端骨所达到的最终位置与开始位置之间的夹角,即远端骨所移动的度数,可分为主动关节活动范围和被动关节活动范围。评定关节活动范围对于判断病因,评估关节活动障碍的程度,评定治疗效果有重要作用。

常用测量工具:

1. 通用量角器　由一个圆形的刻度盘和固定臂、移动臂构成。固定臂与刻度盘相连,不能移动。移动臂的一端与刻度盘的中心相连,可以移动。通用量角器主要用于四肢关节活动范围的测量。

2. 电子角度计　固定臂和移动臂为 2 个电子压力传感器,刻度盘为液晶显示器。电子量角器测量准确程度优于通用量角器,且重复性好,使用方便。

3. **指关节量角器**　为小型半圆形量角器,半圆形的刻度盘和固定臂相连为一体,不能移动。移动臂与半圆形刻度盘相连,可以移动。指关节量角器适用于手指关节活动范围的测量。

4. **脊柱活动量角器**　用于测量脊柱屈、伸的活动度,也可用于脊柱侧凸的测量。

（二）测量方法

1. 通用量角器的轴心与关节中心一致,固定臂与关节近端的长轴一致,移动臂与关节远端的长轴一致。关节活动时,固定臂不动,移动臂随着关节远端肢体的移动而移动,移动臂移动终末所显示出的弧度即为该关节的活动范围。

2. 电子角度计将固定臂和移动臂的电子压力传感器与肢体的长轴重叠,用双面胶将其固定在肢体表面,此时液晶显示器显示出来的数字即为该关节的活动范围。

3. 指关节活动范围测量可应用指关节量角器、直尺或两脚规测量。

4. 脊柱活动度测量可通过脊柱活动量角器测量背部活动度或用皮尺测量指尖与地面距离。

（三）注意事项

确定 ROM 的起始位置,通常以解剖位为零度起始点,严格按操作规范进行测试,以保证测量结果准确、可靠。根据所测关节位置和大小的不同,选择合适的量角器。关节存在活动障碍时,主动关节活动范围（AROM）和被动关节活动范围（PROM）均应测量,并分别记录。在测量受累关节的活动范围前,应先测量对侧相应关节的活动范围。

四、平衡评定

（一）概述

平衡是身体所处的一种姿势状态,或是在运动或受到外力作用时自动调整并维持姿势稳定性的一种能力。

人体平衡可以分为静态平衡、自动态平衡和他动态平衡三类。

1. **静态平衡**　指的是人体或人体某一部位在无外力作用下处于某种特定的姿势。

2. **自动态平衡**　指的是人体在进行各种自主运动或各种姿势转换的过程中,能重新获得稳定状态的能力。

3. **他动态平衡**　指的是人体在外力作用下恢复稳定状态的能力。

（二）评定方法

平衡评定有多种方法,主要分为简易评定法、功能性评定及平衡测试仪评定三类。

1. **简易评定法**　主要是 Romberg 检查法（闭目难立征）,受检者双足并拢站立,两手向前平伸,先睁眼,然后闭眼,维持时间为 30s,站立不稳或倾倒为异常,平衡功能正常者无倾倒。

2. **功能性评定**　即量表评定法,目前临床上常用的平衡量表主要有 Berg 平衡量表（Berg balance scale, BBS）、Tinetti 量表、Brunel 平衡量表、简明平衡评价系统测试、Fugl-Meyer 平衡功能量表等,可根据不同的病种及患者的平衡状态选择应用。

3. **平衡测试仪评定**　是近年来国际上发展较快的定量评定平衡能力的一种测试方法,包括静态平衡测试和动态平衡测试。

五、协调能力评定

（一）概念

协调是人体产生平滑、准确、有控制的运动的能力。所完成运动的质量应包括按照一定的方向和节奏，采用适当的力量和速度，达到准确的目标等几个方面。协调与平衡密切相关。协调功能障碍又称为共济失调。

（二）评定方法

主要是观察受试者，完成指定的动作是否直接、精确，时间是否正常，在动作的完成过程中有无辨距不良、震颤或僵硬。

1. 上肢协调功能评定

（1）指鼻试验：受试者用自己的示指，先接触自己的鼻尖，再去接触检查者的示指。检查者通过改变自己示指的位置，来评定受试者在不同平面内完成该试验的能力。

（2）指对指试验：检查者与受试者相对而坐，将示指放在受试者面前，让其用示指去接触检查者的示指。检查者通过改变示指的位置，来评定受试者对方向、距离改变的应变能力。

（3）轮替试验：受试者双手张开，一手向上一手向下交替转动，也可以一侧手在对侧手背上交替转动。

2. 下肢协调功能评定 常用的是跟 - 膝 - 胫试验，受试者仰卧，抬起一侧下肢，先将足跟放在对侧下肢的膝盖上，再沿着胫骨前缘向下推移。

六、步态分析

（一）概述

步态分析是利用力学原理和人体解剖学知识对人类行走进行对比分析的一种方法，包括定性分析和定量分析。正常步态是人体在中枢神经系统控制下通过骨盆、髋、膝、踝及足趾等一系列活动完成的。正常步态具有周期性、稳定性、协调性，但神经系统、骨、关节及肌肉病变时会形成异常步态。

（二）步态分析方法

1. 观察法 让患者按习惯的方式来回行走，观察者从前面、侧面及后面观察行走的姿势和下肢各关节的活动，通过检查表或简要描述的方式记录步态周期中存在的问题；然后让患者做变速行走、慢速、快速、随意放松步行，分别观察有无异常；还可以让患者突然停下，转身行走，上下楼梯或斜坡，绕过障碍物，坐下和站起，原地踏步或原地站立，闭眼站立，以及用助行器等，进行观察和评估。

2. 测量法 是一种简单定量的方法。可以测定时间参数，即让患者在规定距离的道路上行走，用秒表计时，实测行走距离不少于1m，两端应至少再加2~3m，以便受试者起步加速和减速停下。用足印法测定距离参数，其方法为在地面上撒上滑石粉，使患者行走时留下足印，测试距离至少6m，每侧足不少于3个连续足印，根据足印记分析左右两侧下肢的步态参数。

3. **步行能力评定** 是一种相对精细的半定量评定，常用 Hoffer 步行能力分级、Holden 步行功能分类。

七、疼痛评定

（一）概述

疼痛是与潜在或现存的与组织损伤有关，或可用来描述损伤的一种不愉快的感觉和情绪体验。国际疼痛协会将疼痛分急性疼痛与慢性疼痛。

急性疼痛是最近产生并持续时间较短的疼痛，常与明确的损伤和疾病有关。临床常见的急性疼痛主要包括创伤后痛、术后痛、分娩痛、急性带状疱疹痛、心绞痛、肾绞痛等。

慢性疼痛是一种急性疾病过程或一次损伤的疼痛持续超过正常所需的治愈时间，或间隔几个月至几年复发，疼痛持续 1 个月者。如果急性疾病在治愈后 1 个月疼痛仍呈现，就应考虑是慢性疼痛。

（二）评定方法

对疼痛进行评估是一项基本工作，它应该始于治疗开始之前，并贯穿于整个治疗过程之中，且持续于治疗之后。临床上疼痛评定常用的方法：

1. **自我评估法** 主要根据患者的主观描述，包括视觉模拟评分法（visual analogue scale，VAS）、数字分级评分法（numerical rating scale，NRS）、多因素疼痛调查表评分法等。

（1）视觉模拟评分法（visual analogue scale，VAS）：主要是用来测定疼痛强度，它是由一条 10cm 直线组成。该直线可以是竖直线或横直线，线上端（或左端）表示"无痛"，线下端（或右端）表示"无法忍受的痛"，患者将自己感受的疼痛强度以"I"标记在这条直线上，线上端（左端）至"I"之间的距离为该患者的疼痛强度。测定前，让患者在未有画过的直线上再做标记，避免患者比较标记而主观产生的误差。

（2）数字分级评分法（numerical rating scale，NRS）：此类方法是用数字计量评测疼痛的幅度或强度。数字分级评分法临床上因效度较高，常用于评测下腰痛、类风湿性关节炎及癌痛。

（3）语言分级评分法（verbal rating scales，VRS）：简单的形容疼痛的字词组成 1~4 级或 5 级，如无痛、轻微疼痛、中等度疼痛、剧烈疼痛。最轻程度疼痛的描述常为零分，每增加 1 级即增加 1 分。此类方法简单，适用于临床简单的定量评测疼痛强度及观察疗效。

2. **行为疼痛评估法** 是对术后疼痛程度的客观评估方法，主要包括面部表情、躯体运动、言语表达等，可作为对患者不合作或理解力差的慢性疼痛患者的评定方法。

（1）疼痛日记评分法：由护士、家属或患者自己对每天不同时段及每天日常活动出现的疼痛进行记录。一般为每 4h、每 2h 或每小时，记录患者卧床、坐位、行走等活动时的疼痛情况。此表中还包括记录患者活动时使用镇痛药物的名称和剂量。疼痛可采用 0~10 的数字量级来表示，睡眠过程可按无疼痛记分为 0 分。

（2）行为评定法：由于疼痛对人体的生理和心理都造成一定的影响，所以疼痛患者经常表现出一些行为的改变。该方法主要适用于婴儿，以及语言表达能力差的成年人或意识不清、不能进行有目的交流的患者。

（3）Wong-Baker 面部表情量表：其中 0 级为无疼痛；1 级为有一点疼痛；2 级为轻微疼痛；

3 级为疼痛明显；4 级为疼痛较严重；5 级为剧烈疼痛，但不一定哭泣。该法对于急性疼痛、小儿、老年人、表达能力差者特别适用。该评定法的缺陷在于 1 级和 2 级之间较难准确分开。

3. 生理变化测试法　生命体征变化是医护人员评估术后疼痛的一个重要依据，呼吸频率、心率加快和血压升高等改变都是术后疼痛的一种反应，不具备疼痛特异性，仅可作为参考指标。

八、日常生活活动能力评定

（一）概述

日常生活活动（activities of daily living, ADL）是人们为了维持生存及适应生存环境而必须每天反复进行的、最基本的、最具有共同性的活动。广义的 ADL 是个体在家庭、工作机构与社区里自己管理自己的能力，除了包括最基本的生活能力之外，还包括与他人交往的能力，以及在经济上、社会上和职业上合理安排自己生活方式的能力，同时它也是康复诊断和功能评定的重要项目之一。

（二）评定方法

1. 提问法　是通过提问的方法来收集患者的资料及进行评定，提出的问题应尽量让患者本人回答。当患者因有认知障碍、过于虚弱等不能回答问题时，可由患者家属或陪护来帮助回答问题。

2. 量表检查法　是采用标准化的设计，由统一的评定标准、统一内容的量表评定 ADL。量表经过信度、效度及灵敏度检验，有统一标准化的检查及评分得出的结果，可在不同患者、不同的治疗方法等之间进行对比研究，因此其是目前科研中常用的方法。

3. 观察法　在临床中应用较多，观察法又可以分为直接观察法和间接观察法。

（1）直接观察法：评定者亲自观察患者进行 ADL 活动，来评定患者实际活动能力。评定过程中，评定者发出指令，让患者实际去做。比如，对患者说"请你洗洗脸"，观察患者做得怎样，再逐项观察患者的实际能力，检查者进行评定并记录，以达到了解患者能干什么，不能干什么，干的程度怎样。做到客观，要避免主观，以达到评定其实际能力的目的。

（2）间接评定法：是对不能直接观察的项目，主要通过询问的方式了解和评定的方法。比如，询问患者能否自己控制大、小便等。

（三）ADL 能力的评定

ADL 能力的评定是对患者的独立生活能力及功能残损状况定出的一个标准，主要是评定患者日常生活基本功能的指标。不同的级别能表明不同的功能水平及残损程度，然而级别的变化又敏感地反映出功能的改善或病情的进展情况，表明康复治疗的效果。

1. 巴氏指数（Barthel index, BI）分级评定　是通过对患者进食、修饰、穿衣、洗澡、床椅转移、控制小便、控制大便、如厕、平地行走、上下楼梯 10 项日常生活活动的独立完成的程度评分，满分共计 100 分。60 分以上者虽有轻度功能障碍，但是生活基本自理；40~60 分者为中度功能障碍，生活需要帮助；20~40 分者为重度功能障碍，生活需要很大帮助；20 分以下者完全残疾，生活完全依赖。

2. Katz 指数评定法　主要是对患者日常进餐、穿衣、如厕、洗澡、大小便控制和床椅转移六个方面的独立完成能力分为 A~G 七级，其中 A 级代完全自理，G 级代表完全依赖。

九、生存质量评定

（一）概述

生存质量评定是评定与个体生存相关的各种因素。生存质量可译成生活质量（quality of life，QOL），包括个体的生理健康、独立能力、心理状态、社会关系、个人信仰及与周围环境的关系。QOL适应的对象、范围和特点也各有不同。常用的具有代表性的评定方法有WHOQOL-BREF量表、MOS SF-36等。

（二）评定方法

WHOQOL-BREF量表由WHO制订。WHOQOL-BREF量表内容涉及生存质量6个领域的24个方面，每一方面都包含4个问题，以及4个有关总体健康及总体生存质量的问题，总共100个问题，得分越高，生存质量越好。

十、心理评估

（一）概述

心理评估（psychological assessment）是运用心理学的理论和方法测试和评估患者的心理行为变化和心理特征。心理评估的方法有多种，包括观察法、访谈法、心理测验法等。一般主张多种方法结合，以达到更好的效果。

心理评估的目的：①为康复治疗与护理提供依据；②对康复的效果进行评价预测；③为回归社会做准备；④研究康复对象的心理变化规律。

（二）心理测验常用方法

1. 焦虑评估量表 如汉密尔顿焦虑量表（Hamilton anxiety scale，HAAM），根据14个参数来衡量患者焦虑的严重程度，包括焦虑情绪、紧张、恐惧、失眠、躯体主诉和行为等。总分<7分，没有焦虑；>7分，可能有焦虑；>14分，有明显焦虑；>29分，可能是严重焦虑。

2. 抑郁评估量表 常用的抑郁评估量表包括汉密尔顿抑郁量表、Zung抑郁自评量表等。汉密尔顿抑郁量表（Hamilton depression scale，HAMD）由汉密尔顿于1960年编制，是最标准的抑郁量表之一。总分越高，病情越重。总分<8分为无抑郁状态；>20分可能为轻、中度抑郁；>35分可能为重度抑郁。

知识拓展

康复功能评定时机

1. 初期检查 在初诊时进行，目的在于了解功能损害的范围、程度，估计代偿潜力，作为制订康复护理目标、康复方案及选择康复疗法的基础。

2. 期中检查 在康复治疗中定期进行，目的在于评价阶段性康复效果。了解功能变化情况，作为及时修改康复护理计划的依据。

3. 期末检查 在康复疗程结束时进行，目的在于评价康复治疗最终结果，即评定总的疗效。估计进一步改善的可能性,提出以后的康复措施及生活、工作安排意见,并可作为残疾分级评定及劳动力鉴定的依据,在康复医学的临床研究中,则可作为评价新的康复护理方案及康复疗法的依据。

自 测 题

一、单选题

1. 根据 MMT 肌力分级标准,属于 1 级肌力的是(C)

A. 没有肌肉收缩

B. 关节在减重力状态下关节全范围运动

C. 肌肉有收缩,但无关节运动

D. 关节在抗部分阻力全范围运动

2. 人体平衡**不包括**(D)

A. 静态平衡

B. 自动态平衡

C. 他动态平衡

D. 协调平衡

3. 慢性疼痛是一种急性疾病过程或一次损伤的疼痛持续超过正常所需的治愈时间,或间隔几个月至几年复发,疼痛持续(A)个月者

A. 1   B. 2   C. 3   D. 4

二、多选题

1. 肌张力根据身体所处的状态分为(ABC)

A. 静止性肌张力

B. 姿势性肌张力

C. 运动性肌张力

D. 拮抗性肌张力

2. 心理评估的目的包括(ABCD)

A. 为康复治疗与护理提供依据

B. 对康复的效果进行评价预测

C. 为回归社会做准备

D. 研究康复对象的心理变化规律

第三节 运动康复

学习目标

1. 了解运动疗法的发展过程。
2. 熟悉运动康复训练的原则。
3. 掌握肌力训练、耐力训练、关节活动度训练等的基本方法。

骨科运动康复是利用人体的各种功能练习、锻炼和自然因素中的日光、空气、水等,同时以手术、功能训练、假肢和矫形器辅助作为三大基本干预手段来防止骨科疾病与创伤的一种有效方法。

运动疗法在起初也被称为"体育疗法""医疗体操"等。运动疗法的历史发展最早可追溯到古时中医药学的按摩和吐纳中,其中马王堆汉墓出土的帛画中就有记载。其后的华佗《五禽戏》、孙思邈《千金方》、二战时期的德国医生对脊椎受伤患者的运动康复治疗都推动了运动疗法的发展。

一、运动康复训练的原则

（一）科学性与人文性

运动康复训练应当具有科学性,符合运动康复训练的规律。人文性是关注患者的全面发展,包括生活、身体、心理、社会诸方面的发展。实现科学性与人文性统一,是时代所需,科学性是基础,人文性是目的,两者应该在人文精神的总要求下实现统一。

（二）主观性与客观性

主观性主要体现在其受运动康复训练目的的制约上和人们对运动康复训练原则的主观制订、解释、理解和运用上。客观性主要体现在它反映运动康复训练的规律性认识上。

（三）继承性与发展性

运动康复训练原则是一定历史阶段的产物,并随社会历史的进步而发展。有些运动康复训练原则,如个别对待原则、循序渐进原则等历经百年而不衰,保持着继承性的特点;另一方面,上述的运动康复训练原则随着时代的发展,人们又赋予它们新的时代意义和全新的理解,显示出发展性的特点。

（四）全面性与系统性

运动康复训练不仅关注运动康复训练过程的各要素、各阶段、各环节,也关注运动康复与其他疗法的协调统一,更关注患者的全面发展,体现出全面系统的特点。这就要求在制订运动处方的过程中必须全面考虑各种运动内容对机体整体功能提高的作用,用系统的、全面的观点来制订运动处方。

（五）安全性与有效性

运动康复训练原则对于保证运动康复训练活动的安全性与有效性的完美统一发挥了重要作用,其安全性与有效性已被运动康复实践所证明。运动康复的最终目标是促进身体的全面发展。因此,以全面发展为指针,把握训练的重点,保证运动康复训练目标的统一实现,同时及时从患者运动康复训练活动中获得反馈信息,以了解患者运动康复的情况,调节和控制运动康复训练活动,提高运动康复训练的疗效。

（六）循序渐进

在运动康复训练过程中必须从较低强度的运动开始,然后在运动康复训练过程中逐渐增加练习的负荷,从而使身体经常在超负荷的条件下训练而产生新的生理和心理适应。根据病程、功能需要及康复目标,遵循由小量开始逐渐增量,直到适宜的训练负荷,刺激机体产生生理学适应,从而提高机体的整体功能。

（七）个体化

患者的个体差异及影响个别差异的因素是相当复杂的。应根据不同患者的疾病诊断、功能评分制订出适合不同患者的个体化运动康复训练方案。同时,要用发展的观点来对待个别差异。

二、运动康复训练的方法

（一）肌力训练

肌力是肌肉收缩时产生的最大力量，与肌肉收缩时张力有关。肌力增强，心血管产生相应的反应，肌肉耐力和爆发力也相应增加。肌力训练主要是运用于由于损伤、疾病等原因导致的失用、神经肌肉损害引起的肌肉力量下降的患者。主要目的是通过训练提高患者肌肉力量，以提高运动功能和改善由于肌肉力量降低而出现的疼痛等不适症状。

1. 等长练习（isometric exercise） 是利用肌肉等长收缩来进行的抗阻练习。肌肉对抗阻力收缩，肌张力明显升高，肌力显著提高，但不引起明显的关节运动，又称为静力练习（station exercise）。

（1）优点：操作简单，训练方便，不引起明显的关节运动，在肢体被固定时早期应用，预防失用性肌萎缩，并且对关节很少有动态刺激，可在关节内损伤、疼痛、积液或某些炎症时应用。

（2）缺点：缺乏关节活动，不利于改善运动协调性，并且肌力的增加有关节角度的特异性。

2. 等张练习（isotonic exercise） 利用肌肉的等张收缩进行的抗阻练习。肌肉收缩时，阻力负荷不变，肌肉张力变化较少，使关节产生较大幅度运动，又称之为动力练习（dynamic exercise）。

（1）优点：动态运动较符合日常活动的肌肉运动方式，肌力增强的同时，可使肌肉跨关节产生运动，有利于功能活动的实现。

（2）缺点：活动范围内阻力矩和最大肌力矩不一致，影响训练效果，容易受惯性影响，对活动造成疼痛的不适用。

3. 等速训练（isokinetic exercise） 是利用肌肉收缩产生等速运动以发展肌力的练习。等速练习时为保证肢体运动的全过程中运动的角速度不变，等速训练器提供一种顺应性阻力，与肢体收缩时所产生的不断变化的运动力矩相对抗，使肌肉在整个运动弧任一点都遇到与此时最大肌力矩相称的阻力，即最大阻力，因此，又称为变阻练习（variable resistance）。

（1）优点：①肌肉在整个活动范围内始终承受最大阻力，产生最大肌力，训练效果非常好。②可做往复运动，能同时训练主动肌和拮抗肌。③可做全关节运动，也可在一定关节范围内进行。④具有较好的安全性，不会导致肌肉受损。

（2）缺点：仪器昂贵，训练较费时等。

（二）耐力训练

耐力是在一定运动强度下，相当时间内（≥15~30min）重复同一运动的能力。耐力训练包括肌肉耐力训练和机体耐力训练。肌肉耐力训练主要是运用于由于损伤、疾病等原因导致的失用、神经肌肉损害引起的肌肉耐力下降的患者。主要目的是通过训练提高患者肌肉耐力，以提高运动功能和改善由于肌肉耐力降低而出现的不适症状。肌肉耐力训练中，同样可采取等张训练、等长训练和等速训练。等速训练对训练肌力和肌耐力都有非常好的效果。通过对等速训练治疗仪的速度等参数进行设置，可使用耐力训练达到最佳的效果。

（三）关节活动度训练

人类每个关节都有其正常的活动度,关节活动度训练即 ROM 训练,是利用各种方法以维持或恢复因组织粘连、挛缩或肌肉痉挛等原因引起的关节功能障碍的运动疗法。可以根据患者的情况选择主动或被动的运动方式进行,同时可利用各种训练器材和矫形器进行辅助。

1. **被动训练** 可以由治疗师、护士采用手法协助患者活动关节,也可以由被动关节活动训练器完成,可以是单关节运动,也可以是多关节运动,不仅可以在一个方向,也可以在相应关节的各个运动轴方向上活动。进行被动活动时,应缓慢、柔和而有力,且要有节律性,遵循循序渐进的原则,逐步加大关节的活动范围,避免粗暴的牵拉,训练应在无痛范围内进行。被动 ROM 训练,对恢复关节活动范围的运动能力有良好的效果,对于缓解肌痉挛、松解轻度粘连、消除肿胀作用明显。

（1）适宜对象:运用于骨折、神经或软组织损伤后关节活动度下降的患者。在缺乏主动运动能力的阶段是一种主要的训练方式,持续被动活动就是利用机械完成被动运动的关节活动训练方法。

（2）禁忌证:各种原因所致的关节不稳、骨折未愈合又未做内固定、骨关节肿瘤、全身状况差、病情不稳定等。运动若破坏愈合过程、造成该部位新的损伤,导致疼痛、炎症等症状加重时,训练也应停止。

2. **主动训练** 是 ROM 训练的主要形式,多采用徒手方式或借助简单的器械,如体操棒、各种悬吊装置等进行锻炼。为使训练的动作能够准确完成,应注意选用合适的体位,如屈膝或伸髋训练应采用俯卧位,伸膝采用坐位,同时为使肌肉松弛,应将要活动的肢体置于下垂体位。在关节的各个运动轴上依次运动,一般每个动作重复 20~30 次,每天可进行 2~4 次。由于主动关节活动度训练与实际生活活动密切相关,因此较被动运动有更大的功能意义。

（1）适宜对象:适用于可主动收缩肌肉且肌力在 3 级以上,没有限制主动活动的其他问题;存在或者可能出现关节活动范围受限的患者。

（2）禁忌证:各种原因所致的关节不稳、骨折未愈合又未做内固定、骨关节肿瘤、全身状况差、病情不稳定等。运动若破坏愈合过程、造成该部位新的损伤,导致疼痛、炎症等症状加重时,训练也应停止。

3. **持续关节功能牵引法训练** 是利用一定持续时间的重力牵引关节于功能位,从而有效恢复关节活动度的运动疗法。方法:将障碍关节的近端肢体固定于适当位置,在关节远端肢体施加适当重量,此时要求采取稳定舒适的体位,以使关节周围肌肉放松,牵引持续时间、重量和重复次数因人而异,关节远端肢体施加重量一般是从 0.5kg 开始,逐渐增加至能引起关节紧张或轻度疼痛的感觉而不引起反射性肌痉挛为宜。

4. **软组织牵伸技术** 软组织是肌肉及其辅助装置、关节辅助装置及皮肤等的连接组织。软组织牵伸技术是通过外力牵伸并拉长挛缩或缩短的软组织,加强周围软组织的伸展性,防止发生不可逆的组织挛缩,调节肌张力,增加或恢复关节活动范围,预防或降低躯体在活动或从事某项运动时出现的肌肉、肌腱损伤。它又分为被动牵伸和主动抑制两种。被动牵伸又分为手法牵伸、机械牵伸和自我牵伸。主动抑制对放松因神经肌肉障碍引起的肌无力、痉挛或瘫痪作用很小,只能放松肌肉组织中具有收缩性的结构,对结缔组织尤其是挛缩组织作用不大,在牵伸肌肉前,使患者有自主意识地放松该肌肉,使肌肉收缩机制受到人为抑制,开始进行最小阻力的牵伸。

5. 平衡功能训练 平衡功能训练适用于治疗神经系统或前庭器官病变所致的平衡功能障碍。

(1)静态平衡训练:顺序为前臂支撑俯卧位、前臂支撑俯卧跪位、前倾跪位、跪坐位、坐位、站立位。

(2)动态平衡训练:在支撑面由大到小、重心由低到高的各种体位,逐步施加外力完成,具体可通过摇晃平衡板训练及通过平衡治疗仪进行训练。

6. 体位转移训练 转移训练是建立在一定肌力、张力、关节活动度、运动控制等基础上实现的。

(1)被动移动训练:在患者的主动配合下,由医护人员帮助完成,包括床旁坐起与躺下的训练、翻身训练、坐位 - 站立训练、升降机帮助下的转移训练、床椅间的转移训练、地面到床面的转移训练、地面到轮椅的转移训练、地面 - 站立的转移训练。

(2)主动转移训练:在患者的主动运动下,不需要他人帮助完成的转移训练,医护人员仅给予安全保护和言语提示。

7. 站立与步行训练

(1)站立训练:通常需要在起立床、平行杠、支具等辅助下完成,包括起立床训练、平行杠内的站立训练、下肢承重训练、上肢支撑训练。

(2)步行训练:适用于因伤病损害而造成步行障碍者,如偏瘫、截瘫、截肢及双下肢损伤或术后患者。通常利用平行杠、拐杖、手杖在训练室中进行。顺序为平行杠内步行 - 平行杠内持杖步行 - 杠外持杖步行 - 弃杖步行 - 复杂步行训练。

8. 协调性训练 协调训练的本质在于集中注意力,进行反复正确的练习。方法:必须适合患者现有的功能水平,如头的控制、躯干的平衡和控制,四肢的粗大运动、精细协调的训练。

知识拓展

运 动 处 方

运动处方的概念最早是由美国生理学家卡波维奇在 20 世纪 50 年代提出的。其完整概念是康复医师或体疗师,对从事体育锻炼者或患者,根据医学检查资料(包括运动试验和体力测验),按其健康、体力及心血管功能状况,用处方的形式规定运动种类、运动强度、运动时间及运动频率,提出运动中的注意事项。运动处方是指导人们有目的、有计划和科学锻炼的一种方法。

常见的运动处方分类方法:

1. 按年龄性别分 中年人的运动处方,老年人的运动处方,儿童少年的运动处方,妇女的运动处方等。

2. 按疾病类型分 心血管疾病的运动处方,肺部疾患的运动处方,肥胖和代谢性疾病的运动处方,糖尿病的运动处方,骨质疏松的运动处方,肩周炎颈椎病的运动处方,骨关节炎的运动处方,电脑综合征防治的运动处方,癌症患者康复的运动处方等。

自 测 题

一、单选题

1. **不是**持续被动活动（CPM 机）的作用的是（D）

A. 缓解疼痛
B. 改善 ROM
C. 消除肿胀
D. 增加肌力
E. 防止粘连和关节僵硬

2. 被动运动**不包括**（E）

A. 合适姿势的摆放
B. 改变患者体位
C. 被动关节活动
D. 合适体位的维持
E. 悬吊练习

3. 预防和消除制动综合征最简单、最有效、作用最广泛的是（A）

A. 主动运动
B. 被动运动
C. 水疗
D. 物理疗法
E. 作业疗法

4. 平衡训练的基本原则**不包括**（E）

A. 逐渐缩小支撑面
B. 由简单到难
C. 从静态平衡到动态平衡
D. 由最不稳定体位到最稳定体位
E. 由睁眼到闭眼

5. 属于静态收缩的是（B）

A. 等速收缩
B. 等长收缩
C. 等张收缩
D. 离心性收缩
E. 向心性收缩

二、多选题

1. 运动康复训练的原则包括（ABCDE）

A. 科学性与人文性
B. 全面性与系统性
C. 继承性与发展性
D. 循序渐进
E. 主观性与客观性

2. 肌力训练应遵循（ACDE）

A. 阻力原则
B. 低负荷原则
C. 循序渐进原则
D. 疲劳而不过度疲劳的原则
E. 训练次数宜多的原则

三、案例分析题

患者，男性，35 岁，工作中腰部不慎被重物砸伤，致"T_{12} 椎体粉碎性骨折脱位并截瘫"，双下肢感觉、运动功能完全丧失 5 个月入院。入院时肌张力低下，肌萎缩，站立不能、转移困难、小便失禁（尿潴留）留置导尿，日常生活大部分依赖，双足底后部破损。

问题 1. 患者感觉、运动功能丧失的原因是什么？

答：脊髓损伤。

问题 2. 针对该患者的情况,应采取哪些治疗措施?

答:应给予运动治疗,辅助以针灸、理疗、推拿,给予膀胱训练和间歇导尿,同时协助患者进行个人生活技能训练、轮椅练习、治疗性功能训练、职前活动训练等作业治疗。

问题 3. 该患者的护理要点是什么?

答:①肌力训练;②肌肉与关节牵张;③坐位训练;④转移训练;⑤步态训练;⑥轮椅训练;⑦消化系统护理;⑧大小便训练及护理;⑨心理护理。

第四节 感 觉 康 复

学习目标

1. 了解感觉康复对骨科患者的重要性。
2. 熟悉本体感觉训练对运动功能的影响。
3. 掌握感觉功能的评定方法、不同程度感觉障碍患者的康复训练方法。

一、概述

(一)感觉康复的重要性

对骨科康复来说,康复训练不仅针对运动控制,还包括本体觉及触觉康复。感觉障碍的存在不仅影响了运动及生活质量,而且给护理也带来了影响,尤其是在压力性损伤的处理上。

本体感觉功能对关节的稳定性、协调性和平衡感觉有重要意义,本体感觉的减退可导致关节运动控制能力、姿势校正及平衡维持能力均下降。本体感觉主要反映关节位置觉和肢体运动的感觉,感知位置和人体各部位在空间中的移动,通常由关节位置觉和运动觉两种方式构成。关节位置觉是相对于组织或部分的相互位置的感知,运动觉被定义为运动的感觉,用来定位身体的不同部位,并评估它们运动的速度和方向,还有静态部分,被称为静态感知。

本体感觉不仅负责传出活动,也负责传入活动,通过感受拉力、张力及压力的变化,将身体运动信息传导至中枢神经,使大脑确认肢体的相对位置、动作与身体各部位间的关系,从而控制关节活动。加强平衡功能和肌力协调性训练,从而提高关节本体感受器对信息传导的敏感性,是恢复中枢神经系统对维持关节稳定和调控关节运动协调性的重要手段。

(二)本体感觉训练方法

1. 主动运动训练 在该训练方案中以多关节主动运动及全身平衡训练最为多见。多关节主动运动训练包括伴或不伴额外感觉反馈刺激的上肢主动活动,如指定目标的抓握训练,以及指定目标的下肢步行训练。

2. 被动运动训练 这些干预一般需要某种类型的被动运动装置,并将其集中应用于对单关节(腕或膝关节)或多关节(手指关节)的运动,其最终效果多为改善关节的位置觉,以提升运动能力。

3. 体感刺激训练 这种类型的训练包括专门针对躯体感觉的各种形式的刺激。其中，最常用的是肌肉振动或包括全身振动及单一韧带的局部振动在内的振动 - 触觉振动。除此之外，体感刺激的其他形式还包括热刺激、综合体感刺激、磁刺激、电刺激等。

4. 体感辨别训练 该训练方式主要集中训练在两体感刺激下的区分能力。

5. 多系统综合训练 运用以上所述任意两种及以上方法进行训练的方案称为多系统综合训练。

二、感觉康复的临床应用

（一）感觉康复的步骤

1. 康复训练路径制订 在医师指导下完成康复训练路径的制订，成立康复小组，进行系统培训，从而统一训练标准及训练方法。

2. 康复训练指导 将康复训练路径当作具体的指导，为患者介绍康复训练的过程以及计划，解释康复训练的价值，使患者在手术前了解康复训练过程，从而稳定患者的情绪，改进患者功能锻炼的依从性，严格根据康复训练路径具体的时间及内容来完成功能康复训练。

3. 评估与纠错 在此过程中，责任护士需要评估患者康复训练完成情况以及掌握情况，对于那些未能根据路径要求进行训练的患者需要分析其影响因素，及时纠正偏差，并且针对患者的情况调整计划。

4. 针对性指导 老年患者往往难以掌握训练方法，需要医务人员教会患者，先用健侧肢体进行指导，熟练掌握之后教患者进行患侧的训练。

（二）不同疾病的本体感觉训练方法

1. 踝关节功能障碍患者

（1）姿势稳定性训练：患者保持姿势稳定，使屏幕上的光标稳定于指定位置。

（2）稳定性范围训练：患者站立于不稳的平台上，尽量保持平衡，跟随屏幕显示改变平台的倾角，使光标移至闪光点。

（3）重心转移训练：患者站立于平台上，进行前后左右及对角的重心转移，使屏幕上的光标在设定区域内转移并触及设定的线条，每个训练 30s，休息 10s，共训练 5 次。

2. 前交叉韧带损伤患者

（1）直抬腿、侧抬腿和后抬腿训练

1）直抬腿练习：完全伸直腿抬高至足跟离床 15cm 处，保持至力竭。10 次 / 组，2~3 组 /d。

2）侧抬腿练习：侧卧位，患侧大腿外展 45°，保持至力竭。10 次 / 组，2~4 组 /d，组间休息 30s。

3）后抬腿练习：俯卧位，患腿伸直向后抬起至足尖离床面 5cm 为一次，20 次 / 组，2~3 组 /d，组间休息 30s。

（2）支具保护下静蹲训练。练习方法：背靠墙，双足分开，与肩同宽，逐渐向前伸，和身体重心之间形成距离 40~50cm。此时身体已经呈现出下蹲的姿势，使小腿长轴与地面垂直。大腿和小腿之间的夹角不要小于 90°。按动作要领进行静蹲，至膝关节周围酸疼发胀为止，休息 30s，然后再次进行静蹲，如此重复进行 30min。靠墙静蹲练习次数为 1~3 次 /d。

3. 膝关节置换患者

（1）关节角度回归训练：患者平躺于床上，治疗师将其膝关节被动屈曲至一个随机角度，停留 5s，然后伸直下肢，随后嘱患者闭眼，主动慢速屈曲膝关节，告知患者自我感觉到达原停留位置后即停止。由治疗师对其角度进行纠正。一个角度重复 3 次为一组，每天 5~10 组。

（2）平衡垫训练

1）平衡垫站立练习：患者膝关节保持微屈位（160°~170°），双足站立于平衡垫上，努力保持平衡，尽力不使身体晃动。如果中途失去平衡，跨出平衡垫，应立刻回到平衡垫上，继续完成训练。计时 40s 为 1 组，共完成 8 组。

2）上下平衡垫练习：受试者面对平衡垫站立，距其约 50cm，患膝弓步向前，足底踏在平衡垫上。尽力控制身体晃动，待平稳后收回下肢。5 次为一组，共完成 4 组。组间给予适当休息。

（3）步行灵活性训练：进行向前走、后退步、侧向活动、Z 形跳等练习，每次 20~30min。初次运动量应限制在最小限度，然后根据运动后及次日的身体反应，如全身状态、疲劳、局部肿胀、疼痛等，进行训练强度调整。

知识拓展

本 体 感 觉

本体感觉是一个复合概念，通常使用主动/被动位置觉、运动觉、方向觉等方法测评，可分为三个等级。

1. 一级　肌肉、肌腱、韧带及关节的位置感觉、运动感觉、负重感觉。

2. 二级　前庭的平衡感觉和小脑的运动协调感觉。

3. 三级　大脑皮质综合运动感觉。

骨损伤患者的本体感觉缺失主要是一级缺失。运动损伤患者的本体感觉缺失主要是一级、二级缺失。神经损伤患者的本体感觉缺失主要是三级缺失。

自 测 题

一、单选题

1. 患者闭眼，检查者将其肢体置于一定位置，让患者用另一侧肢体模仿，这个方法是检测患者的（D）

　　A. 运动觉　　　　　　　　　　　　B. 定位觉

　　C. 实体觉　　　　　　　　　　　　D. 位置觉

　　E. 无法判断

2. 将振动的音叉放置于被检查者内踝处是检查下肢的（B）

　　A. 定位觉　　　　　　　　　　　　B. 振动觉

　　C. 触压觉　　　　　　　　　　　　D. 运动觉

　　E. 无法判断

3. 患者闭眼，用手触摸常用小物件（如硬币、钥匙等），可感知物体但不能说出物体的名

称,这个症状说明患者缺失(D)

    A. 触觉　　　　　　　　　　B. 精细触觉

    C. 两点辨别觉　　　　　　　D. 实体觉

    E. 无法判断

4. 常用的康复护理技术**不包括**(D)

    A. 心理护理　　　　　　　　B. 吞咽训练

    C. 感觉训练　　　　　　　　D. 药物治疗

    E. 呼吸训练

5. 用来定位身体的不同部位,并评估它们运动的速度和方向的感觉被称为(A)

    A. 运动觉　　　　　　　　　B. 静态感知

    C. 本体觉　　　　　　　　　D. 定位觉

    E. 无法判断

二、多选题

1. 康复护理的内容包括(ABDE)

    A. 预防并发症　　　　　　　B. 功能训练

    C. 强化日常生活照顾　　　　D. 观察病残情况

    E. 保持良好人际沟通

2. 属于本体感觉训练方法的有(ABCDE)

    A. 主动运动训练　　　　　　B. 被动运动训练

    C. 体感刺激训练　　　　　　D. 体感辨别训练

    E. 多系统综合训练

第五节　物　理　康　复

学习目标

1. 了解物理康复疗法的临床应用。

2. 熟悉骨科常用物理康复技术的操作规范、适应证、禁忌证。

3. 掌握骨科常用的康复仪器操作流程及护理措施。

一、概述

物理康复疗法是借助于电、光、声、磁、冷、热、水、力等物理因子,通过各种类型的功能训练、手法治疗来预防和治疗疾病,恢复、改善或重建躯体功能,从而提高人体健康。

物理因子的临床应用十分广泛,其中消炎、镇痛、抗菌、兴奋神经 - 肌肉、缓解痉挛、软化瘢痕、加速伤口愈合、加速骨痂形成等作用均可以应用于骨科康复治疗。

二、物理康复疗法

（一）电疗法

1. 直流电疗法

（1）低频电疗法：应用（低电压 30~80V）、小强度（<50mA）的平稳直流电作用于人体以治疗疾病的方法。

1）作用：①促进血液循环，增强组织再生能力；②对神经系统功能有显著影响；③消除炎症，促进愈合；④促进骨再生修复，微弱直流电有促进骨再生修复的作用；⑤对静脉血栓有促进溶解作用。

2）适应证：神经炎、神经损伤、慢性溃疡、伤口和窦道、瘢痕粘连、角膜混浊、虹膜睫状体炎、高血压和冠心病等。

3）禁忌证：①全身状况不佳，如昏迷、高热、恶病质、心力衰竭等。②局部条件不允许，如出血倾向、急性化脓性感染、急性湿疹、局部皮肤破损、局部或邻近安装心脏起搏器等。③过敏体质，如对直流电过敏。

4）护理要点：①根据治疗的需要决定电极的极性，选择的主级与副级等大，或者副级大于主级，两级可对置、斜对置或者并置；②检查治疗部位皮肤是否清洁完整，感觉是否异常；③电极与衬垫必须平整；④治疗中注意巡视观察，防止烧伤；⑤患者在治疗过程中不得任意变换体位，治疗结束后不要搔抓治疗部位皮肤；⑥治疗结束后，若局部皮肤有刺痒或红色小丘疹，可涂止痒液。

（2）直流电药物离子导入法：利用直流电流将药物离子经皮肤、黏膜或伤口导入体内治疗疾病的方法。根据电学的同性相斥、异性相吸的原理，在直流电场力的作用下，带电的药物离子产生定向运动。在阴极衬垫中，带负电荷的药物离子向人体方向移动进入人体，在阳极衬垫中，带正电荷的药物离子向人体方向移动进入人体。

1）作用：导入药物和直流电共同作用。

2）适应证：周围神经损伤、关节炎、颈椎病、肩关节周围炎、慢性炎症浸润、瘢痕及粘连等。

3）禁忌证：①局部条件不允许。治疗部位皮肤感觉缺失、初愈的瘢痕或邻近有金属异物。②过敏体质。对拟导入药物过敏者。③其他同直流电疗法。

4）治疗特点：①兼有药物和直流电的双重作用。②导入有效的药物成分，器官和组织吸收后可直接发挥药理作用。③病灶局部浓度高，对表浅病灶的应用特别有利。④药物离子在体内蓄积时间较长，发挥作用的时间亦较长。该疗法的缺点是导入的药量少，透入表浅。此疗法的治疗作用除电疗作用外还取决于所用药物的药理特性。单纯用于止痛时，可导入普鲁卡因等药物；局部是炎性疼痛时，可导入各种抗生素；治疗关节粘连性疼痛时，可导入透明质酸酶等；疼痛性瘢痕增生时，可导入地塞米松及瘢痕软化类药物，还可配合超声或音频电疗以加速瘢痕软化。

5）护理要点：①保持皮肤完整，避免造成皮肤灼烧；②正极下皮肤含水量少，皮肤较为干燥，治疗后局部可应用润肤剂，如有皮肤过敏，而治疗又必须进行时，治疗后局部氟轻松软膏涂敷。

2. 低频脉冲电疗法 应用频率低于1 000Hz各种波形的脉冲电流治疗疾病的方法,称低频脉冲电疗法。由于这种电流对感觉、运动神经有较强的刺激作用,又称刺激电疗法,常包括电兴奋疗法、经皮神经电刺激疗法、神经肌肉电刺激疗法、功能性电刺激疗法、温热低频电疗法等。

（1）作用：①兴奋神经和肌肉；②促进血液循环；③抑制交感神经；④镇痛。

（2）适应证：①颈椎病、肩周炎、腰背疼痛、骨关节炎；②神经损失后的肌肉萎缩,肌力降低；③神经损失后肌张力下降或者升高。

（3）禁忌证：恶性肿瘤、有出血倾向的疾病、局部金属植入者、意识不清、急性化脓性感染。

（4）护理要点：①做好治疗前的健康教育,告知患者在治疗过程中应有的感觉；②帮助患者做好治疗部位的准备,如局部创面的处理,支具、托、假肢的处理；③治疗部位如有创伤或遇其他有创检查如局部穿刺、注射、封闭后24h内不能使用该项治疗；④在治疗过程中应及时巡视,询问患者的感觉,对老年人、儿童、体弱者的治疗时间应短一些,治疗强度应小一些。

3. 中频电疗法 应用频率为1 000~100 000Hz的脉冲电流治疗疾病的方法。常用的方法：

（1）等幅中频电疗法：采用频率1 000~5 000Hz的等幅正弦电流治疗疾病的方法。

1）作用：软化瘢痕及松解粘连、促进局部血液循环、消炎、消肿和镇痛。

2）适应证：各类软组织挫伤疼痛、关节痛、神经痛等,瘢痕、肠粘连、注射后硬结等。

3）禁忌证：急性炎症、出血性疾病、恶性肿瘤、局部有金属异物、安装有心脏起搏器、对电流不能耐受的患者,孕妇下腹部。

4）护理要点：①不应与高频电疗仪同放一室或同时工作；②除去治疗部位及其附近的金属异物；③严防将电极或导线夹和导线裸露部分直接接触皮肤；④严防将衬垫接反,同时,电极衬垫必须均匀紧贴皮肤,防止电流集中于某一局部或某一点；⑤电流密度不得过大,不应产生疼痛感；⑥治疗过程中,患者不可挪动体位；⑦如治疗局部区域有术后或烧伤后瘢痕,注意掌握电流强度。

（2）干扰电疗法：将两路频率分别为4 000Hz与4 000Hz±100Hz的正弦交流电,通过两组（4个）电极交叉输入人体,在电场线的交叉部位形成干扰电场,产生差频为0~100Hz的低频调制中频电流,这种电流就是干扰电流。应用这种干扰电流治疗疾病的方法称为干扰电疗法。

1）作用：①改善周围血液循环、镇痛；②可促进内脏平滑肌活动,提高其张力；③改善内脏血液循环；④调制支配内脏自主神经、对自主神经有调节作用。

2）适应证：颈椎病、肩关节肩周炎、扭挫伤、肌纤维组织炎、关节炎、骨折延迟愈合、失用性肌萎缩和坐骨神经痛等。

3）禁忌证：有急性炎症病灶、出血性倾向、恶性肿瘤、安装有心脏起搏器、有结核病灶、深静脉血栓形成的患者,孕妇下腹部,心脏部位。

4）护理要点：①电极放置的原则是两组电流一定要在病灶处交叉；②同组电极不得互相接触；③调节电流强度时必须两组电流同时调节,速度一致,强度相同；④电流不可穿过心脏、脑、孕妇下腹部及体内含有金属物的局部。

（3）正弦调制中频电疗法：使用的是一种低频调制的中频电流,其幅度随着低频电流的频率和幅度的变化而变化。

1）作用：镇痛、促进血液循环、促进淋巴回流、兴奋神经肌肉、提高平滑肌张力作用、调节自主神经功能、消炎、药物离子导入等。

2）适应证：神经炎、神经痛、神经根炎、周围神经麻痹、失用性肌萎缩、关节炎、肩周炎、慢性胆囊炎、消化性溃疡、周围循环障碍、扭伤、挫伤、视网膜疾患等。

3）禁忌证：急性化脓性炎症、出血倾向。

4）护理要点：①衬垫应湿透，并紧密接触皮肤；②电极勿置于皮肤破损处；③勿在心前区及孕妇下腹部进行治疗。

（4）双动态调制中频电流疗法：一种新型的由低频调制的中频电流，载波频率 2.5kHz 及 5kHz，调制频率 25kHz、50kHz、100Hz，调制波形有正弦波、方波、三角波，与单动态的正弦调制中频电流不同，已研制成由电脑程序控制的仪器，应用于临床。

1）作用：同正弦调制中频电疗法。

2）适应证：同正弦调制中频电疗法。

3）禁忌证：同正弦调制中频电疗法。

4. 高频电疗法 频率在 100 000Hz 以上的电疗方法。高频电根据频率的高低、波长的不同分为短波、超短波、微波。

（1）作用：①消炎、镇痛；②消肿；③解痉；④促进血液循环；⑤高频电刀可治疗表浅癌肿；⑥增强机体免疫防御功能。

（2）适应证：最常用的高频电疗法为短波疗法、超短波疗法、微波疗法。采用中、小剂量的高频电流可治疗各种特异或非特异性慢性、亚急性或急性炎症等。

（3）禁忌证：恶性肿瘤（中小剂量）、妊娠、有出血倾向、高热、心力衰竭、安装有心脏起搏器、体内有金属异物、颅内压增高、活动性肺结核等。妇女经期出血量多时，应暂停治疗。

（4）护理要点：①做好治疗前的宣教，发热患者，体温高于 38℃，应停止治疗；②女性经期，下腹部不宜进行高频电疗；③治疗部位如有创伤或遇其他有创检查如局部穿刺、注射、封闭等后 24h 内不宜进行；④治疗部位伤口有渗出者，应先处理伤口后再行治疗；⑤治疗过程中应注意保护特殊部位（如眼、生殖器、小儿骨骺端）。

（二）光疗法

光疗法（light therapy）是利用阳光或人工光线（红外线、紫外线、可见光、激光）防止疾病和促进机体康复的方法。

1. 红外线疗法 应用红外线治疗疾病的方法。红外线发挥作用的基础是热效应。

（1）作用：促进血液循环、促进局部渗出物的吸收、调节血压、改善关节疼痛、调节自主神经、改善循环系统。

（2）适应证：各种亚急性及慢性损伤、无菌性炎症，如肌肉劳损、扭伤、挫伤、滑囊炎、肌纤维组织炎、浅静脉炎、慢性淋巴结炎、静脉炎、神经炎、胃肠炎、皮肤溃疡、挛缩的瘢痕、各种慢性的关节炎和冻伤等。

（3）禁忌证：急性炎症、出血倾向、恶性肿瘤、高热、重症动脉硬化、活动性肺结核、代偿不全的心脏病等。

（4）护理要点：①红外线不能照射眼睛，照射眼睛可引起白内障和视网膜烧伤，故照射头面部和上胸部时,应让患者戴深色防护眼镜或用棉花沾水敷贴于眼睑。②急性创伤应在24~48h后使用红外线照射,以免加剧肿痛和渗血。③对于植皮术后、新鲜瘢痕处、感觉障碍者(如老年人、儿童、瘫痪患者),照射时应注意拉开照射距离,以防烫伤。④做好患者的健康教育,在治疗过程中不得随意移动,以防触碰灯具引起灼伤。⑤医护人员应随时巡视,询问患者的感觉,并观察局部反应。如治疗过程中患者诉头晕、心慌、乏力等不适,应立即停止治疗并进行对症处理。

2. 紫外线疗法　利用紫外线照射人体来防治疾病的一种物理治疗技术。

(1)作用:①杀菌、促进维生素D合成、促进局部血液循环、止痛、消炎、促进伤口愈合、色素沉着、皮肤角质增厚、脱敏、免疫调节作用;②用紫外线照射矿工和运动员等特殊人群,增强体力,减轻疲劳,提高耐力;③紫外线还具有显著促进皮下瘀斑吸收和促溶栓效果,可用于防止压力性损伤、冻疮,治疗营养不良性溃疡、早期血栓性闭塞性脉管炎等。

(2)适应证:适用于风湿性疼痛、骨质疏松性疼痛、急性神经痛、急性关节炎、皮肤及皮下急性化脓性感染、感染或愈合不良的伤口、佝偻病、软骨病、银屑病、白癜风、变态反应性疾病、附件炎、宫颈炎、阴道炎、带状疱疹等。

(3)禁忌证:活动性结核、重症动脉硬化、严重肝肾功能障碍、甲状腺功能亢进、系统性红斑狼疮、恶性肿瘤、急性泛发性湿疹等。

(4)护理要点:①照射时应保护患者及操作者眼睛,以免发生电光性眼炎;②严密遮盖非照射部位,以免超面积超量照射;③开灯后,经过3~5min,待发光稳定后方可进行治疗;④尽可能预约患者集中时间进行照射,以减少开闭灯管次数;⑤对内服或外用光敏药物患者,测其生物剂量后方可照射,不能直接使用平均值。

3. 激光疗法　激光具有亮度高、方向性强、单色性好、相干性好等特点。激光对机体具有热效应、机械效应、光化学效应和电磁效应等作用。

(1)作用:光的治疗作用随其能量的大小而不同。非破坏性的低能量激光主要有抗炎、镇痛、刺激组织生长、调节神经及免疫功能、影响内分泌功能等作用。破坏性的高能量激光主要用于外壳切割、焊接或烧灼用。

(2)禁忌证:心肺功能衰竭、活动性出血、恶性肿瘤(光敏治疗除外)、皮肤结核等。

(3)护理要点:①做好患者的健康教育,医护人员应随时巡视,询问患者的感觉并观察局部反应。在治疗过程中不得随意移动激光管或变化体位。②烧灼治疗后应保持局部干燥,避免局部摩擦,尽量使其自然脱痂。③照射治疗时,不得直视光源,治疗时医护人员应佩戴护目镜,患者面部治疗时也应佩戴护目镜。

(三)超声波疗法

超声波是频率在20 000Hz以上,不能引起正常人听觉反应的机械振动波。将超声波作用于人体以达到治疗目的的方法称为超声波疗法。

(1)作用:软化瘢痕、缓解肌肉痉挛、镇痛,以及促进组织代谢、提高细胞再生能力、促进骨痂生长、消炎。

(2)适应证:①运动支撑器官创伤性疾病,如腰痛、肌痛、挫伤、扭伤、肩关节周围炎、增生性脊柱炎、颞颌关节炎、腱鞘炎等;②瘢痕、粘连、注射后硬结、硬皮症、血肿机化;③作用于局部及相应的神经节段时可治疗神经炎、神经痛、幻肢痛等。

(3)禁忌证:急性全身感染、急性化脓性炎症、严重心脏病、严重出血倾向、活动性肺结核、骨结核、小儿骨骺部位、孕妇下腹部等。注意在头部、眼睛、心脏、生殖器部位治疗时要严格掌握剂量。恶性或良性肿瘤,因超声波可刺激细胞生长和促进癌细胞转移。

（4）护理要点:①做好患者的健康教育,使患者了解治疗的正常感觉。医护人员应随时巡视,询问患者的感觉并观察局部反应;如有不良反应,应及时联系治疗师,调整治疗剂量。②治疗部位在24h内进行过有创检查（局部穿刺、注射、封闭等）应停止治疗。③体温高于38℃的患者,应暂时停止治疗。

（四）磁场疗法

应用磁场作用于人体以治疗疾病的方法称为磁场疗法,简称磁疗。磁场作用于人体时可以改变人体生物电流的大小和方向,产生微弱的涡电流,影响体内电子运动的方向和细胞内外离子的分布、浓度和运动速度,改变细胞膜电位,影响神经的兴奋性,改变细胞膜的通透性、细胞内外物质交换和生化过程。

1. 静磁场疗法 应用静磁场（恒定磁场）进行治疗的一种磁疗方法,分为直接贴磁法、间接贴磁法和耳磁场法等。

（1）作用:止痛、消炎、消肿。

（2）适应证:适用于各种软组织损伤、神经炎、神经痛、神经衰竭、关节炎、颈椎病等。

（3）禁忌证:心力衰竭、出血倾向、高热、极度虚弱、体内有局部金属异物、对磁疗有明显不良反应或皮肤过敏者,心脏起搏器局部及邻近,孕妇。

（4）护理要点:①磁性材料较脆,磁片不可互相撞击,以免破坏磁场,减弱其磁感应强度;②对磁片进行定期消毒,一般可用75%乙醇消毒,但不得高热消毒或用水浸泡,以免退磁;③治疗前应去除治疗区内的金属物品,以免被磁化;④对于较敏感的部位（如头颈部、胸腹部）,年老体弱者、妇女与儿童（对磁场强度的耐受性较低）,使用的磁场强度应稍低。

2. 动磁场疗法 与静磁场疗法相对应,是利用动磁场进行治疗的方法。动磁场疗法不是将磁片贴敷在患者体表,而是将高磁场强度的磁体安置在一个动力机械上,使磁片随之转动而产生脉冲磁场或交变磁场,又称为旋磁法。另一种形式是铁芯线圈,通以交流电或直流电而产生交变磁场或脉冲磁场,又称为电磁疗法。

（1）作用:消肿、消炎、镇痛、镇静、止泻、软化瘢痕、促进骨折愈合和提高骨密度等。

（2）适应证:软组织扭挫伤、肌纤维组织炎、肌筋膜炎、肱骨外上髁炎、肩关节周围炎、颈椎病、骨性关节炎、类风湿性关节炎、跟骨骨刺、骨折愈合迟缓、肋软骨炎、带状疱疹后神经痛、坐骨神经痛、颞颌关节炎等。

（3）禁忌证:心力衰竭、出血倾向、高热、极度虚弱、体内有局部金属异物、对磁疗有明显不良反应或皮肤过敏者,心脏起搏器局部及邻近,孕妇。

（4）护理要点:①勿使手表、收音机、移动电话等靠近磁头,以免被磁化;②电磁场治疗过程中,如患者感觉过热发烫,应在磁头与治疗部位间加垫或加大间距,以免烧伤;③年老体弱者、妇女与儿童对磁场强度的耐受性较低,宜采用弱磁场,且治疗时间不宜过长。

3. 热磁振疗法 是把高热与强磁有机结合成自动控制温度的热磁器,利用热磁器的温热效应和强磁穿射对疾病进行医治和保健的一种治疗方法。

（1）作用

1）热作用:由于磁场的作用,促进了局部组织的血液循环,改善了局部肌肉等组织缺血、缺氧状态,有利于肌肉组织的功能恢复。

2）振动作用：微振动能起到局部轻度的按摩作用。热作用和振动作用可增强磁场的特殊治疗作用。

（2）适应证：适用于软组织扭挫伤、肌纤维组织炎、颈椎病、肩关节周围炎、腰椎病、退行性骨关节病、关节炎、坐骨神经痛、慢性支气管炎、慢性胃炎等。

（3）禁忌证：恶性肿瘤、高热、急性化脓性炎症、出血倾向、活动性结核、妊娠、金属异物局部、心脏起搏器局部及其邻近、心力衰竭。

（4）护理要点：①做好患者的健康教育，医护人员应随时巡视，询问患者的感觉并密切观察磁疗不良反应的出现；常见的不良反应有头晕、恶心、嗜睡、失眠、心慌、治疗区皮肤瘙痒、皮疹、疱疹等。②对老年、体弱、小儿、急性病、头部病变的患者一般均以小剂量开始，逐渐加大剂量。

（五）水疗法

水疗法是利用水的物理化学特性，利用各种不同成分、温度、压力的水，以不同的形式作用于人体以达到机械及化学刺激作用来防治疾病的方法。由于水温、添加成分、治疗方式、作用压力、作用部位、操作方法不同，治疗作用、临床适用的范围也有所不同。常用的水疗法主要为浸浴、漩涡浴和蝶形槽浴等。

（1）作用

1）温度刺激作用对肌肉等组织的影响：对局部皮肤进行短暂的冷刺激可提高肌肉的应激能力，增加肌力，减轻疲劳。温热刺激还可以使平滑肌张力增加，缓解和消除痉挛。

2）机械刺激作用：静水压迫表浅的静脉与淋巴管，促进静脉和淋巴回流。浮力作用有利于功能训练。水流冲击作用可提高温度效应，引起血管扩张。

3）添加成分的化学作用：加强了水疗法的作用。

4）综合刺激作用：根据水疗法应用的温度、水中所含的物质成分及治疗方式不同，可产生消炎、止痛、促进吸收、促进新陈代谢和锻炼肌肉等综合作用。

（2）适应证：脊髓不全损伤、脑血管意外偏瘫、肩-手综合征、肌营养不良、骨折后遗症、骨性关节炎、强直性脊柱炎、疲劳、类风湿性关节炎、肥胖、神经衰弱等辅助治疗。

（3）禁忌证：传染病、严重心脏病、严重动脉硬化、恶性肿瘤、感染、高热、急性炎症、活动性结核、出血倾向、消化道大面积溃疡、严重支气管扩张、月经期、孕妇腹部及静脉血栓区、大小便失禁及过度疲劳。

（4）护理要点：①医护人员随时巡视，观察患者的反应，如出现头晕、心悸、面色苍白、呼吸困难等应立即停止治疗。协助患者出浴，并做必要的处理。②进行全身浸浴或水下运动时，应防止溺水。③冷水浴时，温度应由30℃逐渐降低，治疗时须进行按摩或轻微运动，防止着凉，注意观察皮肤反应，出现发抖、口唇发绀时，应停止治疗或调节水温。④患者有发热、全身不适或遇月经期等应暂停治疗，空腹或饱食后不宜进行治疗。⑤有膀胱、直肠功能紊乱者，应排空大、小便再入浴。⑥进行温热水浴时，如出汗较多可饮用盐汽水。

（六）传导热疗法

传导热疗法是利用温度刺激，将热直接传至机体达到治疗作用的方法，也叫温热疗法。应用的热源包括石蜡、泥、砂、热空气等。

（1）作用：①扩张血管，促进血液循环；②加强组织代谢；③降低感觉神经的兴奋性；④增强机体免疫功能；⑤降低骨骼肌、平滑肌和纤维结缔组织的张力。

（2）适应证

1）损伤及劳损：软组织扭挫伤、腱鞘炎、肩关节周围炎、外伤性滑囊炎、骨膜炎、肌肉劳损及肌纤维组织炎。

2）关节功能障碍：骨折或骨关节术后关节挛缩和关节纤维性强直等。

（3）禁忌证：婴儿、出血性疾病、甲状腺功能亢进、心功能不全、急性传染病、恶性肿瘤、活动性结核、感染性皮肤病、高热、严重循环障碍等。

（4）护理要点：①治疗前检查患者局部有无感觉障碍，如有，则温度不宜过热，以免发生烫伤；②热空气治疗前应服用适量盐开水，治疗后出汗多，可多饮水；③治疗完毕淋浴后应注意保暖，以防感冒；④全身热疗时，可备冷毛巾敷于头部。

（七）生物反馈疗法

生物反馈疗法又称生物回授疗法或自主神经学习法，是在行为疗法的基础上发展起来的一种新型心理治疗技术。

（1）作用：将正常属于意识的生理活动置于意识控制之下，通过生物反馈训练建立新的行为模式，实现有意识地控制内脏活动和腺体的分泌。如把求治者体内生理功能用现代电子仪器予以描记，并转换为声、光等反馈信号，训练患者根据反馈信号，学习调节这些原本体内不随意的内脏功能及其他躯体功能，达到防治身心疾病的目的。

（2）适应证：用于治疗神经系统功能性病变与某些器质性病变所引起的局部肌肉痉挛、抽动、不全麻痹，如咀嚼肌痉挛、磨牙、面肌抽动与瘫痪、口吃、职业性肌痉挛、遗尿症、大小便失禁等。焦虑症、恐惧症及精神紧张有关的一些身心疾病；紧张性头痛、血管性头痛、高血压、心律不齐、偏头痛、雷诺病、消化性溃疡、哮喘病、性功能障碍、抑郁症、失眠等。

（3）护理要点

1）做好健康宣教，让患者明白，此疗法主要依靠自我训练来控制机体功能，且主要靠平时练习，仪器监测与反馈只是初期帮助自我训练的手段，而不是治疗的全过程。

2）督促患者每天练习，持之以恒。

三、骨科常用的康复仪器及护理

（一）超声导入治疗仪

超声导入治疗仪（ultrasound mediated transdermal drug delivery）是经皮肤表面给药，利用超声波对药物的弥散作用和改变细胞膜的通透性把药物以稳定的速率透过皮肤，进入皮下毛细血管，经体循环产生全身或局部疗效的体外无注射靶位给药方法。该方法集成了超声空化、电致孔、离子导入等多种给药方法，透药速度快，起效快，作用直接，并且提高了药物利用度。

1. 作用　在超声的机械与温热效应下，具有消炎、止痛、促进胃肠道蠕动作用的电极片内药物高浓度浸润，向细胞内运转，达到靶位精确治疗的目的。

2. 适应证　骨折、骨再生诱导、骨坏死、软骨损伤等术后康复止痛、消炎、解除痉挛、消肿，长期卧床患者促进胃肠蠕动，改善腹胀、便秘等。

3. 禁忌证　①皮肤不完整处禁止与治疗头直接接触；②带心脏起搏器、人工支架和人工瓣膜及有严重心力衰竭；③恶性骨肿瘤；④妇女及经期妇女慎用。

4. **操作要求** 携用物至床旁,核查医嘱,向患者解释,将电源线接好,检查机器是否正常运行;将两块电极贴片固定在治疗头上,核对医嘱后取出与治疗目的相符的药物凝胶放置于电极贴片内;撕下电极贴片的防粘纸,将贴片连同治疗头固定于治疗部位皮肤。用弹力绷带固定治疗头;打开电源开关启动,根据患者使用耐受程度,及时调整参数;治疗时间结束后,关闭电源,取下仪器电极,将药物贴片留置于治疗部位30min后去除。

5. **护理要点** ①合理选择治疗位置的皮肤,妥善固定头,避免患者改变体位时脱落;②电流量根据患者的疼痛部位、对治疗的耐受情况进行调整;③注意保护患者隐私,及时与患者沟通,注意告知患者不可随意调节开关及参数;④注意促进胃肠蠕动的电击贴片应固定于其降结肠位置,避开有伤口、硬结的部位;⑤治疗结束后,药物贴片可留置30min后去除,但时间不宜过久,以免患者局部皮肤发生过敏。

（二）红外线治疗仪

红外线治疗仪可以透过衣服作用于治疗部位。可穿过皮肤,直接使肌肉、皮下组织等产生热效应,加速血液物质循环,增加新陈代谢、减少疼痛、增加肌肉松弛、产生按摩效果等。

1. **作用** ①在红外线照射下,组织温度升高,毛细血管扩张,血流加快,物质代谢增强,组织细胞活力及再生能力提高;②红外线治疗慢性炎症时,改善血液循环,增加细胞的吞噬功能,消除肿胀,促进炎症消散;③红外线可降低神经系统的兴奋性,有镇痛、解除横纹肌和平滑肌痉挛,以及促进神经功能恢复等作用;④治疗慢性感染性伤口和慢性溃疡时,改善组织营养,加快伤口愈合。红外线照射有减少烧伤创面渗出的作用;⑤红外线还经常用于治疗扭挫伤,促进组织肿胀和血肿消散,以及减轻术后粘连,促进瘢痕软化,减轻瘢痕挛缩等。

2. **适应证** 压力性损伤、慢性溃疡、术后的伤口愈合、炎症、外感病症、创伤愈合、外周损伤病症等。

3. **禁忌证** 高热、肿瘤、开放性肺结核、出血、动脉硬化症及由于体质原因不宜进行电磁/红外线治疗的患者。

4. **操作要求** 携用物至床旁,核查医嘱,向患者解释;询问患者,了解有无禁忌证;接通电源,确认仪器运转正常;协助患者取舒适体位,充分暴露治疗部位皮肤;按医嘱选择治疗强度及治疗时间;再次确认红外线治疗仪处于工作状态,询问患者主观感受;治疗结束后,关闭开关电源,收回消毒备用。

5. **护理要点** ①皮肤破损部位不宜使用;②局部皮肤灼热明显时,调节治疗强度,逐渐从弱、中、强开始;③治疗结束后,注意观察局部皮肤情况。

（三）冷疗仪

冷疗仪,又名脉冲式加压冷疗仪,是借助冰水循环和脉冲式间歇加压产生冷敷及局部间歇性加压作用,其主要构成包括冰桶、冰囊、连接管、电动泵。

1. **作用** ①收缩血管,降低血管通透性,减少局部渗出,减轻肿胀压迫;②降低体温,减慢代谢,减轻炎症;③改变神经系统兴奋性,降低末梢神经敏感性,减轻疼痛。

2. **适应证** ①闭合性软组织损伤早期（肌肉、韧带、关节损伤24h内）;②四肢骨折术后、关节置换术后;③创伤性出血、关节炎早期。

3. **禁忌证** ①雷诺病、闭塞性脉管炎;②对冷过敏者、恶病质。

4. **操作要求** 携用物至床旁,核查医嘱,向患者解释;连接连接管与冰桶,冰桶内加入适量的冰与水;将冰囊固定于冷疗部位,打开通气阀,将冰桶放置高于冰囊;关闭冰桶盖上的通气阀,打开电源开关;观察患者肢端循环,询问患者主观感受;治疗结束后,关闭开关电源,收回消毒备用。

5. 护理要点 ①冰囊与冰桶的高度差不宜超过40cm,以免造成局部压力过大。②请勿用弹力绷带加压固定冰囊。严密观察治疗部位及肢端血液循环,重视患者主诉。③常见的不良反应主要是冻伤及周围神经麻痹,以尺神经和腓神经麻痹多见,一旦发生,应适当降低冰桶的高度或及时停止治疗。

（四）体外振动排痰仪

体外振动排痰仪代替传统的人工胸部叩击、震颤、定向挤推进行的体位引流,可将长期滞留于肺部或较深层积液经多方位振动、挤压并定向引流,使痰液排出体外,除此以外,最独特的功能是,可以改善肺部血液循环,预防静脉淤滞,松弛呼吸肌,改善全身肌张力,增强呼吸肌肌力产生咳嗽反射,有利于机体康复。

1. 作用 ①协助术后、体弱患者增强排除呼吸系统痰液等分泌物的能力;②改善淤滞的肺部血液循环状况,预防、减少呼吸系统并发症的发生。

2. 适应证 昏迷、呼吸衰竭、年老体弱无法有效咳嗽、肺不张等患者。

3. 禁忌证 ①胸部接触部位皮肤及皮下感染;②肺部肿瘤（包括肋骨及脊柱的肿瘤）及血管畸形;③肺结核、气胸、胸腔积液及胸壁疾病;④出血性疾病及凝血机制异常发生出血倾向;⑤不能耐受振动的患者;⑥急性心肌梗死、心房/室颤动、心脏内附壁血栓。

4. 操作要求 携用物至床旁,核查医嘱,向患者解释,选取合适的治疗头与叩击器,检查机器是否正常运行;取合理体位（半卧位或侧卧位）,行肺部听诊;核查医嘱,打开体外振动排痰仪开关,选取治疗模式,根据患者的耐受力调整频率;将治疗头置于痰鸣音较重部位,开始对之行由外向内、由下到上的定向推移、叩击、振动,同时指导患者做深慢呼吸,每一位置持续振动1~2min,1~2min后,叩击头上移继续持续振动;操作结束协助患者取舒适体位,整理用物及床单位,查对医嘱后执行;治疗结束后5~10min协助患者咳嗽咳痰。

5. 护理要点 ①治疗时机应选择在餐前1~2h或餐后2h,治疗前半小时内行雾化吸入,治疗后5~10min协助患者叩背、咳嗽。②注意观察患者有无发绀、憋气、胸闷、呼吸困难、出汗等不适。一旦发生,立即停止操作。③每次振动排痰时间不宜过长。

知识拓展

物理康复治疗

物理康复治疗往往可以起到药物所不及的作用,也是家庭康复中的常用方法,以下介绍几种能在家庭中开展的理疗方法:

1. **热敷** 有消炎止痛作用,热敷温度不宜过高,以防止老年人皮肤烫伤。一些不明原因的急腹症、头面部急性炎症、急性扭伤伴出血,以及脏器内出血,不适宜热敷。热敷方法有多种:热水袋热敷;热湿敷。

2. **水疗法** 有松弛肌肉,加强血液循环,提高代谢率的作用。方法:盐水浸浴;苏打浴;手足浴;坐浴。

3. 捏脊疗法　由家属在患者背脊上下,用捏、拿、揉、按等手法,来进行治疗的一种推拿疗法,具有理气血、和脏腑、通经络的作用。

‖ 自 测 题

一、单选题

1. 低频电治疗作用**不包括**（E）

A. 兴奋神经组织　　　　　　　　B. 减轻疼痛

C. 兴奋肌肉组织　　　　　　　　D. 促进局部血液循环

E. 消炎

2. 紫外线治疗护理中**不正确**的是（D）

A. 治疗时应保护患者及操作者的眼睛　　B. 严密遮盖非照射部位

C. 紫外线灯管应定期更换　　　　D. 不能用于风湿性疼痛的治疗

E. 不能用于急性湿疹的治疗

3. 有关红外线治疗的应用,描述**错误**的是（E）

A. 先清洁处理溃疡面再进行照射　　B. 暴露照射部位

C. 照射头部应戴上眼罩保护眼睛　　D. 减少瘢痕部位照射剂量

E. 急性创伤 24h 内直接照射

4. 直流电药物离子导入法禁用于（A）

A. 急性湿疹　　　　　　　　　　B. 伤口

C. 粘连组织　　　　　　　　　　D. 神经损伤

E. 慢性溃疡

5. 红外线治疗长时间使用可导致眼睛发生（C）

A. 虹膜睫状体炎　　　　　　　　B. 角膜炎

C. 白内障　　　　　　　　　　　D. 电光性眼炎

E. 角膜穿孔

二、多选题

1. 中频电疗的治疗作用包括（ABDE）

A. 镇痛作用　　　　　　　　　　B. 消炎作用

C. 调整自主神经功能　　　　　　D. 改善局部血液循环

E. 兴奋机体组织

2. 属于人工制造的物理因素的是（ABDE）

A. 电　　　　　　　　　　　　　B. 热

C. 温泉　　　　　　　　　　　　D. 生物反馈

E. 超声波

三、案例分析题

患者,男性,36 岁,因"颈项不适伴头晕、左手麻木 3 个月,加重 2d"入院,入院 3 个月前加班一周后出现颈项不适,同时伴有左手麻木,肩背疼痛,头晕、恶心,颈部活动受限,未治疗,2d 前外出受凉后症状加重,颈部转头不能,活动明显受限,头晕、恶心。颈椎 X 线片显示：C_3~C_4，C_4~C_5椎体前缘均可见骨质增生。

问题：针对患者，请制订一份物理康复治疗方案。

答：①中频电疗法：止痛，促进局部血液循环，改善病灶缺氧状态，锻炼肌肉功能，使组织间神经纤维水肿减轻，张力下降。②高频电疗法：消炎、镇痛；消肿；解痉；促进血液循环；增强机体免疫防御功能。③直流电药物离子导入法：应用直流电导入各种中西药物（盐酸普罗卡因、碘化钾、陈醋、冰醋酸等）治疗颈椎病，有一定治疗效果。④温热疗法：扩张血管，促进血液循环；加强组织代谢；降低感觉神经的兴奋性；增强机体免疫功能；降低骨骼肌、平滑肌和纤维结缔组织的张力。

第六节　心理康复

学习目标

1. 了解骨科患者康复过程中心理行为问题的发生原因。
2. 熟悉骨科患者心理康复的常用方法。
3. 掌握骨科患者的心理管理流程、心理康复的临床应用。

一、概述

心理康复是在心理学、行为科学、社会学、管理学及现代医学发展中诞生的，是运用系统的心理学理论和方法，研究残疾人的心理和社会问题，从生物 - 心理 - 社会的医学模式出发，对残疾人的心理障碍进行诊断、评估、咨询和治疗，以提高残疾患者的心理健康水平。

（一）骨科患者心理康复护理的重要性

大部分骨科患者是由于意外导致入院，突发性很强，生理和心理上一时难以接受，另外骨科患者常常会因为行动受限、疼痛难忍等诸多因素导致心理负担过大，尤其是伤及颈椎和骨盆的患者，生理方面往往会受到很大的影响。患者常常产生不安、恐惧和忧郁等不良情绪，致使治疗的积极性及抗病能力下降，进而影响康复过程。除了满足患者基本的需求以外，关注骨科患者的心理状况，及时调节患者的心理状态，是非常重要的。

（二）心理康复的目标

心理康复是运用心理学的原则与方法来治疗患者的各种心理困扰，包括情绪、认知、行为等问题。有效的心理治疗应达到的目标如下：

1. 解除患者的症状　解除患者在心理或精神上的痛苦；帮助解决患者自己无法解决的心理冲突；矫正患者的焦虑、恐惧的心理。

2. 提供心理支持　包括危机干预、应激应付、应激免疫训练等。通过治疗帮助患者增加对环境的耐受性，降低易感性，提高心理承受力，增加应付环境和适应环境的能力，使他们能自如地顺应和适应社会。

3. **重塑人格** 帮助患者理解自己、分析自己情绪冲突的原因,获得内省能力,以了解意识和潜意识的内容。通过给患者指明康复中应持有的积极心态,通过真诚地对患者好的行为进行表扬、鼓励和支持等方式来减轻患者的焦虑,促进患者积极行为的增长。

（三）心理康复的原则

各种心理治疗虽然在理论与方法上有大的不同,但几乎所有的心理治疗都遵循一些一般原则。具体原则如下:

1. **富有同理心** 设身处地为患者着想,自觉自愿、竭尽全力地为残疾患者解除痛苦,对残疾患者有真挚的同情心。

2. **善于细心观察** 敏锐的观察力对从患者身上获取直观资料,判断其需要,帮助评估治疗和护理效果,以及预计可能发生的问题等有非常重要的意义。

3. **接纳性原则** 又称"倾诉"或"倾听"原则,即对所有求治的残疾患者一视同仁,诚心接待、耐心倾听、热心疏导、全心诊治。

4. **支持性原则** 治疗师通过语言与非语言的信息交流,予以患者精神上的支持和鼓励,使其建立起治愈的信心。对患者的心理疾病或心理障碍,从医学科学的角度给予解释,说明和指出正确的解决方式,予以支持和鼓励,调动患者的心理防卫功能和主观能动性。注意运用支持疗法:支持必须有科学依据,不能信口胡言,语言要慎重、亲切可信、充满信心,充分发挥语言的情感交流和情绪感染作用,使患者感受到一种强大的心理支持力。

5. **综合治疗原则** 疾病的发生取决于心理、生理、社会因素的共同作用,所以治疗也应采取综合的方式。使用药物和心理治疗相结合的方法,虽然药物与心理治疗发挥有益的协同作用,但为了不妨碍患者的训练,一般不主张给予过多的镇静药物,能不用则尽量不用。

6. **保证性原则** 在治疗的过程中,应逐步对患者的心理状况、性格和社会因素等心理缺陷的病理机制加以说明、解释和保证。所有的训练活动都应在保证患者安全的前提下进行,避免对患者造成二次伤害。

（四）心理康复的临床应用

1. **坚持以人为本,做好人文关怀** 以患者为中心,一切为患者着想,引导患者尽快解除不良心理以适应医院的环境,做好入院指导,了解患者,尊重患者,解决好患者的生活问题,执行医嘱准确无误,以娴熟的护理技术、良好的服务态度得到患者的肯定,改善患者对疾病的消极心理,增强治病和战胜疾病的信心。

2. **保持舒适整洁的病房环境** 初入院的患者对陌生的病房环境不习惯,会产生一定的心理不良反应。病房布局合理,病房内干净整洁,设施布局恰当,护士及时了解患者的情绪并给予安慰,这些都可以帮助患者尽快稳定情绪,适应环境。同时,可以帮助患者将常用物品放置在合理的位置上,方便患者自己取用,最大程度发挥其生活自理能力,消除其因疾病造成行动不便的烦躁不安心理,还可以鼓励同病房的病友相互关照、和睦相处,共同营造温馨、愉悦的病房氛围。

3. **协助患者角色适应,解除患者负性心理** 骨科患者多因意外损伤所致,生理及心理都难以接受,因此在患者角色转变过程中易出现角色冲突等不良适应状态,同时患者对手术的某些错误认知、术前过度的紧张或焦虑的情绪状态,对手术的预后也有不同程度的影响。通过心理护理,可以促进个体角色适应,保持适宜的心理状态,帮助患者适应新的社会角色和生活环境,有利于疾病的康复。

4. 建立良好的护患关系,帮助患者建立良好的人际关系 护士要有良好的职业道德和沟通技巧,与患者建立起良好的护患关系,取得患者的信任,才能降低其对伤病治疗的过分焦虑,帮助患者调整心态。治疗初期,患者多有恐惧、紧张等不良心理反应,护士应用微笑服务加强沟通,用自己的言行感染患者,使患者放松心情,同时在不影响治疗护理的前提下多与患者交谈,做好心理疏导,使患者恢复健康的心理。

5. 采取有效的护理手段,满足患者的心理需要 心理社会因素可引起个体躯体的不适症状或疼痛,护士应根据患者不同的年龄、不同的疾病、病程的不同阶段,选择适当的护理方法,灵活运用。手术之前,做好术前准备及宣教,耐心为患者解释手术的必要性及安全性,缓解患者精神上的紧张。术后待患者意识恢复后,及时告知手术进行的情况,主动详细说明各种仪器、导管的作用和意义,及时进行术后饮食、疼痛、预防并发症等的健康宣教,以免患者产生顾虑而影响情绪。

二、心理康复护理的方法与进展

(一)常用的方法

1. 支持疗法 为一般性的心理治疗,也是应用最广泛的心理治疗方法。特点是运用与患者之间的良好关系、关心和支持求治者,使其发挥自己的潜力,面对现实处理问题,度过心理危机,避免精神崩溃。

2. 心理教育 是针对具有心理疾病的少数特殊群体,以改变病态心理为目的的教育,最终目的是使患者群体得以康复,帮助他们以更现实的方式处理和适应各种情况。

(1)病情、治疗常识:在治疗过程中向患者说明疾病的病理学改变、临床表现、影响因素、危害、产生原因、预后、采用的治疗方式、保守治疗的优势、注意事项、自我护理措施等方面的内容,以提高、修正患者认知,端正心态,正确对待疾病和治疗。

(2)医患沟通方面:积极关心患者,了解患者心理需求,态度上理解、热情、真诚、关怀,语言上亲切,与患者建立和谐、友善的医患关系。在患者诉说病情及事情时,耐心倾听,让患者感受到关心、理解,用多种方法,如鼓励、安慰、建议、暗示、解释和指导等方式,帮助患者减轻痛苦,提高自信,做到支持性心理治疗。

3. 放松训练 是身体和精神状态由紧张状态转为松弛状态的过程,包括呼吸放松法、肌肉放松法、想象放松法。

4. 认知行为疗法 是以认知理论为指导,挖掘患者隐蔽的歪曲不合理认知,通过训练和指导来纠正,建立新的更理性和现实的认知方式,达到消除症状,改善情绪和行为,促进个体社会适应的目的,临床上包括客观地用医学做好解释工作,引导患者正确对待疾病;坚定战胜疾病的信心,消除对疾病认知不当带来的负面情绪;积极配合治疗,参加有益活动,分散注意力。

(二)新进展

1. 绘画心理疗法 是通过绘画者、绘画作品和治疗师三者之间的互动,以绘画创作活动为中介的一种非言语性的心理治疗,目的是发展象征性的语言,触及内心潜意识,并创造性地整合到人格里,直至发生治疗性的改变。绘画心理治疗是运用绘画符号表征的功能,了解那些无法言表的心理世界,通过外化、宣泄和认知的过程,达到身心治疗的效果。已有的理论和研究证实了绘画是有效的心理治疗方法之一,有助于提升骨科患者的社会功能和心理健康状况,受众范围广泛、简单可操作,弥补了言语式治疗的不足。

2. **时间观疗法**　是美国著名心理学家 Zimbardo 根据时间理论提出的一种心理疗法,属于积极心理学范畴。与传统的心理疗法不同的是,时间观疗法侧重于患者的时间观念,通过找出患者时间观存在的问题,打破原有时间观,重新树立新的、健康的时间观。对于骨科患者来说,时间观疗法主要应用于机动车事故的创伤后应激障碍患者。时间观疗法干预中,治疗师会帮助患者回忆并分析创伤事件,对患者给予鼓励,缓和患者缺乏自尊和空虚的状态;引导患者分享其过去积极的事情,回忆其中快乐的时光;鼓励患者参与社交活动,帮助患者制订积极计划。

3. **数字化健康干预**　是通过网络、邮件、短信及应用软件等,为有身心问题的人群提供信息、支持和治疗的方法。该干预方式涵盖了数字化认知行为疗法、远程医疗及移动医疗等方法,在青年患者人群中,主要通过在线自我管理,以及应用社交软件和可穿戴设备对其进行心理监测及治疗。与传统干预方法相比,数字化健康干预在青年癌症患者中的应用优势突出。数字化健康干预在我国具有很大的应用前景。

实施过程应注意:①根据参与者的实际情况选择恰当的数字化健康干预方式,根据其心理问题设置个性化的自我管理训练内容。②实施在线讨论时应限制人数,6~8 人最优,不宜超过 10 人,以保障交流的深度及意义。③对于使用在线网站的干预,应鼓励并提醒患者登录网站,以提高对网站的使用率,并且要确保信息安全隐秘。

4. **心理弹性**　心理弹性是个体在经历急性压力、创伤或更多不同形式的慢性压力时成功应对、积极适应的动态过程。心理弹性近年来成为积极心理学研究领域的一大热点,得到越来越多研究者的关注。心理弹性打破了以往研究者对于人们在逆境中关注不利群体发展的传统,强调从积极的层面去看待个体的适应和发展。众多研究表明,心理弹性在个体面对创伤或压力性事件时起着重要的作用,个体面对应激后,随着时间的推移,心理弹性水平及其影响因素会呈现动态发展的趋势。

知识拓展

心理素质拓展活动

心理素质拓展活动可以帮助个体提高心理健康水平,增强应对压力和困难的能力,常见活动包括:情绪管理训练(情绪调节训练、情绪自我观察、情绪表达练习),压力管理训练(放松练习、冥想和呼吸练习),自我认知训练(自我反思练习、自我探索和价值观明确),团队合作训练(团队建设活动、团队合作游戏和角色扮演),决策与问题解决训练(逻辑思维训练、决策分析和问题解决模型)。应用时,需要根据不同的目标和个体需求,选择合适的活动形式,配合专业心理师的指导和支持,提高个体的心理素质和促进心理健康。

自测题

一、单选题

1. 侧重于患者的时间观念,通过找出患者时间观存在的问题,打破原有时间观,重新树

立新的、健康的时间观的心理康复治疗方法是（A）

A. 时间观疗法   B. 数字化健康干预

C. 心理弹性   D. 认知行为疗法

E. 现代疗法

2. 心理康复治疗的对象**不包括**（E）

A. 精神障碍患者   B. 慢性患者

C. 老年病患者   D. 外伤性残疾

E. 健康青年群体

3. 健康不仅仅是不虚弱和没有疾病，还包括生活、社会及（A）方面的完满

A. 心理   B. 身体

C. 情感   D. 社会

E. 环境

4. **不属于**心理康复的原则的是（E）

A. 保证性原则   B. 接纳性原则

C. 支持性原则   D. 综合治疗原则

E. 以人为本

二、多选题

1. 与心理康复的诞生与发展紧密相关的是（ABCDE）

A. 心理学   B. 行为科学

C. 社会学   D. 管理学

E. 现代医学

2. 心理康复治疗方法包括（ABCDE）

A. 支持疗法   B. 心理教育

C. 音乐疗法   D. 认知行为疗法

E. 放松训练

第七节 社 会 康 复

学习目标

1. 了解社会康复的作用。

2. 熟悉作业治疗的内容、训练方法。

3. 掌握作用治疗的概念、目的及注意事项。

一、概述

社会康复是患者全面康复的重要组成部分。在康复医学领域里,社会康复的概念,是专业的医务社会工作者从社会的角度,运用社会工作方法帮助残疾人补偿自身缺陷,克服自卑心理及环境障碍,采取各种有效的措施为残疾人创造一种适合其生存、创造性发展、实现自身价值的环境,帮助他们找回自尊、自爱、自信、自强,使他们能够平等地参与社会生活、分享社会发展成果的专业活动。

本节所说的社会康复,主要是骨科康复的医务社会工作,康复对象以骨科疾病导致的伤残患者为主,不包括药物依赖者、酒精依赖者和青少年犯罪者等的社会康复。

二、社会康复的作用

在现代医学的发展过程中,康复的目的不是治病,而是采取各种技术手段帮助残疾人和其他康复对象回归社会,重新参与社会生活。医务社会工作者从帮助解决患者的家庭问题和社会问题入手,与心理医生密切配合,同时与康复医师、护士、运动治疗师、作业治疗师、康复工程技术人员等共同组成治疗小组,使患者得到及时、专业的全面康复医疗服务,使各种不能正常参与社会生活的人重新回归社会。

1. 增加躯体感觉和运动功能,通过出院后康复机构、社区康复或家庭康复的感觉和运动功能的作业训练,改善躯体的感觉和运动功能。

2. 改善认知和感知功能,通过认知和感知作业功能训练,提高大脑的高级功能能力。

3. 提高生活自理能力,通过生活自理能力训练,矫形器及自助器具的使用,提高患者自行活动能力、自我照料能力、环境使用能力及工具使用能力等。

4. 改善参与社会的心理能力,通过作业活动训练可改善患者进入社会和处理情感的能力,帮助患者克服自卑、无助的问题,并调动患者参与到社会活动中去的积极性。

三、社会康复的内容

目前,患者的社会康复常采用作业治疗(occupational therapy,OT)的方法。作业疗法是应用有目的的、经过选择的作业活动,对由于身体上、精神上、发育上有功能障碍或残疾以致不同程度丧失生活自理和劳动能力的患者,进行评价、治疗和训练的过程,是一种康复治疗方法。目的是预防和减轻残障对患者的影响,使患者最大限度地恢复或提高独立生活和劳动能力,促使其回归社会。这种疗法对功能障碍患者的康复有重要价值,可帮助患者的功能障碍恢复,改变异常运动模式,提高生活自理能力,缩短其回归家庭和社会的时间。

（一）作业治疗的评定

作业治疗的评定包括收集、归纳、分析资料,诊断和制订个体性治疗计划。收集资料时应首先对患者的作业活动能力进行评定,在此基础上对影响作业活动的各种因素进行评定,包括躯体、精神和各种环境因素等。通过全面的检查,发现患者存在的问题,找出原因,制订个性化、针对性的作业治疗计划。

1. **运动功能检查**　包括运动协调性评定、关节活动度测量、徒手肌力评定等。

2. **感觉功能检查**　包括痛觉、触觉、温度觉、位置觉、形体觉检查。

3. **认知综合能力**　运用脑的高级功能的能力，包括觉醒水平、定向力、注意力、记忆力等。

4. **日常生活活动能力**　指日常生活中的功能性活动能力，分为基本日常生活活动和工具性日常生活活动。基本日常生活活动是最基本的生存活动技能，如床上活动、自我照顾、转移、行走、上下楼梯等。工具性日常生活活动是更为复杂的解决问题的能力和社会能力，包括家务、个人健康保健、安全意识、环境设施及工具的使用，以及社会的交往沟通等能力。

5. **社会心理功能**　是进入社会和处理感情的能力，包括自我概念、人际关系、自我表达、应对能力、介入社会、价值兴趣、时间安排、自我控制等。

（二）作业治疗功能训练的基本内容

1. **个人日常生活活动**　个人卫生（洗脸、刷牙、梳头、洗澡、上厕所等）、进食（如端碗、持杯、用筷或刀叉、抓拿、切割食品等）、更衣（穿脱衣服鞋袜）、床上活动（上下床、翻身、坐起、转移等）、转移、站立、室外步行、上下楼梯、乘坐公共汽车或骑自行车等。

2. **家务活动**　烹调配餐、清洁卫生、使用电器、购物、管理家庭经济，以及必要的社交活动等。

3. **教育性技能活动**　适用于儿童或感官残疾者。必备的学习用具包括各种图片、动物玩具和各种大小型的积木和玩具等。具有感官障碍者，还包括皮肤触觉和本位感觉训练、感觉运动训练等。

4. **心理性作业活动**　通过作业活动给患者以精神上的支持，减轻患者的不安和焦虑，给患者提供一个发泄不满情绪的条件，包括各种球类活动在内的文体活动或园艺活动，常以集体形式进行治疗。这是一种特殊的治疗方法，要设法创造条件，促进患者与患者、患者与治疗师、患者与家属之间的交流沟通。注意：参与此项活动的患者还要充分掌握轮椅、假肢、各种支具的使用。

5. **辅助器具配置和使用活动训练**　辅助器具是患者在进食、着装、如厕、写字、打电话等日常生活娱乐和工作中充分利用残存功能，弥补丧失的功能而研制的一种简单实用，并能帮助障碍者使之自理的器具。辅助器具大多是治疗师根据患者存在的问题予以设计并制作的简单器具，如防止饭菜洒落的盘挡，改造的碗、筷及协助固定餐具的防滑垫，加粗改进型的勺、叉和帮助完成抓握动作的万能袖等。

6. **假肢的使用活动训练**　假肢是为了补偿、矫正或增加患者已缺失的、畸形的或功能减弱的身体部分或器官，使者最大限度地恢复功能和独立生活的能力。安装假肢前后，必须进行功能训练，如站立、行走、上下楼梯、左右平衡训练，以及穿戴前后的使用训练。

7. **治疗性功能训练**　运动功能训练是作业治疗中最基本的，也是最常用的。

（1）增加肌力的训练：主动助力运动、主动运动、抗阻运动。

（2）增加耐力的训练：低负荷、重复多次练习，可增加肌肉的耐力。

（3）增加心肺功能的训练：有氧训练，需要达到最大耗氧量的50%~85%。

（4）增加关节活动度的训练：主动和被动运动均可增加关节活动度和灵活性。应鼓励患者主动运动；可设计一些患者感兴趣的增加关节活动范围的作业活动。

（5）增加灵活性和协调功能的训练：协调性是由本体感觉反馈所控制的自动反应。通过多次练习,患者的神经系统可自发地控制肌肉运动。根据患者的实际情况,变化患者的站立姿势,由静态向动态平衡过渡,循序渐进,充分发挥作业治疗的创造性、灵活性、适应性等特点,为患者制订个性化的训练方案。

（6）感觉训练:对有感觉障碍的患者应认真评估,区分深感觉障碍,有针对性地进行健侧和患侧的同步治疗,强化正确感觉的输入,包括触觉、痛觉、温度觉、固有感觉等,进行反复训练,以达到最好的效果。

8. 认知综合功能训练 对觉醒水平、定向力、注意力、认识力、记忆力、顺序、定义、关联、概念、归类、解决问题、安全保护、学习概括分别进行训练。如提高觉醒水平,可用简单的问题提问或反复声音刺激等;每天进行空间、时间的问答,刺激提高患者的定向能力;帮助患者回忆熟悉的事物,可提高患者的记忆力;阅读书刊能逐步使患者理解定义、概念等。

9. 职业前活动训练 包括职业前评定和职业前训练两部分。在患者可以回归社会、重返工作岗位之前,必须对患者的身体和精神方面及现有的功能进行测定和评价,根据患者个人喜好和职业技能要求选择相应的作业技能训练。

（三）作业治疗的注意事项

1. 作业治疗必须根据患者功能障碍的特点选择适宜的治疗内容,即选择对躯体、心理和社会功能起到一定治疗作用的方法。

2. 作业治疗应遵守循序渐进的原则,根据患者自身的情况,对时间、强度、间歇次数等进行适当的调整,以不产生疲劳为宜。

3. 作业治疗是从临床康复治疗向日常生活活动能力和社会劳动的过渡,因此,所选择的各种作业活动应具有现实性和实用性,符合患者生活的环境和社会背景,适应患者的文化教育背景和就业需求。

4. 尽量采用集体活动治疗的形式,增加患者之间的交流,加强患者的社会参与和交往能力。

5. 尽可能根据患者的兴趣和患者病前的职业内容选择适宜的作业治疗方法,以提高其主动参与性和趣味性,有助于其回归工作岗位。

6. 必须详细记录作业治疗的医嘱、处方、进度、反应、患者的完成能力和阶段性的评估及治疗方案。

知识拓展

作业治疗的伦理道德准则

善行——作业治疗人员应表现出对服务接受者健康的关注。

尊重——作业治疗人员要尊重服务接受者的权利。

责任——作业治疗人员要取得和持续保持较高的能力水平。

正当——作业治疗人员要遵照法律和协会政策指导作业治疗。

诚实——作业治疗人员要提供准确的有关作业治疗服务的信息。

真诚——作业治疗人员要平等、真挚对待同事和其他专业人员。

‖ 自 测 题

一、单选题

1. 关于社会康复,描述**错误**的是(C)

A. 循序渐进原则,以不产生疲劳为宜

B. 所选择的活动应考虑患者的文化背景及就业需求

C. 采用封闭式训练以强化训练效果

D. 根据变化及时调整治疗方案

E. 尊重患者自主选择

2. **属于**作业治疗活动的是(E)

A. 学业活动　　　　　　　　　B. 自我照料

C. 睡眠活动　　　　　　　　　D. 没有受薪工作

E. 日常生活活动能力训练

3. 关于作业治疗的定义,描述**不包括**的是(D)

A. 作业可作为作业治疗的最终目的　　B. 以作业活动作为治疗媒介

C. 最终目的是改善残疾和残障　　　　D. 作业治疗是一种手法

E. 要求患者主动参与治疗活动

4. 作业治疗的基本步骤**不包括**(A)

A. 不需要短期目标　　　　　　B. 设定长期目标

C. 治疗的实施　　　　　　　　D. 评定

E. 再评定

二、多选题

1. 矫形器的作用包括(ABE)

A. 提供牵引力以防止挛缩　　　B. 将不稳定的肢体保持在功能位

C. 补偿失去的肌力　　　　　　D. 帮助无力的肢体运动

E. 预防和矫正肢体畸形

2. 关于轮椅的选择,说法正确的是(BCDE)

A. 在靠背及座位上放置坐垫,防止压力性损伤

B. 脚踏板板面至少离地 5cm

C. 轮椅座位的最佳宽度为坐下时两股之间的距离再加上 5cm

D. 座位高度以坐下足尖着地为宜

E. 坐下时后臀部至小腿腓肠肌之间的距离是轮椅座位的最佳长度

（陈佳丽　程凌燕　高 远）

第三篇

应急篇

第一章　骨折创伤后应激与反应

创伤后机体反应（general body response to trauma），亦称创伤后应激反应（posttraumatic stress response），是机体受到创伤后所出现的以神经内分泌系统反应为主、多个系统参与的全身性非特异性适应反应。适度的应激反应有利于提高机体对创伤的适应能力、维持内环境稳定。但是，应激反应一旦过于强烈和／或持久，超过机体负荷的限度，可导致内环境平衡失调，对机体造成损害，引起严重的并发症，使病情加重，甚至死亡。因此，骨折创伤后机体反应对机体既有防御和保护作用，又有损害作用。

第一节　神经系统应激反应

学习目标

1. 熟悉创伤后神经系统应激反应的临床意义。
2. 掌握创伤后神经系统应激反应的病理生理改变。

一、中枢神经系统的改变

中枢神经系统（central nervous system，CNS）是应激反应的调控中心。与应激最密切相关的 CNS 包括边缘系统的皮质、杏仁体、海马、下丘脑和脑干蓝斑等结构。丧失意识的动物、昏迷和全麻下的患者对应激的反应性降低，这说明大脑的认知功能在应激反应中具有一定的意义。严重创伤和重大手术不但可以引起躯体的功能、代谢变化，还可能引起心理性反应，可表现为创伤后抑郁和创伤后应激障碍（posttraumatic stress disorder，PTSD）。

创伤后抑郁临床表现为自尊丧失、严重的悲观情绪、插入性偏执妄想、睡眠方式的改变、烦躁和孤独、自杀倾向。PTSD 是在经历重大创伤后机体出现反复受伤场景回放、回避、情感麻木和高度警觉的状态。PTSD 患者除了精神障碍外，还常伴有躯体症状，如心绞痛、高血压、心律失常、呼吸困难、功能性消化不良和自主神经功能失调等。PTSD 的发病率为 15%~30%。PTSD 的发病机制尚未完全明确，可能与 5- 羟色胺和去甲肾上腺素系统的调节障碍及心理社会方面的因素有关。

二、蓝斑 - 交感 - 肾上腺髓质系统兴奋

机体受伤后,由于恐惧、疼痛、损伤、低血容量等使交感神经兴奋,交感神经纤维末梢去甲肾上腺素释放增多,同时使肾上腺髓质分泌(以肾上腺素为主)迅速增加,导致血中儿茶酚胺浓度大幅度上升,引发一系列的生理效应:①心率增快,心肌收缩力增强,外周阻力增加,从而提高心排血量和血压;②皮肤、腹腔内脏和肾的血管收缩,而脑血管口径无明显变化,冠状血管及骨骼肌血管扩张,体内血液再分布以保证心、脑和骨骼肌的血液供应;③呼吸增快,潮气量增大,支气管扩张,改善肺泡通气,氧供增加;④促进糖原和脂肪分解,血糖、血浆游离脂肪酸浓度升高,给组织细胞提供更多的能量物质。上述作用促使机体紧急动员,有利于应付各种变化的环境。但强烈的交感 - 肾上腺髓质系统兴奋也会引起明显的能量消耗和组织分解,导致血管痉挛和促进血小板聚集,引发某些部位组织缺血和致死性心律失常等。

三、下丘脑 - 垂体 - 肾上腺皮质系统兴奋

机体创伤后,恐惧、疼痛、低血容量、低血压和组织损伤等因素通过传入神经投射到下丘脑,刺激下丘脑分泌大量的促肾上腺皮质激素释放激素(corticotropin releasing hormone,CRH),增加腺垂体促肾上腺皮质激素(adrenocorticotropic hormone,ACTH)分泌,加速肾上腺糖皮质激素的合成释放。糖皮质激素的大量分泌,是提高机体在恶劣条件下生存能力的重要因素,其机制可能与如下因素有关:①促进蛋白质、脂肪分解,增强糖异生,升高血糖,以保证重要器官(如心、脑)的能量供应;②改善心血管系统功能;③降低毛细血管的通透性,有利于维持血容量;④稳定溶酶体膜,防止或减轻组织损伤;⑤抑制中性粒细胞的活化,抑制炎症介质和细胞因子的生成,具有抗炎症、抑制免疫的作用。

知识拓展

PTSD 的典型特征

1. 再次体验症状　是 PTSD 独一无二的症状。创伤性事件发生后,患者频频出现内容非常清晰、与创伤性事件明确关联的梦魇,诱发患者内心的恐惧、恐怖、惧怕、悲伤及绝望。患者常常从梦境中惊醒,并在醒后继续主动"延续"被"中断"的场景,并产生强烈的情感体验。

2. 回避、麻木症状　患者自己感觉到似乎难以对任何事物产生兴趣,以往热衷的活动也无法激起患者的情绪,感到与外界疏离,甚至格格不入,难以接受或者表达细腻的情感,对未来缺乏思考和规划。

3. 警觉性增高(易激惹)症状　又称高唤醒症状,这些症状是 PTSD 过度生理性反应的最明显表现,包括失眠、烦躁、惊跳反应和过度警觉。

自 测 题

一、单选题

1. 创伤后机体反应是（A）

　　A. 非特异性全身性适应反应　　　　　B. 代偿性反应

　　C. 特异性全身反应　　　　　　　　　D. 损害性反应

2. 下丘脑 - 垂体 - 肾上腺皮质系统的中枢位点是（C）

　　A. 腺垂体　　　　　　　　　　　　　B. 肾上腺皮质

　　C. 室旁核　　　　　　　　　　　　　D. 蓝斑

3. 应激反应的调控中心是（A）

　　A. 中枢神经系统　　　　　　　　　　B. 免疫系统

　　C. 内分泌系统　　　　　　　　　　　D. 循环系统

4. 机体受伤后,使交感神经兴奋,引发的一系列生理效应**除外**（B）

　　A. 心率增快　　　　　　　　　　　　B. 脑血管收缩

　　C. 呼吸增快　　　　　　　　　　　　D. 血糖升高

5. 机体应激时,对免疫起抑制作用的最重要的激素是（D）

　　A. 生长激素　　　　　　　　　　　　B. 肾上腺激素

　　C. 去甲肾上腺素　　　　　　　　　　D. 糖皮质激素

二、多选题

1. 机体受伤后,对呼吸系统的影响包括（ABD）

　　A. 呼吸增快　　　　　　　　　　　　B. 潮气量增大

　　C. 支气管收缩　　　　　　　　　　　D. 氧供增加

2. 创伤时,糖皮质激素分泌增加的生理意义包括（ABCD）

　　A. 稳定溶酶体膜　　　　　　　　　　B. 促进蛋白质的糖异生

　　C. 维持循环系统对儿茶酚胺的反应性　　D. 抗炎、抗过敏

第二节　内分泌系统应激反应

学习目标

1. 熟悉创伤后内分泌系统应激反应的临床意义。

2. 掌握创伤后内分泌系统应激反应的病理生理改变。

一、胰高血糖素和胰岛素

创伤后交感神经兴奋,作用于胰岛的 A 细胞使胰高血糖素分泌增多,作用于胰岛的 B 细胞抑制胰岛素的分泌,从而促进糖原分解和糖异生,使血糖明显升高,有助于满足机体在应激时对能量的需求。胰高血糖素、儿茶酚胺、皮质醇三者对提高血糖水平具有协同作用。严重创伤患者对胰岛素的反应性降低,出现胰岛素抵抗,其意义在于减少胰岛素依赖组织(如骨骼肌)对糖的利用,以保证创伤组织和胰岛素非依赖组织(如脑、外周神经)能获得充分的葡萄糖。

二、抗利尿激素和醛固酮

创伤、疼痛和手术等应激原可引起抗利尿激素(antidiuretic hormone,ADH)的分泌增多。肾素 - 血管紧张素 - 醛固酮系统也被激活,血浆中醛固酮增多。ADH 和醛固酮作用于肾的远曲小管和集合管,促进水的重吸收,使尿量减少,有利于维持血容量。此外,ADH 是强效血管收缩剂,对维持血压有一定的作用。

三、β- 内啡肽

β- 内啡肽(β-endorphin)主要在腺垂体合成,创伤、休克和感染等应激时 β- 内啡肽分泌增加。β- 内啡肽在应激反应调控中发挥重要作用:①反馈抑制交感 - 肾上腺髓质系统,减少儿茶酚胺的分泌;②抑制垂体的活性,减少 ACTH 和糖皮质激素的分泌,避免过度应激反应对机体的损害;③有很强的镇痛作用,可减轻创伤患者的疼痛及由此诱发的其他不良应激反应。

知识拓展

抗利尿激素

抗利尿激素(ADH)是由下丘脑分泌的一种激素,具有调节血容量和渗透压的作用。正常人限水后,ADH 分泌增加,促进肾小管对水的重吸收,使尿液浓缩,尿量减少,尿比重和渗透压升高。

自 测 题

一、单选题

1. 创伤、疼痛和手术等应激原可引起抗利尿激素的分泌(A)

A. 增多   B. 减少   C. 不变   D. 都有可能

2. 主要在腺垂体合成,创伤、休克和感染等应激时分泌增加的是(B)

A. 腺垂体   B. β- 内啡肽   C. 醛固酮   D. 蓝斑

3. 应激时激素水平可降低的是(B)

A. 胰高血糖素　　　　　　　　　B. 胰岛素

C. β- 内啡肽　　　　　　　　　　D. 抗利尿激素

4. 创伤、手术等应激原可引起（A）

A. 胰高血糖素分泌增多　　　　　B. 胰岛素分泌增加

C. 醛固酮减少　　　　　　　　　D. 内啡肽分泌减少

5. 是强效血管收缩剂，对维持血压有一定作用的激素是（D）

A. 生长激素　　　　　　　　　　B. 肾上腺激素

C. 去甲肾上腺素　　　　　　　　D. 抗利尿激素

二、多选题

1. 对提高血糖水平具有协同作用的是（ABC）

A. 胰高血糖素　　　　　　　　　B. 儿茶酚胺

C. 皮质醇　　　　　　　　　　　D. 胰岛素

2. β- 内啡肽在应激反应调控中发挥着重要作用，其作用包括（ACD）

A. 抑制交感 - 肾上腺髓质系统　　B. 增加儿茶酚胺的分泌

C. 有很强的镇痛作用　　　　　　D. 抑制垂体的活性

第三节　创伤后代谢反应

学习目标

1. 熟悉创伤后机体代谢反应的临床意义。

2. 掌握创伤后机体代谢反应的病理生理改变。

代谢的改变是在应激激素、细胞因子（TNF、IL-1、IL-6 等）及交感神经系统的共同作用下发生的。主要表现为能量物质分解增多，合成减少，机体处于高代谢状态。

一、高代谢率

创伤或大手术后机体能量需求明显高于正常水平，表现为高代谢状态。高代谢的程度通常与创伤的严重程度有关，如择期大手术的患者，术后代谢率可增加 15%~20%，严重创伤患者基础代谢率可增加 1~2 倍或以上。炎症介质和应激反应所分泌的大量糖皮质激素、胰高血糖素、儿茶酚胺等共同作用，导致机体处于高代谢状态。其主要表现为：高氧耗量，氧耗与氧输送依赖，通气量增加，基础代谢率明显升高，且不能通过减少活动而降低代谢率。创伤合并感染因创面修复、体温升高等因素需要较高的能量供应，但患者的消耗大于实际需要。创伤患者在高代谢状态下所产生的大量能源，为机体应付紧急情况提供充足的能量，但是，持续性高代谢使蛋白质和脂肪消耗过多，导致患者消瘦，机体免疫力和组织修复能力降低。

二、糖、脂肪、蛋白质的代谢

创伤后由于儿茶酚胺、胰高血糖素、糖皮质激素、生长激素等分泌增加,血浆胰岛素浓度下降,以及细胞因子的作用,引起糖、脂肪、蛋白质代谢改变。

1. **糖代谢**　糖原分解、糖异生明显增强,血糖升高,外周组织对糖的利用率下降。严重创伤患者输注葡萄糖不能阻止糖异生,输注过多则会产生有害的作用。增加外源性胰岛素可以改善糖的利用。

2. **脂肪代谢**　创伤后脂肪的动员、分解加强,成为体内主要能源,血浆游离脂肪酸、酮体有不同程度的增高。临床上输入脂肪乳剂不仅能提供能量,还能提供必需脂肪酸,并且与葡萄糖同样具有"节氮效应"。

3. **蛋白质代谢**　轻度创伤时蛋白质的分解率变化不大,但合成率下降。中至重度创伤时,蛋白质的合成和分解率都明显加快,而分解率增加更明显,尿氮排出量增多,呈负氮平衡。创伤后骨骼肌、胃肠肌等组织蛋白分解释放出氨基酸,这些氨基酸一部分用于创伤组织的修复,一部分分解或氧化产热供给能量需要,其余进入肝,进行糖异生。此外,创伤时急性期蛋白(acute phase protein, APP)及应激蛋白合成增加,也消耗氨基酸。

知识拓展

急性期反应蛋白

创伤、感染、烧伤和大手术等可诱发机体产生快速防御反应,如体温升高、血糖升高、分解代谢增强、负氮平衡及血浆中的某些蛋白质浓度迅速变化等。这种反应称为急性期反应,而急性期反应蛋白是急性期反应中体内血浆浓度迅速增高的蛋白质的总称。APP 主要有 C 反应蛋白、血清淀粉样蛋白 A、α_1- 酸性糖蛋白、α_1- 抗糜蛋白酶、纤维蛋白原、铜蓝蛋白和补体 C3 等,少数 APP 反而减少,如白蛋白、前白蛋白、运铁蛋白等。

自测题

一、单选题

1. 创伤后分泌增加的激素**除外**(D)

A. 儿茶酚胺　　　　　　　　　　　　B. 胰高血糖素

C. 糖皮质激素　　　　　　　　　　　D. 血浆胰岛素

2. 创伤后脂肪的动员、分解加强,临床上输入(B),不仅能提供能量,还能提供必需脂肪酸

A. 生理盐水　　　　B. 脂肪乳剂　　　　C. 氨基酸　　　　D. 平衡液

3. 创伤后,成为体内主要能源的是(A)

A. 脂肪　　　　　　B. 糖原　　　　　　C. 蛋白质　　　　D. 水分

4. 持续的高代谢使(C)和脂肪消耗过多,易导致患者消瘦,机体免疫力下降

A. 水分　　　　　　B. 糖原　　　　　　C. 蛋白质　　　　D. 氨基酸

二、多选题

1. 关于应激反应时代谢的改变,描述正确的是(ACD)
A. 代谢率明显升高　　　　　　　　B. 主要依靠血糖维持机体能量供应
C. 蛋白质分解增加,出现负氮平衡　　D. 脂肪分解增加
2. 创伤或大手术后出现的病理生理变化包括(ABCD)
A. 高氧耗量　　　　　　　　　　　B. 通气量增加
C. 糖异生增强　　　　　　　　　　D. 物质分解增多

第四节　创伤后血液循环系统反应

学习目标

1. 熟悉创伤后机体血液循环系统应激反应的临床意义。
2. 掌握创伤后机体血液循环系统应激反应的病理生理改变。

一、创伤后血液循环系统反应的临床意义

创伤的早期,即使有效循环血量减少,机体仍可通过交感 - 肾上腺髓质系统,使心率加快、心肌收缩力增强,以及血管收缩来维持心排血量和血压。机体还可以通过部分血管收缩或动静脉短路的开放,使血流非均衡性再分配,这将减少部分组织或器官(如皮肤、胃肠及肾等)血流,以保证重要器官(如心、脑)的血液灌注。当创伤合并大出血,若不能及时补充血容量,加之交感神经持续兴奋引起微血管舒缩功能失调,液体转移到组织间隙,将导致前负荷降低,心排血量减少,严重者可导致休克。肾上腺皮质功能衰竭、垂体或甲状腺功能减退,以及长期使用 β 肾上腺素受体阻滞剂的患者等,机体对创伤的应激反应相对减弱或抑制,易发生休克,甚至死亡。

当机体恢复有效循环血量后,可出现心率加快、心排血量增加、血压升高等特征的高动力循环状态。高动力循环状态的强度和持续时间,一般与休克、创伤的严重性和手术的大小成正相关。高动力循环状态持续时间越长,则预后越差。随着病情的好转,循环状态恢复正常,提示机体进入恢复阶段,创伤的应激反应亦逐渐减弱。

二、创伤后血液循环系统反应的病理生理改变

创伤后交感神经兴奋和血浆儿茶酚胺浓度升高对心血管是有益的代偿性反应。但超过一定的限度时,则可引起心肌损害和心律失常:①儿茶酚胺增加心肌耗氧量,使心肌发生功能性缺氧;②心肌细胞的钙内流增加,形成钙超载,导致心肌生物电活动和收缩功能发生改

变；③儿茶酚胺的氧化产物对心肌的损伤；④儿茶酚胺自氧化过程产生的氧自由基损害心肌膜；⑤交感神经兴奋引起的冠状动脉痉挛，以及儿茶酚胺诱发血小板聚积，导致心肌缺血和缺血再灌注损伤；⑥交感神经兴奋，降低室颤阈值，易发生心律失常，甚至心室颤动。

高血压会增加心脏的后负荷，对已有缺血性心脏病或心肌病患者极为不利。此外，交感神经兴奋使肾血管持续收缩，可导致急性肾小管坏死，发生急性肾衰竭。

知识拓展

Frank-Starling 定律

心室的收缩力与舒张末期心肌纤维的长度及心腔内的容积成正比。当心脏充盈增加、心肌纤维拉长时，心肌的收缩力和收缩速度均增强，心脏每搏量增多，这是心脏代偿的一种重要方式。这种代偿关系是有生理限度的，若超出此限度，心肌纤维的缩短程度降低、收缩速度减慢，心脏表现为扩大、收缩无力，每搏量下降，虽增加心率亦不能维持正常的心排血量，导致心力衰竭。

自测题

一、单选题

1. **不会**在应激中发生的反应是（D）

A. 心肌收缩力加强　　　　　　　　　　B. 心率加快

C. 心排血量增加　　　　　　　　　　　D. 肾动脉扩张

2. 创伤后交感神经兴奋和血浆（A）浓度升高，对心血管是有益的代偿性反应

A. 儿茶酚胺　　　　　　　　　　　　　B. 胰岛素

C. 氨基酸　　　　　　　　　　　　　　D. 平衡液

3. 创伤的早期，即使有效循环血量减少，机体仍可通过（B）反应，来维持心排血量和血压

A. 抗利尿激素和醛固酮　　　　　　　　B. 交感 - 肾上腺髓质系统

C. β- 内啡肽　　　　　　　　　　　　　D. 胰高血糖素

4. 当创伤合并大出血，不能及时补充血容量时，易导致前负荷（B），心排血量减少，严重者可导致休克

A. 升高　　　　　B. 降低　　　　　C. 不变　　　　　D. 皆有可能

5. 高血压会增加心脏的（B），对已有缺血性心脏病或心肌病患者极为不利

A. 前负荷　　　　B. 后负荷　　　　C. 心室容积　　　　D. 回心血量

二、多选题

1. 关于心血管系统的应激反应，描述**错误**的是（ACD）

A. 心率减慢、心排血量下降

B. 心率加快、心排血量增加

C. 心率和心排血量皆无明显变化，但外周总阻力明显升高

D. 心率和心排血量皆无明显变化，但外周总阻力明显降低

2. 机体恢复有效循环血量后,高动力循环状态的特征是(ABC)

A. 心率加快　　　　　　　　　B. 心排血量增加

C. 血压升高　　　　　　　　　D. 尿量减少

第五节　创伤后脏器反应

学习目标

1. 熟悉创伤后脏器反应的临床意义。
2. 掌握创伤后脏器反应的病理生理改变。

一、呼吸系统的改变

创伤后由于儿茶酚胺分泌增多,使支气管扩张,潮气量增大,呼吸频率加快,改善肺泡通气,从而提高机体的氧输送。创伤后如果发生全身炎症反应综合征,可导致急性呼吸窘迫综合征。

二、消化系统的改变

创伤应激时最重要的消化系统的病理变化是应激性溃疡(stress ulcer),它是机体在遭受严重应激,如严重创伤、大手术等情况下,出现胃、十二指肠黏膜的急性病变,主要表现为胃、十二指肠黏膜的糜烂、浅溃疡、渗血等。严重时可穿孔和大出血。严重创伤时发病率高达 75%~100%。

黏膜屏障作用减弱还可引起肠道细菌移位和肠源性感染,从而引发全身感染或脓毒症(sepsis),是发生多器官功能障碍综合征(multiple organ dysfunction syndrome, MODS)的重要基础。胃肠血流不足还会引起胃肠蠕动抑制、淤滞,甚至发生胃扩张、呕吐、肠鸣音减弱等表现。胃肠血管收缩还可使门静脉血流减少。一旦出现肝功能障碍,则提示病情危重。

三、血液系统的改变

急性损伤性应激时,外周血中白细胞增多,核左移,血小板计数增多,黏附力增强,纤维蛋白原和凝血因子 V、Ⅷ浓度升高;血液系统表现出非特异性抗感染能力和凝血能力增强。血液黏稠度增高,红细胞沉降率增快;骨髓检查可见髓系和巨核细胞系增生。血液系统的功能变化有利于机体抗感染、抗损伤、减少失血,提高应激适应能力;但同时血液凝固性的升高也有促进血栓、弥散性血管内凝血发生的不利影响。

四、泌尿系统的改变

创伤或手术早期,交感-肾上腺髓质系统兴奋使肾血管收缩,肾小球滤过率降低;肾素-血管紧张素-醛固酮系统的激活也引起肾血管收缩;ADH的分泌增多促进水的重吸收,加上血容量不足等,导致尿量减少,尿比重升高。然而,创伤后的高血糖症、大量晶体溶液的输入、低温及高渗性药物(如造影剂、甘露醇等)的使用,均可使尿量增多。早期潜在的少尿型或多尿型肾衰竭,使尿量的变化更为复杂。因此,创伤后尿量可以减少、正常或增多,此时的尿量不能准确反映血容量。

知识拓展

多器官功能障碍综合征

在严重感染、创伤、烧伤及休克等危重病过程中,可以同时或相继出现两个或两个以上进行性、可逆性的器官或系统的功能障碍,从而影响全身内环境的稳定。这种序贯性、渐进性、可逆性的临床综合征,称为多器官功能障碍综合征(multiple organ dysfunction syndrome,MODS)。MODS是一种动态性、渐进性的临床发展过程,多器官功能衰竭(multiple organ failure,MOF)可以视为MODS发展的终末阶段。

自 测 题

一、单选题

1. 创伤后由于(A)分泌增多,使支气管扩张

A. 儿茶酚胺　　　　　　　　　　　　B. 糖皮质激素

C. 抗利尿激素和醛固酮　　　　　　　D. β-内啡肽

2. 应激性溃疡发生的主要机制是(A)

A. 黏膜缺血　　　　　　　　　　　　B. 糖皮质激素分泌过多

C. 胃黏膜合成前列腺素增多　　　　　D. 全身性酸中毒

3. 应激性溃疡是一种(C)

A. 消化道的慢性溃疡

B. 外伤后的皮肤表浅溃疡

C. 重病、重伤情况下出现的胃、十二指肠黏膜的表浅溃疡

D. 心理应激时出现的口腔溃疡

4. 创伤后尿量的变化是(D)

A. 减少　　　　　B. 正常　　　　　C. 增多　　　　　D. 无变化

5. 急性损伤性应激时,外周血中(A)增多

A. 白细胞　　　　　　　　　　　　　B. 红细胞

C. 粒细胞　　　　　　　　　　　　　D. 血红蛋白

二、多选题

1. 创伤后由于儿茶酚胺分泌增多,引起(ABCD),从而提高机体的氧输送

A. 支气管扩张

B. 潮气量增大

C. 呼吸频率加快

D. 改善肺泡通气

2. 急性损伤性应激时,血液系统的改变是(ABCD)

A. 外周血中白细胞增多

B. 血小板计数增多

C. 血液黏稠度增高

D. 红细胞沉降率增快

第六节 创伤后免疫系统变化

学习目标

1. 熟悉创伤后机体免疫系统变化的临床意义。
2. 掌握创伤后机体免疫系统的病理生理改变。

免疫反应是应激反应的重要组成部分。感染、创伤可直接导致免疫反应。由于损伤组织、异物和感染等因素激活了补体系统、免疫细胞和其他基质细胞如血管内皮细胞,引发了局部组织的修复、局部和全身的防御反应,主要表现为炎症反应。在此过程中产生的细胞因子和其他代谢产物,虽可增强机体的抵抗力,促进组织的修复,但是失控或过度激活的防御反应所释放的大量细胞因子等炎症介质,可引起强烈的全身性炎症反应,临床上称之为全身炎症反应综合征(systemic inflammatory response syndrome, SIRS),SIRS 可进一步发展为 MODS。同时,严重创伤还通过复杂的途径,抑制机体免疫功能。使机体容易发生继发性感染和脓毒症,这是创伤后期(创伤后数天至数周)患者死亡的主要原因之一。

一、非特异性防御反应和炎症

(一)非特异性防御反应

创伤后机体通过如下途径产生非特异性防御反应:

1. **激活补体系统** 创伤后损伤组织或病原微生物等异物通过替代途径或经典途径激活补体系统后,一方面,通过产生细胞裂解和促进吞噬作用来抵抗微生物的侵入;另一方面,在激活过程中产生的活性补体片段具有炎症介质的作用,引起血管扩张,毛细血管通透性增加,平滑肌收缩。

2. **激活磷脂酶 A2** 创伤后由于组织缺血和再灌注损伤释放的自由基,激活细胞膜的磷脂酶 A2,细胞膜磷脂在磷脂酶 A2 的作用下,生成前列腺素(PG)、白三烯(LT)和血小板激活因子(PAF)等炎症介质。中性粒细胞在上述趋化因子作用下,聚集于病灶区,并黏附于血管内皮细胞。中性粒细胞与血管内皮细胞相互作用,释放出氧自由基、花生四烯酸代谢

产物（血栓素、白三烯等）、蛋白酶（如弹性蛋白酶、胶原酶等）和溶酶体酶类等，引起微血栓形成、血管通透性增加和水肿。

3. 激活单核 - 吞噬细胞　创伤后单核 - 吞噬细胞被激活后，除产生和中性粒细胞相同的炎症介质外，更重要的是还产生了肿瘤坏死因子（TNF）、白细胞介素 -1（IL-1）、白细胞介素 -6（IL-6）、白细胞介素 -8（IL-8）、干扰素（INF）、集落刺激因子等细胞因子，其中以 TNF 的作用最为重要。这些因子的适量生长对机体有益，包括杀菌、增强免疫活性、促进创面愈合、动员代谢底物、清除受损组织和异物；如果产生过多，则可引起过度的全身炎症反应，损伤机体的组织细胞，降低免疫功能。

上述几种作用结合起来，使损伤局部组织出现血浆渗出和细胞浸润等急性炎症反应，若有少量炎症介质释放入血，则可引起全身炎症反应。局部炎症反应和适度的全身炎症反应是机体非特异性防御反应的主要表现，具有抗损伤和抗感染的作用。

（二）机体对炎症反应的调控

创伤后机体除产生炎症介质外，还可释放抗炎介质如 IL-10，产生抗炎反应。适量的抗炎介质释放有助于控制炎症，恢复内环境稳定；抗炎介质过量释放则引起免疫功能降低及对感染的易感性增高，这一现象被称为代偿性抗炎反应综合征（compensatory anti-inflammatory response syndrome，CARS）。因此，体内炎症反应和抗炎反应是对立统一的，如两者保持平衡，则内环境的稳定得以维持，不会引起器官功能损害，如炎症反应占优势，表现为 SIRS 或免疫亢进，使机体对外来打击的反应过于强烈，导致自身细胞的损伤；而抗炎反应占优势时，则表现为 CARS。

二、特异性防御反应

应激时的神经内分泌反应与免疫系统有密切关系。中枢免疫器官、外周免疫器官和免疫细胞都受神经和内分泌系统的支配。神经内分泌系统可通过神经纤维、神经递质和激素调节免疫系统的功能。在免疫细胞如巨噬细胞和 T 淋巴细胞、B 淋巴细胞中发现有肾上腺素受体和糖皮质激素受体等多种神经内分泌激素受体的表达，因此应激时神经内分泌的改变可通过相应受体调节免疫系统的功能。免疫细胞可释放多种神经内分泌激素，如 ACTH、β- 内啡肽和生长激素等，在局部或全身发挥作用；TNF 可促使星形胶质细胞表达脑啡肽，并促进下丘脑分泌 CRH，从而使 ACTH 和糖皮质激素分泌增加；IL-1 可直接作用于中枢，使代谢增强、体温升高，食欲减退。

知识拓展

全身炎症反应综合征的病因

临床上引起全身炎症反应综合征的病因包括以下两类情况：

1. **感染因素**　如细菌、病毒、真菌等引起的全身感染，临床多见于胆道感染、腹腔感染、创伤感染等。

2. **非感染性因素**　如出血性休克、缺血、组织损伤、多发性创伤、急性胰腺炎、烧伤、中毒、药物热等引起的全身炎症反应综合征。

自 测 题

一、单选题

1. 关于免疫系统,描述正确的是(C)

A. 通常被应激反应抑制
B. 通常被应激反应激活
C. 是应激反应的重要组成部分
D. 不参与应激反应

2. 应激时免疫功能减弱主要是由于(C)

A. 生长激素分泌增加
B. 盐皮质激素分泌增加
C. 糖皮质激素分泌增加
D. 胰高血糖素分泌增多

3. 炎症反应占优势时,则表现为(B)

A. CARS
B. SIRS
C. MODS
D. MOF

4. 严重创伤通过复杂的途径,抑制机体的(B),使机体容易发生继发性感染和脓毒症

A. 内分泌系统
B. 免疫功能
C. 循环系统
D. 调节功能

5. 创伤后机体除产生炎症介质外,还可释放(C),产生抗炎反应

A. 儿茶酚胺
B. 生长激素
C. 抗炎介质
D. 糖皮质激素

二、多选题

1. 对免疫系统的主要效应起抑制作用的是(AD)

A. 糖皮质激素
B. 生长激素
C. 去甲肾上腺素
D. 儿茶酚胺

2. 非特异性防御反应通过以下何种途径产生(ABC)

A. 激活补体系统
B. 激活磷脂酶 A2
C. 激活单核 - 吞噬细胞
D. 接种疫苗

第七节 创伤后心理反应

学习目标

1. 熟悉创伤共同反应的内容。
2. 掌握急性应激障碍和创伤后应激障碍的区别。

一、创伤后心理应激障碍的分类

急性应激障碍(ASD)是个体暴露于某创伤事件后的 2~28d 内所表现的应激反应症状,主要表现为分离症状、对创伤事件的反复再体验、对创伤事件的回避及高警觉性等。分离症

状主要包括反应迟钝、意识溃散、人格解体、脱离现实、分裂遗忘；对创伤事件的反复再体验主要是与应激事件有关的联想、痛苦的再次感受；回避主要是对应激事件有关的联想、情感、情绪或地点等的回避；高警觉性包括焦虑、烦躁、睡眠障碍、注意力涣散、精神警惕性增高、易怒等。ASD 可以作为反映患者在受创后最初 1 个月内出现的短暂精神障碍的一个指标。

创伤性骨折由直接或间接暴力引起，其常见原因是交通事故、工业生产事故、建筑安全事故、暴力事件及自然灾害等，这些创伤性事件的共同特点是其突发性和不可预测性，其不仅对个体生理功能造成严重影响，也给个体心理带来巨大冲击，易使患者发生 ASD，患者常出现情绪改变、行为改变、认知改变及躯体症状等一系列问题，临床上若不能早期发现、早期干预，可发展为创伤后应激障碍（PTSD），引起不可逆转的心理疾病。大多数心理反应剧烈，表现为恐惧、焦虑、悲伤、失助等负性情绪，意外伤害对人心理结构的冲击首先表现为应激障碍，然后患者内心世界遭到破坏，造成情绪变化、认知错误、行为异常等心理变态反应，患者生理也发生相应变化，如果此时不及时进行心理疏导，创伤将使患者的内心世界发生根本变化，必然产生创伤后应激障碍的结果。

二、创伤反应

创伤可以影响整个人，包括身体、智力、情绪和行为的改变。由于创伤的细节，以及当事人独特的自我和经历的不同，虽然每个人都会以独特的方式对创伤作出反应，但创伤都会有其共同反应。

（一）创伤共同反应

1. 生理层面 神经亢奋、神经过敏、肌肉紧绷、心跳加速、血压上升、呼吸急促、头痛、晕眩、胃痛与腹泻、疲倦、磨牙、麻木感、手脚感到刺痛或沉重、过度的惊吓反射，动作缺乏活力。

2. 认知层面 对自己、别人、世界的想法改变，对周围环境高度警觉，意识模糊、自我游离（分离）、难以专注、注意力欠缺或记忆困扰、理解困难、思考缓慢、难以下决定，脑海中闯入影像，梦魇。

3. 情绪层面 焦虑与恐惧，没有安全感，无助感，感受到孤立、冷漠或疏远、悲伤、哀悼、忧郁、心情低落、内疚、愤怒、易怒，过度亢奋，不休息、情感否认、麻木感，无法享受任何事情、失去信心、失去自尊。

4. 行为层面 变得退缩或孤立自己、容易受惊、逃避特定的场所或环境、沟通困难、变得敌对和咄咄逼人、经常与别人争论，饮酒、抽烟或服药过量，饮食习惯改变、体重减轻或增加、静不下来、性行为增加或减少。

（二）创伤反应循环模式

1. 初期反应

（1）认知上和行为上的应对能力受到打击。

（2）陷入高度易受暗示的情况。

（3）感受到恐惧、脆弱、不足感及依赖。

（4）表现受损。

2. 继发反应

（1）在认知上：对自己产生怀疑、自我挫败、失去信心。

（2）在情绪上：持续恐惧、焦虑、无力感。

（3）在行为上：人际退缩、不谈创伤事件。

三、急性应激障碍与创伤后应激障碍的评估工具

（一）ASD 的评估工具

目前，诊断 ASD 的工具主要有用于成年人的简明创伤后障碍访谈（BIPD）、急性应激障碍访谈问卷（ASDI）、急性应激障碍量表（AS-DS）、斯坦福急性应激反应问卷（SASRQ），以及用于儿童和青少年的儿童急性应激反应问卷（CASRQ）、儿童急性应激核查表（ASC-Kids）等。

（二）PTSD 的评估工具

1. PTSD 自陈式问卷　包括简明创伤后障碍访谈（BIPD）、事件影响量表 - 修订版（IES-R）、创伤后应激的宾思量表、与战争有关的 PTSD 密西西比量表、创伤后诊断量表、PTSD 检测表、创伤症状问卷、明尼苏达第二版的肯恩 PTSD 量表等。

2. PTSD 结构式诊断量表　包括结构化临床访谈表（SCID-I）；临床医师专用 PTSD 量表（CAPS），目前该量表已成为评估 PTSD 的黄金标准。

知识拓展

创 伤 分 型

目前多采用泰尔分类法（Terr，1989）。将发生在成年期的一次性创伤称为Ⅰ型创伤；而将略微复杂一点的（持续时间较长的、反复发生的、开始童年期）称为Ⅱ型创伤，即复合型创伤。

1. Ⅰ型（急性）创伤　包括急性应激障碍（ASD）、创伤后应激障碍（PTSD）、适应障碍（adjustment disorder）等。

2. Ⅱ型（慢性）创伤　包括慢性创伤后应激障碍（CPTSD）、躯体化障碍、严重的应激障碍未定型（DESNOS）等。

自 测 题

一、单选题

1. 反映患者在受创后最初 1 个月内出现的短暂精神障碍的指标是（B）

A. PTSD
B. ASD
C. 心理创伤
D. 病理性创伤综合征

2. 评估 PTSD 的黄金标准是（D）

A. BIPD
B. IES-R
C. PTSD 密西西比量表
D. 临床医师专用 PTSD 量表（CAPS）

3. 属于继发反应的是（D）

A. 认知上和行为上的应对能力受到打击
B. 陷入高度易受暗示的情况

C. 感受到恐惧、脆弱、不足感及依赖

D. 在情绪上持续恐惧、焦虑、无力感

4. **不属于**初期反应的是（D）

A. 认知上和行为上的应对能力受到打击

B. 陷入高度易受暗示的情况

C. 感受到恐惧、脆弱、不足感及依赖

D. 在行为上人际退缩、不谈创伤事件

5. **不属于** PTSD 自陈式问卷的是（D）

A. BIPD

B. IES-R

C. PTSD 密西西比量表

D. 临床医师专用 PTSD 量表（CAPS）

二、多选题

1. 属于创伤共同反应的是（ABCD）

A. 神经过敏

B. 心跳加速

C. 无助感

D. 变得敌对和咄咄逼人

2. 适用于儿童和青少年的问卷是（AB）

A. CASRQ
B. ASC-Kids
C. BIPD
D. AS-DS

（胡三莲　王洁）

第二章 骨折现场急救配合

第一节 现场急救及配合

学习目标

1. 了解现场急救的目的。
2. 熟悉骨折现场急救的评估方法。
3. 掌握现场急救的原则、措施。

现场急救是指在意外事故或急症发生时，为防止病情恶化，在医疗救助到达前，由现场工作人员对患者采取的一系列急救措施，又称院前急救。现场急救的最大意义在于可大大减轻伤员的痛苦，挽救垂危伤员的生命，把致死、致残率降到最低限度，大大缩短治愈时间。

一、现场急救目的

现场急救的目的是充分利用各种现代化急救技术和装备，运用简便而有效的方法，抢救患者生命、减少出血、防止休克、保护患肢、固定骨折部位，避免或减轻二次受伤或污染，在医疗监护下，将患者送往医院继续进行全面的救护治疗工作。

二、现场急救病情评估

1. 受伤史 详细的受伤史对了解损伤机制和估计伤情发展有重要价值。若伤员因昏迷等原因不能自述，应在救治的同时向现场目击者、护送人员或家属了解，并详细记录，主要应了解受伤的经过、症状及既往疾病等。

（1）受伤情况：了解致伤原因，可明确创伤类型、性质和程度。了解受伤的时间和地点，如坠落高度和地面硬度情况。对暴力作用致伤，还应了解暴力的大小、着力部位、作用方式（直接或间接）及作用持续时间等。受伤时的体位对诊断也有帮助，如坠落时首先着地部位。枪弹伤时，受伤时的体位对判断弹道走行具有重要的参考意义。

（2）伤后表现：不同部位创伤，伤后表现不尽相同。如神经系统损伤，应了解是否有意识丧失、喷射性呕吐，持续时间及肢体瘫痪等；胸部损伤是否有呼吸困难、咳嗽及咯血等；对腹部创伤，应了解最先疼痛的部位，疼痛的程度和性质及疼痛范围扩大等情况。疼痛部位对明确受伤部位或继发损伤的诊断有重要意义。对开放性损伤失血较多者，应询问大致的失血量、失血速度及口渴情况。此外,还应了解伤后的处理情况,包括现场急救、所用药物及采取的措施等,如使用止血带者,应计算使用时间。

(3)伤前情况:注意伤员是否饮酒、服药,这对判断意识变化有重要意义。了解有无其他相关疾病,如有高血压病史者,应根据原有血压水平评估伤后的血压变化。若伤员原有糖尿病、肝硬化、慢性尿毒症、血液病等,或长期使用皮质激素类、细胞毒性药物等,伤后较易并发感染或延迟愈合,应作为诊治时的参考,对药物过敏史的了解有助于指导用药。

2. 体格检查 首先应从整体上观察伤员状态,判断伤员的一般情况,区分伤情轻重。对生命体征平稳者,可做进一步仔细检查;伤情较重者,先急救,在抢救中逐步检查。

(1)初步检查(初次评估):一般在现场急救或急诊室中进行,目的是快速识别是否存在威胁生命和肢体安全的状态,一般可按照"ABCDEF"的顺序进行检查。

"A"(airway):是判断气道是否通畅,一般采用"听、看、检"法进行检查。"听"是通过听判断是否有异常呼吸音(如听到鼾声则提示有舌后坠);"看"是查看头面颈部是否有可见开放伤;"检"是检查伤员是否有呼吸困难、急促和烦躁不安等。

"B"(breathing):是评估呼吸是否正常,是否有张力性气胸和开放性气胸。

"C"(circulation):是判断有无致命性大出血和失血性休克等。

"D"(disability):是评估中枢神经系统有无障碍。

"E"(environment):是暴露伤员身体,以利全面充分评估病情,并评估救治环境是否安全。

"F"(fracture):是评估有无骨折。

(2)详细检查(二次评估):可按"CRASHPLAN"的检诊程序,即心脏、呼吸、腹部、脊柱、头部、骨盆、肢体、动脉、神经的顺序检查。其中头部伤需要检查头皮、颅骨、瞳孔、耳道、鼻腔、神经反射、肢体运动和肌张力等;腹部伤需要观察触痛、腹肌紧张、反跳痛、移动性浊音、肝区浊音和肠鸣音等;胸部伤需要注意肋骨叩痛、双侧呼吸音是否对称等;四肢伤需要检查肿胀、畸形或异常活动、骨擦音或骨导音,肢端脉搏、感觉及运动等。

(3)伤口检查:①开放性损伤,必须仔细观察伤口或创面,注意伤口形状、大小、边缘、深度及污染情况、出血的形状、外露组织、异物存在及伤道位置等。但对伤情较重者,伤口的详细检查应在手术室进行,以保障伤员安全。②对投射物(如枪弹、弹片)所致的损伤,应注意寻找入口和出口,有时伤道复杂,出口和入口不在一条线上,甚至偏离入口甚远;或无出口时,应注意内脏多处损伤的可能。

3. 病情危重者在检查时应注意以下事项:

(1)发现危重情况,如窒息、大出血、心搏骤停等,必须立即抢救,不能单纯为了检查而耽误抢救时机。

(2)检查步骤尽量简捷,询问病史和体格检查可同时进行,检查动作必须谨慎轻巧,切勿因检查而加重损伤。

(3)重视症状明显的部位,同时应仔细寻找比较隐蔽的损伤。

(4)接收批量伤员时,不可忽视异常安静的伤员,因为有窒息、深度休克或昏迷者已不可能呼唤呻吟。

(5)一时难以诊断清楚的损伤,应在对症处理过程中密切观察,争取尽早确诊。

三、现场急救原则

1. 先复苏后固定的原则 遇有心搏、呼吸骤停又有骨折者,应首先采取心肺复苏术,直到心搏、呼吸恢复后,再进行骨折固定。

2. 先止血后包扎的原则 遇有大出血又有伤口者,首先立即用指压法、止血带法等方法止血,再消毒伤口进行包扎。

3. 先重症后轻症的原则 同时遇到垂危和较轻的伤员时,优先抢救危重者,后抢救病情较轻的伤员。

4. 先急救后转送的原则 先处理休克、出血等情况,病情稳定后再行转运后送。为避免延误抢救时机,在转送伤员的途中,应继续实施抢救,并观察病情变化,注意保暖,快速安全到达目的地。

5. 急救与呼救并重的原则 在遇到成批伤员时,应较快地争取到大量急救外援。当大量外援到达后在事故现场指挥部的统一领导下,有计划、有组织地进行抢救、检伤分类、转送等工作。

6. 对伤员的心理关怀 由于突发疾病或意外伤害,伤员往往没有足够的心理准备,可出现紧张、恐惧、焦虑等各种心理反应,应关怀、安慰伤员,使其保持镇静,采取积极态度配合急救人员的救护。

四、现场急救措施

(一)一般处理

凡可疑骨折的伤员均应按骨折处理。一切操作动作应谨慎、准确、轻柔、稳妥。对有生命危险的应以抢救生命为首,如对休克伤员应以抗休克治疗为主,镇痛、保温、止血,创造条件及早输液、输血。

1. 闭合性骨折 一般要剪开衣物,完全暴露受伤部位,对显著移位的伤肢,可将肢体复原,然后用夹板固定。

2. 开放性骨折 必须认真检查伤口,对某些特殊伤口须做紧急处理。①如出血伤口须止血,开放性气胸须堵塞伤口;②对露出伤口的骨断端不应还纳,以免将污染物带进伤口深处而加重污染,须待清创时充分清理骨折断端后再行复位;③在急救过程中自行滑回伤口内的骨折断端,应转运到医院后向负责医师特别说明,以引起重视;④污染严重时,可用生理盐水简单冲洗(禁忌用有色的消毒剂冲洗涂抹伤口),用急救包、无菌敷料或选用当时认为最清洁的布类包扎固定;⑤对离断的肢体,应低温干燥保存,同伤员一起送到医院。

(二)止血

出血是创伤后主要症状之一,大出血(成人短期内失血量超过 800ml)可使患者迅速陷入休克,甚至致死,须及时止血。

1. 出血的种类

(1)动脉出血:动脉出血呈鲜红色,速度快,并随心脏搏动而呈喷射状出血,短时间内即可造成大量失血,易危及生命。

（2）静脉出血：静脉出血多为暗红色，持续地由伤口向外涌出，危险性虽不及动脉出血大，但出血不易停止，如不采取措施也可致休克，威胁生命。

（3）毛细血管出血：毛细血管出血多为渗血，呈鲜红色，找不到明显的出血点，常常能自行凝固止血，危险性较小。

2. 止血方法

（1）指压法：用手指压迫动脉经过骨骼表面的部位，达到止血目的。①头颈部大出血，可压迫一侧颈总动脉、颞动脉或颌动脉；②上臂出血可根据损伤部压迫腋动脉或肱动脉；③下肢出血可压迫股动脉等。指压法止血是应急措施，效果有限，且难以持久。

（2）加压包扎法：最常用，一般小动脉和静脉出血均可用此法止血。方法是先将灭菌纱布或敷料填塞或置于伤口表面，外加纱布点压，再以绷带加压包扎。包扎的压力要均匀，范围应够大。包扎后将伤肢抬高，以增加静脉回流和减少出血。

（3）填塞法：用于肌肉、骨骼等渗血。先用1~2层大的无菌纱布覆盖伤口，以纱布条或绷带充填其中，再加压包扎。此法止血不够彻底，且可能增加感染机会。在清创去除填塞物时，可能由于凝血块随同填塞物同时被取出，可出现较大出血。

（4）止血带法：一般用于四肢大出血，且加压包扎无法止血的情况，但用后可能引起或加重肢端坏死、急性肾功能不全等并发症，因此要慎重使用。使用止血带时，接触面积应较大，以免造成神经损伤。止血的位置应靠近伤口的最近端。在现场急救中可选用旋压式止血带，操作方便，效果确定；而在急诊室和院内救治中，止血带中以局部充气式止血带最好，其副作用小。在紧急情况下，也可使用橡皮管、三角巾或绷带等代替，但应在止血带下放好衬垫物。禁用细绳索或电线等充当止血带。

使用止血带应注意以下事项：

1）松紧适度：不必缚扎过紧，以能止住血为度。

2）缚扎时间：应每隔1h放松1次，放松时间以恢复局部血流、组织略有新鲜渗血时为止，且使用时间一般不应超过4h。

3）缚扎标记：凡是缚扎止血带的伤员必须有显著标记，并加强交接班，如缚扎时间、部位等。

4）迅速转运：缚扎止血带的伤员应尽快向医院转运，以得到彻底治疗。在搬运或转送途中应经常注意止血带有无松脱等现象发生。

（三）包扎

包扎的目的是保护伤口、减少污染、压迫止血、固定骨折部位和敷料并止痛，最常用的材料是绷带、三角巾和四头带。无上述物品时，可就地取材用干净毛巾、包袱布、手绢、衣服等替代。

在进行伤口包扎时注意：①动作要轻巧，松紧要适宜、牢靠，既要保证敷料固定和压迫止血，又不影响肢体血液循环；②包扎敷料应超出伤口边缘5~10cm；③遇有外露污染的骨折断端或腹内脏器，不可轻易还纳；④若系腹腔组织脱出，应先用干净器皿保护后再包扎，不要将敷料直接包扎在脱出的组织上；⑤眼部损伤伤员，要用硬质眼罩保护眼睛，然后再行包扎。

（四）固定

骨关节损伤时必须及时、准确进行固定，减少骨折部位活动，以减轻疼痛，避免血管、神经、骨骼及软组织的进一步损伤，预防休克，为伤员的进一步搬运转送提供有利条件。①较重的软组织损伤，也应局部固定制动；②固定前应尽可能牵引伤肢和矫正畸形，然后将伤肢放在适当位置,可就地取材如木板、竹竿、树枝、雨伞等;③固定范围一般应包括骨折处远端和近端的两个关节,松紧要适宜;④急救中如缺乏固定材料,可行自体固定法,如将上肢固定于胸廓上,受伤的下肢固定于健肢上;⑤伤口出血者,应先止血并包扎,然后再固定;⑥开放性骨折固定时,外露的骨折端不要还纳伤口内,以免造成污染扩散;⑦固定的夹板不可与皮肤直接接触,须垫以衬物,尤其是夹板两端、骨隆突处和悬空部位,以防止组织受压损伤;⑧固定后要作出明显标志,用白布条系在伤员左胸前,然后迅速转运。

（五）搬运

多采用担架或徒手搬运,搬运动作应轻巧、敏捷、步调一致,避免强拉硬拽、振动等。①对骨折伤员,特别是脊柱损伤者,搬运时必须始终保持脊柱的轴线位,切勿弯曲或扭动,以免加重损伤;②搬运昏迷伤员时,应将头偏向一侧,采用半卧位或侧卧位以保持呼吸道通畅;③搬运过程中应注意观察伤员的伤势和病情变化,防止皮肤压伤或缺血坏死,将伤员妥善固定在担架上,防止头颈部扭动或过度颠簸。

知识拓展

医疗救护员

医疗救护员是运用救护知识和技能,在各种急症、意外事故、创伤和突发公共卫生事件现场施行初步紧急救护的人员。2013 年 11 月,国家卫生和计划生育委员会颁布了《院前医疗急救管理办法》,其中第十九条明确指出:"从事院前医疗急救的专业人员包括医师、护士和医疗救护员。医疗救护员应当按照国家有关规定经培训考试合格取得国家职业资格证书"。

自测题

一、单选题

1. 脊柱骨折搬运方法正确的是（E）

A. 单人搀扶　　　　　　　　　　B. 双人搀扶

C. 抱扶　　　　　　　　　　　　D. 背负

E. 平卧式

2. 关于骨折处理,描述**不正确**的是（D）

A. 处理顺序是止血、包扎、固定

B. 夹板长度必须超过骨折的上下两个关节

C. 下肢骨折可以和另一条腿一起固定

D. 开放性骨折先把刺出的骨折端还纳再固定

E. 夹板与皮肤之间要加衬垫并随时观察末梢循环情况

3. 用绷带包扎上下粗细不等的肢体时应当选用（C）法比较适合

A. 环形包扎　　　　　　　　　　B. "8"字包扎

C. 螺旋反折包扎　　　　　　　　D. 螺旋包扎

E. 蛇形包扎

4. 适用于四肢大动脉出血的止血方法为（D）

A. 指压法
B. 加压包扎法

C. 填塞止血法
D. 止血带止血法

E. 抬高肢体止血法

5. 关于骨折急救处理时妥善固定的目的,描述**错误**的（C）

A. 使移位的骨折得到适当的调整

B. 避免骨折端在搬运过程中加重软组织损伤

C. 止痛可以防止休克

D. 减少骨折端出血

E. 为进一步搬运后送提供有利条件

二、多选题

1. 绷带包扎顺序原则上应为（BCD）

A. 从上到下
B. 从下到上

C. 从左向右
D. 从远心端向近心端

E. 从近心端向远心端

2. 骨折现场急救基本技术包括（BCDE）

A. 清创
B. 止血

C. 包扎
D. 固定

E. 搬运

第二节 创伤性休克的急救护理

学习目标

1. 了解创伤性休克的发生机制。
2. 熟悉创伤性休克的临床表现。
3. 掌握创伤性休克的治疗原则、紧急救治和护理。

【概述】

创伤性休克(traumatic shock)是机体受到暴力作用后,导致重要脏器损伤、大出血等情况,使机体有效循环血量骤减,微循环灌注不足,以及创伤后的剧烈疼痛、恐惧等多种因素综合形成的机体代偿失调综合征,是严重创伤的常见并发症。

【病因与病理机制】

（一）病因

创伤性休克多由严重外伤引起,尤其是伴有内脏损伤、大量失血和剧烈疼痛的伤员。战时常见于枪弹伤、烧伤、冲击伤及核武器伤;平时多见于交通事故伤(约占65%)、机械伤(约占 12%）、坠落伤（约占 12%）、其他伤（约占 11%），也可发生在接受大手术者。

（二）病理机制

创伤性休克患者不仅存在血液或血浆丢失大量，同时创伤处又有炎性肿胀和体液渗出，受损组织释放的血管活性物质还可导致微血管扩张和通透性增加，使有效循环血量进一步减少。创伤还可刺激神经系统，引起疼痛和神经内分泌系统反应，影响心血管功能。特殊部位的损伤，如胸部损伤、颅脑外伤等还可直接影响心血管及呼吸功能。

【临床表现】

按照休克的发病过程，其临床表现分为休克代偿期和休克抑制期。

（一）休克代偿期

休克代偿期，亦称休克早期。因中枢神经系统兴奋性增高、交感 - 肾上腺髓质系统兴奋，患者表现为精神紧张、烦躁不安、面色苍白、四肢湿冷、脉搏加快、呼吸急促。动脉血压变化不大，但脉压缩小。尿量正常或减少。若处理及时，休克可很快得到纠正。否则，病情继续发展，很快进入休克抑制期。

（二）休克抑制期

休克抑制期，亦称休克期。此期患者表情淡漠、反应迟钝，甚至出现意识模糊或昏迷。皮肤黏膜发绀、四肢冰冷、脉搏细速、呼吸浅促、血压进行性下降。严重者脉搏微弱、血压测不出、呼吸微弱或不规则、尿少或无尿。若皮肤、黏膜出现瘀点、瘀斑，或出现鼻腔、牙龈、内脏出血等，则提示并发弥散性血管内凝血（DIC）。若出现进行性呼吸困难、烦躁、发绀，给予吸氧仍不能改善，则提示并发急性呼吸窘迫综合征（ARDS）。患者常因继发多器官功能障碍综合征（MODS）而死亡。

【治疗】

尽早去除病因，迅速恢复有效循环血量，纠正微循环障碍，恢复正常代谢，防止 MODS。

1. 急救　①准确评估及早识别休克。②保持呼吸道通畅，松解领口，解除气道压迫，清除呼吸道异物或分泌物。鼻导管或面罩给氧，必要时行气管插管或气管切开，予以呼吸机辅助呼吸。③伤肢外固定，控制活动性的外出血。

2. 补充血容量　积极快速补液仍是创伤性休克的首要措施，补液量及种类应根据患者的临床表现、血流动力学指标、创伤情况等综合考虑。

3. 镇静镇痛　创伤后剧烈的疼痛可加重应激反应，应酌情使用静脉镇静镇痛药。

4. 手术治疗　一般在血压回升或稳定后进行。

5. 预防感染　应尽早使用抗生素。

【护理】

（一）急救护理

分清轻重缓急，优先处理危及生命的问题，积极处理引起休克的原发性伤病，如创伤制动、大出血止血、保持呼吸道通畅等。采取休克卧位，以增加回心血量。

（二）补充血容量

1. 建立静脉通道　迅速建立两条以上静脉输液通道，大量快速补液，周围静脉萎陷或肥胖患者穿刺困难时，应立即进行中心静脉穿刺，并同时监测中心静脉压。

2. 合理补液

（1）液体种类：①一般先快速输入扩容作用迅速的晶体溶液，首选平衡盐溶液以减轻组织肿胀,后输入扩容作用持久的胶体溶液,如低分子右旋糖酐、血浆、代血浆、全血、人血白蛋白等。②低分子右旋糖酐既可扩容,又可降低血液黏稠度,改善微循环。③全血是补充血容量的最佳胶体液,急性失血量超过30%应快速输注全血;血细胞比容低于25%~30%时,给予浓缩红细胞。一般认为,若血红蛋白浓度大于100g/L不必输血;低于70g/L可输浓缩红细胞;在70~100g/L时,可根据患者出血是否停止、一般情况、代偿能力和其他重要器官功能来决定是否输注红细胞。

(2)速度和量:根据患者的临床表现、心功能,特别是动脉血压及中心静脉压(CVP)等进行综合分析,合理安排及调整补液的速度和量。

(3)病情观察:定时监测患者的生命体征、意识、面色、肢端温度及色泽、CVP、尿量及尿比重等指标的变化,以判断补液效果。若患者从烦躁转为平静、淡漠迟钝转为对答如流、口唇红润、肢体温暖、血压升高、脉压变大、CVP正常、尿量>30ml/h,提示血容量已基本补足,休克好转。

(4)记录出入量:准确记录输入液体的种类、数量、时间、速度,记录24h出入量以作为后续治疗的依据。

3. 维持有效气体交换

(1)保持呼吸道通畅:在病情允许的情况下,鼓励患者进行深呼吸训练,协助叩背并进行有效咳嗽、排痰。气管插管或气管切开者应及时吸痰。协助患者进行双上肢和胸廓运动,以促进肺扩张。

(2)改善缺氧:常规给氧,调节氧浓度为40%~50%,氧流量为6~8L/min为宜。严重呼吸困难者,协助医师进行气管插管或气管切开,尽早使用呼吸机辅助呼吸。

(3)监测呼吸功能:密切观察患者的呼吸频率、节律及深度,动态监测动脉血气分析,了解缺氧程度及呼吸功能。

4. 避免不必要的搬动,必要时给予镇静
对疼痛剧烈者应及时予以镇痛。存在呼吸障碍者禁用吗啡,以免造成呼吸抑制。

5. 维持正常体温

(1)监测体温:每4h测量体温一次,密切观察其变化。

(2)保暖:可采取加盖被子或调高室温的方法,禁忌用热水袋或电热毯等升高体表温度,以防烫伤或因局部皮肤血管扩张、组织耗氧量增加而引起重要内脏器官血流量进一步减少。

(3)库存血复温:库存冷冻保存血液制品应置于常温下复温后再输入,以免造成体温降低。

6. 预防感染

(1)严格按照无菌原则进行各项护理操作。

(2)预防肺部感染,避免患者误吸,必要时遵医嘱给予超声雾化吸入,以稀释患者痰液便于咳出。

(3)加强留置导尿管的护理,预防泌尿系感染。

(4)有创面或伤口者,应及时更换敷料,保持创面或伤口清洁干燥。

(5)遵医嘱合理应用有效抗生素。

(6)提供合理的营养支持,增强机体抵抗力。

7. 预防压力性损伤
每2h翻身1次,烦躁或神志不清的患者,应加床栏以防坠床,必

要时可用约束带固定四肢,以防止自行拔管或其他不当行为导致意外损伤。

8. 监测血糖,部分患者因胰岛素抵抗可出现高血糖,从而导致严重的感染、多发性神经损伤、MODS,甚至死亡。

9. **心理护理**　护士应理解并鼓励患者表达情绪,做好安慰及解释工作,使患者及家属情绪稳定,能配合各项治疗护理措施。

知识拓展

修正创伤评分

修正创伤评分(RTS)可用于院前,是目前较常采用又简便的创伤严重度评分。评分内容由收缩压(SBP)、呼吸频率(RR)和格拉斯哥昏迷评分(GCS)三项指标构成,各赋予一定分值(表3-2-1)。RTS分值范围为0~12分,RTS>11分诊断为轻伤,RTS<11分为重伤,RTS评分愈低伤情愈重。

表3-2-1　修正创伤评分(RTS)

呼吸频率/(次·min⁻¹)	收缩压/mmHg	GCS分值/分	分值/分
10~29	>89	13~15	4
>29	76~89	9~12	3
6~9	50~75	6~8	2
1~5	<50	4~5	1
0	0	3	0

自 测 题

一、单选题

1. 创伤性休克患者的基本病理变化是(E)

A. 血压降低　　　　　　　　　　　B. 中心静脉压降低

C. 脉压降低　　　　　　　　　　　D. 尿量减少

E. 有效循环血量锐减

2. 创伤性休克的主要急救措施是(A)

A. 制止出血、补充血容量　　　　　B. 及时手术

C. 分级后送　　　　　　　　　　　D. 应用抗休克药物

E. 尽快包扎伤口

3. 休克代偿期的表现是(D)

A. 血压稍升高,脉搏、脉压正常　　　B. 血压稍降低,脉搏、脉压正常

C. 血压稍升高,脉搏快,脉压无变化　D. 血压稍升高,脉搏快,脉压缩小

E. 血压稍降低,脉搏快,脉压缩小

4. **不属于**休克抑制期表现的是（A）

A. 患者烦躁不安

B. 脉搏细速

C. 无尿

D. 皮肤发绀

E. 脉压变小

5. 反映休克患者组织灌流量最简单而有效的指标是（C）

A. 血压

B. 脉搏

C. 尿量

D. 神志

E. 肢端温度

二、多选题

1. 关于休克患者的护理,描述正确的是（ABCD）

A. 常规给氧

B. 建立通畅的静脉通路

C. 观察生命体征

D. 记录出入量

E. 常规给予血管收缩剂

2. 引起休克的病因有（ABCDE）

A. 感染

B. 过敏

C. 急性心肌梗死

D. 创伤

E. 大量失血

第三节　创伤后呼吸窘迫综合征的急救护理

学习目标

1. 了解创伤后呼吸窘迫综合征发生的机制。
2. 熟悉呼吸窘迫综合征的临床表现。
3. 掌握创伤后呼吸窘迫综合征的紧急救治和护理。

【概述】

急性呼吸窘迫综合征（acute respiratory distress syndrome,ARDS）是由于各种肺内和肺外致病因素所导致的急性弥漫性肺损伤和进而发展的急性呼吸衰竭。主要病理特征是炎症反应导致的肺微血管内皮及肺泡上皮受损,肺微血管通透性增高,肺泡腔渗出富含蛋白质的液体,进而导致肺水肿及透明膜形成。主要病理生理改变是肺容积减少、肺顺应性降低和严重通气血流比例失调。临床表现为呼吸窘迫、难治性低氧血症,肺部影像学表现为双肺弥漫渗出性改变。

【病因与病理机制】

1. **病因**　ARDS 的病因尚不清楚,与 ARDS 发病相关的危险因素包括肺内因素（直接因素）和肺外因素（间接因素）两大类,但是这些因素及其所引起的炎症反应、影像学改变及病理生理反应常相互重叠。

（1）肺内因素：指对肺的直接损伤。①化学性因素，如吸入胃内容物、毒气、烟尘及长时间吸入纯氧等；②物理性因素，如肺挫伤、淹溺；③生物性因素，如重症肺炎。我国最主要的危险因素是重症肺炎。

（2）肺外因素：包括各种类型的休克、败血症、严重的非胸部创伤、大量输血、急性重症胰腺炎、药物或麻醉药品中毒等。

2. 病理机制 ARDS 的主要病理改变为肺广泛充血、水肿和肺泡内透明膜形成，包括渗出期、增生期和纤维化期三个病理阶段，常重叠存在。ARDS 肺组织的大体表现为呈暗红或暗紫红的肝样变，可见水肿、出血，重量明显增加，切面有液体渗出，故有"湿肺"之称。

【临床表现】

ARDS 大多数于原发病起病后 72h 内发生，几乎不超过 7d。最早出现的症状是呼吸增快，并呈进行性加重的呼吸困难、发绀，常伴有烦躁、焦虑、出汗等。其呼吸困难的特点是呼吸深快、费力，患者常感到胸廓紧束、严重憋气，即呼吸窘迫，不能用常规的吸氧疗法改善，亦不能用其他原发心肺疾病（如气胸、肺气肿、肺不张、肺炎、心力衰竭）解释。早期体征可无异常，或仅在双肺闻及少量细湿啰音；后期可闻及水泡音及管状呼吸音。

【治疗】

ARDS 的主要死因是顽固性低氧血症及有害介质损害各脏器导致的多器官功能障碍。治疗原则与一般急性呼吸衰竭相同。主要治疗措施包括积极治疗原发病、氧疗、机械通气以及调节液体平衡等。

（一）积极治疗原发病

原发病的治疗是 ARDS 治疗的首要原则和基础，应积极寻找原发病并予以彻底治疗。感染是 ARDS 最常见的原因，而 ARDS 又易并发感染，所以对所有患者都应怀疑感染的可能，除非有明确的其他导致 ARDS 的原因存在。治疗上宜选择广谱抗生素。

（二）纠正缺氧

采取有效措施尽快提高 PO_2。一般需要高浓度（>50%）给氧，使 $PO_2 \geqslant 60mmHg$ 或 $SO_2 \geqslant 90\%$。轻症者可使用面罩给氧，但多数患者需要使用机械通气。

（三）机械通气

一旦诊断为 ARDS 应尽早进行机械通气，以提供充分的通气和氧合，恢复器官功能。轻度 ARDS 可使用无创正压通气（NIPPV），无效或病情加重时应尽快行气管插管进行有创机械通气。目前 ARDS 机械通气主要采用肺保护性通气，主要措施如下：

1. 呼气末正压通气（PEEP） 调节适当的 PEEP 可使萎陷的小气道和肺泡重新开放，防止肺泡随呼吸周期反复开闭，并可减轻肺水肿和肺泡水肿，从而改善肺泡弥散功能和通气血流比例，减少分流，达到改善氧合功能和肺顺应性的目的。但 PEEP 可增加胸腔正压，减少回心血量，因此使用时应注意：①对于血容量不足的患者，应补充足够的血容量，但要避免过量而加重肺水肿。②从低水平开始，先用 $5cmH_2O$，逐渐增加到合适水平，一般为 $8\sim18cmH_2O$，以维持 $PO_2 > 60mmHg$ 而 $FiO_2 < 60\%$。

2. 小潮气量 潮气量设在 $6\sim8ml/kg$，使吸气平台压控制在 $30\sim35cmH_2O$ 以下，防止肺泡过度充气，可允许一定程度的 CO_2 潴留和呼吸性酸中毒（pH $7.25\sim7.30$），酸中毒严重时适当补碱。

3. 俯卧位机械通气　如果气道分泌物较多,可考虑采用俯卧位机械通气,提高背部肺通气,更好地排出分泌物,增加功能残气量,减少肺内分流,改善氧合。

（四）液体管理

在血压稳定的前提下,出入液量呈轻度负平衡。适当使用利尿药可以促进肺水肿消退。一般 ARDS 早期不宜输入胶体液,胶体液可渗入间质加重肺水肿。大量出血患者必须输血时,最好输注新鲜血,用库存 1 周以上的血时,应加用微过滤器,避免发生微血栓而加重ARDS。

（五）营养支持与监护

发生 ARDS 时,机体处于高代谢状态,应补充足够的营养。由于在禁食 24~48h 后,即可以出现肠道菌群异位,且全静脉营养可引起感染和血栓形成等并发症,因此宜早期开始胃肠营养。患者应安置在监护室,严密监测呼吸、循环,水、电解质、酸碱平衡等,以便及时调整治疗方案。

（六）其他治疗

应用糖皮质激素、表面活性物质替代治疗、吸入一氧化氮等可能有一定的价值。

【护理】

（一）病情观察

1. 严密观察呼吸频率、节律、深度,有无病理样呼吸。

2. 监测生命体征,尤其是心率、血压、体温的变化。

3. 观察缺氧情况,动态观察血气分析,监测血氧饱和度、动脉血氧分压及发绀程度。

4. 评估患者的意识状态,观察有无肺性脑病症状。

（二）保持呼吸道通畅,改善通气功能

1. 湿化痰液,适当补液,清除气道分泌物,指导并协助患者进行有效咳嗽、咳痰;叩背、吸痰;有气管插管或气管切开,则给予气管内吸痰,必要时也可用纤维支气管镜吸痰并冲洗。

2. 必要时建立人工气道,可以选择插入口咽导管、建立口咽气道、气管插管或气管切开。

（三）氧疗

氧疗是低氧血症患者的重要处理措施,应根据低氧原因及缺氧程度选择适当的给氧方法和吸入氧浓度。ARDS 患者需要吸入较高浓度（$FiO_2>50\%$）氧气,使 PO_2 迅速提高到 $60mmHg$ 或 $SO_2>90\%$。选择鼻导管、面罩、气管内或呼吸机给氧。氧疗实施过程中应专人负责监护,密切观察疗效,根据动脉血气结果及时调整吸氧流量或浓度,以防止发生氧中毒和二氧化碳麻醉,注意保持吸入氧气的湿化,防止交叉感染。如果通过普通面罩或无重复呼吸面罩进行高浓度氧疗后,不能有效改善患者的低氧血症,应做好气管插管和机械通气的准备,配合医生进行气管插管和机械通气。

（四）控制感染,纠正酸碱和电解质失衡

抗感染是 ARDS 治疗中的重要措施之一。根据患者的具体情况选择合适的抗生素,治疗肺部感染和其他感染。注意药物的剂量,防止药物过敏发生,避免耐药问题。纠正酸碱和电解质失衡,保持患者体内酸碱平衡和电解质稳定;使用药物治疗时,避免药物过量引起其他并发症。

（五）呼吸机使用的护理

呼吸机的主要功能是维持有效的通气量,在使用中护士应严密观察呼吸机的工作状况,各部件衔接情况,监听运转声音,并根据患者的病情变化,及时判断和排除故障。密切注意患者的自主呼吸频率、节律与呼吸机是否同步;机械通气后通气量是否恰当;潮气量应视患者的病情、年龄、体重而定,还要观察实际吸入气量;同时观察漏气量、吸气压力水平、压力上升时间等指标。如患者安静,表明自主呼吸与呼吸机同步;如出现烦躁,则自主呼吸与机器不同步,或是由于通气不足或痰液堵塞,应及时清除痰液,调整通气量。

（六）用药护理

1. 液体管理

（1）准确记录出入量:发生 ARDS 时肺间质与肺泡水肿,液体潴留增加;液体入量应适当控制,前 3d 入量宜少于出量,每日保持 500~1 000ml 的体液负平衡。在血流动力学状态稳定的情况下,可适当使用利尿剂。

（2）准确记录每小时的出入量,防止液体的大进大出,加重肺水肿。

（3）早期输液应以晶体液为主,在毛细血管内皮损伤逐渐恢复后,可适当使用胶体液,以提高血浆胶体渗透压,促进间质及肺泡内液体重吸收。

2. 糖皮质激素
早期大量应用地塞米松可保护肺毛细血管内皮组织,减少毛细血管渗出,减轻炎症反应,缓解支气管痉挛;使用糖皮质激素后更易导致上消化道大出血,除常规使用 H_2 受体拮抗剂或质子泵抑制剂等预防上消化道大出血外,应严密观察胃液,大便颜色、形状、量,并做常规检查。

3. 血管活性药物
发生 ARDS 时适当使用血管扩张剂,可减轻心脏负荷,同时也可扩张肺血管,解除肺小血管痉挛,改善肺循环。应用血管扩张剂时,应严密监测血流动力学状态的变化,为及时调整其用量提供准确的依据;最好由输液泵经中心静脉通路输注血管扩张剂,以减少药物对小血管的刺激。

知识拓展

呼吸机通气模式

呼吸机通气模式指呼吸机在每一个呼吸周期中气流发生的特点,主要体现在吸气触发方式、吸 - 呼切换方式、潮气量大小和流速波形。常用的通气模式包括:

1. 持续强制通气（CMV）　呼吸机完全替代患者自主呼吸的通气模式,包括容量控制和压力控制两种。

2. 间歇强制通气（IMV）和同步间歇强制通气（SIMV）　IMV 允许患者进行自主呼吸,易出现人机对抗。SIMV 在呼吸机提供的每次强制性通气之间允许患者进行自主呼吸,以达到锻炼呼吸肌的目的,是目前临床最常用的通气模式。

3. 压力支持通气（PSV）　用于有一定自主呼吸能力、呼吸中枢驱动稳定的患者或用于准备撤机的患者。

4. 持续气道正压通气(CPAP)　气道处于持续正压状态,可以防止肺与气道萎陷,改善肺顺应性,减少吸气阻力。

▌自 测 题

一、单选题

1. 急性呼吸窘迫综合征最早出现的症状是(D)

A. 代谢性酸中毒　　　　　　　　　B. 发绀

C. 低氧血症　　　　　　　　　　　D. 呼吸加快,并呈进行性加重

E. 咳粉红色泡沫样痰

2. 改善成人急性呼吸窘迫综合征患者缺氧的最佳措施是(C)

A. 持续高流量吸氧　　　　　　　　B. 持续低流量吸氧

C. 呼气末正压通气　　　　　　　　D. 鼓励深呼吸和排痰

E. 间歇吸氧

3. 患者,女性,60岁,因呕吐、呛咳进行性呼吸困难,双肺大量湿啰音,胸部 X 线检查示双侧肺部斑片状阴影浸润,诊断为 ARDS。血气分析结果,动脉血氧分压应(A)

A. ≤60mmHg　　　　　　　　　　B. ≤70mmHg

C. ≤80mmHg　　　　　　　　　　D. ≤90mmHg

E. ≤100mmHg

4. ARDS 的诊断主要依靠(B)

A. 临床表现　　　　　　　　　　　B. 血气分析

C. 电解质测定　　　　　　　　　　D. 脉搏、血氧饱和度

E. 血常规

5. 急性呼吸窘迫综合征患者的护理措施中正确的是(C)

A. 营养支持首选静脉营养

B. 液体出入量宜轻度负平衡

C. 尽早开始机械通气

D. 给予持续低流量氧疗

E. 失血过多时最好输注新鲜血

二、多选题

1. 急性呼吸窘迫综合征的病理生理变化包括(ABE)

A. 肺泡水肿　　　　　　　　　　　B. 肺出血

C. 肺泡过度扩张　　　　　　　　　D. 通气血流比例

E. 肺泡透明膜形成

2. 急性呼吸窘迫综合征的主要表现是(ABCE)

A. 进行性呼吸困难　　　　　　　　B. 一般吸氧不能纠正缺氧

C. 进展期出现发绀　　　　　　　　D. 血氧正常

E. 早期肺部无啰音

第四节 多发伤伴气胸的急救护理

【概述】

多发性创伤(multiple injuries),简称多发伤,是在同一致伤因素作用下,人体同时或相继有两个或两个以上器官系统损伤,并且潜在性地危及生命。

胸膜腔是不含气体的密闭的潜在性腔隙,当胸部创伤累及胸膜,气体进入胸膜腔造成积气状态时,即形成了创伤性气胸。根据胸膜腔的压力情况,可分为闭合性气胸、开放性气胸和张力性气胸3类。

【病因与病理机制】

(一)病因

1. 多发伤的病因多种多样,可为钝性损害和锐器伤;平时多发伤以交通事故最常见,其次是高处坠落,还有挤压伤、刀伤等,其发生率占全部创伤的1%~1.8%。战时多发伤的发生率为4.8%~18%,有时甚至高达70%。

2. 闭合性气胸多并发于肋骨骨折,由于肋骨断端刺破肺,空气进入胸膜腔所致。开放性气胸多并发于刀刃、锐器或弹片火器等导致的胸部穿透伤。张力性气胸主要是由于较大的肺泡破裂、较深较大的肺裂伤或支气管破裂所致。

(二)病理机制

当胸部损伤造成肺组织、器官、支气管、食管破裂,空气进入胸膜腔,或因胸壁伤口穿破胸膜,外界空气进入胸膜造成气胸。

1. **闭合性气胸** 空气从胸壁或肺的伤道进入胸膜腔后,伤道很快闭合,气体不再继续进入胸膜腔,胸膜腔内负压被部分抵消,但胸膜腔内压仍低于大气压,使患者肺部分萎陷、有效气体交换面积减少,肺的通气和换气功能受损。

2. **开放性气胸** 损伤后胸壁伤口或软组织缺损持续存在,胸膜腔与外界大气压相通,空气可随呼吸自由进出胸膜腔。

(1)呼吸功能障碍:胸壁伤口大小决定了空气的进出量,当胸壁缺损直径>3cm时,患侧胸膜腔内负压可被完全抵消,患侧肺将完全萎陷失去气体交换功能;双侧胸膜腔内压力失衡,患侧胸膜腔内压明显高于健侧,使纵隔向健侧移位,导致健侧肺的扩张受限。

(2)纵隔扑动:随着呼吸时两侧胸膜腔内压力差的变化,纵隔位置出现左右摆动,表现为吸气时纵隔向健侧移位,呼气时又移回患侧。纵隔扑动可影响静脉回心血流,导致循环功能障碍。

（3）低氧气体重复交换：吸气时健侧肺扩张，不仅吸入从气管进入的空气，而且也吸入由患侧肺排出的含氧量低的气体；而呼气时健侧肺气体不仅排出体外，同时亦排至患侧支气管和肺内，使低氧气体在双侧肺内重复交换而致患者严重缺氧。

3. 张力性气胸　损伤后气管、支气管或肺损伤裂口与胸膜腔相通，且形成活瓣，吸气时气体从裂口进入胸膜腔，而呼气时裂口活瓣关闭，气体不能排出，使胸膜腔内积气不断增多，压力逐步升高，导致胸膜腔内压力高于大气压，又称为高压性气胸。

（1）呼吸循环功能障碍：胸膜腔内压力升高使患侧肺严重萎陷，纵隔明显向健侧移位，健侧肺组织受压，腔静脉回流受阻，导致呼吸、循环功能严重障碍。

（2）气肿形成：胸膜腔内压高于大气压，使气体经支气管、气管周围疏松结缔组织或胸壁膜裂口处进入纵隔或胸壁软组织，并向皮下扩散，形成纵隔气肿或颈、面、胸部等处的皮下气肿。

【临床表现】

（一）闭合性气胸

1. 症状　主要与胸膜腔积气量和肺萎陷程度有关，轻者可无症状，或出现胸闷、胸痛、气促，重者可出现明显呼吸困难。肺萎陷在30%以下者为小量气胸，患者无明显呼吸和循环功能紊乱的症状；肺萎陷在30%~50%者为中量气胸；肺萎陷在50%以上者为大量气胸。后两者均可表现为明显的低氧血症。

2. 体征　患侧胸廓饱满，叩诊呈鼓音，呼吸活动度降低，气管向健侧移位，听诊患者呼吸音减弱或消失。

（二）开放性气胸

1. 症状　明显呼吸困难、鼻翼扇动、口唇发绀，重者伴有休克症状。

2. 体征　患侧可见胸壁伤道，颈静脉怒张，心脏、气管向健侧移位；呼吸时可闻及气体进出胸腔伤口发出吮吸样"嘶嘶"声，称为胸部吸吮伤口；颈部和胸部皮下可触及捻发音；患侧胸部叩诊呈鼓音，听诊呼吸音减弱或消失。

（三）张力性气胸

1. 症状　严重呼吸困难、烦躁、意识障碍、发绀、大汗淋漓、昏迷、休克，甚至窒息。

2. 体征　气管明显移向健侧，颈静脉怒张，多有皮下气肿；患侧胸部饱满，叩诊呈鼓音；呼吸活动度降低，听诊呼吸音消失。

【治疗】

评估处理患者时遵循优先顺序原则，保障气道、呼吸、循环的安全，一旦有问题就应立即处理，进行针对性快速判断，决定后续去向。

（一）VIPCO程序急救

V（ventilation）：保持呼吸道通畅、通气和充分给氧。

I（infusion）：迅速建立静脉输液通路，保证输液、输血，扩充血容量及细胞外液等抗休克治疗。对疑有休克症状患者，迅速建立多个静脉通道，开始液体复苏。

P（pulsation）：监测心泵功能，监测心电和血压等。如发现心搏骤停者，应立即心肺复苏。

C（control bleeding）：控制出血。

O（operation）：急诊手术治疗。严重多发伤手术处理是创伤治疗中的决定性措施,而且手术控制出血是最有效的复苏措施。危重患者应抢在伤后的黄金时间（伤后 1h）内尽早手术治疗。

（二）不同类型气胸的处理

1. 闭合性气胸

（1）小量气胸者：无须特殊处理,积气一般在 1~2 周内自行吸收,但应密切观察患者病情变化。

（2）中量或大量气胸者：可行胸腔穿刺抽尽积气以减轻肺萎陷,必要时行胸腔闭式引流术,排出积气,促使肺尽早膨胀;应用抗生素防止感染。

2. 开放性气胸

（1）紧急封闭伤口：是首要的急救措施,立即变开放性气胸为闭合性气胸,为抢救生命赢得时间,并迅速转送至医院。可使用无菌敷料如凡士林纱布、纱布、棉垫或因地制宜利用身边清洁器材如衣物、塑料袋、碗杯等制作不透气敷料和压迫物,在患者用力呼气末时封盖吸吮伤口,加压包扎固定,并迅速转送至医院。

（2）安全转运：在运送医院途中如患者呼吸困难加重或有张力性气胸表现,应在患者呼气时暂时开放密闭敷料,排出胸腔内高压气体后再封闭伤口。

（3）急诊处理：及时清创、缝合胸壁伤口,并行胸腔穿刺抽气减压,暂时缓解呼吸困难,必要时行胸腔闭式引流。

（4）预防和处理并发症：吸氧,以缓解患者缺氧的状况;补充血容量,纠正休克;应用抗生素,鼓励患者咳嗽排痰,预防感染。

（5）手术治疗：对疑有胸腔内器官损伤或进行性出血者行开胸探查术,止血、修复损伤或清除异物。

3. 张力性气胸　由于张力性气胸可迅速危及生命,须紧急抢救。

（1）迅速排气减压：是张力性气胸致呼吸困难患者的首要处理措施。紧急情况下应迅速在患侧锁骨中线第 2 肋间,用粗针头穿刺胸腔排气减压,并外接单向活瓣装置。

（2）安置胸腔闭式引流：胸腔闭式引流装置的排气孔外接可调节恒定负压的吸引装置,可加快气体排出,促使肺复张。待漏气停止 24h 后,胸部 X 线证实肺已复张,方可拔除胸腔引流管。

（3）开胸探查：若胸腔引流管内持续不断溢出大量气体,呼吸困难未改善,肺膨胀困难,提示可能有肺和支气管的严重损伤,应考虑开胸探查手术或电视胸腔镜手术探查并修补伤口。

【护理】

（一）急救措施

1. 一般急救措施

（1）尽快脱离危险环境,放置合适体位,排除可能继续造成伤害的原因。

（2）对已经存在严重脊柱骨折、脊髓损伤或怀疑有脊柱损伤者应立即予以制动,颈托固定,保证有效气体交换,避免脊柱及脊髓继发性损伤而造成瘫痪。

（3）注意保暖：对已经低体温或伴有明显出血、休克的患者要急救,采取被动加温（毛毯、棉絮、隔绝材料等覆盖）的方法。

（4）伤口处理：保护伤口，减少污染，压迫止血，固定骨折。

2. 紧急急救措施

（1）开放性气胸者立即用敷料封闭胸壁伤口，使之成为闭合性气胸。

（2）闭合性或张力性气胸积气量多者，应立即协助医师行胸腔穿刺抽气或胸腔闭式引流。

（二）保持呼吸道通畅

1. 呼吸困难和发绀者，及时给予吸氧。

2. 有效咳嗽、排痰，及时清理口腔、呼吸道内的呕吐物、分泌物、血液及痰液等，保持呼吸道通畅，预防窒息。

（三）病情观察

动态观察患者生命体征和意识等变化，重点观察患者呼吸的频率、节律和幅度；有无气促、呼吸困难、发绀和缺氧等症状；若患者已行胸腔闭式引流，观察胸腔引流管引流液体的性质、量及是否有气泡逸出等；观察患者有无气管移位、皮下气肿、心脏压塞的情况；是否发生低血容量性休克等。

（四）预防感染

有开放性伤口者，遵医嘱使用破伤风抗毒素及抗生素。

知识拓展

多发伤与复合伤

1. 多处伤　是同一解剖部位或脏器发生两处或两处以上的创伤。

2. 复合伤　是两种以上的致伤因素同时或相继作用于人体所造成的损伤，分为放射性复合伤和非放射性复合伤，其中放射性复合伤是人体遭受放射损伤的同时或相继又受到一种或几种非放射性损伤（如创伤、烧伤、冲击伤等）；非放射性复合伤又包括烧伤复合伤和化学复合伤，前者指患者在遭受热能（如热辐射、热蒸汽、火焰等）损伤的同时或相继遭受到其他创伤所致的复合损伤；后者是机体遭受暴力作用的同时，又合并化学毒剂中毒或伤口直接感染者。

自 测 题

一、单选题

1. 开放性气胸的急救，首要措施是（B）

A. 应用简易人工呼吸器 　　　　　　　B. 迅速封闭胸壁创口

C. 胸腔闭式引流 　　　　　　　　　　D. 预防性应用抗生素

E. 胸腔穿刺抽气

2. 下列哪种胸部损伤的伤员应优先抢救（D）

A. 胸部挫伤 　　　　　　　　　　　　B. 肋骨骨折

C. 闭合性气胸 　　　　　　　　　　　D. 开放性气胸

E. 张力性气胸

3. 胸腔穿刺抽气的部位一般在（B）

A. 锁骨中线第 1 肋间　　　　　　　　B. 锁骨中线第 2 肋间

C. 胸骨中线第 2 肋间　　　　　　　　D. 腋前线第 1 肋间

E. 腋中线第 1 肋间

4. 多发伤伤员出现下列哪种情况,应首先抢救（A）

A. 开放性气胸　　　　　　　　　　　B. 休克

C. 四肢开放性骨折　　　　　　　　　D. 昏迷

E. 出血

5. 多发伤可迅速致死而又可逆转的严重情况,最常见的是（E）

A. 心搏骤停　　　　　　　　　　　　B. 开放性气胸

C. 心脏压塞　　　　　　　　　　　　D. 出血不止

E. 呼吸道阻塞

二、多选题

1. 属于多发伤的是（ABCE）

A. 颅骨骨折 + 颈椎骨折　　　　　　　B. 腹腔内出血 + 肾破裂

C. 骨盆骨折 + 股骨干骨折　　　　　　D. 肋骨骨折 + 右臂骨折

E. 膀胱破裂 + 阴道破裂

2. 关于张力性气胸的叙述正确的是（ABCE）

A. 是最严重的气胸类型

B. 胸腔内压进行性增高

C. 有反常呼吸

D. 有局部血肿

E. 急救须立即在锁骨中线第 2 肋间用粗针穿刺减压

（胡三莲　王 洁）

第三章 骨科危重症预防与护理

第一节 脂肪栓塞综合征

【概述】

脂肪栓塞综合征(fat embolism syndrome,FES)是人体在严重创伤,特别是长管状骨骨折后,骨髓腔内游离脂肪滴进入血液循环,在肺血管床内形成肺栓塞,引起一系列呼吸、循环系统改变的临床综合征。FES是严重创伤、骨折早期的危重并发症之一,也可能发生于大手术、脂肪代谢紊乱、严重感染、减压病等。

【病因与损伤机制】

（一）病因

1. 骨折 主要发生在脂肪含量丰富的长骨干骨折,尤以股骨干骨折为主的多发性骨折发生率最高。

2. 骨科手术 如髓内针内固定,髋、膝关节置换及骨折复位等,由于髓内压骤升和髓内血管破坏,导致脂肪滴进入静脉。

（二）损伤机制

到目前为止,FES的发病机制尚不完全明确,目前主要有机械说和化学说两大理论解释其发病机制。

1. 机械说（血管外源说） 骨折创伤后,脂肪小滴从骨髓腔经撕裂小静脉进入血流,并聚集阻塞肺动脉毛细血管,引发局部炎症、出血和水肿。

2. 化学说（血管内源说） 创伤时血浆脂肪酶活性增高,使血液循环中的脂肪增多、变得不稳定,游离脂肪酸在血液循环中增加,刺激血管内皮细胞产生炎症反应,导致组织缺氧。发生FES时,游离脂肪酸对不同器官的作用引起了相应系统的临床症状。

3. 脂肪栓塞形成时间 一般在创伤后24h内发生明显的肺脂肪栓塞,1~2d后栓子数量逐渐减少。这是由于机体在应激状态下动员局部脂肪酶,使含有中性脂肪的栓子水解产生甘油和游离脂肪酸,使栓子逐渐从肺中消失。

4. 脂肪栓子对脏器功能的影响 肺是全身血液的滤过器,因此肺是脂肪栓子最先到达的部位。栓子堵塞肺的小动脉和毛细血管,造成肺血液灌流障碍,导致肺的气体交换障碍,发生缺氧。同时脂肪栓子分解出的游离脂肪酸,刺激肺泡渗出增加,形成肺水肿,进一步阻碍肺的气体弥散功能,加重低氧血症,可发展为急性呼吸窘迫综合征,再进一步可发展为多器官功能衰竭。

肺内的栓子如果直径小于 $20\mu m$,可通过肺循环进入全身血液循环,在肺以外的脏器,如脑、肾、心、眼底和皮肤造成栓塞。脑栓塞后出现中枢神经系统症状,可表现为烦躁、嗜睡或昏迷;心脏栓塞后多表现为心动过速;肾栓塞后,尿出现脂肪滴;眼底及皮肤栓塞后出现出血点等。

【诊断】

（一）病史

询问有无外伤史、手术史及全身性疾病等。

（二）症状

1. 主要表现

（1）呼吸系统:呼吸急促,25 次 /min 以上,可有胸闷、发绀、咳嗽、咳痰,听诊有水泡音。

（2）神经系统:头痛、不安、失眠、易怒、谵妄、昏迷、痉挛等,也可伴有呕吐、尿失禁及自主神经功能紊乱等症状。

（3）皮肤出血点:是脂肪栓塞综合征特征性的表现之一,多在伤后 24~78h 或者 7~8d 发生,出现率不一,最低 20%,最高 50% 以上。多分布在肩、颈、前胸、腋部及腹部,也可出现在眼底或眼睑结合膜。出血点呈针尖大小,形圆,色红,且逐渐变色,持续几小时或数天后消失,不融合成片。

2. 次要表现

（1）发热:可出现高热,多在 38℃ 以上,发生在创伤后 48h 内,几乎与神经系统症状同时出现。

（2）心动过速:是脂肪栓塞综合征的常见表现,心率常在 120 次 /min 以上,有时可达 140 次 /min。

（3）视网膜变化:表现为白色绒毛状渗出、细小出血纹和痣点状水肿。

（4）泌尿系统:肾脏的脂栓可在尿液内检测到脂肪滴,严重时可引起急性肾衰竭。

（三）体征

1. 胸部 X 线检查显示两肺大块斑片状阴影（尤其上中部多见）,称之为"云雾状"或"暴风雪"样影像或类似肺水肿改变。

2. 皮肤出血点。

（四）辅助检查

1. 实验室检查

（1）血红蛋白下降、血小板减少、血沉加快。

（2）尿液中出现脂肪滴。

（3）血清脂肪酶上升。

（4）血中有游离脂肪滴。

（5）血气分析显示明显的低氧血症。

（6）凝血物质改变,如纤维蛋白分解产物增加,凝血酶原及凝血酶时间延长。

2. 胸部 X 线　表现为弥散性肺泡间质密度增加,或融合成斑片状阴影,以肺门及下肺野为主,呈"暴风雪"样影像或类似肺水肿改变。

3. 心电图检查 心电图表现为 QT 间期延长,ST 段电压低,T 波低平或倒置,束支传导阻滞心律失常等心肌缺血性改变。

（五）临床分型

1. 暴发型脂肪栓塞 骨折创伤后立即或 12~24h 内突然死亡,常伴有全身痉挛、四肢抽搐等症状。由于出血点及肺部 X 线病变等典型症状尚未出现,临床诊断困难,很多病例尸检时才能确诊。

2. 完全型脂肪栓塞 多在 48h 内出现典型的脑功能障碍症状(意识障碍、嗜睡、朦胧或昏迷),体温突然升高,以及脉快、呼吸系统症状(呼吸快、啰音、咳痰),周身乏力,症状迅速加重,可出现抽搐或瘫痪。睑结膜及皮肤在外观上有特殊点状出血点,多在前胸和肩颈部。

3. 不完全型脂肪栓塞 伤后 1~6d 出现轻度发热、心动过速、呼吸快等非特异症状,或仅有轻度至中度低氧血症,其他临床症状和实验室检查均无阳性指标。经妥善处理大多自愈,因缺乏明显症状容易漏诊。

（六）诊断

目前尚无统一诊断标准,临床证实以 Gurd 诊断标准指导临床较为贴切,该诊断标准可归纳为:

1. 三项主要指标

（1）点状出血点。

（2）胸部 X 线及呼吸道症状,以呼吸急促、呼吸困难、发绀等为特征,伴有氧分压降低。

（3）非头部外伤所致的神经系统症状,如意识模糊、嗜睡、抽搐、昏迷等。

2. 两项次要指标

（1）动脉血氧分压低于 60mmHg。

（2）血红蛋白低于 100g/L。

3. 七项参考指标

（1）脉搏增快 >120 次 /min。

（2）体温 >38℃。

（3）血小板减少。

（4）血中有游离脂肪滴。

（5）血清脂酶升高。

（6）血沉 >70mm/h。

（7）尿中出现脂肪滴。

凡临床上有两项主要指标,或主要指标仅有一项而次要指标或参考指标有四项以上者,即可诊断为脂肪栓塞综合征;如无主要指标,只有次要指标一项及参考指标四项以上者,应疑为隐性脂肪栓塞综合征。

【治疗】

FES 是自限性疾病,无特效治疗方法,主要根据其病理生理改变和临床表现,采取对症或者支持性治疗。

1. 呼吸支持疗法 一旦发现患者有缺氧症状,特别是在呼吸道通畅和一般给氧无效时,应视病情迅速给予气管切开或气管插管人工呼吸机支持或高压氧治疗。

2. **保护脑组织**　给予降温、脱水、镇静等处理。

3. **药物治疗**

（1）肾上腺皮质激素：有减轻肺水肿、提高肺泡内氧的弥散率、纠正低氧血症的作用，应尽早使用。常用量为氢化可的松第 1 天 1 000mg，第 2 天 500mg，第 3 天为 200mg，3~5d 后可暂停。

（2）抗脂栓药物的应用

1）抑肽酶：可降低创伤后一过性高脂血症，防止脂栓对毛细血管的毒性作用；治疗量40 万 ~100 万 U/d。

2）低分子右旋糖酐：可减少红细胞聚集，降低血液黏稠度，但有心力衰竭、肺水肿时使用需要谨慎；一般成人 500~1 000ml/d。也有学者不推荐使用此药，认为其会加重低血容量，导致急性肾功能衰竭。

（3）利尿剂：减轻肺水肿；常用 20% 甘露醇 250ml 和呋塞米 20~40mg，1~2 次 /d。

（4）高渗葡萄糖与胰岛素合用：提供碳水化合物，保证能量供给。

（5）其他药物：如白蛋白（能和游离脂肪酸结合，减少血中游离脂肪酸的浓度，使其毒性降低）。

4. **抗感染**　纠正水、电解质和酸碱平衡紊乱。

5. **加强监护**　密切观察生命体征，以及血气分析、心电图等的变化。

【护理】

（一）FES 的预防

1. 根据病史、临床症状，评估、筛选高危人群。

2. 对高危人群进行密切的病情观察，做到早发现早处理。

（二）发生 FES 患者的护理

1. **急救处理**

（1）纠正低氧血症：高浓度吸氧（6~8L/min，浓度 40%），建议高流量面罩吸氧，使患者血氧饱和度达到 95% 以上，重型 FES 做好呼吸机辅助呼吸治疗的护理，同时监测血气分析各项数值变化，及时调整治疗方案。

（2）补充血容量：立即建立多条静脉通路，及时补液纠正休克，同时记录出入量，观察尿液颜色、性质、量。

（3）骨折处理：骨折处妥善固定制动，减少搬动避免二次损伤；抬高患肢，减轻肿胀；注意保暖。

（4）迅速准确采集标本：做好抽取血气分析、血常规等标本的准备。

2. **病情观察**

（1）观察意识状态：观察患者有无中枢神经系统症状，如发生躁动、谵妄、嗜睡、昏迷等意识改变，及时报告医生处理。

（2）监测体温变化：体温升高时，给予药物或物理降温，头部给予冰帽、冰袋物理降温，保护脑组织。

（3）监测呼吸及循环功能：密切观察患者的呼吸频率、节律和深度，以及心率变化，注意有无呼吸急促、心率增快的情况；观察口唇和四肢末梢有无发绀缺氧症状，动态监测血氧饱和度、血常规血红蛋白变化。

3. 呼吸道管理　对无力咳嗽、咳痰的患者,给予吸痰,痰液黏稠者可湿化呼吸道,防止呼吸道阻塞。

4. 出血点的护理　观察皮肤及眼睑出血点的范围、程度。皮肤护理时动作要轻柔,防止过分用力引起出血。

5. 用药护理　观察用药效果与不良反应,注意配伍禁忌。

6. 营养支持　合理制订营养配膳计划,控制脂肪摄入;昏迷患者鼻饲饮食。

7. 心理护理　FES多发病突然,病情复杂多变,患者往往存在紧张和恐惧心理,应及时给予关怀、安慰,减轻患者心理压力。同时,护理人员应镇定自若地投入抢救中,以紧张有序、沉着自信的工作行为影响患者的心理状态。

8. 基础护理及风险防范　加强基础护理,防范意外伤害,对于意识不清的患者,注意防范坠床、拔管等护理风险。

【健康教育】

1. 在搬动或转移患者时容易诱发本病,因此搬动患者前要妥善固定,搬动时动作要轻柔。
2. 出现呼吸困难或皮肤出现散在出血点等症状时,及时通知医务人员。
3. 一旦有出血点,勿抓挠皮肤,病情好转后,出血点会逐渐消失。

知识拓展

脂肪栓塞综合征

按 Sevitt 脂肪栓塞综合征的分型,多数脂肪栓塞综合征属于不完全型(部分症状群),由于缺乏典型症状或无症状,不注意时易被忽略。不完全型按病变部位又可分为纯肺型、纯脑型、兼有肺型和脑型,其中以纯脑型最少见。

1. **纯肺型**　呼吸系统症状明显,主要为呼吸困难、低氧血症等。

2. **纯脑型**　神经系统症状明显,主要为头痛、不安、失眠、易怒、嗜睡、谵妄、昏迷、痉挛、尿失禁等。

3. **兼有肺型和脑型**　以上二种症状同时出现。

自 测 题

一、单选题

1. 脂肪栓塞综合征的发生原因是(C)

A. 栓子进入静脉　　　　　　　　　　B. 栓子进入动脉

C. 脂滴进入静脉　　　　　　　　　　D. 脂滴进入动脉

2. **不是**脂肪栓塞综合征的主要临床表现的是(D)

A. 呼吸急促　　　　　　　　　　　　B. 意识障碍

C. 皮肤黏膜出血点　　　　　　　　　D. 疼痛进行性加重

3. 脂肪栓塞综合征的典型体征是(B)

A. 胸闷、呼吸困难

B. 胸部 X 线检查斑片状阴影("暴风雪"样改变)

C. 意识障碍

D. 心电图 T 波低平或倒置

4. 脂肪栓塞综合征患者的实验室检查结果中**不正确**的是(D)

A. 血沉增快   B. 血中存在脂肪滴

C. 尿中存在脂肪滴   D. 血红蛋白增高

5. 脂肪栓塞综合征患者出现意识障碍及高热,应采取的降温措施(D)

A. 双腋下夹冰块   B. 乙醇擦浴

C. 通风   D. 使用冰帽、冰毯

二、多选题

1. 脂肪栓塞综合征的主要指标是(ABC)

A. 低氧血症   B. 中枢神经障碍

C. 皮肤黏膜出血点   D. 体温升高

2. 脂肪栓塞综合征的好发人群是(ABCD)

A. 长骨骨折患者   B. 行髓内针固定术者

C. 行全髋关节置换术者   D. 骨折复位患者

第二节　挤压综合征

学习目标

1. 了解挤压综合征的病因及损伤机制。

2. 熟悉挤压综合征的诊断及治疗。

3. 掌握挤压综合征的护理。

【概述】

挤压综合征(crush syndrome,CS)是机体肌肉丰富部位(四肢或躯干),受到压砸或长时间重力压迫后,由于局部缺血,肌肉组织大量变性、坏死,出现以肌红蛋白尿、高钾血症和急性肾衰竭为特征的临床症候群。

【病因与损伤机制】

(一)病因

1. 非常时期　成批出现,多见于地震、塌方、战争等因素造成的肢体长期受压。

2. 平常时期　常散在发生,多见于矿井、建筑工程的塌方事故、车祸等,也可见于一氧化碳中毒或安眠药过量神志不清,被动体位造成自压的情况。

(二)损伤机制

挤压综合征的肌肉病变与骨筋膜隔室综合征的病理变化类似。是否发生挤压综合征,

这与受压肌肉的多少、受压的强度、受压的时间等因素密切相关。肌肉缺血 2h 即可造成肌肉损伤,缺血 6h 即可造成不可逆坏死。

1. 肌肉病变

(1)坏死物毒素吸收:肌肉组织长期受压后,造成肌肉坏死,释放大量代谢产物,如肌红蛋白、钾离子、肌酸、肌酐等,使血钾浓度迅速增高,发生酸中毒。

(2)再灌注损伤:压迫解除后,肢体血液再灌注,导致血管内皮受损,通透性增加,肌肉发生缺血性水肿,致局部循环障碍,加重肌肉坏死。

2. 肾功能障碍 挤压伤后,血管通透性增加,有效循环血量减少,导致肾缺血;肌肉坏死后,肌红蛋白及酸性代谢产物等有害物质大量释放,在伤肢解除压迫后通过血液循环或侧支循环进入血流,加重创伤后机体的全身反应,加重肾脏损伤,导致急性肾功能衰竭。

【诊断】

(一)症状

1. 局部症状 肢体麻木、严重肿胀、淤血,局部皮肤有水疱形成,肢体远端脉搏减弱,皮温变凉,皮肤青紫,主动活动或被动牵拉时可出现明显疼痛;有时症状不典型,伤肢可无明显变化。

2. 全身症状

(1)休克:由于挤压伤的强烈神经刺激和广泛组织破坏,或血容量丢失,导致低血容量性休克,加之大量血浆渗入损伤部位的第三间隙,加重休克反应。

(2)肾功能衰竭

1)少尿期:伤后起持续 4~6d,患者感觉极度不适,口干唇燥,极度口渴,缺乏食欲;并出现肌红蛋白尿及高钾血症。

2)多尿期:伤后 5~7d 进入多尿期,一般持续 1~2 周,这是肾小管功能恢复的第一个指征。利尿初期有利于消除水肿,后期则可造成缺水。在利尿过程中,大量钠、钾等的排出可形成低钠血症、低钾血症等,应及时纠正。

(3)酸中毒:肌肉缺血坏死,大量酸性物质产生,出现代谢性酸中毒。

(二)体征

1. 肌红蛋白尿 是挤压综合征的典型表现,也是重要诊断依据。伤肢解压后 12h 达到最高峰,出现深褐色或酱油色尿,而后逐渐下降,经过 1~2d 后尿色可逐渐转清。

2. 高钾血症 大量肌肉损伤坏死,细胞内钾离子大量释放入血,兼之肾功能不全,排泄困难,血钾浓度迅速上升,如不及时纠正,伤员往往死于高钾血症。

(三)辅助检查

1. 尿常规 尿液呈棕褐色或酱油色,内含红细胞、血红蛋白、肌红蛋白、色素颗粒等管型。

2. 尿比重 连续监测,若 <1.01,是急性肾衰竭的重要诊断标志。

3. 血生化 谷草转氨酶(AST)可达 2 000U 以上;肌酸激酶(CPK)高达 500 000U 以上,血钾呈显著、直线上升。

(四)早期诊断要点

1. 有肢体压砸及长时间挤压病史。

2. 伤后肢体严重肿胀与剧烈疼痛。

3. 伤后出现肌红蛋白尿,且在解压 12h 左右最为明显。

4. CPK>10 000U/dL。

5. 可有休克、高钾血症、酸中毒、氮质血症等全身反应。

6. 尿液检查中尿常规、尿比重、尿隐血试验显示不正常。

7. 发生少尿或无尿、尿毒症等急性肾功能衰竭表现。

凡符合上述 7 条者即可确诊为挤压综合征,应及时处理。凡符合 1~5 条可以列为高度怀疑挤压综合征,应继续严密监测,并及时妥善处理。

【治疗】

（一）局部处理

1. **一般处理** 挤压肢体解压后均应暂时固定减少活动,并严密观察有无骨筋膜隔室综合征发生。

2. **切开减压** 凡有明确病史,有明显肿胀、剧烈疼痛、功能障碍、尿隐血试验或肌红蛋白尿阳性,均应立即切开受累筋膜间隔,彻底减压,如有坏死肌肉应一并切除。

3. **截肢术** 截肢指征:肢体肌肉坏死无血运、全身中毒反应明显、经切开减压无明显缓解,危及生命者;伤肢合并特异感染,危及生命者。

（二）全身治疗

1. 补充血容量。

2. 碱化尿液或血液透析。

3. 利尿,解除肾血管痉挛。

4. 抗感染,纠正水、电解质及酸碱平衡紊乱。

5. 血液净化。

【护理】

（一）挤压综合征的预防

1. 及早解除重物的外部压力,减少挤压综合征发生的机会。

2. 患肢制动,对尚能行动的患者,尽量减少伤肢活动;伤肢要尽量暴露在凉爽的环境中。

3. 患肢禁抬高、按摩或热敷。

4. 如挤压的伤肢有开放伤及活动出血,应止血,但避免应用"加压绷带",更不可用止血带（有大血管断裂时例外）。

5. 密切观察肢体远端血运情况。

（二）发生挤压综合征的护理

1. **急救处理** 同预防措施 1~5。

2. **病情观察**

（1）监测各项生命体征:密切观察意识、心率、血压等的变化,警惕低血容量性休克的发生;同时警惕高血钾引起心律失常等系列症状。应给予心电监护、吸氧并记录生命体征,特别注意心电图的变化。

（2）观察尿量、尿色

1）少尿期:尿色呈红棕色,褐色或茶色为肌红蛋白尿。此期患者绝对卧床,加强基础护理。

2）多尿期：此期易出现低血钾、低血钠等，应观察患者的神志及反应，定期做生化检查，给予患者高热量、高蛋白、高维生素饮食，使患者得到充分的营养。

3. 预防及纠正高钾血症

（1）饮食：避免摄入含钾较多的食物。

（2）用药：禁止使用钾盐，如氯化钾等；避免使用促进血钾升高的药物，如肝素等。

（3）用血：输注新鲜血液，因为库存血的血钾浓度较高，可进一步加重高钾血症。

（4）纠正酸中毒：由于缺氧性的酸中毒可使分解代谢亢进、组织细胞缺血缺氧，使钾离子从细胞内移到细胞外，导致血钾浓度上升。首选输注碳酸氢钠减轻酸中毒。

（5）高钾血症的处理：可静脉注射碱性药物如 5% 碳酸氢钠；还可将 10% 葡萄糖酸钙 10~20ml 加入 50% 葡萄糖中缓慢静脉注射等，并备好急救药品。

（6）根据医嘱做好透析的准备工作。

4. 局部护理

（1）观察患肢的颜色、温度、感觉、末梢血运、活动情况。

（2）评估受压部位疼痛、肿胀程度，被挤压肢体运动障碍、关节活动受限状况等。

（3）患肢制动，禁止按摩、热敷。

（4）对于减压后的伤口，应给予充分引流，保持伤口清洁、干燥。

【健康教育】

1. 患肢制动，对尚能行动的患者，尽量减少伤肢活动。

2. 患肢禁抬高、按摩或热敷。

3. 饮食避免摄入含钾较多的食物，如红枣、香蕉、橘子等。

知识拓展

治疗早期挤压伤的新方法

近年来，一氧化氮吸入、高压氧、局部控温、载氧制剂、亚硝酸盐等新的用于挤压综合征的治疗手段陆续被报道。

对挤压伤患者早期行筋膜切开辅助负压封闭引流（VSD）治疗，其挤压综合征的发生率、创面感染率、血管神经继发损伤及脓毒症、多器官功能衰竭发生率均明显低于延迟切开或切开后不使用 VSD 者。其机制主要为负压利于减轻组织水肿，改善局部微循环、封闭创面，防止细菌入侵，降低感染风险；引流则能持续去除伤口局部坏死组织及有害代谢物等。

自 测 题

一、单选题

1. 挤压综合征常涉及多系统，但只有发生（D）时才称为挤压综合征

A. 高钾血症   B. 肌红蛋白尿

C. 低钾血症   D. 急性肾衰竭

2. 挤压综合征**不常**见于（D）

　A. 地震　　　　　　　　　　　　　B. 塌方

　C. 车祸　　　　　　　　　　　　　D. 火器伤

3. 挤压综合征最有力的诊断依据是（C）

　A. 砸伤　　　　　　　　　　　　　B. 尿少

　C. 肌红蛋白尿　　　　　　　　　　D. 高钾血症

4. 挤压综合征患者 1h 尿量为 15ml，目前处于什么时期（A）

　A. 少尿期　　　　　　　　　　　　B. 多尿期

　C. 恢复期　　　　　　　　　　　　D. 无尿期

5. 挤压综合征的典型表现是（A）

　A. 高钾血症、肾衰竭　　　　　　　B. 低钾血症、低钠血症

　C. 低氧血症　　　　　　　　　　　D. 中枢神经障碍

二、多选题

1. 挤压综合征多尿期应注意哪些并发症（BD）

　A. 高钾血症　　　　　　　　　　　B. 低钾血症

　C. 高钠血症　　　　　　　　　　　D. 低钠血症

2. 挤压综合征患者的护理中正确的是（ABD）

　A. 观察患肢的颜色、温度、感觉，末梢血运、活动情况

　B. 评估受压部位疼痛、肿胀程度，被挤压肢体运动障碍、关节活动受限状况

　C. 患肢抬高，多活动，以促进血液循环

　D. 对于减压后的伤口，应给予充分引流，保持伤口干燥

第三节　骨筋膜隔室综合征

【概述】

　　骨筋膜隔室综合征（osteofascial compartment syndrome，OCS）是由骨、骨间膜、肌间隔和深筋膜组成的骨筋膜隔室内肌肉和神经因室内压力增高，急性缺血而产生的早期症候群。主要表现为患肢疼痛、麻木、手指或足趾不自觉屈曲，被动牵拉可引起剧烈疼痛、患肢肿胀、触痛明显。常由于创伤骨折的血肿和组织水肿，使骨筋膜隔室内容物体积增加；或外包扎过紧造成局部压迫，使骨筋膜隔室容积减小而导致骨筋膜隔室内压力增高所致。

【病因与损伤机制】

（一）病因

常见的病因大致为肢体的挤压伤、肢体血管损伤、肢体骨折内出血、石膏或夹板固定不当，激烈的体育运动和过于疲劳等。

（二）损伤机制

由于各种原因使骨筋膜隔室内压力达到一定程度（前臂 65mmHg，小腿 55mmHg）从而出现：内压升高 - 静脉压升高 - 毛细血管压升高 - 渗出增加 - 内容物增加，形成恶性循环，小动脉关闭，发生缺血、坏死。一般来说，神经组织缺血 30min 即发生感觉异常或过敏，完全缺血 12~24h 发生不可逆损害；肌肉组织缺血 2~4h 即可发生功能障碍。如果不能及时有效解除室内压力，病情将迅速恶化。

【诊断】

（一）症状

持续进行性剧烈疼痛为早期表现，镇痛药物无法缓解，疼痛超出骨折范围，与其损伤程度不相称，到晚期疼痛消失。

（二）体征

1. 感觉减弱，受压神经支配区域感觉麻木、异常。

2. 早期被动牵拉疼痛，手指或足趾呈屈曲状态。

3. 肢体肿胀。

4. 皮温减低，远端动脉搏动减弱。

以上症状和体征并非固定不变，若不及时处理，缺血将继续加重，发展为缺血性肌挛缩和坏疽。缺血性肌挛缩的五个临床表现，可简略为"5P"征，即无痛（painlessness）、肌肉瘫痪（paralysis）、苍白（pallor）、无脉（pulselessness）、感觉异常（paresthesia）。

在这些症状和体征中，最关键的核心是异常疼痛，这种疼痛往往超过损伤的程度，或者是被动牵拉痛。因此出现上述情况时即应警惕，等出现明显有诊断意义的临床症状时，已经失去了最佳的治疗时机。

（三）辅助检查

1. 肌肉被动牵拉试验 缺血的肌肉主动运动缺乏，被动运动引起疼痛。还可以检查肌肉内压力。

2. X 线检查 判断患者是否有骨折和移位。

【治疗】

（一）保守治疗

解除肢体外部压力、使用脱水药物、纠正低血压、镇痛、氧疗。保守治疗过程中，患肢应保持与心脏同一水平面，避免减少动脉血流，密切观察病情，一旦病情进展，则要马上转为手术治疗。

（二）手术治疗

因骨筋膜隔室综合征发展迅速，一旦确诊，在保守治疗效果不明显时，为最大程度保留患肢功能，应立即采取手术治疗。可以使用 Whiteside 法监测筋膜间隙内压力，正常压力为 10mmHg 以下，10~30mmHg 即为增高，超出 30mmHg 即为明显增高，具有切开减压指征。以往手术方式为切开筋膜后，切口不缝合，敞开换药，患肢消肿后，进行二期缝合或植皮修复创面。切开时机应在 OCS 发生 8h 内。

【护理】

1. 病情观察

（1）监测生命体征：预防低血容量性休克的发生，及时补充液体；记录尿量，监测尿比重；监测血钾、尿素氮等指标变化情况。

（2）观察患肢情况：包括肿胀程度、末梢循环、颜色、温度、感觉及运动功能等。值得注意的是，肢体远端动脉搏动存在并不是安全指标，需要结合患者疼痛主诉综合判断。

2. 疼痛护理 评估疼痛情况，准确记录疼痛发生的时间、程度，出现异常疼痛、麻木，需要及时报告医生处理；遵医嘱给予适宜的止痛方法，观察并记录效果。

3. 体位护理 一旦确诊，应立即松解所有外固定物，将肢体放平，不可抬高，避免动脉压降低。

4. 伤口护理 若手术治疗，需要观察伤口分泌物的性质、量及颜色，注意保持床单位和环境干净整洁。

5. 并发症观察 切开减压后，局部血液循环得到改善，大量坏死组织的代谢产物也随之进入血液循环，可导致酸中毒、高钾血症、肾功能衰竭等严重并发症，需要密切关注生命体征及各项指标的变化，做到早发现、早处理。

6. 营养支持 机体损耗大，需要进食高热量、高蛋白、富含维生素的食物，必要时给予肠外营养支持。

7. 心理护理 对患者及家属进行心理安慰，解除其因疼痛所致的恐惧，减轻焦虑。向患者说明手术的必要性，并做好家属工作，以利配合。

【健康教育】

1. 患肢制动，尽量减少伤肢活动，以免加重损伤。

2. 患肢禁止抬高，以免使动脉压降低。

3. 患肢禁止热敷，防止烫伤。

4. 加强营养，给予高蛋白、高维生素、易消化的食物。

知识拓展

小腿筋膜室内压力升高后的表现

小腿是OCS的常发部位，包括前侧骨筋膜隔室、外侧骨筋膜隔室、小腿后侧骨筋膜隔室、中间骨筋膜隔室4个筋膜室，其中前侧骨筋膜隔室最容易发生OCS。

1. 前侧骨筋膜隔室 内有趾伸肌、踇伸肌、腓深神经，可有腓神经深支皮肤感觉丧失，踇伸肌及胫前肌无力，被动屈踇引起疼痛。

2. 外侧骨筋膜隔室 内有腓骨肌群、腓浅神经。足内翻引起疼痛，局部皮肤紧张及压痛表现在小腿外侧，首先考虑腓总神经损伤。

3. 小腿后侧骨筋膜隔室 内有比目鱼肌、腓长肌。体征为僵直性马蹄足畸形，背屈踝关节时引起上述肌肉疼痛，小腿后方有肿胀及压痛。

4. 中间骨筋膜隔 内有踇屈肌、胫后肌、胫后神经、胫后动脉。此间隙受压则踇屈肌及胫后肌无力，伸踇时引起疼痛。胫后神经分布的皮肤感觉丧失。

自 测 题

一、单选题

1. 骨筋膜隔室综合征的主要病因是（C）

A. 主要神经损伤 　　　　　　B. 肌肉挛缩

C. 筋膜室内高压 　　　　　　D. 动脉内血栓形成

E. 静脉栓塞

2. 由于各种原因使小腿骨筋膜隔室内压力达到（C），可使供应肌肉的小动脉关闭，形成缺血 - 水肿 - 缺血的恶性循环

A. 35mmHg 　　　　　　B. 45mmHg

C. 55mmHg 　　　　　　D. 65mmHg

E. 75mmHg

3. 骨筋膜隔室综合征最常见于（E）

A. 臀部 　　　　　　B. 足部

C. 手指 　　　　　　D. 大腿

E. 小腿

4. 骨筋膜隔室综合征最主要的治疗措施是（E）

A. 给予血管扩张药，消除血管痉挛

B. 抬高患肢，以利肿胀消退

C. 被动按摩，促进循环

D. 局部麻醉，解除血管痉挛

E. 解除局部包扎及外固定物，经观察不见好转，切开筋膜减压

5. 肌肉组织缺血 2~4h 即可发生功能障碍，完全缺血（C）发生不可逆损害

A. 5~8h 　　　　　　B. 6~10h

C. 8~12h 　　　　　　D. 12~24h

E. 12~48h

二、多选题

1. 骨筋膜隔室综合征由（ABCD）组成

A. 骨 　　　　　　B. 骨间膜

C. 肌间隔 　　　　　　D. 深筋膜

E. 浅筋膜

2. "5P" 征是指（ABCDE）

A. 由疼痛转为无痛 　　　　　　B. 肌肉瘫痪

C. 由潮红转苍白、发绀 　　　　　　D. 无脉

E. 感觉异常

第四节 深静脉血栓形成

学习目标

1. 了解下肢深静脉血栓形成的病理机制。
2. 熟悉深静脉血栓形成的诊断和治疗。
3. 掌握深静脉血栓形成的护理。

【概述】

深静脉血栓形成（deep vein thrombosis，DVT）是血液在深静脉不正常的凝固、阻塞管腔，从而导致的一种静脉回流障碍性疾病，是常见的血栓类疾病，全身主干静脉均可发病，尤其多见于下肢。DVT 与肺血栓栓塞症（pulmonary thromboembolism，PTE），合称为静脉血栓栓塞症（venous thromboembolism，VTE），它们是同一疾病，在不同阶段、不同部位的两种表现形式。

【病因与病理机制】

德国生理学家 Virchow 在 1856 年将静脉血栓形成因素归纳为：静脉壁损伤、静脉血流缓慢和血液高凝状态三大主要因素，至今被世界所公认。

1. **静脉壁损伤** 静脉内膜具有良好的抗凝和抑制血小板黏附和聚集的功能，完整的内膜是预防 DVT 的前提。骨折时碎片可损伤血管，或静脉输注各种刺激性溶液导致静脉炎，静脉周围有感染病灶等均可引起静脉壁损伤，启动内源性凝血系统，导致血栓形成。

2. **静脉血流缓慢** 瘫痪、手术麻醉、肢体制动、长期卧床或久坐、恶性肿瘤、肥胖等均可导致静脉血流瘀滞，增加了血小板、凝血因子与静脉内皮接触时间，如发生在受损的静脉内皮，DVT 的发生率将大大增加。

3. **血液高凝状态** 分为遗传性和获得性两种。前者主要见于凝血酶缺乏、蛋白 C 和蛋白 S 缺乏等；后者主要见于肿瘤、产后、长期服用避孕药、创伤、术后等患者。

【诊断】

（一）症状

50%~80% 的 DVT 无症状，有症状的急性 DVT 主要表现为患肢的突然肿胀、疼痛，不同区域的 DVT 可有压痛。

1. **上肢静脉血栓** 前臂和手部肿胀、疼痛，上肢下垂时症状加重。

2. **上腔静脉血栓** 上肢静脉回流障碍表现，面颈部肿胀，球结膜充血水肿，眼睑肿胀，胸背以上浅静脉广泛扩张，胸壁扩张静脉血流方向向下。

3. **下腔静脉血栓** 常为下肢深静脉血栓向上蔓延所致，下肢深静脉回流障碍，躯干浅静脉扩张，血流方向向头端；可有心悸，甚至轻微活动，即可引起心慌、气短等心功能不全的症状；由于肾静脉回流障碍，可引起肾功能不全的表现，包括尿量减少、全身水肿等。

4. 下肢深静脉血栓 下肢肿胀、疼痛、皮肤青紫等。

（二）体征

1. Homan 征 检查时下肢伸直,将踝关节背屈,由于腓肠肌和比目鱼肌被动拉长而刺激小腿肌肉内病变的静脉,引起小腿肌肉深部疼痛,为阳性,提示小腿深静脉血栓形成。

2. Neuhofs 征 检查时患者仰卧,自然屈膝,放松下肢,检查者用手压迫患者小腿腓肠肌,如有饱满紧韧感、硬结和压痛,为阳性,提示小腿深静脉血栓形成。

（三）辅助检查

1. 血液检查 发生下肢 DVT 时,血液中 D- 二聚体的浓度升高,但临床其他一些情况如孕妇、手术后、危重及恶性肿瘤患者的 D- 二聚体也会升高,特异性较差,可用于急性 VTE 的筛查、特殊情况下 DVT 的诊断、疗效评估和 VTE 复发的危险程度评估。

2. 多普勒超声检查 敏感性、准确性均较高,应用广泛,是 DVT 诊断的首选方法,适用于筛查和监测。

3. 静脉造影检查 准确率高,可以有效判断有无血栓,血栓部位、范围、形成时间和侧支循环情况,是诊断下肢 DVT 的"金标准"。缺点是有创,有导致造影剂过敏和肾毒性的风险,造影剂本身也会对血管壁造成损伤。

（四）分型

1. 周围型 包括腘静脉和小腿深静脉血栓形成,表现为小腿疼痛、肿胀且深压痛。

2. 中央型 血栓发生于髂股静脉,左侧多于右侧。起病骤急,表现为患肢髂窝和股三角区疼痛、压痛,浅静脉曲张,下肢肿胀明显,皮温及体温均升高。

3. 混合型 表现为全下肢明显肿胀、剧痛、苍白（股白肿）,常有体温升高和脉率加速;肢体快速肿胀而压迫下肢动脉,导致下肢动脉血供障碍,引起足背和胫后动脉搏动消失;进而足背和小腿出现水疱,皮肤温度明显降低并呈青紫色（股青肿）。如不及时处理,可发生静脉坏疽。

【治疗】

（一）非手术治疗

适用于周围型及超过 3d 的中央型和混合型。

1. 一般处理 卧床休息、抬高患肢。病情缓解后可进行轻便活动,起床活动时穿着医用弹力袜或弹力绑带。

2. 药物治疗 包括利尿、溶栓、抗凝、祛聚及中医中药治疗等。

（二）手术疗法

静脉导管取栓术适用于病期在 48h 以内的中央型和混合型。中央型可以考虑行腔内置管溶栓、球囊扩张、支架植入术,必要时安装下腔静脉滤器减少肺动脉栓塞可能。混合型出现股青肿者,应切开静脉壁直接取栓,术后辅以抗凝、祛聚治疗。

【护理】

（一）DVT 的预防

1. 基础预防措施

（1）改善生活方式,做好慢性疾病管理。

（2）注意保暖,有效抬高患肢。

（3）尽早下地活动;不能下床的患者在床上进行功能锻炼,如主动进行踝泵运动（踝关节背伸跖屈运动），促进下肢血液循环。

（4）保证充足液体量。

（5）有创操作规范，减少静脉内膜损伤，保护血管。

（6）规范使用气压止血带。

2. 物理预防措施 主要包括抗血栓压力带、间歇性充气加压泵、足底静脉泵、神经肌肉刺激器，下列情况禁用或慎用物理预防措施：

（1）充血性心力衰竭、肺水肿或下肢严重水肿。

（2）下肢 DVT 形成、肺栓塞发生或血栓（性）静脉炎。

（3）间歇性充气加压泵及抗血栓压力带不适用于下肢局部皮肤异常（如皮炎、坏疽、近期接受皮肤移植手术）。

（4）下肢血管严重动脉硬化或狭窄、其他缺血性血管病（糖尿病性等）及下肢严重畸形等。

3. 药物预防措施 充分权衡患者的血栓风险和出血风险利弊，合理选择抗凝血药物。对于出血风险高的患者，只有当预防血栓的获益大于出血风险时，才考虑使用抗凝血药物。

（1）常见的出血风险：①大出血病史；②严重肾功能不全；③联合应用抗血小板药物；④手术因素（既往或此次手术中出现难以控制的手术出血、手术范围大、翻修手术）。

（2）常用抗凝血药物：口服抗凝血药物，包括维生素 K 拮抗剂（华法林）、直接凝血酶抑制剂（达比加群），以及直接 Xa 因子抑制剂（利伐沙班）；肠外抗凝剂，包括间接抗凝剂（普通肝素、低分子量肝素）和直接凝血酶抑制剂（阿加曲班）。

（二）DVT 的护理

1. 术前护理

（1）病情观察：观察患肢疼痛的部位、持续时间、性质、程度、皮温、皮肤颜色、动脉搏动及肢体感觉等，每日进行测量、记录、比较。

（2）体位与活动：①卧床休息 1~2 周，禁止热敷、按摩，避免活动幅度过大，避免用力排便，以免血栓脱落；②休息时患肢高于心脏平面 20~30cm，改善静脉回流，减轻水肿和疼痛；③下床活动时，穿医用弹力袜或用弹力绷带，使用时间因栓塞部位而异，周围型血栓形成使用 1~2 周，中央型血栓形成可用 3~6 个月。

（3）饮食护理：宜进食低脂、高纤维食物，多饮水，保持大便通畅，避免因用力排便引起腹压增高而影响下肢静脉回流。

（4）疼痛护理：采用各种非药物手段缓解疼痛，必要时遵医嘱给予镇痛药物。

（5）用药护理：抗凝血药物对于初次、继发于一过性危险因素者，至少服用 3 个月；对于初次原发者，服药 6~12 个月或更长时间。用药期间，避免碰撞及跌倒，用软毛牙刷刷牙。

（6）并发症护理

1）出血：是抗凝、溶栓治疗的严重并发症。主要由溶栓、抗凝治疗期间，抗凝血药物使用不当造成。应注意观察患者有无创口渗血或血肿，有无牙龈、消化道或泌尿道出血等情况，监测凝血功能的变化，观察有无出血倾向；发现异常，立即通知医师，除停药外，可用鱼精蛋白对抗肝素、维生素 K 对抗华法林，使用纤维蛋白原制剂或输注新鲜血对抗溶栓治疗引起的出血。

2）肺栓塞：注意患者有无出现胸痛、呼吸困难、咯血、血压下降，甚至晕厥等表现，如出现肺栓塞,立即嘱患者平卧,避免深呼吸、咳嗽及剧烈翻动,同时给予高浓度氧气吸入,并报告医师,配合抢救。

2. 术后护理

(1)病情观察:观察生命体征,切口敷料有无渗血、渗液,皮温、皮肤颜色、动脉搏动、肢体感觉等,以判断术后血管通畅程度、肿胀消退情况等。

(2)体位护理:抬高患肢至高于心脏平面20~30cm,膝关节微屈,适当进行足背屈伸运动,逐渐增加活动量,以促进下肢深静脉再通和侧支循环建立。避免屈膝、屈髋或穿过紧衣物影响静脉回流。

【健康教育】

1. 在病情允许的情况下,早下地早活动。

2. 指导患者正确使用弹力袜、弹力绷带,保持良好体位。绝对戒烟,防止烟草中尼古丁刺激引起血管收缩。

3. 出院3~6个月后门诊复查,告知患者若出现下肢肿胀疼痛,平卧或抬高患肢仍不能缓解时,及时就诊。

知识拓展

血栓危险因素评估

血栓危险因素评估方法有Caprini血栓风险评估、Padua评分、Davison评分、Autar评分等。由于Caprini血栓风险评估是基于临床经验和循证医学证据设计的一个有效且简单可行、经济实用的VTE风险预测工具,推荐骨科使用。

自 测 题

一、单选题

1. DVT的好发部位是(B)

A. 上肢   B. 下肢   C. 四肢末端   D. 关节部位

2. **不属于**下肢深静脉血栓形成的病因的是(D)

A. 静脉血流缓慢   B. 静脉壁损伤

C. 血液高凝状态   D. 高脂血症

3. 骨科术后最易发生深静脉血栓形成的部位是(A)

A. 小腿深静脉   B. 大隐静脉   C. 股浅静脉   D. 髂静脉

4. 下肢深静脉血栓形成最危险的并发症是(A)

A. 肺栓塞   B. 骨筋膜隔室综合征

C. 患肢坏疽   D. 软组织水肿

二、多选题

1. 静脉血栓形成的因素有(ABC)

A. 血管壁损伤   B. 静脉血流缓慢

C. 血液高凝状态　　　　　　　　　D. 肢体肿胀

2. 血栓患者的预防措施包括（ACE）

A. 基本预防　　　　　　　　　　　B. 风险预防

C. 物理预防　　　　　　　　　　　D. 化学预防

E. 药物预防

第五节　应激性溃疡

学习目标

1. 了解应激性溃疡的病因及病理机制。
2. 熟悉应激性溃疡的诊断和治疗。
3. 掌握应激性溃疡的护理。

【概述】

应激性溃疡（stress ulcer, SU）是机体在各类严重创伤、危重疾病或严重心理疾病等应激状态下发生的急性胃肠道黏膜糜烂、溃疡等病变，严重者可并发消化道出血，甚至穿孔，可使原有疾病的程度加重及恶化，增加病死率。因而，预防 SU 是救治危重症患者不可忽视的环节。SU 在内镜下可表现为急性胃黏膜病变、急性糜烂性胃炎、急性出血性胃炎、消化性溃疡等。

【病因与病理机制】

（一）病因

应激性溃疡是多发性外伤、严重全身性感染、大面积烧伤、休克、多器官功能衰竭等严重应激反应情况下发生的急性胃黏膜病变，是上消化道出血常见原因之一。增加 SU 并发出血的风险因素：

1. 机械通气超过 48h 或接受体外生命支持。
2. 凝血机制障碍或使用抗凝或抗血小板药。
3. 原有消化性溃疡或出血病史。
4. 大剂量使用糖皮质激素或合并使用非甾体抗炎药。
5. 急性肾功能衰竭或肾脏替代治疗。
6. 急性肝功能衰竭或慢性肝病。
7. 急性呼吸窘迫综合征（ARDS）。
8. 器官移植等。
9. 严重颅脑、颈脊髓外伤；各种困难、复杂的手术。
10. 休克或持续低血压。
11. 心脑血管意外。
12. 严重心理应激，如精神创伤等。

存在 3 种及以上危险因素者,出血风险更高。

（二）病理机制

SU 呈多发性,在原发病早期发生的 SU,常位于胃的近端(胃底、胃体部),而在原发病的后期,SU 常位于胃的远端和十二指肠。尚不清楚两者的病理生理机制是否有区别,但目前认为胃黏膜防御功能降低与胃黏膜损伤因子作用相对增强是 SU 发病的主要机制。在应激状态下交感神经兴奋,血中儿茶酚胺水平升高,引起胃、十二指肠黏膜缺血,导致细胞死亡和解体,最后发生损伤和溃疡;同时,当黏膜细胞由于血流灌注减少而受损时,胃酸和胃蛋白酶分泌增高,从而使胃黏膜自身消化。

【诊断】

结合病史及相关危险因素、在原发病后 2 周内出现上消化道出血症状、体征及实验室检查异常,即可拟诊 SU;如内镜检查发现糜烂、溃疡等病变存在,即可确诊 SU。

（一）症状

原发病的程度越重,并发症越多,SU 的发生率也越高,病情越凶险,病死率越高。患者常无明显的前驱症状(如上腹痛、反酸等),主要临床表现为并发症症状。

1. 上消化道出血(呕血或黑粪)与失血性休克的表现

（1）排除消化道以外出血因素,如口腔、鼻腔、咽喉部的出血及咯血。

（2）幽门以上出血常为呕血,幽门以下出血常表现为黑便,如果出血量大且迅速,也可出现呕血。出血后立即呕出,血液呈鲜红色,在胃内停留一段时间,经胃酸作用后再呕出,呈咖啡色。血液从肠道排出时,血红蛋白经肠内硫化物作用形成黑色的硫化铁,大便颜色为柏油样。

（3）出现呕血,提示胃内出血至少 250~300ml;出现黑便,提示 24h 出血量在 50~70ml;粪便隐血试验阳性,提示 24h 出血量在 5ml 以上;当出血量在 500ml 以内时,症状通常轻微或不出现;当出血量超过 500ml,可出现血容量不足表现,头昏、心悸、乏力、口渴等;短时间出血量超过 1 000ml 或占全身血容量的 20%,则出现周围循环衰竭症状,表现为烦躁、晕厥、面色苍白、脉搏细数、肢体湿冷、口唇发绀、呼吸急促、休克等。

2. SU 发生穿孔时,可出现急腹症的症状与体征。表现为腹痛顽固而持久,疼痛可放射至背部。急性穿孔时引发剧烈腹痛,多自上腹迅速蔓延至全腹,腹肌强直,有明显压痛和反跳痛,肝浊音区消失,肠鸣音减弱或消失,部分患者出现休克。

3. SU 的发生大多集中在原发疾病发生的 3~5d 内,少数可发生在 2 周左右。

4. 幽门梗阻患者胃排空延迟,可感上腹饱胀不适,餐后加重,有反复大量呕吐,可致失水和低氯低钾性碱中毒。

5. 癌变少数。

（二）体征

1. 病变以胃底、胃体部最多,也可见于胃窦、食管、十二指肠及空肠。

2. 病变形态以多发性糜烂、溃疡为主,前者表现为多发性出血点、出血斑或斑片状血痂,溃疡深度可至黏膜下层、固有肌层,甚至达浆膜层。

（三）辅助检查

1. 内镜检查 是确诊消化性溃疡的首选检查方法,尤其是上消化道出血诊断的重要手段。内镜检查可判断是否有活动性出血,并根据病灶情况作出相应止血治疗。胃肠道出血

速度 >0.5ml/min,可经血管造影发现出血部位,阳性率 50%~70%,出血速度 >2ml/min,发现病变可能性在 80% 左右。

2. **血常规检查**　不明原因血红蛋白浓度降低≥20g/L,应考虑 SU 伴出血的可能。

3. **呕吐胃液或粪便隐血试验**　阳性提示有出血。

【治疗】

SU 的治疗关键在于预防并发症的发生,对合并有危险因素的危重症患者应进行重点预防。

（一）消除应激源

抗感染、抗休克,纠正低蛋白血症、电解质和酸碱平衡紊乱,防止颅内压增高,保护心、脑、肾等重要器官功能。对原有溃疡病史者,在重大手术前可进行胃镜检查并定期监测血红蛋白水平及粪便隐血试验,以明确是否合并活动性溃疡。

（二）肠内营养

早期肠内营养对于危重症患者不仅具有营养支持作用,持续的食物摄入有助于维持胃肠黏膜的完整性、增强黏膜屏障功能,可能对预防 SU 有重要作用。

（三）药物应用

1. **用药指征**　危重症患者存在危险因素时,应使用预防药物;若同时具有以下任意两项危险因素时,也应考虑使用预防药物:①ICU 住院时间 >1 周;②粪便隐血持续时间 >3d;③大剂量使用糖皮质激素（氢化可的松 >250mg/d）。④合并使用非甾体抗炎药。

2. **药物选择**　质子泵抑制剂（PPI）、H_2 受体拮抗剂（H_2RA）、胃黏膜保护剂、抗酸药等。

（1）抑酸药:SU 发病早期胃酸及胃蛋白酶原等分泌增加,抑制胃酸并提高胃内 pH,对 SU 的预防具有重要作用。PPI 是 SU 的首选药物,推荐在原发病发生后以标准剂量 PPI 静脉滴注,至少连续 3d。

（2）胃黏膜保护剂:可增加胃黏膜的防御功能,但是不能中和胃酸和提高胃内 pH。常用的胃黏膜保护剂包括硫糖铝和枸橼酸铋钾,覆盖在溃疡面上形成一层保护膜,阻止胃酸和胃蛋白酶侵袭溃疡面。

（3）抗酸药:氢氧化铝、铝碳酸镁、5% 碳酸氢钠溶液等,可从胃管内注入,使胃内 pH 升高,但其降低 SU 相关出血风险的效果不及 PPI 和 H_2RA。

3. **停药指征**　当患者病情稳定,可耐受肠内营养或已进食,临床症状开始好转或转入普通病房后应将静脉用药改为口服用药并逐渐停药,以尽量减少药物不良反应。

（四）SU 并发出血的治疗

少量出血患者,密切观察病情变化,观察异常化验指标;大量出血者,应用药物治疗、内镜治疗、介入治疗、手术治疗。

【护理】

（一）护理评估

1. **病史**　包括患者既往史、用药史、家族史。

2. **现病史与一般状况**

（1）创伤严重程度、手术情况等。

（2）全身状况,有无痛苦表情,生命体征是否正常,是否有不明原因的血压下降。

（3）腹部体征,有无难以控制的呃逆,有无压痛、反跳痛,腹肌是否紧张,肠鸣音听诊情况。

（4）观察呕吐物是否为咖啡色或者血性,是否排柏油样便。

3. 心理 - 社会状况 患者有无焦虑、恐惧心理,患者家庭经济状况或社会支持情况。

4. 实验室及其他检查 血常规变化情况;呕吐物或粪便隐血试验;胃镜检查;腹部影像学检查。

（二）护理措施

1. 缓解疼痛

（1）心理护理:理解和关心患者,告知疾病和治疗的有关知识。

（2）采取有效止痛措施:了解患者疼痛的程度、性质,向患者解释损伤性疼痛的原理和规律,指导患者放松疗法;排除疼痛的来源,必要时可遵医嘱使用镇痛药。

（3）用药指导

1）质子泵抑制药:服用时间为早餐前 1h 或晚睡前,服用时应整粒吞服,不可咀嚼。

2）H_2 受体拮抗药:服用时间为餐前。

3）抗幽门螺杆菌的药物:抗生素均于餐后服用,有青霉素过敏史者禁用阿莫西林,无青霉素过敏史的患者用药前应做青霉素皮试,甲硝唑的代谢产物可使尿液呈深红色。

4）保护胃黏膜的药物:硫糖铝在餐前 1h 服用。与制酸药物同服,可降低硫糖铝的药效。本药含糖量较高,糖尿病患者应慎用。铋剂在餐前服用,不得与强制酸药物同时服用,服药期间粪便可呈黑色,还应注意不得与牛奶同服。

5）米索前列醇:本品不常用,也要求空腹服用,孕妇忌用。

（4）饮食指导:指导患者选择营养丰富、高热量、富含维生素、易消化的食物,少量多餐,忌酸辣、生冷、油炸、浓茶、烟酒等。

2. 预防并发症

（1）上消化道出血:根据患者的血压、脉搏、呕血、黑便等临床表现综合判断患者的出血量,尽早内镜下查找出血原因及进行止血治疗。建立静脉通路,输血、补充液体,维持水、电解质、酸碱平衡。留置胃管,注入止血药物。大出血时,头偏向一侧,防止窒息。

（2）穿孔:禁食、胃肠减压,在积极抗休克、充分扩充血容量的基础上,做好术前的准备工作,如备皮、青霉素皮试、普鲁卡因皮试、备血等。

（3）幽门梗阻:①给予禁食,持续胃肠减压及抗酸治疗,以减少胃潴留、抑制胃液分泌,使溃疡迅速消肿、愈合,观察胃液引流的颜色、性质、量;②维持水、电解质平衡,定期监测血生化;③准确记录出入量;④禁用抗胆碱能药,如阿托品、山莨菪碱等,此类药物会延迟胃排空,加重胃潴留。

【健康教育】

1. 告知患者及家属有关应激性溃疡的知识,使之能更好地配合术后长期治疗和自我护理。

2. 指导患者自我调节情绪,强调保持乐观的重要性和方法。

3. 劝告患者戒烟酒。

4. 与患者讨论并制订饮食方案。以清淡饮食为主,宜营养丰富、定时定量,避免过冷、过烫、烟熏、腌制及油炸食品。出血期禁食,恢复后早期以流质饮食为主,避免刺激胃黏膜。

5. 指导患者药物服用时间、方式、剂量,及药物不良反应。避免服用对胃黏膜有损害的药物。

6. 患者出院后,指导康复锻炼,定期随访。

知识拓展

应激性溃疡与胃部其他黏膜病变或溃疡的区别

1. 乙醇、激素及非激素类抗炎制剂(阿司匹林、吲哚美辛等)引起的急性黏膜病变不伴随严重感染、外伤等应激情况。病灶多为多发性浅表糜烂,发生部位与应激性溃疡相似,但限于黏膜,不侵犯肌层,愈合后不留瘢痕,一般不引起大量出血,出血能自行停止,不需要外科治疗。

2. 烧伤后引起的柯林溃疡(Curling 溃疡)多为孤立、单个的溃疡,位置较深,多位于十二指肠,常穿透肠壁导致穿孔;脑外伤后 Gushing 溃疡多发生在食管、胃或十二指肠,能穿透胃肠壁。

自　测　题

一、单选题

1. 上消化道大出血的常见原因为(B)
A. 食管 - 胃底静脉曲张　　　　　　　B. 消化性溃疡
C. 胃癌　　　　　　　　　　　　　　D. 胃炎

2. 硫糖铝片应在什么时间服用(A)
A. 餐前 1h　　　　　　　　　　　　B. 餐前 30min
C. 餐中或餐后立即　　　　　　　　　D. 餐后 30min

3. SU 症状较重者应多进食(C)
A. 洋葱、芹菜等新鲜蔬菜　　　　　　B. 高脂肪食物
C. 面食、米粥　　　　　　　　　　　D. 蛋黄、鱼虾

4. SU 患者合并瘢痕性幽门梗阻,频繁呕吐,最易出现(B)
A. 代谢性酸中毒　　　　　　　　　　B. 代谢性碱中毒
C. 低镁血症　　　　　　　　　　　　D. 低钙血症

5. 在原发病早期发生的 SU,常位于(A)
A. 胃的近端(胃底、胃体部)　　　　　B. 十二指肠前壁
C. 胃窦部　　　　　　　　　　　　　D. 幽门处

二、多选题

1. SU 的并发症有(ABCD)
A. 出血　　　　　B. 穿孔　　　　　C. 幽门梗阻　　　　　D. 癌变

2. SU 的主要发病机制是(ABC)
A. 胃黏膜防御功能减低　　　　　　　B. 胃黏膜损伤因子增强
C. 神经内分泌失调　　　　　　　　　D. 幽门螺杆菌感染

第六节　坏死性筋膜炎

学习目标

1. 了解坏死性筋膜炎的病因及病理机制。
2. 熟悉坏死性筋膜炎的诊断、治疗。
3. 掌握坏死性筋膜炎的护理。

【概述】

坏死性筋膜炎（necrotic fascilitis）是以广泛而迅速的皮下组织和筋膜坏死为特征的软组织感染，病变不累及周围肌组织，常伴有全身中毒性休克。致病菌包括革兰氏阳性的溶血性链球菌、金黄色葡萄球菌，革兰氏阴性菌和厌氧菌。起病急，早期局部体征常较隐匿而不引起患者注意，24h 内可波及整个肢体。坏死性筋膜炎可累及全身各个部位，发病以四肢为多见，尤其是下肢，其次是腹壁、会阴、背、臀部和颈部等。患者局部症状尚轻，全身即表现出严重的中毒症状，是本病的特征。

【病因与病理机制】

（一）病因

1. 可有四肢皮肤擦伤、挫伤、昆虫叮咬等皮肤轻度损伤，或头颈、面部、肠道及会阴部外伤、手术感染史。

2. 免疫力低下，接受化学治疗的恶性肿瘤、接受免疫抑制剂治疗、合并糖尿病或动脉硬化。

（二）病理机制

坏死性筋膜炎是需氧菌和厌氧菌协同作用的结果。在全身或局部组织出现免疫损害后，多种细菌侵入皮下组织和筋膜，需氧菌先消耗组织中的氧气，同时细菌分泌的酶将组织中的过氧化氢分解，创造出适宜厌氧菌生存繁殖的少氧环境。细菌感染沿着筋膜组织迅速广泛地潜行蔓延，引起感染组织广泛性炎症充血、水肿，继而皮肤和皮下的小血管网发生炎性栓塞，组织营养障碍导致皮肤缺血性坑道样坏死，甚至发生环形坏死。

镜检可见血管壁有明显的炎性表现，真皮深部和筋膜中有中性粒细胞浸润，受累筋膜内血管有纤维性栓塞，动静脉壁出现纤维素性坏死，革兰氏染色可在破坏的筋膜和真皮中发现病原菌，肌肉无损害的表现。

【诊断】

（一）局部表现

1. **红肿早期**　皮肤红肿，呈紫红色片状，边界不清。

2. **疼痛**　患部麻木，由于炎性物质的刺激和病菌的侵袭，早期感染局部有剧烈疼痛。当病灶部位的感觉神经被破坏后，剧烈疼痛可被麻木或麻痹所替代，这是本病的特征之一。

3. 血性水疱　由于营养血管被破坏和血管栓塞,皮肤的颜色逐渐发紫、发黑,出现含血性液体的水疱或大疱。

4. 奇臭血性渗液　皮下脂肪和筋膜水肿、渗液发黏、混浊、发黑,最终液化坏死。渗出液为血性浆液性液体,有奇臭。坏死广泛扩散,呈潜行状,有时产生皮下气体,检查可发现捻发音。

（二）全身中毒表现

疾病早期局部感染症状尚轻,患者即有畏寒、高热、厌食、腹胀、脱水、低血压、贫血、黄疸、意识障碍等严重的全身性中毒表现。若未及时救治,可出现弥散性血管内凝血和中毒性休克等。局部体征与全身症状的轻重不相称是本病的主要特征。

（三）辅助检查

1. 实验室检查　大部分患者的红细胞计数和血红蛋白有轻度至中度的降低,白细胞升高,C 反应蛋白和红细胞沉降率也有升高。

2. 血液细菌学检查　脓液涂片革兰氏染色可见球菌和杆菌,细菌培养可培养出需氧菌和厌氧菌。

3. 影像学检查　有大量厌氧菌感染时,皮下可能有气体,X 线片可以证明。

4. 活组织检查　取筋膜组织进行冷冻切片,对诊断也有帮助。

（四）分型

坏死性筋膜炎可分为两种类型:一种是致病菌通过创伤或原发病灶扩散,使病情突然恶化,软组织迅速坏死;另一种病情发展较慢,以蜂窝织炎为主,皮肤有多发性溃疡,脓液稀薄奇臭,呈洗碗水样,溃疡周围皮肤有广泛潜行,且有捻发音,局部感觉麻木或疼痛,这些特点非一般蜂窝织炎所有。

（五）鉴别诊断

1. 急性蜂窝织炎　临床表现与坏死性筋膜炎非常相似,发生在皮下、筋膜下、肌间隙或深部疏松组织化脓性感染,局部病变严重时才有全身中毒表现。

2. 气性坏疽病变　以产气荚膜梭菌引起的坏死性肌炎为主,发病前创伤累及肌肉,伤口分泌物有某种腥味。

【治疗】

（一）早期诊断,彻底的外科清创手术

关键是及早清除坏死的筋膜、皮下组织,但皮肤通常可以保留,伤口敞开,常需要多次清创,用 3% 过氧化氢或 1:5 000 高锰酸钾溶液冲洗。

（二）应用大剂量有效抗生素

应从手术前开始,静脉滴入大剂量抗生素,直到术后炎症控制。根据细菌培养种类,选用有效的抗菌药物。

（三）支持治疗

积极纠正水、电解质紊乱;贫血和低蛋白血症者,可输注新鲜血、白蛋白或血浆;可采用鼻饲或静脉高营养、要素饮食等保证足够的热量摄入。有糖尿病者,严格控制血糖,免疫力低下者,给予提高免疫力相应治疗。

（四）高压氧治疗

可以降低坏死性筋膜炎患者的死亡率。

【护理】

（一）心理护理

病情发展迅速，患者非常紧张、恐惧，护士要及时讲解病情，安慰患者，指导患者如何配合治疗和护理，让患者主动参与到治疗和护理中，缓解紧张不安。

（二）病情评估

1. 重视生命体征评估 坏死性筋膜炎早期局部症状轻与全身症状重不相称，生命体征易被忽视，甚至认为是测量误差或干扰。

2. 重视患病史和用药史 糖尿病、营养不良、使用免疫抑制剂和化疗的患者易得此病。

3. 重视患者主诉 早期局部体征轻，患者主诉疼痛，要报告医生，积极查找原因，慎用镇痛药。

4. 观察局部细微变化 患者局部疼痛剧烈，预示病情加剧，疼痛缓解并出现皮肤麻木预示神经受损，观察皮肤颜色变化和红斑面积是否扩大，有无捻发音，有无水疱，渗出液的颜色、气味均反映病情的变化。

（三）并发症的护理

1. 高热护理 监测体温变化，给予物理降温和药物降温，补充水分和电解质。

2. 电解质和酸碱平衡紊乱 观察患者面色，监测血常规和生化指标，及早给予全胃肠道营养或静脉高营养支持，及时输注白蛋白或血液。

3. 预防 DIC 与休克 在治疗全程中均应密切观察患者的生命体征，进行血气分析和血常规、血生化等检验，及早纠正休克，预防心、肾衰竭。

【健康教育】

1. 指导患者养成良好的生活习惯，加强锻炼，提高免疫力。
2. 积极治疗原发的全身性疾病。
3. 长期使用皮质类固醇和免疫抑制剂者，应注意加强全身营养，避免免疫力低下而诱发感染。
4. 皮肤创伤时，要及时清除污染物，消毒创口，最大程度减少感染机会。

知识拓展

气性坏疽与坏死性筋膜炎

1. **气性坏疽** 患者常有严重性开放伤，多发生于四肢尤其是下肢，局部疼痛剧烈，分泌物呈浆液血性渗液，分泌物图片可见到粗大革兰氏阳性杆菌，软组织积气位于肌肉内，X 线可见，坏死组织以肌肉组织为主，需要严格隔离。

2. **坏死性筋膜炎** 患者只有轻微外伤，常有机体抵抗力下降，可发生在任何部位，由多种细菌混合感染，局部疼痛缓解后出现麻木，分泌物呈稀薄、洗碗水样，气体位于皮下组织内，可有握雪感，坏死组织以皮下组织筋膜为主，不累及肌肉。

‖ 自测题

一、单选题

1. 坏死性筋膜炎的治疗**不包括**（D）

A. 支持疗法 　　B. 切开引流 　　C. 大量抗生素 　　D. 切开减压

2. 坏死性筋膜炎的常见病因**不包括**（B）

A. 皮擦伤 　　B. 肌肉断裂 　　C. 挫伤 　　D. 糖尿病

3. 坏死性筋膜炎的并发症**不包括**（C）

A. 高热 　　B. 贫血 　　C. 血栓 　　D. 低蛋白血症

4. 关于坏死性筋膜炎,说法正确的是（D）

A. 不会发生休克 　　　　　　B. 血磷升高

C. 白细胞降低 　　　　　　D. 发生低蛋白血症

5. 坏死性筋膜炎主要受累的组织是（D）

A. 皮肤 　　B. 肌肉 　　C. 血管神经 　　D. 筋膜

二、多选题

1. 坏死性筋膜炎的常见致病菌是（ABCE）

A. 葡萄球菌 　　　　　　B. 链球菌

C. 厌氧菌 　　　　　　D. 产气荚膜梭菌

E. 革兰氏阴性菌

2. 坏死性筋膜炎患者全身中毒表现包括（ABDE）

A. 高热 　　　　　　B. 贫血

C. 抽搐 　　　　　　D. 低蛋白

E. 厌食

（丁俊琴 王 洁）

第四篇

提升篇

第一章 骨科护理质量标准及监测指标

第一节 骨科专科护理临床质量
考核（评价）标准

学习目标

掌握并正确运用骨科专科护理临床质量考核（评价）标准，提高骨科专科护理质量。

骨科专科护理临床质量考核（评价）标准见表 4-1-1。

表 4-1-1 骨科专科护理临床质量考核（评价）标准

类别	项目内容	质量标准	检查方法
要素质量 10 分	床护比例责任护士管床数（5 分）	1. 床护比≥1∶0.4 2. 责任护士管床≤8 人 3. 护理人员层级分配合理	现场查看排班及上班情况
	环境与设备（5 分）	1. 病房整体环境 2. 基础仪器和设备　监护仪、抢救车、简易呼吸器等 3. 专科仪器和设备　下肢运动仪、抗血栓压力带、冰敷装置、烤灯、红光治疗仪等	现场查看环境与相关设备
环节质量 70 分	住院评估准确率（10 分）	1. 掌握患者现病史、既往史、过敏史等病情，正确评估患者存在的护理问题，并分析护理问题，采取相应的护理措施 2. 正确进行患者压力性损伤风险、疼痛、深静脉血栓风险、跌倒风险等的评估，存在跌倒、压力性损伤、误吸、深静脉血栓风险的患者床边有相应警示标记提醒 3. 正确观察患者患肢局部血液循环、感觉、肌力、神经功能及呼吸、大小便等专科护理内容	结合病例及护理文件，现场查看责任护士对患者各项内容判断与实际护理情况是否相符
	病情观察准确率（30 分）	1. 根据护理级别定时巡视，观察患者生命体征变化，了解患者所需，根据病情变化给予相应护理措施，发现异常，及时汇报并做好记录 2. 患者体位安全舒适，患肢处于功能位，保证患者体位有效性 3. 对患者进行翻身、搬运及转运患者时注重安全。对脊柱损伤患者，保持身体躯干为一直线，防止脊柱扭曲受压。注意保护患者隐私，防止其跌倒、坠床	听责任护士汇报病情，结合病例及护理文件进行床边评估，现场考核护士能否及时评估掌握病情，规范操作，根据患者病情动态监测，及时发现异常并给予正确护理措施

续表

类别	项目内容	质量标准	检查方法
		4. 牵引患者知晓注意事项,牵引锤符合要求,有效牵引;石膏护理符合常规;脊柱损伤患者正确配合进行滚筒式翻身;患者知晓正确功能锻炼的方法及频率,无相关并发症发生 5. 知晓脊髓损伤伴截瘫、长期卧床、下肢功能障碍患者足下垂情况并进行预见性护理,实施相关护理措施 6. 疼痛评分≥4分、压力性损伤风险评分<16分、MFS跌倒风险评分≥25分时,进行护理措施记录,及时评价疼痛干预效果 7. 有明确的深静脉血栓风险评估量表和危险分层,评估与病情相符。根据深静脉血栓风险评估量表评估危险分层,有相应的预防措施(基础预防、物理预防、药物预防) 8. 关注伤口出血情况,做好各种引流管护理,按照管道护理执行标准操作 9. 专科护理观察内容:做好局部血液循环观察、神经功能评估监测、呼吸功能监测、大小便及肛门括约肌观察等 10. 运用有效的沟通技巧,提供有针对性的健康教育和康复指导,做好心理护理,了解患者心理变化,减少不良刺激 11. 功能锻炼计划符合病情并正确实施	
专科并发症干预准确率(20分)		1. 下肢深静脉血栓　正确使用相关评分表进行评分,能根据患者实际评分给予相应基础预防、物理预防及药物预防。如正确穿戴弹力袜,规范使用抗血栓压力带等,知晓相关注意事项 2. 骨筋膜隔室综合征　护士知晓"5P"征,动态观察患者病情变化,能及时发现相关情况并干预 3. 压力性损伤　正确进行Braden评分,对评分高危者有警示标记、预警上报和监管措施,有护理预案及处理方法 4. 关节脱位　关节置换术后,患者体位安全有效,肢体处于功能位 5. 牵引针道感染　做好骨牵引护理,保持牵引有效性 6. 腓总神经损伤　评估患者皮温、颜色、足趾动脉搏动情况,肢体肿胀及毛细血管充盈情况,发现患者足部不能背伸或乏力、肌麻痹等情况及时报告 7. 足下垂　评估发生足下垂高风险患者,截瘫、腓总神经损伤、下肢牵引、下肢外固定制动患者,教会患者及家属正确使用抗足下垂的辅助用具	现场查看,责任护士能根据患者具体情况采取措施进行干预
护理记录合格率(10分)		1. 执行医嘱准确率 2. 护理记录客观、全面、准确 3. 护理记录连续、动态	现场查看病例及护理书写内容是否与实际情况相符

类别	项目内容	质量标准	检查方法
终末质量20分	患者满意度（5分）	1. 专科护理能力 2. 护士服务态度	现场询问患者或进行问卷调查
	健康教育知晓率功能锻炼落实率（10分）	1. 疾病知识宣教　包括入院、术前、术后、出院指导 2. 饮食健康指导　根据患者病情进行宣教 3. 康复锻炼知识宣教　患者能进行正确的功能锻炼 4. 支具使用规范　患者及家属会正确使用颈托、胸腰围支具、拐杖、助行器、弹力袜等	现场查看、询问患者及家属，查看健康教育实施效果。如病情允许，让患者现场演示功能锻炼及支具使用情况
	专科并发症发生率（5分）	1. 下肢深静脉血栓发生率 2. 石膏并发症发生率 3. 压力性损伤发生率 4. 神经损伤发生率 5. 关节脱位发生率 6. 牵引针道感染发生率 7. 足下垂发生率	查阅病历及书写记录、现场查看

第二节　骨科专科护理质量监测指标

掌握并正确运用骨科专科护理质量监测指标，提高骨科专科护理质量。

骨科专科护理质量监测指标见表4-1-2。

表4-1-2　骨科专科护理质量监测指标

序号	指标名称	定义	适用对象	计算公式	改善标准
1	体位符合率	（1）体位是人的身体位置和姿势，在临床上是根据治疗、护理及康复的需要，所采取并能保持的身体姿势和位置 （2）安置骨科患者的体位，可使患者舒适轻松，又有利于肢体的功能恢复，同时避免了肢体的疲劳、畸形、生理功能障碍等不良后果。尤其对于牵引、石膏固定、长期卧床患者，更应保持关节的功能位，以保证固定关节的最大功效	所有住院骨科患者	体位符合率（％）＝每月体位符合护理要求的骨科患者人数／每月骨科患者总人数 × 100％	指标上升

续表

序号	指标名称	定义	适用对象	计算公式	改善标准
2	深静脉血栓预防	深静脉血栓形成评估正确率	深静脉血栓形成是骨科手术患者围手术期常见的严重并发症之一,有效的评估是早期识别、尽早预防和降低深静脉血栓形成发生率的重要手段	所有住院骨科患者	深静脉血栓形成评估正确率(%)=每月深静脉血栓形成评估正确的骨科患者人数/每月骨科患者总人数×100%	指标上升
		深静脉血栓形成预防措施落实率	对于所有大创伤患者,如果可能,推荐常规进行血栓预防(1A级)		深静脉血栓形成预防措施落实率(%)=每月评估中高危深静脉血栓形成实施预防措施的骨科患者人数/每月评估中高危患者总人数×100%	指标上升
		静脉血栓栓塞症(含深静脉血栓形成和肺血栓栓塞症)发生例数	(1)静脉血栓栓塞症是纤维蛋白、血小板、红细胞等血液成分在深静脉血管腔内形成凝血块(即血栓),是深静脉血栓形成和肺血栓栓塞症在不同部位和不同阶段的两种重要临床表现形式 (2)手术后深静脉血栓形成与肺血栓栓塞症是危及生命的严重并发症,规范使用药物预防		骨科患者住院期间发生的静脉血栓栓塞症例数=深静脉血栓形成例数+肺血栓栓塞症例数 备注:排除入院时已经出现肺血栓栓塞症或深静脉血栓形成情况(主诊断为栓塞或深静脉血栓或其他诊断为栓塞或深静脉血栓,但在入院时已存在)的患者	指标下降
3	功能锻炼落实率	功能锻炼是骨科所有疾病治疗的重要内容,能促进骨断端骨质形成和生长,改善血液循环,利于保持和恢复正常肌力和关节灵活度,使伤后骨与软组织的活动不断得到调整,恢复局部肢体功能和全身健康,预防并发症,让患者恢复最大的生活自理能力	所有住院骨科患者	功能锻炼落实率(%)=每月正确落实功能锻炼的骨科患者人数/每月骨科患者总人数×100%	指标上升
4	石膏固定并发症发生率	石膏固定术常见并发症有血液循环障碍、压力性损伤、压迫性神经瘫痪、化脓性皮炎、石膏综合征、关节僵硬、坠积性肺炎和泌尿系统结石等	所有石膏固定患者	石膏固定并发症发生率(%)=有一个或多个并发症发生的石膏固定患者人数/所有石膏固定患者人数×100%	指标下降

续表

序号	指标名称	定义	适用对象	计算公式	改善标准
5	骨牵引有效率	（1）骨牵引术利用适当的持续牵引力和对抗牵引力达到整复和维持复位的目的 （2）影响牵引有效的因素较多，如重物覆盖、体位不当、牵引滑脱、身体反牵引作用减弱等	所有行骨牵引术患者	骨牵引有效率（%）=每月骨牵引有效的骨科患者人数/每月行骨牵引术的骨科患者总人数×100%	指标上升
6	骨牵引针道感染发生率	（1）牵引针道局部皮肤红、肿、热、痛，有脓性分泌物 （2）临床医生诊断为局部感染，针道分泌物细菌培养阳性	所有行骨牵引术患者	骨牵引针道感染发生率（%）=骨牵引针道感染发生人数/所有行骨牵引术患者人数×100%	指标下降
7	支具使用正确率	（1）支具用于人体四肢、躯干等部位，通过力的作用预防、矫正畸形或辅助病残肢体，以利于肢体或躯干恢复或发挥功能 （2）佩戴的支具应大小、长度合适，位置准确，松紧适度，与躯体紧密贴合；肢体应符合功能位，无皮肤压力性损伤及不适 （3）支具使用应节力、安全，达到最佳效果	所有使用支具的骨科患者	支具使用正确率（%）=每月正确使用支具的骨科患者人数/每月使用支具的骨科患者总人数×100%	指标上升
8	关节置换术后假体脱位发生率	（1）假体脱位是关节置换术后常见的并发症之一，与护理相关的因素有术后搬运不当、体位摆放不对、便器取放方法不当、上下床方法不当、功能锻炼方法不当 （2）依据患者临床表现和X线影像学检查，诊断假体脱位	所有行关节置换术患者	关节置换术后假体脱位发生率（%）=关节置换术后发生假体脱位患者人数/所有行关节置换术患者人数×100%	指标下降
9	导管、引流管护理正确率	（1）各导管及引流管清洁、通畅，固定正确；导管标识规范、清晰，填写内容正确齐全 （2）及时、准确观察引流液色、质、量并记录，标注引流袋更换时间，按规定定期更换	所有置管患者	导管、引流管护理正确率（%）=导管、引流管护理正确患者人数/所有置管患者人数×100%	指标上升
10	轴线翻身正确率	（1）对患者进行轴线翻身时，注意节力原理 （2）保持患者脊柱平直，勿扭曲或旋转，以免造成人为损伤 （3）根据病情和皮肤受压情况，确定翻身时间并做好交接班	病情需要轴线翻身的患者	轴线翻身正确率（%）=轴线翻身正确患者人数/被查骨科住院患者人数×100%	指标上升

续表

序号	指标名称	定义	适用对象	计算公式	改善标准
10	轴线翻身正确率	（4）观察患者的伤口敷料情况，妥善安置各类导管 （5）牵引患者翻身时不得放松牵引 （6）注意患者的保暖，拉好床栏，避免坠床			
11	跌倒发生率	（1）跌倒是突发、不自主、非故意的体位改变，倒在地上或更低的平面上 （2）根据引起的伤害，跌倒分为0~3级。0级，无伤害；1级，不需要处理或者只需要轻微处理的伤害，如轻微的擦伤、挫伤，不需要包扎、缝合；2级，需要处理的较为严重的伤害，如大的擦伤、挫伤、皮肤撕裂伤，需要包扎、缝合；3级，需要处理的严重伤害，如骨折、意识丧失、严重的组织伤害或功能的损害	所有住院期间发生跌倒患者	住院患者跌倒发生率(%)=住院患者发生跌倒例次数/同期住院患者实际占用床日数×1 000‰	指标下降
12	压力性损伤发生率	压力性损伤是患者局部组织长期受压，影响血液循环，使局部皮肤和皮下组织发生持续缺血、缺氧、营养不良而致组织溃烂坏死	所有住院期间发生压力性损伤患者	住院患者压力性损伤发生率（%）=住院患者院内压力性损伤新发例数/周期内住院患者总数×100%	指标下降

自 测 题

一、单选题

1. 护理质量管理的关键环节是（C）

A. 护理管理　　　　　　　　　　　B. 整体护理的实施

C. 护理质量标准和评价　　　　　　D. 护理目标的建立和实施

E. 责任制护理

2. 病区实际床护比例应达到（B）

A. 1：0.8　　　　　　　　　　　　B. 1：0.4

C. 1：0.2　　　　　　　　　　　　D. 1：0.5

E. 1：0.6

3. 根据引起的伤害，跌倒可分为0~3级，下列说法正确的是（A）

A. 1级——不需要处理或者只需要轻微处理的伤害，如轻微的擦伤、挫伤，不需要包扎、缝合

B. 2级——需要处理的严重伤害,如骨折、意识丧失、严重的组织伤害或功能的损害

C. 3级——需要处理的较为严重的伤害,如大的擦伤、挫伤、皮肤撕裂伤,需要包扎、缝合

D. 0级——患者跌倒后发生轻微的伤害,但无须处理即可恢复

E. 跌倒发生后患者若无不适主诉,可不进行上报

4. **不是**石膏固定术的并发症的是(C)

A. 血液循环障碍 　　　　　　B. 压迫性溃疡

C. 坐骨神经损伤 　　　　　　D. 坠积性肺炎

E. 压迫性神经瘫痪

5. 监测DVT预防措施落实率的正确计算公式是(A)

A. DVT预防措施落实率(%)=每月评估中高危DVT实施预防措施的骨科患者人数/每月评估中高危患者总人数 ×100%

B. DVT预防措施落实率(%)=每月评估中高危DVT实施预防措施的骨科患者人数/每季度评估中高危患者总人数 ×100%

C. DVT预防措施落实率(%)=每月评估中高危DVT实施预防措施的骨科患者人数/每月评估中抽查的高危患者人数 ×100%

D. DVT预防措施落实率(%)=每月评估中高危DVT实施预防措施的抽查骨科患者人数/每季度评估中高危患者总人数 ×100%

E. DVT预防措施落实率(%)=每季度评估中高危DVT实施预防措施的骨科患者人数/每年度评估中高危患者总人数 ×100%

二、多选题

1. 患者的住院评估内容包括(ABCDE)

A. 压力性损伤风险 　　　　　　B. 跌倒风险

C. 疼痛程度 　　　　　　D. 深静脉血栓风险

E. 生活自理能力

2. 骨科专科护理质量监测指标包括(ABCDE)

A. 体位符合率 　　　　　　B. 功能锻炼落实率

C. 石膏固定并发症发生率 　　　　　　D. 骨牵引有效率

E. 轴线翻身正确率

（高卉　毕娜　王洁）

第二章 骨科教学管理

第一节 临床护理教学

一、概述

临床护理教学是护理人才培养中的一个重要环节,护士需要在临床实践中加深对知识的理解,熟练操作技能,提高个人实践能力。临床护理教学通常包括理论教学、实践教学、操作示教及护理查房等形式。目前,常见教学方法有以下几种:

1. **讲授法** 是老师通过语言系统向学生传授知识的方法,大班教学统一教授相关护理学知识,为理论教学最常用的传统教学法。

2. **讨论法** 是教师或护士提出探索性问题,组织分组讨论、发表看法,相互学习的方法,分别包含提出问题、分组、讨论、综合报告、总结五个步骤,有利于提升学生理解掌握知识的能力、分析解决问题的能力、自主学习能力和学习兴趣。

3. **演示法** 通过展示实物、教具或做示范性操作、实验来传授知识,使学生获得感性材料并加深印象,能理论联系实际,并形成深刻概念,引发学生兴趣并集中注意力,有利于理解。

4. **基于问题的教学方法(PBL)** 是一种以问题为导向的教学方法,在其应用于临床实践教学时,可将所学习的内容与临床实际问题相结合,增加学生的学习兴趣。

5. **基于任务的教学方法(TBL)** 是一种以团队为核心的教学方法,在教学过程中强调团队的协作精神,让学生进行发散式思考,给出不同的思路,更有利于学生创造力的培养。

6. **案例教学法(CBL)** 是由传统 PBL 发展演变而来的新型教学方法,是以临床病例为基础,通过问题来进行相应知识教学的方法。通过 CBL,学生可围绕病例及导师提出的问题进行讨论,在加强师生互动、激发学生主动思维的同时,促使学生将知识点记忆下来,再经导师引导,有效增强学习效果。

7. **情景模拟教学法** 是在教学工作中,通过创造一定的情境,模拟真实的医学实践活动,有目的和有计划地来让参与学习的护理人员进行感知,通过形象直观的教学方式加深护理人员对临床医学知识和护理实际操作的理解和掌握,从而有利于对护理人员的培养。

8. **思维导图教学法** 是一种树状结构的记忆方式,将主题与主题之间的关系用图文分级表示,用户可以直观地看出不同主题之间的关系及对有用信息可以进行提取和储存,有助于理解和记忆。思维导图教学法提倡护理实习生积极参与、主动思考,通过亲自动手绘制思维导图,帮助其理解知识、存储知识,以及快速提取知识。

9. **微课教学法** 为远程教育、在线教学和移动学习等提供了新的教学形式,在不断创新教育教学模式中,微课以短小精悍、主题明确、重点难点突出等优点为院校临床护理教学提供了新的教育模式,它通过分割知识点,利用图片、视频、动画制作成微课程,具有自主选择性强、学习时间短、内容精练等特点,促进学生自主学习。

10. **慕课教学法** 学生可以通过互联网进行针对性慕课学习,在学习过程中占主导地位,而教师可以利用大数据综合平台获得更多教育资源,从而丰富课堂资源和提升课堂趣味性。

11. **翻转课堂(FC)** 主要是将知识置于课堂以外,不断内化、深化知识,并将问题探讨和任务解决与课堂教学结合,即如何让学生将知识内化并用自己的方式进行传递,从而达到巩固作用。学生在实验室操作示教,老师面对面指导,答疑解惑理论及操作要点,这种形式能够进一步夯实学生的基本理论知识、基础护理操作能力,提高综合素质,培养学生发现问题及解决问题的能力。

12. **体验式教学法** 体验式培训是依据培训的需要,使护理人员在培训者创设的情境或氛围中得到充分的体验,护理人员因为亲身体验而获得知识的具体框架,因为充分实践而提升认识,因为获得感悟而使自身能力得到发展从而促进其知识、能力和情感多方面发展的一种培训模式。

13. **对话式教学模式** 可增强护生关怀意识,培养护生沟通能力,从而提高护生临床护理人文实践能力。

二、护理查房

（一）概述

护理查房是护理专科理论知识和临床技能的统一结合,通过了解患者的病情、思想及生活情况,制订合理的护理方案,观察护理效果,检查护理工作完成情况和质量,发现问题并及时调整,是提高护理质量和培养护理人员的重要环节,更是一项既有实践指导意义又有临床教学意义的护理活动。

护理查房的指导思想主要有两种。①"以患者为中心,以护理程序为框架"的护理查房:从对患者的健康资料的收集整理、确定护理诊断、制订护理计划、实施护理措施、评价护理效果五个环节进行全面、动态的评估,发现问题,进行讨论并解决问题,适用于各种类型的护理查房。②"以问题为中心"的护理查房:以理论联系实际为出发点,以护理服务中遇到的具体问题为基础,发挥护士的主观能动性,锻炼和培养护理人员的创新思维及独立分析问题、解决问题的实践能力,达到学习和运用多学科知识去发现问题、分析问题和解决问题的目的。

（二）内容

1. 对具体病例按护理程序的内容进行查房,如收集患者的健康资料、制订护理计划、评价实施效果等。

2. 重点查房内容,如临床罕见病例、特殊危重病例、复杂大手术、新业务新技术开展、特殊检查、护理科研开展等。

3. 检查护理程序的实施情况,如危重患者护理,健康教育落实情况,晨晚间护理质量,物品管理,服务态度,岗位职责,护理书写及工作效率等。

(三)查房类型和实践方法

1. 查房类型

(1)个案护理查房:是针对病区内特殊或危重病例进行的查房形式。

(2)评价性护理查房:是用来评价整体护理各环节的质量及护理查房质量而采用的形式。

(3)对比性护理查房:是针对疾病相同而病程、心理特征、年龄、文化背景、家庭背景等不同的患者进行健康资料的收集及对照,分析其共性问题和个性问题,从而实施适应个体化需要的护理。

(4)整体护理查房:强调以人为中心,从生理、心理、社会、文化、精神等方面考虑健康行为反映问题,检查护理程序运行情况和整体护理的效果。

(5)主题性护理行政查房:是查房前一周将护理查房主题通知各病区护士长,由其组织科室护理人员讨论,针对存在的具体问题提出意见和建议。

(6)案例启发式护理教学查房:根据实习大纲要求,结合具体病例启发引导学生理论联系实际,达到掌握相关知识和技能的目的。

(7)以学生为主题的护理教学查房:主要针对出科前的实习生,由其完成查房病例汇报,由此激发学生的主动性、积极性和创造性,也可进行讨论式护理查房、联合护理查房、重点护理查房等其他形式的查房。

(8)应用无线网络技术进行的护理查房:随着国内医院信息化建设的快速发展及无线网络技术的日趋成熟和应用,医护人员在查房时便可以及时利用移动计算机获取患者相关的信息,提高工作效率。

2. 实践方法

(1)以问题为基础的学习教学法:为凸显护理查房的教学及实践指导意义,通常由护士长或者查房负责教师选择临床罕见病例、特殊危重病例、复杂大手术、新业务新技术开展、特殊检查、护理科研开展等重点内容进行查房。对具体病例按护理程序展开,包括收集患者的健康资料、病情评估、评价护理计划和健康教育计划的制订及其实施效果等;重点检查护理程序的实施情况、危重患者护理、健康教育落实情况、晨晚间护理质量、物品管理、服务态度、岗位职责、护理书写及工作效率等。参与护士针对提出的问题进行观点阐述和讨论,最后由护士长或负责教师补充,肯定正确,纠正偏差,引导同病异护。

(2)情景模拟法:带教教师结合教学计划、专科特点等设计病例,护士扮演患者、家属、医生及护士等各类角色,编排患者在住院过程中发生的护理场景,如患者入院、治疗、手术前后、突发紧急状况、护患沟通、出院等,并结合临床护理规范和护理服务礼仪规范提出思考问题,将护理程序应用于临床的教学查房。

(3)多媒体教学查房:由责任护生将收集到的疾病的发病机制、临床表现、治疗原则、护理计划及措施等内容以幻灯片的形式表述,可以借助智能设备,然后在病房结合患者病情设置相应的问题,将护理工具的使用、功能锻炼动作要领等进行示范,以充实教学内容,最后带教教师做总结发言。

（4）循证护理：带教教师在查房前一周确定查房对象及内容,明确一个具体的循证护理问题。查房护士通过查询相关文献数据库,系统查询国内外相关文献,寻找证据。带教教师检查他们所获得的信息是否全面、准确,必要时给予指导。护士运用批判性思维整理相关资料,并打印成稿,对引用的信息注明出处,以便查阅原稿及分析讨论。与临床实际对比,提出自己的疑问和看法,带教教师根据临床实际情况进行解答。

三、整体护理查房的程序

（一）查房要求

1. 查房前的准备 由责任护士选取所在病房疑难、危重患者为查房对象,可根据查房的性质、参加人员情况、患者病情决定查房内容。护理部主任查房时,护士长可提前 1~2d 将查房题目及简要病情报护理部,必要时可事先评估。护士长抽查时现场翻阅病历。护士提前准备,查阅文献资料。

2. 物品准备 查房车放有查房所用物品,如病历、听诊器、血压计、压舌板、洗手物品、手电筒或专科专用物品等,置于床尾或其他适当位置。

3. 查房人员 由护士长、护士组长、责任护士及相关护士、进修护士、实习护士等人员组成。护理部查房要有护理部人员、科护士长或由护理部安排相关科室护士长及业务骨干参加。如果进行护理查房考核,要有考核小组成员参加。

4. 查房人员站位 以患者卧位分,右侧：主查人、护士长或护理部人员;左侧：责任护士、护士组长、副主任护师、主管护师、护师及护士、进修护士、实习护士;床尾：配合护士。

5. 查房时限 根据查房的性质和内容而定,每位患者的查房时间一般在 30min 内,不超过 60min。教学指导性查房可根据情况适当延长。

6. 查房内容 以患者为中心,以护理程序为框架,以解决护理问题为目的,突出对重点内容的深入讨论,并制订解决方案。

（二）查房程序

1. 到患者床旁,按规定排列,主查人说明查房的目的。主查人为护士长、护士组长或高级、中级职称的护理业务骨干。

2. 责任护士报告患者情况。重点说明患者现存、潜在的护理诊断/问题、诊断依据、护理措施、护理效果,以及需要讨论解决的问题。

3. 主查人评估患者。主查人根据责任护士的报告和病历记录情况询问患者重要病史并进行护理体检。

4. 评价与指导。根据患者病情需要,在患者床前或办公室等地点进行。

（1）主查人依据所收集到的主、客观资料,从生理、心理、社会三方面进行分析,结合责任护士所提出的护理问题,有导向地组织护士进行重点内容的讨论,同时进行讲解和提问。护理部主任及参加的护士长可参与讨论和提问,患者或家属也可询问和请求指导。

（2）根据护理程序进行评价,包括评估是否全面,护理诊断/问题是否确切,护理计划是否符合患者实际,修订是否及时,护理措施是否到位,健康教育是否有效,护理效果是否达到预期目标等。同时,评价责任护士的工作情况、患者的满意情况等。参加查房的护士对以上内容提出自己的观点并参与讨论。

（3）提出目前的主要护理诊断、措施及下一步重点解决的问题。指导、补充护理诊断 / 问题和护理计划内容，并根据疾病或并发症的转归和现存的护理危险因素，预测潜在的、可能发生的护理诊断 / 问题。

（4）针对该疾病介绍国内外护理新进展及动态。

5. 查房总结。主查人简要评价此次查房效果，并予以护理指导，包括患者现阶段需要解决的护理问题、需要患者或家属共同参与的活动、查房中对护士的要求，以及需要改进的做法等。

6. 考核人员对照护理查房评分表逐项打分，并要结合患者的情况对护理查房进行评价、分析和指导，对查房特点及存在的不足进行讲评。科室针对查房中提出的建议，修订计划，并组织实施。

四、护理查房的注意事项

1. 护理查房应有目的地选择查房的内容。应从实用性和拓宽护理人员的知识面为出发点进行选择，根据护士业务知识及理论知识的弱项而有目的地组织护理查房。

2. 充分体现以患者为中心的思想。注重在护理查房过程中深化护理服务的内涵，以护理程序为框架，注重解决患者的护理问题，包括潜在的护理问题。任何形式的护理查房，都要有利于患者的舒适和康复，不得为了完成查房任务或其他目的而增加患者的痛苦。

3. 注重护理查房的灵活性和实效性。整体护理查房以患者需求作为护理目标，以倾听患者的心声、关注患者的健康、解决患者所需为主线，采取灵活多样的方法。

4. 护士要掌握一定的沟通技巧，与患者进行有效的沟通交流，以利于全面收集资料，有效实施护理措施，增进护患关系，促进患者康复。

5. 主查人注重自身业务素质的提高。注重发现问题、提出问题，指导下级护士更好地护理患者，达到提高护理质量及护理业务技术水平的目的。

6. 建立强有力的监控系统。护理部的参与和指导是组织好护理查房的关键。护理部要加强对各科护理查房的监督，每年年底前对全年的护理查房进行分析、讲评，总结经验与不足，在此基础上制订下一年的业务学习和查房计划。

知识拓展

护理个案管理

20 世纪 80 年代末期，美国政府为了解决医疗费用上涨的问题，推出了个案管理方式。美国护理个案管理委员会对个案管理的定义：个案管理（case management）是一个充分合作的过程，这个过程包括了评估、计划、执行、协调、监督和评价来选择医疗服务，以满足患者的健康需求，通过多种交流和选择治疗条件而达到医疗服务高质量、收费又合理的结果。因此，个案管理不是停留在某一阶段，也不局限于某个医疗单元，而是发生在持续医疗的全过程中，旨在不断满足患者的需求。

在大多数的个案管理系统中，护士充当了个案管理责任人的角色，护理个案管理者的基本功能有确定目标人群、个体评估和评价、卫生资源评估和计划、提供健康服务、协调健康资源等。

‖ 自 测 题

一、单选题

1. 关于"以问题为中心"的护理查房,说法**不正确**(D)

A. 以理论联系实际为出发点

B. 以护理服务中遇到的具体问题为基础

C. 锻炼和培养护理人员解决问题的实践能力

D. 从对患者的健康资料的收集整理为出发点

2. 整体护理查房的主要目的是(A)

A. 解决护理问题

B. 观察护理效果,检查护理工作完成情况和质量

C. 结合临床护理实践进行教学工作

D. 培养各级护理人员

3. 强调以人为中心的护理查房方式是(B)

A. 个案护理查房   B. 整体护理查房

C. 对比性护理查房   D. 评价性护理查房

二、多选题

1. 属于护理查房内容的是(ABCDE)

A. 危重患者护理   B. 临床罕见病例、特殊危重病例

C. 护理书写及工作效率   D. 晨晚间护理质量

E. 健康教育计划的制订

2. 护理查房的程序包括(ABCDE)

A. 介绍   B. 汇报病情

C. 评估患者   D. 评价与指导

E. 总结

第二节 护 理 研 究

学习目标

1. 了解护理研究的概念。

2. 熟悉护理科研选题的概念、重要性和选题的原则;科研设计类型及设计要点。

3. 掌握文献检索方法,以骨科专科方向完成个案、开题报告或综述撰写。

一、概述

护理研究是用科学的方法反复地探索、回答和解决护理领域的问题,直接或间接指导护理实践的过程。与健康有关的问题或与护理专业发展有关的问题都是护理研究的范围。护理是一门实践性很强的科学,护理研究的重要性体现在:①有利于护理专业化的形成和发展,通过护理科研建立护理专业独特的知识领域;②通过大量的临床护理实践和护理科研,总结经验,指导临床工作,为制定护理政策提供依据;③护理研究可以通过发现问题、提出问题、查阅文献、进行研究到解决问题等过程,使临床护理水平不断提高;④融入国际护理跨文化研究范畴。

二、护理科研选题

（一）护理科研选题的范围

1. 临床实践中的普遍性问题或现象 在日常骨科护理临床工作中遇到的一些不能解释的现象或者无法解决的问题,试图寻找解决问题的方法或途径,以及如何对这个问题或现象进行描述、解释、预测或者控制。

2. 临床实践中的新问题或新现象 骨科护理临床工作中出现的新技术、稀少病种等。

（二）护理科研选题的原则

1. 重要性 问题必须具有理论与实践的意义,对于基础课题,要求具有理论意义和/或潜在应用价值;对于应用课题,要求具有经济效益或社会效益。选题的方向必须从骨科患者的护理需要出发,尽量选择在骨科护理领域有重要意义或迫切需要解决的关键问题。问题的重要性体现在是否影响多数骨科患者的转归,是否危害广大骨科护理人员职业安全,是否消耗大量的卫生资源等。因此,应根据个人专长、工作基础与单位条件,选择当前迫切需要解决的问题,也可选择涉及骨科护理学科长远发展的课题。

2. 创新性 课题的创新性要求选题范围全新或具有不同程度的新颖性。主要体现在以下几个方面:尚未有人研究过的,需要开辟新的领域或建立新的技术方法;虽然有人已经研究过,但可以补充、发展及进一步需要解决的问题;国外文献已报道,但国内比较薄弱或是空白,需要结合国情进行本土化研究;同样的研究问题,采用不同的研究方法,在深度或者广度等方面有进一步的发现。

3. 科学性 指选题的依据与设计理论是科学的。选题成败与否,主要取决于设计的科学性,其中包括专业设计和统计学设计。被试因素、受试对象与效应指标的选择,应当做到技术路线清楚,设计科学严谨,研究方案具体,实验步骤合理,实验方法和设备先进,统计学方法使用合理等。

4. 可行性 具备完成和实施课题的条件。为达到科研选题的可行性,必须考虑到:是否有适宜资源开展研究(时间、对象、合作者、设备、花费、经验等);能否在保护人权的前提下研究;与申请课题有关的研究工作,已有一定的前期工作积累;具备完成课题的客观条件,如研究手段、动物供应、临床病例、研究时间、协作条件等。

（三）如何选题

1. 从临床实际中选题　护理人员在各自实际工作中积累了大量的材料和经验,学会从平日觉得疑惑或不确定、冲突不一致的临床护理问题中发现课题,开动脑筋,追根求源。

2. 从文献的空白点选题　研究者可根据自己的特长与已掌握的专业的发展趋势,进一步查阅国内外文献,获得启发,寻找空白点。

3. 从已有课题延伸选题　可根据已完成课题的范围和层次,再次从其广度和深度中挖掘出新颖题目。

4. 学会借鉴移植,建立自己的课题　借鉴移植是科学研究的重要方法,它是把应用于某疾病、某学科、某专业,甚至某领域的先进方法、技术等移植过来,应用于另一学科、专业或领域,为己所用。

5. 结合护理实践中的新兴领域、新的国家政策和卫生政策,或者新出现的重大事件进行选题。

6. 围绕理论的应用、验证、修正、补充或完善进行选题。

（四）护理科研选题的注意事项

1. 以患者为中心　着眼于护理诊断而不是医疗诊断,护理科研选题应是护理措施可以解决的问题。

2. 找准"切入点"　切入点就是在骨科护理实践中最困扰的问题、最具特色的内容,或者工作中感触最深的新发现或新经验。在题目中要使用最具个性化的词语表达。切入点越精准,研究越容易深入。如果以最具个性（特色）的方法解决最带有普遍性的实际问题,选题的价值就越大。

3. 考虑可行性和现实性　选题不可过大,尤其是个人承担的题目不宜过大;结合自己的专业特长和研究者的兴趣所在,避免完全重复。

三、护理科研设计

临床护理研究设计是开展临床护理科研实践活动的关键,需要充分考究,反复论证,避免偏倚。

（一）研究设计类型

基于流行病学的方法学特征,临床研究设计类型可分为观察性研究和实验性研究。观察性研究主要包括描述性研究和分析性研究,主要特征是无人为设置的处理因素。实验性研究主要包括随机对照研究和前后对照研究,主要特征是有人为设置的某些干预因素。

1. 观察性研究（observational study）　与实验性研究相比,观察性研究为非随机化研究,研究者不能人为设置处理因素。同时,受试对象接受何种处理因素,处理因素有多少个不同水平也不是由随机化而决定。观察性研究根据是否设置对照组,分为描述性研究和分析性研究。

（1）描述性研究（descriptive study）:是流行病学研究方法中最基本的研究类型。它主要用来描述人群的疾病或健康状况,以及暴露因素的分布情况。描述性研究的主要目的是提出病因假设,为进一步调查研究提供参考,是分析性研究的基础。描述性研究包括个案报道和横断面研究。

　　1）个案报道（case report）：对临床实践中发现的一个或者多个特殊病例进行研究报道。它要求研究中仅研究 1 个或者 2 个病例，一般最多不超过 5 个病例，主要描述前所未见或罕见的特殊病例、不典型或者少见复杂疾病的临床特征性问题。关于个案报道的研究，首先明确选题说明报告该病例的依据与价值；然后收集完整临床资料，包括患者症状、诊断、治疗及预后等信息；最后，通过文献检索，明确该病例的临床价值及指导意义。

　　2）横断面研究（cross-sectional study）：又称现状研究，是在某特定的时间内调查某目标人群或具有代表性的一群人或者某种疾病的发病、患病情况。横断面研究包括普查、抽样调查及典型调查。研究流程主要为明确调查目的后确定调查方案，设计调查问卷，培训人员，调查实施，以及资料整理分析。

　　（2）分析性研究（analytical study）：不同于描述性研究，分析性研究一般都设立了可供对比分析的两个组。常见分析性研究包括病例对照研究和队列研究。

　　1）病例对照研究（case-control study）：主要是通过病例与对照的对比探讨某暴露因素与疾病之间是否可能存在因果关系。病例对照研究是一种由"果"到"因"的研究，"果"是疾病或者某特征，"因"指的是病因或者风险因素。

　　2）队列研究（cohort study）：又称为群组研究，是重要的医学研究方法之一。根据研究对象进入队列时间及终止观察的时间不同，可分为前瞻性队列研究、回顾性队列研究和双向队列研究（半前瞻性、半回顾性研究）。主要目的是评价治疗措施的效果、药物不良反应、影响预后的危险因素及疾病病因等方面。研究过程中，需要设立对照组，研究对象按照是否暴露于某因素进行分组，而非随机分组。研究是在疾病发生前开始，需要经过一段时间随访观察后才能获得发病的病例，是一种先存在原因，再去追寻相应疾病结果是否发生的研究方法，即由"因"寻"果"的研究。

　　2. 实验性研究（experimental study）　是收集直接数据的一种方法。它选择适当的群体，通过人为设定某些干预因素，检验群体之间反应的差别，进而得出结论。一般做法是，研究者预先提出一种因果关系尝试性假设，然后通过实验操作来检验假设，是一种受控制的研究方法。实验性研究主要包括随机对照研究和前后对照研究。

　　（1）随机对照研究（randomized controlled trial，RCT）：随机对照试验是按照正规随机方法，使每位研究对象有相同的机会被分到试验组和对照组。试验组接受治疗措施，对照组实施对照措施。在相同的条件下，应用客观效应指标，经一段时间随访观察后评估比较两组的差别。

　　（2）前后对照研究（before-after trial）：前后对照试验是将同一受试对象在应用处理措施或者对照措施前后的观察指标进行对比研究。试验过程分为试验前、后相等的两个阶段。第一阶段使用对照措施；第二阶段应用试验性措施。试验结束时，将前后两阶段的观察效果进行分析比较。前后两阶段的试验结束时，整个治疗新试验才算完成。

　　（二）研究设计要点

　　合理的临床研究设计涉及多个方面，首先要符合国家相关法律法规及伦理道德规范，其次要有切实可行的研究方案，包括明确纳入排除标准、评价指标等。

　　1. 临床研究伦理道德问题　拟开展的研究项目要通过有资质的伦理委员会批准，研究者与研究对象需要签订知情同意书。前瞻性临床试验的伦理道德规范比回顾性临床试验严格得多，因为前瞻性研究涉及受试者招募，前瞻性实验实施，而回顾性研究患者一般已经接受过治疗,研究者与受试对象的接触主要在随访过程。

2. 纳入排除标准制订 样本的代表性直接影响临床试验结果的外部真实性。临床研究中受试者的选择应根据试验目的量身制订,合理的纳入、排除标准是保证临床试验科学顺利开展的前提。在制订纳入排除标准时尽量选择容易得出阳性结果的病历作为研究对象。一般情况下,下列患者不能作为研究对象:合并其他疾病,并且该疾病可能对试验效果产生影响者;合并其他严重疾病,对护理结果产生偏倚者;孕妇、精神障碍不能配合随访者等。

3. 评价指标 主要分为主要指标和次要指标。主要指标,又称主要终点,通常只有一个,易于量化,客观性强,重复性强,并且在相关领域已经被公认的标准。次要指标为临床研究相关的辅助性指标,可多个,但有上限。

四、文献检索

文献检索是根据学习和工作的需要获取文献的过程,是护理研究中不可或缺的一个重要环节,主要通过手工检索、计算机信息检索和网络化信息检索等手段获取在该研究领域及相关领域中他人以往的研究成果、经验,研究的现状、进展及趋势等重要信息,从而帮助研究者明确研究目的,形成理论框架,制订研究计划。文献检索应贯穿于研究的全过程,为所进行的研究奠定基础。

(一)常用中文医学文献检索数据库

1. 中国生物医学文献数据库(CBM) 是中国医学科学院医学信息研究所开发研制的文摘型医学文献数据库。该数据库收录了我国 1978 年至今出版的 1 600 多种生物医学及其相关期刊、汇编、会议论文的文献题录与文摘。该数据库涵盖了印刷型检索工具《中文科技资料目录》(医药卫生)分册的所有题录,内容涉及基础医学、临床医学、预防医学、药学、护理学、中医学、中药学等。

2. 中国知网(CNKI) 由清华大学、清华同方发起,始建于 1999 年 6 月,采用自主开发并具有国际领先水平的数字图书馆技术,建成了世界上全文信息量规模最大的"CNKI 数字图书馆"。内容覆盖自然科学、医学、人文社会科学等各个领域,文献类型有期刊论文、博硕士学位论文、会议论文、报纸、年鉴、百科、词典、专利、标准、图片、统计数据等。中国知网提供快速检索、高级检索、专业检索、著者发文检索、科研基金检索、句子检索和来源检索等检索方式。

3. 维普中文科技期刊数据库 是我国最大的数据期刊数据库,由科技部西南信息中心、重庆维普咨询有限公司 1989 年创建,是我国第一个文献信息光盘数据库,收录了1989—1999 年出版的 7 000 余种期刊和 2000 年后出版的 12 000 多种期刊,并以每年 200 万篇的速度递增,基本容纳了国内全部自然科学、工程科技各领域及部分社会科学领域的文献,提供一般检索、传统检索、分类检索、高级检索、期刊导航等检索方法。

4. 万方数据资源系统 由中国科技信息所提供数据,万方数据集团公司加工建库的综合服务系统。万方数字化期刊收集了理、工、医、农、人文五大类 70 多个类目 7 600 种科技类期刊,囊括了我国所有科技统计源期刊和重要社科核心期刊。

(二)常用英文医学文献检索数据库/系统

1. Medline 光盘数据库 由美国国立医学图书馆(NLM)生产的国际性生物医学文

献书目数据库,是当今世界上最有权威的生物医学文献数据库。其内容包括 Index Medicus(医学索引)、International Nursing Index(国际护理索引)、Index to Dental Literature(牙科文献索引)等三种索引,收录了 1966 年以来 1 000 多万条文献记录。

2. **Pubmed**　是由美国国立医学图书馆(NLM)下属美国生物技术信息中心研制的基于 Web,用于检索 Medline、PreMedline 数据库的网上检索系统,具有收录范围广、检索结果新、检索功能强、链接广泛、上网免费检索等特点。

3. **Embase 数据库**　即荷兰医学文摘,涵盖了整个临床医学和生命科学的广泛范围,是最新、被引用最广泛和最全面的药理学与生物医学书目数据库。Embase(1974 年以来)的 1 100 多万条生物医学记录与 700 多万条独特的 Medline 的记录相结合,囊括了 70 多个国家 / 地区出版的 7 000 多种期刊,覆盖各种疾病和药物信息,尤其涵盖了大量欧洲和亚洲医学刊物。

4. **Cochrane 图书馆(Cochrane library)**　由 Cochrane 国际协作网发行,目前出版的 Cochrane 图书馆有光盘版和网络版,检索类似 Medline,可采用 Mesh、自由词等进行检索。

5. **CINAHL**　收录来自美国国家护理联盟、美国护理学会、国际护理联盟组织、全球英文护理专业期刊及选录自 Index Medicus 中有关护理文献的资料,共计逾 3 000 种期刊,涵盖 1981 年至今,专题包括护理学、心理学、行为科学、生物医学等领域的博硕士论文、期刊、书籍、会议记录和医疗准则等文献。CINAHL 所收录的护理健康领域的期刊中有逾 1 000 种是 Medline 没有收录的。

（三）检索方法

文献检索可分为以下步骤:明确查找目的与要求;选择检索工具;确定检索途径和方法;根据文献线索,查阅原始文献。

文献检索的主体思想是查全率和查准率的平衡。文献检索通常按照先中文后英文、先文摘后全文的顺序进行,首先确定检索词,一般分为关键词、自由词和主题词,运用逻辑运算符 and、or 和 not,之后完成检索条件的限定,一般包括文献出版时间、文献类型、研究类型及杂志名称等。

1. **常规法**　通过不同的检索工具,以主题、分类、作者等途径,输入要查找内容的关键词进行检索,注意通常这样检索出来的数据有很多,如果需要精准检索,需要使用高级检索功能进行分类检索。以 PubMed 文献检索为例:首界面输入关键词进行检索,也可以输入人名进行检索,如果是外文名,最好输入全名。

2. **浏览法**　可以关注本专业或本学科相关的核心期刊或者影响因子比较高的期刊,每出一期就进行浏览阅读。

3. **追溯法**　查到一篇参考价值大的文献后,以后面附带的参考文献为线索查找更多的文献,通过追溯法,可以查到更多的文献。

（四）检索结果分析与应用

文献检索是根据论文撰写内容,不断调整检索词,反复检索的过程。即使是文献检索的顶级高手也不可能做到一步检索到位。为保证检索的准确性,尽量使用主题词检索或者自由词与主题词联合检索。自由词检索时,若检索文献数量不足、准确率不高,则尽可能找全自由词,多重组合自由词观察文献数量和准确率。

五、开题报告的撰写

开题报告是一种应用写作文体,这种文字体裁是随着科学研究活动计划性的增强和科研选题程序化管理的需要而产生的。开题报告与科研项目申请书主要研究架构大致相同,但是又有不同。科研项目申请书的目的主要是凸显研究的意义、价值性、创新性等,目的之一在于立项进而实施创造性科学活动。开题报告的目的是通过反映课题的背景、设计和构思,从而请专家评审组来评审、指导并得到建议,目的在于提高本科研项目的质量。

(一)开题报告的撰写

1. 开题报告封面 内容分两部分,其中类号、编号、密级由科研主管部门填写,其余部分,如项目名称、承担单位、起止时间、填写时间由申请者填写。单位名称等基本资料要填写完整,不要缩略句和符号。

2. 开题报告主要内容

(1)课题名称:言简意赅,用词准确,内容具体,一般不超过 25 个中文字。

(2)文献综述:即国内外研究现状、水平和发展趋势,阐述本研究主题达到什么水平,存在什么不足及发展方向等,是开题报告的重点内容之一。文献综述一方面可以论证本课题研究的意义,另一方面也说明课题研究人员对本课题研究是否有较好的把握,反映出研究者的批判思考、综合与分析能力。文献综述重点在"评论",而不是描述,可从以下几个问题来评述:①是否有前人(国内外)的研究报告探究过同样或类似的问题。②过去的研究有哪些发现? 这些研究有何优缺点? 有何启示? ③还有哪些问题亟待研讨?

3. 研究的目的、意义 即回答为什么要研究,交代研究的价值及需要背景。一般先谈现实需要,由存在的问题导出研究的实际意义,然后再谈理论及学术价值,要求具体、客观,且具有针对性,注重资料分析基础,注重时代、地区发展的需要,切忌空洞无物的口号。

4. 研究的理论依据或概念 研究必须有基本的理论依据来保证研究假设、设计等的科学性。例如:进行教学模式创新实验,就必须以教学理论、教育实验理论等为理论依据。

5. 研究内容、方法研究 内容是研究方案的主题,是研究目标的落脚点,报告中应清晰阐述每一阶段的主要内容和目标;研究方法是完成研究任务达到研究目的的程序、途径、手段。研究的方法服从于研究的目的,也受具体研究对象的性质、特点制约。在具体的方案设计中,可根据研究内容选择不同的方法。

6. 研究工作的进度 一般分月度、季度、年度来进行安排。进度安排要明确、具体,对应相应的研究内容。

7. 基础条件 主要是人员基础和研究客观基础,要实事求是,也要懂得合理利用交叉资源,开发资源,为创新性科研活动提供支撑条件。

8. 经费估算 指完成该课题所必需的材料费、设备购置费、差旅费、资料费等,在经费预算时,要从实际需要出发。

(二)书写开题报告的注意事项

1. 明确写作目的,详略得当 根据填写提纲,结合项目本身的情况,重点表述选题的目的和意义、研究设计等,文字简明扼要,具有层次感,避免烦冗累赘。

2. 语言应用恰当,内容一致 注意语言的逻辑性和准确性,申请书和开题报告中的内容要保持一致,若有变更应在开题报告中予以说明。

3. 开题报告书的评价

(1)创新性:研究者对科研项目的研究思路进行梳理,无论是从研究方法、研究设计还是从资料收集和分析上,都必须了解同行研究的基本情况,在别人的基础上,表达出更有价值、具有创新性的研究。

(2)可行性:开题报告能够体现研究者对该项目的熟悉程度,因此研究者应掌握与项目相关的理论知识和实践技术。在写作中表达出研究者具备相应的能力以支撑课题的研究,如研究目标明确、研究方案思路清晰、进度安排合理等。

六、综述

(一)概述

综述(review, survey 或 comment),即综合评述的简称,是作者以某一专题为中心,从一个学术侧面,围绕某个问题,收集一定历史时期(主要是近期)有关文献资料,以自己的实践经验为基础,进行消化整理、综合归纳、分析提炼而写成的概述性、评述性专题学术论文。其包括两个含义:"综",即收集"百家言",综合分析整理,使材料更精练、更明确、更有层次、更有逻辑,这是文献综述的核心、精髓;"述",即结合作者的观点和实践经验,对文献的观点、结论进行叙述和论述,是比较全面、深入地论述某方面的问题。

(二)综述撰写方法

综述撰写顺序一般为列出提纲、构建框架;填写内容、反复修正框架;撰写摘要;根据杂志稿约,修正稿件格式,具体阐述如下:

撰写前,首先构建综述大体轮廓,综述的提纲、小标题及分论点为文章的骨架。立题的度要掌握好,撰写综述的主题尽量往小写,但不能太小,太小就比较冷门,并且相关文献少,不太好动笔。明确综述主题后,文献检索,获取主题相关文献。撰写综述,阅读文献的基本原则是先阅读中文文献,后阅读英文文献,先阅读综述类文献,后阅读论著类文献。确定好基本骨架后,再次进行有针对性的文献检索,即"点检索",针对小标题局部内容进行检索并展开文献阅读。通过阅读论著类文献的摘要,总结论著文献方法、结果和结论,推荐参考近5年文献。最后提出具有一定意义的新观点新概念,升华综述创新点。

(三)注意事项与技巧

综述包括题目、摘要、关键词、正文、参考文献等部分。摘要是对全文的简洁性总结。一般是在全文定稿后撰写,可以有效避免因论文主体改动导致的摘要反复改动;综述引用的主要文献为近5年,中文综述一般列20~30篇引文,以英文参考文献为主,少量中文参考文献为辅。

七、护理个案

(一)概述及特点

护理个案是以临床实践中的案例为研究对象,通过对案例特殊性进行分析解读与理性思考,总结工作中的经验和体会,交流与分享该类案例临床护理中表现出的个性特征和共性规律。案例数量不受限制,可以选取一例特殊患者进行研究,也可以是具有共同特征的一类人,或者能够反映案例核心理念的某几个人或集体的综合。所选案例应具有特别的意义,能给读者新的启发和认识,包括:

1. 案例本身特殊,为罕见案例或并发其他少见疾病;经过实践验证的新型护理经验等。

2. 案例本身可以不存在特殊性,但是在护理措施上要有特殊性。

（二）个案报告的写作格式和要求

1. **题目**　概括报告的主要内容,表达报告的主题,与内容相符合,需要点明涉及的研究例数、研究对象和干预措施,向读者阐明该报告想要反映的问题,具有吸引力,能引起读者注意和兴趣。文题不能太长,一般不超过 20 个汉字,不使用简称或外文缩写,必须用时也只能选用公认和常用名称,尽量不加标点符号。

2. **摘要**　主要描述病例概要、护理措施概要、护理结局等信息,概括性强,一般不超过200 个字。

3. **前言**　主要是提出研究的临床护理问题和写作目的,内容包括案例中所讲述的疾病概念、治疗方式、普及范围、发生率或死亡率、护理现状等基本信息,一方面增加读者对该疾病的认识,另一方面引出个案。字数不宜太多,一般为 150~250 字。

4. **案例介绍 / 临床资料**　该部分应与文章后面介绍的护理措施所要解决的问题相呼应,起到引出下文的作用。侧重介绍护理措施,医生会诊、治疗过程概括描述即可。内容包括患者的一般资料;疾病的发生、变化和结局;与护理措施相关的病例资料。

5. **护理和讨论**　是案例报告写作的重点内容,应按护理类别详细介绍护理方法、护理措施及具体做法,特别是根据个体情况采取的一些创新尝试和独特做法,要详细具体描述及解释评价,以体现文章的特色。

（1）护理措施:可采用两种格式书写,要突出必需性、特殊性、独特性和技艺性,注重细节,强调"做了什么"而不是"应该做什么",体现论文的实用性和推广价值。可采用护理程序格式书写,包括健康评估、护理诊断、护理计划、护理实施、护理效果和效果评价六部分。也可采用医学案例报告格式,比较常见,主要由护理措施和讨论组成。

护理措施的写作注意事项:①与临床资料紧密结合,前后呼应,是落实在案例中的护理措施,切忌单纯笼统复述教科书或文献护理措施,详细介绍采取的特殊护理措施,对于常规化的护理内容则一带而过或不写;②对特殊问题的特殊护理需要详细、具体描述,使读者阅读后能够参照实践;③案例报告属于经验型论文,目的是介绍作者的具体做法,供他人借鉴;④每项护理措施介绍后,需要评价其护理效果,如有无并发症发生、患者的接受程度、对护理是否满意等;⑤所采用的措施如有综合以往报道的方法或阐述措施机制,均应标注文献出处。

（2）讨论:讨论的内容要有针对性,所采取措施的原因、介绍护理措施理论依据,或对所选病例的措施提出新认识新观点或有待解决的新问题、今后研究的方向等,可围绕护理措施中的难点、重点、优点及创新点展开。

6. **小结**　与前言呼应,提炼本案例的护理特点,总结主要的护理经验和体会感受,还可以指出存在的不足及研究方向。

7. **参考文献**　案例报告的参考文献相对其他类型的论文数量较少,但文中提及的概念、治疗护理现状及理论依据等内容必须标明出处,供读者查阅。

知识拓展

循 证 护 理

英国临床流行病学家 Archie Cochrane 是循证医学的创始人，1972 年首次提出"循证实践"的概念。1992 年，他在英国成立循证医学中心，以 Cochrane 命名。目前，全球最大的循证医学机构就是"Cochrane 协作网"。1999 年，中国加入该协作网。查找循证资源的主要数据库包括：

1. 循证实践资源数据库　Cochrane 图书馆、JBI 循证实践中心数据库、Campbell 图书馆。

2. 临床实践指南库　国际指南协作网、苏格兰校际指南网、美国国立指南库、加拿大安大略护理学会指南网、各种专业协会等。

自 测 题

一、单选题

1. **不是**护理科研选题的原则的是（C）

A. 创新性　　　　　B. 可行性　　　　　C. 实用性　　　　　D. 科学性

2. 护理科研设计三大要素**除外**（D）

A. 研究因素　　　　B. 研究对象　　　　C. 研究效应　　　　D. 研究方法

3. 关于护理科研，说法**不正确**的是（C）

A. 护理科研选题应体现一定的创新性

B. 科研设计必须具有科学性

C. 护理科研选题必须解决广泛的护理问题

D. 临床工作、与同事交流均可作为选题的来源

4. 护理研究中最关键的阶段是（A）

A. 选题和确立课题的过程　　　　　B. 科研设计

C. 收集　　　　　　　　　　　　　D. 撰写论文

5. 个案报告中的临床资料应侧重介绍（A）

A. 护理措施　　　　　　　　　　　B. 医生诊治过程

C. 患者的一般资料　　　　　　　　D. 该疾病的发生、变化和结局

6. 个案报告写作中的重点内容是（B）

A. 临床资料　　　　　　　　　　　B. 护理和讨论部分

C. 小结　　　　　　　　　　　　　D. 案例介绍

二、多选题

1. 可从哪些方面进行科研选题（ABCD）

A. 从临床实际中选题　　　　　　　B. 从文献的空白点选题

C. 从已有课题延伸选题　　　　　　D. 结合新的国家政策和卫生政策选题

E. 从已完成课题中选题

2. 评价研究选题应从哪些方面进行判断（ABC）

A. 选题是否合理　　　　　　　　　B. 是否完全重复别人的工作

C. 研究的可行性　　　　　　　　　D. 是否参考了足够的文献

E. 是否运用了理论

3. 观察性研究主要包括（AB）

A. 描述性研究　　　　　　　　　　B. 分析性研究

C. 随机对照研究　　　　　　　　　D. 前后对照研究

第三节　临床实践能力拓展

学习目标

1. 了解专科护士的护理临床实践能力。
2. 熟悉骨科专科护士临床实践能力目标与方法。
3. 掌握骨科专科护士培养要求及考核内容。

一、临床实践内容

骨科专科护士的临床实践课程内容通常包括常见骨科护理评估技术、骨科专科护理操作技术、综合实践能力培训等。

1. 常见骨科护理评估技术

（1）感觉运动的评估：评估四肢损伤或手术后患肢末梢的血运、感觉、活动情况，与健侧对比，以观察是否有神经、血管的损伤或压迫。

（2）神经功能的评估：评估患者入院时的神经功能是否正常，评估患者术后的神经功能，与术前对比，以观察是否有脊髓、神经损伤，脊髓、神经损伤是否好转或加重。

（3）患肢肿胀程度的评估：评估四肢损伤或手术后患者的患肢肿胀程度，以观察是否有过度肿胀而造成皮肤损害及血液循环障碍。

（4）关节活动度的评估：评估各关节活动度，以判断是否有关节僵硬、关节粘连等功能障碍。

（5）石膏、牵引、夹板的评估：评估石膏、牵引、夹板的状况，是否影响肢体循环、导致胸腹不适，过松会造成固定效果不佳。

（6）量表评估：如跌倒（坠床）风险的评估、压力性损伤风险的评估、深静脉血栓风险的评估、日常生活自理能力的评估、营养风险筛查的评估、非计划拔管风险的评估等，以加强预防、减少不良事件的发生。

2. 骨科专科护理操作技术　　如休克指数的计算，牵引护理（皮牵引、骨牵引及四头带牵引等）、轴线翻身、患者搬运法，下肢关节被动运动仪、下肢循环压力泵、止血带应用护理，石膏固定护理、负压封闭引流技术护理，伤口灌洗、皮温测定、外固定支架护理，骨科康复器具的使用（颈托、腰围、支具、拐杖、助行器、抗血栓压力带）等。

3. 综合实践能力培训　常见模式有床边综合能力考核和客观结构化临床考试。

（1）床边综合能力考核：是考核护士理论知识转化为实际工作能力的载体。护士对患者进行床边查体，并从病史的采集、护理体检着手，系统收集患者相关资料，汇报病史，运用护理程序的工作方法，找出该患者的护理要点。考察护士病情观察能力（临床思维）、对专业知识点的掌握情况、专科操作规范动手能力，同时实时情景也考核了护士的临场发挥能力、应变能力、沟通能力及人文关怀能力等。考核流程一般为：准备病例、汇报病史、床边护理评估查体操作、提出护理问题、健康教育、回答提问。

（2）客观结构化临床考试（objective structured clinical examination, OSCE）：是通过模拟临床场景测试临床综合实践能力的一种客观、有序、有组织的考核方法。根据教学目标设置一系列模拟临床情景的考站，受试者在规定的时间内一次通过各个考站，对站内的标准化患者进行检查和/或接受站内主考教师的提问，提出诊断结果和处理方法，获得测试成绩。主要用来评估受试者的临床操作技能及循证护理、批判性思维、分析问题和解决问题等方面的能力。与床边综合能力考核比较，OSCE 采用了标准化患者取代实际的患者，标准化患者模拟真实的情景，具有较高的真实性、客观性、可重复性及公平性，临床实践能力的考核更加准确、客观及标准。

二、临床实践能力拓展

1. 骨科专科护士工作的重点仍是为骨科患者解决问题，满足患者的需要，通过直接分管患者，开展高级护理实践；特别是危重、疑难患者的专科护理问题，通过查房、会诊、专科护理门诊等方式拓展实践领域和专业工作范畴；通过制订护理工作指南等指导其他护士工作。

2. 参加医疗查房，参与危重症病例、疑难病例讨论，分析患者的护理问题，针对护理问题制订护理计划；组织院内护理会诊，实施循证护理，解决护理疑难问题，指导临床护士工作，确保本专科护理质量。

3. 协助制订专科护理人员的培训计划，提高骨科专科护理质量和护理技术水平，使骨科学科发展和专科护理人员综合素质与国际水平接轨，使专科护理标准化、规范化、制度化、国际化。

4. 做好患者和家属的健康宣教、康复锻炼计划，促进患者康复和提高自我护理的能力；开设骨科专科护理门诊，提供健康教育、咨询等。

5. 参加国家级、省级、市级骨科护理团队组织，制订骨科护理指南，制订并审核骨科各项护理工作标准、操作流程、护理质量评价标准及紧急应变计划。与不同医疗专科合作，发掘本专科护理质量改进项目，推行质量持续改善策略并实施评价，确保本专科护理质量。

6. 掌握本护理学科发展的前沿动态，积极组织本专科的学术活动，根据本专科发展的需要，确定本专科工作和研究方向；有计划、有目的、高质量地推广和应用专科护理新成果、新技术、新理论和新方法。

标准化患者

标准化患者（standardized patient, SP）是经过训练,旨在恒定、逼真地模拟临床情况的非医学专业人员,具有模拟患者、考核者和指导者的职能,其主要用于OSCE中。SP可以提供一个模拟逼真的临床情景,为医学生临床实践能力的培养和提高创造良好的条件。

自 测 题

一、单选题

1. 骨科康复器具**除外**（D）

A. 颈托
B. 拐杖
C. 助行器
D. 负压封闭引流

2. 床边综合能力考核是（A）

A. 护士对患者进行床边查体,并从病史的采集、护理体检着手,系统收集患者相关资料,汇报病史,运用护理程序的工作方法,找出该患者的护理要点

B. 客观结构化临床考试

C. 通过模拟临床场景测试临床综合实践能力的一种客观、有序、有组织的考核方法

D. 有模拟临床情景的考站

3. 与床边综合能力考核比较,OSCE的缺点有（D）

A. 真实性
B. 客观性
C. 可重复性及公平性
D. 局限性

4. 骨科专科护士工作的重点是（B）

A. 进行护理科研活动
B. 为患者解决问题,满足患者的需要
C. 协助医院进行专科护理人员培训
D. 制订骨科护理指南

二、多选题

1. 骨科常用的护理评估量表包括（ABCDE）

A. 休克指数的计算
B. 跌倒（坠床）风险的评估
C. 深静脉血栓风险的评估
D. 日常生活自理能力的评估
E. 营养风险筛查的评估

2. 床边综合能力考核的流程包括（ABCDE）

A. 准备病例、汇报病史
B. 回答提问
C. 床边护理评估查体操作
D. 提出护理问题
E. 健康教育

（高卉 孔丹 王洁）

参 考 文 献

［1］丁文龙,刘学政.系统解剖学［M］.9 版.北京：人民卫生出版社,2018.

［2］高小雁,秦柳花,高远.骨科护士应知应会［M］.北京：北京大学医学出版社,2018.

［3］李乐之,路潜.外科护理学［M］.7 版.北京：人民卫生出版社,2022.

［4］曹虹,梅晓凤,赵雪,等.老年脆性骨折照护模式的研究进展［J］.中国实用护理杂志,
2020,36（8）：636-641.

［5］中华医学会外科学分会,中华医学会麻醉学分会.加速康复外科中国专家共识及路径
管理指南（2018 版）［J］.中国实用外科杂志,2018,38（1）：1-20.

［6］陈侠,陈思思,林仲可,等.专科护士指导强直性脊柱炎患者自我管理的临床实践及效
果评价［J］.中华现代护理杂志,2019,25（18）：2261-2266.

［7］高丽霞,高秀丽.临床护理路径在先天性肌性斜颈患儿围手术期护理中的应用效果观
察［J］.世界最新医学信息文摘,2019,19（7）：197,201.

［8］蒋继乐,田伟.颈椎椎管成形术后轴性症状相关研究进展［J］.中华骨科杂志,2017,37
（9）：569-576.

［9］中国医师协会急诊分会,中国人民解放军急救医学专业委员会,中国人民解放军重症医
学专业委员会,等.创伤失血性休克诊治中国急诊专家共识［J］.中华急诊医学杂志,
2017,26（12）：1358-1365.

［10］李大明,徐立军,王勤志,等.肘关节前内侧入路微创治疗尺骨冠状突骨折手术体会［J］.
创伤外科杂志,2018,20（1）：27-29.

［11］李甄,张亚平,张盈.恶性骨肿瘤青少年患者截肢后真实体验的质性研究［J］.中华现
代护理杂志,2020,26（13）：1747-1751.

［12］刘杏元.延伸护理在肩关节镜下肩袖损伤修复患者术后康复中的应用［J］.护理实践
与研究,2018,15（12）：79-81.

［13］张艳菊,赵润平,任俊华,等.急性应激障碍与创伤后应激障碍研究进展［J］.中华现代
护理杂志,2018,24（12）：1486-1488.

［14］中国康复技术转化及发展促进会,中国研究型医院学会,中国医疗保健国际交流促进
会,等.中国骨科手术加速康复围手术期疼痛管理指南［J］.中国骨与关节外科杂志,
2019,12（12）：929-938.

［15］UKLEJA A,GILBERT K,MOQENSEN K M,et al. Standards for nutrition support：adult
hospitalized patients［J］. Nutrition in Clinical Practice,2018,33（6）：906-920.

70框